J. Luxem, K. Runggaldier (Hrsg.)

Rettungsdienst RS/RH

Jürgen Luxem, Klaus Runggaldier (Hrsg.)

Rettungsdienst RS/RH

4. Auflage

Mitbegründer und Herausgeber der 1.–3. Auflage:
Dietmar Kühn

Mit Beiträgen von:
Frank Flake (Kap. 34), Jens Glatzel (Kap. 32), Dennis Lentz (Kap. 5, 16, 26, 31), Dr. med. Andreas Lobmüller (Kap. 3, 10, 11), Benjamin Lorenz (Kap. 18), Dr. Dr. med. Jürgen Luxem (Kap. 1–26), Sinan Özmen (Kap. 28, 29), Thomas Ringel (Kap. 33), Tobias Sambale (Kap. 27), Holger Stascheit (Kap. 32)

Gutachter:
Stefan Dreesen, Tobias Sambale

Autoren der Vorauflage:
Ralf Bischoni (Kap. 27), Dietmar Etterich (Kap. 30), Achim Hackstein (Kap. 28, 29, 30), Daniel Hülsbusch (Kap. 3), Guido Kaiser (Kap. 1, 2, 5), Dietmar Kühn (Kap. 3, 6, 8), Oliver Peters (Kap. 3, 21), Frank Scheinichen (Kap. 16), Michael Steiner (Kap. 27)

ELSEVIER

ELSEVIER
Hackerbrücke 6, 80335 München, Deutschland
Wir freuen uns über Ihr Feedback und Ihre Anregungen an books.cs.muc@elsevier.com

ISBN 978-3-437-48045-4 (bereits erschienen unter der ISBN 978-3-437-48043-0)
eISBN 978-3-437-17157-4

4. Auflage 2017

Wichtiger Hinweis für den Benutzer
Die Erkenntnisse in der Medizin unterliegen laufendem Wandel durch Forschung und klinische Erfahrungen. Herausgeber und Autoren dieses Werkes haben große Sorgfalt darauf verwendet, dass die in diesem Werk gemachten therapeutischen Angaben (insbesondere hinsichtlich Indikation, Dosierung und unerwünschter Wirkungen) dem derzeitigen Wissensstand entsprechen. Das entbindet den Nutzer dieses Werkes aber nicht von der Verpflichtung, anhand weiterer schriftlicher Informationsquellen zu überprüfen, ob die dort gemachten Angaben von denen in diesem Werk abweichen und seine Verordnung in eigener Verantwortung zu treffen.

Für die Vollständigkeit und Auswahl der aufgeführten Medikamente übernimmt der Verlag keine Gewähr.
Geschützte Warennamen (Warenzeichen) werden in der Regel besonders kenntlich gemacht (®). Aus dem Fehlen eines solchen Hinweises kann jedoch nicht automatisch geschlossen werden, dass es sich um einen freien Warennamen handelt.

Bibliografische Information der Deutschen Nationalbibliothek
Die Deutsche Nationalbibliothek verzeichnet diese Publikation in der Deutschen Nationalbibliografie; detaillierte bibliografische Daten sind im Internet über http://www.d-nb.de/ abrufbar.

21 22 23 24 25 5 4 3 2 1

Um den Textfluss nicht zu stören, wurde bei Patienten und Berufsbezeichnungen die grammatikalisch maskuline Form gewählt. Selbstverständlich sind in diesen Fällen immer Frauen und Männer gemeint.

Planung: Anna-Marie Seitz, München
Projektmanagement: Dagmar Wiederhold, München
Redaktion: Dr. Antje Kronenberg, Gronau/Westf.
Satz: abavo GmbH, Buchloe
Druck und Bindung: Drukarnia Dimograf, Bielsko-Biała/Polen
Umschlaggestaltung: SpieszDesign, Neu-Ulm
Titelfotografie: Tobias Gruber, Hamburg

Aktuelle Informationen finden Sie im Internet unter **www.elsevier.de** und **www.elsevier.com**

Geleitwort

Der gesamte Rettungsdienst befindet sich derzeit in einem Strukturwandel. Die Ursachen hierfür liegen – neben vielen weiteren Aspekten – in der sich weiterentwickelnden Medizin, der sich verändernden Bevölkerungsstruktur, dem Fachkräftemangel, den Entwicklungen im Gesundheitssystem, den gestiegenen Anforderungen an die Kompetenzen und der völlig neuen Ausbildungsstruktur im Rettungsdienst. Diese Gründe erfordern in allen Bereichen Anpassungen und neue Denkweisen, um den Anforderungen in der Zukunft gewachsen zu sein.

Zukünftig werden Rettungssanitäter und Notfallsanitäter gemeinsam die Versorgung der Notfallpatienten übernehmen. Die Regelbesatzung eines RTW wird in naher Zukunft aus einem Rettungssanitäter und einem Notfallsanitäter bestehen. Im Bereich des Krankentransportes wird der Rettungssanitäter die Funktion des Transportführers übernehmen. Dies setzt voraus, dass er, aber auch alle nachgeordneten Strukturen wie Rettungshelfer oder Einsatzsanitäter, den neuen Aufgaben gewachsen sein muss. Letztendlich bedeutet das auch eine Anpassung der Ausbildung an die neuen Erfordernisse. Ob die Ausbildung des Rettungssanitäters somit – genauso wie die Ausbildung des Notfallsanitäters – neu gestaltet werden muss und ob die derzeit 520 Stunden dauernde Ausbildung den neuen Anforderungen in Zukunft noch gerecht wird, kann im Moment niemand absehen. Zumindest aber macht man sich über eine Ausbildungsreform erste Gedanken.

Wie bereits in der Vergangenheit, so wird auch die aktuelle Auflage von „Rettungsdienst RS/RH" allen Anforderungen, die derzeit an Rettungssanitäter gestellt werden, gerecht. Das Buch bietet nicht nur solides Basiswissen, sondern geht mit seinen Inhalten deutlich darüber hinaus, ohne allerdings die zukünftigen Retter zu überfordern. „Rettungsdienst RS/RH" stellt somit einen idealen Einstieg in den großen Bereich des Rettungsdienstes und der Notfallmedizin dar. Es motiviert und macht Lust auf mehr. Genau das ist es, was wir zukünftig brauchen – vor allem, um dem jetzt schon vorherrschenden Fachkräftemangel entgegenzuwirken.

Wir wünschen der Neuauflage dieses Buches eine weite Verbreitung und dem Rettungsdienst viele neue Mitarbeiter, die uns in die Zukunft begleiten und den Anforderungen gerecht werden.

Offenbach, Quaich, im Januar 2017

Für den Vorstand des Deutschen Berufsverbands Rettungsdienst (DBRD e. V.)
Marco K. König (1. Vorsitzender),
Frank Flake (2. Vorsitzender),
Thomas Semmel (3. Vorsitzender)

Vorwort zur 4. Auflage

Es gibt heute zu beinahe jedem medizinischen Spezialgebiet mehrere Lehrbücher unterschiedlichen Umfangs. Die Lerninhalte, die ein Auszubildender im Rettungsdienst zu bewältigen hat, werden dadurch von Jahr zu Jahr umfangreicher. Auch wir können diesem Trend keinen Einhalt gebieten, glauben aber, dem Auszubildenden einen Extrakt wesentlicher Inhalte und Neuerungen in bewährter Form zur Verfügung stellen zu können. Unser Ziel und unsere Philosophie sind es weiterhin, diese wesentlichen Inhalte in nur einem Buch zu vereinen, um dadurch Übersichtlichkeit und einfaches Erfassen des Lernstoffes in der Ausbildung zu gewährleisten.

Wir haben in der nun vorliegenden 4. Auflage die Inhalte der einzelnen Kapitel erneut umfassend überarbeitet und angesichts der schnellen Entwicklung des Faches aktualisiert. Zu nennen sind die neuen Leitlinien nach ERC 2015 (Kapitel 8, Reanimation), die supraglottischen Atemwegshilfen (Kapitel 12, Airwaymanagement und Anästhesie), die zunehmende Bedeutung von Sepsis und SIRS (Kapitel 9, Schock), die Anpassung der Patientenuntersuchung an standardisierte Untersuchungskonzepte (Primary/Secondary Assessment, IPPAF) und Anamnesetools (SAMPLER/OPQRST) (Kapitel 6, Beurteilung von Verletzten und Kranken) und – exemplarisch für neue Therapiemaßnahmen in der Notfallmedizin – die perkutane Koronarintervention (PCI), die präklinische Lyse (Kapitel 13, Kardiozirkulatorische Notfälle) und neue Therapieansätze zur Blutstillung (Kapitel 18, Traumatologie). Besonders zu erwähnen ist das neue Kapitel 27, Krankentransport, welches sich zum ersten Mal systematisch und grundlegend mit diesem wichtigen Thema beschäftigt.

Ergänzend wurden zahlreiche Abbildungen früherer Ausgaben durch neue, noch bessere Abbildungen ersetzt und zahlreiche neue zusätzliche Abbildungen hinzugefügt. Dem bewährten und erfolgreichen Prinzip dieses Buches entsprechend, bleiben wir auch in dieser Auflage praxisnah und setzen den Schwerpunkt weiterhin auf fundierte Kompetenz, anwendungsorientiertes Wissen und konkrete Arbeitstechniken.

Wir möchten uns bei unseren langjährigen und den neuen Autoren bedanken, dass sie uns so tatkräftigt, kompetent und termingerecht bei der Bearbeitung und Erstellung dieser Neuauflage unterstützt haben. Ohne dieses keineswegs selbstverständliche Engagement aller beteiligter Autoren wäre dieses Buch nicht das geworden, was es ist.

Unser ganz besonderer Dank gilt unseren Lektorinnen, Frau Dagmar Wiederhold und Frau Anna-Marie Seitz, für die wie immer sachkundige und vorzügliche Betreuung und Begleitung.

Den Leserinnen und Lesern wünschen wir viel Erfolg bei ihrer Aus-, Fort- oder Weiterbildung und vor allen Dingen bei der praktischen Anwendung des Wissens im Alltag des Rettungsdienstes, Krankentransportes und Sanitätsdienstes.

Aschaffenburg, Herne im Januar 2017
Jürgen Luxem
Klaus Runggaldier

Vorwort zur 1. Auflage

Das Lehrbuch „Rettungsdienst“ wurde innerhalb weniger Jahre zu einem der Standardwerke für die Ausbildung von Rettungsassistenten und Notärzten in der Bundesrepublik Deutschland. Das Herausgeberteam wurde immer wieder angesprochen, auch für die vielen ehrenamtlich Tätigen und Rettungshelfer ein Buch für die praxisbegleitende Ausbildung zu entwickeln.

Das neue Lehrbuch „Rettungsdienst RS/RH“ wird die bislang bestehende Lücke schließen. Nunmehr stehen zwei sich ergänzende Lehrwerke für die Ausbildung im Rettungsdienst zur Verfügung. Das vorliegende Kurzlehrbuch berücksichtigt die besonderen Gegebenheiten einer verkürzten Ausbildung im Rettungsdienst mit völlig anderen Schwerpunkten.

Angesichts der schnellen Entwicklung des Faches Notfallmedizin und des Rettungsdienstes selbst ist es nicht möglich, alle Themenbereiche in komplexer Gesamtheit darzustellen. Dies war auch nicht unser Ansatz bei der Konzeption dieses Buches. Vielmehr war für die Gewichtung der Themen ihre Bedeutung innerhalb der Ausbildung und späteren Tätigkeit entscheidend. Dies kann in Einzelfällen sicherlich auch anders gesehen werden.

Das vorliegende Lehrbuch ist kein „politisches“ Buch und wir haben uns bewusst auf den gegenwärtigen Rettungsdienstalltag konzentriert. Entwicklungen sind nicht immer antizipierbar und einige sicher auch nicht wünschenswert. Auch für dieses Buch wünschen wir uns einen intensiven Austausch mit den Lesern.

Dieses Buch entstand nicht ohne konstruktive Dialoge mit Kolleginnen und Kollegen im Rettungsdienst, für die wir uns an dieser Stelle ausdrücklich bedanken wollen.

Eine Reise beginnt bekanntlich nicht nur mit dem ersten Schritt, sondern erfordert im Vorwege bereits viel Planung und begleitende Betreuung, für die wir uns an dieser Stelle auch beim Verlag bedanken möchten.

Damit sich dieses Buch weiterentwickeln kann, möchten wir alle Leser ermutigen, uns Rückmeldungen zu geben, die in weitere Auflagen einfließen können.

Aschaffenburg, Lutherstadt Wittenberg, Herne im April 2006

Jürgen Luxem
Dietmar Kühn
Klaus Runggaldier

Autorenverzeichnis

Flake, Frank
Notfallsanitäter, Praxisanleiter, ERC-ALS-Instruktor, PHTLS-, AMLS- und EPC-Instruktor, Leiter Rettungsdienst Malteser-Hilfsdienst Bezirk Oldenburg-Nord

Glatzel, Jens
Studienrat, Dipl.-Gesundheitslehrer, Lehrrettungsassistent, Dozent im Rettungsdienst, Osnabrück

Gruber, Tobias
Notfallsanitäter, Praxisanleiter, Studierender Medizinpädagogik (B. A.), stellv. Leiter Akademie für Notfallmedizin, Hamburg

Lentz, Dennis
Rechtsanwalt, Fachanwalt für Medizinrecht, Leiter der Rechtsabteilung eines Pflegeheim- und Reha-Kliniken-Konzerns, Rettungssanitäter, Fachdozent und Fachautor für Rettungsdienstrecht, Lehrbeauftragter der Akkon-Hochschule für Humanwissenschaften in Berlin, Arbeiter-Samariter-Bund Regionalverband Heilbronn-Franken, Berlin

Lobmüller, Dr. med. Andreas
Facharzt für Allgemeinchirurgie, Zusatzbezeichnung Notfallmedizin; Oberarzt der Abteilung für Handchirurgie und Plastische Chirurgie, Krankenhaus Bietigheim/Orthopädische Klinik Markgröningen

Lorenz, Benjamin
Lehrrettungsassistent, ERC-ALS-Instructor, EEMS-Paramedic, HEMS-Crew-Member, RescueMed AG Rettungsdienst Herz-Neuro-Zentrum Bodensee, Kreuzlingen (Schweiz)

Luxem, Dr. Dr. med. Jürgen
Facharzt für Anästhesie, Notfallmedizin, Ärztliches Qualitätsmanagement; Vertragsarzt in der Anästhesiologischen Gemeinschaftspraxis Aschaffenburg, Leitende Ärzte und Belegärzte der Anästhesieabteilung der CAPIO-Hofgartenklinik Aschaffenburg; Leitender Notarzt des ZRF Bayerischer Untermain, Kreisbrandmeister und Kreisfeuerwehrarzt des Landkreises Aschaffenburg

Özmen, Sinan
Praxisanleiter, Notfallsanitäter, AHA-BLS Instruktor, PHTLS- und AMLS-Provider, Gruppenführer Feuerwehr, Lehrkraft Akademie für Notfallmedizin Hansestadt Hamburg, Studierender Medizinpädagogik (B. A.)

Ringel, Thomas
Notfallsanitäter, Praxisanleiter, ALS-Provider des ERC, AMLS-Provider des NAEMT; stellv. Schulleiter der Malteser Notfallsanitäterschule, Bonn

Runggaldier, Prof. Dr. phil. Klaus
Rettungsassistent, Berufs- und Wirtschaftspädagoge, Dipl.-Gesundheitslehrer, Professor für Medizinpädagogik und Dekan an der Medical School Hamburg, Geschäftsführer Falck Rettungsdienst GmbH, Hamburg

Sambale, Tobias
Notfallsanitäter, Praxisanleiter nach NotSanG, Dozent im Gesundheitswesen, ACLS-Instruktor, Hamburg

Stascheit, Holger
Dipl.-Psychologe, Rettungsassistent, Hamburg

Benutzerhinweise

Um sich schnell im „Rettungsdienst RS/RH" zurechtzufinden, sind folgende Besonderheiten dieses Lern- und Arbeitsbuches zu berücksichtigen.

Inhaltsverzeichnis

Zur leichten und schnellen Orientierung ist der Inhalt stark untergliedert: Zu Beginn des Buches steht ein Gesamtinhaltsverzeichnis mit den Hauptüberschriften der Teile A bis E und den dazu gehörenden Überschriften der 34 Kapitel. Den Abschnitten A bis E stehen Übersichten der darin enthaltenen Kapitel voran, z. B. Teil A, Kapitel 1 bis 5. Schließlich beginnt jedes einzelne Kapitel mit einer eigenen umfassenden Inhaltsübersicht.

Farbleitsystem

Die Teile A bis E sind mit verschiedenen Farben gekennzeichnet. Die Markierungen sind am Buchrand von Kapitel zu Kapitel versetzt als Griffregister gut zu erkennen.

Abkürzungen

Häufig wiederkehrende Begriffe werden im Text grundsätzlich abgekürzt. Im Anhang findet sich ein ausführliches Verzeichnis der verwendeten Abkürzungen.

Kennzeichnungen

Im Text wird mit verschiedenen Kennzeichnungen gearbeitet. An farblicher Markierung und Überschrift lässt sich der Informationsschwerpunkt des betreffenden Textes auf einen Blick erkennen:

ACHTUNG

Warnhinweise, häufig vermeidbare Fehler bei der Arbeit im Rettungsdienst und Hinweise auf besonders zu beachtende Umstände

MERKE

Sehr wichtige, einzuprägende Informationen und Hinweise zu dem gerade erläuterten Thema

PRAXISTIPP

Praxisrelevante Informationen für die Arbeit im Rettungsdienst

BEISPIEL

Beispiele zur Erläuterung und Konkretisierung des dargestellten Themas

Wiederholungsfragen

Die Wiederholungsfragen ermöglichen eine selbstständige Wissensüberprüfung. Sie geben Gelegenheit, den gelesenen bzw. gelernten Inhalt zu reflektieren. Verweise auf die entsprechenden Textstellen, in denen die Antworten zu finden sind, erleichtern die selbstständige Lernkontrolle.

Abbildungen und Tabellen

Zahlreiche Abbildungen und Tabellen veranschaulichen z. B. anatomische, medizinische und rettungsdienstliche Sachverhalte, zeigen wichtige Zusammenhänge oder typische Situationen aus dem praktischen Berufsalltag des Rettungsdienstes.

Die Abbildungen und Tabellen sind jeweils kapitelweise nummeriert. An den entsprechenden Textstellen wird auf die dazugehörige Abbildung oder Tabelle verwiesen (z. B. ➤ Abb. 2.3).

Inhaltsverzeichnis

A Allgemeine und medizinische Grundlagen

KAPITEL

1

Jürgen Luxem

Grundlagen des Lernens

1.1 Was ist Lernen?

Unter den Themen, denen sich dieses Buch widmet, findet sich an erster Stelle ein Kapitel über das Lernen. Die Rettungsdienstausbildung wird für Sie mit sich bringen, sehr viel Neues in relativ kurzer Zeit lernen zu müssen, und zwar so gründlich, dass Sie sich in Einsatzsituationen auf das Gelernte verlassen können. Dieses Kapitel soll Ihnen dabei helfen, indem Sie Grundlegendes über das Lernen erfahren und einige Tipps zur Lernorganisation erhalten.

Definition

Die Frage, was genau eigentlich unter dem Begriff „Lernen" zu verstehen ist, lässt sich nicht leicht beantworten. Es kursieren daher annähernd so viele verschiedene Begriffsdefinitionen wie Lehrbücher. Eine sehr allgemein gehaltene und dadurch brauchbare Definition lautet:

MERKE
Lernen ist eine Verhaltensänderung infolge zuvor gemachter Erfahrungen.

Diese Definition beschreibt allgemein, was bei jeder Art von Lernen passiert: Ein Mensch macht eine Erfahrung, das heißt eine Wahrnehmung in einer bestimmten Situation (etwas Bestimmtes hören, sehen, fühlen). Etwas gelernt wurde genau dann, wenn sich der Betreffende danach in bestimmten Situationen anders verhält als vorher.

Ein einfaches Beispiel kann dies erläutern: Sie sind nicht in der Lage, das Beatmungsgerät aus der neuen Wandhalterung zu lösen, da Sie den Mechanismus der Verriegelung nicht kennen. Nun sehen Sie einem kundigen Kollegen bei der Entnahme des Geräts zu. Ab jetzt verhalten Sie sich anders: Sie führen die Handgriffe so aus, wie Sie es soeben erfahren haben (und entnehmen erfolgreich und sicher das Gerät). Sie haben etwas gelernt.

Das Gedächtnis

Lernen kann nur funktionieren, wenn Informationen im Gehirn gespeichert werden können. Diese Funktion des Gehirns wird als Gedächtnis bezeichnet und verfügt über drei Gedächtnisebenen:
- sensorisches Gedächtnis
- Kurzzeitgedächtnis
- Langzeitgedächtnis

Über die Sinne (sehen, hören, riechen, tasten, schmecken) nimmt der Mensch in jeder Sekunde bis zu mehrere Millionen Bit an Information auf. Als Schutz vor Überforderung durch diese Reizflut werden ganz gezielt unwichtige Informationen vergessen und nur die wichtigen in das Gedächtnis aufgenommen.

Die erste Gedächtnisebene ist das **sensorische Gedächtnis** mit einer Speicherdauer von maximal 20 Sekunden. Das sensorische Gedächtnis ist für jede Sinneswahrnehmung spezifisch und wird in eine visuelle Wahrnehmung **(ikonisches Gedächtnis)** und eine auditive Wahrnehmung **(echoisches Gedächtnis)** unterteilt.

In diesen Speicher gelangen zunächst alle Informationen, die der Mensch bewusst wahrnimmt. Wenige Sekunden nach der Betrachtung können noch sehr viele Details wiedergegeben werden. Nach mehreren Minuten sind nur noch solche Wahrnehmungen erinnerlich, die besonders aufgefallen sind und daher in die nächste Gedächtnisebene übergegangen sind.

Das **Kurzzeitgedächtnis** ist der „Arbeitsspeicher" des menschlichen Gehirns. Hier werden bis zu einer Dauer von etwa 20 Minuten die neuen Informationen gespeichert, die für die aktuellen Denkprozesse benötigt werden. Die Kapazität des Kurzzeitgedächtnisses ist ziemlich genau bekannt. Sie beträgt zwischen fünf und neun Einzelinformationen („7 ± 2"). Nach wissenschaftlicher Erkenntnis ist es daher nicht sinnvoll, z. B. mehr als zehn Nummern oder Namen in einem Anlauf lernen zu wollen.

PRAXISTIPP
Wie man es schafft, sich 40 verschiedene Notfallmedikamente oder 15 Dinge, die für eine Intubation benötigt werden, zu merken, erfahren Sie im Abschnitt „Lernhilfen".

Die dauerhafte Gedächtnisebene ist das **Langzeitgedächtnis.** Informationen, die hier gespeichert werden, bleiben für sehr lange Zeit – in vielen Fällen sogar ein Leben lang – vorhanden und mit mehr oder weniger großem Aufwand abrufbar. Die Kapazität des Langzeitgedächtnisses ist nahezu unbegrenzt. Entscheidend für ein dauerhaftes Behalten von Informationen ist der Übergang aus dem Kurz- in das Langzeitgedächtnis, d.h., die Information muss über das Kurzzeitgedächtnis gelaufen und als wichtig eingestuft worden sein. Ist die Information interessant, bekannt, wichtig, durchschaubar, logisch, ästhetisch und motivierend? Je mehr dieser Fragen mit „Ja" beantwortet werden, desto schneller und dauerhafter geht die Information in das Langzeitgedächtnis über.

Dabei ist die Aufbereitung der Information für den Lernprozess entscheidend. Die Information wird wieder vergessen werden, wenn man sich nicht erneut an sie erinnert und sie wiederholt. Deshalb besteht das Lernen hauptsächlich aus dem Wiederholen, denn so prägen sich die Dinge am besten ein und werden nicht wieder vergessen.

Lernphasen

Ein Lernprozess benötigt zwei Formen von Lerntätigkeiten, um erfolgreich und dauerhaft etwas im Gehirn des Lernenden zu bewirken: aufnehmende und ausdrückende Lerntätigkeiten. Es lassen sich daher zwei Phasen des Lernens unterscheiden (➤ Tab. 1.1), sozusagen das „Einatmen" und „Ausatmen". Die beiden Phasen des aufnehmenden und ausdrückenden Lernens sollen sich immer wieder abwechseln, um einen optimalen Lernerfolg zu garantieren.

Tab. 1.1 Lerntätigkeiten und Lernphasen

Aufnehmende Lerntätigkeiten	Ausdrückende Lerntätigkeiten
Betrachten	Anwenden
Beobachten	Vortragen
Lesen	Diskutieren
Zuhören	Erklären
Abzeichnen	Rollen spielen
Auswendiglernen	Aufgaben lösen

1.2 Probleme im Lernprozess/Lernhilfen

Lernkanäle

Psychologische Untersuchungen haben gezeigt, dass der Lernerfolg stark davon abhängt, auf welchem Weg der Lernstoff wahrgenommen wird. Die Ergebnisse sind in ➤ Abb. 1.1 dargestellt.

Es ist wesentlich effektiver, im Unterricht nicht nur zu hören und zu sehen, was durch die Lehrkraft dargeboten wird, sondern auch darüber zu sprechen. Es kann außerdem sehr hilfreich sein, sich nach dem Lesen eines Kapitels des Lehrbuchs Notizen zu den wichtigsten bzw. neuen Inhalten zu machen, um zusätzlich eine ausdrückende Lernphase zu durchlaufen.

Lernhemmungen

Wenn der Lernerfolg ausbleibt, kann dies an einer der folgenden Lernhemmungen liegen:

- Folgen ähnliche Lerngegenstände **zeitlich** zu dicht aufeinander, so hemmen sie sich gegenseitig. Tipp: Pausen und Wiederholungen rechtzeitig und dosiert einsetzen, das Thema wechseln!
- Werden dem Gedächtnis mehr als 7 ± 2 Informationen auf einmal angeboten, kommt es zur **Mengenhemmung** (siehe Kurzzeitgedächtnis). Tipp: Muss eine größere Anzahl von gleichartigen Dingen gelernt werden, sollten diese in wenige Lerneinheiten (auch „Bündel" oder „Chunks" genannt) aufgeteilt werden. Die Lerneinheiten werden zunächst getrennt voneinander gelernt und anschließend wird gelernt, welche der Bündel zusammengehören.

MERKE

Die Vorbereitung für die Intubation wird in folgende fünf **Lerneinheiten** aufgeteilt:

1. Herstellen der Absaugbereitschaft
2. Vorbereiten der Beatmung
3. Vorbereitung eines Tubus
4. Material für die Tubusfixierung
5. Durchführung der Tubuslagekontrolle

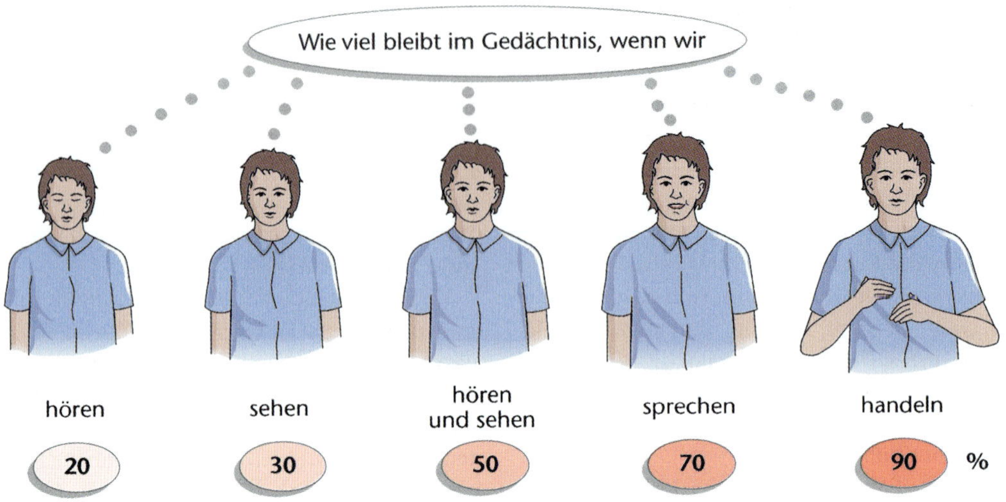

Abb. 1.1 Lernkanäle [L157]

- Wenn Aufnahme und Wiedergabe von Gelerntem zu dicht aufeinander folgen, kann eine **Erinnerungshemmung** auftreten. Tipp: Unmittelbar vor einer Prüfung hastig Erlerntes (z. B. eine „Lern-Nachtschicht" einzulegen) kann den Zugriff auf andere Informationen blockieren. In der Prüfung kann das zuletzt Gelernte erinnert werden, aber die schon vorher solide gelernten Informationen fehlen. Dies führt dann zum sogenannten „Blackout".
- **„Umlernen"** fällt uns äußerst schwer. Man sollte daher einen Handlungsablauf von vornherein in der Ausbildung so durchführen, wie man ihn später in der Praxis korrekt ausführen muss! Tipp und Beispiel: Werfen Sie auch beim Training in der Ausbildung scharfe Gegenstände in den sicheren Abwurfbehälter, anstatt sie auf den Boden zu legen und dazu zu sagen: „Im realen Einsatz würde ich das natürlich anders machen!"

Tagesleistungskurve

Die Leistungsfähigkeit eines durchschnittlichen Menschen unterliegt tageszeitlichen Schwankungen (➤ Abb. 1.2). Das gilt besonders für das Lernen, denn dafür braucht man ein hohes Maß an Ausdauer und Konzentrationsfähigkeit. Welche Zeiten des Tages eignen sich besonders gut zum Lernen und welche nicht?

Der Zeitraum mit der höchsten (Lern-)Leistungsfähigkeit liegt etwa zwischen sechs und zwölf Uhr morgens. Daher findet in dieser Zeit normalerweise der größte Teil des Schul- und Berufsschulunterrichts statt. Leider ist dies nicht die Zeit, in der im Rettungsdienst die höchste Einsatzdichte zu ver-

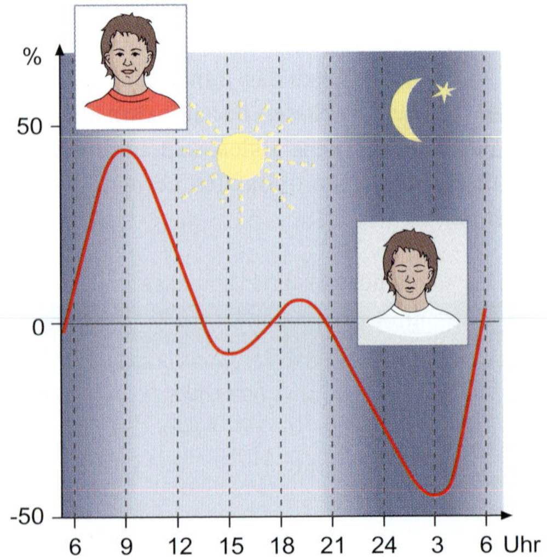

Abb. 1.2 Tagesleistungskurve [L157]

zeichnen ist. Im Rettungsdienst wird über 24 Stunden ein hohes Maß an Leistungsfähigkeit gefordert.

In der Zeit von ca. 13 bis 15 Uhr bricht die Leistungskurve etwas ein („Mittagsmüdigkeit") und zwischen 18 und 21 Uhr steigt die Leistungsfähigkeit noch einmal deutlich an. In den frühen Abendstunden können daher besonders selbst organisiertes Lernen und Wiederholen sinnvoll durchgeführt werden. Auch eignet sich diese Zeit für Fortbildungskurse, Abendschule etc.

In der Nacht sinkt die Leistungsfähigkeit enorm ab, sodass es sehr schwer ist, z. B. während einer Nachtschicht anspruchsvollen Stoff zu lernen.

Pausen

Lernen erfordert Konzentration. Kaum ein Mensch ist in der Lage, sich länger als etwa 20 Minuten beständig zu konzentrieren. In allen Lernprozessen, die länger als 20 Minuten andauern, müssen daher in gewissen Abständen Pausen von geeigneter Länge vorgesehen werden, um die Konzentrationsfähigkeit zu erhalten.

Als Richtwerte, die sowohl im Unterricht als auch beim selbst organisierten Lernen berücksichtigt werden sollten, gelten folgende Pausenzeiten:

Nach spätestens 20 Minuten sollte man sich eine **individuelle Lernpause** von wenigen Sekunden Dauer gönnen. In dieser Zeit sollte man z. B. kurz aufstehen, eine kleine Gymnastikübung machen, kurz die Augen schließen oder aus dem Fenster blicken. Im Unterricht nehmen Lehrkräfte durch Methodenwechsel auf dieses Bedürfnis Rücksicht. Geht man z. B. von einem Unterrichtsgespräch zur Vorführung eines Films über, erhalten die Teilnehmer in dieser Übergangsphase die Möglichkeit zu einer kurzen Ablenkungstätigkeit (Wortwechsel mit dem Nachbarn, Hervorholen von Schreibutensilien o. Ä.) und können sich danach wieder konzentrieren.

Nach ca. 45 Minuten sollte eine **Minipause** von fünf Minuten erfolgen. In dieser Zeit empfehlen sich außer der Erledigung dringender Bedürfnisse etwas Bewegung und frische Luft.

Nach ca. 90 Minuten ist eine **Auffrischungspause** („Kaffeepause") von 15 bis 20 Minuten erforderlich. In dieser Pause sollte man ggf. den Raum wechseln oder nach draußen gehen und etwas trinken bzw. essen (Kekse, Pausenbrot).

Nach etwa drei Stunden Lerntätigkeit braucht der Körper eine längere **Erholungspause;** in der Regel ist dies die Mittagspause des Tages. Die optimale Dauer der Erholungspause beträgt 1½ Stunden und sollte Essen, Ruhen und Bewegung umfassen.

Wiederholungen

Um Informationen dauerhaft und schnell verfügbar im Gedächtnis abzuspeichern oder erlernte Handlungsabläufe sicher zu beherrschen, reicht ein einmaliger Lerndurchgang in den meisten Fällen nicht aus; der Lernstoff muss in geeigneten Abständen wiederholt werden. Dabei wurde ein Wiederholungsrhythmus mit sechs Wiederholungen innerhalb von zwei Wochen entwickelt:

1. Nach 15 Minuten
2. Nach zwei Stunden
3. Nach zwölf Stunden
4. Nach zwei Tagen
5. Nach einer Woche
6. Nach zwei Wochen

Übertragen auf das Lernen in den Lehrgängen heißt dies, dass der Unterrichtsstoff jeweils am Abend eines Tages (z. B. zwischen 18 und 20 Uhr, ➤ Abb. 1.1) und am Ende einer Woche kurz wiederholt werden sollte. Zur Wiederholung von theoretischem Lernstoff eignen sich z. B. das Lesen eines entsprechenden Lehrbuchkapitels oder das Durcharbeiten der eigenen Aufzeichnungen (lesen, farbig markieren, ergänzen).

1.3 Prüfungen und Prüfungsangst

Lernzielkontrollen

Lernzielkontrollen sind Tests, die im Rahmen eines Lehrgangs etwa wöchentlich durchgeführt werden. In erster Linie sollen die Lernzielkontrollen dem Lernenden eine Rückmeldung darüber geben, in welchem Maß er die Lernziele des bisherigen Unterrichts erreicht hat. Gleichzeitig sollen sie auch zeigen, wie der Erwartungshorizont aussieht, also was man bis jetzt überhaupt alles können sollte und worauf es besonders ankommt. Damit bekommt der Lernende Hinweise, in welchen Bereichen er noch weiteren Lern- bzw. Übungsbedarf hat. Die Ergebnisse einer Lernzielkontrolle können auch dabei helfen, sich von der Lehrkraft beraten zu lassen, wie man seinen Lernerfolg verbessern kann.

Daher werden Lernzielkontrollen häufig nicht benotet, sondern nur korrigiert und dann den Lernenden wieder zurückgegeben. In jedem Fall wertet die Lehrkraft die Ergebnisse der gesamten Lerngruppe aus, um zu erfahren, welche Inhalte bisher gut und welche weniger gut erlernt wurden. Das Ergebnis kann dann Ausgangspunkt für die weitere Unterrichtsplanung sein.

(Abschluss-)Prüfungen

An das Ergebnis einer Abschlussprüfung werden höhere Anforderungen gestellt. Im Rettungsdienst steht die Forderung der Qualitätssicherung an erster Stelle. Mit dem Bestehen der Abschlussprüfung bürgt die Prüfungskommission dafür, dass der Teilnehmer in der Lage ist, Notfallpatienten fachgerecht Hilfe zu leisten.

Umgang mit Prüfungsangst

Prüfungsangst ist eine Form der Stressreaktion. Anspannung und Aufregung vor einem wichtigen Ereignis sind normal, denn sie führen zu positivem Stress **(Eustress)** und steigern damit die Leistungsfähigkeit des Menschen. Prüfungsangst ist allerdings kontraproduktiv, denn sie ist eine **Disstressreaktion,** die zu Beeinträchtigung der Handlungsfähigkeit führt.

Prüfungsangst muss im Interesse aller Beteiligten vermieden werden. Dazu einige Tipps:

- Sortieren Sie den gesamten Lehrstoff (Skripte, Arbeitsblätter, Notizen, Bücher) auf zwei Stapel: einen mit Dingen, die Sie erledigt haben, und einen mit den Dingen, die Sie noch bearbeiten müssen. Sie wissen dann immer, wo Sie gerade stehen und wie viel Sie noch vor sich haben.
- Machen Sie sich im Voraus mit den Bedingungen, die Sie am Prüfungstag erwarten, vertraut: Wo findet die Prüfung statt? Wie werden der Tag und die Prüfung ablaufen? Wie ist die Prüfung organisiert? Wie viele Prüfer gibt es und wer sind sie? So vermeiden Sie unnötige zusätzliche Unsicherheiten; denn welche Aufgabe Sie gestellt bekommen, sollte das Einzige sein, was Sie am Morgen der Prüfung noch nicht wissen.
- Üben Sie Prüfungssituationen! Nehmen Sie im Unterricht an Prüfungssimulationen teil, prüfen Sie sich ggf. gegenseitig oder schauen Sie sich – sofern möglich – Prüfungen anderer Lehrgänge an.
- Vermeiden Sie Lernhemmungen! Das gelingt Ihnen am besten, indem Sie die oben genannten Ratschläge zu Pausen und Wiederholungen befolgen.
- Zur Zeitplanung: In den Wochen und Tagen vor einer Prüfung müssen Sie sich ordentlich anstrengen. Am Prüfungstag selbst sollten Sie jedoch die Bücher und Skripte nicht mehr aufschlagen und auch nicht versuchen, im Gespräch mit anderen schnell noch weitere Details zu lernen. Dieses krampfhafte „Lernen auf den letzten Drücker“ fördert nämlich die Gefahr eines „Blackouts“ in der Prüfung (➤ 1.2).
- Am Abend vor der Prüfung sollten Sie spätestens um 20 Uhr mit dem Lernen aufhören. Essen Sie etwas Leichtes zu Abend, gehen Sie spazieren und legen Sie sich frühzeitig schlafen. Stehen Sie am Prüfungstag rechtzeitig auf, frühstücken Sie ausreichend und in Ruhe und verbringen Sie die Zeit bis zur Prüfung mit Zeitunglesen oder anderen Dingen, die Sie entspannend finden. Wenn Sie zu Prüfungsangst neigen, vermeiden Sie längeres Warten in der Gruppe und vor dem Prüfungsraum, denn Prüflinge tendieren dazu, sich mit ihrer Aufregung gegenseitig anzustecken.
- Machen Sie sich selbst Mut! Reden Sie sich nicht selbst ein, Ihr Wissen sei schlecht und Ihre Vorbereitungsarbeit zu gering. Dann kommt es nämlich zur „selbsterfüllenden Prophezeiung“, das heißt, Sie können sich in der Prüfung nicht gut darstellen. Sagen Sie sich stattdessen: „Ich habe mich vorbereitet und jetzt schaffe ich das auch!“

KAPITEL

2

Jürgen Luxem

Grundlagenwissen Physik, Chemie und Biologie

2

Das Grundlagenwissen der Naturwissenschaften ist für das Verständnis des menschlichen Körpers, seines Aufbaus (Anatomie), seiner Funktionen (Physiologie) und seiner Krankheiten (Pathologie bzw. Pathophysiologie) unabdingbar. Dabei ist die Biologie mit der Chemie, Physik und Mathematik eng verflochten. Nur auf der verlässlichen Basis der naturwissenschaftlichen Grundlagen kann der Körper in seiner Komplexität und Verflechtung begreifbar werden.

2.1 Physik

Das griechische Wort „physis", von dem sich der Begriff „Physik" ableitet, bedeutet Natur. So war auch in früheren Zeiten die Physik die „eigentliche" Naturwissenschaft; Chemie und Biologie haben sich als wissenschaftliche Disziplinen erst in den letzten Jahrhunderten etabliert. Heute ist die Physik der Teil der Naturwissenschaften, der sich vor allem mit der Messung und mathematischen Beschreibung von Vorgängen und Zuständen befasst. Daher begegnen uns physikalische Begriffe im (rettungsdienstlichen) Alltag überall dort, wo ein Wert gemessen oder ein Gerät auf einen Wert eingestellt werden muss.

Physikalische Größen

Eine physikalische Größe hat immer zwei Bestandteile: einen **Zahlenwert** und eine **Maßeinheit.** Es reicht also nicht aus, nur einen Zahlenwert anzugeben, z. B. Länge = 50. Eine solche Angabe lässt nämlich offen, ob es sich um eine Länge von 50 cm, 50 m oder sogar 50 km handelt (in der Seefahrt könnten auch 50 nautische Meilen gemeint sein, was einer Entfernung von 92,65 km entspricht).

ACHTUNG

Bei der Messung der **Blutzuckerkonzentration** gibt es sowohl Messgeräte, welche die Konzentration in mg/dl (Milligramm pro Deziliter) angeben, als auch solche, die in mmol/l (Millimol pro Liter) messen. Ein Blutzuckerwert von 20 (ohne Angabe der Maßeinheit) kann also zweierlei bedeuten: 20 mg/dl wäre ein viel zu niedriger, 20 mmol/l aber ein viel zu hoher Blutzuckerwert!

Konzentration

Die Größe Konzentration gibt an, welche Menge eines Stoffes in einem Volumen (z. B. einer Flüssigkeit oder eines Gases) enthalten ist. Dabei wird die Menge durch das Volumen geteilt, man erhält einen Quotienten:

MERKE

Konzentration = Menge/Volumen

Als Menge kann die Masse des Stoffes (gemessen in Gramm [g] oder Milligramm [mg]) oder die sogenannte Stoffmenge (gemessen in der Einheit Mol [mol] oder Millimol [mmol]) eingesetzt werden. Aus diesem Grund kursieren in der Medizin – wie im obigen Beispiel – verschiedene Konzentrationseinheiten wie mg/dl (z. B. Blutzuckerspiegel) und mmol/l (z. B. Elektrolytkonzentrationen im Blut).

Der Umrechnungsfaktor ist abhängig von dem betrachteten Stoff (bzw. dessen Molgewicht); bei Glukose lautet die Umrechnung 1 mg/dl = 0,055 mmol/l bzw. 1 mmol/l = 18 mg/d.

Kraft

Was ist eine Kraft? Wenn eine Kraft wirkt, werden verschiedene Veränderungen hervorgerufen: Ein beweglicher Körper kann beschleunigt, fest- oder hochgehalten bzw. ein festgehaltener Körper kann auch verformt werden. Anhand dieser Veränderungen kann eine Kraft auf verschiedene Arten gemessen werden. Die praktikabelste Messvorschrift für uns auf der Erde ist die folgende:

MERKE

Kräfte werden in der Einheit Newton (N) gemessen. 1 N entspricht der Kraft, die nötig ist, um ein Gewicht von 98,1 g (also ca. 100 g) anzuheben.

Druck

Überall dort, wo Kräfte nicht punktförmig an einer Stelle wirken (z. B. bei Gasen in Druckflaschen, die Kräfte auf die Behälterwände ausüben), verwendet man die Größe Druck.

Der Druck berechnet sich aus der Kraft, die auf eine Fläche einwirkt:

MERKE

Druck = Kraft/Fläche

In der Technik wird meist die Einheit bar verwendet. 1 bar entspricht einer Kraft von 10 N (also ca. 1 kg) auf einer Fläche von 1 cm^2.

Im Rettungsdienst übliche Sauerstoffdruckflaschen werden mit einem Gasdruck von 200 bar ausgeliefert. Das bedeutet, dass auf das Flaschenventil (Querschnitt ca. 6 cm^2) eine Kraft wirkt, die einem Gewicht von 1,2 Tonnen entspricht. Was passiert, wenn eine solche Flasche nicht ordnungsgemäß gesichert wird, sodass bei einem Sturz das Ventil abreißt, kann man sich nun vorstellen!

Arbeit/Energie

Die Begriffe „Arbeit" und „Energie" stehen im Grunde für ein und dasselbe: die Möglichkeit eines Systems, einen Prozess ablaufen zu lassen, und zwar solche Prozesse, für die das System „arbeiten" muss. Arbeit ist somit die Energie, die auf mechanischem Wege auf einen Körper übertragen wird, indem die Kraft entlang eines Weges auf den Körper einwirkt. Die geleistete Arbeit ist also die mechanisch übertragene Energie auf den Körper.

Die beiden Begriffe definieren sich gegenseitig:

MERKE

Energie ist die in einem System gespeicherte Fähigkeit, Arbeit zu leisten. **Arbeit** wird immer dann geleistet, wenn eine Energieform in eine andere umgewandelt wird.
Beispiel: Umwandlung von chemischer Energie in einem Muskel zu mechanischer Energie beim Gewichtheben

Arbeit und Energie werden daher auch in den gleichen Einheiten gemessen. Die wichtigste Einheit ist das Joule (J), eine andere die Kalorie (cal): 4,2 J entsprechen 1 cal. Je nachdem, welche Energieform betrachtet wird, errechnet sich die Energie aus unterschiedlichen anderen Größen (z. B. mechanische Energie = Kraft × Weg; elektrische Energie = Spannung × Stromstärke × Zeit).

Um eine Vorstellung von der Einheit Joule zu bekommen, sollen folgende Vergleiche dienen:

MERKE

1 J Energie kann ein Gewicht von ca. 100 g (Kraft = 1 N) einen Meter anheben. 1 J Energie kann 1 ml Wasser um 0,24 °C erwärmen. 1 J Energie kann eine Billardkugel (160 g) auf 13 km/h beschleunigen.

Die Energieeinheit Joule begegnet uns im Rettungswesen beim Umgang mit einem Defibrillator. Hier wird die an den Körper des Patienten abgegebene Energie in Joule angegeben.

MERKE

Die bei der Defibrillation eines Erwachsenen eingesetzte Energie (200 J) wäre nach obigem Vergleich in der Lage, einen Notfallkoffer (15 kg) um 1,33 m anzuheben oder einen Milliliter Wasser um ca. 48 °C zu erwärmen.

Leistung

Bei technischen Anwendungen ist meist von Interesse, wie schnell Arbeit geleistet oder Energie übertragen wird. Dies beschreibt die physikalische Größe Leistung.

Leistung ist „Arbeit pro Zeiteinheit" und errechnet sich daher aus Energie und benötigter Zeit:

MERKE

Leistung = Energie/Zeit

Die Einheit der Leistung ist das Watt (W):

1 W = 1 Joule/Sekunde

Diese Einheit findet man häufig bei elektrischen Geräten: Eine Lampe mit der Leistungsangabe 60 W braucht pro Sekunde eine elektrische Energie von 60 J. Eine ältere Einheit, die besonders bei Motoren Anwendung fand, ist die Pferdestärke (PS): 1 PS = 735,5 W = 0,7355 kW.

Eine nützliche Formel für die Leistung ist der Zusammenhang beim elektrischen Strom:

MERKE

Leistung = Spannung × Stromstärke

Mithilfe dieser Formel kann z. B. ausgerechnet werden, wie viele Geräte an eine Steckdose, deren Sicherung für eine bestimmte maximale Stromstärke (im Haushalt: 16 A) ausgelegt ist, angeschlossen werden dürfen.

Frequenz

Bei sich periodisch wiederholenden Vorgängen (z. B. Schwingungen, Herzschläge, Atemzüge) wird die Schnelligkeit der Wiederholung durch die Frequenz beschrieben. Die Frequenz gibt an, wie viele Ereignisse oder Vorgänge in einer gewissen Zeit auftreten:

MERKE

Frequenz = Anzahl der Vorgänge/benötigte Zeit

Die Einheit der Frequenz kann 1/s, 1/min, 1/h usw. sein. Für relativ schnell ablaufende Prozesse verwendet man die Einheit Hertz (Hz): 1 Hz = 1/s.

Vielfache und Bruchteile

Ist eine zu messende Größe sehr klein oder sehr groß, sodass mit der üblichen Maßeinheit unhandliche Zahlenwerte entstehen, so verwendet man Vielfache oder Bruchteile von Einheiten. Diese tragen vor dem Einheitennamen eine Vorsilbe (➤ Tab. 2.1, ➤ Tab. 2.2).

Bei der Blutzuckermessung findet sich z. B. die Einheit Deziliter (dl). Ein Deziliter ist ein Zehntel eines Liters, also 0,1 Liter oder 100 Milliliter.

Tab. 2.1 Bruchteile von Einheiten

Vorsilbe	Abkürzung	Faktor
Nano-	n	1/1 000 000 000
Mikro-	µ	1/1 000 000
Milli-	m	1/1 000
Dezi-	d	1/10

Tab. 2.2 Vielfache von Einheiten

Vorsilbe	Abkürzung	Faktor
Hekto-	h	100
Kilo-	k	1 000
Mega-	M	1 000 000
Giga-	G	1 000 000 000

2.2 Chemie

Die Chemie ist die Wissenschaft von den Stoffen, ihren Eigenschaften und Umwandlungen. Viele Prozesse im Körper basieren auf chemischen Reaktionen, bei denen aus Ausgangsstoffen (Edukte) neue Stoffe (Produkte) entstehen. Diese neuen Produkte unterscheiden sich in ihren Eigenschaften mehr oder weniger deutlich von den Ausgangsstoffen. Abhängig von den Stoffeigenschaften sind auch die Transportprozesse Diffusion und Osmose, die den Durchgang von Stoffen durch Zellmembranen und Gefäßwände ermöglichen. Je besser man daher die Grundlagen dieses Fachgebiets verstanden hat, desto einleuchtender werden auch die komplexen Vorgänge, die das Leben steuern (z. B. der Säure-Basen-Haushalt).

Atom

Das **Atom** ist der kleinste chemisch nicht weiter teilbare Baustein der Materie. Im Laufe der Wissenschaftsgeschichte wurden unterschiedliche Atommodelle vorgeschlagen. Im Jahr 1913 entwickelte Niels Bohr ein **Atommodell.** Nach diesem bestehen die Atome aus einem positiv geladenen Atomkern und einer negativ geladenen Atomhülle. Nach heutigen Erkenntnissen sind alle Atomkerne aus zwei Sorten von Kernelementarteilchen (Nukleonen) aufgebaut, den positiv geladenen Protonen und den ungeladenen Neutronen.

Da die Atome nach außen hin elektrisch neutral erscheinen, muss die positive Ladung jedes Atomkerns durch eine entsprechende negative Ladung kompensiert werden. Dies geschieht dadurch, dass eine der Zahl der positiven Kernladungen gleiche Anzahl von Elektronen den Atomkern in Form einer Atomhülle umgibt. Atome sind daher im Normalzustand elektrisch neutral, d. h., die Anzahl von Protonen und Elektronen ist dann jeweils gleich.
Daraus ergibt sich folgender **Aufbau des Atoms:**

- Kern: positiv geladen, besitzt fast die gesamte Masse des Atoms
- Hülle: negativ geladen, bestimmt die räumliche Ausdehnung des Atoms
- Atom: nach außen neutral, setzt sich aus Kern und Hülle zusammen

Molekül

Ein Molekül ist ein Teilchen, das aus zwei oder mehreren zusammenhängenden Atomen besteht, welche durch **kovalente Bindungen (Atombindung)** verbunden sind. Moleküle stellen die kleinsten Teilchen dar, welche die gleichen Eigenschaften des zugrunde liegenden Stoffes haben. Es gibt Moleküle, die aus einem einzigen Element aufgebaut sind (z. B. Sauerstoff = O_2); die meisten Moleküle sind aber Verbindungen verschiedener Elemente (z. B. Wasser = H_2O).

Ion

Wenn Atome eine elektrische Ladung tragen, werden sie als Ionen bezeichnet. Die Umwandlung eines neutralen Atoms in ein **Ion** (durch Entfernen oder Hinzufügen von Elektronen) heißt Ionisierung.

Ionenbindung

Ionenbindungen sind aufgrund ihres Aufbaus für die elektrische Reizleitung im Körper von Bedeutung. Kombiniert man ein Natrium- und ein Chloratom miteinander, so kann das Alkalimetall (Natrium) durch **Elektronenabgabe,** das Halogen (Chlor) durch **Elektronenaufnahme** in eine Edelgaskonfiguration (besonders stabile Verbindung, in der Ionen oder Atome nicht mehr dazu neigen, Elektronen abzugeben oder aufzunehmen) übergehen:

$Na \rightarrow Na^{+} + e^{-}$

$Cl + e^{-} \rightarrow Cl^{-}$

Chlor kommt wie alle Gase (außer den Edelgasen) in der Natur nur als Molekül (aus mindestens zwei Atomen bestehende Verbindung) vor; daher ist die Darstellung des einzelnen Chloratoms nur fiktiv und dient der Verdeutlichung des Vorgangs. Die so entstehenden geladenen Teilchen sind die Ionen, die positiv geladenen **Kationen** und die negativ geladenen **Anionen.** Kation und Anion ziehen sich aufgrund ihrer unterschiedlichen Ladung an. Die Bindung zwischen den Teilchen nennt man Ionenbindung. Ionenverbindungen sind nicht gerichtet; daher wirken die Kräfte dreidimensional in den Raum. Die in dem Beispiel genannten Ionen Na^{+} und Cl^{-} bilden als Ionenverbindung ein Kristallgitter (➤ Abb. 2.1).

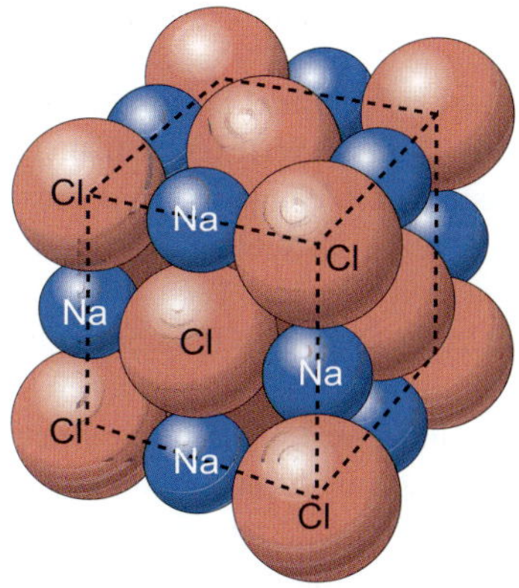

Abb. 2.1 Ionenverbindung des Natriumchlorids (Kochsalz) als Kristallgitter [L190]

Atombindung

Kovalente Bindungen bilden sich vor allem zwischen den Atomen von Nichtmetallen (z. B. Sauerstoff [O_2] oder Stickstoff [N_2]) aus und sind als solche für den festen Zusammenhalt von Atomen in molekular aufgebauten Verbindungen verantwortlich. Werden zwei Atome miteinander verknüpft, z. B. zwei Chloratome (jeweils sieben Außenelektronen), so kann hier kein **Elektronenübergang** stattfinden, um für beide Atome eine Edelgaskonfiguration (s. Ionenbindung) zu erreichen. In diesem Fall wird ein Elektronenpaar zwischen beiden Atomen geteilt (➤ Abb. 2.2). Beide Chloratome besitzen damit eine stabile Edelgasschale.

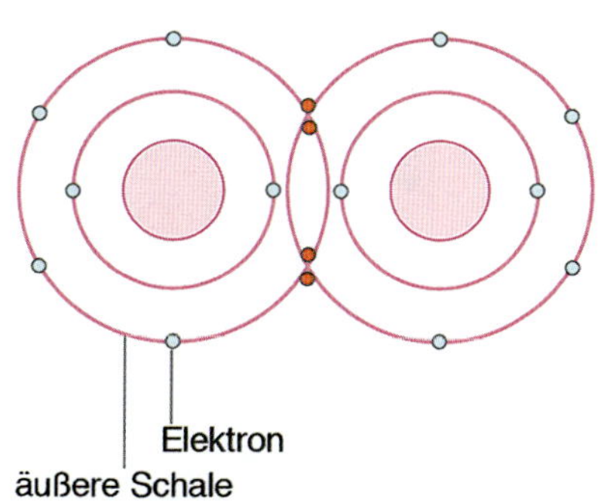

Abb. 2.2 Darstellung einer Atombindung am Beispiel des Sauerstoffs: Die beiden O-Atome teilen sich als Molekül O_2 vier Elektronen in ihrer äußeren Schale. [L108]

Diffusion

Diffusion lässt sich an zwei Beispielen aus dem Alltag erläutern: Gerüche verteilen sich auch bei absoluter Windstille nach einiger Zeit im ganzen Raum, und Zucker löst sich auch ohne Umrühren nach langem Warten im Kaffee oder Tee.

Die Erklärung für dieses Phänomen liegt in der Brown-Teilchenbewegung. Alle Teilchen (Moleküle) sind ständig in Bewegung; daher können sich Lösungen und Gasgemische auch temperaturabhängig durchmischen. Gibt man z. B. zwei Lösungen unterschiedlicher Konzentrationen in ein Gefäß, in dem beide Lösungen durch eine Membran getrennt sind, die das **direkte Vermischen** der Lösungen verhindert, werden die Lösungen sich nicht vermischen können. Wird die Membran jedoch entfernt, kann das direkte Vermischen der Lösungen stattfinden und der in ➤ Abb. 2.3 dargestellte Diffusionsprozess kann ablaufen. Die Teilchen des gelösten Stoffes wandern vom Ort der höheren Konzentration zum Ort der niedrigeren Konzentration.

Den Gesetzen der Statistik folgend, stellt sich immer – nach einer ausreichend langen Zeit – ein Zustand ein, in dem die Stoffe gleichmäßig verteilt sind und der Konzentrationsunterschied ausgeglichen ist. Die Konzentration ist dann an jedem Ort im Gefäß gleich. Man kann sagen: Lösungen haben das Bestreben, ihre Konzentrationen auszugleichen.

Osmose

Im Körper gibt es zahlreiche Membranen, die halbdurchlässig (semipermeabel) sind. Das heißt, sie lassen nur sehr kleine Moleküle (z. B. Wasser) durch. Größere Teilchen wie Salz, Zucker oder Eiweiß können die semipermeable Membran nicht durchdringen.

Treffen an einer solchen Membran unterschiedliche Salzkonzentrationen aufeinander, so besteht zwischen beiden Seiten der Membran – genau wie bei der Diffusion – ein Bestreben, die Konzentration auszugleichen. Da aber das gelöste Salz nicht durch die Membran hindurchpasst, wandern nun Wassermoleküle in Richtung der höheren Salzkonzentration (➤ Abb. 2.4).

In ➤ Abb. 2.4 bewegt sich Wasser von der rechten auf die linke Seite. Dadurch nimmt das Volumen auf der Seite mit der höheren Salzkonzentration zu und es baut sich ein Druck – der osmotische Druck – auf.

ACHTUNG

Eine Osmose, bei der auch die Entstehung eines osmotischen Drucks deutlich wird, tritt bei roten Blutkörperchen auf, wenn die Salzkonzentration in der sie umgebenden Flüssigkeit zu gering ist (z. B. in reinem Wasser): Die Zellmembran des Blutkörperchens ist semipermeabel, sodass keine gelösten Teilchen heraus-, wohl aber Wassermoleküle hineinwandern können. Dadurch nimmt das Volumen im Innern zu und es baut sich ein Druck auf. Das Blutkörperchen füllt sich und nimmt eine kugelrunde Form an. Steigt der Druck noch weiter, so kann es sogar zum Zerplatzen der Zellen (Hämolyse) kommen.

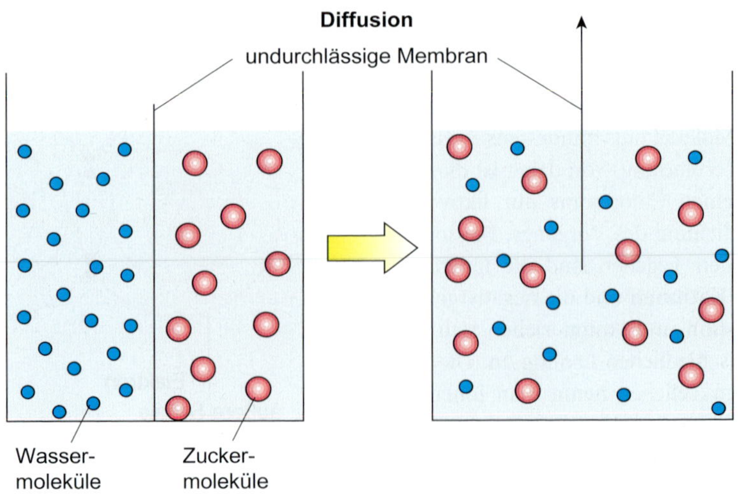

Abb. 2.3 Diffusion [L143]

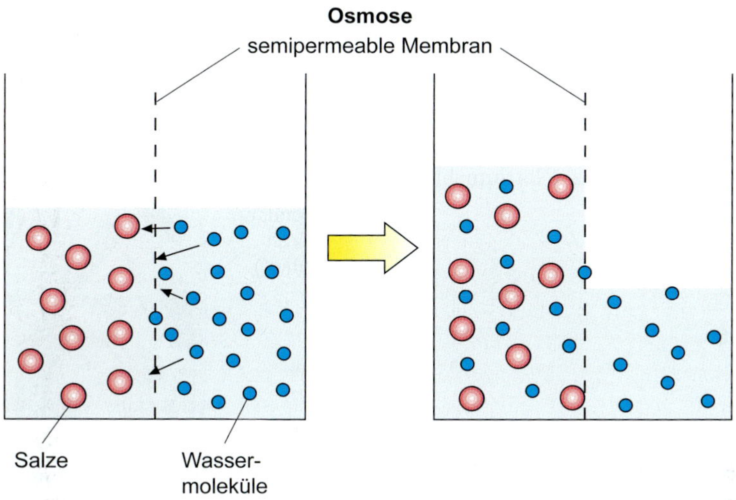

Abb. 2.4 Osmose [L143]

MERKE

Diffusion und Osmose sind passive Transportvorgänge, da sie ohne den Verbrauch von Stoffwechselenergie ablaufen. Treibende Kraft ist in beiden Fällen ein Konzentrationsunterschied, der ausgeglichen werden soll.
Diffusion: Es wandert vorwiegend der gelöste Stoff (hin zu der niedrigen Konzentration, sodass es zu einem Konzentrationsausgleich kommt).
Osmose: Es wandert das Lösungsmittel (hin zu der höheren Konzentration). Osmose tritt auf, wenn eine semipermeable Membran die unterschiedlichen Konzentrationen voneinander trennt; die Folge ist eine Volumenverschiebung und damit ein osmotischer Druck.

Säuren und Basen

MERKE

Säuren sind Stoffe, die in der Lage sind, Wasserstoffionen abzugeben.
Basen, auch Laugen genannt, sind in der Lage, Wasserstoffionen aufzunehmen.

Ob eine wässrige Lösung sauer oder basisch reagiert, wird durch den pH-Wert ausgedrückt. Dieser Wert errechnet sich aus der Konzentration von Wasserstoffionen (H^+) in der Lösung. Die pH-Skala (➤ Abb. 2.5) reicht von pH 0 (stark sauer) bis pH 14 (stark basisch bzw. alkalisch). Bei einem pH-Wert von 7 ist die Lösung weder sauer noch basisch, sondern neutral.

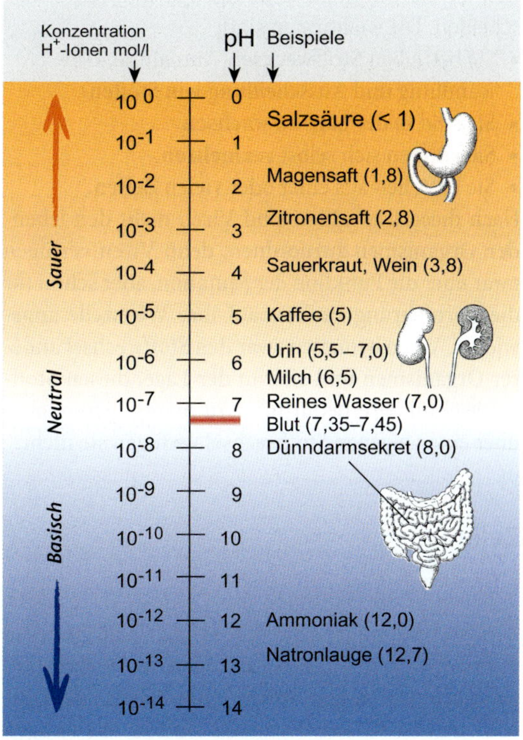

Abb. 2.5 Die pH-Skala [L190]

Die Chemie, die dahinter steht, ist recht kompliziert; für Vorgänge im menschlichen Körper, die in ständiger Anwesenheit von Wasser ablaufen, genügt es daher, sich Folgendes zu merken:

Treffen eine Säure und eine Base aufeinander, so reagieren sie miteinander und neutralisieren sich gegenseitig. Bei der Neutralisation entstehen immer Wasser und ein (gelöstes) Salz. Beispielsweise neutralisieren sich Salzsäure und Natronlauge unter Bildung von Wasser und Kochsalz (Natriumchlorid, NaCl).

2.3 Biologie

Im Gegensatz zu Physik und Chemie ist der Begriff „Biologie" leicht zu definieren: Biologie ist die Wissenschaft von der belebten Natur. Die Frage ist nur: Was ist Leben? Wann bezeichnet man ein Ding als Lebewesen?

Alle Lebewesen zeichnen sich durch Merkmale aus, die sie von nicht lebendigen Strukturen unterscheiden. Die wichtigsten sind:

- Sie betreiben **Stoffwechsel** (Aufnahme, Umwandlung und Ausscheidung von Stoffen).
- Sie sind in der Lage zu **wachsen.**
- Sie können sich selbst **vermehren.**
- Sie bestehen aus einer oder vielen **Zellen.**

Nach dieser Definition sind Viren nicht den lebenden Organismen zuzuordnen, denn Viren verfügen zwar über die Funktion der Mutation, aber schon für die Vermehrung sind sie auf ihre Wirtszelle angewiesen. Viren benutzen zwar den Stoffwechsel anderer Organismen und sind in der Lage, diesen Stoffwechsel für ihre Bedürfnisse zu manipulieren, aber über einen eigenen Stoffwechsel verfügen sie nicht.

Zelle

Zellen sind die Bausteine der Lebewesen. Je nachdem, welche Aufgabe die Zelle erfüllen soll, gibt es in hoch entwickelten Lebewesen (Mensch, Wirbeltiere) zahlreiche Arten und Formen von Zellen. Allen gemeinsam ist jedoch der grobe Aufbau aus einigen wichtigen Strukturen (➤ Abb. 2.6).

Jede Zelle besitzt eine **Zellmembran,** die sie wie eine Haut umschließt. Im Inneren befindet sich das **Zell-** oder **Zytoplasma,** eine Flüssigkeit, die zum größten Teil aus Wasser mit darin gelösten Elektrolyten (besonders Kaliumionen) und Eiweißen (Proteinen) besteht. Im Zellplasma finden sich die **Zellorganellen** – quasi die „Organe" der Zelle.

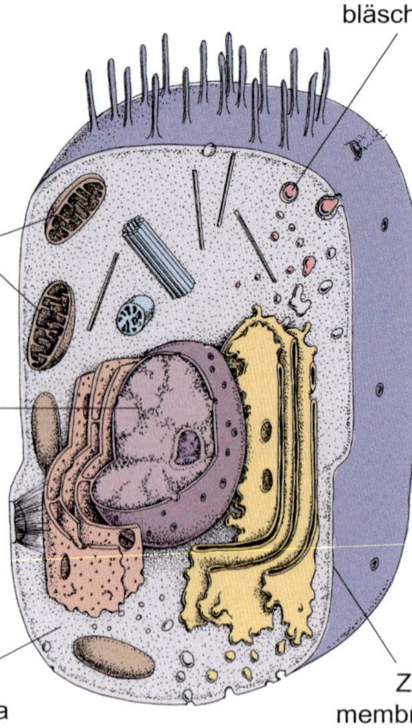

Abb. 2.6 Aufbau einer menschlichen Zelle [L190]

Zu den wichtigsten Zellorganellen zählen der Zellkern und die Mitochondrien:

- Der **Zellkern** ist die größte Struktur innerhalb einer Zelle und stellt praktisch ihr „Gehirn" dar. Er enthält die DNA, die gleichzeitig den Zellstoffwechsel steuert und Träger der Erbinformation ist.
- Die **Mitochondrien** sind die Kraftwerke der Zelle. In ihnen findet die Verbrennung von Kohlenhydraten mithilfe von Sauerstoff und somit die Energiegewinnung statt.

Organisationsebenen des menschlichen Körpers

In ➤ Abb. 2.7 ist der Aufbau des menschlichen Körpers (Organismus) mit Beispielen für die unterschiedlichen Organisationsebenen dargestellt.

Ausgehend von der oben beschriebenen Ebene der Zellen, ist die nächsthöhere Ebene die der **Gewebe.** Mehrere Gewebe, die räumlich dicht beieinanderliegen und auf eine eigene Organanlage und Ent-

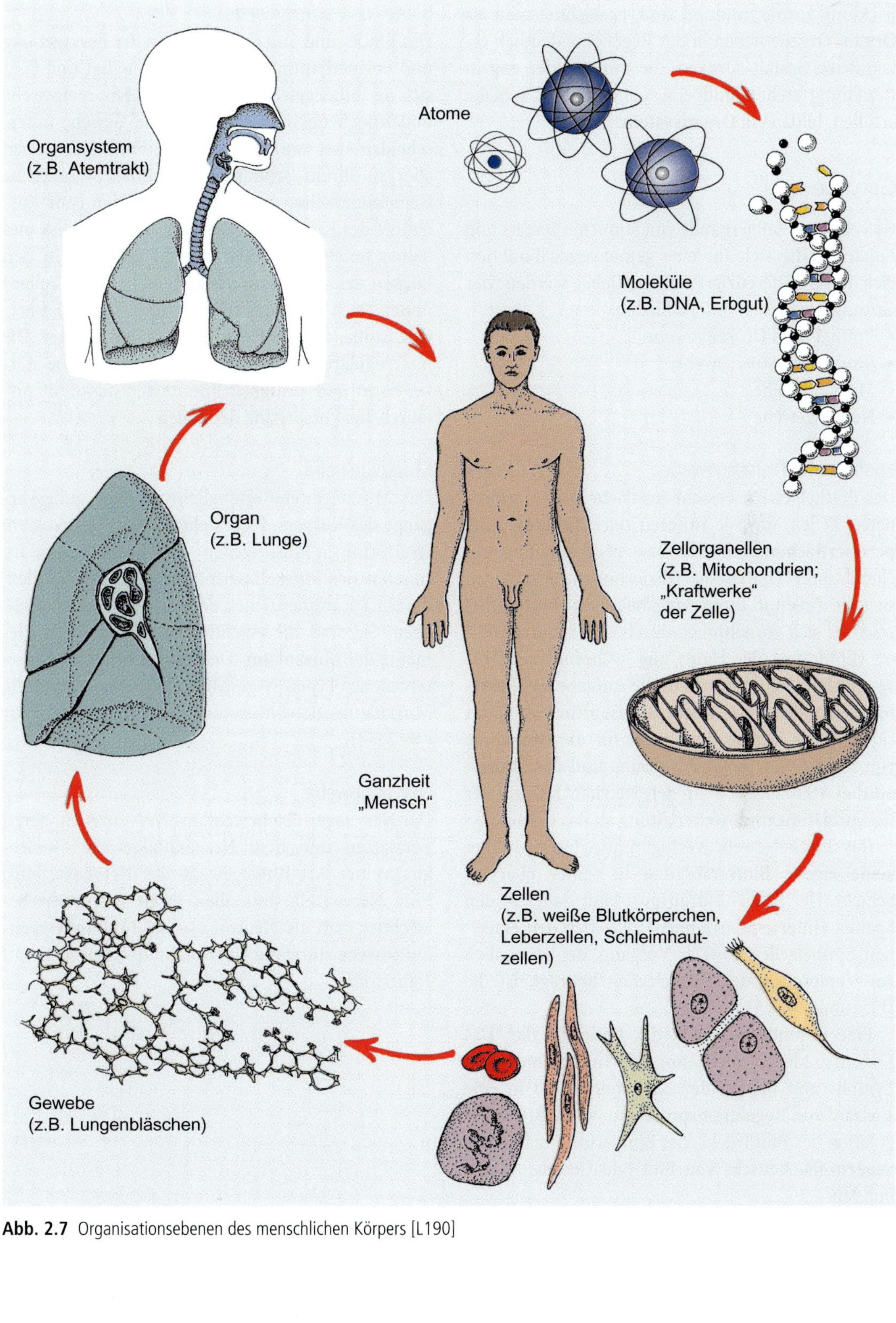

Abb. 2.7 Organisationsebenen des menschlichen Körpers [L190]

wicklung zurückzuführen sind, bezeichnet man als **Organ.** Organe haben in der Regel eine deutlich erkennbare Gestalt. Organe, die miteinander eng in Beziehung stehen und eine gemeinsame Aufgabe erfüllen, bilden ein **Organsystem.**

Gewebe

Gewebe sind Zellverbände von ähnlicher Bauart und Funktion, die sich für eine gemeinsame Funktion gleichartig differenziert haben. Dabei werden vier Grundgewebearten unterschieden:

- Epithel- und Drüsengewebe
- Binde- und Stützgewebe
- Muskelgewebe
- Nervengewebe

Epithel- und Drüsengewebe

Das Epithelgewebe besteht aus flächenhaft angeordneten Zellen, die alle **inneren** oder **äußeren Körperoberflächen** auskleiden bzw. bedecken. Entsprechend ihrer Gewebespezialisierung unterscheiden sich die Zellen in ihren Aufgaben. Das **Hautepithel** zeichnet sich vornehmlich durch eine Schutzfunktion (Epidermis der Haut) aus, während das **Drüsenepithel** (Schweißdrüsen) die Aufgabe hat, Sekrete abzusondern. Das **Resorptionsepithel** im Darm (Epithel der Darmzotten) sorgt für die Aufnahme von Nährstoffen aus der Nahrung und das **Sinnesepithel** (Sinneszellen in der Netzhaut) dient der Reizaufnahme und -weiterleitung an das Gehirn.

Das Epithelgewebe verfügt normalerweise über keine eigene Blutversorgung in seiner obersten Schicht. Der Sauerstofftransport läuft daher in den Spalten (Interzellularräumen) zwischen den einzelnen Epithelzellen ab. Der Vorgang, der wesentlich zur Versorgung der Epithelzellen beiträgt, ist die Diffusion (➤ 2.5).

Eine Besonderheit stellt das **Endothel** dar. Das Endothel kleidet nicht nur die Innenwände von Lymph- und Blutgefäßen aus, sondern ist in eine Vielzahl von Regulationsprozessen, wie z. B. der Regulation des Blutdrucks, der Blutgerinnung und des Sauerstoffaustauschs von Blut und Gewebe, eingebunden.

Binde- und Stützgewebe

Das Binde- und Stützgewebe ist an der Formgebung und Formerhaltung des Körpers beteiligt und lässt sich in Bindegewebe, Fettgewebe, Knorpelgewebe und Knochengewebe einteilen. Die Gewebe unterscheiden sich zwar in Form und Funktion, weisen aber in ihrem strukturellen Aufbau wesentliche Gemeinsamkeiten auf. Die Zellen bilden (mit Ausnahme des Knorpelgewebes) ein Maschenwerk und halten miteinander den Kontakt aufrecht. In den Lücken des Maschenwerkes (zwischen den Zellen) finden sich die Interzellularsubstanzen: Fasern, Quellstoffe, weitere Eiweiße, Salze und Wasser. Die interzellulären Substanzen geben dem Gewebe Stärke, Form und Festigkeit und dienen dem Stoffaustausch zur Versorgung der Zellen.

Muskelgewebe

Das Muskelgewebe ermöglicht die Bewegungsvorgänge des Körpers. Es besteht aus lang gestreckten, faserförmigen Muskelzellen – den Muskelfasern. Im Inneren der Muskelfasern liegen die Myofibrillen, die ein Zusammenziehen der Muskelzellen ermöglichen. Sie sind die eigentlichen funktionellen Elemente der Muskulatur. Der Körper besitzt drei verschiedene Typen von Muskulatur: quergestreifte Muskulatur, glatte Muskulatur und Herzmuskulatur (➤ 3.5.4).

Nervengewebe

Das Nervengewebe besteht aus Nervenzellen, deren Fortsätzen und dem Nervenhüllgewebe (Neuroglia), einer Art Bindegewebe des Nervensystems. Eine Nervenzelle mit allen ihren Fortsätzen bezeichnet man als Neuron (➤ 3.3.1). Das Nervenhüllgewebe stützt die Neurone und versorgt sie mit Nährstoffen.

Wiederholungsfragen

1. Eine Infusionslösung trägt die Aufschrift: „100 ml Lösung enthalten 0,9 g Natriumchlorid.“ Geben Sie die NaCl-Konzentration der Lösung an. (➤ 2.1)
2. Auf einer Ampulle ist zu lesen: „250 mg Wirkstoff in 10 ml“. Sie sollen 100 mg des Wirkstoffs in eine Spritze aufziehen. Wie viele Milliliter benötigen Sie? (➤ 2.1)
3. Sie fühlen den Puls eines Menschen. Dabei zählen Sie in einer Zeit von 15 Sekunden 18 Pulsschläge. Geben Sie die Pulsfrequenz in der Einheit 1/min („pro Minute“) an. (➤ 2.1)
4. An einer Membran (z. B. Zellmembran oder Gefäßwand) treffen zwei unterschiedliche Lösungen eines Salzes aufeinander. Wann kommt es zur Diffusion, wann zur Osmose? (➤ 2.2)
5. Was läuft bei der Osmose anders? (➤ 2.2)
6. Im Zwölffingerdarm vermischen sich Mageninhalt ($pH < 7$) und Bauchspeichel ($pH > 7$). Was passiert? (➤ 2.2)
7. Nennen Sie die charakteristischen Merkmale eines lebendigen Organismus. (➤ 2.3)

KAPITEL

3

Jürgen Luxem, Andreas Lobmüller (Kap. 3.6)

Anatomie und Physiologie

3.1 Herz, Kreislauf und Blut

Herz und Blutgefäße ermöglichen die Zirkulation des Blutes im Organismus; gemeinsam bilden sie das Herz-Kreislauf-System. Mit dem Blut werden Sauerstoff und Kohlendioxid (➤ 3.2), Nährstoffe und zahlreiche andere für die Aufrechterhaltung der Körperfunktionen notwendige Stoffe (z. B. Enzyme, Hormone, Zellen der Immunabwehr) im Körper transportiert.

3.1.1 Herz

Das Herz **(Cor)** ist eine „dauerhafte Pumpe“. Es schlägt 60- bis 100-mal pro Minute; das sind ca. 120 000 Schläge pro Tag und annähernd 43 Millionen Schläge im Jahr. In einem ganzen Leben schlägt das Herz etwa 3,2 Milliarden Mal. Das Herz, ein muskulöses Hohlorgan mit vier Kammern, treibt durch seine Pumparbeit den Blutfluss im Gefäßsystem an. Die Herzklappen regeln dabei die Richtung der Blutströmung.

Lage, Aussehen, Größe, Gewicht

Lage

Das Herz (➤ Abb. 3.1) liegt zwischen den beiden Lungenflügeln im Brustkorb **(Thorax).** Dieser Raum wird als Mittelfellraum **(Mediastinum)** bezeichnet. Im Mediastinum liegen weitere Strukturen:

- Luftröhre (**Trachea,** ➤ 3.2.1)
- Speiseröhre (**Ösophagus,** ➤ 3.6.1)
- Körperhauptschlagader (**Aorta,** ➤ 3.1.3)
- Lungenblutgefäße (**Pulmonalarterien und -venen,** ➤ 3.1.3)
- Diverse Nerven (**z. B. N. vagus,** ➤ 3.3.4)

Innerhalb des Mediastinums ist das Herz nach links verlagert. Daher besteht die linke Lungenhälfte (➤ Abb. 3.14) auch nur aus zwei Lungenlappen, die rechte Lungenhälfte dagegen aus drei (➤ 3.2.3). Das Mediastinum ist vorn vom Brustbein (**Sternum**), hinten von der Wirbelsäule und unten vom Zwerchfell begrenzt; zwischen diesen Strukturen liegt das Herz.

Aussehen

In der Form gleicht das Herz einem Kegel (➤ Abb. 3.1). Das obere Ende wird dabei als Herzbasis **(Basis cordis)** und das untere als Herzspitze **(Apex cordis)** bezeichnet. Die anatomischen Herzachsen beschreiben die genaue Lage des Herzens im Brustkorb. Die wichtigste Achse verläuft längs von der Herzbasis zur Herzspitze und reicht von hinten oben rechts nach vorne unten links.

Größe

Die Größe des Herzens ist von verschiedenen Faktoren wie Trainingszustand, Alter und Gesundheit abhängig. Als Faustregel gilt, dass das Herz etwa die Größe einer Faust hat. Bei Sportlern vergrößert es sich durch Zunahme des Muskelgewebes.

Gewicht

Das Herz wiegt zwischen 250 und 400 g und macht etwa 0,4 bis 0,5 % des Gesamtkörpergewichts aus.

Aufbau

Das Herz ist ein Muskel, der innen aus vier Hohlräumen besteht (➤ Abb. 3.2). Diese werden von elastischem Bindegewebe, dem die Herzinnenhaut **(Endokard)** aufliegt, ausgekleidet.

Voneinander unterschieden werden die rechte und die linke Herzhälfte, die durch die Herzscheidewand **(Septum)** getrennt sind. Jede Herzhälfte besteht aus einem Vorhof **(Atrium)** und einer Kammer **(Ventrikel).**

- In den **rechten Vorhof** münden obere und untere Hohlvene (**V. cava superior** und **inferior**) sowie die Koronarvenen. Von dort wird das sauerstoffarme Blut in die rechte Kammer gepumpt.
- Aus der **rechten Kammer** gelangt das Blut über den Truncus pulmonalis und die Pulmonalarterien in die Lunge.
- Aus jedem Lungenflügel transportieren zwei Lungenvenen mit Sauerstoff angereichertes Blut in den **linken Vorhof.** Aus dem Vorhof strömt das Blut in die linke Kammer.
- Die **linke Kammer** stößt das Blut in die Aorta und den Körperkreislauf aus.

3

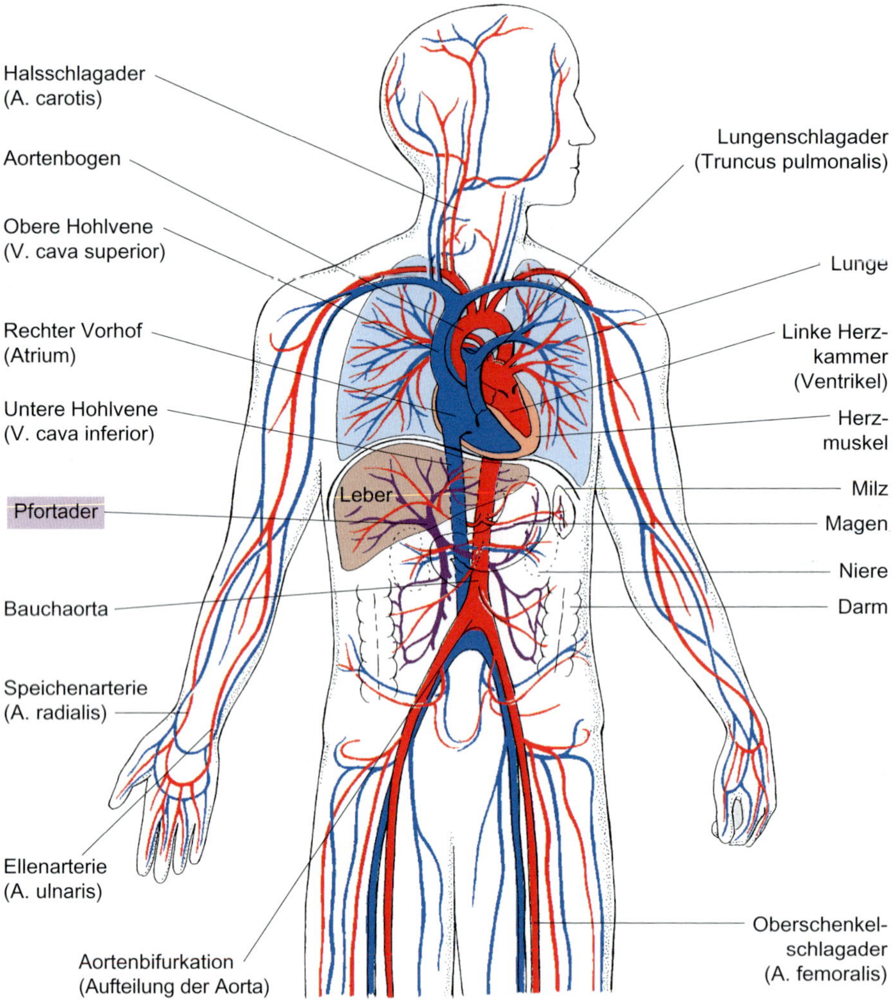

Abb. 3.1 Lungen- und Körperkreislauf. Verlauf und Verzweigungen der Lungenarterien, der Bronchien sowie der Lungenvenen [L190]

Rechter Vorhof und rechte Kammer bilden die **Vorderwand,** linker Vorhof und linke Kammer die **Hinterwand** des Herzens.

Aufbau der Herzwand

Drei Schichten bilden die Herzwand von innen nach außen:

- Herzinnenhaut **(Endokard):** Die Herzinnenhaut liegt, wie der Name schon sagt, innen. Sie besteht aus einem glatten Oberflächengewebe und kleidet alle Innenräume aus. Das Endokard bildet auch die Herzklappen. Hauptfunktion der Herzinnenhaut ist der reibungslose Blutfluss durch die Herzhöhlen.
- Herzmuskel **(Myokard):** Das Herzmuskelgewebe bildet die dickste Schicht der Herzwand. Das Myokard der linken Herzhälfte ist stärker ausgebildet (Dicke ca. 1 cm) als das der rechten (Dicke ca. 0,5 cm). Der Grund dafür ist, dass die linke Herzhälfte mehr Arbeit leisten muss, um das Blut in den Körperkreislauf zu pumpen (Hochdrucksystem, ➤ 3.1.3). Die rechte Herzhälfte dagegen pumpt das Blut in die Blutgefäße der Lunge. Da-

für ist weniger Kraft notwendig (Niederdrucksystem, ➤ 3.1.3).

- Herzaußenhaut (**Epikard** und **Perikard**): Die Herzaußenhaut besteht aus zwei Teilen, die gemeinsam den Herzbeutel **(Perikardsack)** bilden. Das Epikard überzieht das Herz von außen und stellt das innere Blatt des Herzbeutels dar. An der Herzbasis schlägt das Epikard um und formt das äußere Blatt **(Perikard).** Zwischen Epikard und Perikard entsteht auf diese Weise ein Gleitspalt. Dieser enthält eine kleine Menge eines dünnflüssigen **(serösen)** Sekretes. Es verhindert, dass die beiden Schichten miteinander verkleben (Adhäsionskräfte werden reduziert), und bildet einen Gleitfilm.

ACHTUNG

Bei einer Entzündung des Herzbeutels (Perikarditis, ➤ 13.1.4) wird die Pumpfunktion des Herzens durch eine vermehrte Flüssigkeitsansammlung im Herzbeutel (Perikarderguss) eingeschränkt. Ist die Flüssigkeitsansammlung so groß, dass sie die Bewegung des Herzens unmöglich macht, wird dies als Perikardtamponade bezeichnet.

Klappensystem

Bei den **Herzklappen** werden Segel- und Taschenklappen unterschieden (➤ Abb. 3.2). Die Funktion der Herzklappen gleicht der eines Ventils. Blut kann durch sie hindurchströmen, jedoch nicht mehr zurückfließen.

Segelklappen finden sich zwischen einem Vorhof und einer Herzkammer. Die Segelklappe zwischen rechtem Vorhof und rechter Kammer heißt **Trikuspidalklappe.** Sie besteht aus drei Segeln. Zwischen dem linken Vorhof und der linken Kammer liegt die **Bikuspidalklappe.** Sie wird aus nur zwei Segeln gebildet. Da ihre Form einer Bischofsmütze (Mitra) gleicht, wird sie auch **Mitralklappe** genannt. Vorhof-Kammer-Klappen öffnen sich in Richtung Herzkammer und verhindern, dass Blut aus den Herzkammern in die Vorhöfe zurückströmen kann.

Zwischen Ventrikel und den ableitenden Blutgefäßen finden sich die **Taschenklappen.** Die **Pulmonalklappe** liegt zwischen rechter Herzkammer und Lungenarterienstamm **(Truncus pulmonalis),** die **Aortenklappe** befindet sich im Übergang von linker Herzkammer zur Aorta. Pulmonal- und Aortenklappe öffnen sich in Richtung der großen Gefäße (Trun-

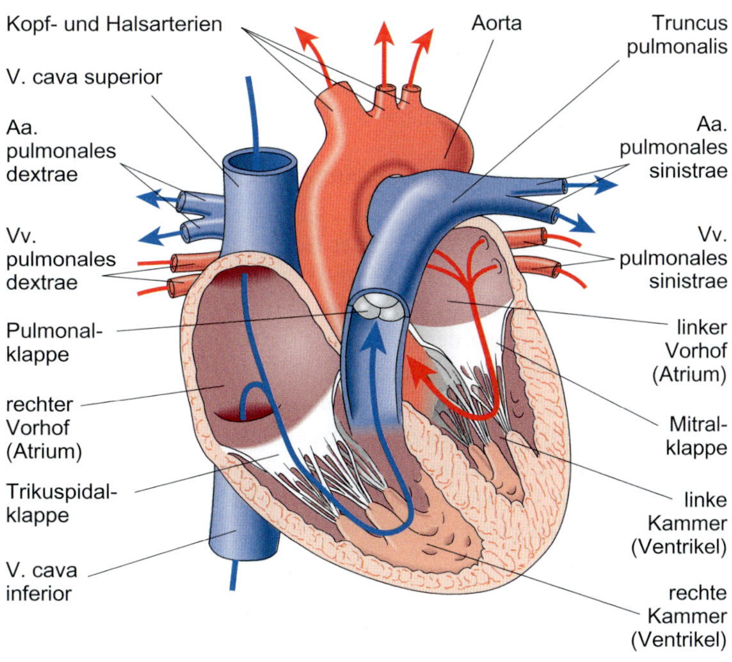

Abb. 3.2 Längsschnitt durch die vier Hohlräume des Herzens. Rote und blaue Pfeile entsprechen der Flussrichtung des sauerstoffarmen (blau) und sauerstoffreichen (rot) Blutes. [L190]

cus pulmonalis und Aorta). Treibende Kraft hierfür ist die Kontraktion des Kammermyokards während der Austreibungsphase.

Alle vier Herzklappen liegen in einer Ebene, der sogenannten **Ventilebene.**

MERKE
Schließen die Herzklappen nicht dicht ab oder öffnen sie sich nicht vollständig, muss das Herz insgesamt mehr Arbeit leisten, um das Blut pumpen zu können.

Erregungsbildung und Reizleitung

Die Funktionselemente des Herzens sind die Herzmuskelfasern. Eine Herzmuskelfaser ist eine Kette von hintereinander geschalteten Herzmuskelzellen, die von einer gemeinsamen Hülle umgeben sind. Zwei Typen von Herzmuskelfasern werden unterschieden:

- Die Fasern der Arbeitsmuskulatur der Vorhöfe und Kammern, welche die Hauptmasse des Herzens ausmachen und die Pumparbeit verrichten
- Die Fasern des spezifischen Erregungsbildungs- und Reizleitungssystems

Membranpotenziale

Die Herzmuskelfasern sind wie Nerven oder die Skelettmuskulatur erregbare Strukturen, d. h., sie haben ein Ruhemembranpotenzial und reagieren auf einen Reiz mit einem Aktionspotenzial (➤ 3.3.1).

Beziehung zwischen Erregung und Kontraktion – elektromechanische Kopplung

Wie bei Skelettmuskeln löst auch bei der Herzmuskelfaser ein Aktionspotenzial die Kontraktion aus. Durch das Aktionspotenzial wird ein wenig Kalzium in die Herzmuskelzelle befördert. Dieser nur geringe Kalziumioneneinstrom ist ein Signal für die Zelle, die daraufhin eine größere Menge Kalziumionen aus intrazellulären Speichern in das Zellplasma entlässt. Erst dieses freigesetzte Kalzium löst die Muskelkontraktion aus. Dieser Vorgang wird als elektromechanische Kopplung bezeichnet.

Refraktärperiode

Die Herzmuskulatur hat mit anderen erregbaren Geweben (z. B. Nervengewebe, Muskelgewebe) die Eigenschaft gemeinsam, dass ihre Ansprechbarkeit auf Reize während der Repolarisation aufgehoben oder vermindert – refraktär (widerspenstig, nicht beeinflussbar) – ist. Unterschieden werden die absolute und die relative Refraktärperiode.

Während der **absoluten** Refraktärperiode ist keine Neuerregung der Herzmuskelzelle möglich. In der sich anschließenden **relativen** Refraktärperiode setzt die Ansprechbarkeit auf Reize allmählich wieder ein. Da das Herz in dieser Phase des Erregungsablaufs für neue Aktionspotenziale empfänglich ist, wird sie auch **vulnerable** (verletzliche) Phase genannt. Durch die lang anhaltende Refraktärzeit wird das Herz vor einer zu frühen Wiedererregung geschützt. Dieser Vorgang verhindert, dass unerwünschte elektrische Erregungen den ständigen rhythmischen Wechsel von Kontraktion und Erschlaffung stören.

MERKE
Fallen in die relative Refraktärperiode (vulnerable Phase) neue Aktionspotenziale, besteht die Gefahr, dass die natürliche Erregungsbildung und -leitung gestört wird und es zum Kammerflimmern kommt (➤ 7.5.2).

Reihenfolge der Erregungsausbreitung

Am gesunden Herzen geht der elektrische Impuls zu einem Herzschlag vom **Sinusknoten** aus, der im rechten Vorhof an der Einmündung der oberen Hohlvene **(V. cava superior)** liegt. Er treibt das Herz in Ruhe an. Vom Sinusknoten breitet sich die Erregung gleichmäßig über die Arbeitsmuskulatur der beiden Vorhöfe aus (➤ Abb. 3.3).

Die Überleitung der Erregung von den Vorhöfen auf die Kammern erfolgt am Vorhof-Kammer-Knoten (**Atrioventrikular**- oder **AV-Knoten**). Der AV-Knoten liegt am Übergang von den Vorhöfen zu den Kammern zwischen den Segelklappen. Der übrige Bereich der Vorhof-Kammer-Grenze besteht aus unerregbarem, nicht leitendem Bindegewebe, dem Herzskelett. Die Überleitung der Erregung erfolgt im AV-Knoten mit einer Verzögerung von etwa 0,1 Sekunden. Diese Zeit ist notwendig, damit die Vorhöfe ausreichend Zeit haben, zu kontrahieren und Blut in die Kammern zu pumpen, während die Ventrikel noch entspannt sind.

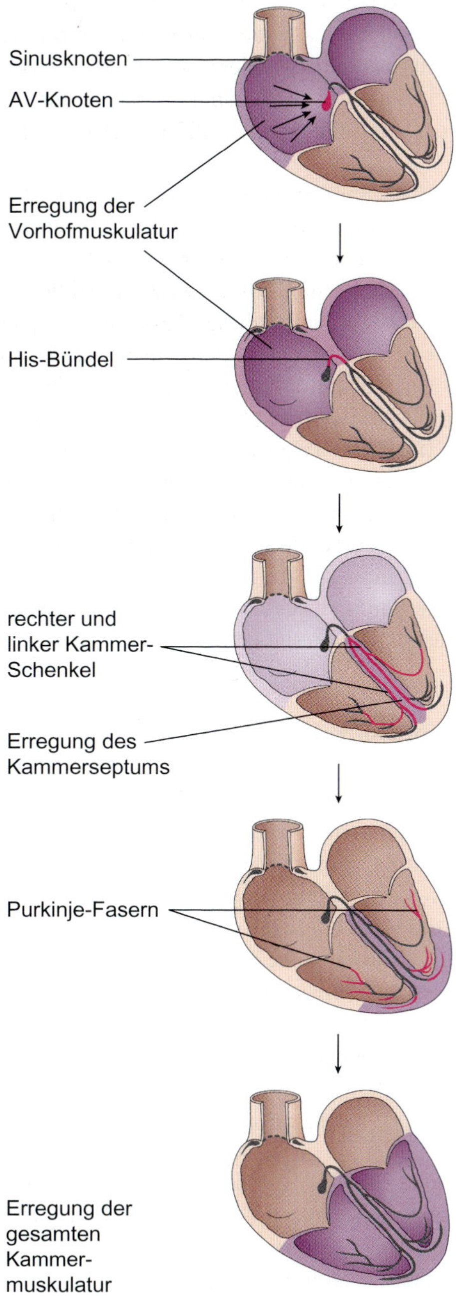

Abb. 3.3 Erregungsleitungssystem des Herzens mit schematischer Darstellung von Sinusknoten, AV-Knoten, Kammerschenkeln und Purkinje-Fasern. Das His-Bündel durchstößt die Klappenebene. [L190]

Die Kammern selbst folgen einem komplexeren Prinzip der Erregungsausbreitung. Es muss gewährleistet sein, dass zuerst die Muskelfasern an der Herzspitze und zuletzt die Muskelfasern an den Gefäßabgängen (Aorta und Truncus pulmonalis) kontrahieren. Dies wird erreicht, indem die Reizleitung die Erregung aus den Vorhöfen über den AV-Knoten, das **His-Bündel** und die zwei **Tawara-Schenkel** (Kammerschenkel) in die Herzspitze leitet, noch bevor Zellen an der Herzbasis die Erregung aufnehmen können. Dabei versorgt ein Tawara-Schenkel die rechte Herzhälfte und ein Tawara-Schenkel, unterteilt in zwei Faszikel, die linke Herzhälfte. Die Endaufzweigungen der Tawara-Schenkel heißen **Purkinje-Fasern.** Aus diesen Leitungsfaserspitzen treten die Erregungen aus und breiten sich, wie in den Vorhöfen, von Muskelzelle zu Muskelzelle aus. Dieses Erregungsmuster ermöglicht, dass große Gebiete der Herzspitze nahezu gleichzeitig von der Erregung erfasst werden und eine gerichtete Kontraktion von der Herzspitze zur Herzbasis möglich wird.

MERKE

Die elektrischen Vorgänge am Herzen können an der Körperoberfläche als Elektrokardiogramm (EKG) abgeleitet werden (➤ 7).

Autorhythmie

Die rhythmischen Pulsationen des Herzens werden, wie oben beschrieben, durch Aktionspotenziale ausgelöst, die im Herzen selbst entstehen. Diese Fähigkeit wird auch als **Autorhythmie** oder **Autonomie** des Herzens bezeichnet.

Die Fähigkeit zur spontanen, rhythmischen Auslösung von Erregungen ist normalerweise auf das Erregungsbildungs- und Reizleitungssystem beschränkt. Dabei führt jedes Aktionspotenzial bei einem gesunden Herzen zu einer Kontraktion des Myokards.

ACHTUNG

Bilden sich autonome (ektope) Zentren außerhalb des Erregungsbildungs- und Reizleitungssystems, z. B. im Kammermyokard, kommt es zu unrhythmischen Extraschlägen (Extrasystolen) am Herzen. Folgen viele Extrasystolen schnell aufeinander, entstehen lebensbedrohliche Herzrhythmusstörungen, wie Kammertachykardie und Kammerflimmern (➤ 7.5).

Hierarchie der Erregungsbildung

Die Bildung von elektrischen Erregungen im Reizleitungssystem des Herzens ist nicht ausschließlich vom Sinusknoten abhängig, da auch die übrigen Teile des Reizleitungssystems die Fähigkeit zur eigenständigen Erregungsbildung besitzen. Sie werden Schrittmacherzentren genannt.

Der Sinusknoten ist mit 60 bis 100 Impulsen pro Minute das **primäre Schrittmacherzentrum** des Herzens, da er die höchste Entladungsfrequenz aufweist. Fällt die Erregungsbildung im Sinusknoten aus (z. B. durch Herzinfarkt, ➤ 13.2.1) oder wird die Erregung aus dem Sinusknoten nicht auf die Vorhofmuskulatur übertragen, so übernimmt der nachfolgende AV-Knoten als **sekundäres Schrittmacherzentrum** mit 40 bis 60 Impulsen pro Minute die Schrittmacherfunktion. Fällt auch hier die Erregungsbildung aus, führt dies zu einer kompletten Unterbrechung der Erregungsüberleitung von den Vorhöfen auf die Kammern. Als **tertiäres Schrittmacherzentrum** verbleibt in diesem Fall nur noch die ventrikuläre Erregungsbildung (Kammereigenrhythmus). Der Kammereigenrhythmus generiert 20 bis 40 Impulse pro Minute und leitet die Aktionspotenziale über das Erregungsleitungssystem der Kammern an das Ventrikelmyokard weiter (ventrikulärer Ersatzrhythmus).

Vegetative Innervation

Der Herzmuskel wird durch sein Erregungsbildungs- und -leitungssystem autonom und dauerhaft stimuliert. Die Frequenz der Impulse, die aus dem Reizbildungssystem hervorgehen, sowie die Leitungsgeschwindigkeit im Erregungsleitungssystem werden jedoch direkt und indirekt durch Sympathikus und Parasympathikus beeinflusst. Dieser Einfluss erstreckt sich auf Schlagkraft (**Inotropie**), Frequenz (**Chronotropie**), Überleitungsgeschwindigkeit von den Vorhöfen auf die Kammern (**Dromotropie**) und die Höhe der Reizschwelle (**Bathmotropie**).

Parasympathische Innervation

Die das Herz versorgenden parasympathischen Nerven stammen direkt aus dem N. vagus (➤ 3.3.5). Sie gelangen vorwiegend zum Sinus- und zum AV-Knoten, wo sie sowohl die Herzfrequenz senken (negativ chronotrop) als auch die AV-Überleitungszeit verlängern (negativ dromotrop). Die parasympathische Innervation reicht nur bis zum AV-Knoten. Die parasympathische Beeinflussung der Herzkammern erfolgt indirekt, indem der Sympathikus zentral gedämpft wird.

Sympathische Innervation

Im Unterschied zum Parasympathikus innerviert der Sympathikus (➤ 3.3.5) alle Anteile des Herzens nahezu gleichmäßig. Die Stimulation durch den Sympathikus erfolgt direkt am Herzen.

Eine Steigerung der sympathischen Aktivität bewirkt eine Zunahme der Herzfrequenz (positiv chronotrop), eine Steigerung der Schlagkraft in den Kammern (positiv inotrop), eine Senkung der Erregungsschwelle (positiv bathmotrop) und eine Verkürzung der AV-Überleitungszeit (positiv dromotrop). Eine maximale Stimulation des Sympathikus kann eine so hohe Zunahme der Herzfrequenz bewirken, dass ein Kammerflimmern ausgelöst wird und ein funktioneller Herzstillstand resultiert (➤ 7.5.2).

Herzphasen und Herzmechanik

Unterschieden werden vier Aktionsphasen am Herzen. Anspannungs- und Austreibungsphase werden der **Systole** (Kontraktion des Herzens), Entspannungs- und Füllungsphase der **Diastole** (Erschlaffung des Herzens) zugerechnet.

Zunächst erfolgt die gleichzeitige Kontraktion der Vorhöfe, anschließend kontrahieren die Kammern gemeinsam. Den mechanischen Herzphasen gehen die elektrischen Vorgänge im Herzen voran.

Füllungsphase (Diastole)

Während der Füllungsphase der Vorhöfe sind die Segelklappen geschlossen. Die elektrische Entladung des Sinusknotens führt zu einer Erregung der Vorhöfe, die daraufhin kontrahieren. Ist der Druck in den Vorhöfen größer als in den Ventrikeln, öffnen sich die Segelklappen und die Ventrikelfüllung beginnt.

Anspannungsphase (Systole)

Sind die Ventrikel mit Blut gefüllt, verschließen sich die Segelklappen. Die Taschenklappen sind noch geschlossen. Die elektrische Kammererregung und Erregungsausbreitung von der Herzspitze zur Herzbasis markiert den Beginn der Anspannungsphase. Die Ventrikel beginnen zu kontrahieren.

Austreibungsphase (Systole)

Die Taschenklappen öffnen sich, wenn der Druck in den Kammern größer als in den Arterien ist. Jetzt wird das Blut aus den Ventrikeln in die Arterien gepumpt. Die Austreibungsphase markiert das Ende der Systole.

Entspannungsphase (Diastole)

In der Entspannungsphase schließen sich die Taschenklappen. Dann beginnen sich die Vorhöfe, bei geschlossenen Segelklappen, erneut zu füllen.

Herzfrequenz

Die Schlagfolge des Herzens innerhalb einer Minute wird als Herzfrequenz (HF) bezeichnet. Sie beträgt bei einem Erwachsenen in Ruhe 60–100 und bei Neugeborenen bis zu 140 Schläge pro Minute.

Bei physischer oder psychischer Belastung ist die Herzfrequenz beschleunigt. In Zeiten körperlicher Ruhe kann die Herzfrequenz absinken.

Schlag- und Herzminutenvolumen

Mit **Schlagvolumen** (SV) ist die in Milliliter angegebene Blutmenge gemeint, die bei der Kontraktion einer Herzkammer in die Gefäße gepumpt wird. Das Schlagvolumen beträgt bei einem Erwachsenen etwa 70 ml pro Ventrikel. Eine Reserve von weiteren 70 ml Blut pro Ventrikel bleibt in den Kammern zurück.

Das **Herzminutenvolumen** (HMV) ist das Produkt aus Herzfrequenz und Schlagvolumen und gibt an, wie viel Liter Blut pro Minute von einer Kammer gepumpt werden. Angaben über die durchschnittliche Herzfrequenz und das Herzminutenvolumen in unterschiedlichen Lebensabschnitten enthält die ➤ Tab. 3.1.

MERKE

Herzminutenvolumen = Herzfrequenz × Schlagvolumen
(HMV = HF × SV)

Der linke Ventrikel eines Erwachsenen pumpt in Ruhe 70-mal pro Minute 70 ml Blut. Das Herzminutenvolumen beträgt demnach 4 900 Milliliter oder 4,9 Liter. Unter Belastung ist ein Erwachsener in der Lage, sein Herzminutenvolumen durch Erhöhung der Herzfrequenz und des Schlagvolumens auf bis zu 20 Liter zu steigern.

Tab. 3.1 Durchschnittliche Herzfrequenzen und Herzminutenvolumen in unterschiedlichen Lebensabschnitten

Alter	Herzfrequenz	Herzminutenvolumen
Neugeborene	ca. 140 Schläge/min	ca. 200 ml
Säuglinge	ca. 120 Schläge/min	ca. 410 ml
Erwachsene	60 bis 80 Schläge/min	ca. 5 l

Blutversorgung am Herz

Die Herzkranzgefäße **(Koronargefäße)** versorgen den Herzmuskel mit Blut (5 % des pro Herzschlag gepumpten Blutvolumens, obwohl das Herz nur 0,5 % der Körpermasse ausmacht) und sind in das Myokard eingelagert. Unterschieden werden Koronararterien und Koronarvenen.

Die linke und rechte **Koronararterie** entspringen als erste Gefäße nach der Aortenklappe aus dem Anfangsteil der Aorta. Die linke Koronararterie (LCA; left coronary artery) teilt sich in zwei größere Äste auf. Der Ramus interventricularis anterior (RIVA) versorgt mit seinen Nebenästen die gesamte Herzvorderwand und einen Großteil der Kammerscheidewand. Linker Vorhof und linke Hinterwand werden vom Ramus circumflexus (RCX) und seinen Seitenästen durchblutet. Die rechte Herzkranzarterie (RCA; right coronary artery) und ihre Seitenäste versorgen die Wand von rechtem Vorhof, rechter Kammer mit rechter Hinterwand sowie einen kleinen Teil der Kammerscheidewand.

MERKE

Bei Verengungen oder Verschlüssen der Koronararterien (KHK, akutes Koronarsyndrom) kann es in Abhängigkeit des Stenosegrads und des myokardialen Sauerstoffbedarfs zu einer Schädigung des Herzmuskelgewebes kommen (➤ 13.1.3, ➤ 13.2.1).

Die **Koronarvenen** transportieren sauerstoff- und nährstoffarmes Blut. Die größte Koronarvene ist der **Sinus coronarius.** Er nimmt als Sammelvene den größten Teil des Blutes aus den Herzvenen auf und mündet in den rechten Vorhof.

Die Durchblutung des Herzens erfolgt aus zwei Gründen praktisch nur in der Diastole **(diastolische Perfusion):** Erstens werden die Koronargefäße während der Kontraktion des Herzmuskelgewebes vor allem im linken Ventrikel so stark komprimiert, dass nur ein geringer Blutfluss möglich ist. Zweitens verschließt die geöffnete Aortenklappe während der Systole die Abgänge in der Aorta zu den Koronararterien.

ACHTUNG

Tachykardien erhöhen zunächst das HZV und verbessern damit die Koronardurchblutung. Erst ab einer mehr oder weniger individuellen Tachykardiegrenze wird durch die verkürzte Diastole auch die Perfusionszeit am Herzmuskel verkürzt und die Koronardurchblutung verschlechtert sich.

3.1.2 Blutgefäße

Das Blut wird in **Arterien** (Verteilergefäße) und **Venen** (Sammelgefäße) transportiert. Der Stoffaustausch findet in den **Kapillaren** (Austauschgefäße) statt. Jeder Gefäßabschnitt hat eigene Aufgaben; dies spiegelt sich im unterschiedlichen Aufbau der Gefäßwände wider.

Wandbau

Ähnlich dem schichtweisen Aufbau der Herzwand besitzen auch die Blutgefäße, mit Ausnahme der Kapillaren, einen dreiteiligen Wandaufbau (➤ Abb. 3.4):

- Die innere Schicht **(Intima)** besteht aus einer einschichtigen Lage Endothelzellen. Die glatte Oberfläche der Intima ermöglicht ein störungsfreies Fließen des Blutes.
- In die mittlere Schicht **(Media)** sind glatte Muskulatur und elastisches Bindegewebe eingelagert. Durch Kontraktion und Erschlaffung der Muskelfasern kann das Gefäßlumen vergrößert oder verkleinert werden. Die elastischen Bindegewebsfasern ermöglichen die Dehnbarkeit des Gefäßes für unterschiedliche Füllungsvolumina.
- Die äußere Schicht **(Adventitia)** bildet eine Hülle aus Bindegewebe um das Gefäß und verankert es außen an benachbarten Strukturen.

Die Blutgefäße werden mit Eigennamen bezeichnet, die ihre genaue Lage oder ihren Verlauf im Körper beschreiben. In Abbildungen werden üblicherweise Arterien rot und Venen blau eingefärbt (➤ Abb. 3.2).

Arterien

Arterien (➤ Abb. 3.5) transportieren Blut vom Herzen weg. Diese allgemeingültige Definition gilt für alle Arterien in jedem Abschnitt des Blutgefäßsystems.

Die Aorta und große von ihr abgehende Blutgefäße weisen eine hohe Dehnungsfähigkeit auf (Arterien vom **elastischen Typ**), bedingt durch in die Media eingelagerte elastische Bindegewebsfasern. Von besonderer Bedeutung ist dies bei der Blutdruckregulierung und Organdurchblutung (➤ 3.1.3).

Bei herzfern gelegenen Arterien geht die Dehnungsfähigkeit zunehmend verloren. Stattdessen findet sich in der Media überwiegend glatte Muskulatur (Arterien vom **muskulären Typ**). Arterien vom muskulären Typ werden als **Widerstandsgefäße** bezeichnet, weil sie ihren Gefäßdurchmesser durch Erweiterung **(Vasodilatation)** und Verengung **(Vasokonstriktion)** regulieren können.

Größere Arterien zweigen sich in kleinere Arterien, sogenannte **Arteriolen,** auf. Dabei nehmen die Durchmesser der Gefäße kontinuierlich ab und die Anzahl der Gefäße zu. Arteriolen speisen die Kapillaren mit Blut.

ACHTUNG

Durch Krankheiten sackartig geweitete elastische Arterien bilden ein sogenanntes **Aneurysma** aus. Dabei geht die Wandstabilität verloren. In schweren Fällen kann die Gefäßwand zerreißen. Folgen sind lebensbedrohliche innere Blutungen in das Gehirn (➤ 15.3) oder in die Brust- oder Bauchhöhle (➤ 19.1.7).

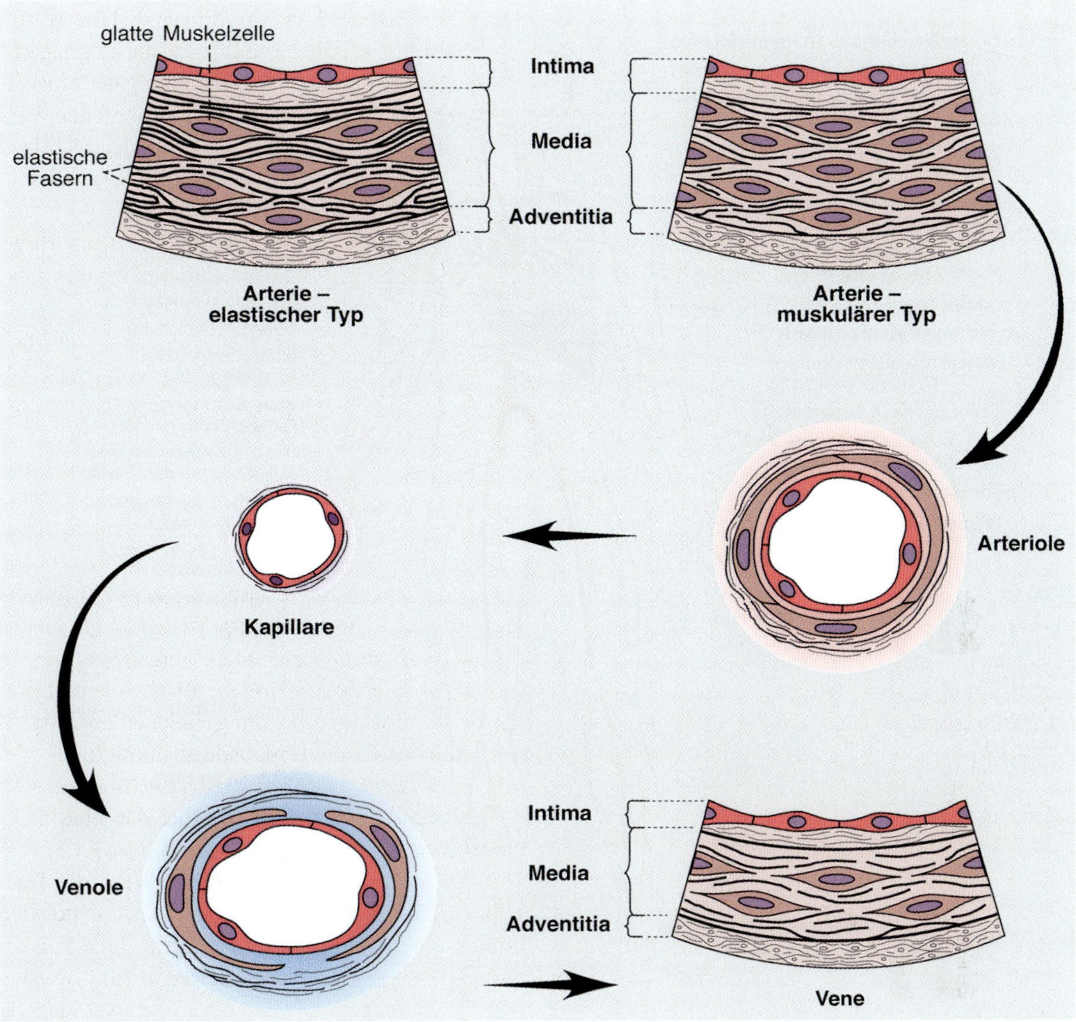

Abb. 3.4 Wandaufbau der verschiedenen Blutgefäße [L107]

Kapillaren

Kapillaren sind feinste Verästellungen der Arterien und Venen, die das venöse und arterielle Blutgefäßsystem miteinander verbinden. Sie besitzen eine sehr dünne Gefäßwand aus einer einzigen Endothelzellschicht. An den Kapillaren finden die **Austauschvorgänge** zwischen Blut und Körperzellen statt. Durch Mikrozirkulation werden dem Gewebe Nährstoffe und Sauerstoff (O_2) zugeführt und Abfallstoffe (z. B. Kohlendioxid, CO_2) abtransportiert. Diese Stoffwechselvorgänge unterliegen umfangreichen Regulationsmechanismen.

Kontrahieren die Muskelfasern der vorgeschalteten Arteriolen, stoppt der Blutfluss in den nachgeschalteten Kapillaren. Letzterer kann aber in Geweben mit erhöhter Stoffwechselleistung (z. B. Entzündung) durch Erweiterung der Arteriolen auch gesteigert werden. Die Hautareale röten sich und das einströmende Blut erwärmt das Gewebe.

Venen

Venen (➤ Abb. 3.6) sammeln Blut und führen es zum Herzen zurück. Diese Festlegung gilt ausnahmslos für jede Vene in jedem Gefäßabschnitt.

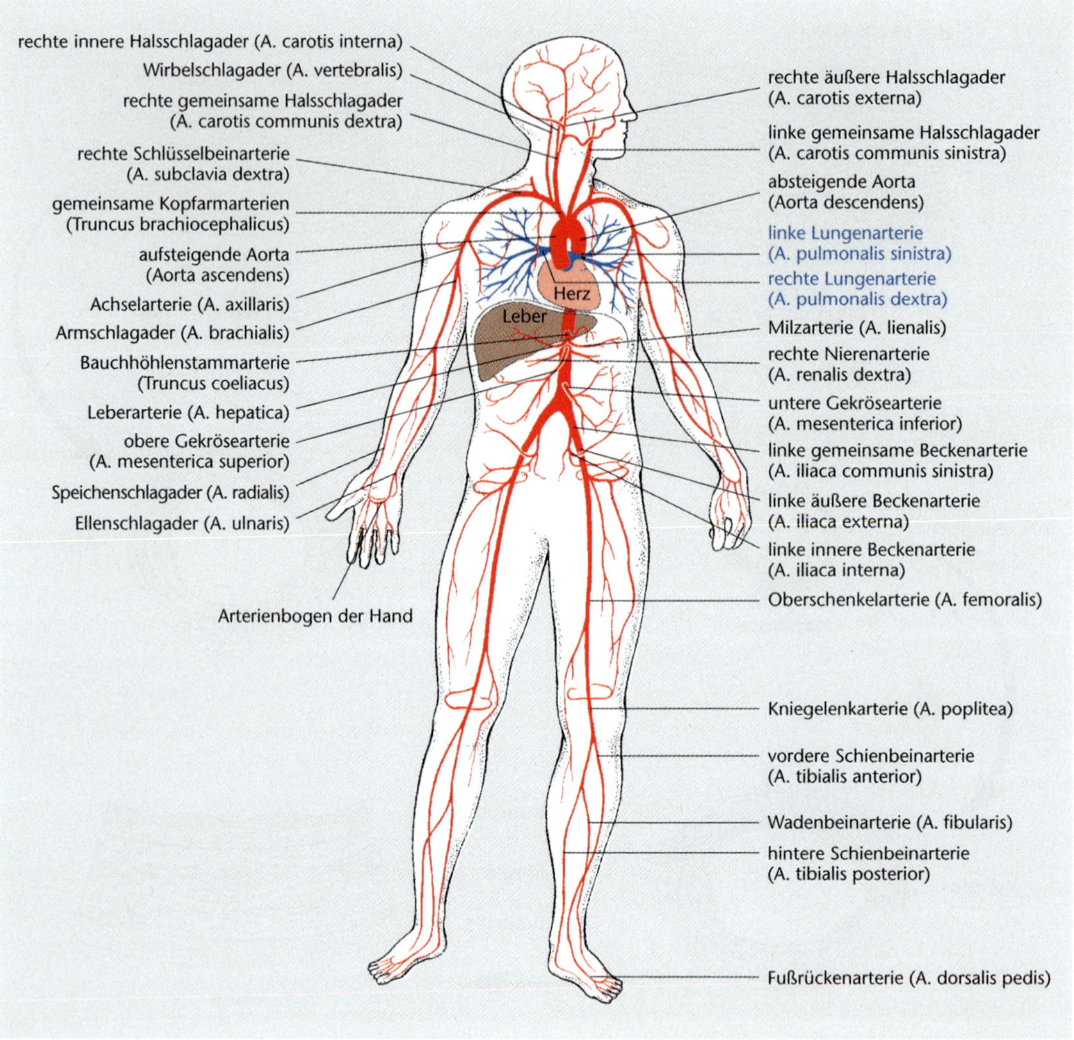

Abb. 3.5 Die wichtigsten Arterien in der Übersicht [L190]

Das Blut aus den Kapillaren gelangt zunächst in kleinere Sammelgefäße, die **Venolen.** Diese drainieren dann das Blut in die größeren Venen. Venen besitzen eine nur schwach ausgestattete Media mit wenigen eingelagerten Muskelzellen. Dafür enthalten sie viel Bindegewebe, das ihnen eine gewisse Dehnungsfähigkeit verleiht. Wegen dieses Wandaufbaus können Venen große Blutmengen aufnehmen und werden daher auch **Kapazitätsgefäße** genannt.

Venen enthalten aus Endothel bestehende **Venenklappen,** die das Zurückfließen des Blutes verhindern und dazu beitragen, den Blutfluss in Richtung Herz zu lenken (➤ 3.1.3).

ACHTUNG

Durch Gefäßwandschäden, intravasale Druckerhöhung oder Venenklappeninsuffizienz ausgelöste Störungen an Venen führen zu unregelmäßigen, schlauchförmigen, erweiterten und an der Oberfläche geschlängelt verlaufenden Gefäßveränderungen, den Krampfadern **(Varizen).**

3.1.3 Kreislauf

Das Herz pumpt Blut über die Blutgefäße in den Lungen- und Körperkreislauf. Dabei entsteht eine Druckwelle, die an oberflächlich verlaufenden Arte-

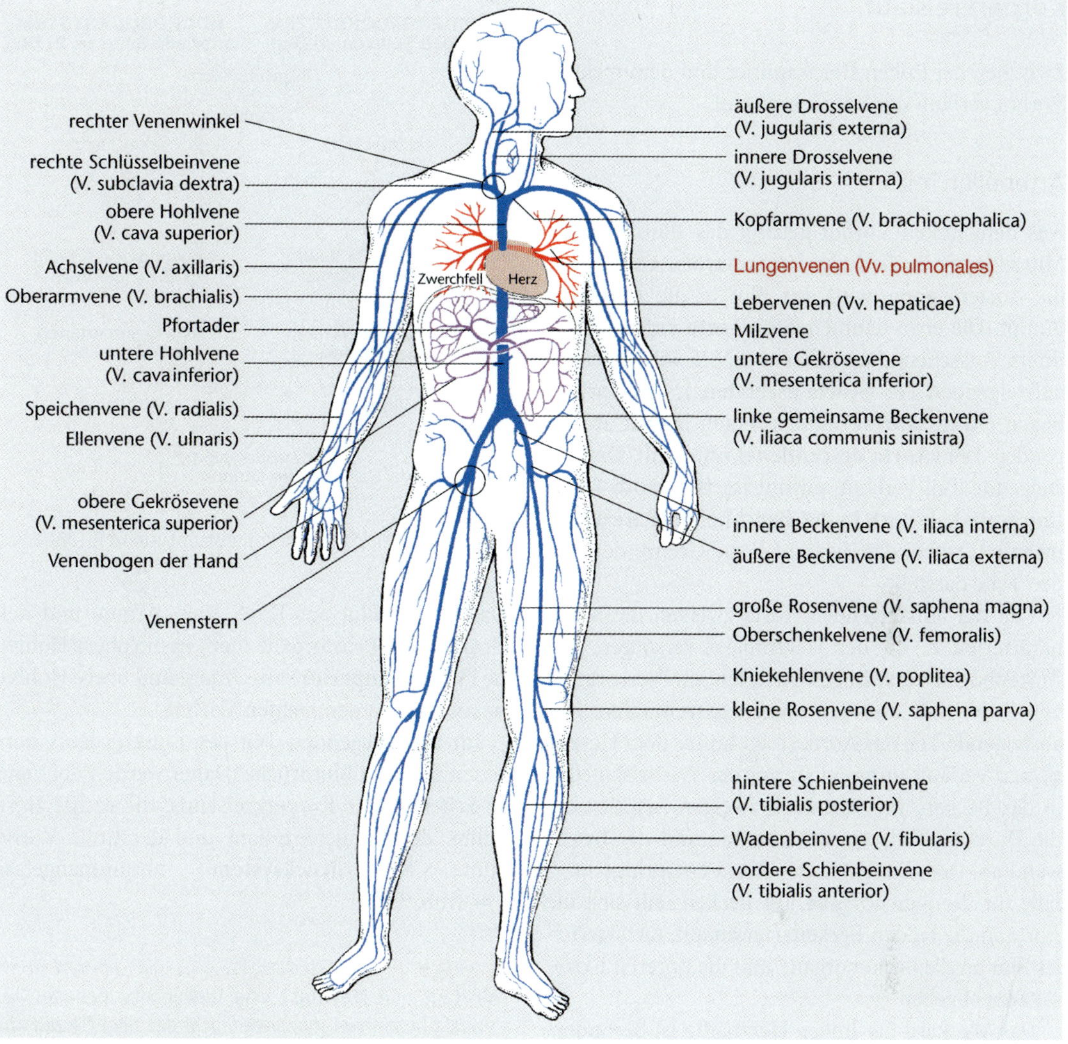

Abb. 3.6 Die wichtigsten Venen in der Übersicht [L190]

rien als Puls getastet werden kann. Der vom Herzen und den Blutgefäßen erzeugte Blutdruck ermöglicht eine kontinuierliche Organdurchblutung. Der Kreislauf des Blutes durch den Körper kann in zwei Teilkreisläufe unterteilt werden, den Lungen- und den Körperkreislauf.

Lungenkreislauf

Der Lungenkreislauf beschreibt den Weg des Blutes von der rechten Herzkammer durch die Lunge bis zum linken Vorhof. Im Kapillarstromgebiet der Lunge wird Kohlendioxid an die Alveolen (➤ 3.2.6) abgegeben und das Blut mit Sauerstoff angereichert (oxygeniert). Eine Besonderheit des Lungenkreislaufs ist, dass die Lungenvenen das mit Sauerstoff angereicherte Blut transportieren, während die Venen in den übrigen Kreislaufabschnitten sauerstoffarmes Blut befördern.

MERKE

Eine Lungenembolie ist der vollständige oder teilweise Verschluss einer oder mehrerer Lungenarterien (➤ 13.2.5).

Körperkreislauf

Zwischen der linken Herzkammer und dem rechten Vorhof verläuft der Körperkreislauf.

Arterieller Teil

Aus dem linken Vorhof gelangt das Blut über die Mitralklappe in die linke Herzkammer. Öffnet sich die Aortenklappe, wird das Blut in die Aorta gepumpt. Die etwa daumendicke **Aorta** entspricht in ihrem Aussehen einem Gehstock. Sie wird in einen aufsteigenden Teil **(Aorta ascendens),** den Aortenbogen **(Arcus aortae)** und in einen langen absteigenden Teil **(Aorta descendens)** unterteilt. Der absteigende Teil verläuft sowohl im Brustkorb **(Pars thoracalis)** als auch in der Bauchhöhle **(Pars abdominalis),** wobei das Zwerchfell die Grenze der beiden Teile darstellt.

Von der aufsteigenden Aorta zweigen die Koronararterien ab, die den Herzmuskel versorgen. Am Aortenbogen entspringen Arterien zur Versorgung von Kopf, Hals und den oberen Extremitäten. Der absteigende Teil der Aorta steigt hinter dem Herzen ab und verläuft unmittelbar vor der Wirbelsäule bis in das Becken. Im Brustkorb zweigen Arterien für die Durchblutung der Brustorgane und der Brustwand ab. Dem Bauchteil der Aorta entspringen Gefäße für die Bauchorgane. Im Becken teilt sich die Aorta in die beiden Beckenarterien auf, die arterielles Blut an die Beckenorgane und die unteren Extremitäten abgeben.

Das Myokard der linken Herzhälfte ist besonders stark ausgebildet, weil es das Blut gegen den Widerstand der Blutsäule in den Körperkreislauf pumpen muss. Daher entsteht während der Systole des linken Ventrikels ein Blutdruck von etwa 120 mmHg. Dieser Blutdruck wird in die Arterien weitergegeben. Die linke Herzkammer sowie die Arterien und Arteriolen des Körperkreislaufs werden deshalb als Gefäße des **Hochdrucksystems** zusammengefasst (➤ Abb. 3.7).

Venöser Teil

Die Kapillaren münden über Venolen in die großen Organvenen. Die Venen der unteren Körperhälfte münden in die untere Hohlvene **(V. cava inferior).**

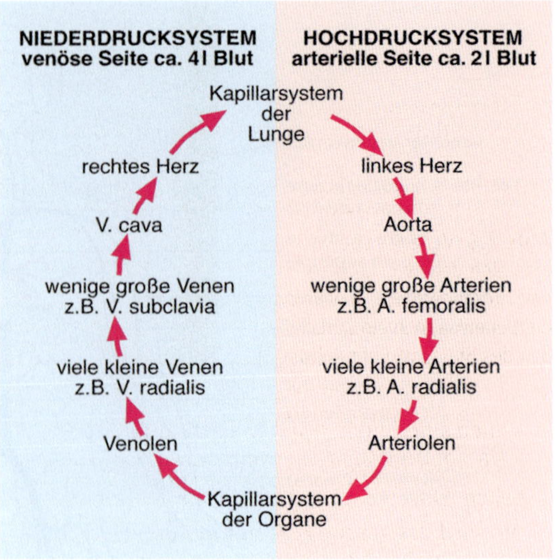

Abb. 3.7 Übersicht des Herz-Kreislauf-Systems [L108]

Das venöse Blut aus Kopf, Hals, Armen und dem Großteil der Brustorgane fließt in die obere Hohlvene **(V. cava superior)** ab. Untere und obere Hohlvene münden in den rechten Vorhof.

Im überwiegenden Teil des Blutkreislaufs herrschen niedrige Blutdrücke. Daher werden der venöse Schenkel des Körperkreislaufs, die rechte Herzhälfte, der Lungenkreislauf und der linke Vorhof zum **Niederdrucksystem** zusammengefasst (➤ Abb. 3.7).

MERKE

Vorlast und **Nachlast** sind funktionelle Begriffe. Als Vorlast bezeichnet man vereinfacht das dem Herzen angebotene Blutvolumen, welches das Herz pumpen muss, um es weiterzubefördern. Als Nachlast dagegen wird vereinfacht bezeichnet, „wogegen" das Herz anpumpen muss, also vor allem der Widerstand (Wandspannung) der Arterien.

Venöser Rückstrom

Der venöse Rückfluss des Blutes zur rechten Herzhälfte wird durch verschiedene Faktoren unterstützt:

- Eine **Sogwirkung** entsteht bei der Einatmung und der Kontraktion der Kammermuskulatur. Dies unterstützt den Fluss des venösen Blutes aus den Hohlvenen in den Brustkorb.

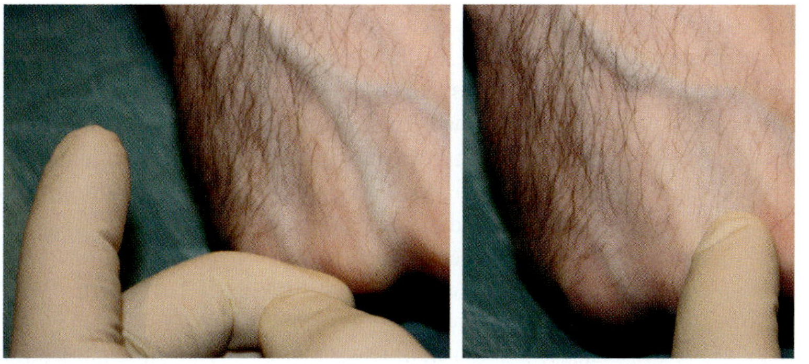

Abb. 3.8 Venenklappe: Streicht man eine Vene von körpernah nach körperfern aus, so verhindern die Venenklappen ein Zurückfließen des Blutes von oben. [M302]

- Venen sind in den unteren Extremitäten von kraftvoller Muskulatur (Wadenmuskulatur) umgeben. Durch die Kontraktion der Beinmuskulatur wird das venöse Blut in Richtung Herz gepumpt. Dieser Mechanismus wird als **Muskelpumpe** bezeichnet.
- In Armen und Beinen verlaufen Arterien und Venen in gemeinsamen Bindegewebsschichten eng nebeneinander. Durch die Pulsation der benachbarten Arterien wird das Blut Richtung Herz gedrückt **(arteriovenöse Kopplung).**
- Durch die nachschiebende Blutsäule aus dem arteriellen Schenkel wird das Blut im venösen Schenkel in Richtung Herz geschoben.
- Die **Venenklappen** (➤ Abb. 3.8) verhindern das Zurückfließen des Blutes und sind die strukturelle Grundlage des zielgerichteten Blutrückflusses.

Puls

Das aus der linken Herzkammer mit großem Druck ausgeworfene Blut löst eine Druckwelle in den Arterien aus, die als **Arterienpuls** bezeichnet wird. An unmittelbar unter der Haut verlaufenden Arterien kann die Druckwelle von außen getastet (palpiert) werden (➤ 6.2.1).

Pulswelle

Als Pulswelle wird der Druckanstieg innerhalb der Arterien bezeichnet, wenn das Blut aus der linken Herzkammer durch Herzmuskelkompression in die Arterien gepumpt wird. Genau genommen entsteht zunächst ein durch Kompression hervorgerufener Überdruck, der sich „wellenförmig" ausbreitet (Pulswelle). Hiernach folgt ein relativer Unterdruck, der die Flüssigkeit (Blut) nach sich zieht.

Arterieller Blutdruck

Windkesselfunktion

Der Blutdruck in den Herzkammern ist großen Schwankungen unterworfen. In der Systole entsteht durch die Kontraktion des linken Ventrikels ein **systolischer Blutdruck** von etwa 120 mmHg. In der Diastole fällt der Blutdruck unter 10 mmHg ab. Analog dem Blutdruck verändert sich auch die Blutströmung. Um eine kontinuierliche Blutströmung im arteriellen System zu gewährleisten, müssen die Druckschwankungen des linken Ventrikels im Ge-

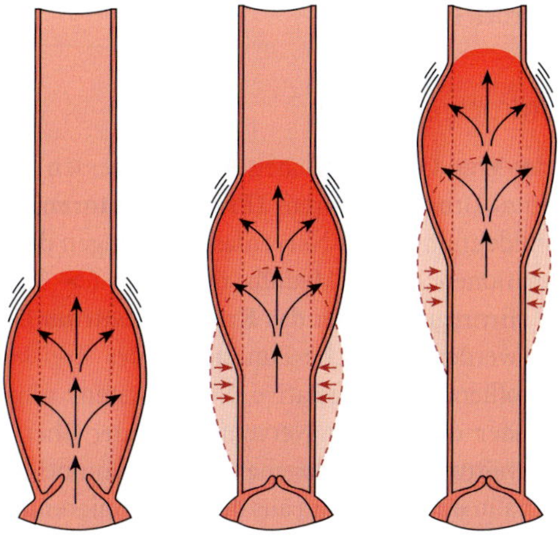

Abb. 3.9 Windkesselfunktion [L190]

fäßsystem in einen gleichmäßigeren Druckverlauf umgewandelt werden (➤ Abb. 3.9). Aufgrund der elastischen Wandstruktur der herznahen Aorta wird ein Teil des vom Herzen ausgeworfenen Blutvolumens und dessen kinetische Energie während der Systole durch Wanddehnung in der Aorta gespeichert. Während der Diastole wird dieser gespeicherte Blutanteil kontinuierlich wieder abgegeben.

MERKE

Eine Arteriosklerose führt zu einem Elastizitätsverlust der herznahen Arterien. Folgen sind Störungen in der Windkesselfunktion und Herzinsuffizienz (➤ 13.1.1).

Entstehung des arteriellen Blutdrucks

Der Blutdruck beschreibt die Kraft des Blutes auf die Gefäßwände und ist die entscheidende Größe für die Organdurchblutung. Dafür sind verschiedene Faktoren maßgeblich verantwortlich:
- Herzminutenvolumen
- Blutvolumen
- Eng- und Weitstellung der Widerstandsgefäße (peripherer Widerstand)

Wenn in der Medizin von „Blutdruck" gesprochen wird, ist damit immer der arterielle Blutdruck gemeint. Die Einheit für den Blutdruck ist mmHg (gelesen: Millimeter Quecksilbersäule). Angegeben wird der Blutdruck immer als systolischer „oberer" und diastolischer „unterer" Wert. Idealerweise beträgt er bei Erwachsenen in Ruhe 120/80 mmHg. Physische und psychische Belastungen lassen den Blutdruck steigen.

Blutdruckregulation

In der Wand der elastischen Arterien messen sogenannte Druckrezeptoren **(Pressorezeptoren)** die Wanddehnung. Über Nervenfasern gelangen die Informationen in die Medulla oblongata (➤ 3.3.3), eine Hirnregion, in der das **Kreislaufzentrum** liegt. Dort werden sämtliche Funktionen des Kreislaufs kontrolliert. Das vegetative Nervensystem nimmt entweder direkt über Nervenfasern oder über die Ausschüttung der endogenen Katecholamine Noradrenalin und Adrenalin aus dem Nebennierenmark Einfluss auf Herz und Gefäße.

Der **Sympathikus** steigert das Herzminutenvolumen und bewirkt eine Vasokonstriktion der Widerstandsgefäße. Folge ist eine Blutdruckerhöhung.

Durch die Wirkung des **Parasympathikus** sinkt das Herzminutenvolumen über das Absenken der Herzfrequenz. Infolgedessen sinkt der Blutdruck.

3.1.4 Blut

Das Blutvolumen macht ca. 8 % des Körpergewichts aus. Das sind ungefähr 80 ml Blut pro Kilogramm Körpergewicht. Insgesamt fließen also zwischen 5 und 7 Liter Blut durch die Blutgefäße eines Erwachsenen. Das Blut (➤ Tab. 3.3) besteht aus festen und flüssigen Bestandteilen. Die festen Blutbestandteile machen etwa 45 % des Gesamtblutvolumens aus und umfassen:
- Rote Blutkörperchen (Erythrozyten)
- Weiße Blutkörperchen (Leukozyten)
- Blutplättchen (Thrombozyten)

Der flüssige Blutanteil ist das Blutplasma, das ungefähr 55 % des Blutvolumens ausmacht.

Erythrozyten

Die roten Blutkörperchen **(Erythrozyten)** sind Zellen des Blutes und dienen dem Sauerstofftransport zu den Körpergeweben. Erythrozyten werden im roten Knochenmark gebildet. Bei Erwachsenen findet sich rotes Knochenmark in den Knochenenden **(Epiphysen)** der großen Röhrenknochen und in platten Knochen, bei Kindern zusätzlich in den Diaphysen der Röhrenknochen (➤ Abb. 3.10).

Vor Eintritt in die Blutbahn verlieren die roten Blutzellen ihren Zellkern (➤ Abb. 3.12). Damit sind sie nicht mehr teilungsfähig. Hauptbestandteil der Erythrozyten ist das eisenhaltige **Hämoglobin** (Hb), der rote Blutfarbstoff. Bei Männern liegt der Hämoglobingehalt zwischen 14 und 18 g, bei Frauen zwischen 12 und 16 g pro 100 ml Blut. Erythrozyten machen den weitaus größten Teil der Blutzellen aus. Die roten Blutkörperchen besitzen eine runde Scheibenform (➤ Abb. 3.11) und sind besonders verformbar. Diese Eigenschaft ermöglicht es ihnen, noch durch die kleinsten Blutgefäße zu passen.

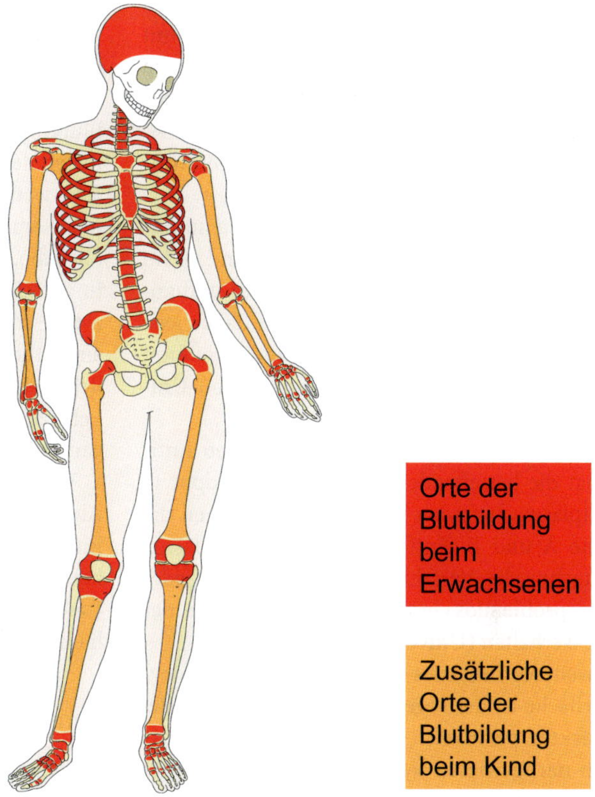

Abb. 3.10 Orte der Blutbildung [L190]

Die **Lebensdauer** von Erythrozyten beträgt etwa 120 Tage. Im Maschenwerk der Milz werden die Blutkörperchen abgebaut und dem Hämoglobinmolekül wird das Eisen entzogen. Das Eisen wird „recycelt“ und steht erneut zum Aufbau von Hämoglobin und Erythrozyten zur Verfügung. Die übrigen Abbauprodukte des Hämoglobins werden in der Leber zu Gallenfarbstoff umgewandelt.

Hauptaufgabe der Erythrozyten ist die Beförderung von Sauerstoff durch Bindung an das Hämoglobin (**HbO_2**, ➤ 3.2.8). Hämoglobin kann auch einen geringen Teil des in den Zellen anfallenden Kohlendioxids **($HbCO_2$)** binden.

Blutgruppen

Die Erythrozyten tragen auf ihrer Zelloberfläche sogenannte **Antigene,** welche die Blutgruppe eines Menschen bestimmen. Im Blutplasma befinden sich **Antikörper,** die gegen die Antigene fremder Blutgruppen gerichtet sind.

Die Blutgruppen werden anhand des AB0-Systems in Verbindung mit dem Rhesus-System bestimmt.

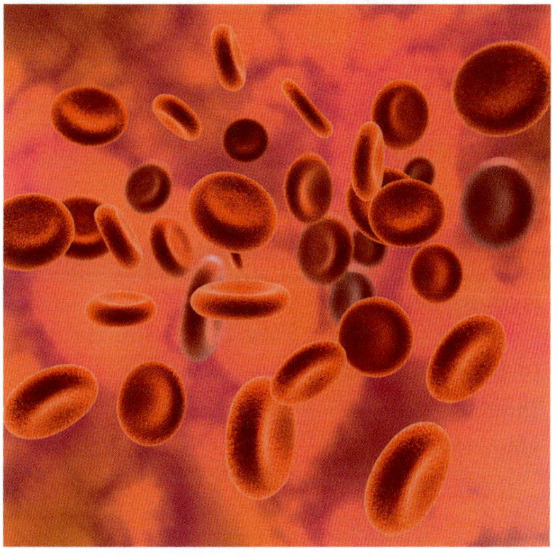

Abb. 3.11 Erythrozyten [J784–009]

Im **AB0-System** werden die Blutgruppen A, B, AB und 0 unterschieden (➤ Tab. 3.2). Menschen mit der Blutgruppe A tragen das Antigen A auf ihren Erythrozyten, solche mit der Blutgruppe B das Antigen B. Bei Ersteren finden sich daher Anti-B-Antikörper im Plasma, bei Letzteren Anti-A-Antikörper.

Personen mit der Blutgruppe AB besitzen auf ihren Erythrozyten die beiden Antigene A und B. Im Blutplasma sind deshalb keine Antikörper vorhanden. Träger der Blutgruppe AB können daher jede andere fremde Blutgruppe erhalten, ohne darauf mit einer Unverträglichkeit zu reagieren. Sie sind **Universalempfänger.**

Tragen die Erythrozyten keine spezifischen Antigene, hat die betreffende Person die Blutgruppe 0. Im Blutplasma befinden sich Antikörper gegen die Antigene A und B. Entfernt man das Blutplasma durch technische Verfahren im Labor, kann jeder Mensch problemlos Erythrozytenkonzentrate der Gruppe 0 erhalten **(Universalspender).**

Ein weiteres antigenes Protein auf der Erythrozytenoberfläche ist der sogenannte **Rhesusfaktor.** Bei Rhesusfaktor positiven (Rh^+) Menschen kann das Antigen nachgewiesen werden. Rhesusfaktor negativ (rh^-) liegt vor, wenn das Antigen auf der Erythrozytenoberfläche nicht bestimmt werden kann.

Leukozyten

Die weißen Blutkörperchen **(Leukozyten)** erhielten ihren Namen, weil sie im Gegensatz zu den roten Blutkörperchen keinen Farbstoff besitzen. Sie sind Zellen des Blutes und dienen der Infektionsabwehr. Alle weißen Blutkörperchen gehen aus einer gemeinsamen Stammzelle im Knochenmark hervor (➤ Abb. 3.12). Danach beginnt ihre Spezialisierung in verschiedene Zelltypen (Granulozyten, Lymphozyten, Monozyten). Leukozyten bilden also keine einheitliche Zellart, sondern haben ein unterschiedliches Aussehen und verschiedene Aufgaben. Ihre Lebensdauer reicht von wenigen Tagen bis zu einem ganzen menschlichen Leben.

Weiße Blutzellen bilden den zellulären Anteil des Abwehrsystems im Körper und wandern über das Blut durch eigenständige Fortbewegungsmöglichkeiten in die Gewebe zur **Immunabwehr** ein (➤ Tab. 3.3). In Entzündungsherden sind sie gehäuft anzutreffen.

Immunsystem

Das Immunsystem dient der Abwehr von Erregern wie Bakterien oder Viren, die in den Körper eingedrungen sind.

Tab. 3.2 Blutgruppen des AB0-Systems. Antigene auf den Erythrozyten und Antikörper im Plasma der verschiedenen Blutgruppen sowie Häufigkeit des Vorkommens in Mitteleuropa

Blutgruppe	Antigene auf den Erythrozyten	Antikörper im Plasma	Häufigkeit in Mitteleuropa (%)
A	A	Anti-B	44
B	B	Anti-A	10
AB	A und B	kein	4
0	kein	Anti-A und Anti-B	42

Tab. 3.3 Aufgaben des Blutes

Blutbestandteil	Aufgabe
Erythrozyten	• Sauerstofftransport am Hämoglobin (➤ 3.2.8) • Blutgruppenantigene auf den Erythrozyten (➤ 3.1.4)
Leukozyten	Immunabwehr
Thrombozyten	Blutstillung und Blutgerinnung
Blutplasma	• Nährstofftransport (Glukose, Aminosäuren, Fettsäuren) • Kohlendioxidtransport (physikalisch gelöst als HCO_3^-, ➤ 3.2.8 und ➤ 3.9.2) • Lösungsmedium für Salze (Ca^{2+}, K^+, Na^+, Cl^-, ➤ 3.9), Bluteiweiße, Hormone und Blutgerinnungsfaktoren • Pufferfunktion (Einstellung des pH-Wertes, ➤ 3.9.3)

Die Oberflächen körperfremder Substanzen tragen Antigene, welche die Bildung von spezifischen Gegenmolekülen – den Antikörpern – auslösen. Antikörper werden von differenzierten weißen Blutzellen produziert. Sie erkennen und markieren die ortsfremden Antigene und lösen verschiedene Immunreaktionen im Körper aus.

Die **unspezifische Abwehr** ist angeboren und richtet sich gegen alle körperfremden Substanzen. Fresszellen **(Phagozyten)** können durch Strukturen auf ihrer Zellmembran Fremdzellen, z. B. Bakterien, selbstständig erkennen und in Bruchstücke zerlegen. Eine weitere Möglichkeit der unspezifischen Abwehr ist die Verbindung von Antikörpern mit den entsprechenden Antigenen zu einem gemeinsamen Komplex. Auf diese Weise wird den Phagozyten (z. B. Makrophagen) signalisiert, den Antigen-Antikörper-Komplex zu zerstören. Eine Sonderform der Granulozyten sind die Mastzellen, die unter anderem Histamin ausschütten, das weitere Entzündungsprozesse in Gang setzt und die Kapillarwände durchlässiger macht (➤ 9.3.2 und ➤ 11.2.11).

Die **spezifische Abwehr** ist erworben und wird mit jedem weiteren Antigenkontakt wirksamer. Die humorale Abwehr – eine Form der spezifischen Immunreaktion – ist die klassische Antigen-Antikörper-Reaktion. Die Antikörper werden von speziellen B-Lymphozyten gebildet. Die Zellen, die nach dem Kontakt mit dem Antigen erhalten bleiben, können bei einem erneuten Kontakt sehr schnell große Mengen des entsprechenden Antikörpers produzieren (Gedächtniszellen). Werden so viele Antikörper gegen ein Antigen produziert, dass eine Infektion keine Krankheitszeichen mehr auslöst, ist die **Immunität** gegenüber diesem Erreger erreicht. Die humorale Abwehr wird durch eine zweite Form der spezifischen Abwehrreaktion, die sogenannte zelluläre Abwehr, unterstützt und ergänzt. Hierbei werden die Antikörperbildung unterstützt, Immunreaktionen unterdrückt, körperfremde Zellen durch Killerzellen direkt zerstört oder ebenfalls Gedächtniszellen gebildet.

Thrombozyten

Blutplättchen **(Thrombozyten)** sind kernlose Zellfragmente. Sie sind flach und unregelmäßig geformt und stammen ebenfalls aus dem Knochenmark (➤ Abb. 3.12). Ihre Lebensdauer liegt zwischen 5 und 12 Tagen. Die Blutplättchen werden wie die Erythrozyten in Milz und Leber abgebaut.

Bei einer Gefäßverletzung haften sich die Blutplättchen an die Wundränder an **(Thrombozytenadhäsion),** verformen sich und lagern sich aneinander **(Thrombozytenaggregation).** Sie bilden einen Pfropf **(Thrombus),** der die Wunde verschließt **(Blutstillung).** Außerdem sondern die Thrombozyten noch Enzyme ab, welche die Blutgerinnung in Gang setzen.

Blutgerinnung

Für den Körper ist es lebensnotwendig, dass die Blutgefäße unversehrt und damit die Gefäßwände undurchlässig für Blut bleiben. Nach **Verletzung** eines Gefäßes werden daher verschiedene Verschluss- und Reparaturmechanismen in Gang gesetzt. Sie werden in die Phasen der Blutstillung und der Blutgerinnung unterteilt. Die primäre Blutstillung erfolgt durch das Aneinanderlagern **(Aggregation)** und Verkleben **(Agglutination)** der Blutplättchen und die Bildung eines lockeren Thrombus. Danach läuft eine Enzymkaskade **(Faktorenaktivierung)** ab, deren Ziel die Umwandlung des plasmalöslichen **Fibrinogens** in Fibrinfäden ist. Die Fibrinfäden verkleben den Thrombus und verfestigen ihn. Dieser bleibt so lange bestehen, bis die Kontinuität der Gefäßwand wiederhergestellt ist. Dann löst ein System zur Fibrinolyse den Thrombus wieder auf. Alle Blutgerinnungsfaktoren werden in der Leber (➤ 3.6.2) produziert.

Blutplasma

Das Blutplasma besteht zu 90 % aus Wasser. Weitere Bestandteile sind:

- Ionen (z. B. Kalium, Kalzium, Natrium, Chlorid, ➤ 3.9)
- Hormone (z. B. Adrenalin, Noradrenalin, ➤ 3.7.2)
- Nährstoffe (Glukose, Aminosäuren, Fettsäuren, ➤ 3.6.2)
- Bluteiweiße
- Farbstoffe (z. B. Bilirubin, ➤ 3.6.2)
- Blutgerinnungsfaktoren

3

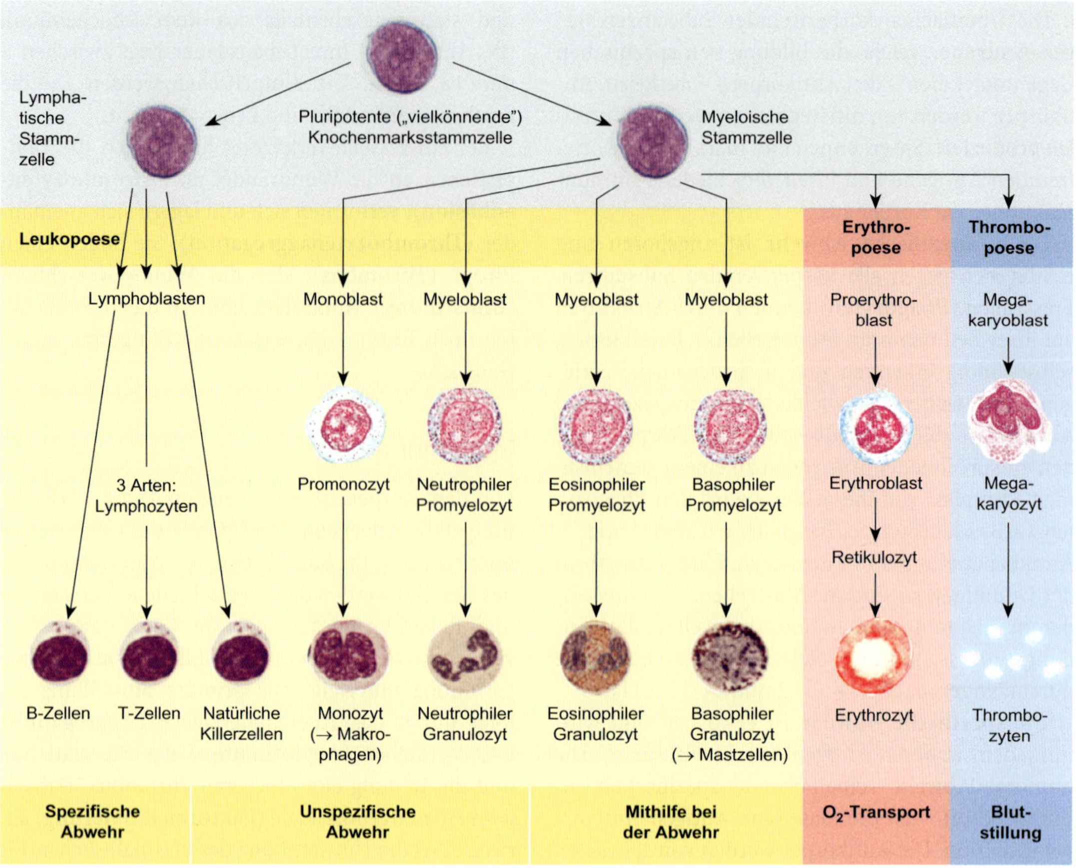

Abb. 3.12 Blutzellen und ihre Entwicklungsstadien [L190]

3.1.5 Lymphatisches Gewebe

Lymphatisches Gewebe findet sich im gesamten Organismus als umschriebene Organe (z. B. Lymphknoten, Milz, Rachenmandeln, Appendix) oder eingebettet in andere Organe (z. B. Darm).

Hauptaufgaben sind die Aufnahme von Wasser und geringen Mengen an Eiweiß aus den Zwischenzellräumen **(Interstitium)** über die Lymphgefäße in das Blut sowie die Teilnahme an der Immunabwehr durch die Lymphozyten (spezialisierte Leukozyten). Die Darmlymphgefäße beteiligen sich an der Nährstoffaufnahme und nehmen die Endprodukte des Fettstoffwechsels aus dem Darm auf.

Lymphe und Lymphgefäße

Die Lymphe ist dem Blutplasma in ihrer Zusammensetzung ähnlich (➤ 3.1.4). Neben einem unterschiedlichen Proteingehalt finden sich auch in der Lymphe weder Erythrozyten noch Blutplättchen, jedoch viele Leukozyten. Die Lymphe bildet ein Zwischenglied zwischen der Flüssigkeit des Interstitiums (Gewebsflüssigkeit) und dem Blutplasma. Täglich produziert der Körper zwei bis drei Liter Lymphe und entsorgt in den Lymphknoten auch Krankheitserreger.

Die Lymphgefäße bilden neben dem Blutgefäßsystem ein **zweites System flüssigkeitsführender Röhren** und transportieren Nähr- und Abfallstoffe. In ihrem Aufbau ähneln die Lymphgefäße den Venen und besitzen teilweise Klappen, die den gerichteten Fluss der Lymphe ermöglichen. Die Lymphgefäße entspringen den Zwischenzellräumen. Dort entstehen Lymphkapillaren, die in größere Lymphgefäße übergehen und schließlich in die Venen münden.

Lymphknoten

Die bohnenförmigen Lymphknoten sind Filterstationen zur Reinigung der Lymphe. Weiterhin dienen sie als Reservoir für Lymphozyten. Bei Kontakt mit körperfremden Substanzen leiten diese Abwehrreaktionen ein. Lymphknoten liegen in Gruppen an den Zusammenflüssen größerer Lymphgefäße, vor allem in der Leiste, am Hals und an der Lungenpforte.

Milz

Die Milz **(Splen, Lien)** ist das größte lymphatische Organ. Nähere Angaben zu Aufbau und Funktion der Milz finden sich in ➤ 3.6.2.

3

Wiederholungsfragen

1. Beschreiben Sie die Lage des Herzens und benennen Sie benachbarte Strukturen. (➤ 3.1.1)
2. Benennen Sie die Hohlräume im Herzen und erklären Sie den Aufbau der Herzwand. (➤ 3.1.1)
3. Unterscheiden Sie die Herzklappen nach Aufbau und Lage und benennen Sie diese. Welche Funktion haben die Herzklappen? (➤ 3.1.1)
4. Wie erfolgt die Erregungsausbreitung am Herzen? (➤ 3.1.1)
5. Was wird unter dem Begriff „Autorhythmie“ verstanden? (➤ 3.1.1)
6. Beschreiben Sie den Einfluss von Sympathikus und Parasympathikus auf das Herz. (➤ 3.1.1)
7. Erklären Sie die Blutversorgung am Herzen. Warum wird das Herz praktisch nur in der Diastole durchblutet? (➤ 3.1.1)
8. Beschreiben Sie die Phasen der Herzmechanik. Wann schließen und öffnen sich die Herzklappen? Wie erfolgt die Blutströmung? (➤ 3.1.1)
9. Wie hoch ist die Herzfrequenz eines Erwachsenen in Ruhe pro Minute? Wie oft schlägt das Herz eines zwei Monate alten Säuglings? (➤ 3.1.1)
10. Beschreiben Sie den allgemeinen Aufbau eines Blutgefäßes. (➤ 3.1.2)
11. Nennen Sie Unterschiede im Wandbau von Arterien, Venen und Kapillaren. (➤ 3.1.2)
12. Was sind Widerstandsgefäße und welche Aufgabe haben sie? (➤ 3.1.2)
13. Erklären Sie den Verlauf und die Funktion des Körperkreislaufs. (➤ 3.1.3)
14. Erklären Sie die Mechanismen des venösen Rückstroms zum Herzen. (➤ 3.1.3)
15. Wie entsteht der arterielle Blutdruck? Wie hoch ist normalerweise der arterielle Blutdruck? (➤ 3.1.3)
16. Erläutern Sie den Einfluss des vegetativen Nervensystems auf die Regulierung des arteriellen Blutdrucks. (➤ 3.1.3)
17. Beschreiben Sie die Blutbestandteile und nennen Sie deren Funktion. (➤ 3.1.4)
18. Erläutern Sie die Blutgruppen des AB0-Systems. (➤ 3.1.4)
19. Was ist Lymphe und aus welchen Bestandteilen setzt sie sich zusammen? (➤ 3.1.5)

3.2 Atmung

Der menschliche Organismus ist durch die Atmung **(Respiration)** in der Lage, einen regelmäßigen Gasaustausch zwischen Umgebungsluft und Lunge aufrechtzuerhalten. Bei der Einatmung **(Inspiration)** gelangt Sauerstoff (O_2) in die Lungen. Dort wird er anschließend von den Erythrozyten im Blut aufgenommen und über das Kreislaufsystem zu allen Zellen transportiert. In den Zellen wird aus Sauerstoff und den Nährstoffen durch Stoffwechselprozesse Energie gewonnen (➤ 3.9). Der Vorgang der Sauerstoffaufnahme durch Ventilation der Atemwege und Diffusion in das Kapillarnetz der Lunge heißt **äußere Atmung,** der Sauerstoffverbrauch in den Körperzellen zur Energiegewinnung **innere Atmung.** Bei der Ausatmung **(Exspiration)** gibt der Organismus Kohlendioxid (CO_2) ab, das ein Endprodukt der Stoffwechselprozesse im Körper ist.

3.2.1 Atemwege

Die Luft gelangt über die Atemwege in die Lunge. Die Atemwege werden funktionell in das luftleitende und das gasaustauschende System aufgeteilt. Zum luftleitenden System zählen die Nase und der Mund, der Rachen **(Pharynx),** der Kehlkopf **(Larynx),** die Luftröhre **(Trachea)** und die Hauptbronchien. Das gasaustauschende System wird von den kleinen Bronchien **(Bronchiolen)** und den Lungenbläschen **(Alveolen)** gebildet.

Anatomisch werden die Atemwege in die oberen und unteren Atemwege gegliedert, abgegrenzt durch den Kehlkopf.

Obere Atemwege

Nase

Die Nase ist der natürliche Einatemweg. Die gut durchblutete Nasenschleimhaut erwärmt die eingeatmete Luft und feuchtet sie an, die feinen Haare der Nase filtern Schadstoffpartikel heraus.

Die Nase besteht aus den beiden Nasenbeinen, die den knöchernen Nasenrücken bilden, und Knorpelgewebe an der Nasenspitze. Die Nasenscheidewand **(Septum)** trennt die Nasenhöhle in zwei Hälften.

Im Inneren ist die Nase in drei Nasengänge aufgeteilt. Der untere Nasengang führt in den Nasenrachenraum **(Nasopharynx).** Der mittlere Gang steht mit den Nasennebenhöhlen in Verbindung. Der obere Nasengang enthält die Riechschleimhaut, über die Gerüche erfasst und über den Riechnerv in das Gehirn weitergeleitet werden.

Rachen (Pharynx)

Der Rachen (➤ Abb. 3.13) gliedert sich in den Nasenrachenraum **(Nasopharynx),** Mundrachenraum **(Oropharynx)** und Kehlkopfrachenraum **(Laryngopharynx/Hypopharynx).**

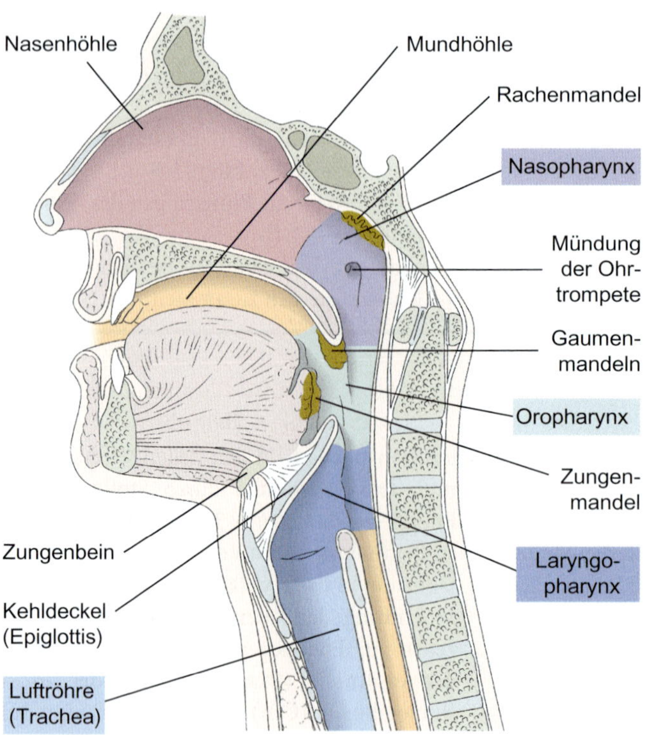

Abb. 3.13 Schnitt durch den Rachen [L190]

Eine besondere Bedeutung hat der Kehlkopfrachenraum, denn in ihm kreuzen sich Luft- und Speisewege. Die Luftröhre wird beim Schlucken der Nahrung durch den Kehldeckel des Kehlkopfes verschlossen.

Kehlkopf (Larynx)

Der Kehlkopf **(Larynx)** bildet den Eingang zur Luftröhre **(Trachea).** Ringknorpel und Schildknorpel geben ihm sein typisches Aussehen. Zwischen den beiden Knorpeln spannt sich an der Vorderseite **(ventral)** ein dünnes Band **(Ligamentum conicum).**

ACHTUNG

Wenn andere Methoden der Atemwegssicherung scheitern, kann im Notfall ein Kehlkopfschnitt **(Koniotomie)** auf Höhe des Ligamentum conicum durchgeführt werden, über den eine Beatmung des Notfallpatienten möglich ist.

Im Inneren des Kehlkopfes befinden sich die Stellknorpel. Sie sind mit den beiden **Stimmbändern** verbunden und regeln im Rahmen der Stimmbildung deren Spannung, durch welche die Tonlage eingestellt werden kann.

Bei Erwachsenen ist die Stimmritze die engste Stelle des luftleitenden Systems. Bei Neugeborenen, Säuglingen und Kleinkindern, bei denen die Anatomie entwicklungsbedingt etwas verändert ist, wird die engste Stelle von einem Schleimhautwulst gebildet. Er liegt unmittelbar unterhalb der Stimmritze und ist mit dem Laryngoskop nicht einsehbar.

Beim Schluckakt (➤ 3.6.1) wird der Kehlkopf vom Zungenbein, an dem er aufgehängt ist, durch Muskelkraft nach oben gezogen, sodass der Kehldeckel **(Epiglottis)** den Eingang zur Luftröhre verschließt. Dieser Mechanismus verhindert, dass flüssige oder feste Fremdstoffe (z. B. Essensreste, Erbrochenes) in die Luftröhre gelangen **(Aspiration).**

ACHTUNG

Bei Bewusstlosigkeit oder bestimmten neurologischen Störungen (z. B. Schlaganfall, ➤ 15.2) können der Schluckmechanismus und/oder der Hustenreflex (➤ 3.3.3) ausfallen, sodass eine erhöhte Aspirationsgefahr besteht.

Untere Atemwege

Luftröhre (Trachea)

Die Luftröhre **(Trachea)** (➤ Abb. 3.14) verläuft ventral der Speiseröhre **(Ösophagus)** im Hals und Mediastinum und reicht vom Kehlkopf bis zu ihrer Teilung **(Bifurkation)** in die beiden Hauptbronchien. Insgesamt ist sie beim Erwachsenen etwa 10 bis 15 cm lang und hat einen Durchmesser von 2 bis 2,5 cm (Neugeborene: Länge 4 cm, Durchmesser 0,5 cm).

Die Trachea besteht aus einem Gerüst aus hufeisenförmigen Knorpelspangen. Die einzelnen Spangen sind zum Rücken hin **(dorsal)** durch eine bindegewebige Membran verschlossen. Diese Anordnung der Knorpelspangen schafft einen Hohlraum **(Lumen),** der für die Luftströmungen fortwährend offen gehalten wird.

Innen ist die Luftröhre, wie der gesamte luftleitende Teil des Respirationstrakts bis zu den Bronchiolen, von einer mit **Flimmerepithel** bedeckten Schleimhaut überzogen. Die darin vorhandenen Flimmerhärchen befördern durch einen regelmäßigen wellenförmigen Flimmerschlag eingeatmete Fremdpartikel in Richtung Kehlkopf und Rachen. Unterstützt und verstärkt werden kann dieser Partikeltransport durch Hustenstöße.

In die Schleimhaut eingelagert sind mikroskopisch kleine Drüsen, die ständig Sekret absondern und ein feuchtes Milieu erzeugen. Wie die Nasenschleimhaut ist auch die Schleimhaut im Respirationstrakt stark durchblutet.

Bronchialbaum

Die Luftröhre teilt sich an ihrem unteren Ende (➤ Abb. 3.15), der sogenannten **Bifurkation,** in den rechten und linken **Hauptbronchus,** die entsprechend in den rechten und linken Lungenflügel ziehen. Dabei zweigt der rechte Hauptbronchus steiler als der linke ab und ist etwas größer. Die Bronchien verlaufen im Lungengewebe. Die beiden Hauptbronchien teilen sich rechts in drei und links in zwei untergeordnete **Lappenbronchien** und diese jeweils wieder in **Segmentbronchien.** So entsteht ein weitverzweigtes System der Atemwege in den Lungen, der sogenannte Bronchialbaum (➤ Abb. 3.14).

Die **Bronchien** (Haupt-, Lappen- und Segmentbronchien) folgen weitgehend dem Bauprinzip der Trachea. Knorpelspangen legen sich um die Bronchien und halten das Lumen offen. In die Schleimhaut eingelagert ist glatte Muskulatur. In der Wand der Lappen- und Segmentbronchien werden die typischen Knorpelspangen zunehmend durch unregelmäßig geformte Knorpelplättchen ersetzt.

Den Segmentbronchien folgen die **Bronchioli.** Sie besitzen kein Knorpelgewebe, jedoch glatte Muskulatur, die einen Einfluss auf die Weitstellung der Bronchien nehmen kann. Entsprechend der Aufästelung werden die Durchmesser der kleinen Bronchien immer geringer, gleichzeitig steigt mit der Anzahl der luftleitenden Wege deren Gesamtquerschnitt an.

Die Bronchioli münden in die Lungenbläschen **(Alveolen).** Alveolen sind kleine, sackartige Ausstülpungen der Bronchioli und bilden die Endabschnitte des Bronchialbaums. Sie sind auch für das schwammartige Aussehen der Lungen verantwortlich.

Bronchioli und Alveolen bilden das gasaustauschende System. Entlang dieser Strukturen verlaufen kleinste Blutgefäße **(Kapillaren).** Die äußerst dünne Wand **(Endothel)** der Bronchioli und Alveolen und die Endothelschicht der Kapillaren ermöglichen als miteinander verschmolzene, gasdurchlässige Membranen (Blut-Luft-Schranke) den Übertritt (**Diffusion,** ➤ 2.2) von Sauerstoff aus der Einatemluft in das Blut und von Kohlendioxid aus dem Blut in die Alveole.

In den Alveolen erzeugen Anziehungskräfte an der Grenzfläche zwischen Gas- und Flüssigkeitsphase eine Spannung, welche die Oberflächen der Alveolen zu verkleinern droht. Dieser Spannung wirkt jedoch der sogenannte Oberflächenfaktor, das **Surfactant,** entgegen, mit dem die Innenflächen der Lungenbläschen überzogen sind. Fehlt der Alveole Surfactant, kollabieren die Lungenbläschen wegen der zu hohen Spannung und verkleben. Dann ist ein ungestörter Gasaustausch nicht mehr möglich.

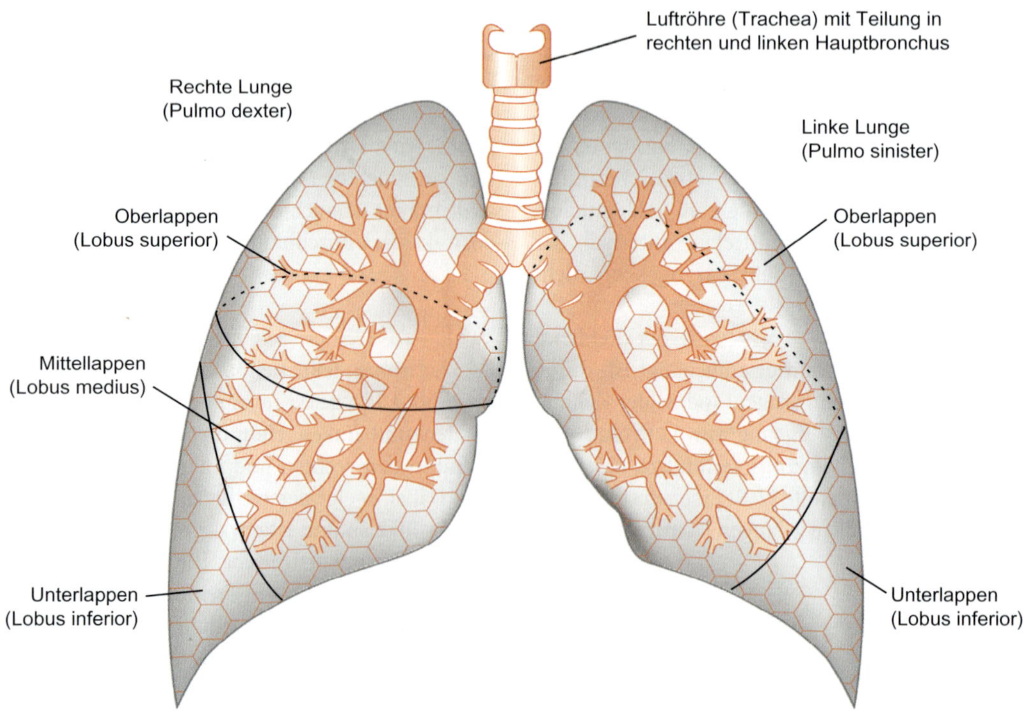

Abb. 3.14 Lungenansicht mit Luftröhre und Bronchialbaum [E565]

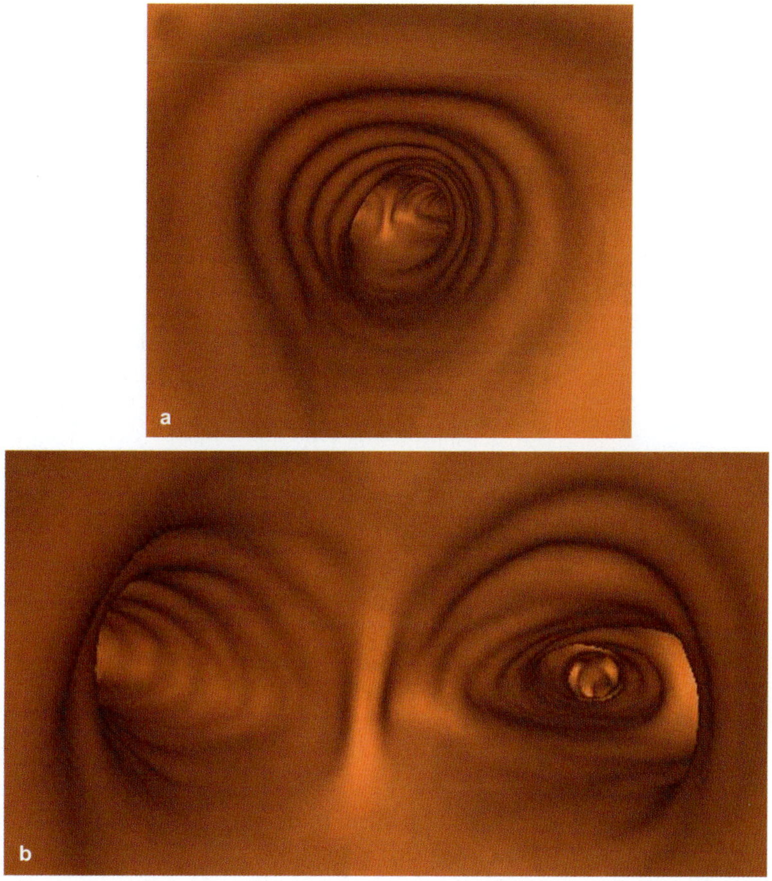

Abb. 3.15 Animierte endoskopische Bilder der Luftröhre (a) und ihrer Aufzweigung in die beiden Hauptbronchien (b) [F289]

3.2.2 Lungenvolumina und Lungenkapazitäten

Kenntnisse über Lungenvolumina und -kapazitäten sind im Rettungsdienst unerlässlich. Beispielsweise muss die Frage beantwortet werden können, mit wie viel Litern Luft ein Notfallpatient zu beatmen ist, damit ein Gasaustausch in den Alveolen erfolgen kann.

Eine Übersicht über die verschiedenen Atemvolumina bei Ruheatmung und vertiefter Ein- und Ausatmung zeigt ➤ Abb. 3.16.

Totraumvolumen (TRV)

Wie schon oben beschrieben, wird zwischen den luftleitenden und gasaustauschenden Atemwegen unterschieden. Nur in den Letzteren (Bronchioli und Alveolen) ist die Diffusion und damit der Übertritt von Sauerstoff in die Lungenkapillaren möglich. Aufgrund dessen werden die luftleitenden Atemwege, in denen die Luft lediglich strömt, aber nicht verwertet werden kann, auch als **anatomischer Totraum** bezeichnet. Das Totraumvolumen beträgt mit 2 ml/kg Körpergewicht bei einem 70 kg schweren Patienten etwa 140 ml. Dieses Volumen wird eingeatmet, nimmt jedoch nicht am Gasaustausch teil.

Bei gesunden Menschen ist der **funktionelle Totraum** gleichbedeutend mit dem anatomischen Totraum. Verlieren jedoch Teile des gasaustauschenden Systems ihre Diffusionseigenschaft und damit ihre Funktion, so erhöht sich der Anteil des funktionellen Totraums. Der funktionelle Totraum ist besonders bei lungenkranken Patienten (z. B. mit Lungenemphysem) stark vergrößert.

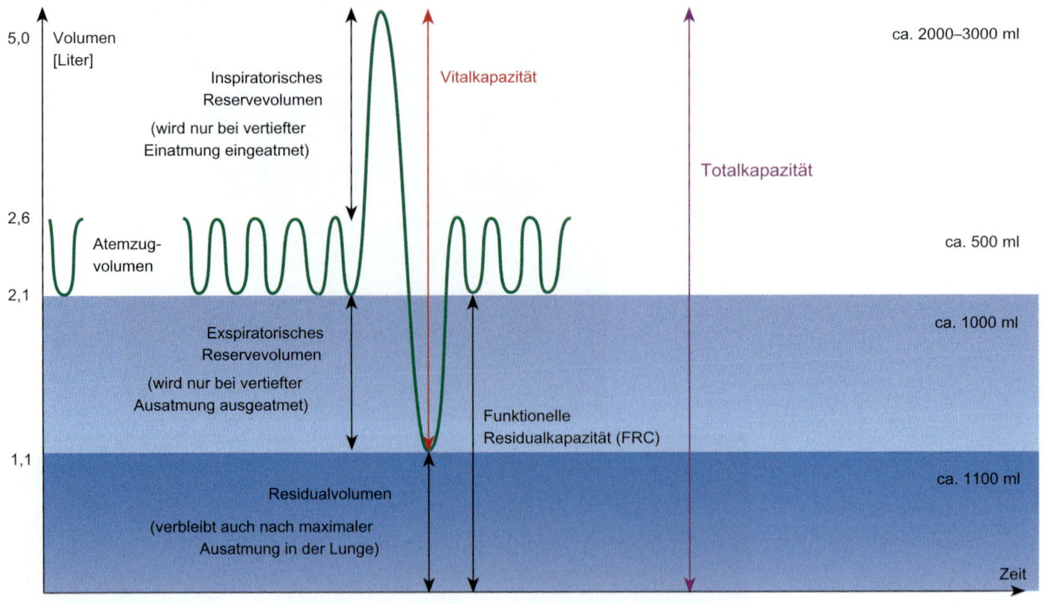

Abb. 3.16 Einteilung der Atemvolumina und Atemkapazitäten [L190]

Atemfrequenz (AF)

Die Atemfrequenz gibt an, wie oft ein Mensch atmet, um die notwendigen Sauerstoffmengen aufzunehmen. Die Atemfrequenz beträgt bei Erwachsenen in Körperruhe etwa 12–20 Atemzüge pro Minute (Neugeborene: 40 bis 50 Atemzüge pro Minute).

Atemzugvolumen (AZV)

Mit Atemzugvolumen ist die in Milliliter angegebene Luftmenge gemeint, die bei einer Inspiration eingeatmet wird. Im Mittel beträgt das Atemzugvolumen zwischen 8 und 10 ml/kg Körpergewicht; das sind bei einem durchschnittlich schweren Erwachsenen 500 bis 800 ml.

Atemminutenvolumen (AMV)

Das Atemminutenvolumen ist das Produkt aus Atemfrequenz und Atemzugvolumen und gibt an, wie viele Liter Luft pro Zeiteinheit (Minute) eingeatmet werden. Angaben über durchschnittliche Werte der Atemfrequenz, des Atemzugvolumens und des Atemminutenvolumens in unterschiedlichen Lebensabschnitten enthält ➤ Tab. 3.4.

MERKE

Atemminutenvolumen = Atemfrequenz × Atemzugvolumen (AMV = AF × AZV)

Inspiratorisches/exspiratorisches Reservevolumen und Residualvolumen

Das inspiratorische Reservevolumen (IRV) ist die Luftmenge, die nach einer normalen Einatmung noch zusätzlich eingeatmet werden kann. Bei Erwachsenen beträgt es etwa 2,5 Liter.

Das exspiratorische Reservevolumen (ERV) ist die Luftmenge, die nach einer normalen Ausatmung noch zusätzlich ausgeatmet werden kann. Das exspiratorische Reservevolumen eines Erwachsenen liegt bei etwa 1 Liter.

Die Luft, die trotz maximaler Ausatmung immer in den Atemwegen verbleibt, wird als Residualvolumen (RV) bezeichnet. Es hat bei Erwachsenen ein Volumen von etwa 1,1 Litern.

Vital- und Totalkapazität

Die Vitalkapazität (VC) ist die Summe aus Atemzugvolumen, inspiratorischem und exspiratorischem Reservevolumen (➤ Abb. 3.16). Sie beträgt bei Erwachsenen etwa 4 Liter.

MERKE
Vitalkapazität = Atemzugvolumen + inspiratorisches Reservevolumen + exspiratorisches Reservevolumen (VC = AZV + IRV+ ERV)

Die Totalkapazität (TLC) ist die Summe aus Atemzugvolumen, inspiratorischem und exspiratorischem Reservevolumen sowie dem Residualvolumen. Die Totalkapazität eines Erwachsenen liegt bei etwa 5 Litern.

MERKE
Totalkapazität = Atemzugvolumen + inspiratorisches Reservevolumen + exspiratorisches Reservevolumen + Residualvolumen (TLC = AZV + IRV + ERV + RV, oder zusammengefasst: TLC = VC + RV)

3.2.3 Atemmuskulatur und Atemorgane

Zu der Atemmuskulatur zählen die Zwischenrippenmuskulatur und das Zwerchfell. Als Atemhilfsmuskulatur wird eine Gruppe von Muskeln an Brust, Schultern und Hals bezeichnet, die z. B. bei besonders schwerer Atemnot (**Orthopnoe,** ➤ 14.1.2) die Arbeit der Atemmuskulatur unterstützen kann.

Brustkorb und Zwischenrippenmuskulatur

Die Form des knöchernen Brustkorbes **(Thorax)** wird größtenteils durch die zwölf spangenförmigen **Rippenpaare** geprägt, die rechts und links die lebenswichtigen Organe in der Brusthöhle umspannen und schützen. Rückenwärts **(dorsal)** sind alle Rippen mit der **Brustwirbelsäule** über kleine Gelenke verbunden. Brustwärts **(ventral)** stehen die ersten sieben Rippenpaare direkt mit dem Brustbein **(Sternum)** in Verbindung. Die 8., 9. und 10. Rippe auf jeder Seite setzen über Knorpelgewebe gemeinsam an der 7. Rippe an und bilden den **Rippenbogen.** Die 11. und 12. Rippe enden frei (➤ 3.5.3).

An der Unterkante der Rippen verlaufen geschützt jeweils eine **Zwischenrippenvene** und **-arterie** sowie ein **Zwischenrippennerv.**

Zwischen den einzelnen Rippen liegen jeweils die in äußere und innere Gruppen aufgeteilten Zwischenrippenmuskeln **(Interkostalmuskeln).** Diese verspannen die Zwischenrippenräume unter den bei Inspiration und Exspiration im Pleuraspalt wechselnden Druckverhältnissen. Die äußeren Interkostalmuskeln heben die Rippen. Sie können somit bei der Inspirationsbewegung des Thorax mithelfen. Die innere Zwischenrippenmuskulatur senkt die Rippen und wirkt exspiratorisch.

Zwerchfell

Das Zwerchfell **(Diaphragma)** ist der wichtigste Atemmuskel. Es besteht aus einer Muskelplatte aus quergestreifter Muskulatur, die sich kuppelartig vom unteren Thoraxrand in den Thoraxinnenraum hineinwölbt. Das Diaphragma bildet die Grenze zwischen Thorax und Abdomen und besitzt viele Öffnungen für Leitungsbahnen, die aus dem Brustkorb

Tab. 3.4 Durchschnittliche Atemfrequenzen, Atemzugvolumen und Atemminutenvolumen in unterschiedlichen Lebensabschnitten

Alter	Atemfrequenz	Atemzugvolumen	Atemminutenvolumen
Neugeborenes	40–60/min	ca. 30 ml	ca. 1,5 l
Säugling	30–40/min	ca. 90 ml	ca. 3 l
Schulkind	15–30/min	ca. 220 ml	ca. 3,5–6,5 l
Jugendliche und Erwachsene	12–20/min	ca. 500 ml	ca. 6–9,5 l

in die Bauchhöhle absteigen (z. B. Aorta). Bei der Inspiration senkt und flacht sich das Zwerchfell ab, bei der Exspiration hebt und wölbt es sich.

Innervation der Atemmuskulatur

Die Atemmuskulatur besteht aus quergestreiften Muskeln (➢ 3.5.4), die nach Nervenimpulsen aus dem Gehirn in Abhängigkeit vom Atemzyklus abwechselnd kontrahieren und erschlaffen (➢ 3.2.4). Die Interkostalmuskulatur erhält ihre Impulse direkt von den aus dem Rückenmark kommenden **Interkostalnerven.** Das Zwerchfell wird vom **N. phrenicus** erregt **(innerviert).** Der Phrenicusnerv stammt aus dem Halsrückenmark (C3 bis C5, ➢ 3.3.3).

Neben der Steuerung durch das Nervensystem kann die Atmung auch willentlich beeinflusst werden. Der Mensch ist imstande, die Ein- und Ausatmung bewusst auszulösen und in ihrer Geschwindigkeit und Intensität zu verändern. Außerdem kann die Atmung trainingsabhängig auch für wenige Minuten ausgesetzt werden.

ACHTUNG

Kommt es durch eine Fraktur der Halswirbelsäule im Bereich von C1 bis C5 zu einer Verletzung des Rückenmarks (hoher Querschnitt), fällt die Innervation sämtlicher Atemmuskeln aus. Der Notfallpatient erleidet einen Atemstillstand.

Lunge

Die Lunge (➢ Abb. 3.14) besteht aus zwei **Lungenhälften.** Die rechte Lungenhälfte gliedert sich in drei und die linke in zwei Lungenlappen. Diese werden weiter in Lungensegmente unterteilt. Zwischen den beiden Lungenhälften liegt der Mittelfellraum **(Mediastinum).** An der Pforte **(Lungenhilus)** treten Blutgefäße in die Lunge ein (Aa. pulmonales) oder aus (Vv. pulmonales).

Das Lungengewebe **(Lungenparenchym)** enthält einen hohen Anteil an elastischem Bindegewebe und erhält dadurch eine gewisse Dehnbarkeit und Eigenelastizität. Im Bindegewebe eingebettet sind die Bronchien, Bronchialarterien und -venen.

Für die Atemmechanik entscheidend sind die die Lunge umgebenden Strukturen. Das Lungenfell **(Pleura visceralis)** liegt außen direkt dem Lungengewebe auf und grenzt die Lunge ab. An der Lungenspitze **(Apex pulmonis)** und an der Lungenbasis schlägt das Lungenfell um und bildet das Rippenfell **(Pleura parietalis).** Das Rippenfell ist mit der Innenseite der Rippen verwachsen. Lungen- und Rippenfell werden gemeinsam Brustfell **(Pleura)** genannt.

Durch das Umschlagen des Lungenfells in das Rippenfell bildet sich ein Spaltraum, der sogenannte **Pleuraspalt.** Dieser enthält eine kleine Menge eines dünnflüssigen **(serösen)** Sekretes. Es verhindert, dass die beiden Blätter miteinander verkleben (Adhäsionskräfte werden reduziert), und verbessert die gleitende Bewegung bei der Respiration.

3.2.4 Atemmechanik (Ventilation)

Inspiration

Die Einatmung erfolgt aktiv durch den Einsatz von Muskelkraft und unter Energieverbrauch. Bei der Einatmung hebt sich der Brustkorb durch die Kontraktion der äußeren Zwischenrippenmuskeln an, zugleich senkt und flacht sich das Zwerchfell ab. Das so vergrößerte Thoraxvolumen ermöglicht die Aufnahme von ausreichenden Luftmengen. Da alle Atemorgane der Thoraxhebung und der Zwerchfellsenkung folgen, entsteht in der Thoraxhöhle und im Pleuraspalt im Vergleich zur Umgebungsluft ein **Unterdruck,** der durch Einströmen von Luft von außen ausgeglichen wird. Die Luft gelangt nun über die Atemwege in die Alveolen.

Exspiration

Bei der Ausatmung kommt es zu einer Strömungsumkehr der Luft. Die Umkehr tritt ein, wenn sich der Brustkorb absenkt und die Zwerchfellkuppel durch Erschlaffung wieder in den Thoraxraum gleitet. Dieser Vorgang erfolgt überwiegend **passiv.** Die elastischen Rückstellkräfte des Lungengewebes führen – ähnlich wie bei einem Luftballon, bei dem die Luft abgelassen wird – das Thoraxvolumen und in der Folge das Lungenvolumen wieder in ihre Ausgangslage zurück. Dadurch wird der Druck in der Lunge erhöht, die Luft wird nach außen gedrückt.

3.2.5 Luftzusammensetzung

Die Umgebungsluft ist die Luft, die ständig ein- und ausgeatmet wird. Sie enthält ein Gemisch verschiedener Gase, die alle farb-, geschmack- und geruchlos sind.

Im Einzelnen finden sich **Stickstoff** (N_2) zu 78 %, **Sauerstoff** (O_2) zu 21 %, **Kohlendioxid** (CO_2) zu 0,03 % und verschiedene **Edelgase** zu 0,97 % in der uns umgebenden Luft. Sie ist also praktisch frei von Kohlendioxid.

Der menschliche Organismus kann aus der Umgebungsluft den Sauerstoff nur z. T. verwerten (➤ Tab. 3.5). In der Ausatemluft finden sich noch ca. 17 % Sauerstoff (d. h. minus 4 % gegenüber der Einatemluft). Gleichzeitig gibt der Organismus über die Ausatemluft das Stoffwechselendprodukt Kohlendioxid ab; sein Anteil beträgt 4,03 % (d. h. plus 4 % gegenüber der Einatemluft). Alle anderen Gase werden unverändert wieder ausgeatmet. Die Konzentrationsunterschiede zwischen Sauerstoff und Kohlendioxid beeinflussen sowohl die Diffusionsvorgänge (➤ 3.2.6) als auch die Atemregulation (➤ 3.2.7).

3.2.6 Diffusionsvorgänge

Im gasaustauschenden System tritt Sauerstoff aus den Alveolen in das Kapillarnetz der Lunge über. Im Austausch gelangt Kohlendioxid aus den Lungenkapillaren in die Alveolen. Diese Vorgänge folgen den Gesetzmäßigkeiten der Diffusion (➤ 2.2).

Kohlendioxidpartialdruck

Der Kohlendioxidpartialdruck (pCO_2) ist der Teildruck des Kohlendioxids am Gesamtdruck der Umgebungsluft. Er entspricht dem Volumenanteil des CO_2 am Gesamtgasvolumen und wird in mmHg angegeben. Er kann sowohl in der Luft als auch im Blut gemessen werden. Der pCO_2 beträgt in der Umgebungsluft 0,2 mmHg (= 0,03 % des Barometerdrucks von 760 mmHg) und fällt damit praktisch nicht ins Gewicht. Durch die Vermischung der Inspirationsluft mit der Alveolarluft steigt der pCO_2 in den Alveolen auf 40 mmHg an. Das Kapillarblut der Lunge („venöses" Blut) enthält einen Kohlendioxidanteil von 46 mmHg. Dieser Unterschied im Partialdruck zwischen der Alveole und der Lungenkapillare ist die treibende Kraft für den Übertritt von CO_2 aus dem Blut in die Alveole. Der pCO_2 im arteriellen Blut ($paCO_2$) liegt physiologisch aber immer noch zwischen 35 und 45 mmHg.

Tab. 3.5 Zusammensetzung der Inspirations- und Exspirationsluft (Temp. 35 °C, relative Luftfeuchtigkeit 95 %)

Molekül	Inspirationsluft (Vol. %)	Exspirationsluft (Vol. %)
Stickstoff (N_2)	78	78
Sauerstoff (O_2)	21	17
Kohlendioxid (CO_2)	0,03	4,03
Edelgase	0,97	0,97

Sauerstoffpartialdruck

Wie beim Kohlendioxidpartialdruck spricht man auch vom Sauerstoffpartialdruck (pO_2) als einem Anteil am Gesamtgasgemisch. In der Umgebungsluft beträgt er 160 mmHg (= 21 % des Barometerdrucks von 760 mmHg). Die Inspirationsluft vermischt sich mit der Alveolarluft. Daher fällt der pO_2 in den Alveolen auf 100 mmHg ab. Das Blut der Lungenarterien hat nur einen Sauerstoffpartialdruck von 40 mmHg. Die Differenz zwischen den beiden Partialdrücken in den Alveolen und den Lungenkapillaren ist die treibende Kraft für den Sauerstoffübertritt von der Alveolarluft in das Blut **(Oxygenierung).** Nach der Oxygenierung liegt der pO_2 im arteriellen Blut (paO_2) bei etwa 100 mmHg.

ACHTUNG

Bei einem Lungenödem (➤ 13.2.2) kommt es zunächst zu einer Wasseransammlung in dem Raum zwischen Alveole und Kapillare (interstitielles Lungenödem). Die Diffusionsstrecke ist dadurch verlängert, der Sauerstoffübergang wird gestört.

Gastransport im Blut

Die **Pulmonalarterien** transportieren sauerstoffarmes Blut aus der rechten Herzkammer in die Lunge. Im **Kapillarnetz** der Lunge kommt es zum eben beschriebenen **Gasaustausch.** Die **Pulmonalvenen** transportieren jetzt sauerstoffreiches Blut in den linken Vorhof (➤ 3.1.3).

In den Endstromgebieten der Organe diffundiert der Sauerstoff in die Körperzellen und wird dort durch Stoffwechselprozesse in Energie umgewandelt. Kohlendioxid tritt als Stoffwechselendprodukt aus den Körperzellen in das Blut über und wird über den Blutkreislauf in das Kapillarnetz der Lunge transportiert. Auch der Gasaustausch zwischen Körperzellen und Blut und umgekehrt folgt den Gesetzmäßigkeiten der Diffusion.

3.2.7 Atemregulation

Der Organismus muss die Atmung mitunter innerhalb sehr kurzer Zeit auf innere oder äußere Einflüsse abstimmen und somit regulieren. Zum Beispiel beschleunigt und vertieft er bei physischer oder psychischer Belastung die Atmung. Die lebenswichtige Atemregulation erfolgt über verschiedene, z. T. miteinander verknüpfte Mechanismen.

Atemzentrum

Das Atemzentrum liegt wie das Brech- und Kreislaufregulationszentrum in der Medulla oblongata, dem verlängerten Rückenmark, einem Teil des Hirnstamms (➤ 3.3.3). Hier werden alle die Atmung betreffenden Werte, wie Kohlendioxid-/Sauerstoffpartialdruck und pH-Wert des Blutes, zusammengefasst und zueinander in Beziehung gesetzt. Das Atemzentrum kann die Atemfrequenz, die Atemtiefe und den Atemrhythmus regulieren, indem es Impulse aussendet, die Atemmuskeln und Hilfsmuskeln zur Kontraktion veranlassen.

Kohlendioxidpartialdruck (pCO_2)

Beim gesunden Menschen hat der pCO_2 im arteriellen Blut den größten Einfluss auf die Atemregulierung. Steigt der pCO_2 im Blut an **(Hyperkapnie),** wird die Atmung gesteigert. Fällt er im Blut ab **(Hypokapnie),** wird die Atmung gehemmt. Eine Zunahme des pCO_2 kann das Atemzeitvolumen etwa verzehnfachen.

Sauerstoffpartialdruck (pO_2)

Steigt der pO_2 im Blut an, wird die Atmung gehemmt. Fällt er im Blut ab **(Hypoxämie),** wird die Atmung gesteigert. Eine Abnahme des pO_2 unter 60 mmHg kann das Atemzeitvolumen etwa verdreifachen.

pH-Wert des Blutes

Neben den CO_2- und O_2-Partialdrücken ist der pH-Wert des Blutes die dritte atemregulierende Größe (➤ 3.9.3). Er liegt zwischen 7,35 und 7,45. Fällt der pH-Wert ab **(Azidose),** wird die Atmung gesteigert. Steigt er an **(Alkalose),** wird die Atmung gehemmt. Ein Abfall des pH-Wertes kann das Atemzeitvolumen etwa vervierfachen.

Chemorezeptoren

Chemorezeptoren für den pCO_2, den pO_2 und den pH-Wert (➤ 3.3.1) finden sich in der Medulla oblongata selbst, im Aortenbogen und an der A. carotis. Hier werden ständig die notwendigen Parameter registriert und zur Auswertung und Steuerung an das Atemzentrum geleitet, sodass die Atmung laufend an die Vorgänge im Organismus angepasst werden kann.

Einfluss des vegetativen Nervensystems

Neben der direkten Steuerung der Atemregulierung beeinflusst auch das vegetative Nervensystem über sogenannte β_2-Rezeptoren die Atmung. Der Sympathikus (➤ 3.3.5) weitet die Atemwege **(Bronchodilatation)** und vermindert die Bronchialsekretion. Der Parasympathikus hingegen verengt die Atemwege **(Bronchokonstriktion)** und steigert die Bronchialsekretion.

3.2.8 Sauerstoff- und Kohlendioxidtransport

Sauerstoff und Kohlendioxid können im Blut auf unterschiedliche Weise zu den Körperzellen bzw. in die Lunge transportiert werden. Sauerstoff wird überwiegend an das **Hämoglobin** der Erythrozyten gebunden (HbO_2), wobei sich vier Sauerstoffmoleküle an jedes Hämoglobinmolekül anlagern (➤ 3.1.4). Darüber hinaus kann Sauerstoff auch an andere Bluteiweiße binden. Der geringste Teil des Sauerstoffs ist im Blut physikalisch gelöst.

Kohlendioxid ist gut in Wasser (H_2O) löslich. Es verbindet sich in einer chemischen Reaktion mit Wasser zu Kohlensäure, die zu Protonen und Bikarbonat zerfällt. Als frei werdendes Bikarbonat (HCO_3^-) wird das Kohlendioxid hauptsächlich transportiert (➤ 3.9.3). Ein geringer Teil des Kohlendioxids kann jedoch auch am Hämoglobin der Erythrozyten gebunden ($HbCO_2$) und so befördert werden.

Sauerstoffsättigung (SpO_2)

Die SpO_2 gibt in Prozent der maximal möglichen Sauerstoffaufnahme an, wie viel Sauerstoff an Hämoglobin gebunden ist. Normalerweise liegt der SpO_2-Wert im arteriellen Blut zwischen 95 und 100 %. Die Sauerstoffsättigung kann mittels der Pulsoxymetrie gemessen werden.

Mithilfe dieses Messverfahrens ist eine Beurteilung der respiratorischen Situation des Patienten möglich. Allerdings ist das Verfahren bei Erkrankungen, die mit einem Verlust von Erythrozyten oder Hämoglobin einhergehen (z. B. Blutverlust oder Anämie), nicht geeignet. Die bei Blutverlust im Gefäßsystem verbleibenden wenigen Erythrozyten sind zwar bestens mit Sauerstoff beladen. Durch den Blutverlust sind es aber insgesamt zu wenige Erythrozyten, um die Gewebe im Körper ausreichend mit Sauerstoff zu versorgen.

PRAXISTIPP

Durch ein Überangebot an Sauerstoff kann die Sauerstoffsättigung und damit der Sauerstoffgehalt des Blutes nicht weiter ansteigen. Im Rahmen von Rauchgasinhalationen, Schock oder Anämie ist die Anwendung der Pulsoxymetrie zur Messung der Sauerstoffsättigung nicht geeignet.

Wiederholungsfragen

1. Nennen Sie den Unterschied zwischen äußerer und innerer Atmung. (➤ 3.2)
2. Beschreiben Sie den Verlauf der Atemwege. Trennen Sie zwischen den oberen und unteren Atemwegen sowie zwischen dem luftleitenden und dem gasaustauschenden System. (➤ 3.2.1)
3. Wie hoch ist die Atemfrequenz eines Erwachsenen pro Minute in Ruhe? Wie oft atmet ein Neugeborenes? (➤ 3.2.2)
4. Berechnen Sie das Atemzugvolumen für einen 75 kg schweren Mann. Wie hoch ist das Atemminutenvolumen? (➤ 3.2.2)
5. Wie verlaufen Inspiration und Exspiration? (➤ 3.2.4)
6. Benennen Sie die atmosphärische Luftzusammensetzung. Wie viel Sauerstoff enthält die Exspirationsluft? (➤ 3.2.5)
7. Beschreiben Sie den Gasaustausch in der Lunge und an den Körperzellen. (➤ 3.2.6)
8. Nennen Sie die atemregulierenden Größen und beschreiben Sie ihre Wirkung auf die Atmung. (➤ 3.2.7)
9. Welchen Einfluss haben Sympathikus und Parasympathikus auf die Atmung? (➤ 3.2.7)
10. Wie können Sauerstoff und Kohlendioxid im Blut transportiert werden? (➤ 3.2.8)
11. Was gibt die Sauerstoffsättigung an? (➤ 3.2.8)

3.3 Nerven

Milliarden von Nervenzellen bilden das Nervensystem. Wegen ihrer hohen Spezialisierung arbeitet das Nervensystem außerordentlich differenziert und präzise. Seine Grundfunktionen sind Aufnahme, Leitung, Verarbeitung, Speicherung und Bildung von Reizen.

Das Nervensystem ist das wichtigste **Informations- und Kommunikationssystem** im Körper. Daneben werden zusätzlich Informationen durch **Hormone** aus speziellen Hormondrüsen (z. B. Insulin aus dem Pankreas, ➤ 3.6.2) und durch Beeinflussung benachbarter Zellen mittels hormonähnlicher Wirkstoffe, sogenannter **Mediatoren** (z. B. Histamin), weitergegeben.

Die **Informationsübermittlung** in das Nervengewebe oder aus diesem heraus erfolgt mittels energetischer Potenziale, den sogenannten **Aktionspotenzialen,** die über Nerven geleitet werden. Durch Überträgersubstanzen **(Transmitter)** erfolgt die Übertragung der Aktionspotenziale auf die Empfangsstellen **(Rezeptoren)** der Organe. Umgekehrt können Rezeptoren von außen gereizt werden und Aktionspotenziale generieren. Auf diese Weise können Informationen aus der Umwelt in Richtung Rückenmark und Gehirn geleitet werden.

Zentrum des Nervensystems ist das Gehirn, das mit dem Rückenmark zum zentralen Nervensystem zählt. Beide Bestandteile des **zentralen Nervensystems** sind von den Hirnhäuten umgeben und geschützt. Daneben existiert das **periphere Nervensystem,** das aus dem Gehirn selbst und aus dem Rückenmark hervorgeht. Eine Besonderheit stellt das **vegetative Nervensystem** dar, das mit seinen beiden Anteilen Sympathikus und Parasympathikus die Funktionen der inneren Organe beeinflusst.

3.3.1 Nervenzellen

Nervenzellen **(Neurone)** zählen zu den größten Zellen im menschlichen Körper. Ihr charakteristisches Baumerkmal sind zahlreiche Fortsätze, die vom Nervenkörper **(Perikaryon)** abgehen (➤ Abb. 3.17).

Die kurzen, wurzelähnlichen Ausläufer heißen **Dendriten.** Sie stehen mit benachbarten Nervenzellen in Verbindung und bilden die Aufnahmeorte von Reizen. Über sie werden Impulse zum Nervenkörper hingeleitet. Der lange Fortsatz wird **Axon** genannt. Axone leiten Aktionspotenziale von der Nervenzelle zu benachbarten Dendriten oder speziellen Zellrezeptoren. Sie enden in sogenannten Synapsen (s. dort).

Wegen ihrer hohen Spezialisierung sind Nervenzellen im Gegensatz zu anderen Zellen im Organismus nicht mehr teilungsfähig. Allenfalls das Axon besitzt die Fähigkeit, sich teilweise neu bilden zu können.

Membranpotenziale

Auslöser für die Entstehung von Membranpotenzialen sind elektrische und biochemische Vorgänge an der Nervenzellmembran. Sie bauen einen **Spannungsunterschied** zwischen dem Zellinneren **(Intrazellulärraum)** und dem Zelläußeren **(Extrazellulärraum)** auf.

Ruhemembranpotenzial

Das Ruhemembranpotenzial ist mit einer Batterie vergleichbar: Entlang einer semipermeablen Membran (➤ 2.2) bestehen zwischen dem Zellinneren und dem Zelläußeren **unterschiedliche Konzentrationen von Ladungsträgern.** Intrazellulär befinden

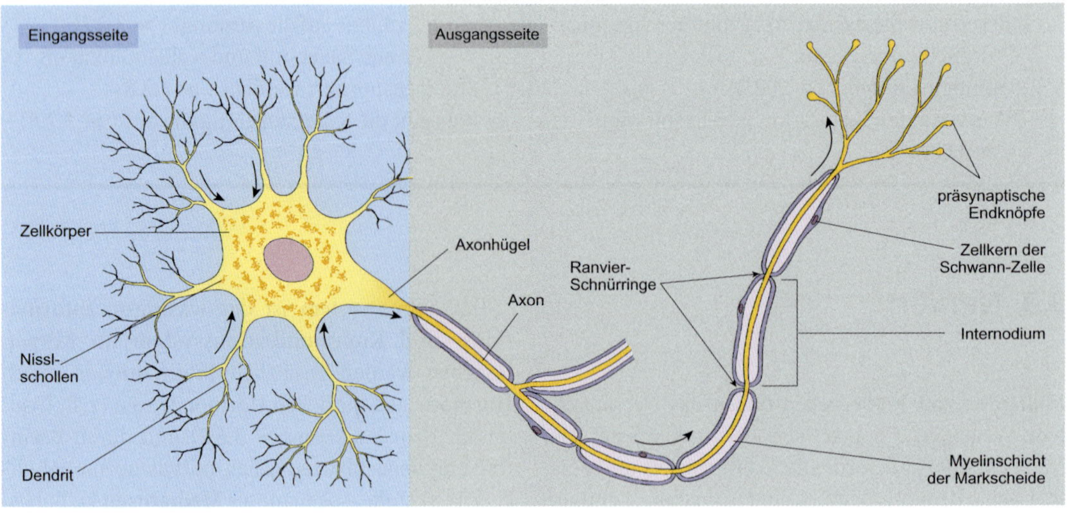

Abb. 3.17 Nervenzelle der Großhirnrinde [L190]

sich viele Kaliumionen und wenig Natriumionen (➤ 3.9.2) sowie reichlich negativ geladene Proteine. Extrazellulär ist die Konzentration der Natriumionen hoch und die der Kaliumionen gering. Dadurch ist das Zellinnere gegenüber dem Zelläußeren insgesamt negativ geladen.

Potenziale schaffen, einem Elektromagneten ähnlich, **elektrische Felder,** die mit Elektroden gemessen werden können. Das Ruhemembranpotenzial wird als Spannung ausgedrückt und beträgt etwa –70 Millivolt (mV).

Aktionspotenzial

Wird nun die Zellmembran mit einem **Stromstoß** gereizt, öffnen sich in ihr kleine Kanäle, sodass Natriumionen von außen in das Zellinnere strömen können (Schwellenreiz; ➤ Abb. 3.18). Dadurch ist der Stromkreis geschlossen und es fließt Strom. Durch diesen Stromfluss ändert sich das Membranpotenzial. Dieser Vorgang wird **Depolarisation** genannt. Durch die Depolarisation ändert sich für die Dauer des Ionenflusses das elektrische Feld in der Umgebung der Zelle: Das Zellinnere wird im Membranbereich positiv und das Membranpotenzial beträgt maximal +30 mV. Auch diese Änderung kann mit Elektroden gemessen werden.

Repolarisation

Am Ende einer Depolarisation ist die Zelle in ihrem Inneren positiv geladen. In der nachfolgenden Zeit erholt sich die Zelle von ihrem Aktionspotenzial und stellt die ursprünglichen Konzentrationsverhältnisse wieder her. Die **Repolarisation** dient also der Rückführung in das Ruhemembranpotenzial. Dies geschieht, indem Natriumionen aus der Zelle transportiert und Kaliumionen im Gegenzug in die Zelle gepumpt werden.

Transmitter

Transmitter sind chemische Botenstoffe und dienen in unterschiedlicher Weise der Informationsübertragung im Körper. Sie sind einerseits an der Umwandlung eines elektrischen Signals aus dem Nervensystem in ein biochemisches Signal beteiligt; andererseits können im Blutplasma vorliegende Botenstoffe

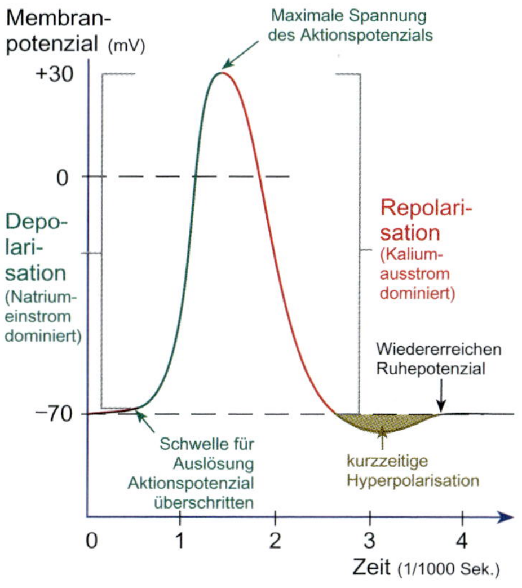

Abb. 3.18 Der Spannungsverlauf an der Zellmembran bei Ablauf eines Aktionspotenzials [L190]

(z. B. Katecholamine aus dem Nebennierenmark, ➤ 3.7.2) direkt an einem Organ wirken.

Die bedeutendsten Transmitter und ihre Aufgaben sind in ➤ Tab. 3.6 dargestellt.

Rezeptoren

Rezeptoren (➤ Abb. 3.19) sind die „Antennen" der Zellen. Sie nehmen Signale aus dem Körper auf und leiten sie in die Zellen der Organe weiter. Resultat ist ein in der Zelle messbarer Anstieg oder Abfall der Aktivität. Rezeptoren reagieren auf Transmitter, Drücke oder Reize in den Sinnesorganen (z. B. Schmerzempfindung in der Haut, Lichteinfall,

Tab. 3.6 Transmitter und ihre Funktionen

Transmitter	Funktion
Acetylcholin	neuromuskuläre Übertragung an der motorischen Endplatte, Übertragung parasympathischer Nervenimpulse im vegetativen Nervensystem
Dopamin	Kontrolle emotionaler und geistiger Leistungen, Steuerung von Bewegungsabläufen, Katecholaminwirkung
Noradrenalin, Adrenalin	Katecholaminwirkung, Übertragung sympathischer Nervenimpulse im vegetativen Nervensystem

Schallwellen). ➤ Tab. 3.7 zeigt die wichtigsten Gruppen von Rezeptoren im Körper und nennt Beispiele für ihre Transmitter und Lokalisation.

Synapse

Die im Nervenkörper erzeugten Aktionspotenziale breiten sich innerhalb weniger Millisekunden entlang des Axons aus. Die Aktionspotenziale werden an das Ende des Axons zu den Endaufzweigungen, den **Synapsen** (➤ Abb. 3.19), geleitet. Synapsen bilden die **Verbindungspunkte** zwischen einem Axon und nachgeschalteten Strukturen wie Dendriten, Muskeln und Drüsen. Die Nervenimpulse werden über die Transmitter in den Synapsen weitergeleitet und mithilfe von Rezeptoren in ein biochemisches Signal umgewandelt.

Aufbau einer Synapse

Die **präsynaptische Membran** liegt am kolbenartig verdickten Ende des Axons. Sie enthält in Vesikel eingeschlossene Transmitter. Ihr gegenüber liegt die **postsynaptische Membran,** der die Rezeptoren für die Transmitter aufsitzen. Zwischen beiden Membranen liegt der etwa 50 nm breite **synaptische Spalt,** der Elektrolytflüssigkeit und Enzyme enthält.

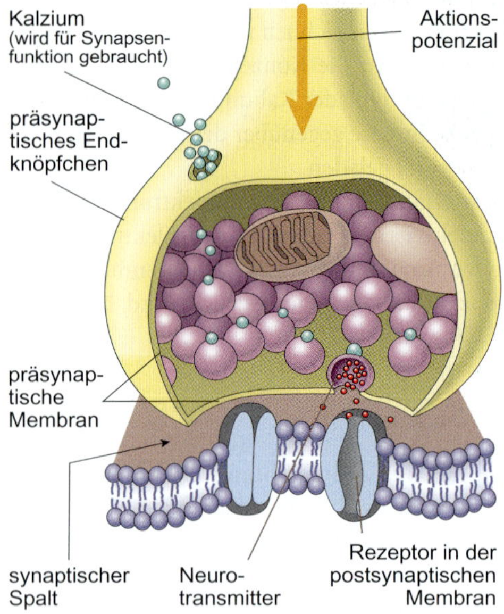

Abb. 3.19 Erregungsübertragung an einer Synapse. Die in den synaptischen Bläschen gespeicherten Neurotransmitter werden bei Erregung in den synaptischen Spalt ausgeschüttet. Sie binden an Rezeptoren auf der postsynaptischen Membran. [L190]

3.3.2 Einteilung des Nervensystems

Anatomische Gliederung

Topografisch werden zwei große Bereiche des Nervensystems unterschieden:

- Zum **zentralen Nervensystem (ZNS)** gehören Gehirn und Rückenmark.
- Das **periphere Nervensystem (PNS)** besteht aus Spinal- und Hirnnerven.

Funktionelle Gliederung

Bei der Gliederung nach den Funktionen des Nervensystems ergibt sich folgende Unterteilung (➤ Tab. 3.8):

Tab. 3.7 Wichtige Rezeptoren im menschlichen Körper

Gruppe	Reaktion auf	Lokalisation
chemische Rezeptoren (Chemorezeptoren)	• Atemgase • pH-Wert	Atemzentrum, Aortenbogen, A. carotis
Druckrezeptoren (Barorezeptoren)	• Blutdruck • Venendruck • Füllungszustand von Hohlorganen	• Aortenbogen, A. carotis • Herzvorhof • Herzvorhof, Darm, Blase
Osmorezeptoren	osmotischer Druck von Salzen	Gehirn
α-Rezeptoren	Adrenalin, Noradrenalin	periphere Arteriolen
β_1-Rezeptoren	Adrenalin, Noradrenalin, Acetylcholin	Reizbildungszentren und -weiterleitung am Herzen
β_2-Rezeptoren	Adrenalin, Noradrenalin, Acetylcholin	Lunge, Gebärmutter

Tab. 3.8 Funktionelle Gliederung des Nervensystems

Animales Nervensystem			Vegetatives Nervensystem	
Motorisches System	Sensorisches System	Sensibles System	Sympathikus	Parasympathikus
Bewusste und unbewusste Innervation quergestreifter Muskulatur	• Sehen • Hören • Riechen • Schmecken	• Berührung • Schmerz • Temperaturempfinden	• Abbau • Energieentladung	• Aufbau/Erholung • Energiespeicherung

- Das **animale** (willkürliche) Nervensystem umfasst das **motorische** System, das die quergestreifte Muskulatur innerviert, das **sensorische** System, das Wahrnehmungen aus den Sinnesorganen vermittelt, und das **sensible** System, das Eindrücke von Rezeptoren sammelt.
- Das **vegetative** (**autonome,** unwillkürliche) Nervensystem besteht aus den beiden Anteilen **Sympathikus** und **Parasympathikus,** die auf die inneren Organe einwirken und darüber die Körperfunktionen im Gleichgewicht halten. Aus dieser Funktion heraus wird verständlich, dass das vegetative Nervensystem autonom ist, also nicht dem Willen des Menschen folgt.

3.3.3 Zentrales Nervensystem (ZNS)

Hüllen und Hohlräume des ZNS

Hirn- und Rückenmarkshäute

Gehirn und Rückenmark liegen geschützt innerhalb knöcherner Strukturen und sind an ihrer Oberfläche von den sogenannten Hirnhäuten **(Meningen)** umgeben. Diese werden nach Beschaffenheit und Aussehen unterschieden und benannt:

- Harte Hirnhaut **(Dura mater)**
- Weiche Hirnhaut **(Leptomeninx),** bestehend aus:
  - Spinnwebenhaut **(Arachnoidea)**
  - Zarter Hirnhaut **(Pia mater)**

MERKE
Eine Entzündung der Hirnhäute heißt Meningitis.

Dura mater

Die harte Hirnhaut **(Dura mater)** ist eine feste, aus Bindegewebe bestehende Haut, die dem Schädelknochen von innen fest anhaftet. Dazwischen verlaufen Arterien, welche die Dura mater und die platten Schädelknochen versorgen (Aa. meningeae).

Im Bereich der Wirbelsäule liegt zwischen Knochen und Dura mater ein von Fett und Venen gefüllter Raum **(Epiduralraum).**

Duplikaturen von Dura mater erzeugen im Gehirn Hohlräume **(Sinus),** die venöses Blut enthalten (Sinus durae matris) und zugleich Gehirnstrukturen voneinander abgrenzen (z. B. Falx cerebri).

MERKE
Eine Verletzung der Hirnhautarterien führt zu einer Einblutung zwischen Schädelknochen und Dura mater, die als epidurales Hämatom (EDH) bezeichnet wird (➤ 18.4).

Zwischen der Dura mater und der Arachnoidea liegt der **Subduralraum,** der als kleiner Spalt Kapillaren enthält.

MERKE
Eine Blutung in den Subduralraum wird als subdurales Hämatom (SDH) bezeichnet (➤ 18.4).

Leptomeninx

Die weiche Hirnhaut **(Leptomeninx)** kann in **Arachnoidea mater** und **Pia mater** unterteilt werden.

Arachnoidea

Die Spinnwebenhaut **(Arachnoidea)** besteht aus einem dünnen Häutchen, das unterhalb der Dura mater anhaftet und von dem aus feine „spinnwebenartige" Bindegewebsfäden zur Gehirn- bzw. Rückenmarksoberfläche ziehen, ohne in die einzelnen Furchen hineinzureichen. Die auf diese Weise entstehende Höhle ist der **Subarachnoidalraum,** in dem zahlreiche Arterien verlaufen und der den äußeren Liquorraum bildet.

MERKE
Einblutungen in den Subarachnoidalraum heißen Subarachnoidalblutungen (SAB, ➤ 15.3).

Pia mater

Die zarte Hirnhaut **(Pia mater)** liegt als dünnes, transparentes und gefäßführendes Häutchen direkt der Gehirn- bzw. Rückenmarksoberfläche auf und reicht dabei in alle Furchen hinein. Dadurch wird das Gehirn bzw. Rückenmark von den übrigen Strukturen abgegrenzt.

Ventrikelsystem und Liquorräume

Hohlräume **(Ventrikel)** im Inneren des Gehirns und des Rückenmarks sowie der Subarachnoidalraum enthalten Liquor cerebrospinalis. Nach ihrer Lage werden sie in die inneren und äußeren Liquorräume unterteilt:

- Der Subarachnoidalraum bildet den äußeren Liquorraum.
- Die inneren Liquorräume bestehen im Gehirn aus vier Hirnventrikeln und im Rückenmark aus dem Zentralkanal.

Gehirnwasser **(Liquor cerebrospinalis)** ist eine klare Flüssigkeit, die in den Hirnventrikeln gebildet wird und neben geringen Mengen an Leukozyten und Eiweißen einen Zuckergehalt von etwa 60 mg/dl (3,3 mmol/l) aufweist. Der Liquor umhüllt das gesamte ZNS und schützt es so vor Stößen. Insgesamt werden täglich etwa 600 ml Liquor produziert, die im Subarachnoidalraum rasch wieder resorbiert werden.

Gehirn

Das Gehirn (➤ Abb. 3.20) ist das **wichtigste Organ** des ZNS. Es liegt geschützt zwischen Schädelbasis und Schädelkalotte in der Schädelhöhle (➤ 3.5.3). Die wesentliche Aufgabe des Gehirns ist es, Informationen von Sinneswahrnehmungen aus der Umwelt zu verarbeiten, motorische Vorgänge zu steuern und die inneren Organe zu kontrollieren. Das Gehirn ist generell für alle Aktivitäten – sowohl bewusste als auch unbewusste – verantwortlich. Es kann auch als Sitz der Persönlichkeit eines Menschen mit all seinen Gefühlen, Gedanken und Begabungen bezeichnet werden.

Das Gehirn besteht aus über 14 Milliarden **Nervenzellen,** von denen jede einzelne wiederum über Fortsätze mit bis zu 10 000 anderen Nervenzellen bis in das Rückenmark hinein verbunden ist.

Die **Oberflächenbeschaffenheit** des Gehirns ähnelt einer Walnuss und seine Konsistenz einem Pudding. Bei einem ausgewachsenen Menschen wiegt es durchschnittlich 1,3 Kilogramm. Heute gilt es als ausgeschlossen, dass ein Zusammenhang zwischen der Größe des Gehirns und der Intelligenz eines Menschen besteht.

Das Gehirn setzt sich aus mehreren, entwicklungsgeschichtlich unterschiedlich alten **Abschnitten** zusammen, die auch unterschiedliche Aufgaben wahrnehmen (➤ Tab. 3.9).

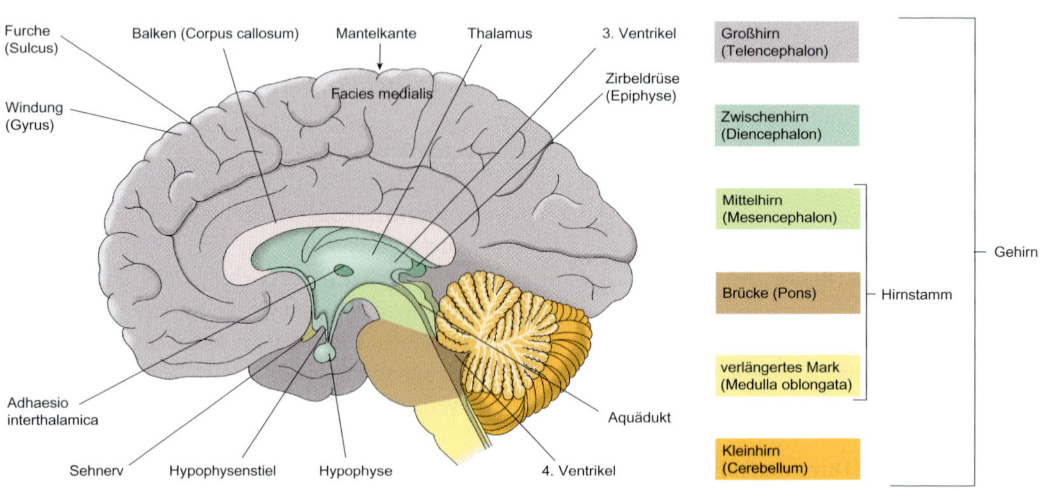

Abb. 3.20 Hirnstrukturen in einem Medianschnitt des Gehirns [L190]

Tab. 3.9 Wichtige Gehirnabschnitte und ihre Aufgaben

Abschnitt	Funktionen
Großhirn	• Psyche, Stimmung, Motivation • Bewegung • Sinneswahrnehmungen • Sensibilität • Sprache
Kleinhirn	• Koordinierung von Bewegungen • Unbewusste Stütz- und Haltemotorik
Zwischenhirn • **Thalamus** • **Hypothalamus** • **Hypophyse**	• Sensibles Integrationszentrum • Übergeordnetes Zentrum des autonomen Nervensystems, Steuerung des endokrinen Systems • Endokrine Drüse, Steuerung des endokrinen Systems
Hirnstamm • **Mittelhirn und Brücke** • **Verlängertes Mark (Medulla oblongata)**	• Verbindung von Gehirn und Rückenmark, Schutzreflexe • Atemzentrum, Kreislaufzentrum, Brechzentrum

MERKE

Über zwei dicke Nervenstränge – die sogenannte **Pyramidenbahn** – ist das Großhirn mit der Skelettmuskulatur verbunden. Dabei kreuzen die Fasern der rechten Gehirnhälfte auf die linke Seite und umgekehrt. Das führt dazu, dass die rechte Gehirnhälfte die linke Körperhälfte steuert und umgekehrt.

Blutversorgung des Gehirns

Die **arterielle** Blutversorgung des Gehirns erfolgt über die rechte und linke A. carotis und zwei Arterien der Wirbelsäule (Aa. vertebralis, die sich in der A. basilaris vereinigen), die einen kleinen, eigenständigen Kreislauf (**Circulus arteriosus cerebri** bzw. **Circulus arteriosus Willisii**) bilden und verschiedene Abgänge ausbilden (➤ Abb. 3.21). Die Blutgefäße des Hirnarterienrings verlaufen im Subarachnoidalraum und können die Hirndurchblutung in Grenzen unabhängig vom systemischen Blutdruck konstant halten **(Autoregulation).** In der Hirnsubstanz selbst finden sich viele Kapillaren zur weiteren Blutversorgung, die aus den Arterien im Subarachnoidalraum entspringen. Pro Minute erhält das Gehirn etwa 750 ml Blut (≈15 % des HMV) zur Durchblutung.

Der **venöse** Abfluss des Blutes aus dem Gehirn erfolgt über die Hirnsinus in die V. jugularis interna und von dort über die obere Hohlvene in den rechten Herzvorhof.

ACHTUNG

Durchblutungsstörungen im Gehirn können vielfache Ursachen haben. Am häufigsten ist der Schlaganfall (Apoplex, ➤ 15.2). Ebenso kann ein Schädel-Hirn-Trauma (➤ 18.4) die Durchblutung des Gehirns empfindlich stören. Sauerstoffmangel im Gehirn führt zwangsläufig nach einigen Sekunden zur Bewusstlosigkeit und nach wenigen Minuten zum Untergang von Nervengewebe.

Bewusstsein

Arbeiten die verschiedenen Bereiche des zentralen Nervensystems ungestört zusammen, ist der Mensch bei Bewusstsein.

Das **quantitative Bewusstsein** wird durch den Wachheitsgrad **(Vigilanz)** des Menschen bestimmt. Wachheitsstufen reichen von Benommenheit **(Somnolenz)** über tiefen Schlaf **(Sopor)** bis hin zum **Koma** (➤ 15.1).

Die **qualitativen Bewusstseinsstörungen** zeichnen sich durch verminderte Bewusstseinsklarheit (z. B. Halluzinationen) aus. Bewusstseinsklare Menschen sind zur eigenen Person, zur Situation, zu Ort und Zeit orientiert und ihre Gedanken folgen formal-logischen Denkabläufen (z. B. gezieltes Antworten auf Fragen).

Weitere **Bewusstseinsqualitäten** sind:

- Reaktion auf Reize (z. B. Schmerz, Rütteln an den Schultern)
- Ungestörte Sinneswahrnehmungen (Sehen, Hören, Riechen, Schmecken, Fühlen/Tasten)
- Merkfähigkeit und Erinnerung
- Bewegungsfähigkeit (Funktion der Skelettmuskulatur)
- Intakte Schutzreflexe: Husten, Schlucken, Niesen

Ein uneingeschränktes Bewusstsein wird begrifflich als klar, wach oder orientiert zusammengefasst.

ACHTUNG

In Abhängigkeit von der Tiefe einer quantitativen Bewusstseinsstörung verliert der Patient sein qualitatives Bewusstsein bis zu einem vollständigen Ausfall lebenswichtiger Schutzreflexe.

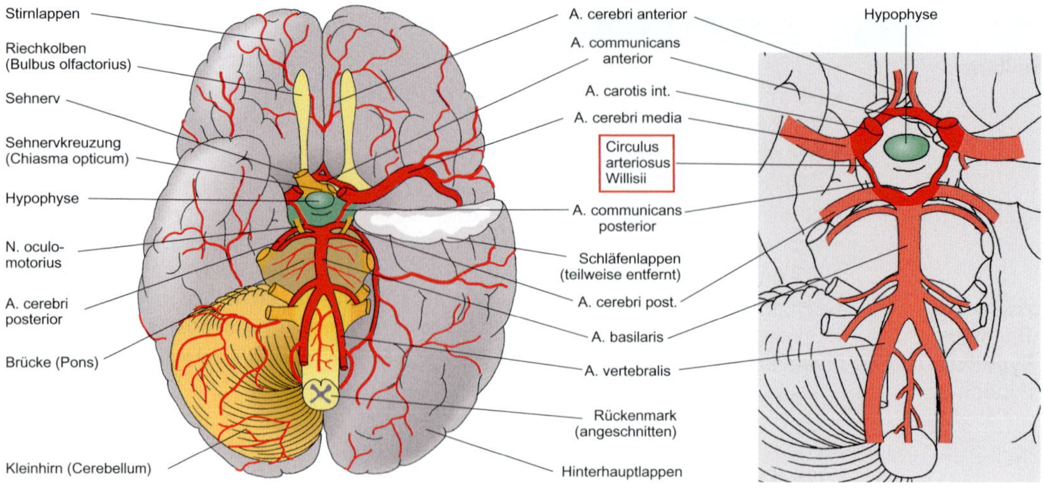

Abb. 3.21 Verlauf der das Gehirn versorgenden Arterien an der Hirnbasis [L190]

Rückenmark

Das Rückenmark ist etwa 40–50 cm lang und reicht von der Unterseite des Gehirns bis in den Bereich des zweiten Lendenwirbels. Sein Durchmesser beträgt etwa 1 cm und es wiegt etwa 25 g. Der röhrenförmige Aufbau des Rückenmarks ermöglicht seine Lage im Wirbelkanal (**Spinalkanal,** ➤ Abb. 3.22) im Inneren der Wirbelsäule (➤ 3.5.3).

Die Nervenzellen des Rückenmarks bilden dabei einen **Nervenstrang,** der wie ein Informationskabel der Signalübermittlung dient: Sensorische und sensible Informationen aus der Körperperipherie werden empfangen und in das Gehirn weitergeleitet. Aus dem Gehirn werden motorische Befehle an die Nerven des peripheren Nervensystems abgegeben.

Das Rückenmark folgt einer **segmentalen Gliederung** in acht Gebiete des Halsmarks (C1 bis C8), zwölf Gebiete des Brustmarks (Th1 bis Th12), fünf Gebiete des Lendenmarks (L1 bis L5), vier bis fünf Segmente des Kreuzbeingeflechts (S1 bis S4/5) und ein bis drei Steißbeinsegmente (Co1 bis Co3). Aus den einzelnen Rückenmarkssegmenten entspringen die Nervenwurzeln der peripheren Nerven **(Spinalnerven).** Obwohl das Rückenmark kürzer als die Wirbelsäule ist, verlassen die Spinalnerven den Wirbelkanal erst in Höhe des zugehörigen Wirbels. Auf der Haut lassen sich sensibel versorgte Hautareale **(Dermatome)** mit Bezug zum entsprechenden Rückenmarkssegment identifizieren.

PRAXISTIPP

Insbesondere bei traumatologischen Notfällen unter Mitbeteiligung des Rückenmarks (z. B. Querschnittslähmung, ➤ 18.3) können aufgrund von Ausfallerscheinungen der Hautsensibilität Rückschlüsse auf die Höhe einer Rückenmarksverletzung gezogen werden. Dabei gilt als ein wichtiger Orientierungspunkt, dass das Hautareal um den Bauchnabel herum dem zehnten Brustsegment (Th10) entspricht.

3.3.4 Peripheres Nervensystem (PNS)

Als **Nervenfaser** bezeichnet man den Fortsatz einer Nervenzelle. Mehrere Nervenfasern sind meist durch Hüllen aus Bindegewebe zu **Nerven** zusammengefasst. Die Versorgung von Organen oder Körperteilen mit Nervenfasern und deren Reizübertragung bezeichnet man als **Innervation.** Die Innervation dient der Steuerung von Körpervorgängen durch Reizausübung (Erregung) und Reizwahrnehmung.

Das **periphere Nervensystem** umfasst die Gesamtheit aller Hirn- und Rückenmarksnerven, sobald diese die Rückenmarkssegmente oder den

Hirnstamm verlassen haben, außerdem alle Ganglien und Rezeptoren, soweit sie außerhalb des **zentralen Nervensystems (ZNS)** liegen.

Das periphere Nervensystem verbindet somit das zentrale Nervensystem mit dem Körper über 43 Nervenpaare. Davon stammen 12 Hirnnervenpaare aus dem Gehirn und 31 bzw. selten 32 Spinalnervenpaare aus dem Rückenmark.

Die **Hirnnerven** (HN) entspringen direkt dem Gehirn und durchqueren die Schädelbasis. Ihre Hauptversorgungsgebiete sind der Kopf, der Hals und die Thoraxeingeweide. Die wichtigsten Hirnnerven sind:

- N. oculomotorius (III. HN): Einstellung der Pupillenweite
- N. facialis (VII. HN): Innervation der mimischen Muskulatur und der Zunge
- N. vagus (X. HN): Parasympathikus im Kopf-, Hals-, Thorax- und Abdomenbereich

Aus den Zwischenwirbellöchern rechts und links der Wirbelsäule treten die **Spinalnerven** aus dem Rückenmark aus und bilden die peripheren Nerven. Die Nerven enthalten Axone, die als Fortsätze aus den Nervenzellkörpern des ZNS stammen und über Bindegewebshüllen gegeneinander isoliert sind.

3.3.5 Vegetatives Nervensystem (VNS)

Das vegetative Nervensystem gliedert sich in zwei Teile: Sympathikus und Parasympathikus. Sie beeinflussen durch ihr antagonistisches Zusammenspiel die Tätigkeit sämtlicher innerer Organe im Körper nahezu gegenläufig. Dabei werden Sympathikus und Parasympathikus dergestalt reguliert, dass Aktivität und Entspannung der Organe im Gleichgewicht bleiben (➤ Tab. 3.10).

Der **Sympathikus** entspringt dem Brust- und Lendenmark des Rückenmarks und bildet den sogenannten sympathischen Grenzstrang. Er bewirkt zumeist eine Leistungssteigerung von Herz, Lunge und Muskulatur in Stress- und Gefahrenmomenten.

Neben einigen weiteren Hirnnerven stellt der N. vagus den wichtigsten Teil des **Parasympathikus** dar. Außerdem entspringen dem Kreuzbeingeflecht zusätzliche parasympathische Fasern. Der Parasympathikus bewirkt die Entspannung und Regeneration des Körpers und dient dem Energieaufbau.

MERKE

Am vegetativen Nervensystem wirken zahlreiche Medikamente. So führen z. B. Katecholamine wie Adrenalin (z. B. Suprarenin®) zu einer Aktivitätszunahme des sympathischen Systems. Atropinsulfat (z. B. Atropin®) blockiert das parasympathische System und stimuliert somit indirekt den Sympathikus.

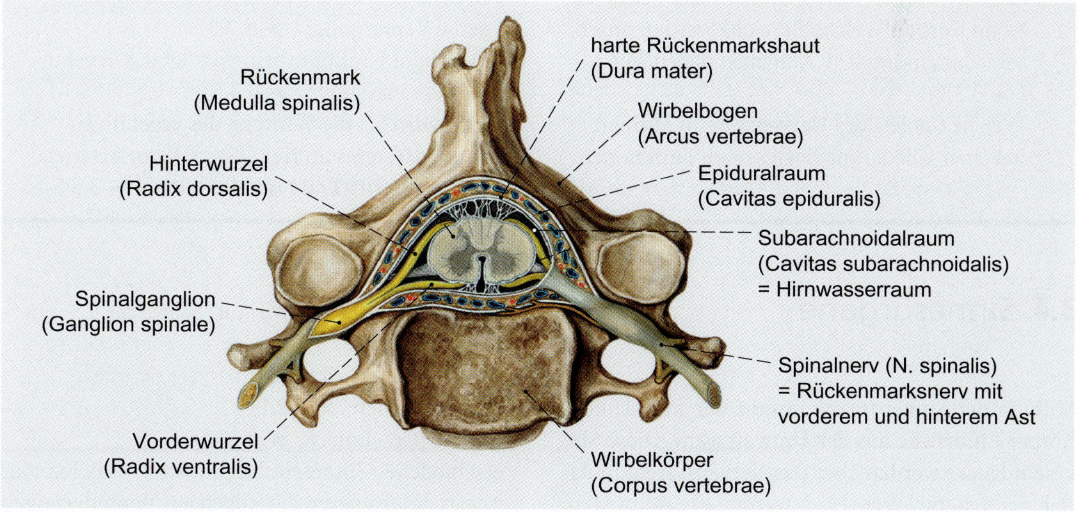

Abb. 3.22 Lage des Rückenmarks im Wirbelkanal eines Halswirbels [S007-3-23]

Tab. 3.10 Wirkung von Sympathikus und Parasympathikus an verschiedenen Organen

Organ	Parasympathikus	Funktion	Sympathikus
Auge (➤ 3.4.2)	Miosis	**Pupille**	Mydriasis
Bronchien (➤ 3.2.7)	Bronchokonstriktion	**Durchmesser**	Bronchodilatation
	vermehrte Sekretion	**Sekretion**	verminderte Sekretion
Haut (➤ 3.4.1)	–	**Blutgefäße**	Vasokonstriktion
Herz (➤ 3.1.1)	Frequenzabnahme	**Frequenz**	Frequenzzunahme
	–	**Kraft**	Kraftzunahme
	–	**Erregbarkeit**	Erregungszunahme
	langsamere Erregungsleitung	**Erregungsleitung**	schnellere Erregungsleitung
	–	**Koronargefäße**	Vasokonstriktion Vasodilatation
Magen-Darm-Trakt (➤ 3.6.1)	–	**Blutgefäße**	Vasokonstriktion
	Tonussteigerung	**Peristaltik**	Tonusminderung
	vermehrte Sekretion	**Sekretion**	verminderte Sekretion

Wiederholungsfragen

1. Welche Hauptaufgaben hat das Nervensystem? (➤ 3.3)
2. Welche charakteristischen Baumerkmale prägen die Nervenzelle? Nennen Sie ihre Funktionen. (➤ 3.3.1)
3. Wie kommt das Ruhemembranpotenzial zustande? (➤ 3.3.1)
4. Was sind Transmitter und welche Aufgaben haben sie? (➤ 3.3.1)
5. Was ist eine Synapse und wo sind Synapsen lokalisiert? Beschreiben Sie den Aufbau einer Synapse und ihre Funktionsweise. (➤ 3.3.1)
6. Gliedern Sie das Nervensystem nach seiner Lage im Körper. Welche Bereiche werden unterschieden und welche Aufgaben haben sie? (➤ 3.3.2)
7. Welche Gebiete des Nervensystems können bei einer Gliederung nach seinen Funktionen unterschieden werden? Nennen Sie ihre Funktionen. (➤ 3.3.2)
8. Benennen Sie die Hirn- und Rückenmarkshäute, beschreiben Sie ihre Lage zueinander und erläutern Sie ihre Funktionen. (➤ 3.3.3)
9. Was ist Liquor? Wo kommt er vor und welche Aufgaben erfüllt er? (➤ 3.3.3)
10. Erläutern Sie die wichtigsten Funktionen des Gehirns anhand der unterschiedlichen Gehirnabschnitte. (➤ 3.3.3)
11. Wie erfolgt die arterielle Blutversorgung des Gehirns? Wo sind die Hirnarterien lokalisiert? Welche großen Körperarterien ermöglichen seine Versorgung? (➤ 3.3.3)
12. Welchem Funktionsprinzip folgt das vegetative Nervensystem? (➤ 3.3.5)
13. Erläutern Sie die Wirkung des vegetativen Nervensystems an Herz, Bronchien, Arterien, Magen-Darm-Trakt und Pupillen. (➤ 3.3.5)

3.4 Sinnesorgane

Mithilfe der Sinnesorgane nimmt der menschliche Körper **Eindrücke aus der Umwelt** wahr. Diese Sinneseindrücke werden über das Nervensystem in das Gehirn weitergeleitet. Dort werden sie dem Menschen bewusst. Zu den Sinnesorganen zählen:

- Haut (Tastsinn, Temperatur, Schmerz)
- Augen (Sehen)
- Ohr (Hören, Gleichgewicht)
- Nase (Riechen, ➤ 3.2.1)
- Zunge (Geschmack, ➤ 3.6.1)

Verschiedene Sinneseindrücke sind miteinander vernetzt. So reagieren die Augen auf Veränderungen im Gleichgewicht. Mit der Wahrnehmung bestimmter Gerüche über die Nase wird der dazugehörige Geschmack assoziiert.

3.4.1 Haut

Die Haut (➤ Abb. 3.23) ist mit einer Fläche von 1,5–2 Quadratmetern und einem Eigengewicht von etwa $\frac{1}{6}$ des Körpergewichts das größte Organ des menschlichen Körpers. Sie überzieht als derb-elastische Hülle die äußere Oberfläche des Körpers und geht an den Körperöffnungen in die Schleimhaut über. Die Haut gliedert sich in drei Schichten:

- Die Oberhaut **(Epidermis)** besteht aus einem mehrschichtigen, verhornten Plattenepithel, das über zapfenartige Vorstülpungen **(Papillen)** mit der darunter liegenden Lederhaut verbunden ist. Die Oberhaut enthält keine Blutgefäße.
- Die Lederhaut **(Corium)** besteht aus elastischem, kollagenem Bindegewebe, das die mechanische Widerstandsfähigkeit der Haut ermöglicht. Die Lederhaut enthält Blut- und Lymphgefäße und die meisten **Hautanhangsgebilde,** wie Haarwurzeln mit Talgdrüsen, Schweißdrüsen, Tastkörperchen sowie freie Nervenendigungen zur Schmerzempfindung und als Kälte- und Wärmerezeptoren.
- Die Unterhaut **(Subkutis)** ist eine Verschiebeschicht zwischen der Haut und den tiefer liegenden Faszien der Muskulatur. In der Unterhaut findet sich vermehrt **Fettgewebe.** Dieses dient der Polsterung und Wärmeisolation, es enthält bereits größere Blutgefäße und kleinere Nerven.

MERKE

Wunden führen zu einer Kontinuitätsunterbrechung der Haut.

Die Haut ist ein äußerst vielseitiges Organ und für die Beurteilung von Verletzten und Kranken (➤ 6.2.1) besonders bedeutsam. Die wichtigsten **Funktionen** der Haut sind:

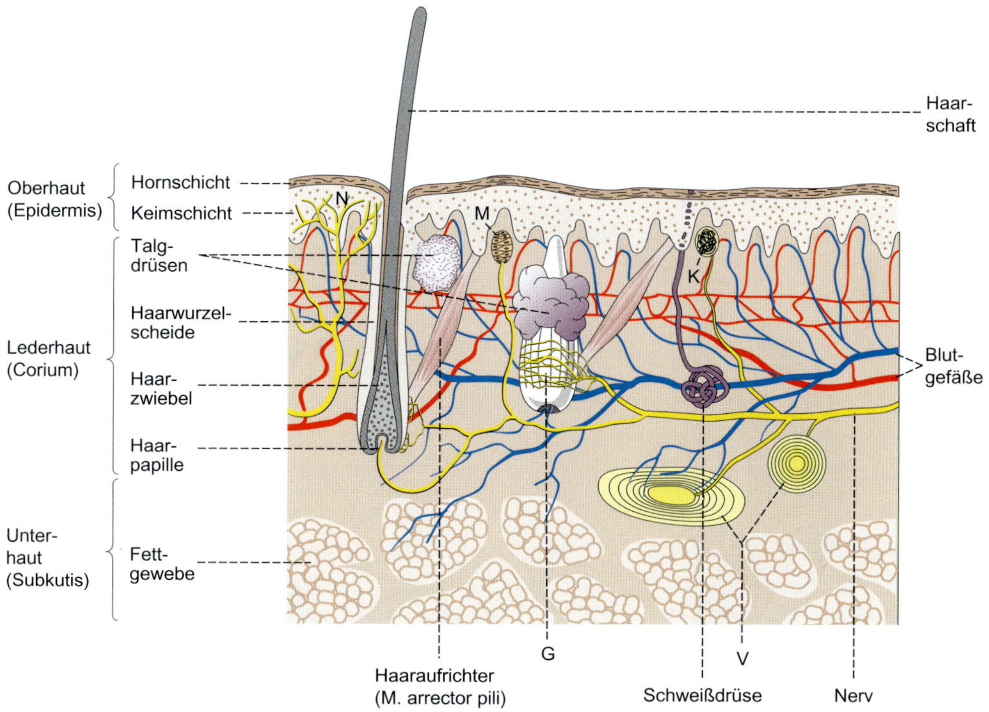

Abb. 3.23 Schichten, Strukturelemente und Anhangsorgane der Haut. M, K, N, G und V stellen Rezeptoren in der Haut dar. Die einzelnen Nervenfasern, die von den verschiedenen Rezeptoren ausgehen, wurden zur besseren Übersicht in einem Nerv zusammengefasst. [L106]

- Wärmeregulation
- Mechanischer Schutz und Widerstandsfähigkeit
- Schutz vor dem Eindringen von Mikroorganismen über den Säureschutzmantel der Haut
- Schutz vor Verdunstung und Beteiligung an der Regulation des Wasser-Elektrolyt-Haushalts
- Tastsinn über eingelagerte Rezeptoren
- Schmerz- und Temperaturempfindung über freie Nervenenden

3.4.2 Auge

Die Augen (➤ Abb. 3.24) sind im vorderen Teil der knöchernen Augenhöhle (**Orbita,** ➤ 3.5.3) eingebettet und stellen einen vorgelagerten Teil des Gehirns dar. **Augenmuskeln** ermöglichen den Augen eine beachtliche Bewegungsfähigkeit. Die **Augenlider** – Ober- und Unterlid – sind bewegliche Hautfalten, die gemeinsam mit der Orbita dem Auge einen erheblichen Schutz gegenüber äußeren Einflüssen bieten.
Das Auge ist aus drei Hüllen aufgebaut:

- Die äußere Hülle des Auges ist die Bindehaut **(Konjunktiva).** Sie besteht im vorderen Teil des Auges aus Hornhaut **(Kornea)** und geht im oberen und unteren Teil in die Lederhaut **(Sklera)** über. Die Bindehaut bestimmt im Wesentlichen Form und Widerstandsfähigkeit des Augapfels. Als feucht glänzende Schleimhaut mit zahlreichen hellroten Blutgefäßen legt sie sich unter Freilassung der Hornhaut über den Augapfel. Die Bindehaut verbindet Lider und Augapfel zu einer beweglichen Einheit.
- Die mittlere Hülle des Auges besteht aus der Regenbogenhaut **(Iris),** dem **Ziliarkörper** und der Aderhaut **(Chorioidea).** Zwischen Regenbogenhaut und Bindehaut liegt die **vordere Augenkammer,** die das Kammerwasser zur Ernährung von Binde- und Regenbogenhaut enthält. In der Mitte der Regenbogenhaut gibt es eine kreisrunde Aussparung, die **Pupille.** Zwischen Pupille und Glaskörper befindet sich die am Ziliarkörper aufgehängte **Linse,** die mit der Regenbogenhaut die **hintere Augenkammer** bildet. Hornhaut und Linse stellen zusammen den optischen Brechapparat dar. Über Kontraktion und Entspannung des Ziliarkörpers verändert die Linse ihre Form und damit ihre Brechkraft. Wie bei einem Fotoapparat dient sie der Fokussierung des einfallenden Lichts und ermöglicht so eine scharfe Abbildung auf der Netzhaut. Im hinteren Teil des Auges geht die Regenbogenhaut in die Aderhaut

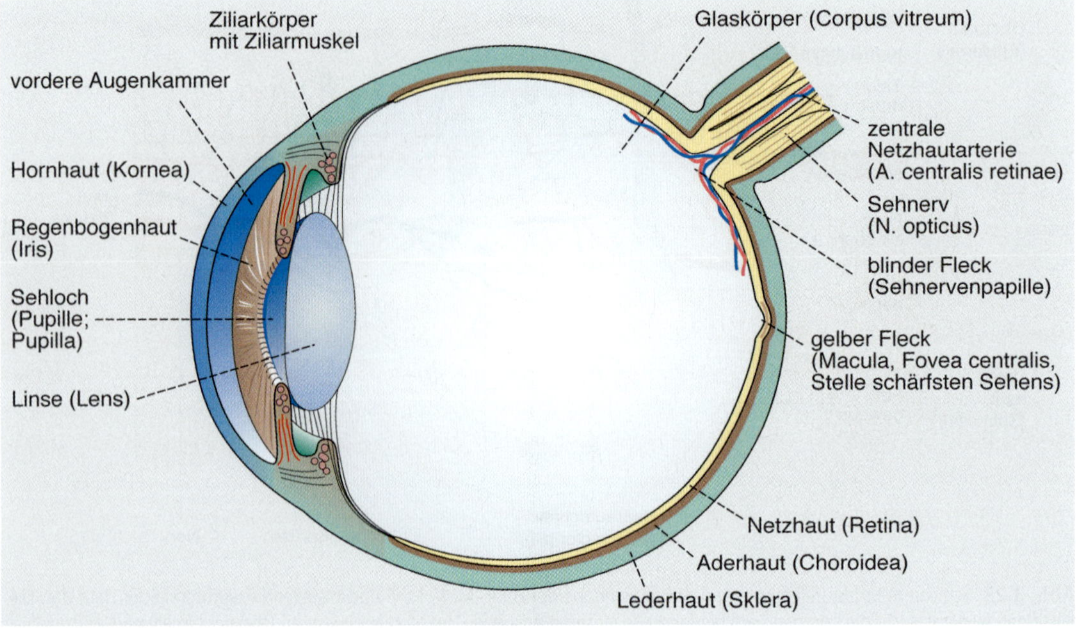

Abb. 3.24 Augapfel mit Wandschichten und Innenstrukturen [L106]

über. Diese verfügt über ein umfangreiches Gefäßnetz und stellt ein wichtiges Blutreservoir mit Ernährungsfunktionen für das Auge dar. Der wasserklare und gallertartige **Glaskörper** füllt den Raum zwischen Linse und Netzhaut aus und gilt als mechanischer Puffer.

- Die innerste Hülle des Auges ist die Netzhaut **(Retina).** Sie liegt am hinteren Rand des Auges und ist der Ort des Sehens. Sie enthält die **Sehzellen** (Fotorezeptoren: Stäbchen und Zapfen), die über den optischen Brechapparat die Lichtimpulse aufnehmen und als Nervenimpulse über den Sehnerv in den okzipitalen Teil des Großhirns (➤ 3.3.3) (Sehzentrum) weiterleiten.

ACHTUNG

Eine Abflussbehinderung zwischen hinterer und vorderer Augenkammer kann den Augeninnendruck erhöhen und auf diese Weise einen Glaukomanfall auslösen (➤ 23.1.2).

3.4.3 Ohr

Das Ohr (➤ Abb. 3.25) besteht aus Außen-, Mittel- und Innenohr und dient als **Hör- und Gleichgewichtsorgan.** Beim Hörvorgang werden Schallwellen aus der Umgebung aufgenommen und in Nervenimpulse umgewandelt. Die Gleichgewichtswahrnehmung erfolgt über Lageveränderungen des Körpers.

Das **Außenohr** besteht aus der Ohrmuschel und dem äußeren Gehörgang. Die Ohrmuschel ist aus elastischem Knorpel aufgebaut, der von Haut überzogen ist. Wie ein Trichter erfasst sie Schallwellen aus der Umwelt, die über den äußeren Gehörgang zum Trommelfell weitergeleitet werden.

Das **Mittelohr** (Paukenhöhle) wird vom Außenohr durch das **Trommelfell** luftdicht abgegrenzt. In der Paukenhöhle liegen die drei **Gehörknöchelchen** Hammer, Amboss und Steigbügel, die über kleine Gelenke miteinander verbunden sind. Der Hammer ist mit dem Trommelfell verwachsen. Gerät nun das Trommelfell durch die eintreffenden Schallwellen in Schwingungen, bewegen sich die Gehörknöchelchen mit und leiten die Schalldruckwellen auf diese Weise in das Innenohr weiter. Um einen Druckausgleich im Mittelohr herstellen zu können, besteht über die Ohrtrompete **(Eustachi-Röhre, Tuba auditiva Eustachii)** eine Verbindung zum Rachenraum.

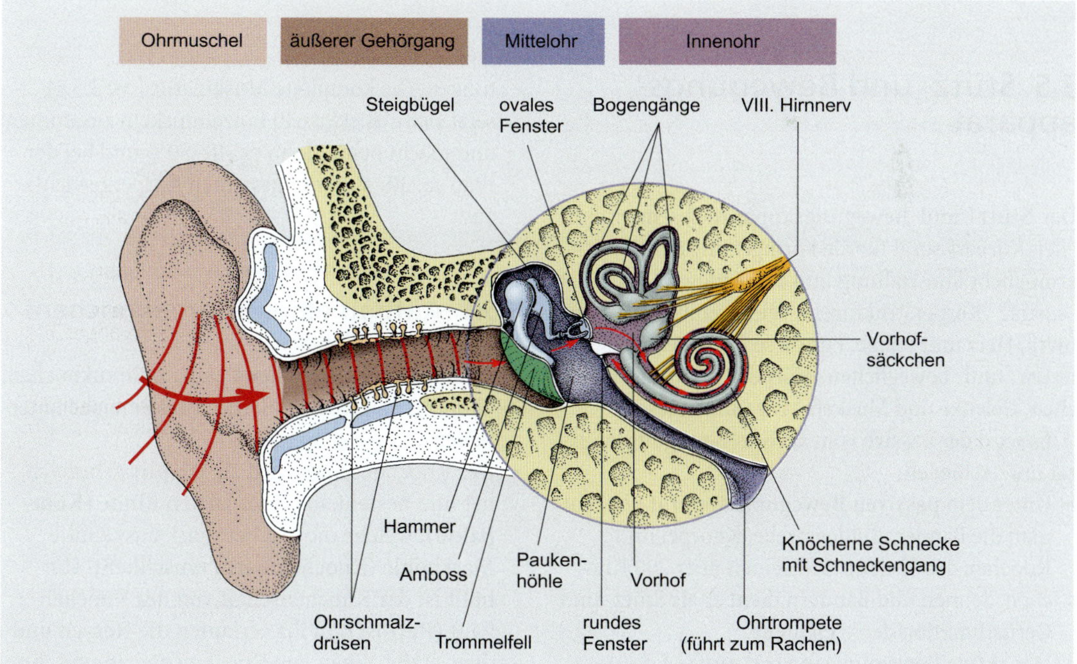

Abb. 3.25 Bau des Hörorgans (mit Vestibularapparat). Hellblau = Perilymphe; dunkelblau = Endolymphe [L190]

3

ACHTUNG

Das Mittelohr ist nur über einen dünnen Knochen der Schädelbasis (➤ 3.5) und die Hirnhäute vom Gehirn getrennt. Eine Blutung aus dem Ohr im Rahmen eines Schädel-Hirn-Traumas erfordert die Verdachtsdiagnose einer Schädelbasisfraktur (➤ 18.4).

Das **Innenohr** ist vom Mittelohr durch einen Knochen mit zwei kleinen Öffnungen getrennt. Im Innenohr befinden sich die für den Hörvorgang und die Gleichgewichtswahrnehmung maßgeblichen Organe, die Schnecke **(Cochlea)** und die Bogengänge **(Vestibularorgan).**

Die **Schnecke** besteht aus einem flüssigkeitsgefüllten Raum. Durch die Schalldruckwellen wird die Flüssigkeit **(Endolymphe)** in Bewegung versetzt. Die strömende Flüssigkeit in den Schneckengängen reizt die Härchen der Hörzellen. Diese Reize lösen elektrische Impulse aus, die in das Hörzentrum im Großhirn weitergeleitet werden.

Das **Vestibularorgan** besteht aus drei Bogengängen und zwei Vorhofsäckchen, die ebenfalls mit Endolymphe gefüllt sind. Die Bogengänge registrieren Drehbewegungen wie Nicken, Wenden und Drehen des Kopfes, die Vorhofsäckchen ermöglichen die Realisierung von Linearbeschleunigungen wie Vorwärts- und Rückwärtsgehen. Lageveränderungen bewirken die Strömung der Endolymphe. Ähnlich dem Hörvorgang werden hier die mechanischen Vorgänge in elektrische Impulse umgewandelt, die allerdings in das Kleinhirn geleitet werden.

Wiederholungsfragen

1. Beschreiben Sie den Aufbau der Haut und erläutern Sie die Funktionen der einzelnen Teile. (➤ 3.4.1)
2. Beschreiben Sie den Aufbau des Auges und erläutern Sie die Aufgaben der einzelnen Teile. (➤ 3.4.2)
3. Beschreiben Sie den Aufbau des Ohrs und erläutern Sie die Funktionen der einzelnen Teile. (➤ 3.4.3)

3.5 Stütz- und Bewegungsapparat

Der **Stütz- und Bewegungsapparat** des menschlichen Körpers sorgt für die Formgebung des Körpers, ermöglicht ihm Haltung und Bewegung und schützt sensible Körperstrukturen, wie Gehirn, Rückenmark, Herz und Lunge. Für diese Aufgaben ist er aus festen und beweglichen Körperstrukturen (Knochen, Gelenke und Muskeln) zusammengesetzt.

Es wird der passive vom aktiven Bewegungsapparat unterschieden:

- Unter dem **passiven Bewegungsapparat** versteht man die Bänder, Bindegewebe, Knorpel und Knochen des Skeletts. Mit seinen über 200 Knochen, Sehnen und Bändern dient er als Stütz- und Gerüstfunktion der Weichteile.
- Der **aktive Bewegungsapparat** umfasst die gesamte Skelettmuskulatur mit ihren Hilfseinrichtungen. Die komplette Muskulatur (➤ 3.5.4) setzt sich aus etwa 630 Einzelmuskeln zusammen und macht beim Mann ca. 40–50 % und bei der Frau ca. 30–40 % des gesamten Körpergewichts aus.

3.5.1 Aufbau eines Röhrenknochens

Im Aufbau eines **Knochens** (z. B. Röhrenknochen, ➤ Abb. 3.26) werden äußerlich drei Bereiche unterschieden:

- Der Knochenschaft wird als **Diaphyse** bezeichnet und besteht aus einer harten Rinde **(Kompakta),** welche die mit Fettmark ausgefüllte Markhöhle (Knochenmark) umschließt. Umhüllt ist der Knochenschaft von der Knochenhaut **(Periost).** In ihr verlaufen die Nerven und die Gefäße, die in den Knochen ziehen und ihn ernähren.

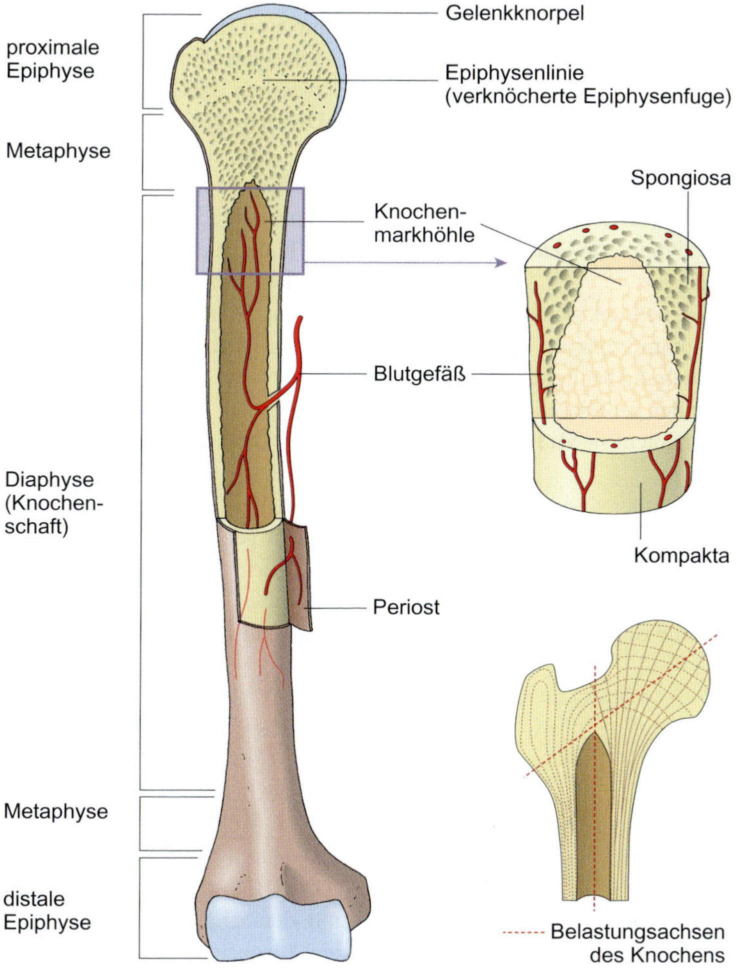

Abb. 3.26 Aufbau eines Röhrenknochens [L190]

- An den Knochenenden befinden sich die von Knorpelgewebe überzogenen Gelenkflächen, die **Epiphysen.** Sie sind mit einer schwammartig aussehenden, harten Substanz **(Spongiosa)** ausgekleidet, die räumlich so angeordnet ist, dass sie bei geringem Eigengewicht optimale Festigkeit gewährleistet.
- Zwischen den erstgenannten beiden Strukturen liegt die Wachstumszone (**Metaphyse** oder **Epiphysenfuge**). Von dieser Region geht im Kindes- und Jugendalter das Knochenlängenwachstum aus. Später verknöchert sie.

Größe, Form und innere Struktur der verschiedenen Knochen richten sich nach ihrer **Funktion.** Neben den Röhrenknochen gibt es noch kurze Knochen (z. B. Hand- und Fußwurzelknochen) und flache/platte Knochen (z. B. Schädel, Schulterblatt). Knochen, die in keine dieser Gruppen passen, werden als unregelmäßig geformte Knochen bezeichnet (z. B. Wirbelknochen).

3.5.2 Knochenverbindungen

Miteinander verbunden sind die einzelnen Knochen über **Gelenke** (nicht kontinuierliche, bewegliche Verbindungen) und **Haften** (kontinuierliche Verbindungen, z. B. Kreuzbein).

Gelenkaufbau

Gelenke bestehen aus den folgenden Anteilen (➤ Abb. 3.27):

- **Gelenkkopf und Gelenkpfanne:** Sie sind mit Knorpel überzogen und bezeichnen die am Gelenk beteiligten Knochenenden.
- **Gelenkkapsel:** Sie setzt an der Knochenhaut an und umschließt das komplette Gelenk als bindegewebige Membran.
- **Gelenkschmiere:** Sie befindet sich in dem Spalt zwischen Gelenkkopf und -pfanne. Zum einen verhindert sie die Reibung bei Bewegungen, zum anderen ernährt sie den gefäßlosen Knorpel über Diffusion. Außerdem dient sie als Puffer bei Druckbelastungen.
- **Gelenkbänder:** Die Bänder sind straffe Fasern aus Bindegewebe, die von Knochen zu Knochen ziehen und mit der Kapsel verwoben sind. Sie geben zusätzliche Stabilität. Das Körpergewicht und die Muskeln halten die Gelenke ebenfalls zusammen.

Gelenkformen

Die Gelenke werden nach ihren Bewegungsmöglichkeiten unterteilt:

- **Einachsige Gelenke:** Das **Scharniergelenk,** z. B. im Finger, lässt als Bewegung nur das Beugen und Strecken (Bewegung in einer Ebene) zu.
- **Zweiachsige Gelenke:** Sie erlauben Bewegungen um zwei Hauptachsen. Beispiele hierfür sind das **Sattelgelenk** des Daumens oder das **Eigelenk** zwischen Hand und Unterarm.
- **Dreiachsige Gelenke:** Der typische Vertreter dieser Gelenkform ist das **Kugelgelenk,** z. B. das Hüftgelenk. Hier sind auch kreisende Bewegungen in alle Richtungen möglich.

Man findet auch Kombinationen aus verschiedenen Gelenken, so z. B. das **Drehscharniergelenk** im Knie oder das Ellenbogengelenk, das sich sogar aus drei Gelenken zusammensetzt.

3.5.3 Das menschliche Skelett

Das menschliche Skelett (➤ Abb. 3.28) wird in drei Bereiche gegliedert:

- Schädel
- Rumpf
- Extremitäten

Schädel

Die knöchernen Strukturen des Schädels (➤ Abb. 3.29, ➤ Abb. 3.30) werden in Hirn- und Gesichtsschädel unterteilt.

Der **Hirnschädel** besteht aus dem Schädeldach und der Schädelbasis. Das **Schädeldach** wird aus dem Stirnbein, den beiden Scheitel- und Schläfenbei-

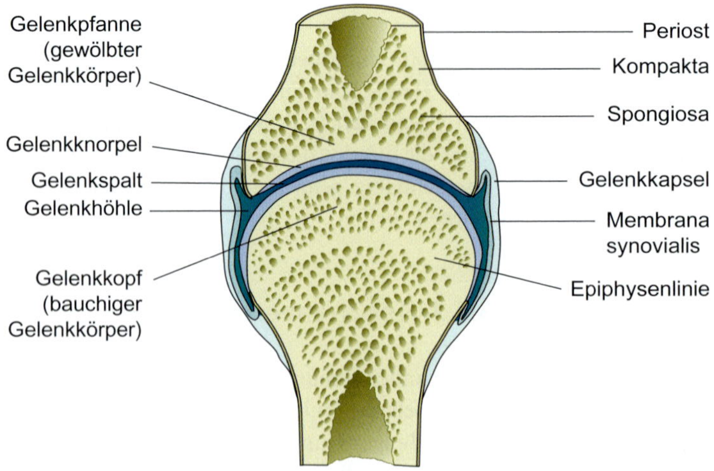

Abb. 3.27 Gelenkaufbau [L190]

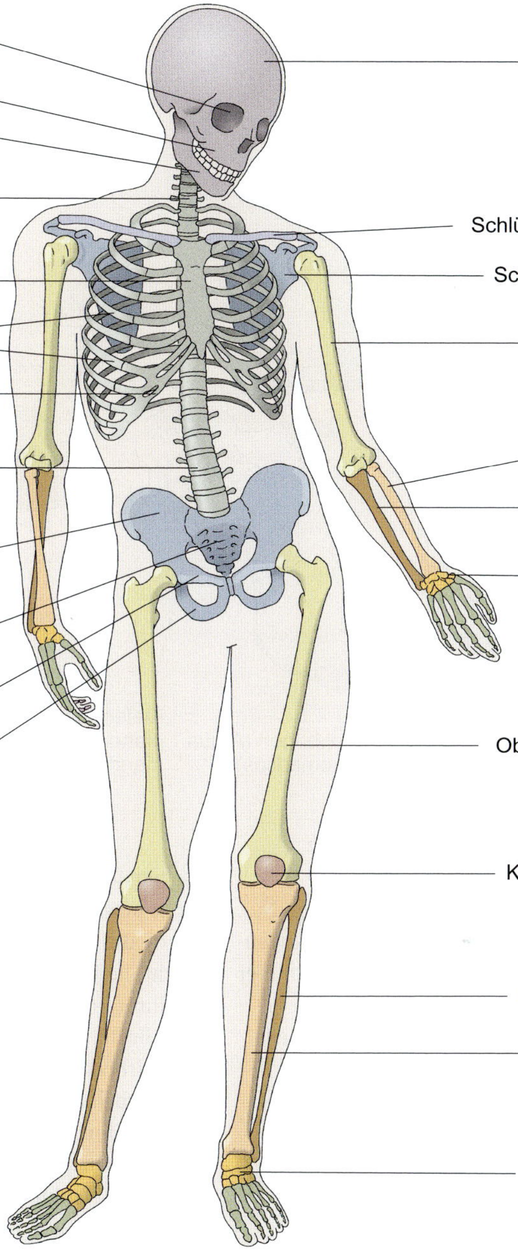

Abb. 3.28 Menschliches Skelett [L190]

nen und dem größten Teil des Hinterhauptbeins gebildet. Die komplette untere Begrenzung der Schädelhöhle wird als **Schädelbasis** bezeichnet, die in die vordere, mittlere und hintere Schädelgrube unterteilt wird. In jeder dieser Gruben gibt es zahlreiche Löcher, durch die Nerven und Gefäße aus der Schädelhöhle austreten. Die größte Öffnung ist das Hinterhauptsloch (**Foramen magnum**); hier verlassen das Rückenmark sowie Nerven und Blutgefäße die Schädelhöhle.

Der **Gesichtsschädel** besteht aus mehreren Anteilen. Zu seinen wichtigsten Knochen gehören:

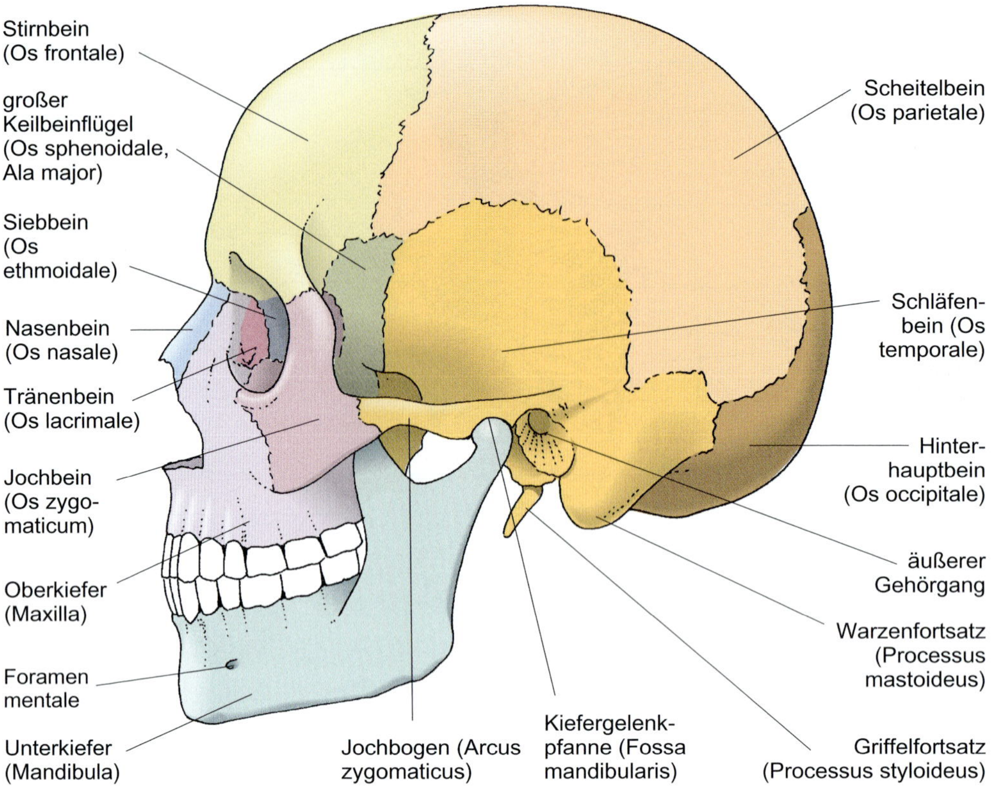

Abb. 3.29 Schädel Seitenansicht [L190]

- Der **Unterkiefer** mit den **Zahnfächern.**
- Der **Oberkiefer,** der Anteile der knöchernen Nasenhöhle und den Boden der knöchernen Augenhöhle (**Orbita**) bildet; zusätzlich gibt es auch hier Zahnfächer.
- Das **Jochbein,** es begrenzt die Augenhöhle seitlich.
- Das **Nasenbein,** welches den oberen Teil des Nasenrückens bildet (anschließend Knorpel).

Rumpf

Als Rumpf wird die Kombination aus Wirbelsäule, Brustkorb und Becken bezeichnet.

Wirbelsäule

Der aufrechte Gang des Menschen wird maßgeblich durch die Wirbelsäule (➤ Abb. 3.31) und das Becken ermöglicht. Die Wirbelsäule ist durch die zwischen den **Wirbelknochen** liegenden **Bandscheiben** sehr beweglich. Diese dienen als Puffer und vermindern die Reibung bei Bewegungen. Insgesamt besteht die Wirbelsäule aus 33 bis 34 Wirbeln, die sich in ihrer Form bis auf zwei Ausnahmen sehr ähneln. Die Bestandteile des Wirbelknochens sind:

- Wirbelkörper
- Wirbelbogen
- Dornfortsatz
- Zwei Querfortsätze
- Vier Gelenkfortsätze

Zwischen den Wirbelkörpern und den Dornfortsätzen existiert ein Hohlraum **(Wirbelloch).** Die Wirbellöcher bilden den **Wirbel- oder Spinalkanal,** durch den das **Rückenmark** zieht. Seitlich treten die Spinalnerven aus. Aufgrund der zunehmenden Körperlast nimmt auch die Größe der Wirbelkörper von oben nach unten zu.

Die Wirbelsäule ist in fünf Abschnitte unterteilt:

- **Halswirbelsäule (HWS):** Sie besteht aus sieben Halswirbeln (C1 bis C7). Der erste **(Atlas)** und

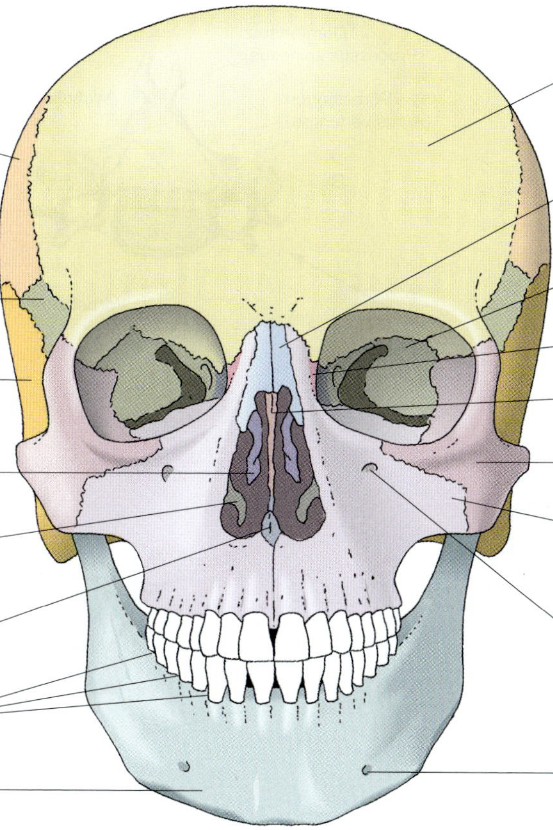

Abb. 3.30 Schädel Frontalansicht [L190]

zweite **(Axis)** Halswirbel unterscheiden sich anatomisch von allen anderen Wirbelknochen. Der Atlas ist lediglich ein Knochenring (Wirbelbogen) ohne eigentlichen Wirbelkörper. Auf ihm sitzt der Hinterhauptsknochen des Schädels. Er ist mit dem zweiten Halswirbelkörper über einen vom Axis nach oben gerichteten Zahn **(Dens axis)** verbunden. Dieses Gelenk ermöglicht die Drehbewegung des Kopfes **(Genick).** Bei einer Fraktur des Dens axis besteht die Gefahr, dass dieser Zahn das verlängerte Rückenmark verletzt. Im Halsbereich ist die Wirbelsäule leicht nach vorn gebogen **(Lordose).**

- **Brustwirbelsäule (BWS):** Sie besteht aus zwölf Brustwirbeln (Th1 bis Th12). An ihnen setzen die Rippen an. Im Brustbereich ist die Wirbelsäule leicht nach hinten geneigt **(Kyphose).**
- **Lendenwirbelsäule (LWS):** Sie besteht aus fünf Lendenwirbeln (L1 bis L5). Neben der HWS ist hier die Beweglichkeit am größten. Die Wirbelsäule ist leicht nach vorn gebogen **(Lordose).**
- **Kreuzbein:** Es besteht aus fünf miteinander verschmolzenen Kreuzbeinwirbeln (S1 bis S5), die eine **Kyphose** bilden.
- **Steißbein:** Es besteht aus vier bis fünf verwachsenen Steißbeinwirbeln (Co1 bis Co5).

Brustkorb (Thorax)

Der Brustkorb **(Thorax)** umschließt die in der Brusthöhle und der oberen Bauchhöhle liegenden Organe. Er besteht aus dem Brustbein **(Sternum),** den zwölf Rippenpaaren **(Costae)** und den zwölf **Brustwirbeln,** mit denen die Rippen über Gelenke verbunden sind. Das Sternum ist ein platter, mit rotem Knochenmark gefüllter Knochen. Bei den Rippen unterscheidet man auf jeder Seite die **sieben echten Rippen** (1. bis 7. Rippe), die eine direkte Gelenkverbin-

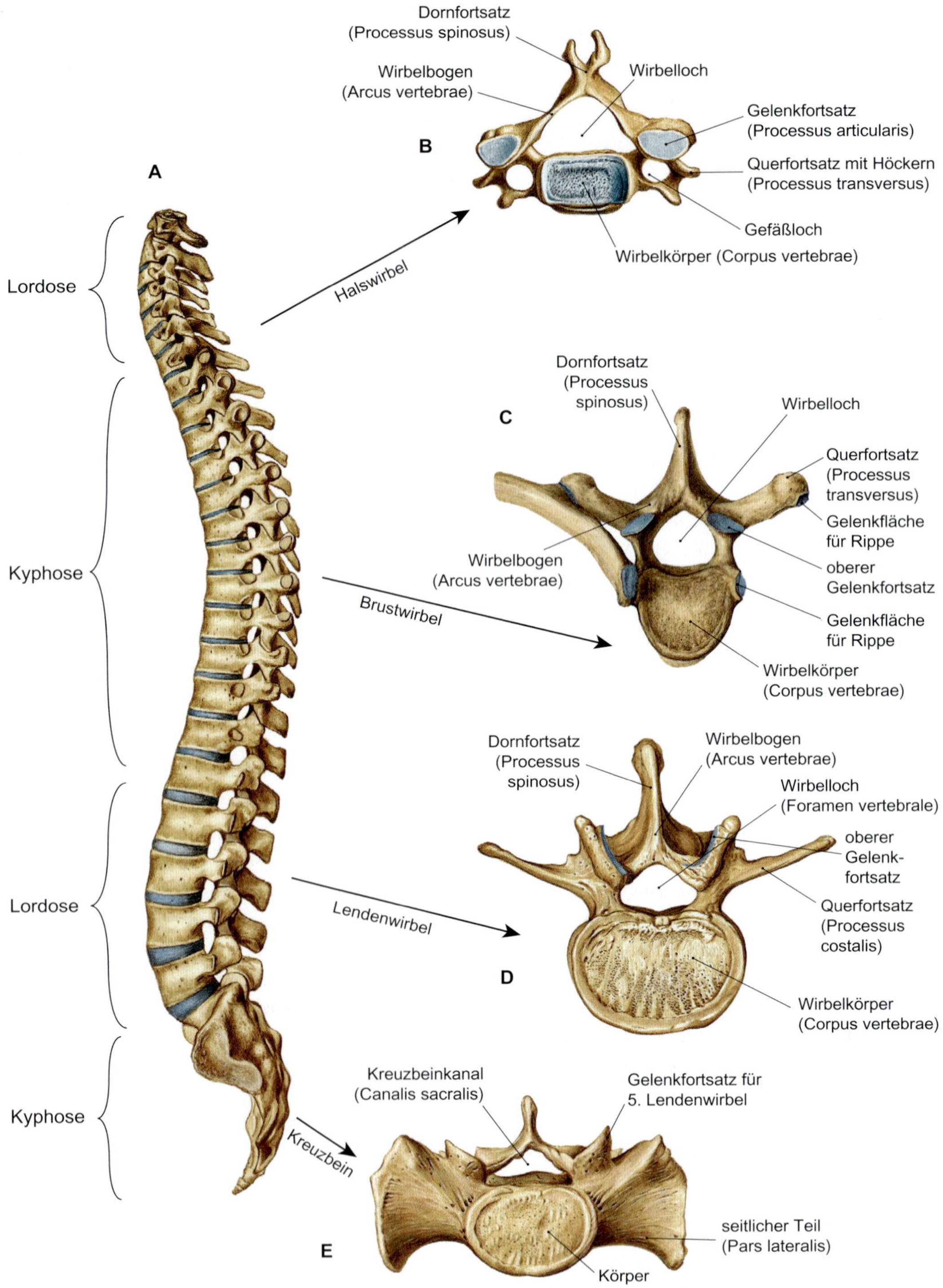

Abb. 3.31 Wirbelsäule und Wirbelknochen [S007-1-23]

dung zum Sternum haben, die **drei falschen Rippen** (8. bis 10. Rippe), die über eine gemeinsame Knorpelverbindung mit dem Sternum verbunden sind, und die beiden frei endenden **freien oder kurzen Rippen,** die keine Verbindung zum Sternum haben (11. und 12. Rippe).

Becken (Pelvis)

Das Becken **(Pelvis)** ist die Verbindung zwischen der Wirbelsäule und den unteren Extremitäten. Es ist ringförmig und wird aus dem Kreuzbein und den beiden Hüftbeinen gebildet, die sich wiederum jeweils aus drei platten, miteinander verwachsenen Knochen (**Schambein, Darmbein** und **Sitzbein**) zusammensetzen. Die Schambeine sind vorne über eine Knorpelhaft, die Schambeinfuge **(Symphyse),** miteinander verbunden. Als Verbindung zwischen Kreuzbein und Beckenschaufeln dient eine Knochenhaft, die hohe Stabilität und Schutz der im Becken liegenden Organe bietet. Den unteren Abschluss des Beckens bildet der **Beckenboden,** eine Platte aus Muskeln und Sehnen, die geschlechtsspezifische Unterschiede aufweist.

Obere Extremitäten

Als obere Extremitäten werden die **Arme** bezeichnet. Diese setzen sich aus den Oberarmknochen **(Humerus),** den Unterarmen mit Elle **(Ulna)** und Speiche **(Radius)** sowie den **Handskeletten** zusammen. Der Oberarmknochen ist ein klassischer Röhrenknochen, der über das Schultergelenk mit dem Brustkorb verbunden ist. Beim **Schultergelenk** handelt es sich um ein Kugelgelenk, das sich aus dem Schulterblatt **(Scapula),** dem Schlüsselbein **(Klavikula)** und dem **Humeruskopf** zusammensetzt. Als Verbindung zwischen Ober- und Unterarm dient das **Ellenbogengelenk** (Drehscharniergelenk). An der Daumenseite schließt sich hier die Speiche **(Radius),** auf der Kleinfingerseite die Elle **(Ulna)** an. Deren jeweils anderes Ende bildet zusammen mit den Handwurzelknochen das **Handgelenk.** Zwischen den Handwurzelknochen und den Fingerknochen liegen die Mittelhandknochen. Die **Finger** bestehen bis auf den Daumen aus drei Knochen. Der **Daumen** hat nur zwei Glieder und ist über ein Sattelgelenk mit den Mittelhandknochen verbunden.

Untere Extremitäten

Der am Hüftgelenk ansetzende Oberschenkelknochen **(Femur)** beschreibt den Anfang der unteren Extremitäten, der Beine. Der Femurkopf bildet zusammen mit der Gelenkpfanne des Beckens das **Hüftgelenk** (Kugelgelenk). Der Oberschenkelknochen ist der größte und kräftigste Röhrenknochen des menschlichen Körpers. Sein Schaft ist über den Oberschenkelhals in einem Winkel von 130° mit dem Oberschenkelkopf verbunden. Nach unten schließt sich der Unterschenkel an, der über das **Kniegelenk** (Drehscharniergelenk) mit dem Oberschenkel verbunden ist. Zum Knie gehört auch die Kniescheibe **(Patella),** die eine Reibung zwischen Sehne und Knochen verhindern soll. Der Unterschenkel besteht wie der Unterarm aus zwei Röhrenknochen, dem Schienbein **(Tibia)** und dem Wadenbein **(Fibula).** Sie bilden zusammen mit einem der Fußwurzelknochen **(Sprungbein)** das obere **Sprunggelenk,** das durch seitlich verlaufende Bänder stabilisiert wird (→ Bänderdehnung/-riss). Es schließen sich weitere Fußwurzelknochen und Mittelfußknochen an (Aufbau ähnlich der Hand). Die **Zehen** bestehen wie die Finger aus drei Knochen. Eine Ausnahme bildet hier der große Zeh, denn er besteht wie schon der Daumen nur aus zwei Knochen.

3.5.4 Muskulatur

Die Bewegung des Körpers ist nur durch das Zusammenspiel der Muskeln, Knochen, Bänder und Gelenke möglich. Die Muskulatur (➤ Abb. 3.32, ➤ Abb. 3.33) ist über Sehnen mit dem Skelett verbunden. Man unterscheidet bei den Muskeln zwischen **Beugern** und **Streckern.** Die **quergestreifte Skelettmuskulatur** ist willkürlich innerviert und schnell kontrahierbar (➤ 3.3.2). Sie kann große Kräfte mobilisieren, hat aber nur eine geringe Ausdauer. Daneben gibt es noch die **glatte Muskulatur** der inneren Organe. Sie ist nicht willkürlich innerviert, langsam kontrahierbar und entwickelt nur eine geringe Kraft, ermüdet dafür aber nicht. Eine Ausnahme stellt das Herz mit seiner charakteristischen Herzmuskulatur, dem **Myokard,** dar, das Elemente beider Muskelarten besitzt. Das Herz ist unwillkürlich innerviert, schnell kontrahierbar, sehr kräftig und ermüdet nicht.

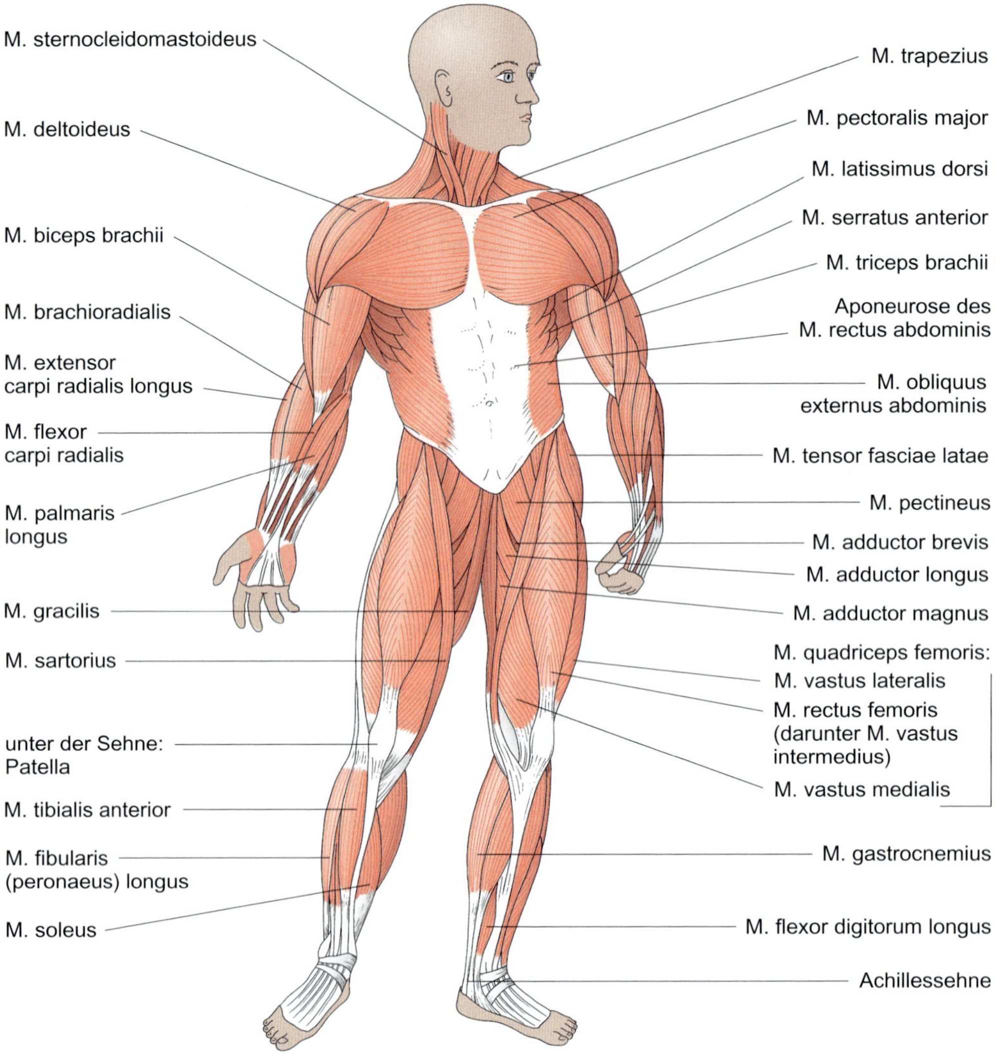

Abb. 3.32 Skelettmuskulatur von vorn [L190]

Wiederholungsfragen

1. Aus wie vielen Knochen besteht das menschliche Skelett und in welche Gruppen werden sie unterteilt? (➤ 3.5.1)
2. Wie ist ein Röhrenknochen aufgebaut? (➤ 3.5.1)
3. Welche Verbindungsarten zwischen Knochen kennen Sie? (➤ 3.5.2)
4. Aus welchen Anteilen besteht ein Gelenk? (➤ 3.5.2)
5. Nennen Sie drei Gelenkformen mit je einem Beispiel. (➤ 3.5.2)
6. Wie viele Wirbel hat der Mensch? (➤ 3.5.3)
7. Nennen Sie die fünf verschiedenen Anteile eines Wirbels. (➤ 3.5.3)
8. Wie heißt der erste Halswirbel und wie unterscheidet er sich von den anderen Wirbeln? (➤ 3.5.3)
9. Wie viele Rippenpaare hat ein Mensch? (➤ 3.5.3)
10. Welche verschiedenen Muskelarten gibt es im menschlichen Körper? Welche Eigenschaften haben sie? (➤ 3.5.4)

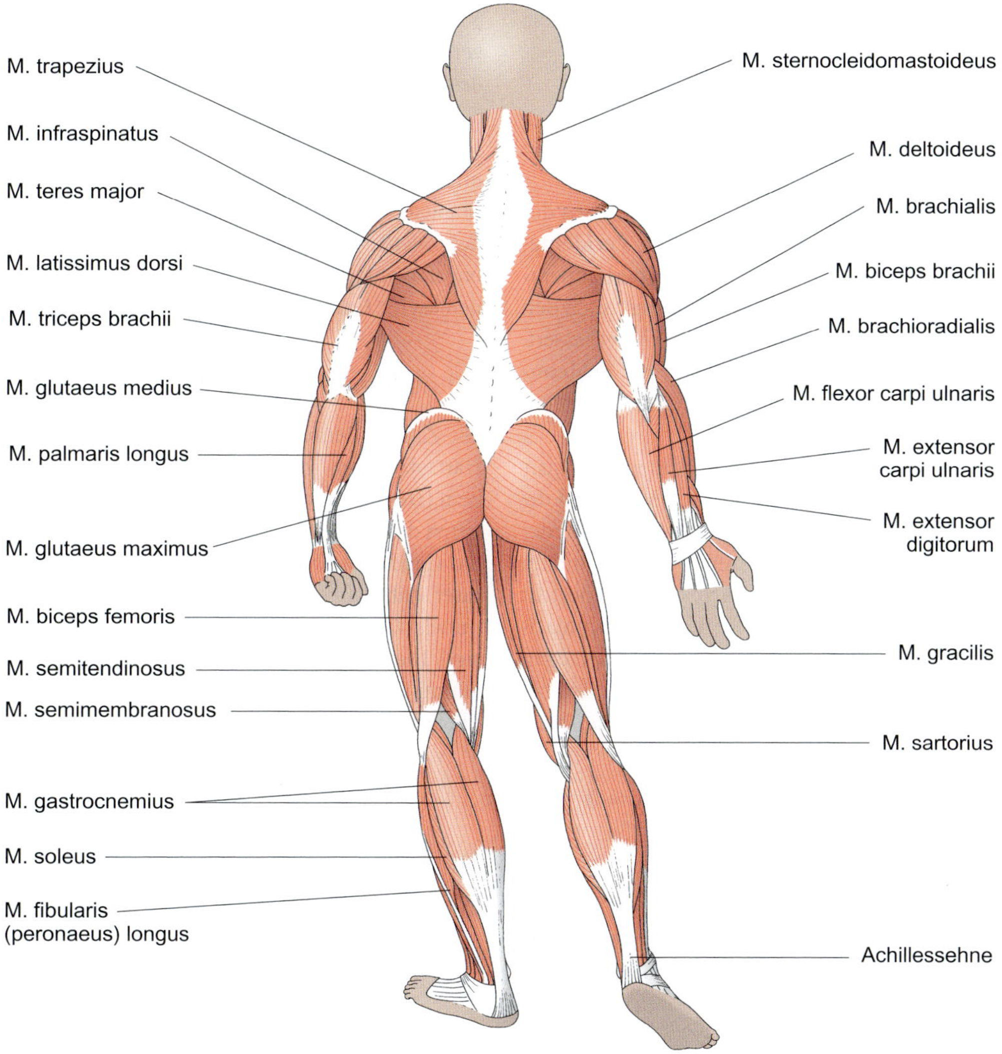

Abb. 3.33 Skelettmuskulatur von hinten [L190]

3.6 Verdauung und Abdomen

Die rettungsdienstliche Tätigkeit konfrontiert den Rettungsdienstmitarbeiter häufig mit verschiedenen Notfallsituationen, in denen genaue Kenntnisse über Aufbau und Funktion des Abdomens und des Speiseweges erforderlich sind. Deshalb ist es wichtig, sich die physiologischen und anatomischen Grundkenntnisse des Magen-Darm-Trakts anzueignen, um entsprechend reagieren und handeln zu können.

3.6.1 Verdauungsorgane

Der **Verdauungstrakt** gliedert sich in mehrere Abschnitte, von denen jeder spezifische Aufgaben erfüllt, sei es bei der Nahrungsaufnahme, dem Transport, der Zerkleinerung, der Verdauung oder der Ausscheidung. Der menschliche Körper ist stets auf die Aufnahme von Nahrung angewiesen, die in ihre Bestandteile Kohlenhydrate, Fette und Eiweiße zerlegt wird. Diese dienen dem **Neuaufbau** von Körpersubstanz, Botenstoffen und Wirkstoffen sowie dem **Energiege-**

winn für das Nervensystem, die Muskulatur und die Aufrechterhaltung aller Körperfunktionen.

Mundhöhle

In der Mundhöhle (➤ Abb. 3.34) erfolgt neben der **Aufnahme** von Nahrung bereits deren **Zerkleinerung,** die grobe **Anpassung** an die Körpertemperatur und die enzymatische **Vorverdauung** durch den Speichel, der zusätzlich die Gleitfähigkeit verbessert. Ausgekleidet ist die Mundhöhle von einer **Schleimhaut,** die aus mehrschichtigem und unverhorntem Epithel besteht.

Der **Mundboden** wird durch im Unterkiefer quer gespannte Muskulatur gebildet. Nach oben wird die Mundhöhle durch den harten Gaumen begrenzt, der nach hinten in den weichen Gaumen ausläuft und im **Zäpfchen** (Uvula) endet. Der **harte Gaumen** besteht aus einer Knochenplatte des Oberkiefers **(Os palatinum),** die von einer dünnen Hautschicht überzogen ist. Der hintere Abschnitt besteht aus willkürlich beweglicher (quergestreifter) Muskulatur, die beim Schluckakt als Muskelwulst den Nasenrachenraum verschließt und somit einen regelrechten Transport des Nahrungsbreis über den Rachen in die Speiseröhre ermöglicht. Nach vorne und zur Seite hin grenzen die **Zähne** die Mundhöhle ab, die je nach Position unterschiedliche Aufgaben erfüllen (Schneiden, Mahlen). Zum Schlund hin endet die Mundhöhle in der sogenannten **Rachenenge,** die beidseits von zwei bogenförmigen Muskeln begrenzt ist, zwischen denen je eine **Gaumenmandel** zu liegen kommt.

Zähne (Dentes)

Die Zähne (**Dentes,** ➤ Abb. 3.35) bestehen aus den Hartsubstanzen Zahnschmelz **(Enamelum),** Zahnbein **(Dentin)** und Zahnzement **(Cementum).** Im Inneren der Zähne befindet sich das Zahnmark (Pulpa), das Gefäße und Nerven enthält. Die Zähne ragen mit ihrer **Zahnwurzel** zapfenartig in den Kiefer, wo sie mittels vieler kleiner Bänder extrem fest aufgehängt sind. Die **Zahnkrone** ist von Zahnschmelz überzogen, der mit bis zu 97 % anorganischem Material (Kalzium, Phosphat) die härteste Substanz im menschlichen

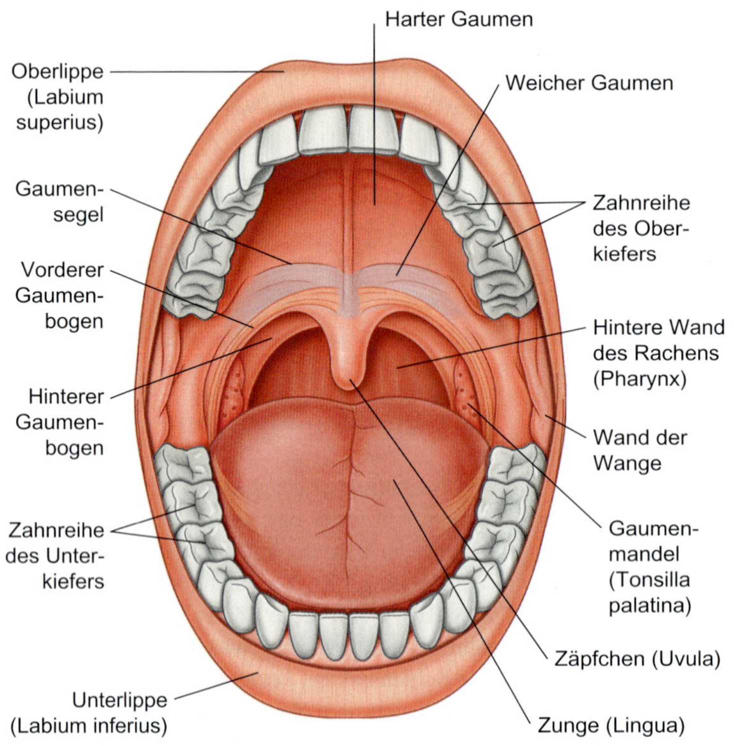

Abb. 3.34 Anatomie der Mundhöhle [E402]

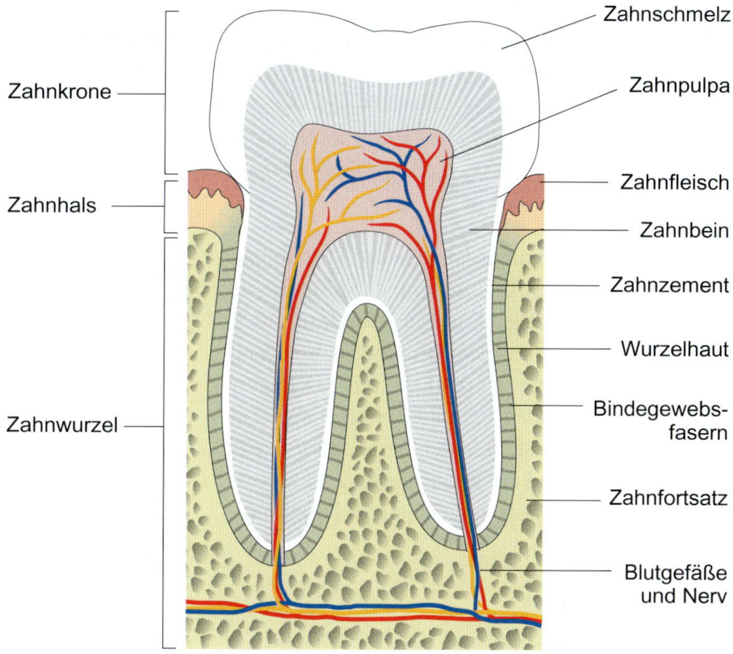

Abb. 3.35 Aufbau der Zähne [L190]

Körper ist. Im **Dentin,** das härter als Knochen ist, verlaufen in kleinen Kanälchen die Nervenfasern, die für die sensible Versorgung des Zahns zuständig sind.

Das **Milchgebiss** mit insgesamt 20 Zähnen entwickelt sich ab dem 6. Lebensmonat und ist im 2. Lebensjahr voll entwickelt. Ab dem 7. Lebensjahr erscheinen die ersten Zähne des **bleibenden Gebisses** mit insgesamt 32 Zähnen.

Zunge (Lingua)

Die Zunge **(Lingua)** besteht aus einem Zungenkörper **(Corpus linguae),** dem beweglichen **Zungenrücken** und dem feststehenden **Zungengrund.** Die Unterfläche der Zunge ist von einer sehr dünnen Schleimhautschicht überzogen, durch welche die einzelnen Zungenvenen gut sichtbar sind. Dank der extremen Beweglichkeit der Zunge ist diese in der Lage, mit ihrer Spitze jeden Punkt der Mundhöhle zu erreichen und die Nahrung sehr sensibel auf **thermische, geschmackliche und taktile Reize** zu untersuchen. Den hinteren Teil bildet der Zungengrund, der unmittelbar in den muskulösen Rachenschlauch **(Pharynx)** mündet. Die starke Verformbarkeit kommt der **Lautbildung,** dem Transport der Nahrung **(Schluckakt)** sowie der **Säuberung** des Mundes zugute. Auf der Oberfläche und an den Randbereichen befinden sich in charakteristischer Anordnung **Sinneszellen,** welche die Geschmacksempfindungen süß, salzig, sauer, bitter und umami („herzhaft") weiterleiten und für die Tastempfindlichkeit verantwortlich sind.

PRAXISTIPP

Aufgrund der guten Durchblutung der Zunge ist es möglich, Medikamente sublingual zu verabreichen. Diese Applikationsform ist für den Rettungsdienst, aufgrund ihrer niedrigen Invasivität und wegen des schnellen Wirkungseintritts, besonders geeignet.

Speicheldrüsen (Glandulae salivariae)

Neben kleinen, in der Mundhöhle versprengten Drüsen sind die drei wichtigsten und größten Speicheldrüsen **(Glandulae,** ➤ Tab. 3.11) die Ohrspeicheldrüse **(Glandula parotis),** die Unterzungendrüse **(Gl. sublingualis)** sowie die Unterkieferdrüse **(Gl. submandibularis).** Das Sekret der kleinen Drüsen dient vor allem dazu, die Wände der Mundhöhle feucht und glatt zu halten, weswegen sie auch **Spüldrüsen** genannt werden. Das Sekret der großen Drü-

3

Tab. 3.11 Speicheldrüsen

Drüse	Lage	Ausmündung
Glandula parotis	Grube zwischen aufsteigendem Unterkieferast und dem äußeren Gehörgang	Wangeninnenseite in Höhe der oberen Backenzähne
Glandula submandibularis	Innenseite des Unterkiefers	neben dem Zungenbändchen
Glandula sublingualis	auf einer Muskelplatte des Mundbodens	

sen wird über Ausführungsgänge in die Mundhöhle abgegeben. Neben der Anfeuchtung der Mundhöhle leitet es mittels spezieller Enzyme **(Amylase)** auch die **Vorverdauung** und biochemische Aufspaltung der Nahrung in kleine Bruchstücke ein. Insgesamt werden täglich zwischen 0,5 und 1,5 Liter Speichel produziert. Auch hier steuern der Sympathikus (zähflüssiger Speichel) und der gegenspielende Parasympathikus (reichlich flüssiger Speichel) die Funktion.

Rachen (Pharynx)

Der Rachen (**Pharynx,** ➤ Abb. 3.13) besteht aus einem muskulösen Schlauch, der mit Schleimhaut ausgekleidet und an der Unterseite des Schädels befestigt ist. Er verbindet den Nasenrachen und den Mundrachen mit der Speiseröhre und dient dem **Nahrungstransport** zum Magen mittels nach unten **(kaudal)** gerichteter Muskelwellen **(Peristaltik).** Eingeteilt wird er in drei Abschnitte:

- **Nasopharynx** (oberer Anteil)
- **Oropharynx** (mittlerer Anteil)
- **Laryngopharynx** (unterer Anteil)

Beim **Schluckakt** schiebt die Zunge den Nahrungsbrei willkürlich zum Rachen. Durch Berühren der sehr sensiblen Hinterwand und des Gaumens läuft eine Reflexkaskade ab, die durch Anheben des Gaumensegels den Nasenrachen abdichtet und durch Kontraktion des Pharynx und der Schluckmuskulatur die Nahrung befördert. Diese passiert den vom Kehldeckel abgedichteten Kehlkopf und gelangt in die Speiseröhre.

Speiseröhre (Ösophagus)

Die Speiseröhre (**Ösophagus,** ➤ Abb. 3.36) ist ein muskulös-elastischer Schlauch, der den Pharynx mit dem Magen verbindet. Sie ist zwischen 22 und 25 cm lang und aus verschiedenen Muskelschichten aufgebaut, die den **Abwärtstransport** der Nahrung mithilfe der Peristaltik ermöglichen. Sie gliedert sich in drei Bereiche, die jeweils durch charakteristische und **physiologische Engstellen** (➤ Tab. 3.12) begrenzt werden. In den oberen zwei Dritteln besteht sie aus quergestreifter Muskulatur, im unteren Drittel aus rein glatter Muskulatur. Im Halsteil verläuft die Speiseröhre direkt vor den Wirbelkörpern und hinter der Luftröhre, um im weiteren Verlauf hinter dem Herz durch das Zwerchfell in den Bauchraum einzutreten.

Tab. 3.12 Die Passagehindernisse der Speiseröhre

Engstellen im Verlauf der Speiseröhre	
1. Enge	in Kehlkopfhöhe (Ringknorpel), engste Stelle
2. Enge	in Höhe der pulsierenden Aorta
3. Enge	beim Übertritt in den Zwerchfellschlitz

ACHTUNG

Krampfadern (Varizen) in der Speiseröhre können zu starken, mitunter lebensbedrohlichen Blutungen führen.

Magen (Gaster)

Den Übergang von der Speiseröhre zum Magen **(Gaster)** bildet ein Schließmuskel aus zirkulär angeordneten Muskelfasern, die funktionell einer „chinesischen Fingerfalle“ ähneln. Die Form des Magens variiert je nach Körperlage und Füllungszustand zwischen einem länglich gezogenen Muskelschlauch und einem hakenförmigen Beutel bei praller Füllung. Seine **Hauptaufgaben** bestehen im Zermahlen der festen Nahrung, der Emulgierung von Fetten und der Andauung von Nahrungsproteinen. Beim Erwachsenen fasst der Magen durchschnittlich 1,5 Liter. Die **Magenwand** (➤ Abb. 3.37) besteht aus drei Schichten längs und ringartig angeordneter glatter Muskulatur, die durch rhythmische Kontraktionen den Mageninhalt „vermischen“. Im Inneren

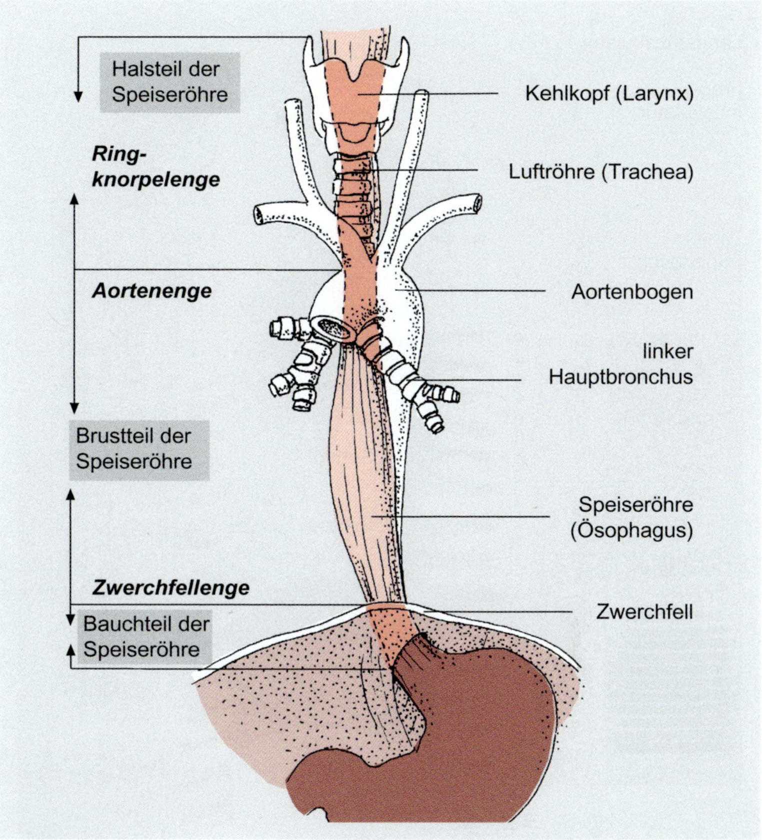

Abb. 3.36 Die Speiseröhre [L190]

ist der Magen von einer Schleimhaut überzogen, in der zylindrisch angeordnete Zellen (Zylinderepithel) formiert und die Magendrüsen in kleinen Grübchen eingelagert sind. In den **Magendrüsen** befinden sich speziell angepasste Zellen, die unterschiedliche Aufgaben erfüllen (➤ Tab. 3.13).

Tab. 3.13 Zelltypen der Magenschleimhaut

Zelltyp	Produktion von …
Neben-zellen	zähem, säurefestem Magenschleim, der die Schleimhaut überzieht und vor dem ätzenden Milieu optimal schützt
Haupt-zellen	Vorstufen von eiweißspaltenden Enzymen (Pepsinogen), die zum Schutz der Zellen erst im Mageninneren durch die Salzsäure aktiviert werden (Pepsin)
Beleg-zellen	Salzsäure sowie dem „Intrinsic Factor", einem Glykoprotein, das die Resorption von Vitamin B_{12} für die Blutbildung ermöglicht

Anatomisch wird der Magen in folgende Abschnitte gegliedert (➤ Abb. 3.38, ➤ Abb. 3.39):

- Als Magenmund **(Kardia)** bezeichnet man den funktionellen Schließmuskel beim Übergang vom Ösophagus in den Magen.
- In der Magenblase **(Fundus),** dem am höchsten gelegenen Abschnitt, sammelt sich überschüssige Luft.
- Der Magenkörper **(Korpus)** stellt den größten Bereich des Magens dar. Ober- und Unterrand beschreiben einen bogenförmigen Verlauf **(große und kleine Kurvatur).**
- Den Pförtnervorraum **(Antrum pyloricum)** kann man sich als erweiterten Vorraum kurz vor dem Schließmuskel am Magenausgang (Pförtner, **Pylorus**) vorstellen, wo der gut durchmischte und fertig verdaute Nahrungsbrei **(Chymus)** portionsweise und vom vegetativen Nervensystem gesteuert in den Dünndarm abgegeben wird.

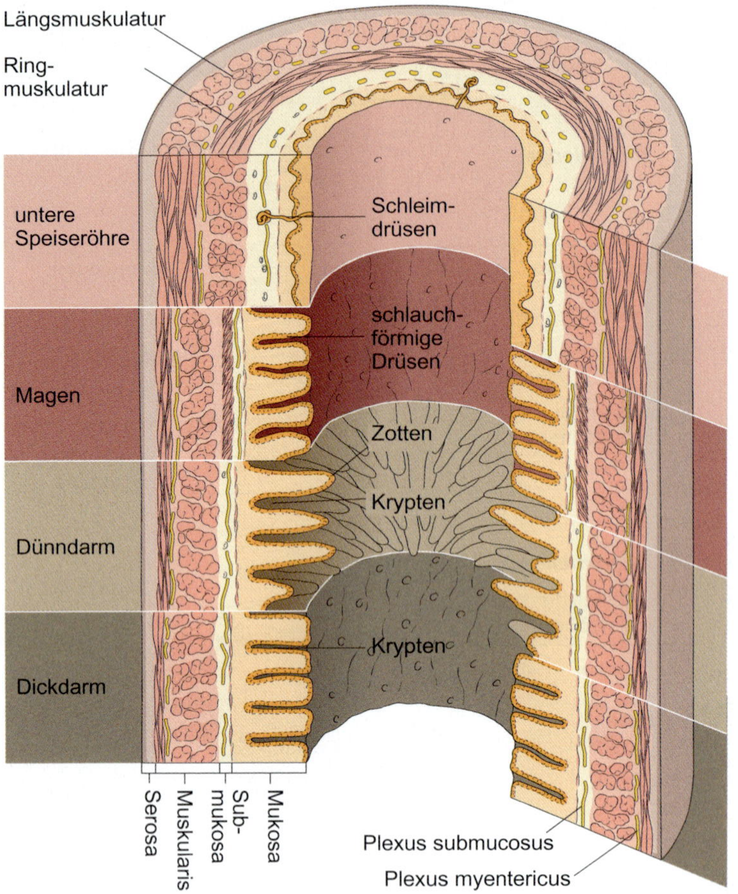

Abb. 3.37 Aufbau der Magenwand [L190]

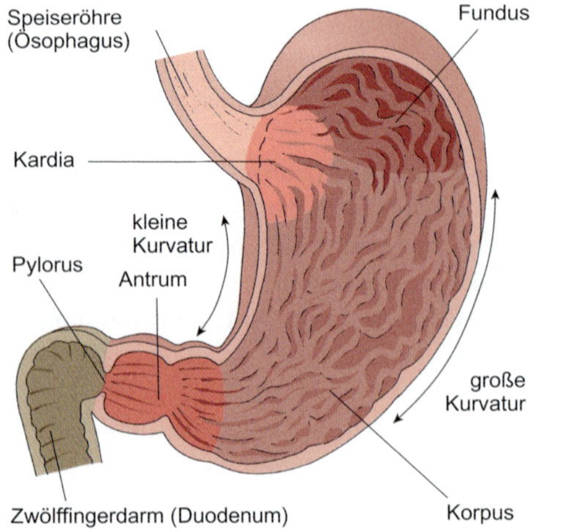

Abb. 3.38 Anatomie des Magens [L190]

ACHTUNG

Stress oder die häufige Einnahme von Schmerzmitteln wie Azetylsalizylsäure (Aspirin®) hemmen die Schleimproduktion der Nebenzellen. Die nackte Schleimhaut wird durch die Säure angedaut und ein Magengeschwür kann sich bilden.

Darm (Intestinum)

Der Darm **(Intestinum)** lässt sich in zwei große Bereiche, den Dünn- **(Intestinum tenue)** und den Dickdarm **(Kolon)** einteilen, die sich jeweils in weitere kleinere Abschnitte untergliedern (➤ Abb. 3.40).

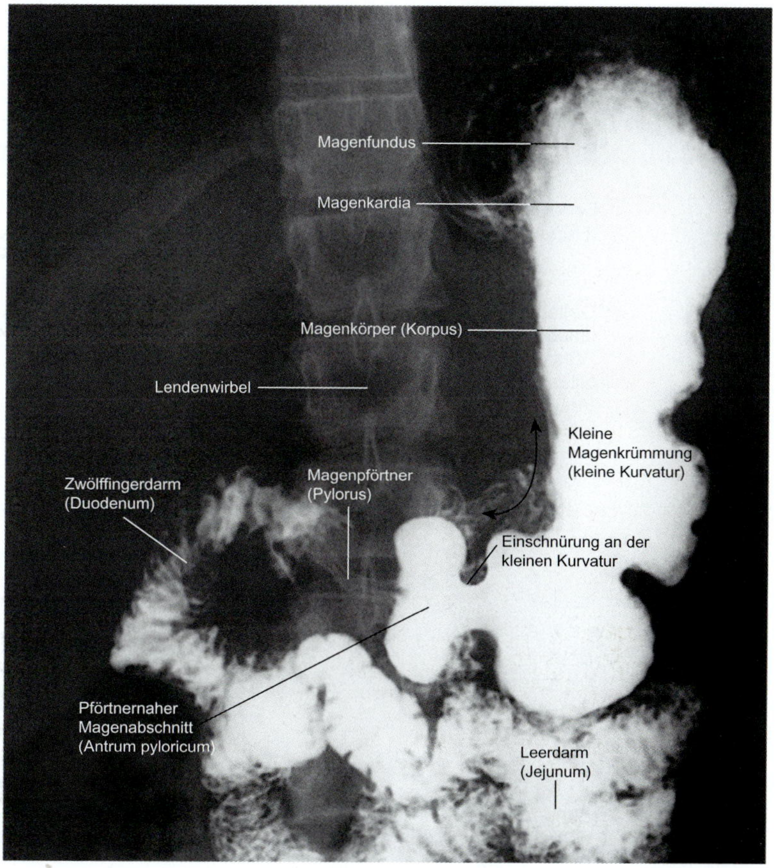

Abb. 3.39 Röntgenbild des mit Kontrastmittel gefüllten Magens [E530]

Dünndarm (Intestinum tenue)

Den ersten Abschnitt des Dünndarms bildet der etwa 30 cm lange Zwölffingerdarm **(Duodenum),** der direkt nach dem Pförtner mit einer kleinen Erweiterung **(Bulbus duodeni)** beginnt. Beim Absteigen umgibt er den Kopf der Bauchspeicheldrüse **(Pankreas)** „C"-förmig, um direkt nach Überkreuzung der Bauchschlagader in den Leerdarm **(Jejunum)** überzugehen. In der Mitte des absteigenden Dünndarmschenkels mündet der gemeinsame Ausführungsgang **(Papilla Vateri)** von Leber und Bauchspeicheldrüse (➤ 3.6.2), durch den die **Galle** und die weiteren Verdauungsenzyme zum Nahrungsbrei gelangen. Das Jejunum geht ohne scharfen Übergang in den längsten Teil des Dünndarms, den Krummdarm **(Ileum),** über.

Beim Erwachsenen ist der Dünndarm etwa 5 m lang. Das Oberflächenrelief weist unzählige **Ringfalten** und **Zotten** (Schleimhautaufwerfungen) auf, die zu einer erstaunlichen **Oberflächenvergrößerung** führen. Hierdurch steht dem Körper eine fast 200 m^2 große Austauschfläche für die Aufnahme der Nahrungsbestandteile zur Verfügung. Zum Ende des Dünndarms flachen die Ringfalten immer stärker ab. Während des gesamten Verlaufs ist der Dünndarm an einem Aufhängeband aus Bindegewebe, dem Gekröse **(Mesenterium),** befestigt. Hierdurch ist der gesamte Abschnitt sehr flexibel und dennoch fest aufgehängt.

Im **Mesenterium** verlaufen ferner zahlreiche Arterien, Venen, Lymphgefäße und Nervenfasern, die für die Versorgung des Darmes und den Abtransport der Nahrungsbestandteile zuständig sind.

Dickdarm (Kolon)

Am Ende des Ileums trennt eine Klappe (**Bauhin-** oder auch **Ileozäkalklappe**) die beiden großen

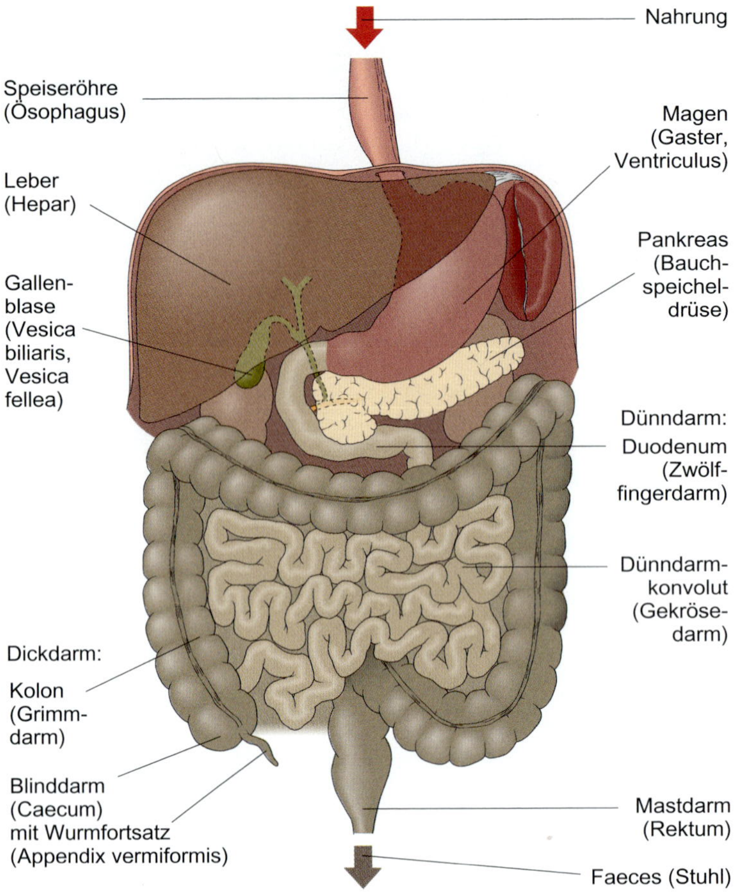

Abb. 3.40 Übersicht des Abdomens [L190]

Darmbereiche ab. Unterhalb dieser Klappe bezeichnet man den Dickdarm als Blinddarm **(Caecum)**, der sich in einen sehr dünnen Bereich verjüngt. Bei diesem Anhängsel handelt es sich um den sogenannten Wurmfortsatz **(Appendix vermiformis)**.

MERKE

Wird im Volksmund von einer Blinddarmentzündung gesprochen, so meint dies die Entzündung des Wurmfortsatzes und nicht des eigentlichen Blinddarms. Klinisch sollte man hier von einer Appendizitis sprechen.

Oberhalb der Bauhin-Klappe verläuft der aufsteigende Anteil des Dickdarms **(Colon ascendens)**, der steil nach oben führt und direkt unterhalb der Leber nahezu rechtwinklig **(rechte Kolonflexur)** in den Querdarm **(Colon transversum)** übergeht. Nach annähernd horizontalem Verlauf knickt der Dickdarm erneut rechtwinklig nach unten als absteigender Anteil **(Colon descendens)** ab. Der gesamte Dickdarm wird von drei schmalen Muskelbündeln **(Taenien)** begleitet, die als Längsbänder der Verkürzung des Darms und damit dem Transport des Nahrungsbreis dienen. Buckelförmige Ausbuchtungen **(Haustren)** und anschließende Einziehungen **(Plicae)** geben dem Dickdarm seine charakteristische und gekammert erscheinende Form. Die im linken Becken „S"-förmig verlaufende Darmschlinge wird als **Sigma** bezeichnet. Sie geht nach kurzer Strecke in den Enddarm **(Rektum)** über und endet schließlich im Analkanal **(Anus)**.

PRAXISTIPP

Aufgrund der guten Durchblutung des Analkanals ist auch hier die Applikation von Medikamenten (Rektiolen, Zäpfchen) möglich, bei der ebenfalls ein rascher Wirkungseintritt zu verzeichnen ist. Dabei sind Zäpfchen tief einzuführen.

Tab. 3.14 Zelltypen des endokrinen Pankreas

Zelltyp	Hormon	Funktion
A-Zellen	Glukagon	erhöht den Blutzuckerspiegel durch Glykogenabbau in der Leber
B-Zellen	Insulin	macht Zellmembranen durchlässiger für Zucker und erniedrigt den Blutzuckerspiegel durch erhöhte Aufnahme von Glukose in die Zellen
D-Zellen	Somatostatin	hemmt die Ausschüttung von Insulin und Glukagon

Im etwa 1,5 m langen Dickdarm wird der **Kot** eingedickt und Wasser entzogen, um den Flüssigkeitsverlust möglichst gering zu halten. Die bakterielle Besiedlung des Dickdarms, vor allem durch den **Fäkalkeim** *Escherichia coli,* spaltet letzte noch unverdaute Nahrungsreste auf.

3.6.2 Abdominalorgane

Bauchspeicheldrüse (Pankreas)

Die Bauchspeicheldrüse (**Pankreas,** ➤ Abb. 3.41) gliedert sich in den Kopf **(Caput pancreatis),** den Körper **(Corpus pancreatis)** sowie den Schwanz **(Cauda pancreatis).** Sie wiegt insgesamt ungefähr 70–90 g und misst in ihrem längsten Ausmaß zwischen 15 und 20 cm. Sie liegt den großen **Gefäßstämmen** (Bauchaorta und V. cava) auf und ist an ihrer Vorderfläche vom **Bauchfell** überzogen (retroperitoneale Lage). In ihr verlaufen viele kleine Kanälchen, die sich zu dem im Inneren verlaufenden Bauchspeichelgang vereinigen. Kurz vor dem Austritt in den Zwölffingerdarm vereinigen sich der von der Leber kommende Gallengang und der Pankreasgang, um zusammen die Verdauungssäfte über die gemeinsame Papille (Papilla Vateri) in das Duodenum abzuleiten. Das Pankreas produziert zum Schutz vor Selbstverdauung nur unreife Vorstufen von eiweißspaltenden Enzymen **(Chymotrypsinogen, Trypsinogen),** die erst im Dünndarm durch das dort herrschende Milieu aktiviert werden **(Chymotrypsin, Trypsin).** Ferner bildet das Pankreas neben weiteren Enzymen wie **Lipase** (Fett spaltend) und **Amylase** (Kohlenhydrat spaltend) einen wichtigen **Säurepuffer (Bikarbonat),** um die Magensäure zu neutralisieren.

Funktionell unterscheidet man den **Verdauungssäfte** produzierenden Anteil **(exokrin)** von dem Anteil, der die wichtigsten **Hormone** zur Regelung des

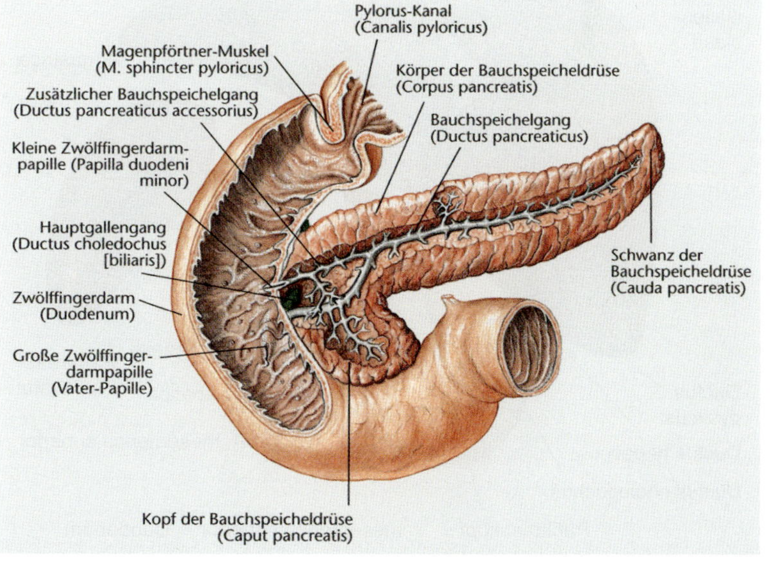

Abb. 3.41 Aufbau der Bauchspeicheldrüse und ihre Lagebeziehung zum Zwölffingerdarm [S007-2-23]

Blutzuckerspiegels bildet **(endokrin).** In bis zu 1,5 Millionen kleinen Zellinseln **(Langerhans-Inseln)** werden Letztere in drei verschiedenen Zelltypen gebildet (➤ Tab. 3.14).

Bauchfell (Peritoneum)

Das Bauchfell **(Peritoneum)** ist eine zarte Haut, die alle Oberflächen des Bauchraums und der Bauchorgane überzieht. Alle vom Peritoneum vollständig umgebenen Organe liegen **intraperitoneal,** d.h. in der Bauchhöhle. Das Pankreas oder das Duodenum sind jeweils nur an der Vorderfläche vom Bauchfell überzogen und liegen damit **extra-** oder auch **retroperitoneal.** Bei Darmverletzungen oder offenen Bauchtraumata gelangen Bakterien in die Bauchhöhle und führen dort zu einer Bauchfellentzündung **(Peritonitis).**

Leber (Hepar)

Die Leber (**Hepar,** ➤ Abb. 3.42) ist das größte und wichtigste Stoffwechselorgan des Menschen. Sie ist rotbraun glänzend, wiegt beim Erwachsenen je nach Geschlecht und Konstitution bzw. Gesundheitszustand zwischen 1200 und 1800 g und kann in ihrer horizontalen Ausdehnung bis zur Milz reichen. Die **hohe Stoffwechselaktivität** der Leberzellen macht sie mit ca. 38 °C zum wärmsten Organ des menschlichen Körpers. Sie kommt direkt unter der rechten Zwerchfellkuppel zu liegen und ist mit ihrer Oberseite fest am Zwerchfell **(Diaphragma)** verwachsen. Von vorne betrachtet, gliedert sie sich in einen linken und einen rechten **Leberlappen.** Beide werden von einem festen Band getrennt und sind gleichzeitig daran aufgehängt. Von unten betrachtet, lassen sich noch zwei weitere Lappen abgrenzen, der quadratische und der schwanzförmige Leberlappen. Weiterhin sind an der Unterseite die wie in einer Kuhle eingebettete **Gallenblase,** die untere **Hohlvene** und die zugehörigen **Lebergefäße** (Pfortader, Leberarterie, Gallengang) zu sehen.

Die Leber ist von einem dünnen Maschenwerk an Kapillaren durchzogen, um die Leberzellen **(Hepatozyten)** möglichst stark mit Blut zu umspülen. Diese Blutversorgung dient zum einen der Versorgung der Zellen mit Nährstoffen und Sauerstoff (hohe Stoffwechselaktivität), zum anderen der weiteren Verwertung der aufgenommenen Nahrungsbestandteile. Die abführenden Gefäße vom unteren Magenabschnitt, der Milz (V. splenica) und nahezu

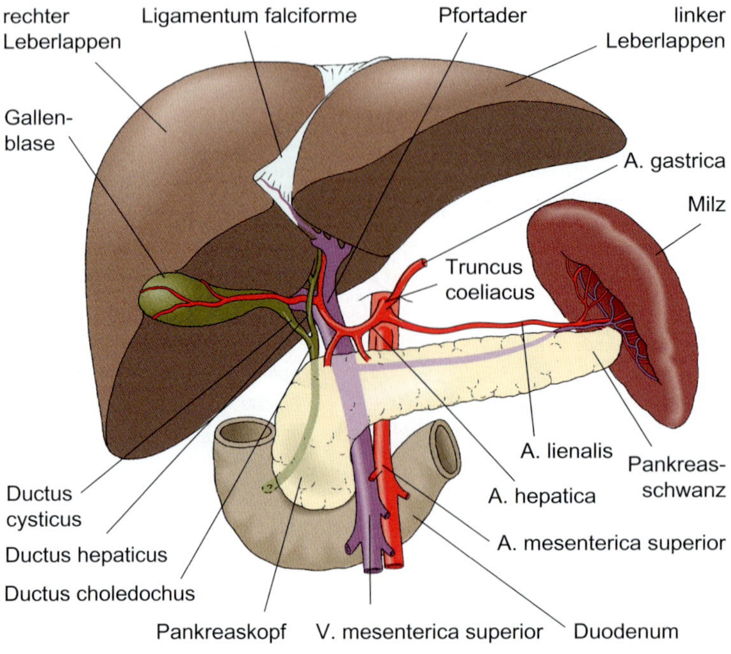

Abb. 3.42 Aufbau und Lagebeziehungen der Leber, Ansicht von vorn [L190]

des gesamten Darmabschnitts (die beiden Gekrösevenen, Vv. mesenterica superior und inferior) vereinen sich zur **Pfortader,** die das nährstoffreiche Blut der Leber zuführt. Lediglich die tiefer gelegenen Enddarmabschnitte leiten ihr Blut direkt in die untere Hohlvene und nicht zur Pfortader.

Hauptaufgaben der Leber

Produktion und Sekretion

Galle

Täglich werden (von Hormonen und dem autonomen Nervensystem gesteuert) bis zu 800 ml **Galle** gebildet, die in der **Gallenblase** (s. dort) extrem konzentriert wird. Die Galle besteht aus Wasser, Elektrolyten, Cholesterin, Lezithin und dem Gallenfarbstoff Bilirubin, der beim Abbau des roten Blutfarbstoffes **(Hämoglobin)** in der Leber entsteht. Durch die Galle werden die Fette im Dünndarm löslich **(emulgiert)** und damit resorbierbar gemacht. Der Cholesterinhaushalt wird reguliert und Medikamente und Fremdstoffe werden ausgeschieden. Um einen zu großen Verlust von Gallensalzen zu vermeiden, werden diese im terminalen Ileum zu einem großen Teil wieder resorbiert und zurück zur Leber transportiert **(enterohepatischer Kreislauf).**

Bluteiweiße (Plasmaproteine)

Hierzu zählen u. a. die

- Serumeiweiße **(Albumin),** die durch osmotischen Druck die Flüssigkeit im Gefäßsystem halten,
- **Blutgerinnungsfaktoren,** die eine Blutstillung ermöglichen (Vitamin K ist hierfür ein wichtiger Aufbaustoff),
- **Enzyme, Lipoproteine** (Blutfette) und viele weitere.

Speicherfunktion und Abgabe

Neubildung von Glukose (Glukoneogenese)

Laktat (nach schwerer Arbeit vermehrt) und Glyzerin (aus dem Fettgewebe) dienen der Leber neben anderen Stoffen zur Glukoseneubildung. Diese kann in den Kreislauf abgegeben oder in Form von **Glykogen** (viele Zuckermoleküle aneinandergereiht) als Speicherform eingelagert werden. Bei erhöhtem Zuckerbedarf (Sport) kann das Glykogen sehr schnell zu Glukose abgebaut werden.

Bildung von Blutfetten

Fettsäuren aus der Nahrung werden zusammen mit Cholesterin zu kleinen Fetttröpfchen verpackt und dienen den peripheren Zellen ebenfalls als Energiequelle.

Entgiftung und Umwandlung

Die Leber wandelt Medikamente und körpereigene Stoffe um und scheidet sie über die Galle oder über die Nieren aus.

MERKE

Funktionsverluste der Leber (Entzündung, Alkohol) führen zu den vielfältigsten Krankheitssymptomen, wie beispielsweise zur Bauchwassersucht (Aszites, durch mangelnde Proteinbildung), zu Blutgerinnungsstörungen oder zur Gelbsucht.

Gallenblase (Vesica biliaris)

Die Gallenblase **(Vesica biliaris)** kann zwischen 40 und 70 ml Flüssigkeit speichern und ist sackartig aufgebaut. Sie gliedert sich in den Halsbereich **(Kollum),** den Körper **(Korpus)** und in den Boden **(Fundus).** Die Wand besteht aus zwei feinen Epithelschichten, zwischen denen eine dünne Muskelschicht liegt. Die von den Leberzellen **(Hepatozyten)** gebildete **Gallenflüssigkeit** fließt über kleine Kanälchen ab, die sich zu immer größer werdenden Kanälen und nachfolgend zu den großen Gallengängen zusammenschließen. Die vom linken und rechten Lappen ausgehenden Gallengänge **(Ductus hepaticus dexter und sinister)** vereinen sich zum gemeinsamen Gallengang und leiten ihre Flüssigkeit in die Gallenblase ab. Hier verbleibt die Galle, bis Nahrungsbrei in den Dünndarm gelangt und die Gallenblase aufgrund chemischer Reize zum Ausschütten ihres Inhalts angeregt wird. Die Galle fließt dann über den ableitenden Gang **(Ductus choledochus)** ab. Dieser vereint sich mit dem Gang der Bauchspeicheldrüse zu einem gemeinsamen Endstück und mündet schließlich über die **Papilla Vateri** in den Dünndarm.

Milz (Lien, Splen)

Die Milz (**Lien, Splen,** ➢ Abb. 3.43) liegt im linken, hinteren, oberen Bereich der Bauchhöhle und beschreibt grob die Form einer Kaffeebohne. Sie ist rotbraun, beim Erwachsenen etwa 11 cm lang, 4 cm dick und 7 cm breit und wiegt ungefähr 150 g. Die Milz ist das **größte lymphatische Organ** des menschlichen Körpers. Die Maße können je nach Körpergröße, Gesundheitszustand und Blutmenge stark variieren und beträchtliche Dimensionen annehmen. Die normale Milz liegt geschützt unter dem Rippenbogen und ist nicht tastbar. An ihrer Unterseite findet sich die Gefäßpforte **(Hilus),** an der die verhältnismäßig große Milzarterie und die Milzvene das Organ erreichen. An ihrer Oberfläche ist sie von einer bindegewebigen Kapsel überzogen, das Mark gleicht einem dichten Maschenwerk von Zellen.

Die Milz dient dem Körper als **Blutfilter;** sie „siebt" überalterte Erythrozyten aus, bildet und vermehrt weiße Blutkörperchen, speichert etwa ein Drittel der Blutplättchen und spielt eine wichtige Rolle bei der **Abwehr** von Erregern oder Fremdkörpern. Sie erhält ihr arterielles Blut über die A. splenica direkt aus der Aorta. Das venöse Blut fließt über den **Pfortaderkreislauf** in die Leber.

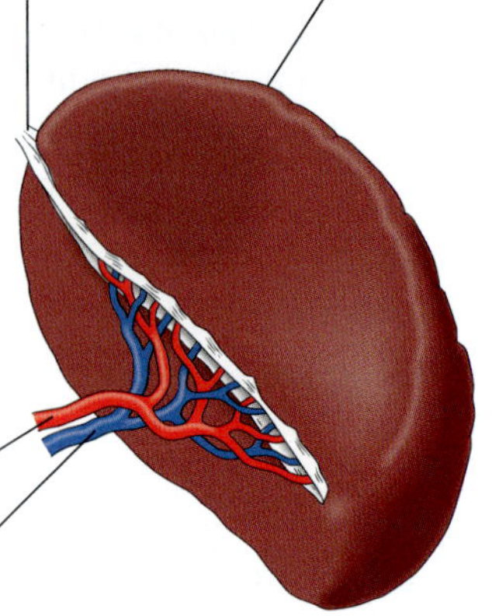

Abb. 3.43 Aufbau der Milz [L190]

Wiederholungsfragen

1. Nennen Sie die Aufgaben des Mundspeichels. (➤ 3.6.1)
2. Nennen Sie die Aufgaben der Zunge. (➤ 3.6.1)
3. Welche Speicheldrüsen kennen Sie und wo befinden sich diese? (➤ 3.6.1)
4. In welche Bereiche gliedert sich der Rachen? (➤ 3.6.1)
5. In welchem Bereich der Speiseröhre kann ein Nahrungsbrocken leicht hängen bleiben? (➤ 3.6.1)
6. Nennen Sie die unterschiedlichen Zelltypen der Magenschleimhaut und beschreiben Sie deren Funktion. (➤ 3.6.1)
7. In welche Bereiche gliedert sich der Magen? (➤ 3.6.1)
8. Welche Aufgaben erfüllt der Zwölffingerdarm? (➤ 3.6.1)
9. Welchen Zweck erfüllen die Darmzotten? (➤ 3.6.1)
10. Welche Aufgaben erfüllt der Dickdarm? (➤ 3.6.1)
11. In welche Bereiche gliedert sich das Pankreas anatomisch? (➤ 3.6.2)
12. In welche Bereiche gliedert sich das Pankreas funktionell und welche Aufgaben erfüllen die unterschiedlichen Zelltypen? (➤ 3.6.2)
13. Wo liegt die Leber? (➤ 3.6.2)
14. Welche Aufgaben erfüllt die Leber? (➤ 3.6.2)
15. Beschreiben Sie den Weg, den die Galle von der Leber zum Duodenum nimmt. (➤ 3.6.2)
16. Welche Aufgabe erfüllt die Milz? (➤ 3.6.2)

3.7 Harnorgane, Nebenniere und männliche Geschlechtsorgane

Zu den Harnorganen (➤ Abb. 3.44) zählen die paarig angelegten Nieren mit den beiden Harnleitern, die Harnblase und die Harnröhre. Die **Funktion** der Nieren lässt sich in drei Bereiche unterteilen:

- Entgiftung
- Ausgleich der Wasser- und Elektrolytbilanz
- Hormonbildung

Die **Nieren** sind in Rinde und Mark gegliedert. Die Funktionseinheit der Niere ist das Nephron. Die **Ne-**

bennieren sind den oberen Nierenpolen aufgelagert, gehören aber nicht zum Harnsystem. Sie sind endokrine Drüsen. **Geschlechtsorgane** dienen zur Fortpflanzung und damit der Arterhaltung.

3.7.1 Harnsystem

Niere

Lage, Größe und Form

Die Niere **(Ren)** ist ein paarig angelegtes Organ, das beidseits der Wirbelsäule im rückwärtigen Raum der Bauchhöhle gelegen ist (➤ Abb. 3.44).

Die Nieren liegen atmungsverschieblich etwa zwischen dem 12. Brustwirbel und dem 3. Lendenwirbel. Wegen ihrer Nähe zur Leber steht die rechte Niere etwas tiefer als die linke Niere. Letztere befindet sich unter der Milz. Die Niere eines Erwachsenen wiegt zwischen 120 und 200 g. In ihrem Aussehen gleicht sie einer Bohne.

Als **Nierenhülle** werden drei Schichten zusammengefasst, welche die Niere außen umschließen:

- Die **Nierenkapsel** (Organkapsel) bildet die innerste Hüllschicht, besteht aus derbem Bindegewebe und ist mit dem Nierengewebe locker verbunden.
- Die **Fettkapsel** besteht aus Speicherfettgewebe und ist mit der Organkapsel locker verbunden.
- Ein **Fasziensack** umgibt als äußerste Schicht die Fettkapsel.

Die drei Schichten der Nierenhülle werden von den ein- bzw. austretenden Leitungsbahnen spaltförmig durchstoßen.

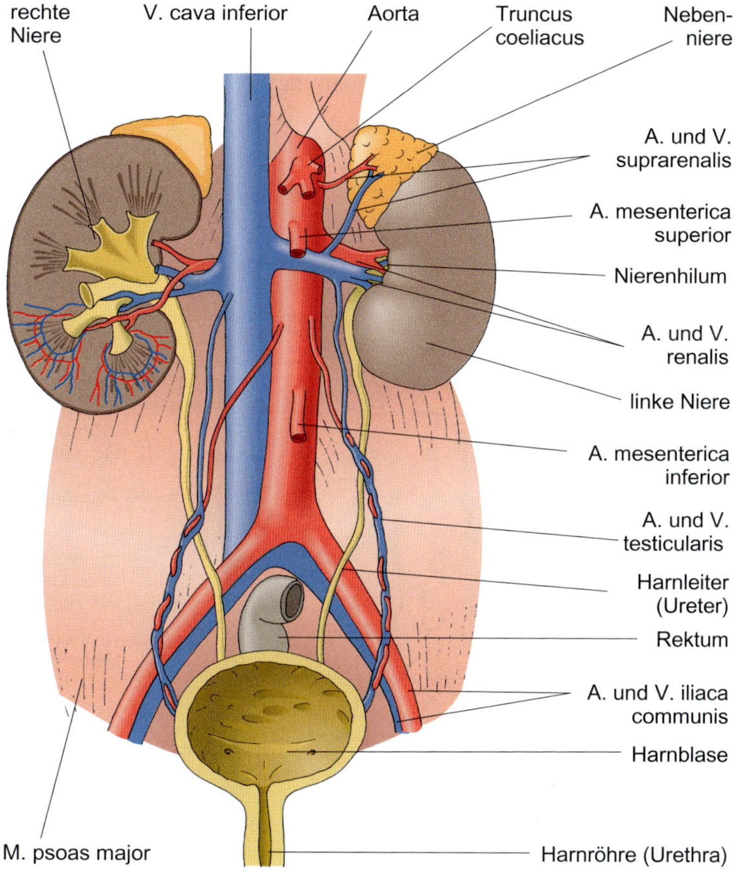

Abb. 3.44 Makroskopischer Aufbau und Lage des Harnsystems. Die rechte Niere ist im Längsschnitt dargestellt. Dieser zeigt in der oberen Hälfte die Markpyramiden mit ihrer Mündung in die Nierenpapillen. In der unteren Hälfte ist die Verzweigung der Blutgefäße innerhalb der Niere dargestellt. Auf den oberen Nierenpolen befinden sich die zum endokrinen System gehörenden Nebennieren. Die rechte Nebenniere ist im Längsschnitt dargestellt und lässt ebenfalls eine Gliederung in Rinde und Mark erkennen. [L190]

Durchblutung

Die Niere ist außerordentlich gut durchblutet. Sie zeichnet sich in ihrem Inneren durch eine besondere Gefäßarchitektur aus, die den Feinbau und die Funktionsweise der Niere erklärt. Zwischen 20 und 25 % des Herzminutenvolumens fließen stetig aus der Aorta über die beiden Nierenarterien in die Nieren. Täglich fließen somit etwa 1 500 Liter Blut durch die Nieren, d. h. das gesamte Blut mehrmals.

Die Nierenarterie **(A. renalis)** teilt sich vielfach auf und gibt schließlich die sogenannten zuführenden Arteriolen (**Arteriolae glomerularis afferentes** oder **Vas afferens**) ab, die in ein Kapillarknäuel, den Glomerulus, eintreten. Der **Glomerulus** ist ein spezialisiertes arterielles Kapillarnetzwerk, das aus etwa 30 Kapillarschlingen besteht. Aus dem Glomerulus wird das Blut über die sogenannten abführenden Arteriolen (**Arteriolae glomerularis efferentes** oder **Vas efferens**) abgeleitet, die ein zweites Kapillarnetzwerk bilden **(Vasa recta).** Das zusammengeflossene venöse Blut gelangt über die Nierenvene **(V. renalis)** direkt in die untere Hohlvene.

Feinbau

Schon mit dem bloßen Auge lässt sich an einem Längsschnitt durch die Niere eine Gliederung in Rinde und Mark unterscheiden (➤ Abb. 3.44):

- Die **Nierenrinde** liegt unmittelbar unter der Organkapsel und grenzt an das pyramidenförmige Nierenmark. Zwischen den Markpyramiden reicht die Nierenrinde säulenförmig in das Nierenmark hinein.
- Das **Nierenmark** besteht aus den sogenannten Markpyramiden. Die Pyramidenbasis ist gegen die Nierenrinde gerichtet. Von der Basis der Markpyramide ragen sogenannte Markstrahlen in die Nierenrinde, die im Wesentlichen aus Sammelrohren und gestreckten Nierenkanälchen bestehen.
- Die funktionelle Einheit (Elementarapparat) der Niere ist das **Nephron** (➤ Abb. 3.45). Das Nierengewebe jeder Niere enthält etwa 1 Million dieser kleinen Filtereinheiten, die für „Blutwäsche" und Urinbildung zuständig sind. Jedes Nephron besteht aus dem Nierenkörperchen und dem dazugehörigen Harnkanälchen **(Tubulus).**

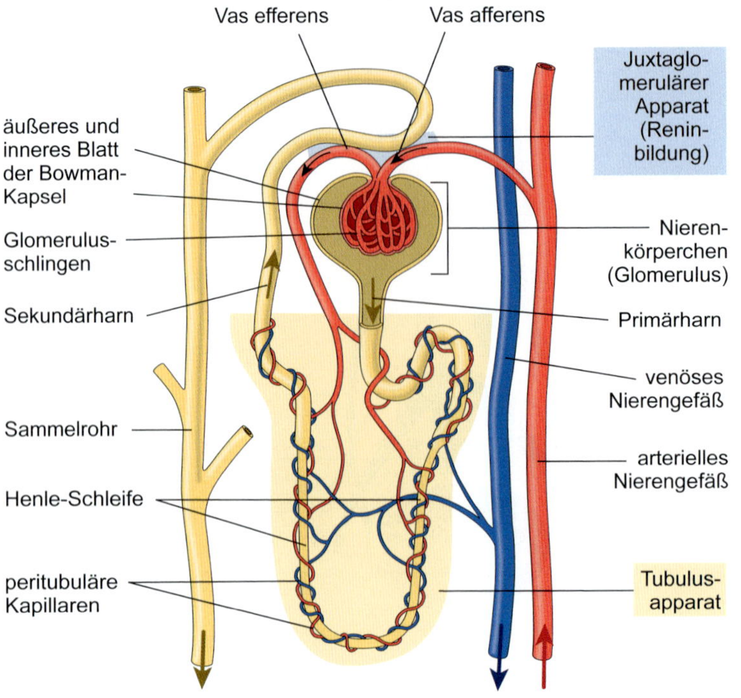

Abb. 3.45 Schematische Darstellung des Feinbaus der Niere. Zu sehen sind das Nephron mit Glomerulus und zu- und abführender Arteriole, Bowman-Kapsel und Tubulussystem mit peritubulären Kapillaren sowie der Verbindungstubulus und das Sammelrohr. [L190]

- Die in der Nierenrinde gelegenen **Nierenkörperchen** bestehen jeweils aus einem kapillaren Gefäßknäuel, dem Glomerulus, das von der Bowman-Kapsel, die als eine Art Auffangbehälter bereits den Beginn des Harnröhrensystems darstellt, umschlossen wird, dem Gefäßpol und dem Harnpol. Die **Bowman-Kapsel** ist ein doppelwandiger, kugelförmiger Becher, in den der **Glomerulus** eingestülpt ist und der den Kapselraum weitgehend ausfüllt. Die innere Wand der Bowman-Kapsel liegt unmittelbar den Kapillaren auf. Die äußere Wand begrenzt den Spaltraum nach außen. Am Gefäßpol verbinden sich beide Blätter. Als **Gefäßpol** wird der Teil des Nierenkörperchens bezeichnet, an dem die Vas afferens in den Glomerulus eintritt bzw. die Vas efferens das Kapillarknäuel verlässt. Am **Harnpol,** der dem Gefäßpol in der Regel gegenüberliegt, ist die Bowman-Kapsel zu den Nierenkanälchen hin geöffnet.
- Die Nierenkanälchen **(Tubulusapparat, Tubulussystem)** bilden ein System verschiedenförmiger Röhren aus Epithelgewebe. Am Harnpol des Nierenkörperchens beginnt der **proximale** Tubulus, der sich über den dünnen Teil der **Henle-Schleife** in den **distalen** Tubulus fortsetzt. Die distalen Tubuli münden jeweils über einen Verbindungstubulus in die **Sammelrohre,** die schließlich über die Nierenpapillen in die **Nierenkelche** zusammenfließen.

Funktionsweise

Die Niere ist neben der Lunge das wichtigste **Ausscheidungsorgan** für überschüssige Säuren. Da aber reine Säuren im Harn die Schleimhäute verätzen würden, neutralisiert der Körper diese mit basischen Mineralien (Magnesium, Kalzium), wodurch Salze entstehen, die problemlos von der Niere über die Harnwege ausgeschieden werden können. Außerdem regelt die Niere den Wasser- und Elektrolythaushalt des Körpers.

Glomeruläre Filtration

Über die zuführende Arteriole gelangt Blut in den Glomerulus und die Bowman-Kapsel. Die Membranen dieser beiden Strukturen haben eine Filterfunktion, sodass neben der Flüssigkeit nur kleinmolekulare Bestandteile passieren können. Die auf diese Weise entstandene Flüssigkeit entspricht in ihrer Zusammensetzung im Wesentlichen dem eiweißfreien Blutplasma und wird **Primärharn** genannt. Täglich produzieren die Nieren etwa 180 Liter Primärharn.

Tubuläre Sekretion und Resorption

Der Primärharn gelangt anschließend in das Tubulussystem. Entlang dieses Systems und der Sammelrohre findet die **Harnkonzentrierung** statt. So werden etwa 99 % des Wassers und der übrigen Bestandteile rückresorbiert. Die Vorgänge der **Rückresorption** erfolgen aktiv, d. h. energieverbrauchend entgegen einem Konzentrationsgefälle (z. B. durch Pumpen), oder passiv, d. h. ohne Energieverbrauch entlang einem Konzentrationsgefälle (z. B. Osmose, ➢ 2.2). Der verbleibende Teil des Harns wird als **Endharn** bezeichnet und beträgt täglich etwa 1,5 Liter. Er enthält alles, was für den Körper nicht mehr verwendbar oder giftig ist.

Ableitende Harnwege

Zu den ableitenden Harnwegen (➢ Abb. 3.44) gehören

- Nierenbecken
- Harnleiter (Ureter)
- Harnblase
- Harnröhre (Urethra)

Nierenbecken

Über die Nierenpapillen gelangt der Endharn in die Nierenkelche und von dort in das Nierenbecken, das an der Nierenpforte in den Harnleiter übergeht.

Harnleiter

Der Harnleiter **(Ureter)** ist ein schlauchförmiges Hohlorgan und besteht im Wesentlichen aus einer kräftigen und dehnbaren Ringmuskelschicht aus glatter Muskulatur und Bindegewebe. Diese erzeugt peristaltische Wellen und treibt auf diese Weise den Harn in Richtung Harnblase.

Der etwa 4 mm dicke und 30 cm lange, paarig angelegte Harnleiter verbindet das Nierenbecken mit der Harnblase. Durch die Form der Einmündung werden die beiden Öffnungen der Harnblase zu den

Harnleitern wie ein **Ventil** verschlossen. So wird verhindert, dass Urin aus der Harnblase zurück in die Harnleiter fließen kann.

Harnblase

Die Harnblase ist ein muskulöses Hohlorgan, das beim Erwachsenen im kleinen Becken liegt. Beim Mann ist die Harnblase zwischen Symphyse und Rektum lokalisiert und liegt der Prostata auf. Bei der Frau befindet sie sich hinter der Symphyse und vor der Gebärmutter. Die Harnblase nimmt den **Harn** auf und sammelt ihn bis zur ihrer Entleerung über die Harnröhre. Das Fassungsvermögen der Harnblase liegt normalerweise zwischen 150 und 500 ml, bei stärkster Füllung kann sie aber auch einen Liter und mehr enthalten.

Harnröhre

Die Harnröhre **(Urethra)** ist der Endabschnitt des Harnsystems und dient der Urinausscheidung. Die weibliche Harnröhre ist etwa 4 cm lang, verläuft gestreckt und mündet in den Scheidenvorhof. Die männliche Harnröhre hat eine Länge von ca. 20 cm und ist unterschiedlich weit. Nach Verlassen der Harnblase durchläuft sie die Prostata und nimmt die Samengänge auf. Ab da verlaufen sie gemeinsam als **Harn-Samen-Röhre** durch den Beckenboden und treten in den Penis ein, wo sie an der Spitze der Eichel frei enden.

3.7.2 Nebenniere

Die Nebenniere **(Glandula suprarenalis)** ist eine paarige, endokrine Drüse, die jeweils dem oberen Nierenpol aufliegt und von einer bindegewebigen Organkapsel, dem Nierenfettkörper und dem Fasziensack der Niere umgeben ist. Wie bei der Niere lässt sich auch bei der Nebenniere bereits makroskopisch eine Gliederung in Rinde und Mark unterscheiden, die auch funktionell von Bedeutung ist (➤ Abb. 3.44).

Nebennierenrinde

Die Nebennierenrinde (NNR) liegt direkt unterhalb der Organkapsel und bildet den Großteil der Nebenniere. In der Nebennierenrinde werden in verschiedenen, fließend ineinander übergehenden Zonen sogenannte **Kortikosteroide** produziert und an das Blut abgegeben. Die drei wichtigsten Gruppen der Steroide sind:

- **Mineralokortikoide** (z. B. **Aldosteron**): Aldosteron ist entscheidend an der Regulierung des Wasser-Elektrolyt-Haushalts (➤ 3.9.2) beteiligt.
- **Glukokortikoide** (z. B. **Kortisol**): Kortisol wirkt tageszeitabhängig tief greifend auf nahezu alle Stoffwechselaktivitäten des Körpers.
- **Sexualhormone:** Die Nebennierenrinde produziert in geringen Mengen weibliche und männliche Sexualhormone, die vor allem der Erhaltung der Geschlechtsfunktion dienen und für die Ausprägung der Geschlechtsmerkmale verantwortlich sind.

Die Produktion der Kortikosteroide in der Nebennierenrinde unterliegt einer übergeordneten Regulation durch das zentrale Nervensystem und endokrine Regelkreise.

Nebennierenmark

Das Nebennierenmark (NNM) grenzt an die Nebennierenrinde und steht unter anderem über Nervenfasern in enger Beziehung zum sympathischen Teil des vegetativen Nervensystems. Das Nebennierenmark ist Bildungsort der körpereigenen **Katecholamine** Adrenalin, Noradrenalin und Dopamin. Dopamin ist eine biochemische Vorstufe von Noradrenalin. Noradrenalin kann vom Körper leicht in Adrenalin umgewandelt werden.

Adrenalin und Noradrenalin finden sich auch als **Transmitter** im sympathischen Teil des vegetativen Nervensystems (➤ 3.3.5). Im Nebennierenmark produziertes Adrenalin bzw. Noradrenalin wird ins Blutplasma abgegeben und entfaltet eine direkte Organwirkung, die im Wesentlichen der Wirkung des **Sympathikus** entspricht. Adrenalin greift darüber hinaus in den Zuckerstoffwechsel ein.

3.7.3 Männliche Geschlechtsorgane

Die männlichen Geschlechtsorgane (➤ Abb. 3.46) werden in äußere und innere Geschlechtsorgane unterteilt.

Äußere Geschlechtsorgane

Zu den äußeren männlichen Geschlechtsorganen werden der Hodensack und der Penis gezählt.

Hoden und Nebenhoden sind wegen der temperaturabhängigen Reifung der Spermien außerhalb der Peritonealhöhle im Hodensack **(Skrotum)** untergebracht. Dort liegt die Temperatur 2–4 °C unterhalb der Körperkerntemperatur. Der aus Bauchhaut bestehende Hodensack ist frei von Fettgewebe. Die Wand besteht aus reichlich glatter Muskulatur, sodass die Haut in Falten aufgeworfen wird. So kann der Hodensack bei Kälteeinwirkung an den Körper herangezogen werden, um die Spermien zu schützen.

Das männliche Glied **(Penis)** ist sowohl Ausscheidungsorgan für den Harn als auch Begattungsorgan. Es besteht aus der fest verankerten Peniswurzel und dem beweglichen Penisschaft, der in der Eichel **(Glans penis)** mit ihrer Öffnung für die **Harn-Samen-Röhre** endet. Die Eichel ist mit einer leicht verschiebbaren Hautfalte, der Vorhaut, bedeckt. Für die Erektion stehen dem Penis insgesamt drei Schwellkörper zur Verfügung, die sich durch verstärkten arteriellen Bluteinstrom bei gedrosseltem venösem Blutabfluss füllen.

Innere Geschlechtsorgane

Paarige innere Geschlechtsorgane des Mannes sind:

- Hoden
- Nebenhoden
- Samenleiter
- Cowper-Drüse
- Bläschendrüse

Zu den unpaarigen inneren Geschlechtsorganen des Mannes gehören:

- Vorsteherdrüse (Prostata)
- Harn-Samen-Röhre

Die Sekrete, die den weitaus größten Teil des Spermas ausmachen, entstammen den sogenannten akzessorischen (hinzutretenden) Geschlechtsdrüsen.

Hoden

Der pflaumenförmige Hoden **(Testis)** ist die zentrale Geschlechts- bzw. Keimdrüse des Mannes. Über den Hoden umgebende Hodenhüllen ist er im Hodensack befestigt. Durch unterschiedliche Zellen gekennzeichnet, hat er sowohl exokrine als auch endokrine Funktionen:

- **Exokrine Funktion:** Nach Eintritt der Geschlechtsreife Bildungs- und Reifungsort der Spermien (Samenfäden), die das Erbgut des Mannes enthalten,

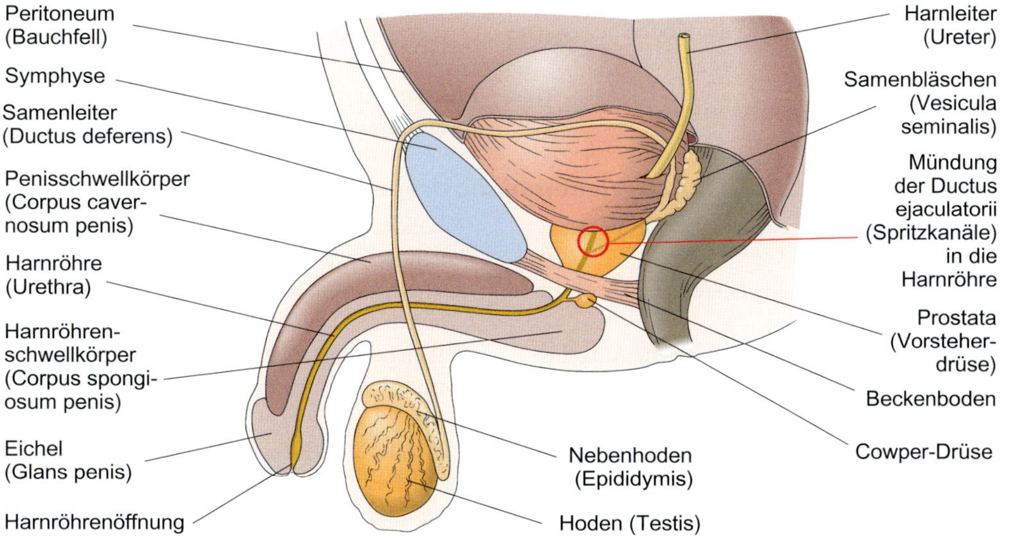

Abb. 3.46 Männliche Geschlechtsorgane [L190]

- **Endokrine Funktion:** Bildung des wichtigsten männlichen Sexualhormons Testosteron, das wesentliche Aufgaben in der Entwicklung und Erhaltung männlicher Geschlechtsfunktionen und Geschlechtsmerkmale sowie im Stoffwechsel hat.

Nebenhoden

Der Nebenhoden **(Epididymis)** liegt dem Hoden an und besteht im Wesentlichen aus einem vielfach gewundenen, vier bis fünf Meter langen **Gangsystem.** Hier reifen die Spermien endgültig heran und werden gespeichert. Außerdem produziert der Nebenhoden Sekrete, die dem Sperma beigemischt werden. Aus dem Nebenhodengang geht der Samenleiter hervor.

Samenleiter

Der etwa 50 bis 60 cm lange Samenleiter **(Ductus deferens)** ist die Fortsetzung des Nebenhodengangs. Er nimmt die Samenflüssigkeit aus der ihm zugewandten Bläschendrüse auf und leitet sie in einem gemeinsamen Endabschnitt **(Spritzgang)** zusammen mit den Spermien zur Prostata, wo er in die Harnröhre mündet.

Der Samenleiter bildet gemeinsam mit zahlreichen zum Hoden ziehenden Blutgefäßen, Nerven und bindegewebigen Hüllen den Samenstrang **(Funiculus spermaticus),** an dem der Hoden beweglich aufgehängt ist.

Akzessorische Geschlechtsdrüsen

Die Vorsteherdrüse **(Prostata)** ist die wichtigste akzessorische Geschlechtsdrüse und ähnelt in Form und Größe einer Kastanie. Als unpaariger Muskelkörper mit exokrinem Drüsengewebe liegt sie zwischen Harnblasengrund und Beckenboden. Sie umschließt vollständig den Anfangsteil der Harnröhre und nimmt den in die Harnröhre mündenden Endabschnitt des Samenleiters, den Spritzgang, auf. Das Sekret der Prostata ist dünnflüssig und schwach sauer und wird dem Sperma bei der Ejakulation beigemischt. Es enthält unter anderem Enzyme zur Verflüssigung des Ejakulats und hat Pufferwirkung.

Die **Bläschendrüse** (Samenbläschen) liegt als paarige Drüse zwischen Harnblasengrund und Rektum, seitlich des ihr zugewandten Samenleiters. An den gibt sie ihr Sekret ab. Beide enden in einem gemeinsamen Ausführungsgang im Prostatateil der Harnröhre. Die Bläschendrüse produziert im Gegensatz zur Prostata ein schwach alkalisches Sekret, das auf die Spermien bewegungsauslösend wirkt und zugleich wegen des hohen Zuckeranteils als Energielieferant für die Spermien dient. Die erbsengroße **Cowper-Drüse** sondert ein schleimiges, schwach alkalisches Sekret direkt in die Harn-Samen-Röhre ab, das bei einer Erektion die Eichel des Penis befeuchtet und Urinreste in der Harn-Samen-Röhre neutralisiert.

Harn-Samen-Röhre

Die Harn-Samen-Röhre ist der gemeinsame **Ausscheidungsweg** für den Urin und das Sperma.

Wiederholungsfragen

1. Beschreiben Sie Lage, Form und Größe der Niere. (➤ 3.7.1)
2. Warum steht die rechte Niere tiefer als die linke Niere? (➤ 3.7.1)
3. Was ist der Glomerulus und welche Aufgabe hat er? (➤ 3.7.1)
4. Welche Strukturen der Niere werden der Rinde bzw. dem Mark zugerechnet? (➤ 3.7.1)
5. Aus welchen Bestandteilen besteht ein Nephron? Erläutern Sie die Funktionen. (➤ 3.7.1)
6. Woraus besteht der Endharn? (➤ 3.7.1)
7. Welche Strukturen gehören zu den ableitenden Harnwegen? (➤ 3.7.1)
8. Wo liegen die Nebennieren und welche Form haben sie? (➤ 3.7.2)
9. Welche Substanzen werden in Nebennierenrinde bzw. Nebennierenmark gebildet? (➤ 3.7.2)
10. Welche Strukturen zählen zu den inneren und welche zu den äußeren Geschlechtsorganen des Mannes? (➤ 3.7.3)

3.8 Weibliche Geschlechtsorgane und Schwangerschaft

Die weiblichen Geschlechtsorgane haben vielfältige Aufgaben. Sie produzieren die Geschlechtszellen (Eizellen) und Sexualhormone, welche die Differenzierung, Reifung und Funktion der Keimzellen ermöglichen. Die weiblichen Keimzellen (Eizellen) enthalten die mütterlichen Erbanlagen und gehören zu den größten Zellen des menschlichen Körpers.

In den Eileitern findet als Beginn einer Schwangerschaft die Befruchtung der weiblichen Keimzelle (Eizelle) durch die männliche Keimzelle (Samen) statt. In der Gebärmutter nistet sich das befruchtete Ei ein und wächst ab dem Zeitpunkt der Befruchtung über 38 Wochen (266 Tage) zu einem Kind heran.

3.8.1 Weibliche Geschlechtsorgane und Sexualhormone

Die weiblichen Geschlechtsorgane (➤ Abb. 3.47) lassen sich in **äußere Geschlechtsorgane:**
- Große und kleine Schamlippen (Labien)
- Kitzler (Klitoris)
- Scheidenvorhof (Vestibulum vaginae)

und **innere Geschlechtsorgane:**
- Eierstöcke (Ovarien)
- Eileiter (Tuben)
- Gebärmutter (Uterus)
- Scheide (Vagina)

unterteilen. Eileiter, Eierstöcke, die dazugehörigen Bänder und die umgebenden Bindegewebe werden auch als **Adnexe** bezeichnet.

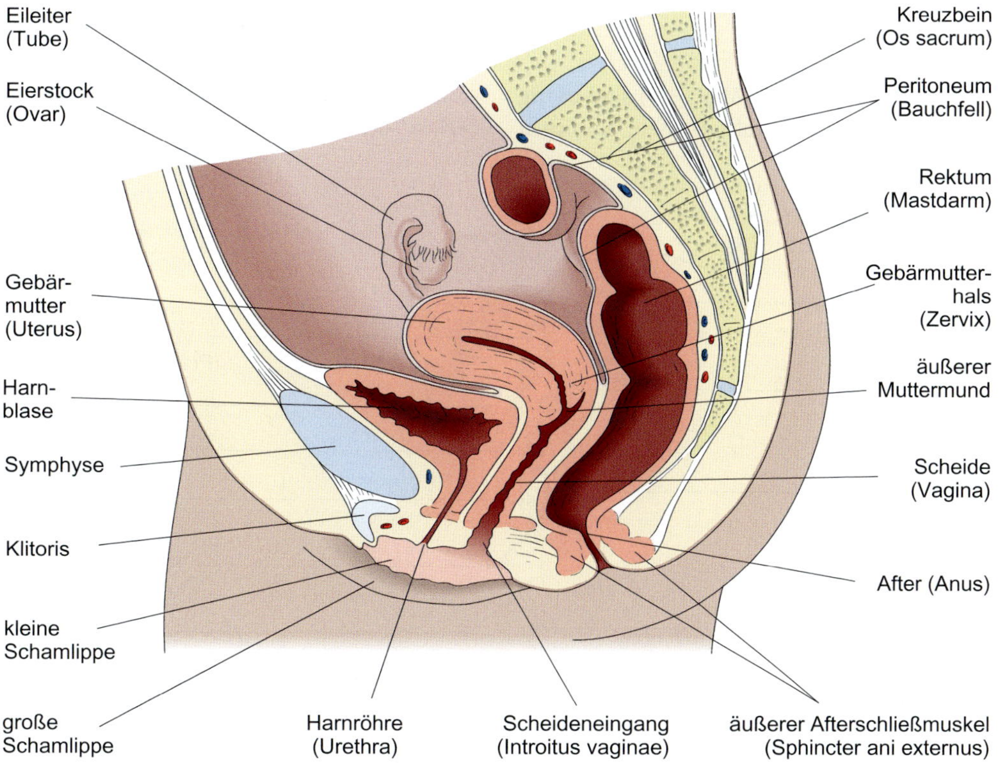

Abb. 3.47 Die weiblichen Geschlechtsorgane (Sagittalschnitt) [L190]

Äußere Geschlechtsorgane

Die äußeren Geschlechtsorgane der Frau werden in ihrer Gesamtheit als **Vulva** bezeichnet (➤ Abb. 3.48). Die großen Schamlippen **(große Labien)** sind äußerlich sichtbare, fettreiche Hautfalten. Darunter liegen die kleinen Schamlippen **(kleine Labien),** die meist erst beim Spreizen der großen Schamlippen zu erkennen sind. Zwischen den kleinen Schamlippen liegt der Scheidenvorhof **(Vestibulum vaginae)** und davor der Kitzler **(Klitoris).** Die Klitoris ist ein schwellfähiges **(erektiles)** Organ, dessen Schwellkörper in seiner Konstruktion dem des männlichen Penis gleicht. Im Scheidenvorhof, begrenzt durch die kleinen Schamlippen, liegen der Harnröhrenausgang und dahinter der Scheideneingang. Der Scheideneingang kann teilweise von einer Haut **(Hymen)** verschlossen sein, die beim ersten Geschlechtsverkehr einreißt und sich zurückbildet.

Innere Geschlechtsorgane

Eierstöcke

Die Eierstöcke (**Ovarien,** ➤ Abb. 3.49) sind paarig angelegte, etwa pflaumengroße Drüsen. Sie liegen im kleinen Becken innerhalb des Bauchfells **(intraperitoneal)** und sind durch ein quer liegendes Band mit der Gebärmutter verbunden. In den Eierstöcken ist von Geburt an der gesamte Vorrat an **Eizellen** (ca. 40 000 bis 200 000 Eier je Eierstock) angelegt. Jede Eizelle ist von einer Haut, dem Eibläschen oder **Follikel,** umgeben. Man spricht in diesem Stadium von Primärfollikeln. Während der Pubertät erfolgt die Reifung der Eizellen, die Eifollikel wandeln sich in flüssigkeitsgefüllte Bläschen (Sekundärfollikel) um. In regelmäßigen Abständen von etwa 4 Wochen reift ein solcher Follikel bis auf Kirschgröße heran (Tertiärfollikel). Schließlich ist der Druck in seinem Inneren so groß **(Graaf-Follikel),** dass er aufplatzt und die Eizelle für eine eventuelle Befruchtung in den Eileiter geschwemmt wird (Eisprung, **Ovulation**). In der Regel kommt jeden Monat nur ein Ei (Ausnahme stellen Mehrlingsgeburten dar) zur Reifung, sodass während der fortpflanzungsfähigen Zeitspanne i. d. R. nur 400–500 Follikel ausreifen.

Eileiter

Die paarig angelegten Eileiter (**Tuben,** ➤ Abb. 3.49) sind ca. 10 cm lange, trompetenförmige Muskelschläuche, die ihren Ursprung an den beiden oberen „Ecken" der Gebärmutter haben. Sie transportieren

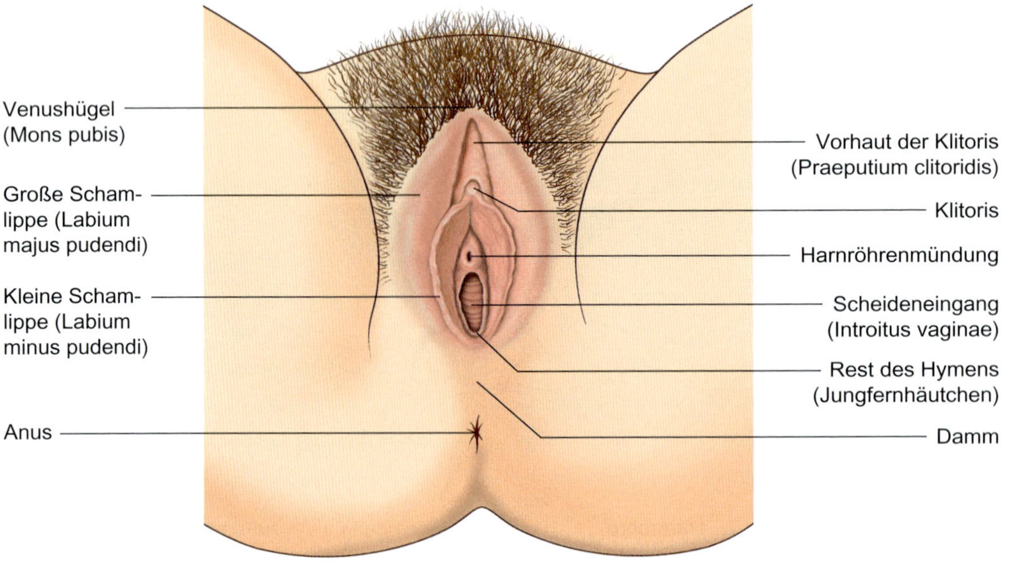

Abb. 3.48 Vulva einer erwachsenen Frau [L234]

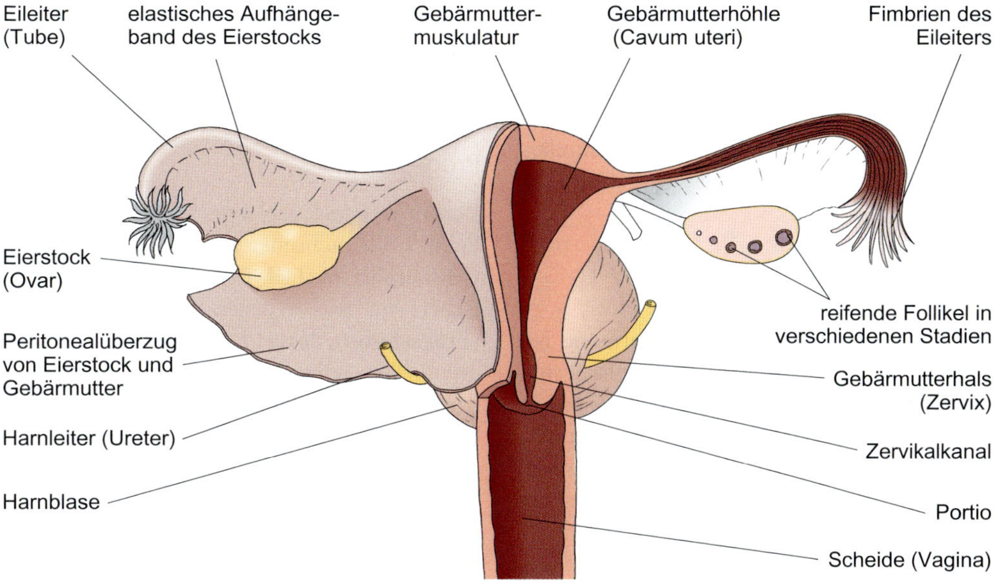

Abb. 3.49 Innere Geschlechtsorgane der Frau [L190]

das Ei durch die Peristaltik der Muskulatur und durch den Flimmerhaarbesatz des Epithels in Richtung Gebärmutter. Die Eileiter enden mit einer trichterförmigen, bewimperten Öffnung frei in der Bauchhöhle, jeweils in der Nähe des zugehörigen Eierstocks.

Gebärmutter

Die Gebärmutter (**Uterus,** ➤ Abb. 3.49) ist ca. 7–9 cm lang und hat die Form einer umgedrehten Birne. Unterteilt wird sie in den Gebärmutterkörper und den Gebärmutterhals. Der obere, breite **Gebärmutterkörper** (ca. ⅔ der Gebärmutter) besteht aus einer kräftigen, glatten Muskulatur und stellt die Gebärmutterhöhle dar. Die Wände werden von der Gebärmutterschleimhaut **(Endometrium)** ausgekleidet. Die Gebärmutterschleimhaut besteht aus zwei Schichten: der unteren Basalschicht **(Basalis),** die der Muskulatur benachbart ist und sich nicht verändert, sowie der darüber liegenden Funktionalschicht **(Funktionalis),** die den zyklischen hormonalen Veränderungen unterliegt. Während der Schwangerschaft dient der Gebärmutterkörper als sogenannter Fruchthalter und beteiligt sich am Aufbau des Mutterkuchens.

Das untere, schmale Drittel der Gebärmutter besteht aus dem Gebärmutterhals **(Zervix)** mit dem Muttermund **(Portio).** Letzterer verbindet die Gebärmutterhöhle mit der Scheide. Die Drüsen des Gebärmutterhalses produzieren einen zähen **Schleim,** der die Uterushöhle verschließt und sie so vor Keimen aus der Vagina schützt. Nur während der fruchtbaren Tage und der Menstruation verdünnt sich der Schleim und öffnet den Kanal um einige Millimeter. Während einer Schwangerschaft schließt der Gebärmutterhals die Fruchthöhle nach außen hin ab.

Die drüsenreiche **Schleimhaut** der Gebärmutter baut sich im Laufe des Menstruationszyklus auf (Funktionalschicht/Funktionalis) und bereitet sich auf die Einnistung einer Frucht vor. Erfolgt keine Befruchtung, wird die überschüssige Schleimhaut wieder abgestoßen **(Menstruation).**

Scheide

Die Scheide (**Vagina,** ➤ Abb. 3.49) ist ein 8–10 cm langer, elastischer **Muskelschlauch.** Er stellt die Verbindung zwischen der Gebärmutter und der Außenwelt dar. Die Scheidenwand ist mit 3 mm Wandstärke vergleichsweise dünn. Oberhalb der Muskelschicht wird sie von Epithelzellen bedeckt, die reichlich Glykogen enthalten. Das Glykogen wird beim natürlichen Zerfall der Deckzellen freigesetzt und durch die in der Scheide vorhandenen **Milchsäurebakterien** in Milchsäure umgewandelt. Dieses für die

Scheide typisch saure Milieu (pH-Wert < 4,6) verhindert das Eindringen und das Wachstum von Krankheitserregern in die Gebärmutter. Damit sich die Samenzellen während des Geschlechtsakts ungehindert fortbewegen können, wird das saure Scheidenmilieu durch die basische Samenflüssigkeit neutralisiert.

Weibliche Sexualhormone

Die Bildung geschlechtsspezifischer Hormone beginnt mit der Pubertät. Die Hormone der Frau sind jedoch vielfältiger als die des Mannes. Sie steuern nicht nur die Entwicklung der Geschlechtsmerkmale und der Eireifung, sondern auch den Menstruationszyklus, die Schwangerschaft, den Geburtsvorgang und die Stillperiode.

Die beiden wichtigsten Sexualhormone der Frau, das **Östrogen** und das **Progesteron,** werden in wechselnden Konzentrationen in den Eierstöcken gebildet. Die Freisetzung und Hemmung wird durch die Hormonausschüttung der Hypophyse (FSH und LH) gesteuert.

Das **FSH** (follikelstimulierendes Hormon) bewirkt in der ersten Zyklushälfte die Follikelreifung zum Graaf-Follikel und die Ausschüttung von Östrogenen aus den Eierstöcken.

Das **LH** (luteinisierendes Hormon) löst zusammen mit dem FSH in der Zyklusmitte den Eisprung und die Umwandlung des Graaf-Follikels in den sogenannten **Gelbkörper** aus, der seinerseits Progesteron und eine geringe Menge Östrogene produziert.

Östrogene

Die **Aufgaben** der Östrogene sind sehr vielfältig:

- Förderung der Ausprägung der Geschlechtsmerkmale
- Aufbau der Uterusschleimhaut (Endometrium) in der ersten Zyklushälfte
- Förderung der Eireifung
- Anpassung des mütterlichen Organismus an die Schwangerschaft
- Vorbereitung der mütterlichen Brust für die Milchproduktion

Im Alter zwischen 45 und 55 Jahren nimmt die Stimulation durch die Hormone der Hypophyse ab, sodass die Eierstöcke ihre Tätigkeit allmählich einstellen und die Regelblutungen seltener werden, bis sie schließlich ganz aussetzen. Die Zeit der letzten Regelblutung wird als **Menopause** bezeichnet.

Progesteron

Der im Eierstock geplatzte, zurückbleibende Graaf-Follikel fällt zusammen und wandelt sich dann zum **Gelbkörper** um (LH). Der Gelbkörper bildet für die Dauer von zwei Wochen das Gelbkörperhormon **(Progesteron),** dessen Funktion die Erhaltung einer eventuellen Schwangerschaft ist. Erfolgt eine Befruchtung und Einnistung, so bleibt der Gelbkörper bis zum 3. Schwangerschaftsmonat bestehen. Nach dieser Zeit ist der Mutterkuchen **(Plazenta)** in der Lage, die Bildung des Progesterons zu übernehmen. Stellt der Gelbkörper die Progesteronbildung vor dem 3. Schwangerschaftsmonat ein oder übernimmt die Plazenta die Hormonproduktion zu spät, droht eine Fehlgeburt **(Abort).** Bei ausbleibender Befruchtung bildet sich der Gelbkörper zurück und stellt die Progesteronbildung ein. Die für die Schwangerschaft benötigte verdickte Schleimhaut wird zyklusgemäß abgestoßen.

Monatszyklus

In den 30 bis 40 Jahren zwischen dem Beginn der monatlichen Blutung **(Menarche)** und ihrem Ende **(Menopause)** treten außerhalb einer Schwangerschaft und dem ersten Teil der Stillzeit im Bereich des Endometriums regelmäßig wiederkehrende Veränderungen auf. In der Mitte dieser meist 28 ± 3 Tage dauernden Periode (**Menstruationszyklus,** ➤ Abb. 3.50) wird ein befruchtungsfähiges Ei bereitgestellt.

Menstruation

Kommt es zu keiner Eibefruchtung und -einnistung, schrumpft die Funktionalisschicht. Die darin befindlichen Blutgefäße degenerieren und lassen dabei Blut austreten. Während der 4–6 Tage dauernden **Regelblutung** löst sich die Funktionalis stückweise mit Blut vermischt ab. Der Blutverlust beträgt dabei etwa 30–70 ml. Die Schleimhautablösung wird z. T. von schmerzhaften Gebärmutterkontraktionen unterstützt.

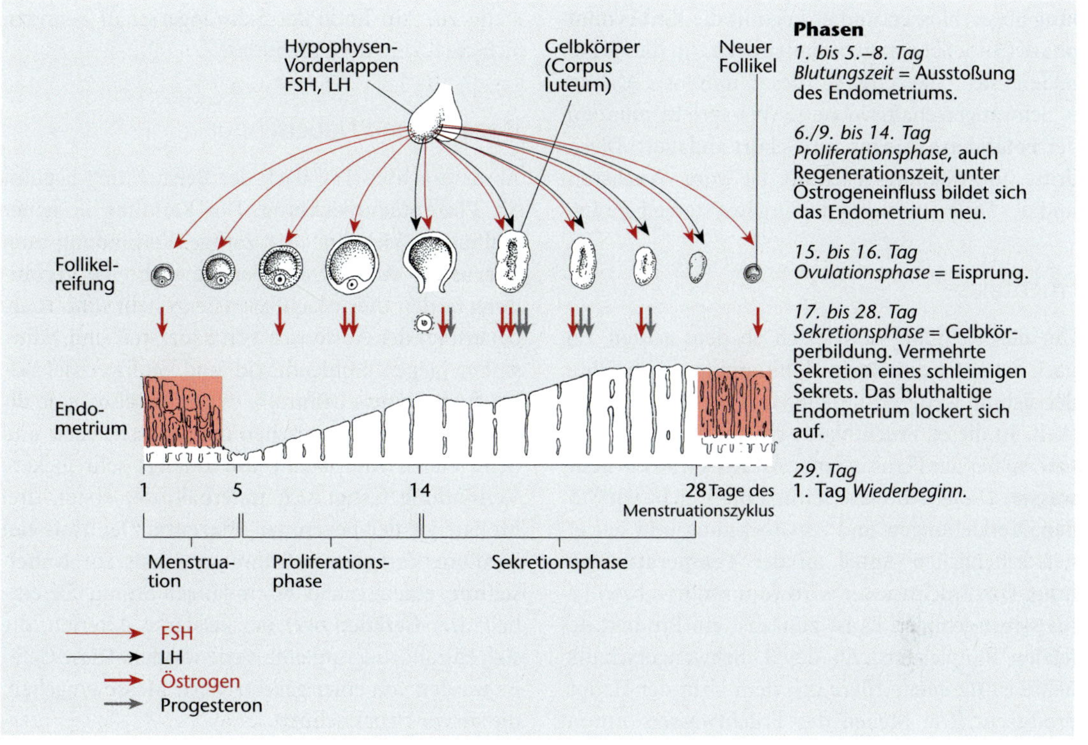

Abb. 3.50 Hormoneller Einfluss auf den Monatszyklus [L190]

3.8.2 Schwangerschaft und Geburt

Etwa am 14. Tag des Zyklus findet der **Eisprung** statt. Die in den Eileiter gespülte Eizelle bleibt dort ca. 8–12 Stunden befruchtungsbereit. Trifft die Eizelle während dieser Zeit auf ihrem Weg zur Gebärmutter auf befruchtungsfähige Spermien, kann es zur Verschmelzung beider Keimzellen und damit zur **Befruchtung** kommen.

Entstehung und Entwicklung des Kindes

Befruchtung und Zellteilung

Berührt eine befruchtungsfähige **Spermie** die Eihülle, bleibt sie an ihr haften und beginnt in sie einzudringen. Die Eizelle wird in dieser Phase für weitere Spermien undurchlässig. Die Zellmembran der Spermie verschmilzt mit der Zellmembran der Eizelle. Die Befruchtung führt zu einer Wiederherstellung des doppelten **(diploiden) Chromosomensatzes** und sorgt durch Vermischung des Erbgutes für **Speziesvariationen.** Im Augenblick der Befruchtung wird auch bereits das (chromosomale) **Geschlecht** des neuen Organismus festgelegt.

Die befruchtete Eizelle **(Zygote)** beginnt sich zu teilen. Die entstehenden zwei Zellen teilen sich ihrerseits. So entstehen vier Zellen, acht Zellen usw., bis eine kugelige Zellansammlung vorliegt. In dieser Zeit wandert die sich stetig teilende Eizelle innerhalb von ca. 3–4 Tagen durch den Eileiter (➤ Abb. 3.51) in die Gebärmutter.

Einnistung und Entwicklung

Anfänglich ernährt sich der Keim von den Sekreten der vorbereiteten Gebärmutterwand. Am 5.–6. Tag beginnt die Einnistung des Keims in die Gebärmutter. Er dringt dabei durch die Schleimhaut in das mütterliche Gewebe ein. Ort der Einnistung **(Nidation)** ist meist die hintere, obere Wand der Gebärmutter. Zu diesem Zeitpunkt ist die **Keimentwick-**

lung abgeschlossen und es beginnt die **Embryonalphase** (3.–8. Schwangerschaftswoche). In dieser Zeit bilden sich die Organe des Embryos. Ab der 9. Schwangerschaftswoche (SSW) spricht man von der **Fetalphase,** die bis zur Geburt andauert. Dieser dritte Entwicklungsabschnitt ist vom Wachstum und der Differenzierung der Organsysteme geprägt.

Fruchtblase

Um den Keimling bildet sich ab dem achten Tag nach der Befruchtung ein Hohlraum (➤ Abb. 3.52), der sich im weiteren Verlauf zur Fruchtblase entwickelt. In dieser Fruchtblase schwimmt der Embryo bzw. später der Fetus in einer Art Kissen aus **Fruchtwasser.** Die Fruchtblase schützt die Frucht vor Stößen, Verklebungen und Austrocknung und hat einen erheblichen Anteil an der **Temperaturregelung.** Das Fruchtwasser wird vom Embryo bzw. Fetus selbst gebildet. Es ist zunächst ein Produkt des fetalen Blutplasmas. Ab der 2. Schwangerschaftshälfte ist die fetale Niere mit dem Urin der Hauptproduzent. Die Menge des Fruchtwassers nimmt stetig zu. Am Ende der Schwangerschaft befinden sich ca. 1,5 l in der Fruchtblase.

Plazenta und Nabelschnur

Ab dem achten Tag nach der Befruchtung beginnt die **Plazentaentwicklung.** Der Keimling in seiner Zellhülle bildet eine Art zottige Verbindung zum **Uterus** (➤ Abb. 3.52), über die auch eine Verbindung zu den Uteruskapillaren hergestellt wird. Hierbei erfolgt der Austausch von Sauerstoff und Nährstoffen gegen Kohlendioxid und Stoffwechselendprodukte mittels Diffusion; es besteht also keine direkte Verbindung zwischen dem mütterlichen und dem fetalen Kreislauf. Diese anfangs sehr lockere Verbindung festigt sich innerhalb der ersten drei Monate zu der bekannten **Plazenta.** Der **Haftstiel** wird im Verlauf der Schwangerschaft zur **Nabelschnur,** einem ca. 50–60 cm langen Strang. Sie enthält drei **Gefäße:** zwei muskelstarke Arterien, die sich spiralförmig um eine Vene winden. Diese Gefäße werden von einer gallertartigen Masse umgeben, die sie vor Druck schützt.

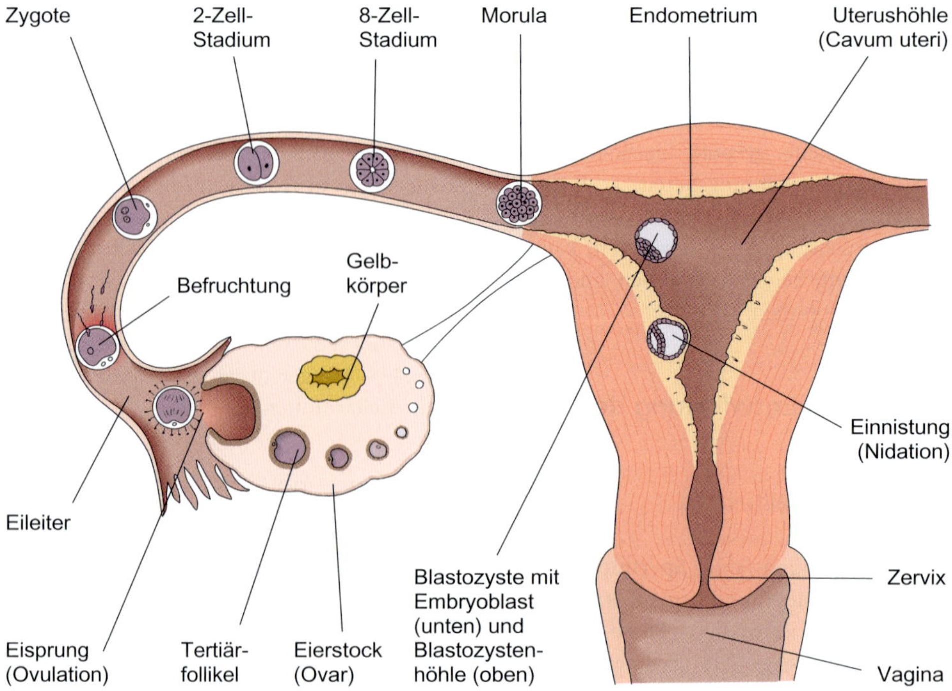

Abb. 3.51 Entwicklung des Keimes [L190]

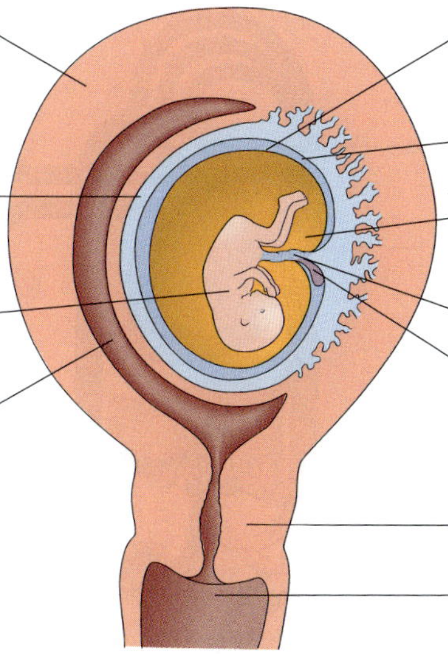

Abb. 3.52 Keimling im 2. Entwicklungsmonat (7.–8. Woche) [L190]

Fetalkreislauf

Ab dem 21. Tag beginnt das Herz des Embryos zu schlagen und er besitzt sein eigenes Herz-Kreislauf-System. Die Funktion dieses Kreislaufs ist es schon jetzt, die Zellen mit Sauerstoff und Nährstoffen zu versorgen und Kohlendioxid und Stoffwechselendprodukte abzutransportieren. Aufgrund der Tatsache, dass die Aufgaben der Lungen und der Leber bis zur Geburt durch die Plazenta wahrgenommen werden, gestaltet sich der Blutkreislauf anders als der des geborenen Kindes (➤ Abb. 3.53).

Im fetalen Kreislauf finden sich drei **Kurzschlüsse,** die es ermöglichen, sich diesen Besonderheiten anzupassen und das Blut überwiegend dem großen Kreislauf zuzuführen. Das sauerstoffreiche Blut des Fetus, das über die **Nabelvene** von der Plazenta her einströmt, fließt zum Großteil durch den **Ductus venosus Arantii** an der Leber vorbei direkt in die untere Hohlvene. Von der unteren Hohlvene aus gelangt das Blut zum rechten Vorhof. Hier findet sich zwischen dem rechten und linken Vorhof eine Öffnung im Vorhofseptum, das **Foramen ovale.** Das im Herzen ankommende sauerstoffreiche Blut vermischt sich im rechten Vorhof mit dem sauerstoffärmeren Blut aus der oberen Hohlvene. Die eine Hälfte des ankommenden Blutes strömt, gesteuert durch eine Falte im Vorhof, durch das Foramen ovale vom rechten Vorhof über den linken Vorhof in die linke Kammer und versorgt auf diesem Weg die obere Körperhälfte **(Gehirnversorgung).** Die andere Hälfte des Blutes fließt – unter Umgehung der Lunge – durch den **Ductus arteriosus Botalli** in die Aorta und versorgt so die untere Körperhälfte. Nur ein kleiner Teil, ca. 10 %, durchströmt die Lunge. Ein Teil des Blutes aus dem Körperkreislauf fließt über die untere Hohlvene zurück zum rechten Herzen. Das meiste Blut wird jedoch durch die zwei **Nabelarterien,** die nun venöses Blut enthalten, zur Plazenta zurückgeführt, wo es Kohlendioxid und Stoffwechselendprodukte abgibt sowie Sauerstoff und Nährstoffe im Gegenzug wieder aufnimmt.

Umstellung des Kreislaufs nach der Geburt

Mit dem ersten Atemzug des Neugeborenen dehnen sich die Lungen aus und ziehen Luft in die Alveolen. Blut strömt in die Lungengefäße. Damit wird der Ductus arteriosus Botalli stillgelegt. Das durch die Lungen zurückströmende Blut drückt das Vorhofseptum mit seinem Foramen ovale gegen die Falte im rechten Vorhof, sodass auch dort kein Blut mehr fließt. Ab diesem Zeitpunkt ist der fetale Kreislauf umgestellt. Auch die Nabelarterien und -venen werden nach dem ersten Atemzug nicht mehr durchflossen. Die nicht mehr benötigten Gefäße kollabieren und verwachsen in den nächsten Tagen.

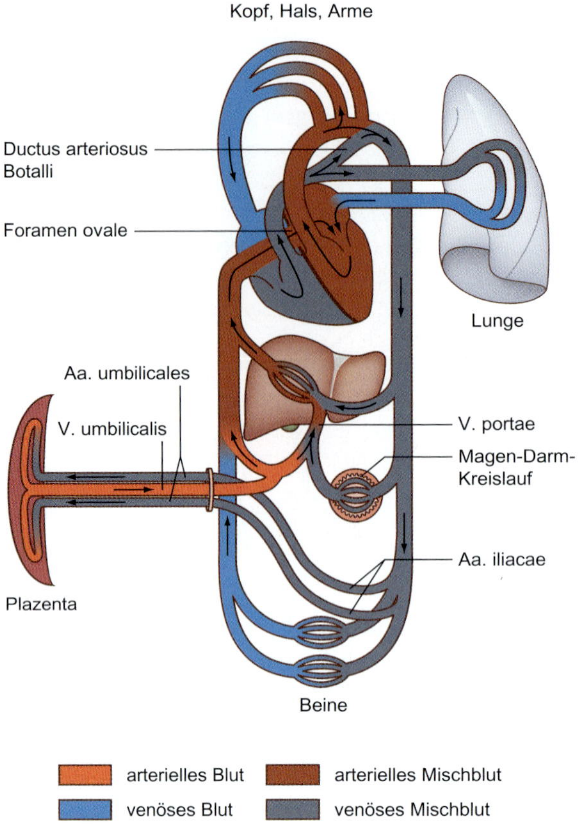

Abb. 3.53 Fetalkreislauf [L234]

Schwangerenvorsorge

Die Feststellung der Schwangerschaft geschieht über einen **Schwangerschaftstest.** Dabei wird im Urin oder im Blut das **HCG** (humanes Choriongonadotropin) nachgewiesen, ein Hormon, das der eingenistete Keim bildet. Dieser Schwangerschaftstest gilt als einzig **sicheres Zeichen** in der Frühphase der Schwangerschaft, da sich andere, **unsichere Zeichen** einer Schwangerschaft, z. B. Übelkeit, Erbrechen, Ausbleiben der Menstruation, auch durch psychischen Einfluss, z. B. beim unbedingten Kinderwunsch, einstellen können.

Die Schwangere sollte nach der festgestellten Schwangerschaft in regelmäßigen Abständen die speziellen **Vorsorgeuntersuchungen** beim Gynäkologen wahrnehmen. Diese umfassen die Feststellung des Geburtstermins, Bestimmung der Blutgruppe, körperliche Untersuchungen, aber auch Ultraschalluntersuchungen zur Beurteilung des Alters und der Entwicklung des Kindes.

Die Ergebnisse und Befunde werden in einem Vorsorgeheft **(Mutterpass)** – das die Schwangere ständig mit sich führen sollte – eingetragen. Der Mutterpass dient dem schnellen Überblick aller Besonderheiten bei plötzlich auftretenden Problemen. Bei Notfällen mit Schwangeren sollte das Rettungsfachpersonal daher immer einen Blick in das Vorsorgeheft werfen und dieses unbedingt mit in die Klinik nehmen! Der Mutterpass ist für zwei Schwangerschaften ausgelegt.

Wichtige Seiten im Mutterpass

- Seite 5–6 (21–22 bei zweiter beschriebener Schwangerschaft): u. a. besondere Befunde und der eigentliche Geburtstermin.
- Seite 7–9 (23–24): wichtige Daten zur Kindslage, Blutdruck der Schwangeren, Schwangerschaftswoche usw.
- Seite 10, 11 und 14 (25): wichtige Daten zum Kind sowie Vermerke der Ultraschalldiagnostik.

Normaler Geburtsverlauf

Die normale Geburt (➤ 21.3) verläuft in drei Phasen:
- Eröffnungsperiode
- Austreibungs- und Pressperiode
- Nachgeburtsperiode

Eröffnungsperiode

Die Eröffnungsperiode beginnt mit dem **Blasensprung** oder dem Einsetzen von regelmäßigen **Wehen** im maximalen Abstand von 8–10 Minuten. Der Muttermund weitet sich währenddessen auf etwa 10 cm und ermöglicht dabei das Eintreten des kindlichen Köpfchens in die Beckenöffnung. Bei einer Weite von 3–5 cm löst sich ein blutiger Schleimpfropfen, der den Muttermundhals verschlossen hatte. Dieses ist ein normaler Vorgang, der jedoch Erstgebärende oft sehr beunruhigt. Die Eröffnungsperiode dauert ca. 5–10 Stunden, was bei Mehrfachgebärenden um die Hälfte verkürzt sein kann. Die Wehen werden während der Eröffnungsperiode immer stärker, halten länger an und treten in immer kürzeren Abständen auf (bis < 3 min).

Austreibungs- und Pressperiode

Ist der Muttermund vollständig eröffnet, beginnt die Austreibungs- und Pressperiode, die das Kind durch den **Geburtskanal** treibt. Dieser Vorgang dauert zwischen 30 und 60 Minuten und kann bei Mehrfachgebärenden stark verkürzt sein. Erreicht der Kopf des Kindes den Beckenboden, drückt er auf das Rektum und die Patientin verspürt oft das Gefühl des Stuhldrangs. Ab dieser Zeit unterliegt die Patientin einem vegetativen Reflex **(Presswehen),** der bis zur kompletten Geburt des Kindes anhält. Der kindliche Körper wird unter den Presswehen schneller durch den Geburtskanal getrieben. Nachdem das Köpfchen geboren ist, folgt die Seitwärtsdrehung des Körpers im Geburtskanal, was an der Drehung des Köpfchens sichtbar wird. Danach erfolgt die Geburt der Schultern und des restlichen Körpers.

Nachgeburtsperiode

Die Nachgeburtsperiode beginnt unmittelbar nach der Geburt. Durch die **Nachgeburtswehen** verkleinert sich der Uterus und damit die Haftfläche der Plazenta und der Eihäute, was zu deren Ausstoßung führt.

Wiederholungsfragen

1. Welche Geschlechtsorgane gehören bei der Frau zu den inneren und welche zu den äußeren? (➤ 3.8.1)
2. Welche Aufgaben haben die Eileiter? (➤ 3.8.1)
3. Welche Aufgabe erfüllt die Gebärmutter? (➤ 3.8.1)
4. Nennen Sie die beiden wichtigsten Geschlechtshormone der Frau. (➤ 3.8.1)
5. Beschreiben Sie den Menstruationszyklus. (➤ 3.8.1)
6. Was geschieht bei der Befruchtung? (➤ 3.8.2)
7. Welche Gefäße befinden sich in der Nabelschnur? (➤ 3.8.2)
8. Beschreiben Sie die Blutzirkulation beim ungeborenen Kind. (➤ 3.8.2)
9. Beschreiben Sie die Umstellung des fetalen Kreislaufs nach der Geburt. (➤ 3.8.2)
10. Was ist der Mutterpass? (➤ 3.8.2)
11. Beschreiben Sie den normalen Geburtsverlauf. (➤ 3.8.2)

3.9 Stoffwechsel, Wasser- und Elektrolythaushalt und Säure-Basen-Haushalt

Ohne **Wasser** und **Elektrolyte** wäre das Leben nicht denkbar. Auch der Körper des Menschen besteht zu einem großen Teil aus Wasser **(Körperwasser).** Das Körperwasser befindet sich überwiegend innerhalb der Zellen des menschlichen Körpers **(intrazellulär)** und zu etwa einem Drittel außerhalb der Körperzellen **(extrazellulär).** Ursache für diese unterschiedliche Verteilung sind die darin enthaltenen Elektrolyte, die osmotisch wirksam sind (➤ 2.2).

Der gesamte Stofftransport und Stoffumsatz unseres Körpers, unser Wachstum, der Transport wichtiger Stoffe, die Ausscheidung, für alle diese Funktionen hat die Körperflüssigkeit und ihre Zusammensetzung eine große Bedeutung. Die Gesamtheit dieser Vorgänge wird als Stoffwechsel **(Metabolismus)** bezeichnet.

3.9.1 Stoffwechsel (Metabolismus)

Für den Aufbau von Körpersubstanz und zur Energiegewinnung muss der Mensch Nahrungsmittel aufnehmen. Die Verwertung der aufgenommenen Nahrungsmittel wird als Stoffwechsel (griech. metabolismos = Stoffwechsel) bezeichnet. Der Stoffwechsel umfasst die **Aufnahme,** den **Transport** und die **chemische Umwandlung** von Stoffen im Körper sowie die Abgabe von **Stoffwechselendprodukten** aus dem Körper an die Umgebung. Alle Vorgänge des Stoffwechsels dienen dem Aufbau und der Erhaltung der Körpersubstanz sowie der Aufrechterhaltung der Körperfunktionen.

Mit der Nahrung werden energieliefernde Stoffe (z. B. Kohlenhydrate) aufgenommen. Im Körper werden diese hochmolekularen Substanzen zur Verwertung umgewandelt. **Enzyme** ermöglichen die dafür notwendigen Reaktionsabläufe im Körper, indem sie helfen, den Stoff **(Substrat)** zu spalten oder zu verändern. Dabei geht das Enzym mit dem Stoff eine vorübergehende Verbindung ein **(Enzym-Substrat-Komplex),** wird aber durch die Reaktion in seiner eigenen Struktur nicht verändert. Die meisten Enzyme sind Eiweiße **(Proteine).**

Im Hinblick auf die Funktion der Stoffwechselreaktionen im Organismus können zwei zusammenhängende Vorgänge unterschieden werden:

- der Baustoffwechsel (Anabolismus) und
- der Energiestoffwechsel (Katabolismus).

Der Baustoffwechsel **(Anabolismus)** dient dem Aufbau von Stoffen (z. B. Muskulatur); durch ihn werden Bestandteile des Körpers aus anderen Substanzen gebildet. Er erfordert Energie, die aus dem Energiestoffwechsel zur Verfügung gestellt wird.

Der Energiestoffwechsel **(Katabolismus)** hat die Aufgabe, den Abbau von Stoffwechselprodukten zu betreiben. Komplexe Moleküle werden in einfache Moleküle umgewandelt und zur Ausscheidung aus dem Körper bereitgestellt. Während des Abbauvorgangs wird Energie gewonnen und dem Baustoffwechsel zur Verfügung gestellt. Dieser Vorgang wird als **Energiekopplung** bezeichnet.

MERKE

Der Energiestoffwechsel und der Baustoffwechsel sind durch Energiekopplung miteinander verbunden.

3.9.2 Wasser- und Elektrolythaushalt

Flüssigkeitsräume und Ionenverteilung

Der Wassergehalt beträgt beim Mann 60 %, bei der Frau 50 % (größerer Fettanteil) und bei Säuglingen 75 % des Körpergewichts. Das **Körperwasser** (➤ Abb. 3.54) verteilt sich zu ⅔ innerhalb der Zelle **(intrazellulär)** und zu ⅓ außerhalb der Zelle **(extrazellulär).** Der extrazelluläre Flüssigkeitsanteil umfasst die Flüssigkeit zwischen den Zellen **(interstitiell)** und im Blutkreislauf **(intravasal).**

Ursache für die unterschiedliche Wasserverteilung im Körper ist die Verteilung der osmotisch wirksamen Substanzen (**Kationen** und **Anionen**) auf die Flüssigkeitsräume (➤ Abb. 3.55). In der intrazellulären Flüssigkeit sind vornehmlich Kalium-Kationen (K^+) und als Anionen Phosphate und Eiweiße vorhanden. In der extrazellulären Flüssigkeit überwiegen das Kation Natrium (Na^+) und die Anionen Chlorid (Cl^-) und Bikarbonat (HCO_3^-). Aufgrund des unterschiedlichen Eiweißgehalts ergeben sich nur geringe Ionenverschiebungen zwischen interstitieller und intravasaler Flüssigkeit.

Regulation der Körperflüssigkeiten

Die Aufrechterhaltung der Körperflüssigkeiten im Gleichgewicht **(Homöostase)** ist eine wesentliche Bedingung für das Leben. Ihr Volumen und ihre Zusammensetzung müssen daher innerhalb enger Grenzen konstant gehalten werden. Gesteuert werden die Wasserverschiebungen durch die oben genannten osmotisch wirksamen Substanzen **(Ionen).**

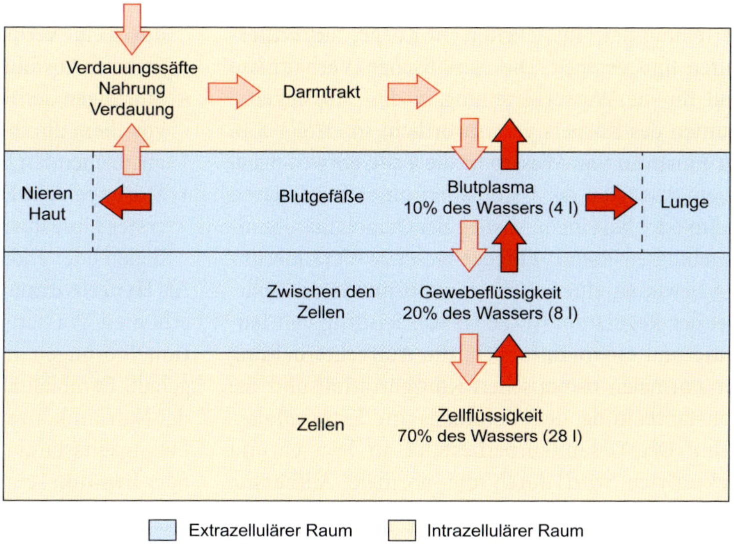

Abb. 3.54 Verteilung des Körperwassers [P108] [L231]

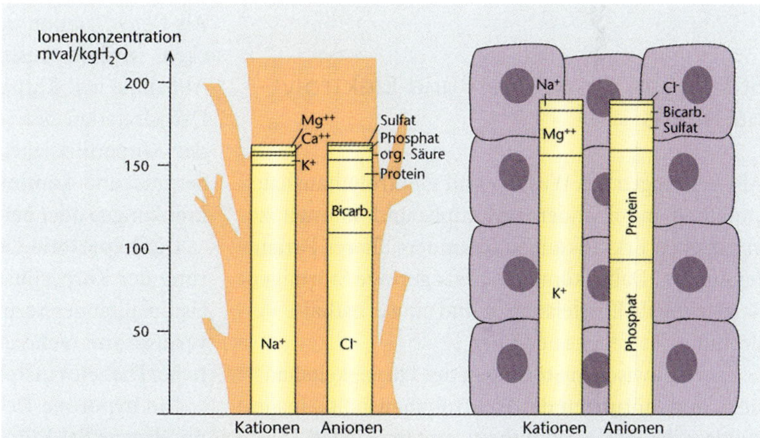

		Intravasalraum	Intrazellulärraum
Kationen	Na^+	150	10
	K^+	5	160
	Mg^{++}	2	28
	Ca^{++}	3	0
Anionen	Cl^-	110	3
	Bicarb.	27	10
	Protein	17	65
	Phosphat	2	100
	org. Säure	4	0
	Sulfat	1	20

Abb. 3.55 Flüssigkeitsräume und ihre Elektrolytzusammensetzung [L157]

MERKE

Die **Osmolarität** ist die Konzentration aller gelösten Teilchen in einem Liter Lösungswasser bezogen auf das Volumen.

Die **Osmolalität** ist die Konzentration der gelösten Teilchen in einem Kilogramm Lösungswasser bezogen auf die Masse.

Durch den **osmotischen Druck** (➤ 2.2) wird die Verteilung der Flüssigkeiten im Körper aufrechterhalten und geregelt. Die osmotischen Verhältnisse sind für die Wasserverteilung in den Flüssigkeitsräumen des Körpers verantwortlich; so erfolgt z. B. ein Einstrom von Wasser in die Zelle entweder bei einem Absinken der Osmolalität im extrazellulären Raum oder bei einem Anstieg der Osmolalität im intrazellulären Raum. Entgegengesetzte Veränderungen bewirken einen Wasserausstrom aus der Zelle. Ziel der Regulation ist die Gewährleistung von **Isotonie** und **Isovolämie,** d. h. die Aufrechterhaltung der normalen osmotischen Konzentration und die Konstanthaltung des Volumens im Extrazellulärraum. Der Gesamtkörperbestand an Wasser und Elektrolyten wird durch die normale Aufnahme **(Resorption)** und eine normale **Ausscheidung** (Niere, Atmung, Magen-Darm-Trakt) gewährleistet (➤ Abb. 3.56).

Störungen des Wasser- und Elektrolythaushalts

Abweichungen des Wasser- und Elektrolythaushalts sind eng miteinander verknüpft und können zu ernstlichen Erkrankungen besonders älterer Patienten führen. Dabei können bereits geringe Störungen katastrophale Entgleisungen und eine ernsthafte Bedrohung des Lebens bewirken.

Es wird zwischen Störungen des Flüssigkeitshaushalts und Störungen des Elektrolythaushalts, insbesondere des Natriumhaushalts, unterschieden.

- Störungen der **Flüssigkeitsbilanz** werden z. B. durch eine verminderte Flüssigkeitszufuhr bei vermehrter Ausfuhr von Körperflüssigkeit verursacht.
- Störungen der **Flüssigkeitsverteilung** werden vor allem durch Zufuhr wässriger Lösungen ohne ausreichenden Elektrolytgehalt ausgelöst.
- Störungen der **Flüssigkeitsregulation** werden in erster Linie durch Erkrankung der renalen, kardialen oder endokrinen Organe hervorgerufen.

Als **Hyperhydratation** werden Störungen mit einem erhöhten Wassergehalt bezeichnet, als **Dehydratation** Störungen mit einem verminderten Wassergehalt. Osmolalitätsstörungen sind weitgehend von der Natriumkonzentration abhängige Störungen des Flüssigkeitsstatus und können **isoton, hyperton** oder **hypoton** sein (➤ Abb. 3.57).

Dehydratationen

Als Dehydratation oder **Exsikkose** (lat. siccus = trocken) wird die Austrocknung des Körpers durch die Abnahme von Körperwasser bezeichnet. Die **isotone** Dehydratation bezeichnet dabei eine Verminderung der Körperflüssigkeit bei normaler Osmolalität des Serums und kommt im Rahmen von Durchfallerkrankungen oder bei vermindertem Durstgefühl vor.

Die **hypertone** Dehydratation ist die Verminderung der Körperflüssigkeit bei gleichzeitig erhöhter Osmolalität des Serums, z. B. durch massive Wasserverluste von mehr als 20 Litern täglich über die Niere bei Diabetes insipidus.

Die **hypotone** Dehydratation bezeichnet die Verminderung der Körperflüssigkeit bei erniedrigter Os-

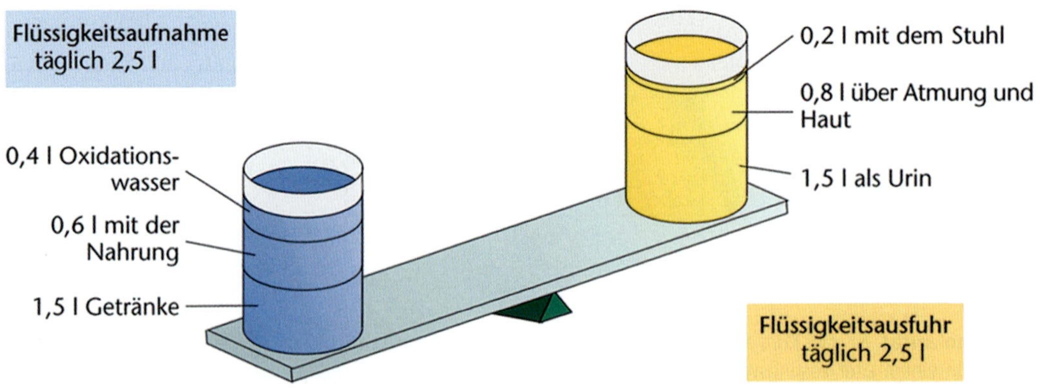

Flüssigkeitsaufnahme täglich 2,5 l
0,4 l Oxidations-wasser
0,6 l mit der Nahrung
1,5 l Getränke
0,2 l mit dem Stuhl
0,8 l über Atmung und Haut
1,5 l als Urin
Flüssigkeitsausfuhr täglich 2,5 l

Abb. 3.56 Physiologische Wasserein- und -ausfuhr [A400]

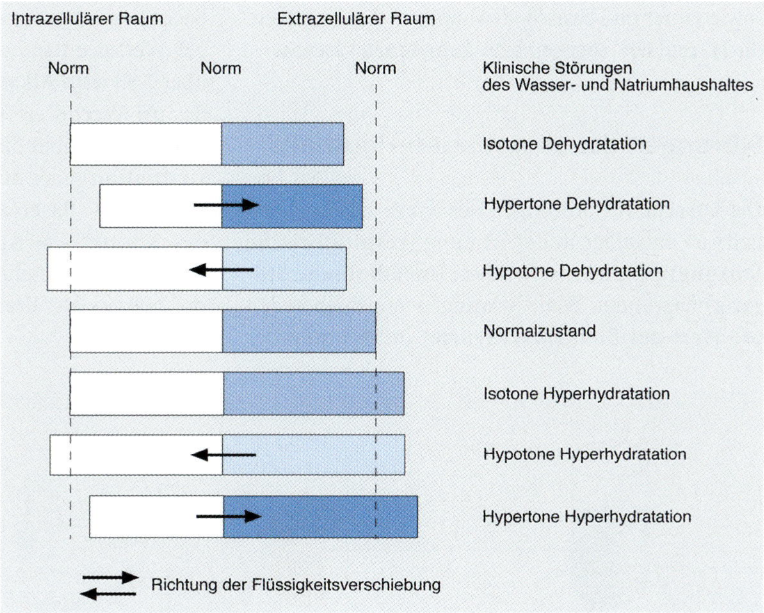

Abb. 3.57 Flüssigkeitsverschiebungen bei Dehydratation und Hyperhydratation [L108]

molalität des Serums, d. h., der Verlust an Natrium ist größer als der an Wasser. Als Ursachen kommen Nieren- oder Magen-Darm-Erkrankungen infrage.

Hyperhydratationen

Die **isotone** Hyperhydratation bezeichnet eine Vermehrung der Körperflüssigkeit bei erhaltener normaler Osmolalität des Serums. Sie kommt bei gestörter Natriumausscheidung im Harn **(Anurie)** oder aber unter Zufuhr großer Infusionsmengen vor.

Die **hypotone** Hyperhydratation ist die Vermehrung der Körperflüssigkeit bei erniedrigter Osmolalität des Serums. Sie tritt bei vermehrter Wasserzufuhr (Beinahe-Ertrinken in Süßwasser) oder verminderter Wasserausscheidung durch die Infusion salzfreier Lösungen (Wasserintoxikation) auf.

Als **hypertone** Hyperhydratation bezeichnet man eine Vermehrung der Körperflüssigkeit bei erhöhter Osmolalität des Serums. Man beobachtet sie nach Infusion von hypertoner Kochsalzlösung oder nach dem Trinken von hypertonen Lösungen (z. B. Meerwasser).

3.9.3 Säure-Basen-Haushalt

Säure-Basen-Haushalt ist die zusammenfassende Bezeichnung für physiologische Regulationsmechanismen im Körper, deren Aufgabe es ist, Säuren und Basen (➢ 2.2) in einem konstanten Verhältnis zueinander zu halten.

Regulation des Säure-Basen-Haushalts

Die Messgröße für den Säure-Basen-Haushalt ist der **pH-Wert,** der in den meisten Körperzellen bei pH 7,2 und im Blut bei pH 7,4 liegt. Da sein Wert über die Wasserstoffionenkonzentration bestimmt wird, erfolgt die Steuerung des Säure-Basen-Haushalts über die Einstellung einer festen H^+-Konzentration **(Isohydrie).** Die Isohydrie (pH 7,37–7,43) lässt die meisten Stoffwechselvorgänge unter optimalen Bedingungen ablaufen. Deren Effizienz und Wirksamkeit hängen von der exakten Einstellung des pH-Wertes in den Körperzellen und im Blut ab.

Zur Regulierung des Säure-Basen-Gleichgewichts stehen dem Körper

- Puffersysteme in Blut und Geweben (Bikarbonat und Proteine),
- der Gasaustausch über die Lunge und
- der Ausscheidungsmechanismus der Nieren

zur Verfügung.

Unter den Bedingungen der Isohydrie besteht ein Gleichgewicht der Konzentrationen von Bikarbonat (HCO_3^-) und physikalisch gelöster Kohlensäure (CO_2)

sowie saurer und basischer Gruppen in den Eiweißen, die H^+ und OH^- abgeben bzw. aufnehmen können.

Störungen des Säure-Basen-Haushalts

Die Ursache für Störungen des Säure-Basen-Haushalts ist entweder in der Atmung **(respiratorische Störung)** oder im Stoffwechsel **(metabolische Störung)** begründet. Beide Störungen verschieben den pH-Wert des Blutes (**Dyshydrie**) in Richtung der basischen oder der sauren Seite. Ein Absinken des pH-Wertes unter 7,37 wird **Azidose,** ein Ansteigen über 7,43 wird **Alkalose** genannt. Die Verschiebung des pH-Wertes erfolgt aufgrund einer veränderten CO_2-Abgabe über die Atmung **(Hypo- oder Hyperventilation)** oder durch den vermehrten Anfall von Säuren bzw. Basen aus den Stoffwechselkreisläufen des Körpers (➤ Abb. 3.58). Um eine Dyshydrie auszugleichen, stehen dem Körper die Lunge und die Nieren als Kompensationsorgane zur Verfügung.

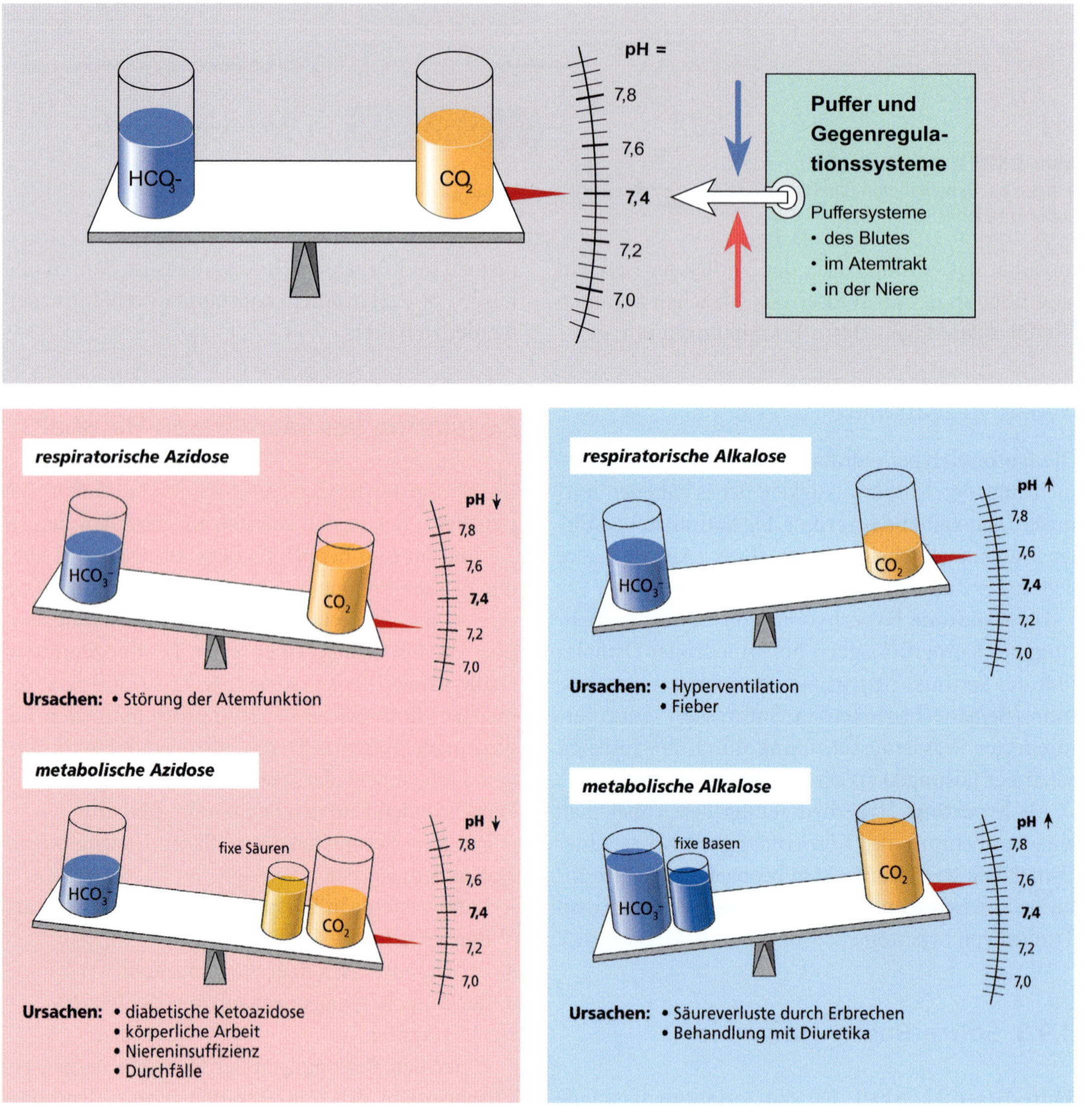

Abb. 3.58 Häufige Ursachen von Azidosen und Alkalosen [A400]

Metabolische Störungen

Der metabolischen **Azidose** liegt meist ein Verlust von Bikarbonat über die Nieren (Niereninsuffizienz) oder über den Magen-Darm-Trakt (z. B. Diabetes, Alkohol) zugrunde. Sie wird durch die vermehrte Abgabe von CO_2 (Säure) über die Atmung (z. B. Kußmaul-Atmung, ➤ 6.2, ➤ 19.2.1) kompensiert.

Ursachen der metabolischen **Alkalose** sind ein Anstieg der Bikarbonatkonzentration durch eine verminderte Ausscheidung von Bikarbonat über die Niere und/oder ein übermäßiger Verlust von Magensäure (z. B. Erbrechen). Ihre Kompensation erfolgt über eine verminderte, flache Atmung, um vermehrt CO_2 zurückzuhalten.

Respiratorische Störungen

Der respiratorischen **Alkalose** liegt eine alveoläre Hyperventilation aufgrund psychogener (z. B. Hyperventilationstetanie) oder somatischer Stimulation des zentralen Atemzentrums (Hirnhautentzündung) zugrunde. Ihre Kompensation wird durch die gesteigerte Ausscheidung von Bikarbonat über die Nieren erreicht.

Die respiratorische **Azidose** wird durch eine alveoläre Hypoventilation durch Lungenfunktionsstörungen verursacht. Durch die gestörte oder fehlende Atmung (Sauerstoffmangel) reichern sich physikalisch gelöstes CO_2 (Säure) und Wasserstoffionen (H^+) im Körper an. Die respiratorische Azidose wird über die Ausscheidung von H^+-Ionen und die Rückresorbierung von Bikarbonat über die Nieren kompensiert.

MERKE

Metabolische Störungen werden über die Atmung und respiratorische Störungen über die Nieren ausgeglichen.

Wiederholungsfragen

1. Wie sind Anabolismus und Katabolismus miteinander verbunden? (➤ 3.9.1)
2. Welche Flüssigkeitsräume gibt es im Körper? (➤ 3.9.2)
3. Wie unterscheiden sich Hyperhydratation und Dehydratation? (➤ 3.9.2)
4. Was ist der Unterschied zwischen Azidose und Alkalose? (➤ 3.9.3)
5. Nennen Sie zwei Kompensationsmechanismen der Säure-Basen-Regulation. (➤ 3.9.3)

3

KAPITEL

4

Jürgen Luxem

Hygiene, Infektionskrankheiten und Arbeitsschutz

Besondere Verantwortung trägt das Rettungsfachpersonal bei der Verhütung von Infektionskrankheiten. Es muss ihm bewusst sein, dass es selbst Träger und Überträger von Mikroorganismen ist und bei Missachtung hygienischer Grundmaßnahmen, z. B. der Durchführung einer regelmäßigen und sorgfältigen hygienischen Händedesinfektion, die Patienten und sich selbst gefährdet. Somit sind Kenntnisse über eine hygienische Arbeitsweise und über den Schutz der Umwelt vor gefährlichen Keimen eine wesentliche Voraussetzung für den professionellen Umgang mit Notfallpatienten.

Das **Infektionsschutzgesetz** regelt hauptsächlich die Vorgehensweise bei meldepflichtigen Infektionserkrankungen und benennt die zur Meldung verpflichteten Personen. Außerdem gibt es Vorgaben für den Datenaustausch zwischen Meldebehörden, Ärzten und Kliniken.

Infektionsfahrten sind Transporte infektiöser Patienten. Sie erfordern vor, während und nach dem Transport besondere Verhaltensregeln und Schutzmaßnahmen, die dem Schutz des Personals und der Patienten dienen.

Der **Arbeitschutz** gliedert sich in die staatlichen Arbeitsschutzvorschriften und die Vorschriften der gesetzlichen Unfallversicherung. Arbeitsunfälle sind meldepflichtig und müssen dokumentiert werden.

Schutzimpfungen sollen Immunität gegen Krankheitserreger ausbilden und den Ausbruch einer Infektionskrankheit verhindern. Unterschieden werden aktive und passive Impfungen.

4.1 Hygiene

Hygiene ist die wissenschaftliche Lehre von der **Gesundheit** und der **Verhütung** von Krankheiten. Sie zielt darauf ab, die Gesundheit zu erhalten, Erkrankungen vorzubeugen sowie die Entstehung und Ausbreitung von Krankheitserregern zu verhindern.

Das **Infektionsschutzgesetz** (IfSG), das 2001 in Kraft trat, betont einen weiteren Aspekt des modernen Hygieneverständnisses. Es macht deutlich, dass nicht nur das Erkennen und Bekämpfen von Infektionskrankheiten zählt, sondern die Basis in deren Vorbeugung (Prävention) zu suchen ist.

MERKE

Hygienemaßnahmen, bezogen auf die Aufgaben im Rettungsdienst, sind die Summe aller Präventionsmaßnahmen, welche die Übertragung und damit die Ausbreitung von Infektionskrankheiten verhindern sollen. Nur die Beachtung grundlegender Hygienemaßnahmen, wie persönliche Hygiene, Arbeitsplatzhygiene und Umwelthygiene, kann zum Schutz vor Infektionen beitragen.

4.2 Mikrobiologie

4.2.1 Mikroorganismen

Mikroorganismen (Bakterien, Viren, Pilze) sind weder tierisch noch pflanzlich, sondern bilden ein eigenes Reich. Sie begegnen dem Menschen zu allen Zeiten und überall: im Boden, im Trinkwasser, in Lebensmitteln, in der Luft und sogar im menschlichen Körper (z. B. Darmbakterien, die bei der Verdauung helfen). Wir atmen, essen und trinken inmitten von Mikroorganismen. Nur verhältnismäßig wenige rufen beim Menschen Infektionskrankheiten hervor; sie werden dann als Krankheitserreger (Infektionserreger, Krankheitskeime, kurz: Keime) bezeichnet. Es sind vier Gruppen von Krankheitserregern bedeutend: die Bakterien, die Viren, die Pilze und, als tierische Gruppe, die Parasiten (➤ Tab. 4.1).

4.2.2 Bedrohlichkeit von Mikroorganismen

Mikroorganismen (z. B. Bakterien, ➤ Abb. 4.1) besitzen ein unterschiedliches Ausmaß krankmachender Eigenschaften (Pathogenität). Mit **Virulenz** (Giftigkeit) wird der erregertypische Grad der Aggressivität beschrieben. Ein Mikroorganismus ist umso virulenter, je geringer seine infektionsauslösende Konzentration und je höher seine Fähigkeit entwickelt ist, in gesundes Gewebe einzudringen, sich dort zu vermehren und den Organismus des Infizierten durch Toxine zu schädigen oder zu zerstören.

Zwei **Bedingungen** müssen zutreffen, damit ein Mikroorganismus zum Krankheitserreger wird:

- Der Mikroorganismus ist für den Menschen pathogen.

Tab. 4.1 Die vier großen Gruppen der für den Menschen bedeutenden Krankheitserreger

	Merkmale	Beispiele
Bakterien	Einzeller ohne Zellkern, das Erbgut liegt frei im Zytoplasma	Salmonellen, Meningokokken, Tuberkelbakterien, Clostridien
Viren	kleinste Krankheitserreger, nur aus Erbinformation (DNA oder RNA) bestehend, die in einer Hülle verpackt ist	HIV, Hepatitisviren
Pilze	pflanzenähnliche Mikroorganismen	*Candida albicans* (Hefepilz), *Aspergillus flavus* (Schimmelpilz)
Parasiten • **Protozoen** • **Würmer, Insekten**	 • einzellige tierische Krankheitserreger • vielzellige tierische Krankheitserreger	 • Plasmodien (Malariaerreger) • Rinderbandwurm, Schweinebandwurm, Kopflaus, Krätzmilben

- Das Immunsystem des Menschen kann diesen pathogenen Mikroorganismus nicht abwehren.

4.2.3 Mikrobiologische Begriffe

Kontamination und Infektion

Als Kontamination wird die **Verunreinigung** von Stoffen, Gegenständen oder Personen mit pathogenen Mikroorganismen bezeichnet. Werden diese Mikroorganismen in den menschlichen Körper übertragen, kann eine Infektion (lat. inficere = hineintun, anzünden) auftreten. Diese kann von einer einzelnen Infektionsquelle ausgehen. Die Infektionsquelle ist das **Erregerreservoir,** in dem sich die Keime aufhalten. Der Übertragungsweg ist die Verbindung zwischen Infektionsquelle und Eintrittspforte in den Körper. Infektionskrankheiten werden erst dann ausgelöst, wenn es krankmachenden Erregern gelingt, über diese Eintrittspforten in den Organismus einzudringen und dort die Immunabwehr zu überwinden.

Nosokomiale Infektionen (griech. nosokoméon = Krankenhaus) sind Infektionen, die in einem zeitlichen Zusammenhang mit einer stationären Behandlung oder medizinischen Maßnahme – also auch denen des Rettungsdienstes – erworben wurden.

Inkubationszeit

Als Inkubationszeit (lat. incubatio = brüten) wird der zeitliche Abstand zwischen Ansteckung und Krankheitsausbruch verstanden. Kurz vor dem Auftreten der ersten Krankheitszeichen findet meist eine explosionsartige Vermehrung der Keime statt.

Die Inkubationszeit kann **unterschiedlich lang** sein: Während sie bei der Virusgrippe nur 1 bis 3 Tage beträgt, kann sie bei der Lepra bis zu 20 Jahre dauern. Die meisten Infektionskrankheiten besitzen allerdings eine Inkubationszeit von wenigen Tagen bis drei Wochen.

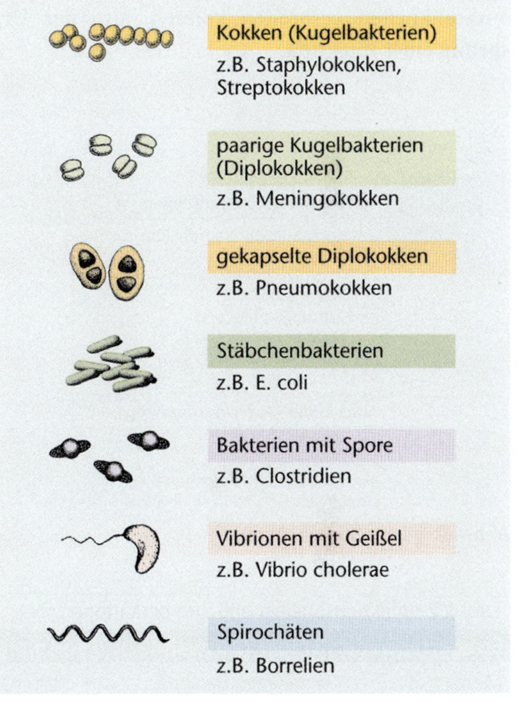

Abb. 4.1 Verschiedene Bakterienformen, die lichtmikroskopisch zu unterscheiden sind [A400]

Ausbreitung einer Infektion

Die **Infektionskette** ist der Weg des Mikroorganismus von der Infektionsquelle bis zu einer Infektion. Zur Infektionskette gehören:

- die Infektionsquelle,
- der Infektionsweg (Übertragungsweg) und
- der Empfänger, der wiederum Infektionsquelle sein kann.

Infektionsquelle

Infektionsquellen (➤ Tab. 4.2) sind Orte, an denen sich Erreger aufhalten und von denen aus sie Infektionskrankheiten verbreiten können, also der **Ursprung** einer Infektion.

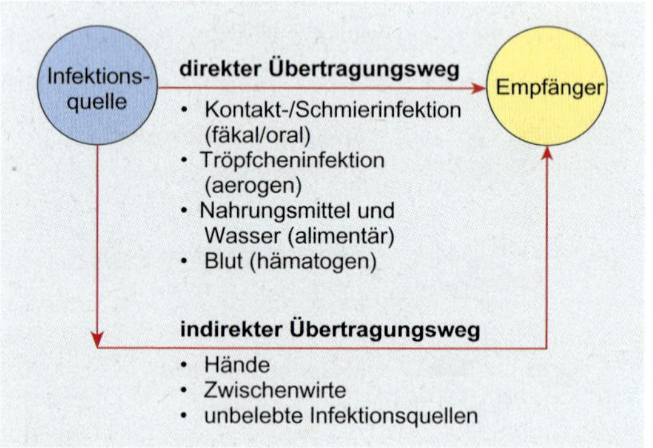

Abb. 4.2 Infektionswege [A400]

Bedeutende Infektionsquellen

Die wichtigste Infektionsquelle ist der **Mensch** selbst. Sowohl kranke als auch gesunde Menschen sind Keimträger. Die Keime werden z. B. mit dem Sputum (Tuberkulose), dem Stuhl (Salmonellose), dem Urin oder über Hautwunden ausgeschieden.

Infektionswege (Übertragungswege)

Erreger können von der Infektionsquelle auf den Empfänger **direkt** oder **indirekt** übertragen werden (➤ Tab. 4.3). Die wichtigsten Übertragungswege (➤ Abb. 4.2) sind:

- **Aerogen,** d. h. über die Luft oder gebunden an Staubpartikel, werden Erreger bei der Tröpfchen- (Niesen!) oder Staubinfektion übertragen.
- **Hämatogen** werden Keime übertragen, wenn sie von Blut, Plasmaersatz oder Sekreten eines Menschen, z. B. über oft kleinste, z. T. nicht sichtbare Wunden oder Verletzungen, direkt in die Blutbahn eines anderen Menschen gelangen.
- Bei der **parenteralen** Übertragung wird der Erreger über kontaminierte Infusionen oder Kanülen direkt in die Blutbahn übertragen. Auf diese Weise können auch gegenüber Austrocknung oder Abkühlung empfindliche Keime in den Körper gelangen.
- Die **sexuelle** Übertragung wird oft als Sonderfall der parenteralen Übertragung angesehen. Intensiver sexueller Schleimhautkontakt und kleinste Schleimhautverletzungen ermöglichen hier die Keimübertragung.

Tab. 4.2 Infektionsquellen und ihre Bedeutung

Erregerreservoir	Träger (Auswahl)	Beispiele
Mensch	Patienten, Personal, Angehörige	• Personal als Keimträger (z. B. von *Staphylococcus aureus* auf der Haut als Wundinfektionskeim) • Ausscheidungen während der Inkubationszeit (z. B. bei Salmonellenerkrankungen) • Infektiöse Patienten (z. B. Virusinfizierte, MRSA)
Geräte und Instrumente	Inhalationsgeräte, Katheter, Schläuche, Spritzen, Stethoskope, Blutdruckmessgeräte, Laryngoskope, Beatmungszubehör	• Ungenügend gereinigte, desinfizierte, sterilisierte Instrumente • Feuchtigkeit in Instrumenten und Geräten (Keimbrutstätten) • Fremdkörper (z. B. Katheter, Sonden, Drainagen) als Leitschiene für Mikroorganismen • Infektion des Rettungsfachpersonals durch kontaminierte Kanülen (sogenannte Nadelstichverletzung)
Medikamente	Stechampullen, Infusionslösungen	• Kontamination von Stechampullen durch unsachgemäßen Umgang • Kontamination beim Auflösen von Medikamenten oder Herstellen von Verdünnungen

- Die für den Rettungsdienst bedeutendste Infektion ist die **Kontaktinfektion** (Schmierinfektion), bei der Keime z. B. über Händeschütteln, Augenreiben, durch kontaminierte (verschmutzte) Gegenstände oder, besonders bei verwirrten Menschen, **fäkal-oral** (vom After zum Mund), weitergegeben werden. Besonders häufig sind die Hände des Rettungsfachpersonals, z. B. bei der Wundversorgung, Ursache einer Schmierinfektion.
- Bei **oralen** Infektionen (alimentär) dringen die Erreger über den Mund und den Verdauungstrakt in den Körper ein. Gefürchtet sind Salmonellenübertragungen durch kontaminierte Lebensmittel, die in Einrichtungen mit Großküchen immer wieder zu Massenerkrankungen führen.

Zwischen oralen Infektionen und Schmierinfektionen ergeben sich **Überschneidungen,** da viele Keime sowohl über verseuchte Nahrungsmittel bzw. Getränke als auch über verschmutzte Hände oder Gegenstände in den Mund gelangen können. Dies gilt z. B. für die Erreger der Hepatitis A.

4.3 Infektionskrankheiten

Eine Infektionskrankheit ist die Erkrankung durch Eindringen und Vermehrung von Mikroorganismen im Körper. Viele Infektionskrankheiten werden von Mensch zu Mensch übertragen, sind also **infektiös** (ansteckend).

Die Infektion mit einem Krankheitserreger führt zu einer Aktivierung des Immunsystems, falls keine Immunität oder eine entsprechend durchgeführte Schutzimpfung gegen den Erreger schützt. Nach einer überstandenen Infektionskrankheit kann lebenslange Immunität gegen den zu dieser Infektionskrankheit führenden Erreger bestehen.

4.3.1 Allgemeine Krankheitssymptome

Eine Infektionskrankheit (➤ Tab. 4.4) zu erkennen, ohne dass der Erreger nachgewiesen wurde, ist außerklinisch sehr schwierig. Der Infizierte kann nur leicht beeinträchtigt, aber auch lebensgefährlich erkrankt sein. Viele Infektionskrankheiten beginnen mit unspezifischen allgemeinen **Krankheitszeichen,** wie:

- Fieber unterschiedlicher Höhe
- Kopf- und Gliederschmerzen
- Reduzierter Allgemein- und Ernährungszustand
- Übelkeit, Erbrechen, Durchfall
- Husten, Schnupfen

4.3.2 Multiresistente Erreger

Je nach Wirkstoff entfalten Antibiotika ihre Wirkung entweder durch Zerstörung der bakteriellen Zellwand **(bakterizid)** oder durch Hemmung der bakteriellen Vermehrung **(bakteriostatisch).** In der Vergangenheit wurden in der Tiermast und in der

Tab. 4.3 Übertragungswege von Infektionen

Art der Übertragung	Übertragungsweg	Beispiele
direkte Übertragung: Übertragung von der Infektionsquelle direkt auf den Empfänger	Kontakt-, Schmierinfektion (fäkal, oral)	Hepatitis A infolge unzureichender Händehygiene
	Tröpfcheninfektion (aerogen)	Tuberkulose durch beim Husten verbreitete Tuberkelbakterien
	Nahrungsmittel und Wasser (alimentär)	Gastroenteritis infolge Salmonellenübertragung über Ei- und Rohmilchprodukte
	Blut (hämatogen)	Hepatitis B infolge Verletzung mit infizierter Kanüle (Nadelstichverletzung)
indirekte Übertragung: Übertragung von der Infektionsquelle mittels „Übertragungsmedium" auf den Empfänger	Hände	Pneumonie durch Darmbakterien des Rettungsfachpersonals bei ungenügender Händedesinfektion
	Zwischenwirte	durch Zecken übertragenes Frühsommer-Meningo-Enzephalitis-Virus
	unbelebte Infektionsquellen	Pneumonie nach Inhalationstherapie

Tab. 4.4 Übersicht über die wichtigsten Infektionskrankheiten (außer MRSA, > 4.3.2)

Erkrankung	Erreger	Infektionsweg	Ausscheidungen	Klinik	Vorkommen	Desinfektion	Besonderheiten
AIDS (acquired immune deficiency syndrome)	HIV (human immunodeficiency virus)	hämatogen, parenteral, Kontaktinfektion	Blut und Sexualsekrete	zunehmende Immunschwäche, Fieber, Exanthem, Leistungsabfall	weltweit bei Menschen	Routinemaßnahmen	Todesursache oft Pneumonie
Enzephalitis (Gehirnentzündung)	neurotrope Viren, Arboviren	fäkal-oral, hämatogen	Milch bei Tieren, Speicheldrüsen bei Insekten	Kopfschmerzen, Schüttelfrost, Erbrechen, Schläfrigkeit, Koma, neurogener Schock, Endokarditis	weltweit bei Menschen und Tieren, insbes. Insekten	Schlussdesinfektion nach § 18 IfSG	Schutzimpfungen möglich (FSME)
Gonorrhö (Tripper)	*Neisseria gonorrhoeae* (Bakterien)	Geschlechtsverkehr	eitriger Ausfluss aus der Harnröhre oder Scheide	Eiterungen und Entzündungen an der Harnröhre, Brennen beim Wasserlassen	weltweit bei Menschen	Routinemaßnahmen	–
Hepatitis A	Hepatitis-A-Virus (HAV)	fäkal-oral, selten hämatogen	Blut, Speichel, Sekret	Appetitlosigkeit, Übelkeit, Bauchschmerzen, Ikterus, Krankheitsgefühl	weltweit bei Menschen	laufende Desinfektion, Routinemaßnahmen	Impfung ist möglich (Einzelimpfung bzw. Kombinationsimpfung mit Hepatitis B)
Hepatitis B	Hepatitis-B-Virus (HBV)	hämatogen, parenteral, Kontaktinfektion	Blut, Speichel, Sekret	Appetitlosigkeit, Übelkeit, Bauchschmerzen, Ikterus, Krankheitsgefühl	weltweit bei Menschen	laufende Desinfektion, Routinemaßnahmen	Impfung ist möglich (Einzelimpfung bzw. Kombinationsimpfung mit Hepatitis A)
Hepatitis C	Hepatitis-C-Virus (HCV)	hämatogen, parenteral, Kontaktinfektion	Blut, Speichel, Sekret	Appetitlosigkeit, Übelkeit, Bauchschmerzen, Ikterus, Krankheitsgefühl	weltweit bei Menschen	laufende Desinfektion, Routinemaßnahmen	keine Impfung möglich, hohe Durchseuchungsrate bei Dialysepatienten
Tollwut (Rabies, Lyssa)	neurotrope Viren, Rhabdoviren	hämatogen	Speichel	Fieber, Erbrechen, Licht- und Lärmempfindlichkeit, Krämpfe und Lähmungen	Hund, Katze; in Europa v. a. bei Fuchs, Dachs, Iltis, Marder	Schlussdesinfektion nach § 18 IfSG	auch noch über tote Tiere Infektion möglich, Schutzimpfungen für gefährdete Personengruppen möglich, Infektionsschutz tragen, Patienten zusätzlich Schutzmaske mit Ausatemventil aufsetzen
offene Lungentuberkulose	*Mycobacterium tuberculosis* (Bakterien)	Tröpfcheninfektion (Mensch zu Mensch), fäkal-oral (Tier zu Mensch)	Bronchialsekret, Sputum	Schwäche, Fieber, Leistungsschwäche, Bluthusten	weltweit bei Menschen und Tieren	Schlussdesinfektion nach § 18 IfSG	bakteriologische Superinfektion bei AIDS

Humanmedizin Antibiotika jedoch therapeutisch häufig undifferenziert eingesetzt. Die negative Folge ist die rasche Bildung von Resistenzen, die sich heute in der teilweise fehlenden Wirkung eingesetzter Antibiotika gegen die resistenten Bakterien bemerkbar macht.

MRSA

MRSA (Synonym: Methicillin- oder multiresistenter *Staphylococcus aureus*) ist die geläufige Abkürzung für eine Bakterienart, die gegen alle bekannten Antibiotika **resistent** (unempfindlich; lat. resistere = widersetzen) ist. Eine besondere Herausforderung ist MRSA, weil er sehr verbreitet vorkommt. So lässt sich *Staphylococcus aureus* fast immer auf den Schleimhäuten von Gesunden nachweisen. Außerdem ist *Staphylococcus aureus* ein häufiger Erreger nosokomialer Infektionen.

MRSA finden sich vor allem bei **medizinischem Personal,** Patienten, im Krankenhaus, in Pflegeheimen und in der häuslichen Umgebung. Medizinisches Personal ist neben den Patienten der Hauptüberträger von MRSA, der sich vor allem an den Schleimhäuten von Nase, Mund und Rachen sowie an Wunden, Hautläsionen und Kathetereintrittstellen ansiedelt.

Die Übertragung kann direkt über Kontakt mit den Händen oder indirekt über die Luft stattfinden. Regelmäßige **Hygienemaßnahmen** wie persönliche Hygiene des Personals, der Gebrauch von Schutzhandschuhen und Routinedesinfektionsarbeiten in den Fahrzeugen sind die wichtigsten Maßnahmen zur Verhütung und zur Kontrolle von MRSA.

MERKE

Zur Schlussdesinfektion nach Transporten von MRSA-Patienten reichen Verfahren der DGHM-Liste aus.

Multiresistente gramnegative Erreger (MRGN)

Die Abkürzung MRGN steht für **multiresistente gramnegative Erreger.** Diese werden in die Gruppen 3MRGN und 4MRGN unterteilt. Die Ziffer vor MRGN weist darauf hin, gegen wie viele der vier hierfür definierten Antibiotikagruppen die gramnegativen Stäbchen resistent sind. Handelt es sich um einen 3MRGN, erweisen sich drei Antibiotikagruppen als wirkungslos. Wird ein 4MRGN diagnostiziert, ist keine der definierten Antibiotikagruppen mehr gegen den Erreger wirksam. Stellvertretend für die jeweilige Gruppe wurden Leitsubstanzen (Antibiotika) definiert, die für die Testung im Labor Verwendung finden (➤ Tab. 4.5).

Die MRGN-Erreger können durch direkten Hautkontakt und indirekt durch infizierte Sekrete übertragen werden. Eine Übertragung über kontaminierte Flächen oder Gegenstände ist ebenfalls möglich. Besonders bei der Anwendung medizinischer Geräte, die keine Einwegartikel sind und somit bei mehreren Patienten zum Einsatz kommen (z. B. Stethoskop, Blutdruckmanschette etc.), ist dieser Übertragungsweg zu beachten. Daher sind zum Unterbinden der Übertragungswege die Händedesinfektion und das Tragen von Einmalhandschuhen wichtig.

Tab. 4.5 Definition von 3MRGN und 4MRGN nach Resistenzen gegen Leitsubstanz

Leitsubstanz	Enterobakterien		Pseudomonas aeruginosa		Acinetobacter baumanii	
	3MRGN	4MRGN	3MRGN	4MRGN	3MRGN	4MRGN
Piperacillin	R	R	–	R	R	R
Cefotaxim und/ oder Ceftazidim	R	R	–	R	R	R
Ciprofloxacin	R	R	–	R	R	R
Imipenem und/ oder Meropenem	S	R	–	R	S	R

R = resistent, S = sensibel

4.4 Desinfektion und Sterilisation

4.4.1 Methoden der Erregerbekämpfung

Um im Rettungsdienst eine Verschleppung von Krankheitserregern und die Entstehung nosokomialer Infektionen zu verhindern, ist es erforderlich, Mikroorganismen zu vernichten oder zu reduzieren. Hierzu stehen Sterilisation und Desinfektion zur Verfügung.

Sterilisation

Die Sterilisation umfasst Maßnahmen und Verfahren mit dem Ziel der absoluten Keimfreiheit. Darunter sind das Abtöten und die irreversible Inaktivierung aller vermehrungsfähigen Mikroorganismen zu verstehen.

Asepsis (Keimfreiheit) ist ein angestrebter keimfreier Zustand. Dieser soll durch Maßnahmen herbeigeführt werden, die eine Kontamination mit Mikroorganismen (vor allem mit Krankheitserregern) von vornherein ausschließen, z. B. durch Verwendung steriler Instrumente.

Desinfektion

Desinfektion ist die gezielte Reduktion (Verminderung) von Mikroorganismen durch ihre irreversible chemische oder physikalische Inaktivierung oder durch deren Abtötung.

Antiseptische (keimreduzierende) Verfahren sind Maßnahmen zur Bekämpfung bereits bekannter oder zu erwartender Infektionserreger, also kontinuierliches Einhalten der Hygienestandards durch den gezielten Einsatz von Desinfektionsmitteln.

4.4.2 Desinfektionsverfahren

Chemische und physikalische Desinfektion

Chemische Verfahren werden besonders dann angewendet, wenn die zu desinfizierenden Materialien thermische Verfahren nicht aushalten oder Geräte desinfiziert werden müssen, die für den Autoklaven (Hochdrucksterilisator) zu groß sind. Daher wird im Rettungsdienst meistens die chemische Desinfektion durchgeführt. Viele chemische Stoffe können Mikroorganismen abtöten und desinfizierend wirken (z. B. Aldehyde, Alkohole und Oxidationsmittel). Daneben gibt es physikalische Methoden, um Mikroorganismen gezielt zu vernichten: Sie basieren z. B. auf Hitze (thermische Desinfektion).

Physikalische Verfahren sind im Allgemeinen umweltverträglicher und in der Anwendung sicherer. Deshalb sollte ihnen der Vorzug vor chemischen Verfahren gegeben werden. Sie finden im Rettungsdienst jedoch meist keine Anwendung.

Auswahl der Desinfektionsmittel

Die Wirksamkeit der Desinfektionsmittel wird von der **Deutschen Gesellschaft für Hygiene und Mikrobiologie** (DGHM) einem Prüfverfahren unterzogen. Über die wirksamen und empfehlenswerten Desinfektionsmittel führt die DGHM eine Liste.

Eine weitere Einteilung der mikrobiziden Wirkung von Desinfektionsmitteln hat das **Robert Koch-Institut** (RKI) vorgenommen. Die vom RKI gelisteten Produkte werden speziell zur Schlussdesinfektion im Seuchenfall eingesetzt. Ihre längerfristige Verwendung verbietet sich aufgrund ihres hohen Wirkstoffgehalts, z. B. an Aldehyd, Chlor, Phenol. Zur laufenden Desinfektion sollten ausschließlich die nach den DGHM-Richtlinien getesteten Produkte verwendet werden.

MERKE

Nur nach DGHM und RKI gelistete Präparate und Verfahren dürfen auch für Hygiene- und Desinfektionsmaßnahmen verwendet werden.

Regeln zum Umgang mit Desinfektionsmitteln

Um die Anwender der größtenteils toxisch wirkenden Desinfektionsmittel zu schützen, aber auch zum Schutz der Patienten, müssen im Umgang mit Desinfektionsmitteln einige wichtige **Regeln** beachtet werden.

- Beim Arbeiten ist grundsätzlich geeignete **Schutzkleidung,** bestehend aus Schutzbrille, Schürze und flüssigkeitsfesten (chemoresistenten) Handschuhen (z. B. Haushaltshandschuhe, Nitrilhandschuhe), zu tragen. Einmalschutzhandschuhe aus Latex – wie sie im Rettungseinsatz getragen werden – reichen nicht aus.
- Bei der Herstellung einer Desinfektionsmittellösung werden Konzentrate bestimmter chemischer Zusammensetzungen mit Wasser verdünnt. Dabei ist die **Dosierung** des Wirkstoffkonzentrates genau einzuhalten. Wird zu viel hinzugegeben, erhöht sich neben der Konzentration des Desinfektionsmittels auch die Belastung für das mit der Desinfektionslösung arbeitende Personal; eine zu geringe Konzentration hingegen könnte die Desinfektionsmittellösung unwirksam machen.
- Zur **Verdünnung** wird das Wirkstoffkonzentrat in das Wasser gegeben. Wird umgekehrt verfahren, kann das Konzentrat verspritzen und die erforderliche Konzentration des Lösungsmittels wird nicht erzielt. Außerdem entsteht zu viel Schaum. Das verwendete Wasser muss kühl sein und darf nicht oberhalb der Zimmertemperatur aufbewahrt werden. Ansonsten entwickeln sich übel riechende und evtl. sogar gesundheitsschädliche Dämpfe.
- In **Eimern** oder **Wannen** angesetzte Desinfektionsmittellösungen müssen immer mit einem Deckel verschlossen werden. Die Verdunstung des Desinfektionsmittels in die Raumluft wird damit vermieden.

Anwendungsbereiche chemischer Desinfektion

Die im Rettungsdienst wichtigsten Anwendungsbereiche chemischer Desinfektionsverfahren sind:

- Flächendesinfektion
- Hygienische Händedesinfektion
- Hautdesinfektion
- Instrumentendesinfektion
- Wäschedesinfektion

Flächendesinfektion

Die Flächendesinfektion ist notwendig, um die Zahl der Mikroorganismen zu minimieren und pathogene Keime zu beseitigen. Sie wird mit der normalen **Reinigung** (Putzen) von Flächen verbunden, die dem Erhalt der optischen Sauberkeit dient.

Sichtbare Verunreinigungen mit Blut oder Ausscheidungen sollten vor der Desinfektion mit einem desinfektionsmittelgetränkten Tuch aufgenommen werden. Anschließend erfolgt die Desinfektion der Fläche. Bis auf wenige Ausnahmen gilt:

MERKE
Erst reinigen, dann desinfizieren.

Ein akzeptiertes Verfahren ist die nebelfeuchte **Wischdesinfektion.** Wichtig ist, dass das Desinfektionsmittel in ausreichender Menge, aber nicht im Überschuss auf die zu desinfizierende Fläche unter leichtem Druck aufgebracht wird **(nebelfeucht).** Die verbreiteten Sprühflaschen sind nicht wirksam genug. Besonders gut geeignet sind **Vliestuchspendersysteme,** die eine Kontamination und ein Verdunsten der Desinfektionslösung verhindern helfen.

Beim **Zwei-Eimer-Wischverfahren** werden zunächst zwei Eimer mit einer zuvor frisch angesetzten Desinfektionsmittellösung gefüllt. Dann wird das Desinfektionsutensil in den ersten Eimer eingetaucht und die Lösung auf die zu desinfizierenden Flächen aufgetragen. Anschließend wird der benutzte Lappen oder Wischmopp in dem zweiten Eimer ausgewaschen, bevor er erneut in den ersten Eimer eingetaucht wird. Auf diese Weise wird eine grobe Verunreinigung der Lösung im „reinen" Eimer, z. B. mit Schmutz, verhindert.

Während der Desinfektionsarbeiten muss für eine ausreichende **Belüftung** gesorgt werden. Im Anschluss an die Wischdesinfektion wird das Fahrzeug verschlossen. Das Öffnen bzw. Betreten des Fahrzeuges ist bis nach Ablauf der **Einwirkzeit** zu vermeiden (in der Regel bis zum Trocknen der desinfizierten Fläche).

Hygienische Händedesinfektion

Durch die hygienische Händedesinfektion (➤ Abb. 4.3) erfolgt eine gezielte Abtötung von Krankheitserregern auf der Haut. Sie ist die bedeutendste Maßnahme zur **Prophylaxe nosokomialer Infektionen.** Mit ihrer konsequenten Durchführung

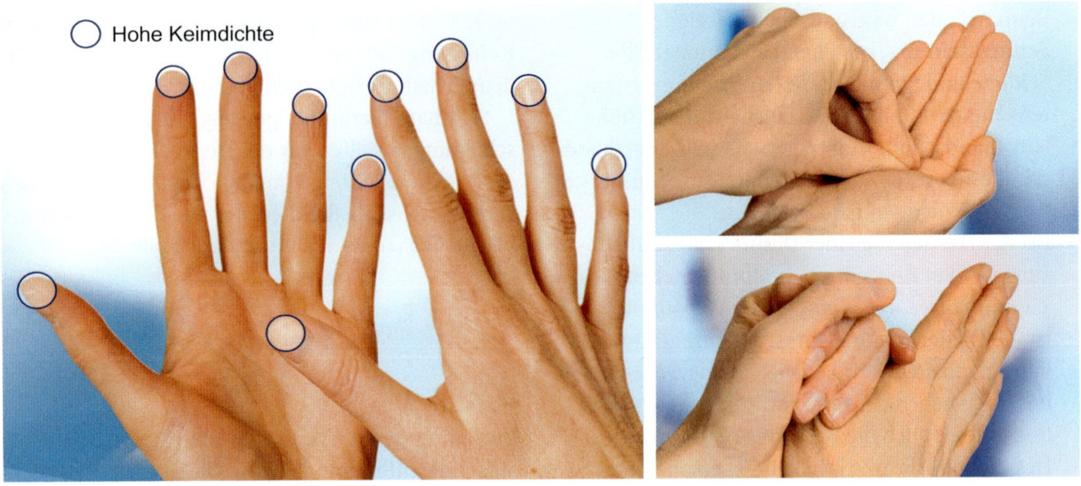

Abb. 4.3 Hygienische Händedesinfektion, Standardeinreibeverfahren nach Euro-Norm 1500 [U120]

soll sichergestellt werden, dass von den Händen des Rettungsfachpersonals, die potenziell als die wichtigsten Überträger und Infektionsquellen anzusehen sind, möglichst wenig Infektionen ausgehen.

Die hygienische Händedesinfektion zählt zu den Maßnahmen der **persönlichen Hygiene** und sollte möglichst immer in folgenden Fällen erfolgen:

- Vor Dienstbeginn und nach Dienstschluss
- Vor und nach jedem Patientenkontakt bzw. nach dem Ausziehen der Schutzhandschuhe
- Bei der Vorbereitung von Injektionen und Infusionen
- Unmittelbar nach ungeschütztem Kontakt mit Körperflüssigkeiten, Ausscheidungen, Sekreten, kontaminierten Oberflächen, Materialien und Instrumenten
- Vor Kontakt mit Patienten, die in besonderem Maße vor Infektionen geschützt werden müssen
- Vor einer Wundbehandlung und -versorgung
- Vor dem Umgang mit Sterilgut
- Vor dem Essen, nach jedem Toilettenbesuch, nach dem Niesen bzw. Naseputzen, nach dem Husten

➢ Abb. 4.3 zeigt das korrekte Vorgehen bei der hygienischen Händedesinfektion nach Euro-Norm (EN) 1500 **(Standardeinreibeverfahren).**

Wichtig ist zunächst, dass die Hände vor der Desinfektion absolut **trocken** und **seifenfrei** sind. Dann werden mindestens drei Milliliter (entsprechend mindestens zwei Hüben) alkoholisches Händedesinfektionsmittel mit der Ellenbogenbedienung aus dem Dosierspender in die hohle Hand gegeben. Das Händedesinfektionsmittel ist entsprechend der in ➢ Abb. 4.3 gezeigten Reihenfolge sorgfältig auf die Handoberflächen, die Nagelfalze und Fingerkuppen sowie in die Fingerzwischenräume zu verreiben. Je nach Präparat beträgt die **Einwirkzeit,** die unbedingt einzuhalten ist, 30 Sekunden bis eine Minute. Erst dann tritt auch die Wirkung rückfettender Substanzen ein, die vielen Hautdesinfektionsmitteln zugesetzt sind. Die rückfettenden Substanzen tragen dazu bei, dass die Haut trotz der austrocknenden Wirkung des Alkohols geschmeidig bleibt **(Hautschutzfunktion).**

Erst nach der Desinfektion dürfen die Hände mit Seife und Wasser gewaschen werden. Anschließend sind sie mit Papierhandtüchern aus einem Handtuchspender abzutrocknen. Die Handtücher müssen in einem Abfallsammelbehälter entsorgt werden.

Sind die Hände stark verschmutzt, ist vor der Händedesinfektion eine **Reinigung** erforderlich. Sie erfolgt mit einem in Desinfektionsmittel getränkten Papierhandtuch. Bei starker Kontamination ist die hygienische Händedesinfektion zweimal durchzuführen.

MERKE

Zuerst desinfizieren, dann bei Bedarf waschen!

ACHTUNG

Alkohol trocknet die Hände aus. Nach der Händedesinfektion darf die Hautpflege mit einem geeigneten Hautpräparat nicht vergessen werden.

Hautdesinfektion

Bei vielen Behandlungseingriffen, z. B. bei der Anlage peripherer Venenzugänge, muss die **Haut** verletzt werden. Die Gefahr besteht, dass der Haut aufliegende Krankheitserreger durch die so geschaffene Eintrittspforte in den Körper eindringen und eine Infektion hervorrufen. Aus diesem Grund ist vor Verletzungen der Haut die Anzahl der Mikroorganismen zu reduzieren und eine Hautdesinfektion durchzuführen.

Zur Desinfektion mit alkoholischen Präparaten reicht die Mindesteinwirkzeit von 15 bis 30 Sekunden aus. Hierbei ist zuerst **Alkohol** auf die entsprechende Hautstelle aufzubringen und die Einwirkzeit abzuwarten. Dann müssen die abgetöteten Keime mit einem Tupfer von der Hautstelle entfernt werden. Schließlich ist nochmals das Hautareal mit Alkohol zu benetzen und die Einwirkzeit einzuhalten. Erst dann kann injiziert oder punktiert werden.

Instrumentendesinfektion

Zur Instrumentendesinfektion werden die Desinfektionsmittel im Rettungsdienst zumeist in einem **Wannenbad** angesetzt. Die Angaben des Herstellers und des Hygiene- und Desinfektionsplans zur Dosierung des Desinfektionsmittels, zur Einwirkzeit und zum regelmäßigen Austausch der Lösung müssen streng eingehalten werden. Aufgrund der meist toxischen Desinfektionsmittelwirkung auf Haut und Schleimhäute sowie der Abgabe reizender Gase muss das Wannenbad nach Einlegen und Entnehmen der Instrumente sofort wieder mit der Abdeckung verschlossen werden.

Die Aufbereitung der Instrumente, wie Laryngoskope, Absaugpumpen und Beatmungszubehör, erfolgt in den **Einzelschritten:**

- Reinigen
- Zerlegen, ggf. erneute Reinigung, Desinfizieren
- Spülen, Trocknen, Pflegen
- Funktionsprüfung

Unmittelbar nach Gebrauch eines Instruments sollte es zunächst **gereinigt** werden, damit Verunreinigungen nicht antrocknen können. Nach Einsatzende werden die gesäuberten und zu desinfizierenden Instrumente in ihre Einzelteile zerlegt, sodass das Desinfektionsmittel möglichst alle Geräteteile erreicht. Bei starker Verunreinigung ist in einem zusätzlichen Arbeitsgang die Reinigung mit Desinfektionslösung notwendig. Die durch diese Reinigung verunreinigte Desinfektionslösung ist zu verwerfen, die gesäuberten Instrumente sind in eine neu vorbereitete Desinfektionslösung einzulegen. Es ist darauf zu achten, dass die Instrumente vollständig in das Desinfektionsmittelbad eingetaucht sind. **Hohlkörper** müssen so eingelegt werden, dass die Luft aus den Hohlräumen vollständig entweicht.

Nach Einhaltung der vom Hersteller angegebenen Einwirkzeit sind die desinfizierten Instrumente zu reinigen und abzuspülen. Nach der Trocknung muss eine **Funktionsprüfung** vorgenommen werden.

Wäschedesinfektion

Die Reinigung von Wäsche und Textilien aus dem Rettungsdienst unterliegt strengen **Anforderungskriterien,** die in den „Richtlinien für Krankenhaushygiene und Infektionsprävention" des Robert Koch-Institutes beschrieben sind. Waschbare Textilien, wie Schutzkleidung, Decken und Bezüge, müssen durch thermische Desinfektionswaschverfahren (z. B. Kochwäsche mit Waschmittel), chemothermische Desinfektionswaschverfahren (z. B. Wäsche mit Desinfektionswaschmittel) oder chemische Verfahren (z. B. Behandlung mit Desinfektionsmittellösungen) gereinigt und desinfiziert werden.

In der Regel erfolgt die Wäschedesinfektion nicht in den Räumlichkeiten der Rettungswache, sondern wird durch Fremdfirmen mit den dazu zulässigen Verfahren durchgeführt.

Beim **Umgang** mit Textilien muss das Rettungsfachpersonal Folgendes beachten:

- Wäsche unmittelbar, d. h. ohne Zwischenablage, in reißfeste, ausreichend keim- und feuchtigkeitsdichte Textil- oder Foliensäcke abwerfen.
- Nasse oder stark mit Körperausscheidungen kontaminierte Wäsche in gesonderten, flüssigkeitsdichten Behältnissen sammeln.

Laufende Desinfektion und Schlussdesinfektion

Laufende Desinfektion

Zur sogenannten laufenden Desinfektion gehören regelmäßig durchzuführende Desinfektionsmaßnahmen, durch welche die Verbreitung von Krankheitserregern in den Fahrzeugen und Einrichtungen des Rettungsdienstes eingeschränkt werden soll. Zu den **Desinfektionsmaßnahmen** der laufenden Desinfektion gehören:

- Desinfektion **während** der Behandlung bzw. des Transports, um z. B. Verunreinigungen mit Blut, Erbrochenem, Stuhl, Urin und anderen Ausscheidungen zu desinfizieren
- **Tägliche** reinigende Desinfektion der patientennahen Flächen des Krankenraums und der Griffflächen in der Fahrgastzelle
- **Wöchentliche** Grunddesinfektion des gesamten Fahrzeugs wie bei der täglichen Desinfektion einschließlich aller Schubladen und Koffer von innen sowie der Decke und der Wände

Schlussdesinfektion

Eine Schlussdesinfektion wird nach Beendigung einer Behandlung oder eines Transports durch das Begleitpersonal durchgeführt.

Handelte es sich bei dem Einsatz um einen **Regeltransport** – also ohne Hinweise auf oder Kenntnisse über eine Infektionskrankheit –, werden dazu Desinfektionsmittel nach der DGHM-Liste verwendet. Desinfiziert werden müssen die patientennahen Flächen, die vom Patienten berührten Einrichtungsgegenstände und die verwendeten Instrumente.

Nach Durchführung eines **Infektionstransportes** erfolgt eine Schlussdesinfektion nach den Vorgaben des Infektionsschutzgesetzes mit Desinfektionsmitteln und Konzentrationen aus der RKI-Liste. Zumeist reicht eine sorgfältige Scheuer-Wisch-Desinfektion der Flächen aus. Nur in seltenen Fällen ist eine Raumdesinfektion durch Verdampfen oder Vernebelung erforderlich.

Es ist sicherzustellen, dass das Fahrzeug anschließend ohne Infektionsgefährdung, aber auch ohne schädigende Wirkung durch das verwendete Desinfektionsmittel benutzt werden kann.

4.4.3 Persönliche Hygiene

Die Hygiene des Personals ist ein wichtiges Glied in der Kette der Hygienemaßnahmen im Rettungsdienst, denn es ist das Personal, das mit den Patienten, deren Mikroorganismen, Sekreten und Ausscheidungen in Kontakt kommt und durch die wechselnden Tätigkeiten schnell Keime verteilt. Nicht zu unterschätzen ist auch das potenzielle **Infektionsrisiko** des Personals selbst, das aus dem beschriebenen Umgang mit keimbelastetem Material resultiert.

Bei der Personalhygiene sind neben der persönlichen Verantwortung der einzelnen Mitarbeiter die **Hinweise** zur Hygiene in den Unfallverhütungsvorschriften der gesetzlichen Unfallversicherungsträger zu beachten.

Die **Personalhygiene** umfasst folgende Punkte:

- Körperpflege
- Haarhygiene und Schmuck
- Persönliche Schutzausrüstung
- Schutzkleidung
- Hygienische Händedesinfektion (➤ 4.4.2)
- Schutzimpfungen (➤ 4.6.2)

Körperpflege

Die allgemeine Körperpflege ist eine grundsätzliche Maßnahme der Personalhygiene, die sowohl ein sorgfältig gepflegtes äußeres Erscheinungsbild liefert als auch zur Infektionsprophylaxe beiträgt. Besonders zu **beachten** sind:

- Nur geduscht zum Dienst erscheinen.
- Fingernägel kurz halten, um Patienten nicht zu verletzen, Schutzhandschuhe nicht zu beschädigen und das Ansammeln von Schmutz und Krankheitserregern unter den Nägeln zu vermeiden.
- Mehrmals täglich Hautschutzpflege durchführen, um Allergien gegen Schutzhandschuhe und Desinfektionsmittel vorzubeugen.
- Sichtbare Wunden bzw. kleinere Verletzungen an der Haut abdecken.

Haarhygiene und Schmuck

Haarhygiene

Die Haare jedes Menschen sind auch bei intensiver Pflege ein **Reservoir** für Mikroorganismen. Deshalb müssen lange Haare schon vor Dienstbeginn sicher zusammengebunden werden, um zu verhindern, dass Haare in offene Wunden eingebracht werden.

Schmuck

Schmuck, wie (Ehe-)Ringe, Armbänder, Ketten und Ohrringe, aber auch Uhren sollten während der Arbeit nicht getragen werden. Nach der TRBA 250 (➤ Tab. 4.8) dürfen bei Tätigkeiten, die eine hygienische Händedesinfektion erfordern, an Händen und Unterarmen z. B. keine

- Schmuckstücke,
- Ringe, einschließlich Eheringe,
- Armbanduhren,
- Piercings,
- künstlichen Fingernägel,
- sog. Freundschaftsbänder

getragen werden.

Schmuckstücke und Uhren bieten wegen ihrer rauen Oberfläche ideale Haftstellen für schmutz- und erregerhaltige Partikel und folglich einen ausgezeichneten Nährboden für Mikroorganismen. Schmuck birgt zusätzlich ein erhebliches Verletzungsrisiko. Vor allem Schmuck an Handgelenken und Unterarmen sowie lange Ohrringe können sich bei der Versorgung von Patienten verhaken und Wunden setzen. Verletzungsgefahr besteht ebenfalls, wenn sich renitente Patienten an langen Halsketten oder Ohrringen des Rettungsfachpersonals festhalten.

Persönliche Schutzausrüstung

Die persönliche Schutzausrüstung (Arbeitskleidung, Berufskleidung, Dienstbekleidung) ist die Kleidung, die während der Arbeit getragen wird und vor Gefahren bei Einsätzen im öffentlichen Raum, mechanischen und klimatischen Einwirkungen, Verschmutzung und Kontamination mit erregerhaltigem Material schützt.

Die Auswahl der Dienstbekleidung richtet sich nach den Vorgaben des zuständigen gesetzlichen Unfallversicherungsträgers. Die persönliche Schutzausrüstung im Rettungsdienst und Krankentransport ist in der GUV-Regel 2106 geregelt. Die definierten Schutzziele sind:

- Warnschutz DIN EN 471
- Wetterschutz DIN EN 343
- Hygieneschutz BioStoffV/TRBA 250
- Mechanischer Schutz (Helm/Arbeitshandschuhe)
- Schwere Entflammbarkeit ohne Norm

Die persönliche Schutzausrüstung ist dem Arbeitnehmer kostenlos vom Arbeitgeber zur Verfügung zu stellen. Zur **Arbeitskleidung** zählen:

- Einsatzhose
- Schutzjacke
- Pullover, Sweatshirt, Poloshirt
- Sicherheitsschuhwerk

Bei der **Auswahl** der Kleidung sollte auf bequeme Trageeigenschaften und Strapazierfähigkeit geachtet werden. Außerdem muss sie den Verfahren der Wäschedesinfektion genügen.

Für den **Umgang** mit der persönlichen Schutzausrüstung gilt:

- Arbeitskleidung nur während der Dienstzeit tragen.
- Dienstbekleidung stets nur auf der Rettungswache aufbewahren.
- Dienstbekleidung täglich wechseln, außerdem zusätzlich bei sichtbarer Verschmutzung. Nach Dienstende Sicherheitsschuhe desinfizieren.
- Dienstbekleidung von privater Kleidung getrennt aufbewahren.

Schutzkleidung

Schutzkleidung ist Kleidung, die zusätzlich zur persönlichen Schutzausrüstung getragen wird. Sie kommt bei Tätigkeiten zum Einsatz, bei denen der Kontakt mit erregerhaltigem Material, wie bei Infektionstransporten, oder aggressiven oder toxischen Substanzen, wie bei Desinfektionsarbeiten, möglich bzw. unvermeidbar ist.

Die BGV-C8 (Unfallverhütungsvorschrift „Gesundheitsdienst") (➤ Tab. 4.8) ist seit 2005 erloschen. Wesentliche Aussagen waren durch die Biostoffverordnung (BioStoffV) doppelt geregelt. Als Ersatz verdeutlicht die BGR 250, gleich der staatlichen Technischen Regel für Biologische Arbeitsstoffe (TRBA) 250, die Umsetzungsmöglichkeiten der Biostoffverordnung. Da sich an den Prinzipien nichts verändert hat, schreibt die BGR 250 vor, dass der Arbeitgeber dem Personal geeignete Schutzkleidung in ausreichender Menge zur Verfügung stellen muss, wenn die persönliche Schutzausrüstung des Personals mit Krankheitskeimen verschmutzt werden kann. Seinerseits unterliegt das Personal der Verpflichtung, die Schutzkleidung in den oben genannten Situationen zu tragen.

Es gibt, entsprechend den unterschiedlichen **Hygieneanforderungen,** eine Vielzahl von Schutzkleidungsstücken. Im Rettungsdienst kommen zum Einsatz:

- **In jedem Rettungsdiensteinsatz:**
  - Bei Patientenkontakt: dünnwandige und flüssigkeitsdichte Einmalhandschuhe aus Latex, Vinyl oder Nitril
  - Bei Spritzgefahr von Blut oder anderen kontaminierten Flüssigkeiten (z. B. bei der Intubation): Mund-, Nasen- und Augenschutz
- Bei Infektionstransporten (➤ 4.5.2):
  - Einmal-Overall
  - Schutzhandschuhe
  - Filtermaske (z. B. FFP2- oder FFP3-Filtermasken) als Mund- und Nasenschutz
  - Schutzbrille
  - Plastik-Überschuhe
- Bei Desinfektionsarbeiten (➤ 4.4.2):
  - Feste, flüssigkeitsdichte Handschuhe
  - Flüssigkeitsdichte Schürze
  - Schutzbrille

4.4.4 Hygiene- und Desinfektionsplan

Im Infektionsschutzgesetz, in den technischen Regeln für Gefahrstoffe und den Unfallverhütungsvorschriften der gesetzlichen Unfallversicherungsträger wird das Aufstellen eines Hygieneplans (➤ Abb. 4.4) mit dem Ziel, das Personal und die Patienten vor möglichen Infektionsgefahren zu schützen, verbindlich vorgeschrieben.

Genaue Angaben zur Dosierung und zur Anwendung der Desinfektionsverfahren werden im Desinfektionsplan festgehalten, der oft integrierter Bestandteil eines Hygieneplans ist.

Malteser-Hygiene- und Desinfektionsplan Rettungsdienst und Krankentransport Pflicht-FO

ALLGEMEIN

WAS?	WANN?	WIE?	WOMIT?	WER?
Grundsatz		In Arbeits- und Behandlungsbereichen ist Essen, Trinken und Rauchen nicht gestattet! Von Händen und Unterarmen Schmuck und Uhren ablegen! Grobe Verschmutzungen mit einem desinfektionsmittelgetränkten Tuch zuvor entfernen!		
Arbeitskleidung	Bei grober, sichtbarer Verschmutzung; nach Arbeitsende	Wechseln In Wäschebehälter abwerfen		Ärzte Rettungsdienstpersonal
Schuhe	Bei grober, sichtbarer Verschmutzung; nach Arbeitsende	Grobe Verschmutzungen mit einem desinfektionsmittelgetränkten Tuch zuvor entfernen! Terralin® Liquid: Auf ein Tuch auftragen und dann im Wischverfahren anwenden. **Prinzipiell NICHT zur Sprühdesinfektion nutzen – <u>Materialverträglichkeit beachten!</u>**	*An Wache:* TERRALIN® PROTECT 0,5 % – 1 Std. *Im Einsatz:* TERRALIN® LIQUID	Ärzte Rettungsdienstpersonal
Einmalhandschuhe	Bei Kontaktmöglichkeiten mit Blut, Sekreten, Ausscheidungen etc.	Anziehen; Wechseln bei Beschädigung oder Kontamination Sachgerecht entsorgen		Ärzte Rettungsdienstpersonal

Abb. 4.4a Beispiel eines kombinierten Hygiene- und Desinfektionsplans für den Rettungsdienst [V519]

WAS?	WANN?	WIE?	WOMIT?	WER?
Mundschutz Augenschutz	Bei Spritzgefahr von Blut etc., ggf. vor der Intubation	Anlegen, anschließend sachgerecht entsorgen oder desinfizierend reinigen		Ärzte Rettungsdienst-personal
Einmal-Overall FFP3-Filter-Maske	Bei bestimmten Infektions-krankheiten	Anziehen, anlegen Anschließend sachgerecht entsorgen		Ärzte Rettungsdienst-personal
Vorratsbehälter Frisch- und Abwasser im RTW (falls noch vorhanden)	Täglich Wöchentlich	Wasser wechseln Desinfizieren Durch geschlossene 1-Liter-Kunstoffgebinde, mind. Trinkwasserqualität, ersetzen		Rettungsdienst-personal
Klimaanlagenfilter in Rettungsdienst-fahrzeugen	Nach Hersteller-angaben	Filter durch sachkundige Person auswechseln		Rettungsdienst-personal Fachbetrieb
Textile, wieder verwendbare Einsatz-Wäsche	Nach jedem Transport	Vor Ort austauschen und in geschlossenem Behältnis (z. B. Wäschesack) sammeln und der Wäscherei zuführen		Rettungsdienst-personal
Einmal-Einsatz-Wäsche	Nach jedem Transport	Vor Ort sachgerecht entsorgen oder in geschlossenem Behältnis (z. B. Müllbeutel) sammeln und an der Dienststelle sach-gerecht entsorgen		Rettungsdienst-personal
Putzutensilien	Nach Gebrauch	In geschlossenem Behältnis (z. B. Wäsche-sack) sammeln und der Wäscherei zuführen bzw. sachgerecht entsorgen		Rettungsdienst-personal
Schlussdesinfektion	Nach Fahrt eines Patienten mit einer meldepflichtigen Infektionskrankheit	Nach Rücksprache mit dem Desinfektor oder Hygienebeauftragten! Infektionskrankheitentabelle aus dem Handbuch Hygiene	TERRALIN® PROTECT 0,5 % – 1 Std. oder 2 % – 15 Min. TERRALIN® PAA 2 % 30 Min.	Desinfektor oder Rettungs-dienstpersonal

Abb. 4.4b Beispiel eines kombinierten Hygiene- und Desinfektionsplans für den Rettungsdienst [V519]

Malteser-Hygiene- und Desinfektionsplan Rettungsdienst und Krankentransport Pflicht-FO *(Fortsetzung)*

HÄNDE/HAUT

WAS?	WANN?	WIE?	WOMIT?	WER?
Hygienische Händedesinfektion	Vor Arbeitsbeginn; vor und nach Patientenkontakt; nach Kontakt mit kontaminiertem Material; nach Toilettenbenutzung; nach dem Ablegen von Schutzhand-schuhen; bei Dienstschluss	3 ml Konzentrat 30 Sek. in die trockenen Hände einreiben. Entnahme aus Spender Bei Transport von Infektionspatienten sind die Einwirkzeit und die Menge des Hände-desinfektionsmittels ggf. zu erhöhen. 3 x 3 ml je 1 Min. in die Hände einreiben Hände erst desinfizieren, dann waschen!	DESDERMAN® pure oder DESMANOL® N	Ärzte Rettungsdienst-personal
Händewaschung	Bei Verschmutzung; vor Pausen und nach der Arbeit	Entnahme aus Spender Keine Stückseife verwenden! Nur Einmal-Handtücher benutzen	S&M® Waschlotion	Ärzte Rettungsdienst-personal
Haut- und Händepflege/ -schutz	Mehrmals täglich; vor Arbeitsbeginn, nach Arbeitsende	Hautschutz-/Hautpflegepräparat in die Hände einreiben. Siehe Hautschutzplan für alle Dienstbereiche	ESEMTAN® Händeemulsion bzw. Hautbalsam	Ärzte Rettungsdienst-personal
Hautdesinfektiont	Vor Injektion, Punktionen etc.	Desinfektionsmittel aufbringen, Hautstelle vollständig benetzen, nicht trocken nachwischen. Einwirkzeit mind. 15 Sek. beachten!	KODAN® TINKTUR FORTE farblos	Ärzte Rettungsdienst-personal

Abb. 4.4c Beispiel eines kombinierten Hygiene- und Desinfektionsplans für den Rettungsdienst [V519]

Malteser-Hygiene- und Desinfektionsplan Rettungsdienst und Krankentransport Pflicht-FO *(Fortsetzung)*

INSTRUMENTE

WAS?	WANN?	WIE?	WOMIT?	WER?
Instrumente allgemein	Nach Gebrauch	Erst desinfizieren, dann reinigen! Grobe Verschmutzungen mit einem desinfektionsmittelgetränktem Tuch zuvor entfernen! *Das Einlegen in eine Desinfektionslösung sollte bevorzugt werden.* *An Wache:* Instrumente in geeignete Behälter mit Deckel und Siebeinsatz einlegen. Anschließend, wenn nötig, der Sterilisation zuführen und in Sterilgutverpackung gemäß DIN verpackt und trocken lagern *Im Einsatz:* Mit desinfektionsmittelgetränktem Tuch abwischen		Ärzte Rettungsdienstpersonal
Magillzange Einführungsmandrin für Trachealtuben Nasopharyngealtuben Beatmungsmaske PEEP-Ventil Beatmungsschlauch mit Ventil Laryngoskopspatel Klemmen Mundkeil Oropharyngealtuben	Nach Gebrauch	In Desinfektionslösung einlegen, Einwirkzeit beachten! Nach der Desinfektion mit Leitungswasser abspülen und trocknen. Trocken und geschützt aufbewahren. *Terralin® Liquid:* Auf ein Tuch auftragen und dann im Wischverfahren anwenden. **Prinzipiell NICHT zur Sprühdesinfektion nutzen – <u>Materialverträglichkeit beachten!</u>**	*An Wache:* GIGASEPT® INSTRU AF 1,5 % – 1 Std. GIGASEPT® FF 8 % – 1 Std. (bei bestimmten Viruserkrankungen) *Im Einsatz:* TERRALIN® LIQUID	Rettungsdienstpersonal
Sekretauffangbehälter, Nierenschalen, Steckbecken, Urinflasche etc.	Nach Gebrauch	Entleeren und in Desinfektionslösung einlegen Nach der Desinfektion mit Leitungswasser abspülen und trocknen	GIGASEPT® INSTRU AF 1,5 % – 1 Std. GIGASEPT FF 8 % – 1 Std. (bei bestimmten Viruserkrankungen)	Rettungsdienstpersonal
Stethoskop Blutdruckmessgerät Infusionspumpe Spritzenpumpe EKG-Sichtgerät Defibrillator Sekretabsaugpumpe Pulsoxymeter O_2-Gerät Laryngoskopgriff Beatmungsgeräte (Ambubeutel) - Hülle - Beutel Ventil Beatmungsgerätoberfläche etc.	Nach Gebrauch Nach Verschmutzung, Kontamination sofort	Desinfizierend reinigen *Terralin® Liquid:* Auf ein Tuch auftragen und dann im Wischverfahren anwenden. **Prinzipiell NICHT zur Sprühdesinfektion nutzen – <u>Materialverträglichkeit beachten!</u>** Grobe Verschmutzungen mit einem desinfektionsmittelgetränktem Tuch zuvor entfernen!	*An Wache:* TERRALIN® PROTECT 0,5 % – 1 Std. oder 2 % – 15 Min. *Im Einsatz:* TERRALIN® LIQUID	Rettungsdienstpersonal

Abb. 4.4d Beispiel eines kombinierten Hygiene- und Desinfektionsplans für den Rettungsdienst [V519]

Malteser-Hygiene- und Desinfektionsplan Rettungsdienst und Krankentransport Pflicht-FO *(Fortsetzung)*

FLÄCHEN

WAS?	WANN?	WIE?	WOMIT?	WER?
Vakuummatratze Schaufeltrage Spineboard Luftkammer/ Vakuumschienen Rollboard	Nach Gebrauch; einmal wöchentlich	Desinfizierend reinigen *Terralin® Liquid:* Auf ein Tuch auftragen und dann im Wischverfahren anwenden. **Prinzipiell NICHT zur Sprühdesinfektion nutzen!** Grobe Verschmutzungen mit einem desinfektionsmittelgetränkten Tuch zuvor entfernen!	*An Wache:* TERRALIN® PROTECT 0,5 % – 1 Std. oder 2 % – 15 Min. *Im Einsatz:* TERRALIN® LIQUID	Rettungsdienst-personal
Notfallkoffer Notfallrucksack	Mind. täglich; nach Verschmutzung, Kontamination sofort Einmal wöchentlich	Desinfizierend reinigen *Terralin® Liquid:* Auf ein Tuch auftragen und dann im Wischverfahren anwenden. **Prinzipiell NICHT zur Sprühdesinfektion nutzen!** Grobe Verschmutzungen mit einem desinfektionsmittelgetränkten Tuch zuvor entfernen! Komplette Grunddesinfektion	*An Wache:* TERRALIN® PROTECT 0,5 % – 1 Std. oder 2 % – 15 Min. *Im Einsatz:* TERRALIN® LIQUID	Rettungsdienst-personal
Krankentrage Tragesessel/-sitz	Mind. täglich; nach Verschmutzung, Kontamination sofort	Desinfizierend reinigen *Terralin® Liquid:* Auf ein Tuch auftragen und dann im Wischverfahren anwenden. **Prinzipiell NICHT zur Sprühdesinfektion nutzen!** Grobe Verschmutzungen mit einem desinfektionsmittelgetränkten Tuch zuvor entfernen!	*An Wache:* TERRALIN® PROTECT 0,5 % – 1 Std. oder 2 % – 15 Min. *Im Einsatz:* TERRALIN® LIQUID	Rettungsdienst-personal
Krankenraum (Krankentransport-/ Patientenraum)	Mind. täglich, nach Verschmutzung, Kontamination sofort oder nach Landesvorgaben Einmal wöchentlich	Scheuer- bzw. Wischdesinfektion der Griffe, des Fußbodens und der patientennahen Flächen Grobe Verschmutzungen mit einem desinfektionsmittelgetränkten Tuch zuvor entfernen! Komplette Grunddesinfektion des Innenraumes inkl. aller Fächer.	*An Wache:* TERRALIN PROTECT 0,5 % – 1 Std. oder 2 % – 15 Min. *Im Einsatz:* TERRALIN LIQUID	Rettungsdienst-personal

Beim Transport von Patienten mit bestimmen Viruserkrankungen kann eine Desinfektion mit Terralin PAA nötig sein! (siehe Infektionskrankheitentabelle)

Abb. 4.4e Beispiel eines kombinierten Hygiene- und Desinfektionsplans für den Rettungsdienst [V519]

4.4.5 Dokumentation

Alle Desinfektionsmaßnahmen müssen im **Desinfektionsbuch** dokumentiert werden. Nur schriftlich dokumentierte Maßnahmen gelten rechtlich auch als durchgeführt.
Die **Dokumentation** umfasst folgende Schritte:
- Dokumentation der täglichen Desinfektion
- Dokumentation der wöchentlichen Grunddesinfektion
- Dokumentation jeder Instrumentendesinfektion
- Dokumentation jeder Schlussdesinfektion nach Regeleinsätzen

Die Schlussdesinfektion nach Infektionsfahrten erfordert eine gesonderte Dokumentation in einem sogenannten **Desinfektionsbericht.**

4.4.6 Umgang mit sterilem Material

In den Fahrzeugen des Rettungsdienstes befinden sich zahlreiche **Sterilprodukte,** die – anders als im Krankenhaus, in Pflegeheimen oder in Arztpraxen – einem enormen Lagerungsstress durch Stauchen im Notfallkoffer und großen Temperaturschwankungen ausgesetzt sind. Die meisten Sterilgüter werden als **Einmalprodukte** verwendet, z. B.
- Spritzen, Kanülen, Venenverweilkanülen
- Endotrachealtuben, Katheter, Drainagen
- Verbandstoffe

Haltbarkeit

Sterilprodukte weisen nur eine **begrenzte** Haltbarkeit auf. Das Verfallsdatum ist der Verpackung aufgedruckt und muss deutlich lesbar sein. Grundsätzlich gilt, dass nur unbeschädigte Sterilprodukte Verwendung finden dürfen. Bei der täglichen Fahrzeugüberprüfung ist auf Haltbarkeit und Unversehrtheit zu achten und der/die Artikel ggf. auszutauschen.

MERKE
Vor dem Umgang mit Sterilgutverpackungen sollte immer eine hygienische Händedesinfektion erfolgen. Steril verpacktes Material darf erst kurz vor Gebrauch geöffnet werden. Die Entnahme muss möglichst unter aseptischen Bedingungen erfolgen.

Die Sterilverpackung ist sofort nach der Entnahme zu **kontrollieren:**
- Sie muss unbeschädigt und trocken sein.
- Das Verfallsdatum darf nicht überschritten sein.
- Der Indikatorstreifen zum Nachweis der erfolgten Sterilisation muss sich verfärbt haben.

4.5 Besonderheiten bei Infektionsfahrten

4.5.1 Infektionsschutzgesetz

Das am 1. Januar 2001 in Kraft getretene Gesetz zur Verhütung und Bekämpfung von Infektionskrankheiten beim Menschen (Infektionsschutzgesetz, IfSG; die letzte Aktualisierung des IfSG stammt vom 18. Juli 2016) dient (§ 1 IfSG)
- der **Vorbeugung** übertragbarer Krankheiten beim Menschen,
- der frühzeitigen **Erkennung** von Infektionen sowie
- der **Verhinderung** einer weiteren Verbreitung von übertragbaren Krankheiten.

Es **regelt** hauptsächlich die
- Übermittlung von meldepflichtigen Krankheiten (§ 6 IfSG, ➤ Tab. 4.6),
- meldepflichtigen Nachweise von Krankheitserregern (§ 7 IfSG) und
- den Umfang der zur Meldung verpflichteten Personen und Einrichtungen (§ 8 IfSG, ➤ Tab. 4.7).

Das Infektionsschutzgesetz bestimmt Vorgaben für den Datenaustausch zwischen Meldebehörden, Ärzten und Kliniken. Darüber hinaus werden auf der Basis aktueller Erkenntnisse die **Prävention** (Vorbeugung) und Kontrolle nosokomialer Infektionen und resistenter Erreger genauer geregelt, z. B. bei den Aufzeichnungspflichten oder bei der Aufstellung von Hygieneplänen.

Durch das „Gesetz zur Änderung des Infektionsschutzgesetzes und weiterer Gesetze“ vom 1.8.2011 können die Bundesländer im Rahmen ihrer Krankenhausgesetzgebung Krankenhaushygieneverordnungen erlassen, die detaillierte Regelungen über die personellen und organisatorischen Anforderungen für die Infektionshygiene treffen. Durch die Än-

Tab. 4.6 Übersicht über die meldepflichtigen Erkrankungen nach §§ 6 und 7 IfSG

Meldepflichtige Erkrankungen	
Meldepflicht bei Krankheitsverdacht, Erkrankung, Tod	• Botulismus • Cholera • Diphtherie • Humane spongiforme Enzephalopathie, außer familiär-hereditäre Formen • Akute Virushepatitis (Hepatitis A, B, C, D, E) • Virusbedingtes hämorrhagisches Fieber • Enteropathisches hämolytisch-urämisches Syndrom (HUS) • Masern • Meningokokken-Meningitis oder Meningokokken-Sepsis • Milzbrand • Poliomyelitis • Pest • Tollwut • Typhus abdominalis, Paratyphus
Meldepflicht besteht ebenfalls bei	• Verdacht auf bzw. Erkrankung an einer mikrobiell bedingten Lebensmittelvergiftung oder an einer akuten infektiösen Gastroenteritis, wenn entweder eine Person betroffen ist, die eine Tätigkeit im Umgang mit Lebensmitteln ausübt, oder zwei oder mehr gleichartige Erkrankungen auftreten, bei denen ein epidemischer Zusammenhang wahrscheinlich ist oder vermutet wird • Verletzung eines Menschen durch ein tollwutkrankes, -verdächtiges oder -ansteckungsverdächtiges Tier sowie die Berührung eines solchen Tieres oder Tierkörpers • Erkrankung und Tod an einer behandlungswürdigen Tuberkulose, auch wenn ein bakteriologischer Nachweis nicht vorliegt • Verdacht einer über das übliche Ausmaß einer Impfreaktion hinausgehenden gesundheitlichen Schädigung

Tab. 4.7 Gesetzliche Meldepflicht nach § 8 IfSG

Wer	Wann
feststellender Arzt	Verdacht, Erkrankung und Tod
• Leiter von Medizinaluntersuchungsämtern • Private und öffentliche Untersuchungsstellen • Laboratorien	Erregernachweis
Angehörige eines anderen Heil- oder Pflegeberufs, der für die Berufsausübung oder die Führung der Berufsbezeichnung eine staatlich geregelte Ausbildung oder Anerkennung erfordert	Die Meldepflicht besteht nicht für Personen des Not- und Rettungsdienstes, wenn der Patient unverzüglich in eine ärztlich geleitete Einrichtung gebracht wurde. Die Meldepflicht besteht nur, wenn ein Arzt nicht hinzugezogen wurde.

derung im Infektionsschutzgesetz (§ 23 Abs. 8 IfSG) wurden alle Länder ermächtigt und verpflichtet, entsprechende Rechtsverordnungen (sog. Hygieneverordnungen) nicht nur für ihre Krankenhäuser, sondern auch für andere relevante medizinische Einrichtungen zu erlassen. Mit Hinweis auf die erforderliche personelle Ausstattung mit Hygienefachkräften können jedoch bis längstens zum 31.12.2019 befristete Übergangsvorschriften zur Qualifikation einer ausreichenden Zahl geeigneten Fachpersonals vorgesehen werden.

Die wichtigste Änderung des Infektionsschutzgesetzes ist die Neufassung des § 23 („Nosokomiale Infektionen und Resistenzen"). Der § 23 fasst nun die Regelungen zur Verhütung und Bekämpfung nosokomialer Infektionen einschließlich der infektionshygienischen Überwachung in medizinischen Einrichtungen systematisch zusammen. Die wichtigsten Neuerungen des § 23 sind:

Das Infektionsschutzgesetz sieht die Einrichtung eines Expertenrates, der „Kommission Antiinfektiva, Resistenz und Therapie" (Kommission ART) am

Robert Koch-Institut (RKI), vor (§ 23 Abs. 2). Sie soll Empfehlungen mit allgemeinen Grundsätzen für Diagnostik und antimikrobielle Therapie, insbesondere bei Infektionen mit resistenten Krankheitserregern, erstellen. Zusätzlich hat sie die Aufgabe, Daten zu Art und Umfang des Antibiotika-Verbrauchs zu erfassen (§ 23 Abs. 4).

Ebenfalls beim Robert Koch-Institut (RKI) angesiedelt ist ein weiterer Expertenrat, die „Kommission für Krankenhaushygiene und Infektionsprävention" (KRINKO). Sie gibt anerkannte Empfehlungen zur Hygiene und Infektionsvermeidung heraus, deren Einhaltung durch eine Änderung des § 23 Abs. 3 nunmehr verbindlichen Charakter hat. Explizit haben nun Leiter von Krankenhäusern, Einrichtungen für ambulantes Operieren, aber auch von Arztpraxen und anderen Einrichtungen sicherzustellen, dass die nach dem Stand der medizinischen Wissenschaft erforderlichen Maßnahmen getroffen werden, um nosokomiale Infektionen zu verhüten und die Weiterverbreitung von Krankheitserregern, insbesondere solcher mit Resistenzen, zu vermeiden.

4.5.2 Transport infektiöser Patienten

Infektionsfahrten sind Transporte infektiöser Patienten, die vor, während und nach dem Transport besondere Verhaltensregeln und Maßnahmen erfordern, die dem Schutz des Personals und der Patienten dienen.

MERKE

Grundsätzlich hat der Erhalt vitaler Funktionen gegenüber der Ausschaltung von Infektionsgefährdungen Vorrang, solange der gebotene Eigenschutz nicht missachtet werden muss.

Voraussetzungen

Infektionstransporte sollten nur von **geschultem Personal** durchgeführt werden, das zum Zeitpunkt des Transports körperlich gesund ist und die erforderlichen Schutzimpfungen besitzt.

Vielerorts werden für den Transport Infektionskranker **gesonderte Fahrzeuge** vorgehalten, die nur die notwendigsten Ausrüstungsgegenstände mitführen. Stehen solche Rettungsmittel nicht zur Verfügung, sind die Regelfahrzeuge des Rettungsdienstes vor Fahrtantritt auf das notwendige Maß abzurüsten. Das Abrüsten orientiert sich jedoch grundsätzlich an dem Patientenzustand.

Entscheidend ist die **Informationsgewinnung** über die von einem Patienten ausgehende Infektionsgefährdung, seinen Gesundheitszustand und die zu treffenden Schutzmaßnahmen, wie das Tragen von Schutzkleidung. Auskunft erhält das eingesetzte Personal von dem behandelnden Arzt, der Rettungsleitstelle und dem zuständigen Desinfektor des Rettungsdienstbereichs.

Durchführung

Infektionstransporte geschehen immer auf **direktem Wege.** Trennscheiben zwischen Fahrgastzelle und Patientenraum sind geschlossen zu halten. Der direkte Patientenkontakt ist auf das notwendige Maß zu beschränken. Für Kontaminationen während des Transports gelten die Maßnahmen der laufenden Desinfektion.

Planbare Infektionstransporte sollten den Regelfall darstellen. Alle notwendigen Informationen können vor Fahrtantritt gesammelt und entsprechend alle Verhaltensweisen geplant werden. **Nicht planbare** Infektionstransporte treten auf, wenn sich vor Ort ein Verdacht auf eine Infektionskrankheit ergibt. Darüber ist unverzüglich die Rettungsleitstelle zu informieren, die weitere Informationen sammelt und dem Personal vor Ort Maßnahmen zur Infektionsprophylaxe mitteilt. Das Personal an der Einsatzstelle legt die notwendige zusätzliche Schutzausrüstung an und vermeidet bis dahin jeden unnötigen Patientenkontakt.

Feststellung einer Infektion nach Transportende (Nachdeklaration)

Nach Durchführung eines Transports, der sich im **Nachhinein** als Infektionstransport herausstellt, weil erst im Krankenhaus ein infektiöser Erreger nachgewiesen wurde, sind das betroffene Fahrzeug und das Personal zunächst nicht einsatzbereit.

Nach Rücksprache mit den zuständigen Stellen und dem Desinfektor müssen weitere **Maßnahmen,** je nach Art der Erkrankung, durchgeführt werden, z. B.

- Schlussdesinfektion des Fahrzeugs
- Desinfektion des Personals
- Postexpositionsprophylaxe des Personals, z. B. die Einnahme eines Antibiotikums

Schlussdesinfektion nach §§ 17 und 18 IfSG

Nach der Patientenübergabe wird ohne Umwege die Heimatrettungswache bzw. die Desinfektionsstätte des Rettungsdienstbereichs angefahren.

Dort erfolgt eine Schlussdesinfektion des Fahrzeugs nach den Vorgaben des zuständigen Desinfektors oder Gesundheitsamtes. Die Desinfektion kann an die Fahrzeugbesatzung delegiert werden. Desinfiziert werden muss der gesamte Krankenraum einschließlich aller Einrichtungs- und Gebrauchsgegenstände, Trage oder Tragestuhl und vom Kranken benutzte Gegenstände.

Die Desinfektion des **Personals** umfasst den Wechsel der persönlichen Schutzausrüstung und die persönliche Reinigung. Kontaminierte Kleidungsstücke werden nach dem Transport in mit dem (Verdachts-)Erreger gekennzeichnete und verschließbare Säcke abgelegt. Anschließend muss sich jedes Besatzungsmitglied ausgiebig reinigen (duschen), bevor sich im Anschluss die Besatzung mit frischer Dienstkleidung erneut einkleidet.

Alle durchgeführten Desinfektionsarbeiten müssen abschließend **dokumentiert** werden.

MERKE

Für Schlussdesinfektionen nach §§ 17 und 18 IfSG dürfen nur Desinfektionsverfahren zur Anwendung kommen, die in der RKI-Liste aufgeführt sind.

4.6 Arbeitsschutz

Zahlreiche Rechtsvorschriften regeln den Arbeitsschutz in der Bundesrepublik Deutschland. Dazu zählen die staatlichen Arbeitsschutzvorschriften und die Vorschriften der gesetzlichen Unfallversicherungsträger (➤ Tab. 4.8).

4.6.1 Gesetzliche Unfallversicherungsträger

Die gesetzliche Unfallversicherung zählt zum **Sozialversicherungssystem** der Bundesrepublik Deutschland. Jeder Betrieb ist Mitglied in einer für ihn fachlich zuständigen gesetzlichen Unfallversicherung (**Berufsgenossenschaft,** BG). Die Arbeitgeber versichern in den Berufsgenossenschaften ihre Beschäftigten und zahlen für sie die Beiträge. Unternehmen und Arbeitnehmer sind Pflichtmitglieder ihrer zuständigen Unfallversicherung.

Tab. 4.8 Auswahl wichtiger Arbeitsschutzvorschriften

Quelle der Vorschriften	Name der Vorschriften
Staatliche Arbeitsschutzvorschriften	• Arbeitsschutzgesetz (§ 4 und 15 ArbSchG) • Arbeitssicherheitsgesetz • Arbeitsstättenverordnung • Betriebssicherheitsverordnung • Biostoffverordnung • Gefahrstoffverordnung
Vorschriften der gesetzlichen Unfallversicherungsträger	• Arbeitsmedizinische Grundsätze (z. B. G 42 „Tätigkeiten mit Infektionsgefährdung") • Unfallverhütungsvorschriften (z. B. BGR 250/TRBA 250 und BGV C8 „Gesundheitsdienst") • Merkblätter (z. B. Bildschirmarbeitsplätze) • Sicherheitsregeln (z. B. GUV-R 2106 „Persönliche Schutzausrüstung im Rettungsdienst")

Der Gesetzgeber **verpflichtet** die Berufsgenossenschaften

- zur Unfallverhütung und
- zur Entschädigung von Arbeits- und Wegeunfällen sowie Berufskrankheiten.

Bei einem Arbeitsunfall, Wegeunfall oder einer Berufskrankheit tritt die gesetzliche Unfallversicherung für den Betrieb ein und übernimmt die Entschädigung verletzter Beschäftigter.

Die Berufsgenossenschaft erlässt Regeln (ehemals sog. BGR) zur Unfallverhütung (seit 2014: **Deutsche Gesetzliche Unfallversicherung [DGUV] – Regeln** ➤ Abb. 4.5), berät ihre Mitgliedsbetriebe und wendet sich mit gezielten Maßnahmen, z. B. Seminaren, Broschüren, Plakaten, Filmen usw., an die Beschäftigten ihrer Mitgliedsbetriebe. Sie vermittelt so neue Erkenntnisse, gibt Anregungen und hilft, Unfälle zu vermeiden.

Die **Vorschriften der Unfallversicherungsträger** haben Rechtsnormcharakter und sind für die versicherten Unternehmen und Arbeitnehmer bindend. Die Vorschriften (seit 2014: **Deutsche Gesetzliche Unfallversicherung [DGUV] – Vorschriften)** sind die von den deutschen Berufsgenossenschaften erlassenen Unfallverhütungsvorschriften (ehemals sog. „BGV").

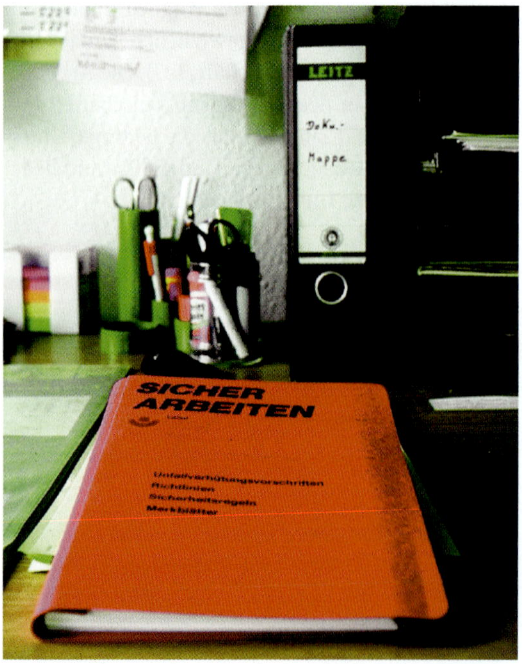

Abb. 4.5 Vorschriften der Deutschen Gesetzlichen Unfallversicherung (DGUV) [K157]

Seit 2007 werden mehr und mehr Unfallverhütungsvorschriften, sowohl ehemalige BGV als auch Berufsgenossenschaftliche Regeln (BGR) und Berufsgenossenschaftliche Informationen (BGI), zurückgezogen, nachdem sie durch die Technischen Regeln für Betriebssicherheit (TRBS) ersetzt wurden. Eine Doppelregulierung durch DGUV und TRBS ist dabei ausgeschlossen.

Gesetzliche **Unfallversicherungsträger** im Gesundheitswesen sind:

- Berufsgenossenschaft für Gesundheitsdienst und Wohlfahrtspflege (BGW)
- Landesunfallkassen (LUK)

Arbeits- und Wegeunfall

Ein Arbeitsunfall ist ein Unfall, den ein Versicherter bei einer versicherten Tätigkeit erleidet (z. B. Nadelstichverletzungen des Rettungsfachpersonals beim Herrichten von Injektionen). Ein Wegeunfall entsteht auf dem direkten Weg zur Arbeitsstätte oder von der Arbeitsstätte nach Hause. Für die Heilbehandlung und die Folgekosten kommt nicht die Krankenversicherung, sondern der gesetzliche Unfallversicherungsträger auf.

Arbeits- und Wegeunfälle sind bei der zuständigen Unfallversicherung über eine **Unfallanzeige** meldepflichtig. Nach Arbeits- und Wegeunfällen, die einer ärztlichen Behandlung bedürfen, muss der versicherte Arbeitnehmer den zuständigen **Betriebsarzt** oder einen von der Unfallversicherung zugelassenen **Durchgangsarzt** (z. B. im Krankenhaus) aufsuchen.

Ferner sollen alle während der Arbeitszeit erlittenen Verletzungen in das **Verbandbuch** eingetragen werden, das am Arbeitsplatz ausliegen muss.

Berufskrankheit

Eine Berufskrankheit ist eine durch **Einwirkungen am Arbeitsplatz** hervorgerufene Erkrankung, die durch bestimmte und für den Beruf typische Arbeitsweisen und Herstellungsverfahren auftritt (z. B. Rückenleiden durch Heben und Tragen sowie Hautreizungen durch Latex im Rettungsdienst). Grundsätzlich müssen Berufskrankheiten als solche anerkannt sein, damit der Versicherte Förderungen und Rehabilitationsmöglichkeiten über den gesetzlichen Unfallversicherungsträger erhält.

Vorsorgeuntersuchungen

Vorsorgeuntersuchungen dienen der **Krankheitsverhütung.** Sie müssen vor Beschäftigungsantritt und als Nachfolgeuntersuchungen in regelmäßigen Abständen während der Beschäftigung (z. B. alle 36 Monate) durch den Betriebsarzt erfolgen. Nach Beendigung der Tätigkeit kann der Versicherte eine nachgehende Untersuchung verlangen.

Im Rettungsdienst unterziehen sich die Beschäftigten in der Regel folgenden **Vorsorgeuntersuchungen:**

- G 24 „Hauterkrankungen"
- G 25 „Fahr-, Steuer- und Überwachungstätigkeiten"
- G 26 „Atemschutzgeräte"
- G 37 „Bildschirmarbeitsplätze" (z. B. für Leitstellenpersonal)
- G 42 „Tätigkeiten mit Infektionsgefährdung"

Die organisierte Höhenrettung und Bergrettungsdienste sind im Sinne der BGV keine Einsatzgebiete der Höhenarbeiten und unterliegen daher nicht der Pflicht zur G-41-Untersuchung (Arbeiten mit Absturzgefahr).

4.6.2 Schutzimpfungen

Schutzimpfungen sind die wichtigsten und wirksamsten **Präventionsmaßnahmen,** die der Medizin zur Verfügung stehen. Sie sollen Immunität gegen Krankheitserreger und deren Gifte ausbilden und den Ausbruch einer Infektionskrankheit verhindern.

Immunität ist die erworbene Fähigkeit des Immunsystems, eingedrungene Mikroorganismen zu erkennen und wirkungsvoll zu bekämpfen, ohne dass Krankheitssymptome auftreten. Einige, vor allem virusbedingte, systemische Infektionskrankheiten hinterlassen eine lang andauernde Immunität. Die Auseinandersetzung mit den Erregern aktiviert die Bildung von erregerspezifischen Antikörpern. Diese garantieren Schutz vor einer erneuten Erkrankung durch den gleichen Erreger.

Aktive Impfung

Aktive Impfungen werden mit gentechnisch veränderten Krankheitserregern durchgeführt, sodass der Organismus eigenständig Antikörper ausbilden muss. Bis ein **vollständiger** Impfschutz vorliegt, sind oft mehrere Einzelimpfungen notwendig. Dafür hält der Impfschutz mehrere Jahre an.

Passive Impfung

Bei einer passiven Impfung werden Antikörper übertragen, die von anderen Organismen stammen. Nach einer passiven Impfung liegt der Impfschutz meist **sofort** vor. Er hält jedoch nur wenige Wochen an, bis die Fremdeiweiße wieder abgebaut sind.

Impfungen für Rettungsfachpersonal

Wie die gesamte Bevölkerung sollte auch das Rettungsfachpersonal einen wirkungsvollen **Impfschutz** besitzen gegen:

- Tetanus (Wundstarrkrampf)
- Polio (Kinderlähmung)
- Diphtherie
- Mumps (Ziegenpeter)
- Röteln
- Pertussis (Keuchhusten)
- *Haemophilus influenzae* Typ B (HIB)
- Masern

Darüber hinaus werden für das Personal im Rettungsdienst zusätzlich folgende Impfungen **empfohlen,** da sie als medizinisches Personal einem erhöhten Infektionsrisiko ausgesetzt sind:

- Hepatitis A und B als Kombinationsimpfung (muss vom Arbeitgeber kostenfrei angeboten werden)
- Influenza (Grippeschutz)

Wiederholungsfragen

1. Begründen Sie, warum Hygiene- und Desinfektionsmaßnahmen für den Rettungsdienst von Bedeutung sind. (➤ 4.1)
2. Welche Mikroorganismen können unterschieden werden? Nennen Sie die Unterscheidungsmerkmale. (➤ 4.2.2)
3. Was bedeutet Kontamination? (➤ 4.2.3)
4. Wie kann es zu einer Infektion kommen und wie breitet sie sich aus? (➤ 4.2.3)
5. Erläutern Sie die Problematik bei MRSA-Patienten. (➤ 4.3.2)
6. Definieren Sie den Begriff Desinfektion. (➤ 4.4)
7. Was bedeuten Asepsis und Sterilität? (➤ 4.4.1)
8. Was wird unter einer chemischen Desinfektion verstanden? (➤ 4.4.2)
9. Was ist eine Flächendesinfektion? Welche anderen Desinfektionsarten kennen Sie außerdem? (➤ 4.4.2)
10. Beschreiben Sie das Vorgehen bei der hygienischen Händedesinfektion. (➤ 4.4.2)
11. Erläutern Sie die Maßnahmen der laufenden Desinfektion. (➤ 4.4.2)
12. Welche Formen der Schlussdesinfektion kommen infrage? (➤ 4.4.2)
13. Welche Maßnahmen zählen zur persönlichen Hygiene? (➤ 4.4.3)
14. Erläutern Sie die Dokumentation zur Hygiene und Desinfektion. (➤ 4.4.5)
15. Beschreiben Sie den Umgang mit sterilem Material. (➤ 4.4.6)
16. Erklären Sie den praktischen Ablauf eines Infektionstransports. (➤ 4.5.2)
17. Was sind die gesetzlichen Unfallversicherungsträger? Welche Aufgaben haben sie? (➤ 4.6.1)
18. Was ist ein Arbeits- bzw. Wegeunfall? Welche Maßnahmen müssen Sie nach einem Arbeitsunfall einleiten? (➤ 4.6.1)
19. Nennen Sie Beispiele für Berufskrankheiten im Rettungsdienst. (➤ 4.6.1)
20. Welchen Zweck verfolgen Vorsorgeuntersuchungen? (➤ 4.6.1)
21. Nennen Sie Unterschiede zwischen einer aktiven und einer passiven Impfung. (➤ 4.6.2)

KAPITEL

5 Gerätekunde

Jürgen Luxem, Dennis Lentz (Kap. 5.1)

Die Gerätekunde thematisiert die Handhabung und die Anwendung von medizinischen Geräten am Patienten durch das Rettungsfachpersonal. Vornehmlich werden diese Geräte im Rettungsdienst zur Diagnostik und/oder Behandlung von Patienten eingesetzt. Damit das Rettungsfachpersonal mit ihnen den bestmöglichen diagnostischen Nutzen und/oder Behandlungserfolg für den Patienten erzielen kann, müssen zunächst die jeweiligen Geräte, ihre Ausführungen und auch ihre Funktion genau bekannt sein.

5.1 Medizinprodukterecht

Das **Medizinprodukterecht** regelt die rechtlichen Rahmenbedingungen für den Einsatz von medizinischen Geräten. Zweck des Medizinprodukterechts ist es, die Sicherheit, Eignung und Leistung der Medizinprodukte sicherzustellen sowie bei der Anwendung von Medizinprodukten für die Gesundheit und den erforderlichen Schutz der Patienten, Anwender und Dritter zu sorgen. Die Teile des Medizinprodukterechts, die für das Rettungsdienstpersonal (➤ 26.4) wichtig sind, finden sich im **Medizinproduktegesetz** (MPG), in der **Medizinprodukte-Betreiberverordnung** (MPBetreibV) und in der **Medizinprodukte-Sicherheitsplanverordnung** (MPSV).

Medizinprodukte sind, neben allen medizinischen Geräten (z. B. EKG-Gerät, Defibrillator, externer Herzschrittmacher, Beatmungsgerät, Sauerstoffeinheit, Absauggerät, Spritzenpumpe, Säuglingsinkubator, Kapnometer, Pulsoxymeter, Blutzuckermessgerät, Thermometer, Blutdruckmessgerät), sämtliche sonstige Produkte und Materialien, die zur Erkennung, Überwachung, Behandlung oder Linderung von Krankheiten oder Verletzungen eingesetzt werden (z. B. medizinische Verbrauchsmaterialien, Stifneck®, KED®-System, Spineboard, Schaufeltrage, Vakuummatratze) und keine Arzneimittel sind.

Sämtliche Medizinprodukte dürfen nur von Personen angewendet werden, die aufgrund ihrer Ausbildung die Gewähr für deren sachgerechte Handhabung bieten (§ 2 Abs. 2 MPBetreibV). Hiervon ist bei ausgebildetem Rettungsdienstpersonal in der Regel auszugehen.

Allerdings ist für die rechtmäßige Anwendung bestimmter Medizinprodukte, z. B. für Defibrillator, externe Herzschrittmacher, Beatmungsgerät, Spritzenpumpe und Säuglingsinkubator, zusätzlich eine **spezielle Einweisung** in deren sachgerechte Handhabung durch den Hersteller oder durch eine vom Hersteller eingewiesene Person **(Medizinprodukte-Beauftragter)** zwingende Voraussetzung (§ 5 Abs. 2 MPBetreibV). Diese Einweisung hat stets für den konkreten Gerätetyp und die konkrete Softwareversion zu erfolgen. Sie muss in einem sogenannten Medizinproduktebuch **dokumentiert** werden. Ohne diese zusätzliche Einweisung ist weder das Rettungsfachpersonal noch ein (Not-)Arzt befugt, solche Geräte zu bedienen.

MERKE

Bestimmte medizinische Geräte dürfen nur nach spezieller Einweisung in den konkreten Gerätetyp und die konkrete Softwareversion durch zur Einweisung berechtigte Personen angewendet werden.

Medizinprodukte dürfen nur für ihren eigentlichen, vom Hersteller festgelegten Zweck angewendet werden. Bei ihrer Anwendung und Instandhaltung müssen Gebrauchsanweisungen sowie sonstige beigefügte sicherheitsbezogene Informationen und Instandhaltungshinweise, die allgemein anerkannten Regeln der Technik sowie Arbeitsschutz- und Unfallverhütungsvorschriften beachtet werden (§ 2 Abs. 1 MPBetreibV).

Es ist verboten, Medizinprodukte (z. B. Venenverweilkanülen oder Spritzen) zu verwenden, die Mängel aufweisen oder deren Verfallsdatum abgelaufen ist (§ 4 Abs. 1 und § 14 Satz 2 MPG).

MERKE

Der Gebrauch von abgelaufenen oder mangelhaften Medizinprodukten ist verboten!

Soweit es der Zustand des Patienten erlaubt, muss sich das Rettungsfachpersonal vor jedem Gebrauch eines Medizinprodukts, zumindest aber bei jedem Dienstbeginn sowie nach jeder Anwendung und Instandhaltung von dessen **Funktionsfähigkeit** und **ordnungsgemäßem Zustand** überzeugen (§ 2 Abs. 5 MPBetreibV).

Die **Instandhaltung** (Wartung, Inspektion, Instandsetzung und Aufbereitung) von Medizinprodukten darf nur von Personen durchgeführt werden, die auch speziell hierfür – und nicht nur für die Anwendung – die erforderliche Ausbildung oder Kenntnis und Erfahrung haben (§ 2 Abs. 2 MPBetreibV).

Bei Defibrillatoren, externen Herzschrittmachern, Beatmungsgeräten, Spritzenpumpen, Säuglingsinkubatoren und, wenn vom Hersteller vorgeschrieben, bei anderen Medizinprodukten müssen in den vom Hersteller angegebenen Fristen **sicherheitstechnische Kontrollen (STK)** durchgeführt werden (§ 6 MPBetreibV).

Besonders in Schnelleinsatzgruppen (SEG) und Katastrophenschutzeinheiten wird immer wieder vernachlässigt, dass für bestimmte Medizinprodukte (z. B. Geräte zur Bestimmung der Körpertemperatur, nichtinvasive Blutdruckmessgeräte und für andere Medizinprodukte, für die es der Hersteller vorgeschrieben hat) regelmäßig **messtechnische Kontrollen (MTK)** zu veranlassen sind (§ 11 MPBetreibV).

Funktionsstörungen oder Ausfälle von Medizinprodukten (sog. Vorkommnisse) müssen **unverzüglich** an das Bundesinstitut für Arzneimittel und Medizinprodukte (BfArM) gemeldet werden, wenn das aufgetretene Problem unmittelbar oder mittelbar zum Tod oder zu einer erheblichen Verschlechterung des Gesundheitszustands eines Patienten, eines Anwenders oder einer anderen Person geführt hat, geführt haben könnte oder führen könnte (§§ 3 Abs. 2 i. V. m. § 2 Nr. 1 und § 5 Abs. 2 MPSV). Ein Formular für solche Vorkommnis-Meldungen ist unter www.bfarm.de abrufbar.

Verstöße gegen das Medizinprodukterecht werden als Ordnungswidrigkeiten mit Geldbußen oder als Straftaten mit Geldstrafen oder Freiheitsstrafen bis zu fünf Jahren geahndet. Auch können sie zu weiteren straf- und haftungsrechtlichen Konsequenzen führen, wenn dadurch Patienten zu Schaden kommen (➤ 31.2.1 und ➤ 31.3). Aufgrund häufiger Missachtungen des Medizinprodukterechts in der Vergangenheit haben die zuständigen Behörden angekündigt, die Einhaltung des Medizinprodukterechts zukünftig überhaupt bzw. strenger überwachen zu wollen.

Das Medizinprodukterecht unterscheidet zwischen Pflichten, denen die Betreiber, und Pflichten, denen die Anwender eines Medizinprodukts nachkommen müssen.

5.1.1 Betreiberpflichten

Betreiber eines Medizinprodukts ist derjenige, der die tatsächliche Sachherrschaft über dieses innehat. Im Rettungsdienst ist also der Arbeitgeber oder Dienstherr des Rettungsfachpersonals der Betreiber.

Die Betreiberpflichten werden in den meisten medizinischen Einrichtungen jedoch nicht vom Betreiber (Inhaber bzw. Geschäftsführer, Vereinsvorstand oder Behördenleiter als Repräsentant des Betreibers) selbst wahrgenommen, sondern im Auftrag des Betreibers von einer durch diesen bestellten und dafür besonders ausgebildeten Person, dem **Medizinprodukte-Beauftragten.**

Die wichtigsten **Betreiberpflichten** sind:

- Mit der **Anwendung** von Medizinprodukten dürfen nur Mitarbeiter beauftragt werden, die für die jeweiligen Medizinprodukte die erforderliche Ausbildung haben (§ 2 Abs. 4 MPBetreibV).
- Einweisung der Anwender in die Medizinprodukte und Dokumentation dieser Einweisungen.
- Aufbewahrung der Gebrauchsanweisungen und der dem Gerät beigefügten (Sicherheits-)Hinweise so, dass jeder Anwender diese während seiner Dienstzeit einsehen kann.
- Führen von Medizinproduktebüchern für fast alle (es gibt einzelne Ausnahmen) energetisch betriebenen Medizingeräte und für diejenigen, die messtechnischen Kontrollen unterliegen (§ 7 MPBetreibV).
- Führen eines Bestandsverzeichnisses für alle energetisch betriebenen Medizingeräte (§ 8 MPBetreibV).
- Durchführung bzw. Veranlassung der Geräteinspektionen in den vom Hersteller vorgeschriebenen Intervallen.
- Durchführung bzw. Veranlassung der sicherheits- oder messtechnischen Kontrollen innerhalb der vorgeschriebenen Fristen.
- Mit der **Instandhaltung** (Wartung, Inspektion, Instandsetzung und Aufbereitung) von Medizinprodukten dürfen nur Personen und Betriebe beauftragt werden, die hierfür u. a. die erforderliche

Sachkenntnis haben (§ 3 Abs. 2 und § 4 Abs. 1 MPBetreibV).
- **Unverzügliche** Meldung von Funktionsstörungen oder Ausfällen von Medizinprodukten an das Bundesinstitut für Arzneimittel und Medizinprodukte, wenn das aufgetretene Problem unmittelbar oder mittelbar zum Tod oder zu einer erheblichen Verschlechterung des Gesundheitszustands eines Patienten, eines Anwenders oder einer anderen Person geführt hat, geführt haben könnte oder führen könnte.

5.1.2 Anwenderpflichten

Anwender eines Medizinprodukts ist jeder, der dieses tatsächlich handhabt. Im Rettungsdienst sind also das Rettungsfachpersonal und Notärzte Anwender.

Die wichtigsten **Anwenderpflichten** sind:
- Sämtliche Medizinprodukte dürfen nur angewendet werden, wenn die Anwendung sicher beherrscht wird. Falls hierfür erforderlich, muss sich der Anwender um eine (Wiederholungs-)Einweisung kümmern.
- Defibrillatoren, externe Herzschrittmacher, Beatmungsgeräte, Spritzenpumpen und Säuglingsinkubatoren dürfen nur angewendet werden, wenn eine Einweisung in den konkreten Gerätetyp und die konkrete Softwareversion durch eine dazu berechtigte Person (z. B. Medizinprodukte-Beauftragter) erfolgt ist.
- Medizinprodukte stets gemäß den Vorschriften der Gebrauchsanweisung, den sonstigen sicherheitsbezogenen Informationen und den Instandhaltungshinweisen anwenden und instand halten, unter sorgfältiger Beachtung der allgemein anerkannten Regeln der Technik sowie der Arbeitsschutz- und Unfallverhütungsvorschriften.
- Zu jedem Dienstbeginn, vor jeder Anwendung – soweit es der Zustand des Patienten erlaubt –, nach jeder Anwendung und nach jeder Instandhaltung eines medizinischen Geräts dessen ordnungsgemäßen Zustand und seine Funktionsfähigkeit überprüfen.
- Abgelaufene Medizinprodukte dürfen nicht mehr angewendet werden.
- Ein medizinisches Gerät, dessen Frist für die nächste sicherheits- oder messtechnische Kontrolle abgelaufen ist, darf nicht mehr gebraucht werden!
- Werden Mängel oder Funktionsstörungen festgestellt oder besteht ein Verdacht hierauf, Gerät **sofort** außer Betrieb nehmen und deutlich als defekt kennzeichnen. Gerät keinesfalls mehr anwenden!
- Mängel und Funktionsstörungen sind umgehend dem Vorgesetzten und dem innerbetrieblichen Geräteverantwortlichen (z. B. Medizinprodukte-Beauftragten) mitzuteilen.
- **Unverzügliche** Meldung von Funktionsstörungen oder Ausfällen von Medizinprodukten an das Bundesinstitut für Arzneimittel und Medizinprodukte, wenn das aufgetretene Problem unmittelbar oder mittelbar zum Tod oder zu einer erheblichen Verschlechterung des Gesundheitszustands eines Patienten, eines Anwenders oder einer anderen Person geführt hat, geführt haben könnte oder führen könnte (diese Pflicht gilt für Betreiber und Anwender).
- Die **Instandhaltung** (Wartung, Inspektion, Instandsetzung und Aufbereitung) von Medizinprodukten darf nur von Anwendern übernommen werden, die vom Betreiber damit beauftragt wurden und auch für die Instandhaltung – und nicht nur für die Anwendung – die erforderliche Ausbildung oder Kenntnis und Erfahrung haben.

5.2 Mess- und Überwachungsgeräte

5.2.1 Blutdruckmessgerät

Zur **manuellen** Blutdruckmessung nach Riva-Rocci (RR) wird eine Luftmanschette um den Oberarm gelegt. Unter Tasten des Pulses an der A. radialis (➤ Abb. 3.5) wird die Manschette rasch mit Luft aufgepumpt. Wenn das Gefäß durch den Manschettenluftdruck verschlossen ist, kann kein Blut mehr passieren. Daher ist kein Puls mehr tastbar. Anschließend wird der Luftdruck der Manschette langsam (ca. 5 mmHg pro Sekunde) mithilfe einer Ablassschraube so weit abgesenkt, bis der **systolische Blutdruck,** also das Blutdruckmaximum, in der Lage ist, für einen kurzen Moment das Gefäß ein wenig gegen den Manschettenluftdruck zu öffnen, sodass Blut hindurchströmt. Mithilfe eines Stethoskops **(akustische oder auskultatorische Blutdruckmessung)** sind die entsprechenden Strömungsgeräusche in der Ellenbogenbeuge zu hören (Korotkow-Geräusche). Der Manschettendruck ist daher in diesem Moment etwa gleich dem systolischen Druck in dem betreffenden Gefäß (➤ Abb. 5.1).

Lässt man den Manschettendruck weiter absinken, so dehnt der systolische Blutdruck das Gefäß auf seine ursprüngliche Weite. Nach Beendigung der Systole kollabiert das Gefäß zunächst jedoch wieder. Erniedrigt man den Manschettendruck weiter, so ist irgendwann auch der **diastolische Blutdruck** in der Lage, das Gefäß offen zu halten. Dann sind normalerweise keine Geräusche mehr hörbar. Der Punkt, an dem die Strömungsgeräusche verschwinden, entspricht in etwa dem diastolischen Blutdruck.

In Situationen, in denen zügig eine grobe Beurteilung der Kreislaufsituation erfolgen soll oder eine

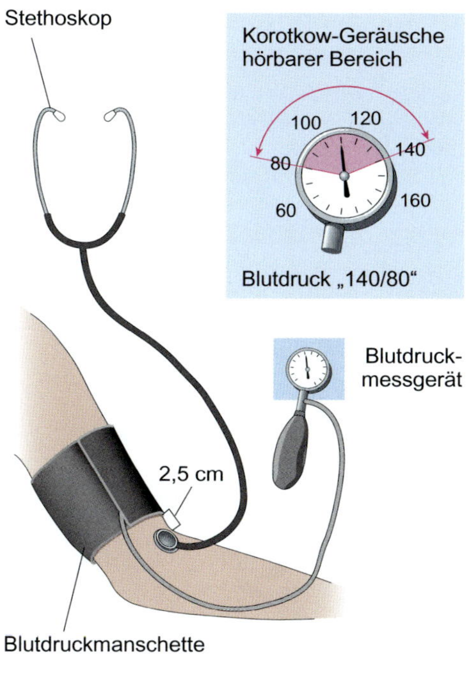

Abb. 5.1 Die manuelle Blutdruckmessung nach Riva-Rocci [L190]

laute Umgebung das Arbeiten mit dem Stethoskop unmöglich macht, wird die sogenannte **palpatorische Blutdruckmessung** durchgeführt. Dabei wird beim langsamen Ablassen des Manschettendrucks nicht die Ellenbeuge abgehorcht (auskultiert), sondern weiterhin der Puls an der A. radialis getastet (palpiert). In dem Moment, in dem erstmals wieder ein Pulsschlag gefühlt werden kann, ist der systolische Druck erreicht und die Messung kann beendet werden. Das palpatorische Messverfahren liefert daher nur den systolischen Blutdruckwert.

Viele Rettungswagen verfügen heute über **oszillometrische** Blutdruckmessgeräte. Diese Geräte funktionieren **vollautomatisch,** d. h., der Anwender legt lediglich die Druckmanschette am Arm des Patienten an und startet die Messung über das Gerät. Aufblasen der Manschette, Ablassen des Drucks und Registrierung der Pulswelle werden von der Elektronik gesteuert. Das Messergebnis wird auf einem Monitor angezeigt.

Nachteile dieser Technik sind die relativ lange Dauer (ca. eine Minute) und vor allem die Störanfälligkeit der Messung. Da das Gerät die Pulswelle über Druckschwankungen in der Manschette misst, funktioniert die Messung nur bei bewegungs- und erschütterungsfreier Lagerung des Armes, also regelmäßig nicht auf dem Transport und häufig auch nicht bei Herzrhythmusstörungen. Aus diesem Grund lässt sich das Verfahren nicht bei unruhigen Patienten und nur eingeschränkt während der Fahrt einsetzen.

Die gebräuchlichen Blutdruckmessgeräte zeigen den Blutdruck in der Maßeinheit mmHg (Millimeter Quecksilbersäule) an.

5.2.2 Blutzuckermessgerät

Zur schnellen Bestimmung des **Blutzuckergehalts** (BZ-Wert) sind zahlreiche mobile Messgeräte auf dem Markt. Die Bedienung der Geräte richtet sich nach den Angaben des jeweiligen Herstellers.

Üblicherweise wird ein **Blutzuckerteststreifen** in das Gerät eingesteckt und ein Tropfen **Kapillarblut** aufgebracht. Bei einigen Testgeräten muss der Blutstropfen an die Spitze des eingesteckten Teststreifens gehalten werden, wo der Blutstropfen durch Kapillarkräfte der Teststreifenspitze aufgesogen wird.

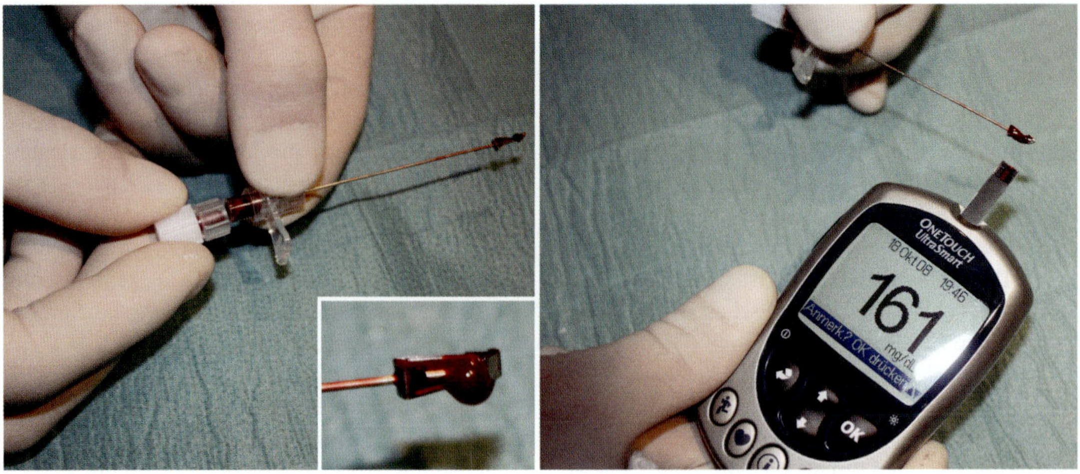

Abb. 5.2 Blutzuckermessung [M302]

Auch aus dem Metallmandrin einer Venenverweilkanüle kann genug Blut zur Blutzuckermessung gewonnen werden (der so erhaltene Messwert ist nur unwesentlich niedriger als bei der Messung von Kapillarblut). Hierzu wird der hintere Verschlusskonus abgenommen und einfach wieder aufgesteckt. Dadurch entweicht am vorderen Ende der Nadel ein ausreichend großer Tropfen Blut (➢ Abb. 5.2). Nach ca. 3–5 Sekunden zeigt das Gerät den BZ-Wert auf einer Digitalanzeige an. Maßeinheit ist in der Regel mg/dl, eher selten mmol/l (einfache Umrechnung: mmol × 18 = mg/dl). Der Messbereich liegt bei den im Rettungsdienst verwendeten Modellen etwa zwischen 20 und 500–800 mg/dl. Liegt der Glukosegehalt außerhalb des Messbereichs, so zeigen die Geräte die Unter- oder Überschreitung der Messgrenzen an (z. B. „low/high").

5.2.3 Pulsoxymeter

Das Hämoglobin (➢ 3.1.4) ändert bei Aufnahme von Sauerstoff seine Farbe (von dunkelrot nach hellrot). Daher kann mit einem Sensor die Stärke der Absorption eines Lichtstrahls im Kapillargewebe gemessen und daraus die **Sauerstoffsättigung** (➢ 3.2.8) des Blutes berechnet werden. Außerdem ändert sich der Sauerstoffgehalt des Kapillarblutes im Rhythmus des Pulsschlages, sodass mit demselben Messgerät (➢ Abb. 5.3) gleichzeitig die **Pulsfrequenz** bestimmt werden kann. Aus diesem Grund bezeichnet man dieses Verfahren als **Pulsoxymetrie,** das Messgerät als **Pulsoxymeter.**

Die Pulsoxymetrie ist ein einfaches, schnelles und nichtinvasives Messverfahren: Der Sensor muss lediglich an einem schmalen und relativ gut mit Licht durchstrahlbaren Körperteil (Finger, bei Bedarf auch Ohrläppchen, Nasenrücken oder Fußsohle bei Kindern) angebracht werden. Nach wenigen Sekun-

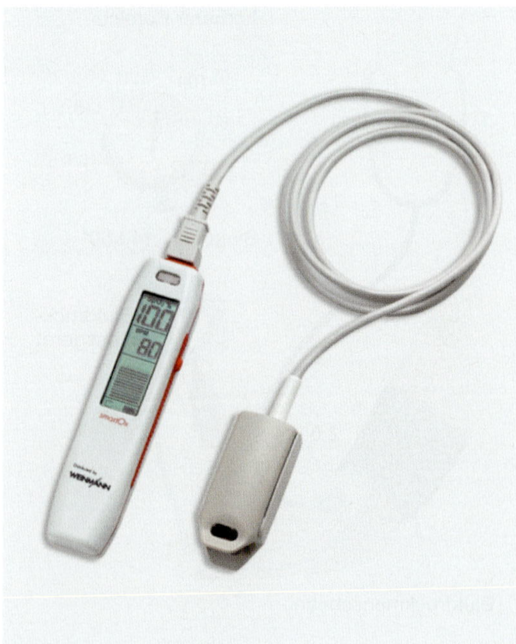

Abb. 5.3 Pulsoxymeter [V083]

den können Pulsfrequenz (in Schlägen/min) und Sauerstoffsättigung des Hämoglobins (in % SpO_2) am Gerät abgelesen werden.

Die Aussagekraft der **Sauerstoffsättigungsmessung** kann jedoch durch zahlreiche Faktoren beeinflusst werden. Periphere Durchblutungsstörungen (z. B. Schock), Anämie (Mangel an Erythrozyten), eine Kohlenmonoxidvergiftung, Verunreinigungen der Haut oder lackierte Fingernägel führen zu einer veränderten Lichtabsorption im Gewebe, sodass die angezeigten Werte verfälscht werden.

Spezielle Pulsoxymeter, deren Sensor über mehr als die herkömmlichen zwei Wellenlängen verfügt, sind allerdings in der Lage, durch Kohlenmonoxid (CO) blockiertes Hämoglobin (CO-Hb) von normalem (mit Sauerstoff beladenem) Hämoglobin zu unterscheiden und bei einer CO-Vergiftung sowohl die korrekte Sauerstoffsättigung als auch den **CO-Hb-Wert** anzuzeigen.

5.2.4 EKG-Gerät

Die bei der Erregungsausbreitung und -rückbildung im Herzen entstehenden Spannungsunterschiede (➤ 3.1.1) können mit einem empfindlichen Messgerät, dem **EKG-Gerät** (➤ Abb. 5.4), von der Körperoberfläche abgeleitet werden (➤ 7.1, ➤ 7.2). Dazu werden EKG-Elektroden auf die Haut aufgeklebt und mittels eines Verbindungskabels an das EKG-Gerät angeschlossen. Man erhält als Spannungs-Zeit-Kurve eine charakteristische Herzspannungskurve, ein **Elektrokardiogramm (EKG).** Einem EKG kann man Herzfrequenz, -rhythmus, -erregungsbildung, -ausbreitung und -rückbildung entnehmen (➤ 7.3, ➤ 7.4, ➤ 7.5). Allerdings veranschaulicht ein EKG nur die elektrische Aktivität der Herzfasern, sagt jedoch nichts über die tatsächliche Auswurfleistung des Herzens (➤ 7.5.1, pulslose elektrische Aktivität) aus.

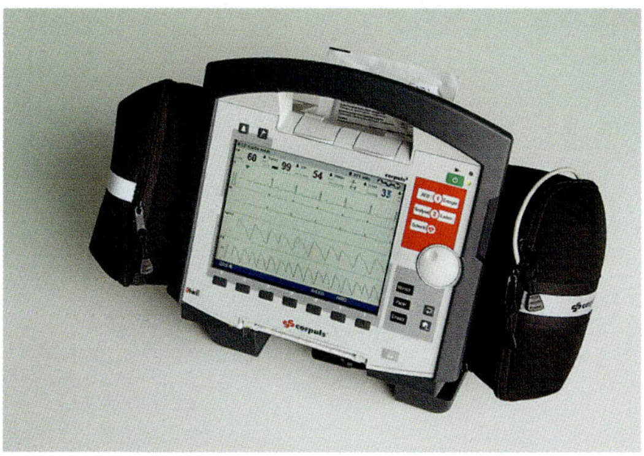

Abb. 5.4 Corpuls C3 [V703]

In den meisten Rettungsmitteln finden sich heute leistungsstarke 12-Kanal-EKG-Geräte, die parallel zwölf verschiedene EKG-Ableitungen (➤ 7.2.3) ermöglichen. Diese sind zudem mit Drucker, Speicher und teilweise auch mit Telemetrie-Vorrichtungen ausgestattet.

5.2.5 Kapnometer/Kapnograph

Kohlendioxid (CO_2) ist das Stoffwechselendprodukt, das über die Atemluft ausgeatmet wird (➤ 3.2). Der **Kohlendioxidanteil** in der Ausatemluft eines Patienten kann mithilfe eines Photosensors gemessen werden, der beim beatmeten Patienten zwischen Endotrachealtubus und Beatmungsventil eingefügt wird. Dieses Messverfahren wird **Kapnometrie** genannt. **Kapnometer** zeigen die **end**exspiratorische CO_2-Konzentration ($EtCO_2$) an, die meisten in der Maßeinheit mmHg, manche in Volumen-Prozent (Vol.-%). Ein **Kapnograph** stellt die exspiratorische CO_2-Konzentration über die gesamte Atemphase in einer Kurve, einem **Kapnogramm,** dar.

Die Kapnometrie bzw. Kapnografie hilft bei der Beurteilung des Gasaustausches in den Lungenbläschen und lässt sicher erkennen, ob sich der Endotrachealtubus in der Trachea oder in der Speiseröhre befindet. Der weitere Nutzen der Kapnometrie liegt in der Möglichkeit einer kontinuierlichen Überwachung beatmeter Patienten und deren Kontrolle bezüglich einer ausreichenden Lungenbelüftung. Daher ist die Kapnometrie bei intubierten Patienten immer anzuwenden, sowohl im Rahmen der Polytraumaversorgung als auch bei der Reanimation.

5.2.6 Fieberthermometer

Grundsätzlich wird zwischen zentraler Körpertemperatur (Kerntemperatur) und peripherer Körpertemperatur (Schalentemperatur) unterschieden. Im Rettungsdienst wird die Messung der **Körperkern-**

temperatur angestrebt, weil von der Kerntemperatur die Funktion der lebenswichtigen Organe entscheidend abhängt. Die normale Körperkerntemperatur des gesunden Menschen schwankt zwischen 36,5 °C und 37,5 °C.

Zur Temperaturmessung stehen im Rettungsdienst mehrere Methoden bzw. Messgeräte zur Verfügung:

- Ohrthermometer (äußerer Gehörgang, Kerntemperatur)
- Stirnelektrode (annähernd Kerntemperatur)
- Fieberthermometer:
  - Axillar (unter der Achsel, Schalentemperatur: Axillar gemessene Werte liegen etwa 1 °C unter der Kerntemperatur)
  - Inguinal (in der Leiste, Schalentemperatur)
  - Sublingual (unter der Zunge, annähernd Kerntemperatur).

Thermometer, die im Rettungsdienst Verwendung finden, sollten den Messbereich zwischen 26,0 °C und 42,0 °C abdecken.

5.3 Sauerstoffbehandlungsgeräte

5.3.1 Sauerstoffeinheit

Eine **Sauerstoffeinheit** besteht aus einer **Sauerstoffflasche,** einem aufgesetzten **Druckminderer mit Manometer** und einem **Durchflussregler.**

Druckgasflaschen, die verdichteten Sauerstoff für den medizinischen Gebrauch enthalten, sind seit einiger Zeit vollständig weiß lackiert und entsprechend beschriftet. Im Rettungsdienst sind für tragbare Sauerstoffeinheiten und Beatmungsgeräte 2-Liter-Flaschen sowie für fest in den Fahrzeugen installierte Sauerstoffeinheiten 10-Liter-Flaschen am weitesten verbreitet.

In einer vollen Gasflasche steht der Sauerstoff unter einem Druck von 200 bar. Den in einer Sauerstoffflasche bestehenden Druck kann man am Manometer (in der Einheit bar) ablesen. Um den **Inhalt** und die Verfügbarkeit an Sauerstoff zu berechnen, wird das Volumen der Flasche mit dem in der Flasche bestehenden Druck multipliziert. Das heißt: In einer 10-Liter-Flasche befinden sich bei einem Druck von 200 bar 2.000 Liter Sauerstoff, „zusammengedrückt“ auf ein Volumen von 10 Litern.

MERKE

Der Inhalt einer Sauerstoffflasche wird durch die Multiplikation des Volumens mit dem Druck berechnet:

Flascheninhalt = Volumen × Druck

Über den **Druckminderer** wird der hohe Druck des Sauerstoffs in der Flasche von bis zu 200 bar auf den normalen Umgebungsdruck von 1 bar gemindert. Nur so kann der Sauerstoff gefahrlos dem Patienten zugeführt werden.

Der Sauerstoff wird dem Patienten über ein **Sauerstoffinhalationsgerät** verabreicht. Die im Rettungsdienst gebräuchlichen Sauerstoffinhalationsgeräte sind die **Sauerstoffmaske** mit oder ohne Reservoir sowie die **Sauerstoffbrille** (➤ Abb. 5.5 und ➤ Abb. 5.6).

ACHTUNG

Über eine Sauerstoffmaske müssen mindestens 6 l Sauerstoff/min verabreicht werden, sonst kommt es zu einer CO_2-Anreicherung in der Maske.

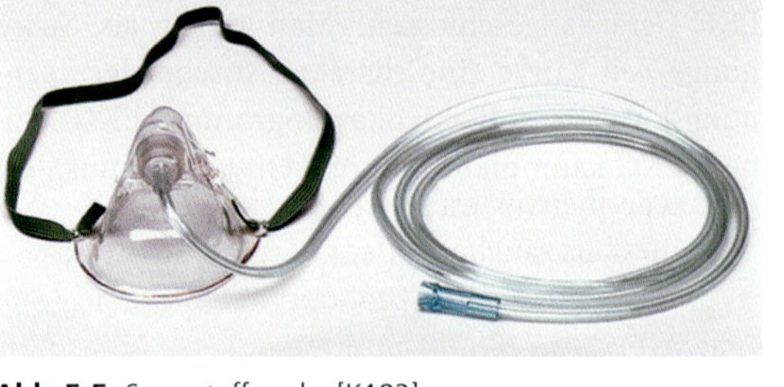

Abb. 5.5 Sauerstoffmaske [K183]

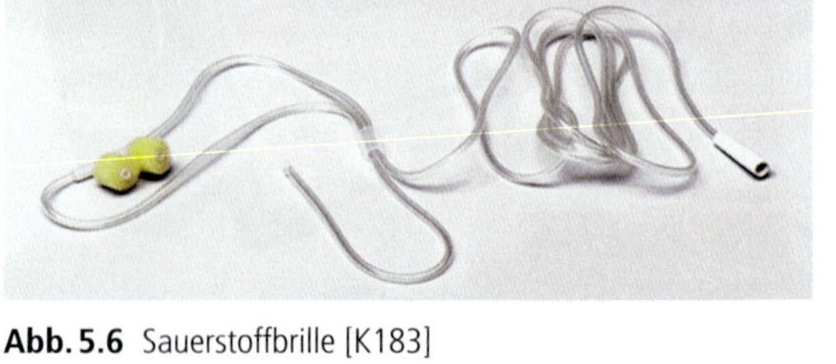

Abb. 5.6 Sauerstoffbrille [K183]

Jede Sauerstoffeinheit verfügt über einen **Durchflussregler,** mit dem die Sauerstoffmenge, die pro Minute durch das Inhalationsgerät fließt, eingestellt werden kann. Diese Menge O_2 pro Minute nennt man Sauerstoff-Flow oder Flussrate, z. B. 6 Liter pro Minute.

Sind die in der Gasflasche vorhandene (Rest-)Sauerstoffmenge und die indizierte Flussrate bekannt, kann ausgerechnet werden, wie lange der Sauerstoff zur Inhalations- oder Beatmungstherapie ausreicht. So werden z. B. 2.000 l O_2 bei einer Flussrate von 4 l/min in 500 Minuten verbraucht, bei einer Flussrate von 12 l/min in 166 Minuten.

MERKE

Der Zeitraum der Sauerstoffverfügbarkeit wird über die Division des Flascheninhaltes durch die Flussrate ermittelt:

Zeitraum der Sauerstoffverfügbarkeit = Flascheninhalt/Flussrate

Wegen des hohen Innendrucks sind beim Umgang mit **Sauerstoffflaschen** folgende **Sicherheitsregeln** zu beachten:

- Nur hierfür geschulte oder eingewiesene Personen dürfen mit Sauerstoff umgehen.
- Sauerstoffflaschen stets gegen Umfallen, Herunterfallen, Verrutschen und Umherrollen sichern (z. B. mit Ketten oder Bügeln).
- Sauerstoffflaschen niemals werfen.
- Beim Transport/Tragen der großen Sauerstoffflaschen Flaschenventile stets mit Schutzkappen schützen.
- Sauerstoffflaschen vor Erwärmung (über 50 °C) und Sonneneinstrahlung schützen.
- Keinesfalls rauchen, offenes Feuer oder Zündquellen in der Nähe (Brand- und Explosionsgefahr!).
- Dichtungen und Gewinde **nicht einfetten,** nicht einölen und nicht mit unbedeckten Fingern berühren; diese müssen stets absolut fett- und ölfrei sein (Fett- oder Ölspuren können bei Anwesenheit von unter Druck stehendem Sauerstoff explosionsartig verbrennen)!
- Gewinde immer nur handfest anziehen.
- Die Handräder von Sauerstoffflaschen nur von Hand betätigen und nur langsam öffnen. Ventilöffnung und Handrad immer vom Körper weg gerichtet halten.
- **Verstellbare Druckminderer müssen stets vollständig geöffnet (entlastet) sein, bevor die Sauerstoffflasche am Handrad durch Aufdrehen geöffnet wird.** Der Druckminderer darf erst nach dem Öffnen der Sauerstoffflasche entsprechend der benötigten Flussrate zugedreht werden.
- Nach Gebrauch stets das Flaschenventil mit dem Handrad schließen (und nicht den Druckminderer).
- Beim mobilen Einsatz von Sauerstoffflaschen Schutzmaßnahmen gegen Beschädigungen am Ventil treffen (z. B. speziell gepolsterte Sauerstoffkoffer oder -taschen benutzen).
- Sauerstoffflaschen niemals vollständig entleeren, sondern sie bereits bei einem Restdruck von ca. 10 bar auswechseln und füllen lassen. Der Restdruck sorgt dafür, dass keine Luftfeuchtigkeit eindringen kann und die innere Oberfläche der Druckgasbehälter unbeschädigt bleibt.
- Beim Lösen von Gewinden vor Zuhilfenahme von Werkzeug kontrollieren, ob das System wirklich drucklos ist.
- TÜV-Fristen der Sauerstoffflaschen beachten (Überprüfung alle 10 Jahre vorgeschrieben).
- Verfallsdatum des medizinischen Sauerstoffs beachten (maximal 3 Jahre ab Fülldatum).

Mehrere spektakuläre, lebensgefährliche Explosionen in den letzten Jahren, deren Ursachen zunächst unerklärlich schienen, wurden letztlich auf einen zu sorglosen Umgang mit Sauerstoffflaschen im Rettungsdienst zurückgeführt. Mangels anderer auffindbarer Ursachen wird vermutet, dass die Sicherheitsregeln nicht sorgfältig genug beachtet wurden, z. B. dass die Dichtungen und Gewinde nicht absolut fett- und ölfrei oder/und die Druckminderer beim Öffnen der Sauerstoffflaschen geschlossen waren.

5.3.2 Beatmungsgerät

Beatmungsgeräte werden im Rettungsdienst überwiegend eingesetzt, um die fehlende oder im Rahmen einer Narkose ausgeschaltete Eigenatmung eines Patienten zu ersetzen. Dafür ist es erforderlich, den **Beatmungsschlauch** des Beatmungsgeräts über einen **Endotrachealtubus** mit den Atemwegen des Patienten zu verbinden (➤ 12.1). Das Beatmungsgerät übernimmt dann die Atemtätigkeit durch ein abwechselndes Hineindrücken und Ablassen von Atemluft mit einem hohen Sauerstoffanteil. Dieser Sauerstoff aus der Sauerstoffdruckflasche dient dabei nicht nur als Atemgas, sondern auch als Betriebsmittel zum Antrieb des Beatmungsgeräts **(pneumatische Steuerung).** Die gewünschten Beatmungsparameter (➤ 12.3.2) werden am Beatmungsgerät eingestellt, bei Notfall-Beatmungsgeräten meist über Drehregler oder bildschirmgesteuerte Multifunktionsknöpfe.

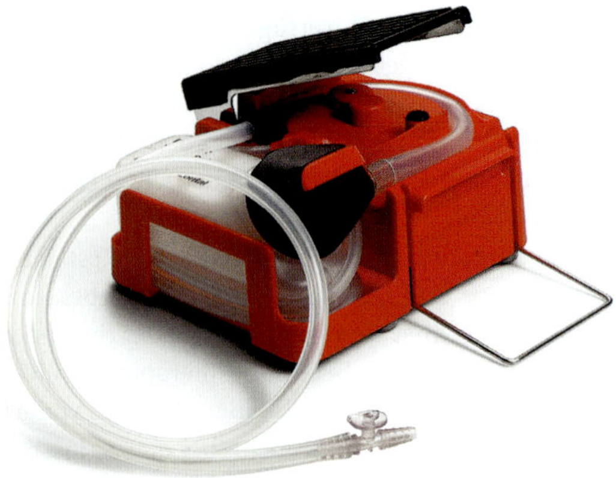

Abb. 5.8 Mechanische Absaugpumpe [V083]

5.4 Energiebetriebene Behandlungsgeräte

5.4.1 Absauggerät

Mit Absauggeräten lässt sich ein **Unterdruck** erzeugen, mit dessen Hilfe Flüssigkeiten oder Sekrete durch Absaugkatheter schnell aus bestimmten Regionen des menschlichen Körpers entfernt werden können. Sie sind in verschiedenen Ausführungen sowohl elektrisch als auch mechanisch betrieben erhältlich. Elektrisch betriebene **Absaugpumpen** (➤ Abb. 5.7) finden als tragbare oder stationär im RTW eingebaute Geräte Verwendung, mechanisch betriebene (➤ Abb. 5.8) vor allem als kleine, handliche und wartungsarme Geräte zum Mitführen im Notfallkoffer.

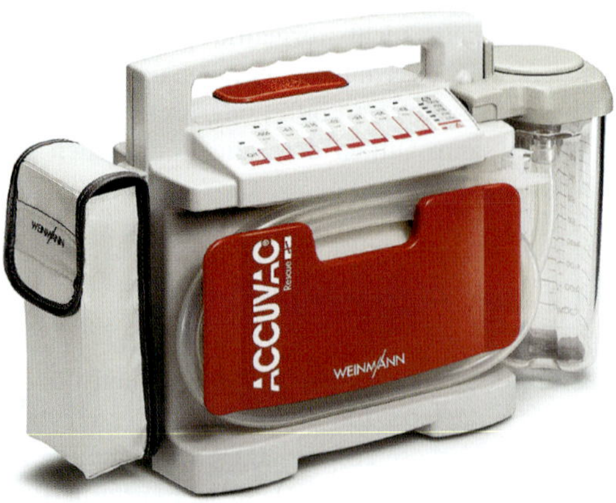

Abb. 5.7 Elektrische Absaugeinheit [V083]

An den Saugschlauch der Absaugpumpe werden ein steriler **Absaugkatheter** geeigneter Dicke und ein **Fingertip-Absaugunterbrecher** als Verbindung angeschlossen. Bei jedem aspirationsgefährdeten Patienten muss eine **Absaugbereitschaft** sichergestellt werden, d. h., das Absauggerät ist in greifbarer Nähe am Kopf des Patienten zu platzieren, der Schlauch einsatzbereit abzurollen, der Absaugkatheter ist anzuschließen und das Gerät auf volle Funktionstüchtigkeit zu prüfen.

5.4.2 Defibrillator

Ein Defibrillator (➤ Abb. 5.9) ist ein Gerät zur Erzeugung elektrischer Impulse zur Therapie verschiedener lebensbedrohlicher Herzrhythmusstörungen (➤ 7.5.2 und ➤ 8.2.4). Um diese zu beenden, kann er einen **Stromstoß** durch den Brustkorb des Pa-

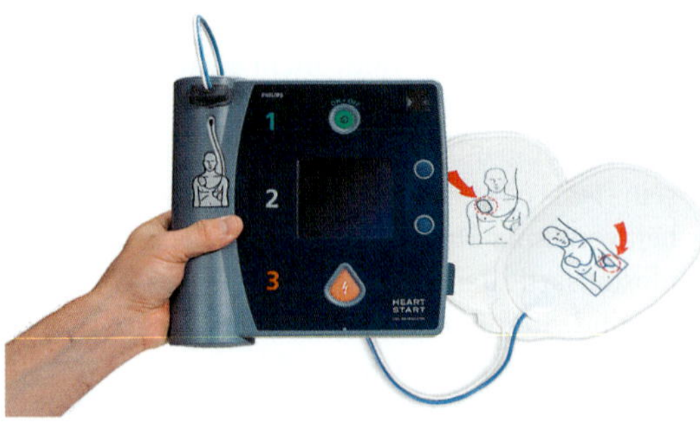

Abb. 5.9 AED mit Klebeelektroden [E415]

tienten an den Herzmuskel abgeben. Dazu werden zwei **Elektroden** am Brustkorb des Patienten angebracht (➤ 8.2.4). Je nach Gerät stehen entweder **selbstklebende Elektroden** oder sogenannte Paddle-Elektroden, die mit Kontaktgel versehen und auf den Brustkorb aufgepresst werden müssen, zur Verfügung.

Es werden drei **Arten** von Defibrillatoren unterschieden:

- Manuelle Geräte
- Halbautomatische Geräte
- Vollautomatische Geräte

Bei den **manuellen Geräten** muss die Herzrhythmusstörung vom Gerätebediener selbstständig diagnostiziert werden. Er muss entscheiden, ob und mit welcher Stromstärke eine Defibrillation erforderlich ist. Manuelle Geräte dürfen grundsätzlich nur von Notärzten angewendet werden, in Notkompetenz auch von dafür geschultem Rettungsfachpersonal (➤ 31.1.3).

Halbautomatische Geräte (automatisierte externe Defibrillatoren, AED) sind in der Lage, die Herzrhythmusstörung nach Anlage der Defibrillationselektroden elektronisch zu analysieren, und geben dem Bediener für das weitere Vorgehen optisch und akustisch Anweisungen. Der Gerätebediener **muss** lediglich den Anweisungen eines Sprachprogramms folgen und die Defibrillation **per Knopfdruck auslösen.**

Zur Erreichung einer möglichst frühzeitigen (Laien-)Defibrillation sind mittlerweile in zahlreichen öffentlich zugänglichen Gebäuden (z. B. Flughäfen, U-/S-Bahn-Stationen, Stadien, Schwimmbädern, Fitnessstudios, Einkaufszentren, Behörden-Gebäuden und Banken) öffentlich zugängliche AEDs **(Public-Access-Defibrillatoren, PAD)** installiert worden. Diese sind entsprechend ausgeschildert (➤ Abb. 5.10).

Mittlerweile gibt es bereits AEDs als **vollautomatische Geräte** ohne Schocktaste. Der Bediener wird wie beim halbautomatischen AED mit Sprachanweisungen durch den Notfall begleitet. Nach Anlage der Defibrillationselektroden ermittelt der vollautomatische AED die individuelle Impedanz (den Widerstand) eines jeden Patienten und errechnet durch ein spezielles Messverfahren die notwendige Schockintensität. Die patientenspezifische Schockabgabe erfolgt anschließend vollautomatisch, d. h. ohne Betätigung eines Druckknopfes durch den Bediener. Die vollautomatische Schockabgabe verhindert ein Zögern des Benutzers.

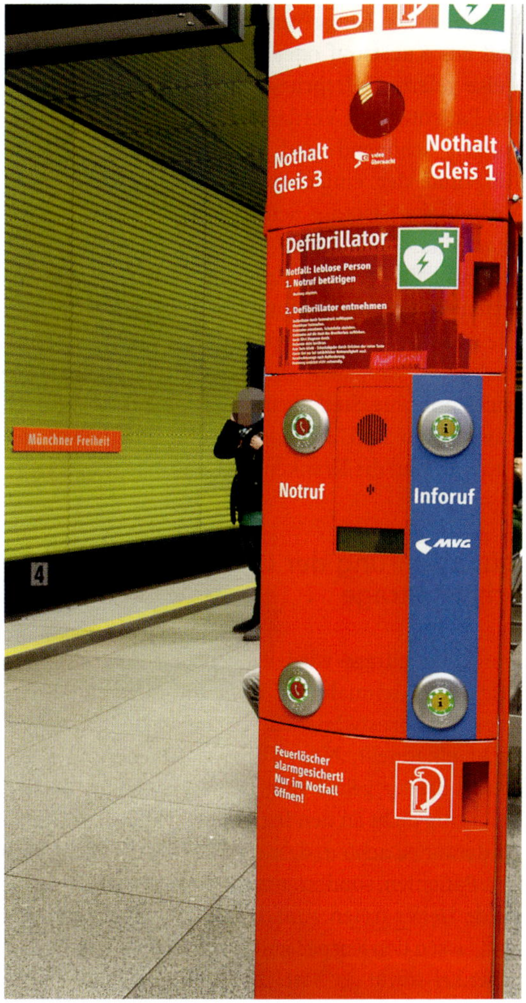
Nothalt
Gleis 3
Nothalt
Gleis 1
Defibrillator
Notfall: leblose Person
1. Notruf betätigen
2. Defibrillator entnehmen
Münchner Freiheit
Notruf
Inforuf
MVG
4
Feuerlöscher
alarmgesichert!
Nur im Notfall
öffnen!

Abb. 5.10 Beschilderung eines öffentlich zugänglichen AED (PAD) [K313]

5.5 Immobilisationsgeräte/ Immobilisationstechniken

5.5.1 Schaufeltrage

Die Schaufeltrage eignet sich zur Umlagerung eines liegenden, gehunfähigen Patienten. Sie ist eine zweiteilige, in der Länge verstellbare, starre Tragehilfe und aus Kunststoff oder Aluminium in Leichtbauweise gefertigt. Ursprünglich wurde sie entwickelt, um Patienten mit Verdacht auf Wirbelsäulenverletzungen schonend und sachgerecht umzulagern. Aufgrund der einfachen Handhabung und ihrer Vielseitigkeit ist die Schaufeltrage eine wirksame Tragehilfe. Die schaufelförmigen Zangen bieten die Möglichkeit, durch schonendes Unterführen der Seitenteile unnötige Manipulationen zu vermeiden. Die Schaufeltrage ist kopf- und fußseitig zu öffnen und zu verschließen. Durch ihr geringes Eigengewicht und ihre Steifigkeit reichen zwei Helfer zum schonenden und achsengerechten Überheben des Patienten auf die Krankentrage aus.

Durchführung der Umlagerung mit der Schaufeltrage

Die Schaufeltrage wird flach neben den Patienten gelegt. Das schmale Teil zeigt fußwärts, das breite kopf- und brustwärts. Die Länge wird patientengerecht eingestellt. Nun wird die Arretierung kopf- und fußseitig gelöst und die Tragehälften werden beidseitig dicht an den Patienten angelagert. Hierbei ist darauf zu achten, dass die Tragehälfte nicht über den Patienten, sondern um ihn herum gegeben wird. Beide Helfer treten zunächst an eine Patientenseite und fassen den Körper jeweils an Becken und Unterschenkel sowie im Bereich von Lenden und Schultern. Ein dritter Helfer hält ggf. den Kopf. Der Körper wird nur minimal achsengerecht abgehoben und die Tragehälfte schonend bis zum Rand untergeschoben. Dasselbe Vorgehen erfolgt nun auf der Gegenseite. Zum Schluss wird die Trage verriegelt, beginnend von der Kopfseite (➤ Abb. 5.11).

5.5.2 Spineboard

Ein weiteres Gerät, das in den letzten Jahren immer mehr Verbreitung im Rettungsdienst, der technischen Rettung, der Wasserrettung und auch im Katastrophenschutz findet, ist das Spineboard.

Das Spineboard besitzt eine glatte Oberfläche und ist mit zahlreichen Griffen ringsherum versehen. Hergestellt wird es entweder aus Holz oder Kunststoff. Für die Transportsicherung bzw. Fixierung des Patienten werden verschiedene Systeme, vom einfachen Gurtsystem bis hin zur Kopffixierung und Fixierspinnen mit mehreren Quer- und einem Längsgurt, angeboten (➤ Abb. 5.12).

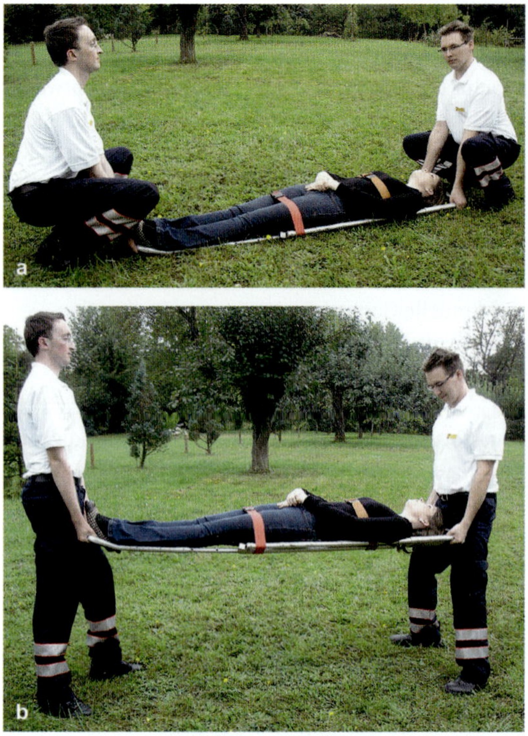

Abb. 5.11 a) Umlagern eines Patienten mit der Schaufeltrage, b) Anheben eines Patienten mit der Schaufeltrage [M302]

Zur Lagerung des Patienten auf dem Spineboard werden mindestens drei Helfer benötigt. Das Brett wird flach neben den Patienten gelegt, sodass es ihn um ca. eine Kopflänge überragt. Der Teamführer sichert den Kopf des Patienten über den gesamten Zeitraum. Die beiden Teampartner knien auf der brettabgewandten Seite des Patienten und drehen ihn achsengerecht um etwa 90 Grad auf die Seite. Nun wird das Spineboard, ggf. von einem weiteren Helfer, hinter dem Rücken des Patienten senkrecht aufgestellt. Anschließend wird der Patient zusammen mit dem Spineboard in Rückenlage gedreht und durch achsengerechtes Ziehen kopfwärts und zur Brettmitte gezogen. Die Fixierung erfolgt mit den oben erwähnten Gurtsystemen oder der Fixierspinne.

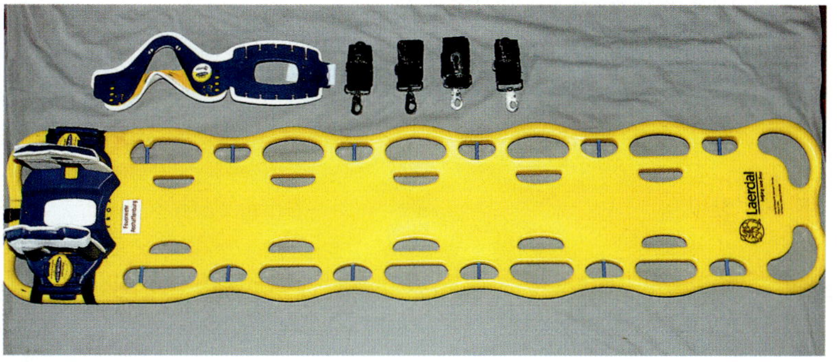

Abb. 5.12 Spineboard mit integriertem Kopffixiersystem, Stifneck und Quergurten [O429]

Spineboards können eine sinnvolle Ergänzung zu bereits vorhandenen Rettungsgeräten wie z. B. der Schaufeltrage darstellen. Vorteile bieten sie auf unbefestigtem Untergrund oder durch Wegfall einer zeitaufwendigeren Umlagerung auf eine Vakuummatratze, da der Patient bis ins Krankenhaus auf dem Spineboard fixiert verbleiben kann.

Wiederholungsfragen

1. Nennen Sie zehn Beispiele für Medizinprodukte. (➤ 5.1)
2. Was müssen Sie bei der Anwendung von Medizinprodukten beachten? (➤ 5.1 u. ➤ 5.1.2)
3. Welche Kreislaufparameter können Sie mithilfe eines Pulsoxymeters bestimmen? (➤ 5.2.3)
4. Was kann man einem EKG entnehmen? (➤ 5.2.4)
5. Über was sagt ein EKG nichts aus? (➤ 5.2.4)
6. Was misst ein Kapnometer? (➤ 5.2.5)
7. Wie viel Liter Sauerstoff pro Minute müssen einem Patienten über eine Sauerstoffmaske mindestens verabreicht werden? (➤ 5.3.1)
8. Eine 2-Liter-Sauerstoffflasche hat einen Restdruck von 80 bar. Wie viel Liter Sauerstoff befinden sich noch in der Flasche? (➤ 5.3.1)
9. Wie lange können Sie mit einer Sauerstoffflasche reanimieren, in der sich noch 180 Liter Sauerstoff befinden, wenn für einen konkreten Patienten (über Endotrachealtubus/Beatmungsbeutel mit Sauerstoffreservoir) 12 l O_2/min benötigt werden? (➤ 5.3.1)
10. Welche Sicherheitsregeln müssen Sie beim Umgang mit Sauerstoffflaschen beachten? (➤ 5.3.1)
11. Wie gehen Sie beim Absaugen von Sekret aus dem Mund-Rachen-Raum vor? (➤ 5.4.1)

5

B

Allgemeine Notfallmedizin

B

KAPITEL

6

Jürgen Luxem

Beurteilung von Verletzten und Kranken

Die wichtigsten Lebenszeichen **(Vitalfunktionen)** sind Bewusstsein, Atmung und Herz-Kreislauf-Tätigkeit. Tritt eine plötzliche Störung einer oder mehrerer **Vitalfunktionen** auf, wird diese Störung als Notfall bezeichnet. Die wichtigsten Ursachen für Notfälle sind Erkrankungen, Verletzungen oder Vergiftungen.

In **Notfällen** besteht eine unmittelbare oder zu erwartende bzw. nicht auszuschließende Lebensgefahr für den Patienten. Lebensgefährlich erkrankte oder verletzte Patienten werden als Notfallpatienten eingestuft.

Die Beurteilung von Notfallpatienten erfolgt mithilfe der sogenannten **Notfalldiagnostik.** Sie erfolgt problem- und patientenorientiert und umfasst einen elementaren Basischeck, eine optimale Untersuchung des Patienten, die Anwendung ausgewählter diagnostischer Hilfsmittel, die Anamneseerhebung und die Dokumentation der gewonnenen Informationen.

6.1 Notfallpatienten

Ein **Notfall** ist ein lebensbedrohlicher Zustand mit Störung von Bewusstsein, Atmung und/oder Herz-Kreislauf. Die wichtigsten **Ursachen,** die zu einem Notfall führen, sind plötzlich auftretende Erkrankungen, Verletzungen oder Vergiftungen.

Notfallpatienten werden in **Rettungswagen** (RTW) transportiert, die aufgrund ihrer Ausstattung und personellen Besetzung für die Versorgung von Notfallpatienten ausgelegt sind. ➤ Tab. 6.1 nennt Notfallsituationen, zu denen zusätzlich zum Rettungswagen ein **Notarzt** entsendet wird.

Patienten, die infolge einer Erkrankung oder einer Verletzung Leistungen des Rettungsdienstes benötigen, ohne jedoch vital gefährdet zu sein, werden als **Nichtnotfallpatienten** eingestuft. Diese Patienten werden in **Krankentransportwagen** (KTW) befördert.

Tab. 6.1 Notarzt-Indikationskatalog am Beispiel der Vorgaben des Bayerischen Staatsministeriums des Inneren (gültig seit Februar 2013)

Notrufabfrage	Beschreibung
Notfall-beschreibung	• N1 Vermutlich Schwerverletzte oder mehrere Verletzte (Unfallmechanismus) • N2 Sturz aus großer Höhe (mehr als 3 Meter) • N3 Wasser-, Ertrinkungs-, Tauch- und Eisunfälle • N4 Eingeklemmte oder verschüttete Personen • N5 Verbrennungen, Verbrühungen, Verätzungen größeren Ausmaßes (> 10 % KOF oder im Gesichtsbereich) • N6 Suizid, suizidale Handlung • N7 Schuss-, Stich-, Hiebverletzungen im Kopf-, Hals- oder Rumpfbereich • N8 Unmittelbar bevorstehende oder stattgefundene Geburt
Zustands-beschreibung	• Z1 Bewusstseinsstörungen (reagiert nicht oder nicht adäquat auf Ansprache oder Rütteln) • Z2 Atemstörungen (z. B. Stridor, Lungenödem, Asthmaanfall, Thoraxtrauma, Vergiftung, Anaphylaxie) • Z3 Kreislaufstörungen (z. B. deutliche RR-Abweichungen beim Erwachsenen, mit Symptomen [systolisch über 220 mmHg], Schock, Tachykardie, Bradykardie, akutes Koronarsyndrom) • Z4 Starke Schmerzen (z. B. retrosternaler Thoraxschmerz, krampfartiger Abdominalschmerz, heftigste, schlagartige Kopfschmerzen) • Z5 Akute Lähmungen (z. B. Sprach-/Seh-/Gehstörungen, Halbseitenlähmung)
Ausschluss-kriterien für Notarzt-einsatz	• A1 Schmerzen, die nicht unter „starke Schmerzen" fallen (z. B. chronische Kopfschmerzen, Gelenk-, Bauchschmerzen, Menstruationsbeschwerden, Bandscheibenschmerzen) • A2 Atembeschwerden (schon länger bestehend) unter Ausschluss einer Atemstörung nach Z2 (Lungenödem etc.) • A3 Bluthochdruck-, Rhythmusstörungen ohne Begleiterscheinungen (Atmung, Kreislauf) • A4 „Kleine" Frakturen oder Amputationen (z. B. Finger, Zehen)

6.2 Notfalluntersuchung

Die Notfalluntersuchung wird bei jedem Notfallpatienten durchgeführt. Sie muss **problemorientiert** erfolgen, d. h., alle möglichen Ursachen für die Erkrankungen/Verletzungen sollen erfasst werden. Auch das Umfeld des Patienten ist zu beachten.

6.2.1 Grundlagen der Patientenbeobachtung im Rettungsdienst

Die Patientenbeobachtung steht im Zentrum des rettungsdienstlichen Handelns. Die daraus gewonnenen Informationen sind die Grundlage, um die aktuelle Patientensituation und die eigenen Ressourcen einzuschätzen sowie das rettungsdienstliche Handeln planen zu können.

Atmung

Die regelrechte Atmung **(Eupnoe)** ist der ungestörte Gasaustausch zwischen Lunge und Blut nach Belüftung der Lunge durch eigenständige Ein- und Ausatmung (Ventilation).

Die Vitalfunktion Atmung kann anhand folgender Parameter sicher beurteilt werden:
- Atemfrequenz
- Atemtiefe
- Atembewegungen und Atemmuster

Atemfrequenz

Die Atemfrequenz beträgt bei einem gesunden Erwachsenen in körperlicher Ruhe 12 bis 20 Atemzüge pro Minute **(Normopnoe).** Eine beschleunigte Atemfrequenz über 20 Atemzüge pro Minute wird **Tachypnoe** genannt. Ursachen hierfür sind unter anderem:
- Angst
- Anstrengung
- Aufenthalt in großen Höhen
- Schonatmung
- Azidose
- Fieber
- Schock

Sinkt die Atemfrequenz unter 10 Atemzüge pro Minute, wird von einer **Bradypnoe** gesprochen. Diese kann unter anderem auftreten bei:
- Schlaf
- Schädel-Hirn-Trauma
- Vergiftungen

Die **Hyperventilation** ist ein eigenständiges Krankheitsbild mit einer übermäßig gesteigerten Atemfrequenz (➤ 14.2.2).

Atemtiefe

Bei der Atemtiefe wird die tiefe (großes Atemzugvolumen) von der flachen (kleines Atemzugvolumen) Atmung unterschieden.

Eine **flache Atmung** wird vor allem daran erkannt, dass sich der Brustkorb bei der Ein- und Ausatmung nur eingeschränkt hebt und senkt. Ursachen können Störungen in der Thoraxbeweglichkeit (z. B. Verschüttung) oder Schonatmung (z. B. Rippenfraktur oder Bauchschmerzen) sein. **Tiefe Atemzüge** können auf eine metabolische Azidose (➤ 3.9.3) hinweisen.

Atembewegungen und Atemmuster

Die Atembewegungen sind normalerweise gleichzeitig, beidseitig und regelmäßig. Inspiration und Exspiration folgen wechselseitig aufeinander.

Jede Abweichung von dieser Regel ist als Krankheits- oder Verletzungshinweis zu deuten (➤ Abb. 6.1). Als **Dyspnoe** (Atemnot, Luftnot) wird eine subjektiv erschwerte Atemtätigkeit unabhängig von der Ursache verstanden.

Die **Orthopnoe** ist als eine hochgradige Atemnot in aufrechter Haltung unter Einsatz der Atemhilfsmuskulatur definiert.

Die **Kußmaul-Atmung** (Azidoseatmung) ist eine auffallend tiefe und regelmäßige Atmung. Typisch ist die Kußmaul-Atmung beim diabetischen Koma (➤ 19.2.1, ketoazidotisches Koma) mit metabolischer Azidose.

Die **Cheyne-Stokes-Atmung** (periodische Atmung) ist durch zu- und abnehmende Atemfrequenzen mit an- und absteigenden Atemzugvolumina und Apnoephasen (s. dort) gekennzeichnet. Hauptursache ist eine nicht ausreichende Sauerstoffversorgung des Atemzentrums. Die Cheyne-Stokes-Atmung ist als eine zentrale Atemregulationsstörung anzusehen.

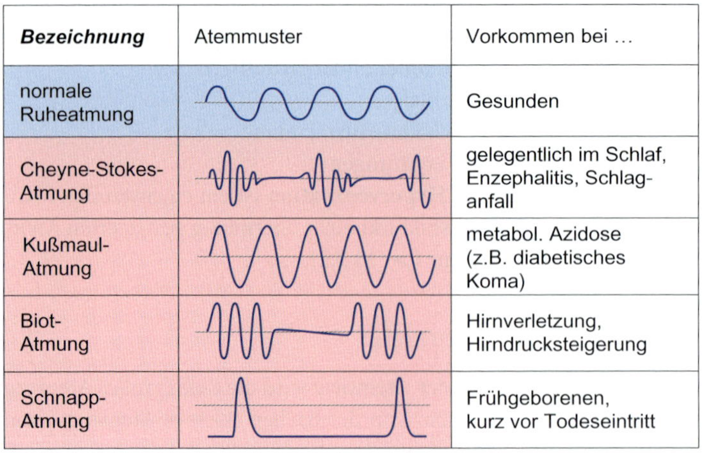

Bezeichnung	Atemmuster	Vorkommen bei …
normale Ruheatmung		Gesunden
Cheyne-Stokes-Atmung		gelegentlich im Schlaf, Enzephalitis, Schlaganfall
Kußmaul-Atmung		metabol. Azidose (z.B. diabetisches Koma)
Biot-Atmung		Hirnverletzung, Hirndrucksteigerung
Schnapp-Atmung		Frühgeborenen, kurz vor Todeseintritt

Abb. 6.1 Pathologische Atemmuster [A400]

Die **Biot-Atmung** (periodische Atmung) zeichnet sich durch kräftige, gleichmäßig tiefe Atemzüge aus, die plötzlich von Atempausen unterbrochen werden. Sie findet sich häufig bei Schädel-Hirn-Trauma (➤ 18.4), erhöhtem Hirndruck (➤ 15.3), Meningitis und Hirntumoren im Bereich der Medulla oblongata (➤ 3.3.3).

Die **Schnappatmung** ist gekennzeichnet durch einzelne schnappende Atemzüge, zwischen denen lange Pausen liegen. Der einzelne Atemzug ist stoßhaft und beim Einatmen durch den Mund wird der Kopf nach hinten gebeugt. Die Schnappatmung ist Zeichen eines unmittelbar bevorstehenden Todeseintritts (präfinal).

Fehlende Atembewegungen deuten auf einen Atemstillstand **(Apnoe)** hin.

Bewusstsein

Das Bewusstsein gibt den Wachheitsgrad **(Vigilanz)** eines Menschen an. Bewusstseinsklare Patienten sind ansprechbar, wach, zur eigenen Person, zu Raum und Zeit orientiert und ihre Gedanken folgen formal-logischen Denkabläufen.

Quantitative Bewusstseinsstörungen (➤ 15.1) reichen von einer Benommenheit bis zum Koma mit Ausfall der Schutzreflexe. Die Übergänge zwischen den einzelnen Formen der Bewusstlosigkeit sind fließend und oftmals schwer zu unterscheiden. Zudem bestehen Unterschiede in der Einschätzung des Bewusstseinszustands bei verschiedenen Untersuchern. Daher kommt der Verlaufsbeobachtung eine besondere Bedeutung zu.

Die **Wachheit** eines Notfallpatienten wird zunächst durch **Anschauen, Ansprechen** und **Anfassen** überprüft. Erwidert der Patient den Blickkontakt des Untersuchers, antwortet er auf dessen Ansprache oder reagiert er auf das Berühren an seinen Schultern, so gilt er zunächst als nicht bewusstlos. Um den Grad der Bewusstseinsstörung zu ermitteln, ist die **Glasgow Coma Scale** (GCS, ➤ Tab. 6.2 und ➤ Tab. 6.3) entwickelt worden. Sie dient der objektiven Beurteilung der Bewusstseinsquantität. Die Beurteilung erfolgt aufgrund der erreichten Summe in den Kontrollfeldern. Maximal können fünfzehn, minimal drei Punkte erreicht werden.

Qualitative Bewusstseinsstörungen sind durch eine verminderte Bewusstseinsklarheit (z. B. Halluzinationen, Denk- und Merkstörungen) gekennzeichnet.

Um die **Orientierung** eines ansprechbaren Patienten verfeinert bewerten zu können, werden ihm zusätzlich Fragen zum Ereignis, zur eigenen Person (z. B. Name, Wohnort, Geburtsdatum), zur Auffindesituation (z. B. Ort) und zur Uhrzeit gestellt.

Kreislauf

Die Kreislauffunktion ist abhängig vom Herzschlag und der Zirkulation des Blutes in den Gefäßen. Mithilfe der Pulstastung, der Rekapillarisierungszeit

Tab. 6.2 Glasgow Coma Scale (GCS)

Funktion	Punkte
Augen öffnen	
spontan	4
auf Ansprache	3
auf Schmerzreize	2
kein	1
Beste verbale Reaktion (Worte)	
orientiert (verständlich)	5
verwirrt	4
einzelne Worte/inadäquate Äußerungen	3
Laute/Schreie (unverständliche Laute)	2
keine	1
Beste motorische Reaktion (Bewegungen)	
auf Aufforderung	6
gezielte Schmerzreaktion	5
ungezielte Schmerzreaktion (Beugeabwehr)	4
Beugekrämpfe	3
Streckkrämpfe	2
keine	1

Tab. 6.3 Interpretation der Glasgow Coma Scale

Punkte	Beurteilung	Erforderliche Maßnahmen
15 bis 14	keine Bewusstseinsstörung	keine
13 bis 12	geringe Bewusstseinsstörung	engmaschige Überwachung
11 bis 9	schwere Bewusstseinsstörung	stabile Seitenlage, Notarztruf, engmaschige Überwachung
8 bis 3	tiefe Bewusstlosigkeit, Ausfall der Schutzreflexe	Narkose, Intubation, Beatmung, Reanimationsbereitschaft

und der Blutdruckmessung kann die Kreislauffunktion kontrolliert werden.

Puls

Der Puls ist die Druckwelle des Blutes in den Arterien, die an oberflächlich gelegenen Arterien ertastet (palpiert) werden kann:

- Zentrale Arterie:
  - Halsarterie **(A. carotis)**
- Periphere Arterien:
  - Oberarmarterie **(A. brachialis),** vor allem bei Säuglingen und Kleinkindern
  - Handgelenkarterie **(A. radialis)**
  - Fußrückenarterie **(A. dorsalis pedis)**

Am einfachsten kann der Puls am **Handgelenk** palpiert werden. Zeige- und Mittelfinger der palpierenden Hand werden auf der Handgelenkinnenseite an den Übergang der Handwurzelknochen zur Speiche (Daumenseite) gelegt. Der Puls ist an peripheren Arterien von einem ausreichend hohen systolischen Blutdruck von mind. 80–100 mmHg abhängig.

Bei Notfallpatienten mit schlechten Kreislaufverhältnissen wird der Puls am **Hals** aufgesucht, weil er im Rahmen einer Kreislaufzentralisation am Handgelenk fehlen kann. Am Hals wird der Puls palpiert, indem die untersuchenden Finger auf den Kehlkopf aufgelegt werden. Von dort lässt der Untersucher die palpierenden Finger (Zeige- und Mittelfinger) nach rechts oder links in die Falte zwischen Kopfwendermuskel und Kehlkopf gleiten. Manchmal muss dabei ein sanfter Druck ausgeübt werden. Bei zu starkem Druck kann es jedoch passieren, dass der Puls vom Untersucher abgedrückt wird. Ist der Puls an der A. carotis tastbar, herrscht ein systolischer Blutdruck von mindestens 70 mmHg.

Puls- und Herzfrequenz

Die physiologische Herzfrequenz **(Normfrequenz)** liegt bei einem Erwachsenen in Körperruhe zwischen 60 und 80 Schlägen pro Minute.

Beim Erwachsenen bezeichnet **Tachykardie** eine Herz- oder Pulsfrequenz von über 100 Schlägen/min, **Bradykardie** eine Herz- oder Pulsfrequenz von unter 60 Schlägen/min.

Pulsqualität

Mithilfe der Pulstastung können wichtige Aussagen über die Herz-Kreislauf-Funktion getroffen werden:

- Ein **tastbarer** Puls bedeutet immer, dass auch eine Herztätigkeit vorliegt, der es gelingt, einen adäquaten Blutdruck aufzubauen, um die lebenswichtigen Organe zu versorgen. Ist ein Puls nicht tastbar, bedeutet das im Umkehrschluss aber nicht, dass kein Kreislauf vorhanden ist. Erst wenn ein Patient bewusstlos ist und über keine

normale Atmung verfügt, darf ein Fehlen des Pulses am Hals als Kreislaufstillstand gewertet werden und Wiederbelebungsmaßnahmen (➤ 8.2) müssen begonnen werden.
- Weiterhin gibt die Pulstastung darüber Aufschluss, ob das Herz **regelmäßig** schlägt. Bei einem unregelmäßigen Puls liegen Herzrhythmusstörungen (➤ 7.5) vor.
- Bei gleichzeitig angelegtem EKG kann beobachtet werden, ob jedem Herzschlag eine Pulswelle folgt. Eine **Differenz** zwischen Herzfrequenz und Pulsfrequenz wird als Pulsdefizit bezeichnet und weist auf eine Herzinsuffizienz (➤ 13.1.1) oder auf Herzrhythmusstörungen (➤ 7.5) hin.
- Ein **Druckpuls** – hoher Blutdruck und niedrige Pulsfrequenz – kommt bei Störungen des Kreislaufzentrums im Gehirn (Schädel-Hirn-Trauma, ➤ 18.4) vor.

Rekapillarisierungszeit

Beim Tasten des Pulses wird neben Frequenz, Qualität und Regelmäßigkeit auch auf die **Rekapillarisierungszeit (Fingernagelprobe)** der Haut geachtet. Bei der Fingernagelprobe wird der Fingernagel für kurze Zeit in das Fingernagelbett gedrückt, sodass es sich weiß verfärbt. Unter normalen Bedingungen färbt sich das Fingernagelbrett nach Aufhebung des Drucks infolge der zurückkehrenden Durchblutung innerhalb von 2 Sekunden wieder rosa bis rot. Eine Verlängerung dieser Zeitspanne **kann** auf ein Problem der peripheren Durchblutung hindeuten. Allerdings kann z. B. eine kalte Umgebungstemperatur ebenfalls zu einer Verlängerung der Rekapillarisierungszeit führen.

Blutdruck

Der Blutdruck ist die treibende Kraft für den Blutfluss in den Gefäßen. Ein physiologischer Blutdruck wird als **normoton** bezeichnet und beträgt bei Erwachsenen idealerweise 120/80 mmHg.

Eine **Hypotonie** ist bei Erwachsenen das Absinken des systolischen Blutdrucks unter 100 mmHg. **Hypertonie** (nach WHO-Kriterien; ➤ 13.2.3) bezeichnet bei Erwachsenen einen systolischen Blutdruck über 140 mmHg oder einen diastolischen Blutdruck von mehr als 90 mmHg.

Haut

Die Haut ist mit etwa 1,5–2 m^2 das größte Organ unseres Körpers. Veränderungen an der Haut können beim ersten Patientenkontakt sofort wahrgenommen werden.

Hautfarbe

Die **Zyanose** ist eine Blaufärbung der Haut. Sie ist Ausdruck einer zu geringen Beladung des Hämoglobins mit Sauerstoff. Dadurch verfärbt sich das Blut dunkel. Vor allem an der **Schleimhaut,** den Lippen und dem Nagelbett ist eine Zyanose gut zu erkennen, da in diesen Regionen die Durchblutung der Haut besonders kräftig ist.

Blasse Haut entwickelt sich infolge eines Blutverlustes (Anämie), einer Zentralisation des Blutkreislaufs (Schock) oder einer peripheren Durchblutungsstörung in den Arterien (➤ 13.2.5).

Hautbeschaffenheit

Durch Ertasten der Haut lassen sich die **Hauttemperatur** und die **Hautfeuchtigkeit** feststellen. Normalerweise fühlt sich die Haut trocken und warm an. Sie sollte sich überall am Körper gleich anfühlen, was auf eine gleichmäßige Durchblutung schließen lässt. Befindet sich der Patient im Schockzustand, wird die Haut kalt und feucht. Durch die Zentralisation des Körperkreislaufs im Schock kommt es zu einer Minderdurchblutung der Kreislaufperipherie und die feuchte Haut wird nicht mehr erwärmt.

Der **Hautturgor** gibt den Spannungszustand der Haut an. Mit zunehmendem Alter nimmt die Hautspannung durch verminderte Flüssigkeitseinlagerung ab. Eine Austrocknung **(Exsikkose)** lässt sich an stehenden Hautfalten, trockener Zunge und eingesunkenen und geränderten Augen erkennen.

Augen

Wichtig für die Beurteilung der Augen ist, dass sie immer im **Seitenvergleich** untersucht werden. Für die Untersuchung wird dazu ein Auge abgedeckt. In einem zweiten Untersuchungsgang wird dann das andere Auge vergleichend beurteilt.

Pupillen

Wichtige diagnostische Hinweise liefern die Pupillen, die mit einer Pupillendiagnostikleuchte untersucht werden können. Normalerweise sind die Pupillen gleich weit **(isokor),** kreisrund und verengen sich gleichzeitig auf Lichteinfall **(konsensuelle Reaktion).**

Beidseits enge Pupillen werden als **Miosis** und beidseitig weite Pupillen als **Mydriasis** bezeichnet. Eine unterschiedliche Pupillenweite wird Pupillendifferenz **(Anisokorie)** genannt. Diese spricht für eine Hirndruckentwicklung in der Großhirnhemisphäre auf der Seite des betroffenen Auges (z. B. Schädel-Hirn-Trauma, ➤ 18.4, oder intrazerebrale Blutung, ➤ 15.3).

MERKE

Eine nur einseitig erweiterte Pupille spricht bei vollem Bewusstsein des Patienten und ohne Anzeichen für ein Schädel-Hirn-Trauma am ehesten für ein lokales Trauma des Auges. Auch an ein Glasauge muss gedacht werden.

Augapfel und Augenlider

Schädigungen am Auge selbst sind durch die **Symptomtrias** Tränenfluss, Rötung und Sehstörungen gekennzeichnet. Zusätzlich können Unterblutungen auf Verletzungen hinweisen und Fremdkörper im Auge erkennbar sein. Ein beim Betasten verhärteter Augapfel ist typisch für einen Glaukomanfall (➤ 23.1.2). Geschwollene Augenlider können auf eine allergische Reaktion hinweisen.

Mundhöhle

Für die Untersuchung der Mundhöhle sollten möglichst eine Diagnostikleuchte und zusätzlich ein Mundspatel verwendet werden.

Hämatome an der hinteren Rachenwand können eine Verletzung der Halswirbelsäule als Ursache haben (➤ 18.3). Schwerwiegende Blutungen im Mund können nach Operationen (z. B. Tonsillektomie) auftreten und die Gefahr einer Aspiration nach sich ziehen. Auch ein **Zungenbiss** – wie er bei einem zerebralen Krampfanfall (➤ 15.4) meist an den Zungenrändern auftritt – kann eine Blutung in der Mundhöhle zur Folge haben.

Eine verrußte Mundhöhle und **Rußablagerungen** um den Mund herum sprechen für das Einatmen von Rauch- und Reizgasen, die bei Bränden entstehen können.

Der Untersucher kann aber auch Mundgerüche **(Foetor ex ore)** wahrnehmen. Azetongeruch ist ein typisches Merkmal des diabetischen Komas. Alkohol kann ebenfalls als Mundgeruch festgestellt werden (➤ 25.3.2).

Ein herabhängender **Mundwinkel** und die Unfähigkeit, die Zunge gerade herausstrecken zu können, sind wichtige Hinweise auf eine Gesichtslähmung beim Schlaganfall (➤ 15.2).

6.2.2 Vorgehen bei der Patientenuntersuchung

General Impression (Erster Eindruck)

Der **erste Eindruck** ist wesentlicher Bestandteil jeder Notfallsituation. Er ist **zeitkritisch,** denn jede Zeitverzögerung führt unter Umständen zu schweren Schädigungen oder zum Tod des Patienten. Daher sollte die Patientenuntersuchung während des ersten Eindrucks immer **strukturiert ablaufen.**

Der Versuch einer Kontaktaufnahme zum Patienten leitet die Patientenuntersuchung ein. Das Rettungsfachpersonal geht auf den Patienten zu und fragt, was geschehen ist. Die Kontaktaufnahme vermittelt einen Ersteindruck und lässt eine zügige Einschätzung von Atmung, Kreislauf, Neurologie und psychischem Zustand zu **(General Impression).** Entweder macht der Patient einen kritischen, potenziell kritischen oder nicht kritischen Eindruck.

Konkret lässt sich schnell feststellen, ob der Patient noch normal sprechen kann, eine ungehinderte Atmung und freie Atemwege hat. Kann der Patient jedoch nur stockend und in kurzen Sätzen antworten, liegt ein Atemproblem vor; und wenn der Patient gar nicht auf Ansprache reagiert, besteht eine kritische Situation.

Während der Ansprache wird zusätzlich die Kreislaufsituation des Patienten durch Tasten des Pulses eingeschätzt. Ist der Puls langsam, normal oder schnell? Dabei wird die Pulsfrequenz nicht exakt ausgezählt. Es soll vielmehr nur ein orientierender Eindruck über die Kreislaufsituation gewonnen werden. Dabei kann durch den Tastbefund und die optische Wahrnehmung zusätzlich ein Eindruck zur Haut gewonnen werden. Ist die Haut warm oder kalt, schweißig oder trocken und ist die Hautfarbe rosig, blass oder zyanotisch?

Der Ersteindruck sollte innerhalb von 10 bis 15 Sekunden abgeschlossen sein. Gegebenenfalls sind bereits jetzt wichtige Erstmaßnahmen einzuleiten, um eine Störung der Vitalfunktionen zu beheben (z. B. Beatmung, ➤ 12.1, oder Reanimation, ➤ 8.2.3).

Primary Assessment (vorrangige Untersuchung nach ABCDE-Schema)

Die weitere Untersuchung des Patienten nach dem **ABCDE-Schema** wird als **Primary Assessment** bezeichnet. Dieses Schema beschreibt die Strategie zur Untersuchung und Erkennung unmittelbar bedrohlicher Krankheits- und/oder Verletzungszustände, die anhand einer Prioritätenliste (ABCDE) sofort behandelt werden müssen.

Das Schema folgt dem Grundsatz aus der Traumatologie „treat first what kills first", d. h., die Behandlung einer fehlenden Atmung ist vordringlicher als die Behandlung einer Blutung, da die fehlende Atmung schneller zum Tod des Patienten führen würde als ein Blutverlust.

Das Schema ist aufgebaut nach:

- **A** – Airway (Atemweg)
- **B** – Breathing (Beurteilung der Atmung, Beatmung)
- **C** – Circulation (Kreislauf, Blutungskontrolle)
- **D** – Disability (neurologisches Defizit)
- **E** – Exposure/Environmet (Erkundung, Entkleiden, Erhalt von Körperwärme)

Wird auf einer Ebene des Schemas (z. B. „A") ein Problem erkannt, muss dieses sofort gelöst bzw. unter Kontrolle gebracht werden, bevor zur nächsten Ebene (z. B. „B") übergegangen wird. Einfache Maßnahmen, wie die schnelle HWS-Immobilisierung („A"), das Freimachen des Atemwegs („A"), die Sauerstoffgabe („B") oder die suffiziente Blutstillung („C"), führen zu einer besseren Überlebensprognose des Patienten und müssen vor der weiteren Diagnostik („D", „E") durchgeführt werden.

Das ABCDE-Schema findet Anwendung bei internistischen, neurologischen und traumatologischen Patienten.

A – Airway

(siehe auch ➤ 6.2.1 und ➤ 12.1)

Folgende Probleme müssen erkannt werden:

- Sind die Atemwege frei?
- Besteht ein erhöhtes Risiko für Schwellung oder Verlegung der Atemwege?

Problembeseitigende Maßnahmen:

- Überstrecken des Kopfes
- Fremdkörperentfernung
- Atemwegssicherung (Guedel- oder Wendl-Tubus)
- Stabile Seitenlage
- HWS-Immobilisation

Eine unbehandelte Atemwegsverlegung führt zur Hypoxie des Patienten mit dem Risiko der Gehirnschädigung. Sollte der Patient bewusstlos sein, wird der Kopf mithilfe des **lebensrettenden Handgriffs** (➤ Abb. 6.2) überstreckt und der Mund geöffnet. Bei vorhandener Atmung können **Thoraxbewegungen** gesehen, **Atemgeräusche** gehört und die **Atemluft** gespürt werden. Ist die Atmung erhalten, der Patient aber weiterhin bewusstlos, wird er in die stabile Seitenlage gebracht (➤ Abb. 6.3).

Ist durch Anwendung des lebensrettenden Handgriffs (Überstrecken des Kopfes und Anheben des Kinns) keine Atmung innerhalb der ersten 10 Sekunden vorhanden, muss umgehend der freie Atemweg hergestellt werden (**Basic Life Support,** ➤ 8.2.3). Der freie Atemweg kann mit einfachen

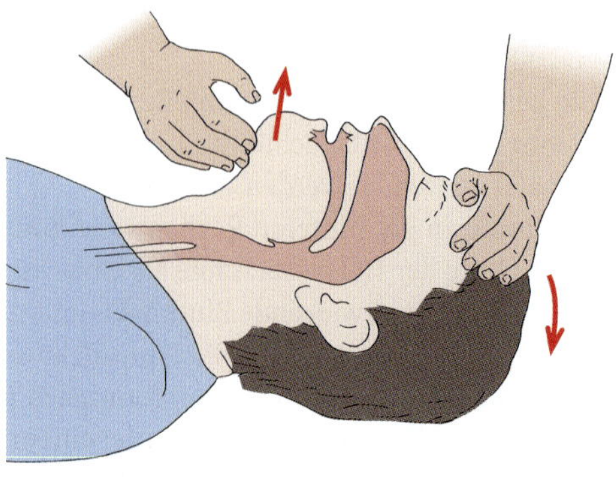

Abb. 6.2 Lebensrettender Handgriff [L190]

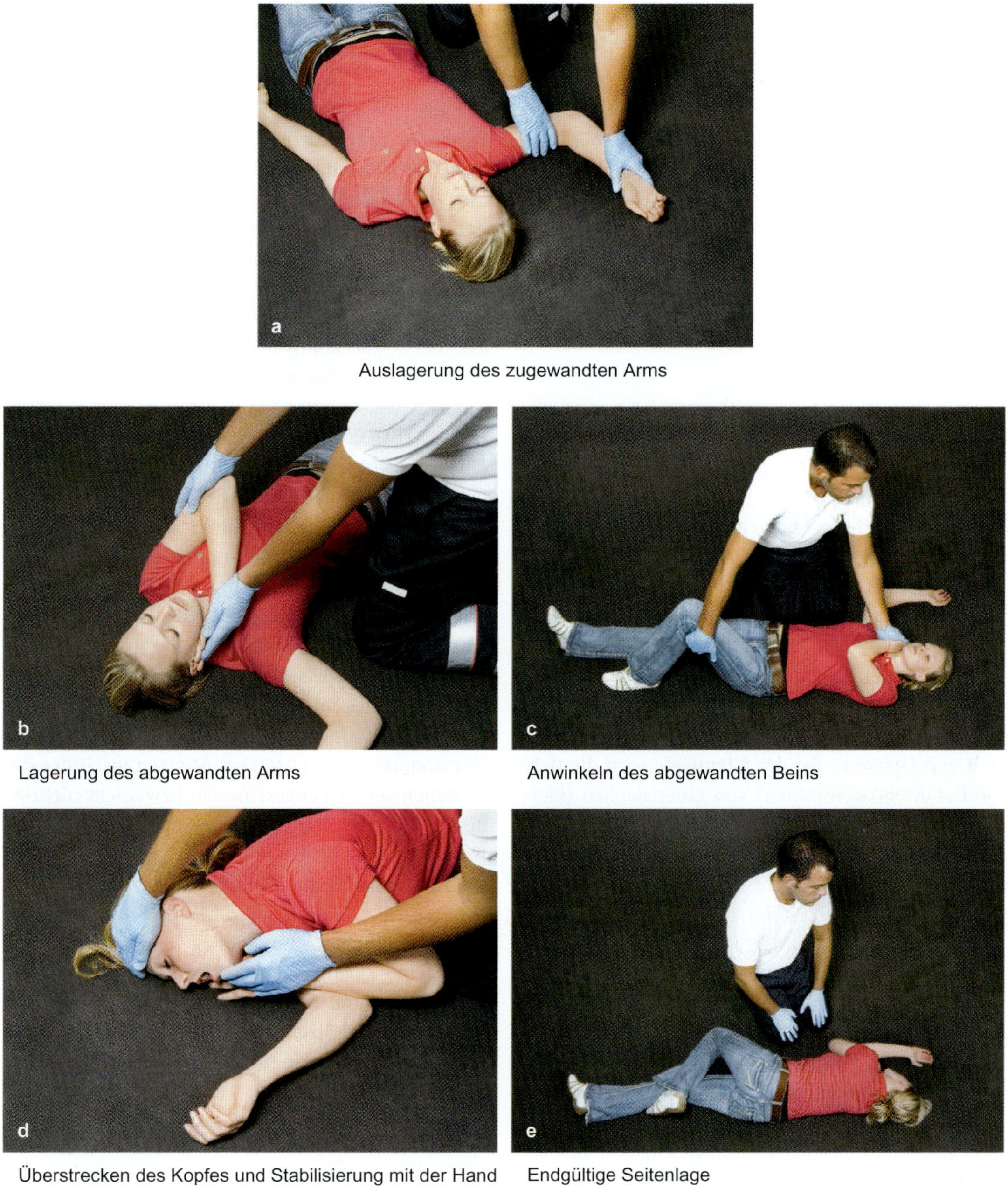

Abb. 6.3 Stabile Seitenlage [J747]

Hilfsmitteln, wie dem **Esmarch-Handgriff** (➤ Abb. 8.3), dem **Kreuzgriff** (➤ Abb. 12.1 und ➤ Abb. 12.4 oben), der **Absaugung** oder dem Einlegen eines **Guedel- oder Wendl-Tubus** (➤ Abb. 12.3 und ➤ Abb. 12.4), hergestellt werden. Ergänzend zur Beurteilung des Atemwegs erfolgt bei Bedarf (z. B. Trauma) eine Stabilisierung der Halswirbelsäule (HWS) durch Anlage einer Zervikalstütze.

B – Breathing

(siehe auch ➢ 6.2.1 und ➢ 12.1)

Folgende Probleme müssen erkannt werden:

- Ist die Atmung ausreichend (Frequenz, Atemtiefe)?
- Bestehen pathologische Atemgeräusche?
- Ist die Atemarbeit ausreichend?
- Besteht eine paradoxe Atembewegung?
- Liegt eine Zyanose vor?
- Ist die Sauerstoffsättigung ausreichend?
- Sind die Halsvenen gestaut?
- Liegt ein Hautemphysem vor?

Problembeseitigende Maßnahmen:

- Sauerstoffgabe
- Intubation, kontrollierte Beatmung
- Nadeldekompression

Wenn Brustkorbbewegungen sichtbar und Atemgeräusche hörbar sind, kann die **Beurteilung der Atmung** anhand der Atemfrequenz, der Atemtiefe, der Atembewegungen, der Farbe der Haut, der Auskultation des Thorax und der Pulsoxymetrie sicher vorgenommen werden.

Die **Atemfrequenz** ist pathologisch vermindert bei tiefer Bewusstlosigkeit, SHT und Intoxikationen (z. B. mit Opiaten). Bei der **Atemtiefe** wird die tiefe (großes Atemzugvolumen) von einer flachen (kleines Atemzugvolumen) Atmung unterschieden. Ein Patient mit starken Schmerzen im Bauchraum wird z. B. versuchen, diese nicht noch durch tiefe Atembewegungen zu verstärken, und daher möglichst flach atmen. Das Atemzugvolumen einer **flachen Atmung** ist dabei deutlich verringert. Bei einer **tiefen Atmung** ist das Atemzugvolumen vergrößert; dies ist bei Zuständen der Übersäuerung des Organismus der Fall (➢ 19.2.1).

Die **Atembewegungen** werden in Inspirations- und in Exspirationsbewegung unterteilt. Die Atembewegung sollte gleichseitig und gleichzeitig im Vergleich von linker und rechter Thoraxhälfte sein.

Auch die **Farbe von Haut und Schleimhaut** wird als Kriterium der Beurteilung der Atemfunktion herangezogen. Die bläuliche Verfärbung von Lippen und Mundschleimhaut **(Zyanose)** deutet auf eine verminderte Sauerstoffsättigung des Blutes hin.

Komplettiert wird die Beurteilung der Atemfunktion durch ein apparatives Monitoring der **Sauerstoffsättigung.** So ist eine pulsoxymetrisch gemessene Sättigung (SpO_2) von ≥ 95 % anzustreben.

Führt die Beurteilung der Spontanatmung des Patienten zum Ergebnis einer Ateminsuffizienz, so steht die frühzeitige Verabreichung von **Sauerstoff** über eine Inhalationsmaske mit Reservoir und einem Sauerstofffluss von mindestens 10 l/min im Vordergrund. Wenn die Spontanatmung des Patienten dagegen unzureichend ist oder fehlt, muss die Atmung des Patienten nach Intubation durch eine assistiert bzw. kontrollierte **künstliche Beatmung** übernommen werden (➢ Kap. 12)

Zur Bewertung der Atmung gehört an dieser Stelle des ABCDE-Schemas das frühzeitige Erkennen eines (Spannungs-)**Pneumothorax** (➢ 18.5), der neben seinen respiratorischen Problemen schnell zu Kreislaufkomplikationen führen wird. Daher muss der (Spannungs-)Pneumothorax (➢ Abb. 18.26) bereits im Schritt „B“ erkannt und behandelt werden **(Nadeldekompression).** Durch den intrathorakalen Druckanstieg ist der Blutrückfluss zum rechten Herzen behindert, die äußeren **Halsvenen sind gestaut** und ein **Hautemphysem** kann sich entwickeln. Gleichzeitig fällt der arterielle Blutdruck ab und die Herzfrequenz steigt an. Das Atemgeräusch der betroffenen Seite ist abgeschwächt bzw. nicht mehr zu hören. Die Atemfrequenz ist gesteigert und der Patient ringt nach Luft.

Ein **Spannungspneumothorax** kann sich besonders schnell und dramatisch bei intubierten und beatmeten Patienten durch die Überdruckbeatmung entwickeln. Ansteigende und stark erhöhte Atemwegsdrücke sind die Folge. Bei einem Spannungspneumothorax **muss** eine sofortige Druckentlastung im Pleuraspalt durch eine Nadeldekompression erfolgen.

C – Circulation

(siehe auch ➢ 6.2.1 und ➢ Kap. 9)

Folgende Probleme müssen erkannt werden:

- Sind Blutungen erkennbar?
- Sind große Knochen (Becken, Oberschenkel) frakturiert?
- Ist der Kreislauf (Puls, Blutdruck, Rekapillarisierungszeit) ausreichend?

Problembeseitigende Maßnahmen:

- Lebensbedrohende Blutung stoppen (Druckverband, Abbinden)
- Beckenschlinge
- EKG anschließen
- Infusionstherapie
- Medikamentöse Therapie

Die Hauptursache für das Ableben nach einem Trauma sind schwere Blutungen. Meist werden schwere Blutungen bereits mit dem ersten Eindruck (General Impression, s. dort) wahrgenommen. Jedoch geschieht die Wahrnehmung der Blutungen nicht immer unmittelbar und so soll die Suche nach äußeren und inneren Blutungen, je nach Unfallereignis, gezielt durchgeführt werden. **Äußere Blutungen** müssen unbedingt noch am Unfallort kontrolliert werden (➤ 18.1.3), bei starken äußeren Blutungen auch durch direkten Druck **(z. B. Druckverband, iTClamp®)** und/oder Anlage eines **Tourniquets** (Abbindung). Die Stabilisierung des Beckens erfolgt mittels spezieller Beckengurte **(Beckenschlinge).**

Schwere **innere Blutungen,** wie sie bei Thoraxtraumata, abdominalen Traumata sowie bei Frakturen des Beckens bzw. großer Röhrenknochen vorkommen, können ausschließlich im Krankenhaus therapiert werden.

Aber auch beim nicht traumatischen Patienten ist die **Beurteilung der Kreislaufsituation** vordringlich. Die Kreislaufsituation ist abhängig vom Herzschlag und der Zirkulation des Blutes in den Gefäßen. Die **Herz-Kreislauf-Funktion** wird durch die **Palpation** des Pulses, die Messung der **Herzfrequenz** und die Beurteilung der **Durchblutung** von Haut und Schleimhaut (➤ 6.2.1) erfasst. Die Prüfung der Durchblutung von Haut und Schleimhaut erfolgt an den Fingern und Zehen (Akren), der Mundschleimhaut und der Bindehaut des Auges. An den Zehen und Fingern kann die **Nagelbettprobe** durchgeführt werden, die eine Aussage über die kapilläre Füllung und den Blutdruck erlaubt (➤ 6.2.1).

Abschließend gehört die Ableitung eines EKG (➤ Kap. 7) in den Untersuchungsgang zur Herz-Kreislauf-Funktion. Bei Patienten mit Brustschmerz und/oder vermutetem akutem Koronarsyndrom (ACS, ➤ 13.2.1) muss ein **12-Kanal-EKG** geschrieben werden. Beim internistischen Patienten kann in dieser Phase auch der **Blutdruck** gemessen werden. Beim traumatisierten Patienten wird im Primary Assessment noch kein Blutdruck gemessen.

Jeder Patient mit Anzeichen einer Kreislaufzentralisation und Tachykardie (z. B. Schock, ➤ Kap. 9) sollte **balancierte Vollelektrolytlösungen** erhalten, sofern keine kardiale Ursache im Raum steht. An dieser Stelle werden notwendige Medikamente (z. B. Katecholamine, Antiarrhythmika, ➤ 11.2) verabreicht.

Eine schwere Kreislaufdepression kann durch einen Spannungspneumothorax (➤ 18.5) hervorgerufen werden; jedoch muss dieser schon beim Schritt „B" erkannt und behandelt worden sein.

D – Disability

(siehe auch ➤ 6.2.1 und ➤ Kap. 15)

Folgende Probleme müssen erkannt werden:

- Sind Hinweise auf eine beeinträchtigte Bewusstseinslage erkennbar (Pupillen, GCS)?
- Sind Lähmungen feststellbar?
- Sind Hinweise auf Stoffwechselentgleisungen erkennbar (BZ)?
- Liegen Hinweise auf Alkohol- oder Drogeneinwirkung vor?

Problembeseitigende Maßnahmen:

- Behandlung der Ursache (Glukose, Antidot)

Ein orientierender neurologischer Status zur **Beurteilung der Bewusstseinslage** und des Verlaufs einer Bewusstseinsstörung wird mit der **Glasgow Coma Scale** (GCS, ➤ Tab. 6.2 und ➤ Tab. 6.3) erhoben. Mit ihrer Hilfe kann eine objektive Beurteilung des Patienten aufgrund der erreichten Summe aus den Beurteilungsfeldern Augen öffnen, beste verbale Reaktion und beste motorische Reaktion erfolgen. Wird eine Reduzierung des GCS festgestellt, muss immer der **Blutzucker** gemessen werden, um einen metabolischen Notfall als Ursache auszuschließen (➤ 19.2.1). Ergänzend wird ein **Pupillenstatus** (Größe, Gleichheit, Lichtreaktion) als Hinweis auf **Verletzungen des zentralen Nervensystems** (➤ Kap. 15, ➤ 18.4) oder als Hinweis auf **Drogen- oder Alkoholvergiftungen** (➤ 25.3) erhoben.

Die medikamentöse Behandlung mutmaßlicher Ursachen findet zu diesem Zeitpunkt (Glukosegabe, Antidottherapie) statt.

E – Exposure/Environment

(auch ➤ 17.2.1, ➤ Kap. 18)

Folgende Probleme müssen erkannt werden:

- Ist der Unfallmechanismus hinweisgebend auf Verletzungen?
- Sind begleitende Verletzungen/Erkrankungen feststellbar?
- Droht ein Wärmeverlust?

Problembeseitigende Maßnahmen:

- Untersuchung des entkleideten Patienten
- Auf Wärmeerhalt achten
- Frakturen immobilisieren
- Wundversorgung

Die genaue Betrachtung des Verletzungs- bzw. **Unfallmechanismus** kann helfen, die Schäden durch ein Trauma frühzeitig ab- bzw. einzuschätzen und die notwendige Therapie danach auszurichten. Die Kräfte, die auf den Patienten eingewirkt haben, müssen erkannt und analysiert werden. So können bereits frühzeitig verborgene Verletzungen vermutet und kostbare Zeit in der Patientenversorgung gewonnen werden.

Der Patient wird nach Möglichkeit zur **Ganzkörperuntersuchung** vollständig entkleidet. Dabei wird vor allem die Stabilität von Körperregionen überprüft, in denen es infolge des Traumas zu Verletzungen kommen kann. Während der Untersuchung ist auf den **Wärmeerhalt** zu achten.

Frakturen werden durch Lagerung des Patienten auf einer vorgeformten Vakuummatratze (➤ 18.3) oder durch Anlegen von Immobilisationsgeräten (z. B. Sam-Splint®-Schienen, ➤ 18.2) ruhiggestellt. Vordringlichstes Ziel ist die Sicherstellung oder Wiederherstellung der lokalen und peripheren Durchblutung der Extremität. Deshalb ist zu beachten, dass die Durchblutung unterhalb der Fraktur auch nach dem Anlegen einer Schiene erhalten bleibt und durch Pulstasten beurteilt werden kann. Offene Frakturen werden wie offene **Wunden** versorgt und mit Wundverbänden oder Kompressen steril abgedeckt.

Secondary Assessment

Im Anschluss an das Primary Assessment müssen eine gründliche Patientenbefragung und eine vollständige Notfalluntersuchung zur **erweiterten Patientenbeurteilung (Secondary Assessment)** erfolgen. Soweit der Zustand des Patienten die Befragung und die vollständige Notfalluntersuchung zu diesem Zeitpunkt zulässt, stehen verschiedene Frage- und **Untersuchungstechniken** zur Verfügung.

Anamnese

Mithilfe der Anamnese (griech. anamnesis = Erinnerung) sollen möglichst umfassende Informationen über die Vorgeschichte der Beschwerden des Notfallpatienten gewonnen werden. Im Rettungsdienst wird meist nur eine **Kurzanamnese** des aktuellen Geschehens erhoben. Die Notfallanamnese kann um Angaben über frühere soziale, biografische und familiäre Daten erweitert werden. Ziel der Notfallanamnese ist das **Einschätzen der Gesamtsituation** und die Rekonstruktion des Geschehenen (Unfallhergang oder auslösendes Ereignis).

Zwei Formen der Anamnese können grundsätzlich unterschieden werden. Die **Eigenanamnese** erfolgt im Gespräch mit dem Kranken oder Verletzten selbst. Dabei soll durch gezieltes Nachfragen ein objektiver Eindruck über die aktuellen Beschwerden entstehen. Bei der **Fremdanamnese** werden Angehörige, Augenzeugen, Freunde, Arbeitskollegen, der Hausarzt – also Dritte – über den Patienten befragt. Die Fremdanamnese muss allerdings mit Bedacht vorgenommen werden, weil unter Umständen das Geschehen verzerrt dargestellt wird (z. B. Kindesmisshandlung). Jedoch ist die Fremdanamnese oft die einzige Möglichkeit, Informationen über den Patienten zu erhalten.

Fragetechniken

Die Fragen des Untersuchers sollen versuchen, den Patienten in den **Mittelpunkt** zu stellen, seine Persönlichkeit zu berücksichtigen und ein Vertrauensverhältnis zu ihm aufzubauen. Dazu trägt bei, während des Gesprächs den Blickkontakt zum Patienten zu halten und einen dezenten Körperkontakt herzustellen (z. B. Hände halten), wenn es der Patient zulässt.

Die verwendete **Sprache** sollte leicht verständlich und präzise sein. Manchmal kann es helfen, die Sprachgewohnheiten des Patienten anzunehmen.

Fachbegriffe sollten, wenn es sich vermeiden lässt, nicht verwendet werden. Unbedingt notwendige Fachausdrücke sind dem Patienten zu erklären.

Grundsätzlich sollen nur die notwendigen Fragen in einer schlüssigen **Reihenfolge** gestellt werden. Häufig berichten die Patienten jedoch bereits von sich aus. Unterbrechungen sollten nur dann erfolgen, wenn der Bericht ziellos wird oder eine zu ungenaue Darstellung präzisiert werden muss. Sinnvolle Zwischenfragen – z. B. in Form einer Zusammenfassung des bisher Gehörten – signalisieren dem Patienten Interesse an seinem Bericht.

Anamneseerhebung nach SAMPLER-Schema

In jedem Anamnesegespräch sollten, soweit möglich, die persönlichen Daten (Name, Vorname, Alter) des Patienten erfragt werden. Darüber hinaus enthält ein Anamneseschema medizinische Fragestellungen, wozu sich das **SAMPLER-Schema** bewährt hat:

- **Symptome** (aktuelle Beschwerden): Haupt- und Begleitbeschwerden, Beschwerdebeginn, Beschwerdeverlauf (plötzlich, allmählich, in Phasen), Schmerzen (Ort, Qualität, Dauer)
- **Allergien:** z. B. Allergie gegen Pflaster, Medikamente, Insekten, Lebensmittel, Blüten, Gräser, Pollen
- **Medikamente:** Welche? Wie oft? Wann? Dosis? Medikamentenplan oder Verpackungen in die Klinik mitnehmen!
- **Präerkrankungen** (Vorerkrankungen): frühere Krankenhausaufenthalte, Voroperationen, chronische Erkrankungen (z. B. Hypertonie, Diabetes mellitus, Herzinsuffizienz, koronare Herzkrankheit, psychiatrische Erkrankungen), regelmäßige ärztliche Behandlung (Wer ist der Hausarzt?)
- **Letzte Mahlzeiten und Lebensgewohnheiten:** normale Flüssigkeitsaufnahme, Risikofaktoren für Erkrankungen, Drogen- und Medikamentenmissbrauch, Alkoholabusus, Tabakkonsum
- **Ereignisse, die zu den Symptomen geführt haben:** Ereignisse vor dem Notfall (Auslandsaufenthalte, Unfallmechanismus, schwere Arbeit), vorhergehende Symptome oder Warnzeichen (Schweißausbrüche, Angst, Ärger, Stress)
- **Riskikofaktoren:** Nikotin- oder Alkoholabusus, Diabetes mellitus, Übergewicht, erhöhter Blutdruck.

Wichtige **zusätzliche** Informationen, die zu einer vollständigen Anamnese beitragen, sind abhängig von der Gesamtsituation:

- Bei Frauen immer auch nach einer möglichen oder bestehenden Schwangerschaft fragen.
- Die Raumtemperatur (besonders kalt, besonders warm) und die Umgebungsluft (z. B. Alkoholgeruch) erfassen.
- Herumliegende Medikamente und Verpackungen sicherstellen und mitnehmen (z. B. bei Intoxikationen).
- Tablettenreste, Erbrochenes, Stuhl auch in Ausgüssen und Toiletten suchen (z. B. bei Intoxikationen).
- Abschiedsbrief (z. B. bei Suizidversuchen, ➤ 16.2) einziehen und dem Arzt übergeben.
- Die Körperstellung des Patienten bei Eintreffen an der Einsatzstelle erfassen.

Vollständige Notfalluntersuchung nach IPPAF-Schema

Die vollständige Untersuchung folgt dem sogenannten **IPPAF-Schema.** Dieses Schema orientiert sich an den Sinneswahrnehmungen des Untersuchers und soll eine systematische Untersuchung des Patienten ermöglichen:

- **Inspektion** (lat. inspectio = Durchsicht, Prüfung): Betrachtung aller Körperregionen
- **Palpation** (lat. palpare = tasten): Abtasten des Patienten
- **Perkussion** (lat. percutere = schlagen, klopfen): Abklopfen von Thorax und Abdomen
- **Auskultation** (lat. auscultare = horchen): Abhören mit und ohne Stethoskop
- **Funktion** (lat. functionare = Aufgabe): neurologische Untersuchung und Überprüfung der Bewegungsfähigkeit

Rettungshelfer und Rettungssanitäter verwenden vor allem die Inspektion, Palpation, Auskultation und die Funktionsprüfung. Die Perkussion bleibt dem erfahrenen Notfallsanitäter und dem Notarzt vorbehalten.

Diagnostische Hilfsmittel

Der Einsatz diagnostischer Hilfsmittel soll dem Rettungsteam helfen, die gewonnenen Erkenntnisse aus der Notfalluntersuchung zu vertiefen und differenzialdiagnostisch abzugrenzen.
Einfache **Hilfsmittel** sind:

- Stethoskop, Diagnostikleuchte und Mundspatel
- Blutdruckmessgerät
- Blutzuckermessgerät
- Thermometer

Umfassendere Werte können mithilfe von EKG (➤ Kap. 7), Pulsoxymetrie (➤ 5.2.3) und Kapnometrie (➤ 5.2.5) bestimmt werden. Wichtig ist nicht die Anzahl eingesetzter Geräte, sondern der **gezielte Einsatz** technischer Hilfen.

6.2.3 Dokumentation im Rettungsdienst

Die Dokumentation des Rettungsdiensteinsatzes ist die Zusammenfassung der erhobenen Daten während des Einsatzes. Sie ist zentraler Bestandteil jeder Notfallversorgung.

Datenerhebung

Objektive Daten sind unbeeinflusste Sinneswahrnehmungen und Messergebnisse. Unter **subjektiven Daten** werden Interpretationen des Zustands- und Beschwerdebildes des Patienten verstanden. Sie sind beeinflusst von der untersuchenden Person.

Jeder Rettungsdiensteinsatz muss **protokolliert** werden (➤ 31.1.2). Mithilfe der erhobenen Daten sollen folgende Zwecke erfüllt werden:

- Überprüfung der Vollständigkeit der Maßnahmen
- Erinnerungsstütze bei späteren Nachfragen
- Kommunikation innerhalb des Rettungsdienstes und zu den Schnittstellen, Hilfe bei der Übergabe
- Beweisgrundlage bei juristischen Streitigkeiten und Beschwerden (➤ 31.3.3)
- Analyse des Rettungsdienstsystems, Kosten- und Effizienzanalyse
- Qualitätssicherung und -verbesserung
- Wissenschaft und Forschung anhand statistischer Daten
- Aus- und Fortbildung des Personals
- Verwaltungsaufgaben (Einsatzabrechnung gegenüber den Krankenkassen)

ACHTUNG

Alle im Rettungsdienst erhobenen Daten und gewonnenen Erkenntnisse über den Patienten unterliegen dem Datenschutz.

Einsatzprotokoll

Die Einsatz- und Patientendokumentation erfolgt auf standardisierten **Vordrucken** und folgt in erster Linie formalen Gesichtspunkten. Dabei geben die Träger des Rettungsdienstes die einzusetzenden Protokolle und die zu dokumentierenden Einsätze (z. B. Notfallrettungseinsätze) verbindlich vor.

Die im Rettungsdienst verbreiteten Protokolle enthalten **Datensätze,** die den Vorgaben der Deutschen Interdisziplinären Vereinigung für Intensiv- und Notfallmedizin (DIVI) folgen. Diese hat sowohl für Notfalleinsätze mit Notarzt als auch für den Notfalleinsatz ohne Notarzt bzw. Krankentransport einheitliche Datensätze erarbeitet (➤ Abb. 6.4), die folgende **Kerndaten** enthalten:

- Abrechnungsdaten (Personalien, Krankenkasse, Versicherungsnummer)
- Rettungstechnische Daten
- Notfallsituation (Hauptbeschwerden, Anamnese, Untersuchung)
- Erstbefund (Vitalparameter)
- Erkrankung/Verletzung (Erstdiagnose)
- Maßnahmen und Verlauf (Transport, Reaktion auf die getroffenen Maßnahmen)
- Ersthelfermaßnahmen
- Übergabe und Ergebnis (Veränderungen im Zustand)
- Bemerkungen (z. B. Hausarzt, soziales Umfeld)
- Zwischenfälle/Ereignisse/Komplikationen

Auf dem Einsatzprotokoll wird die **Summe aller Beobachtungen und Maßnahmen** dokumentiert, um der weiteren Versorgungseinrichtung eindeutig und übersichtlich aussagekräftige Informationen zu übermitteln. Damit soll sichergestellt werden, dass keine für die weitere Diagnostik und Behandlung des Patienten wichtigen Befunde verloren gehen.

05/15 DokuFORM Verlags-GmbH · Willy-Brandt-Allee 31a · 23554 Lübeck · Tel 0 700/36 58 36 76 · Fax 04 51/9 89 94 84 · 50 · Email: info@dokuform.de · www.dokuform.de · RETTUNGSDIENSTPROTOKOLLE · SCHREIBMAPPEN · AMTL. TODESBESCHEINIGUNGEN
Nachdruck verboten!

Krankenkasse bzw. Kostenträger

Name, Vorname des Versicherten — geb. am

Kostenträgerkennung | Versicherten-Nr. | Status

Betriebsstätten-Nr. | Arzt-Nr. | Datum

EINSATZPROTOKOLL ○ NOTARZT ○ NotSan/RettAss/RS
DIVIDOK® Version EPRO 4.2

Patient ○ männlich ○ weiblich — Geb.-Datum

Notarzt: ○ Arzt in WB ○ Anästhesie ○ Innere ○ Facharzt ○ Chirurgie ○ Pädiatrie ○ Andere

Sondersignal ○ zum E-Ort ○ Pat.-fahrt

1. RETTUNGSTECHNISCHE DATEN ○ Folgeeinsatz

Standort | Einsatzdatum | Einsatznummer

Rettungsmittel / Funk | Fahrzeug | Einsatzgrund (kein Patient, Einsatzabbruch)

Typ ○ RTW ○ KTW ○ NEF ○ NAW ○ RTH ○ ITH ○ ITW ○ LNA

Einsatzort — Alarm — Ankunft Pat.

Transportziel — Abfahrt

NotSan / RettAss / RS — Übergabe

NotSan / RettAss / RS — Einsatzbereit

Notarzt — Ende

km Anfang | km Ende | km (gesamt)

2. Notfallgeschehen / Anamnese / Erstbefund (Beschwerdebeginn, Unfallzeitpunkt, Vormedikation, Vorbehandlung) — Zeit: (Ereignis, Schaden, Unfall, Sympt.)

CPR: Kollaps beobachtet? ○ nein ○ ja (Zeitpunkt)

3. Erstbefund

3.1. Neurologie Zeitpunkt ○ unauffällig

Augen öffnen
4 ○ spontan
3 ○ auf Aufforderung
2 ○ auf Schmerzreiz
1 ○ kein

beste verbale Reaktion
konversationsfähig
5 ○ orientiert
4 ○ desorientiert
3 ○ inadäquate Äußerung (Wortsalat)
2 ○ unverständliche Laute
1 ○ keine

beste motorische Reaktion
6 ○ auf Aufforderung
auf Schmerzreiz:
5 ○ gezielt
4 ○ normale Beugeabwehr
3 ○ abnorme Abwehr
2 ○ Strecksynergismen
1 ○ keine
(re li – Arm, Bein)

Glasgow-Coma-Scale Summe

Bewusstseinslage
○ orientiert
○ getrübt
○ narkotisiert / sediert
○ bewusstlos

Extremitätenbewegung (re li)
3 ○ normal — Arm
2 ○ leicht vermindert — Bein
1 ○ stark vermindert

Pupillenweite (re li)
eng ○ ○
mittel ○ ○
weit ○ ○
entrundet ○ ○
nicht beurteilbar ○ ○

keine Lichtreaktion ○ re ○ li
Cornealreflex ○ re ○ li
Meningismus ○ ja

3.2. Messwerte ○ keine — Temperatur

RR / — Puls — regelmäßig ○ ja ○ nein

BZ mg/dl — AF — SpO_2 — $etCO_2$

Schmerzen 0 – 1 – 2 – 3 – 4 – 5 – 6 – 7 – 8 – 9 – 10

3.3. EKG ○ keine
○ Sinusrhythmus
○ absolute Arrhythmie
○ AV-Block ○ II° ○ III°
○ Bradykardie
○ schmale QRS- Tachykardie
○ breite QRS- Tachykardie
○ Kammerflimmern / -flattern
○ elektromechanische Dissoziation
○ Asystolie
○ Schrittmacher
○ Infarkt-EKG
○ ______
Extrasystolen ○ SVES ○ VES ○ monotop ○ polytop ○ Salven

3.4. Atmung ○ nicht untersucht
○ unauffällig ○ Spastik ○ Atemwegverlegung ○ Beatmung
○ Dyspnoe ○ Rasselgeräusche ○ Schnappatmung ○ Hyperventilation
○ Zyanose ○ Stridor ○ Apnoe ○ nicht beurteilbar

3.5. psychischer Zustand
○ unauffällig ○ aggressiv ○ depressiv ○ wahnhaft
○ verwirrt ○ verlangsamt ○ euphorisch ○ nicht beurteilbar

4. Erstdiagnose

4.1. Erkrankung ○ keine

ZNS
○ TIA / Insult /Intracranielle Blutung
○ Krampfanfall / Krampfleiden
○ sonstige Erkrankung ZNS

Herz-Kreislauf
○ Angina Pectoris
○ Herzinfarkt
○ Rhythmusstörung
○ Lungenembolie
○ Lungenödem / Herzinsuffizienz
○ hypertensive Krise
○ Orthostase
○ Herz-Kreislauf-Stillstand
○ PM/ICD Fehlfunktion
○ sonst. Erkrank. Herz/Kreislauf

Atmung
○ Asthma
○ exacerbierte COPD
○ Aspiration
○ Pneumonie / Bronchitis
○ Hyperventilationstetanie
○ Pseudokrupp / Epiglottitis
○ sonst. Erkrankung Atmung

Stoffwechsel
○ Blutzuckerentgleisung
○ Exsikkose ○ sonst. Erkr. Stoffwechsel

Psychiatrie
○ Psychose / Depression / Manie
○ Erregungszustand
○ Intoxikation Alkohol / Drogen / Medikamente
○ Entzug
○ Suizidversuch
○ sonst. Erkrankung Psychiatrie

Abdomen
○ akutes Abdomen
○ gastrointestinale Blutung
○ Kolik
○ sonst. Erkrankung Abdomen

Gynäkologie / Geburtshilfe
○ Geburt
○ vaginale Blutung
○ sonst. Erkrankung Gynäkologie

Sonstiges
○ anaphylaktische Reaktion
○ Unterkühlung
○ Ertrinken
○ SIDS
○ sonstige Intoxikation
○ Tumorleiden / Finalstadium
○ unbekannte Erkrankung
○ ______

4.2. Verletzungen ○ keine

	offen	geschlossen	leicht	mittel	schwer
Schädel-Hirn	○	○	○	○	○
Gesicht	○	○	○	○	○
HWS	○	○	○	○	○
Thorax	○	○	○	○	○
Abdomen	○	○	○	○	○
BWS / LWS	○	○	○	○	○
Becken	○	○	○	○	○
Obere Extremitäten	○	○	○	○	○
Untere Extremitäten	○	○	○	○	○
Weichteile	○	○	○	○	○

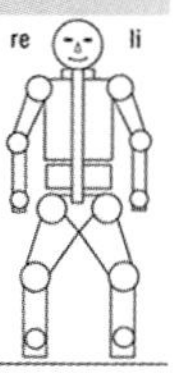

○ **Verbrennung/ Verbrühung**
____ Grades ____ %
____ Grades ____ %
○ Inhalationstrauma
○ Elektrounfall ○ andere

○ **Polytrauma**

Unfallmechanismus
Trauma: ○ stumpf ○ penetrierend ○ Sturz > 3m Höhe
Verkehr: ○ Fußgänger angefahren ○ PKW/LKW-Insasse ○ Motorradfahrer ○ Fahrradfahrer

○ ERSTDIAGNOSE (Notarzt) ○ VERDACHTSDIAGNOSE (NotSan/RettAss/RS)

ICD 1 | ICD 2 | ICD 3

a

Abb. 6.4a EDV-taugliches Einsatzprotokoll für Rettungsfachpersonal [V663]

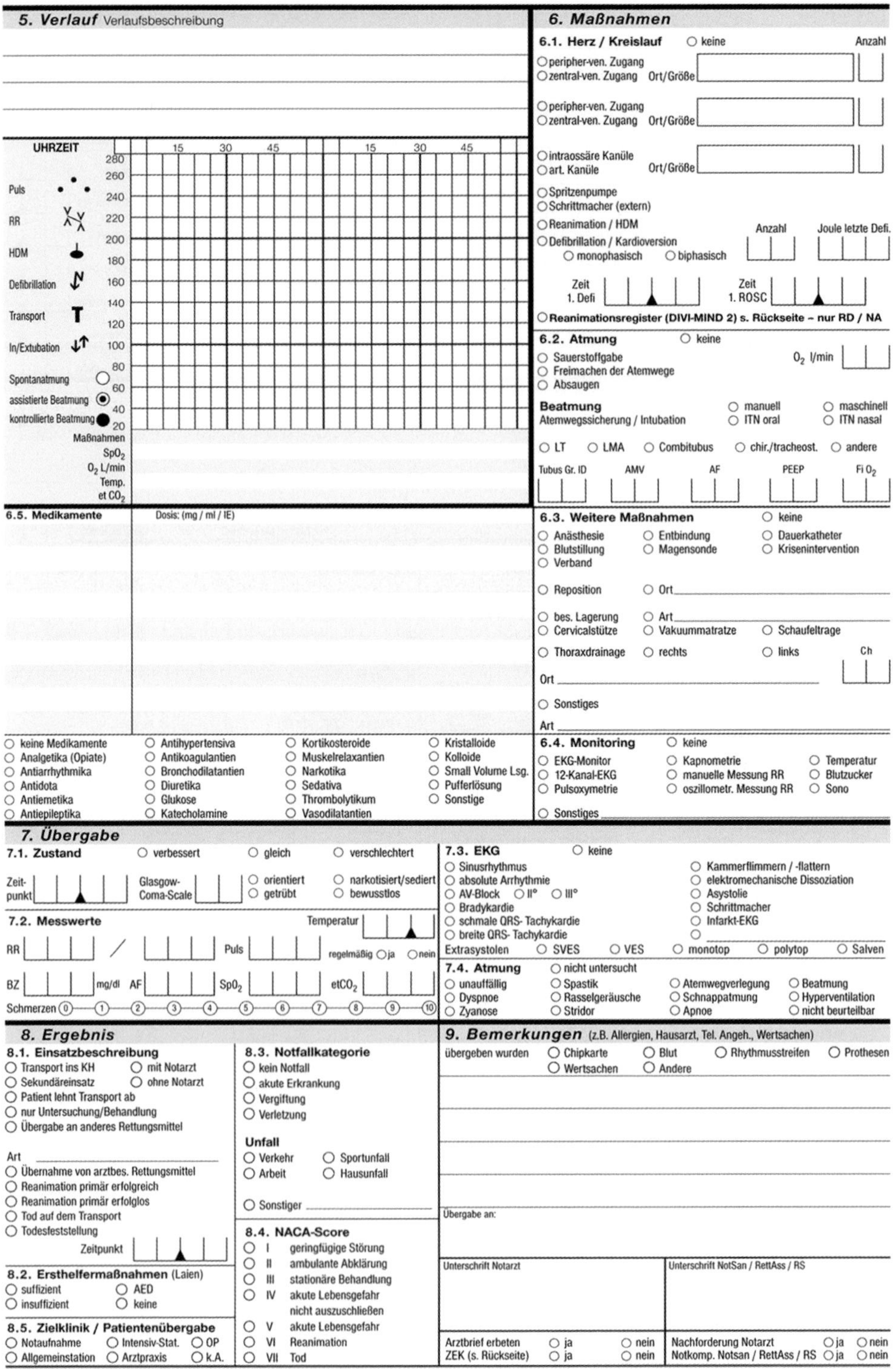

5. Verlauf Verlaufsbeschreibung

UHRZEIT | 15 | 30 | 45 | | 15 | 30 | 45

280, 260, 240, 220, 200, 180, 160, 140, 120, 100, 80, 60, 40, 20

Puls • • •
RR
HDM
Defibrillation
Transport
In/Extubation
Spontanatmung ○
assistierte Beatmung ⦿
kontrollierte Beatmung ●
Maßnahmen
SpO_2
O_2 L/min
Temp.
etCO_2

6.5. Medikamente Dosis: (mg / ml / IE)

○ keine Medikamente ○ Analgetika (Opiate) ○ Antiarrhythmika ○ Antidota ○ Antiemetika ○ Antiepileptika
○ Antihypertensiva ○ Antikoagulantien ○ Bronchodilatantien ○ Diuretika ○ Glukose ○ Katecholamine
○ Kortikosteroide ○ Muskelrelaxantien ○ Narkotika ○ Sedativa ○ Thrombolytikum ○ Vasodilatantien
○ Kristalloide ○ Kolloide ○ Small Volume Lsg. ○ Pufferlösung ○ Sonstige

6. Maßnahmen

6.1. Herz / Kreislauf ○ keine — Anzahl
○ peripher-ven. Zugang ○ zentral-ven. Zugang Ort/Größe
○ peripher-ven. Zugang ○ zentral-ven. Zugang Ort/Größe
○ intraossäre Kanüle ○ art. Kanüle Ort/Größe
○ Spritzenpumpe
○ Schrittmacher (extern)
○ Reanimation / HDM — Anzahl — Joule letzte Defi.
○ Defibrillation / Kardioversion ○ monophasisch ○ biphasisch
Zeit 1. Defi — Zeit 1. ROSC
○ **Reanimationsregister (DIVI-MIND 2) s. Rückseite – nur RD / NA**

6.2. Atmung ○ keine
○ Sauerstoffgabe — O_2 l/min
○ Freimachen der Atemwege
○ Absaugen
Beatmung ○ manuell ○ maschinell
Atemwegssicherung / Intubation ○ ITN oral ○ ITN nasal
○ LT ○ LMA ○ Combitubus ○ chir./tracheost. ○ andere
Tubus Gr. ID — AMV — AF — PEEP — Fi O_2

6.3. Weitere Maßnahmen ○ keine
○ Anästhesie ○ Entbindung ○ Dauerkatheter
○ Blutstillung ○ Magensonde ○ Krisenintervention
○ Verband
○ Reposition ○ Ort
○ bes. Lagerung ○ Art
○ Cervicalstütze ○ Vakuummatratze ○ Schaufeltrage
○ Thoraxdrainage ○ rechts ○ links — Ch
Ort
○ Sonstiges
Art

6.4. Monitoring ○ keine
○ EKG-Monitor ○ Kapnometrie ○ Temperatur
○ 12-Kanal-EKG ○ manuelle Messung RR ○ Blutzucker
○ Pulsoxymetrie ○ oszillometr. Messung RR ○ Sono
○ Sonstiges

7. Übergabe

7.1. Zustand ○ verbessert ○ gleich ○ verschlechtert
Zeitpunkt — Glasgow-Coma-Scale — ○ orientiert ○ getrübt ○ narkotisiert/sediert ○ bewusstlos

7.2. Messwerte Temperatur
RR / — Puls — regelmäßig ○ ja ○ nein
BZ mg/dl — AF — SpO_2 — etCO_2
Schmerzen ⓪—①—②—③—④—⑤—⑥—⑦—⑧—⑨—⑩

7.3. EKG ○ keine
○ Sinusrhythmus ○ Kammerflimmern / -flattern
○ absolute Arrhythmie ○ elektromechanische Dissoziation
○ AV-Block ○ II° ○ III° ○ Asystolie
○ Bradykardie ○ Schrittmacher
○ schmale QRS-Tachykardie ○ Infarkt-EKG
○ breite QRS-Tachykardie ○
Extrasystolen ○ SVES ○ VES ○ monotop ○ polytop ○ Salven

7.4. Atmung ○ nicht untersucht
○ unauffällig ○ Spastik ○ Atemwegverlegung ○ Beatmung
○ Dyspnoe ○ Rasselgeräusche ○ Schnappatmung ○ Hyperventilation
○ Zyanose ○ Stridor ○ Apnoe ○ nicht beurteilbar

8. Ergebnis

8.1. Einsatzbeschreibung
○ Transport ins KH ○ mit Notarzt
○ Sekundäreinsatz ○ ohne Notarzt
○ Patient lehnt Transport ab
○ nur Untersuchung/Behandlung
○ Übergabe an anderes Rettungsmittel
Art
○ Übernahme von arztbes. Rettungsmittel
○ Reanimation primär erfolgreich
○ Reanimation primär erfolglos
○ Tod auf dem Transport
○ Todesfeststellung
Zeitpunkt

8.2. Ersthelfermaßnahmen (Laien)
○ suffizient ○ AED
○ insuffizient ○ keine

8.5. Zielklinik / Patientenübergabe
○ Notaufnahme ○ Intensiv-Stat. ○ OP
○ Allgemeinstation ○ Arztpraxis ○ k.A.

8.3. Notfallkategorie
○ kein Notfall
○ akute Erkrankung
○ Vergiftung
○ Verletzung
Unfall
○ Verkehr ○ Sportunfall
○ Arbeit ○ Hausunfall
○ Sonstiger

8.4. NACA-Score
○ I geringfügige Störung
○ II ambulante Abklärung
○ III stationäre Behandlung
○ IV akute Lebensgefahr nicht auszuschließen
○ V akute Lebensgefahr
○ VI Reanimation
○ VII Tod

9. Bemerkungen (z.B. Allergien, Hausarzt, Tel. Angeh., Wertsachen)
übergeben wurden ○ Chipkarte ○ Blut ○ Rhythmusstreifen ○ Prothesen ○ Wertsachen ○ Andere
Übergabe an:
Unterschrift Notarzt — Unterschrift NotSan / RettAss / RS
Arztbrief erbeten ○ ja ○ nein — Nachforderung Notarzt ○ ja ○ nein
ZEK (s. Rückseite) ○ ja ○ nein — Notkomp. Notsan / RettAss / RS ○ ja ○ nein

b

Abb. 6.4b EDV-taugliches Einsatzprotokoll für Rettungsfachpersonal [V663]

Der **Transportschein** enthält die Abrechnungsdaten für den Rettungsdiensteinsatz. Er dient als ärztliche Bescheinigung über die Notwendigkeit des durchgeführten Transports und ist der Transportbeleg. Es ist darauf zu achten, dass der Transportschein von dem den Transport anweisenden Arzt (z. B. Notarzt, Arzt in der Klinik, Hausarzt) unterschrieben und mit einem Stempel versehen wird.

Außerdem ist auf dem Einsatzprotokoll oder auf gesonderten Formularen zu dokumentieren:

- Die Übergabe von persönlichem Eigentum und Wertgegenständen
- Die Transportverweigerung unter Angabe der Konsequenzen für den Patienten

Grundsätze der Einsatzdokumentation

- Die Dokumentation des Einsatzgeschehens erfolgt grundsätzlich **schriftlich** und in leserlicher Handschrift. Manche Rettungsdienstbereiche arbeiten bereits mit elektronisch unterstützten Dokumentationsformen.
- Das Einsatzprotokoll muss **zweckmäßig** und objektiv sein und genaue Formulierungen enthalten, d. h. frei von unwesentlichen und überflüssigen Kommentaren sein.
- Die Aufzeichnungen werden **zeitgerecht** vom Transportführer fertiggestellt, z. B. während des Transportes, jedoch spätestens bis zur Patientenübergabe.
- Maßnahmen, die auf **ärztliche Anweisung** durchgeführt wurden, sind gesondert zu kennzeichnen.
- Zweifelhafte oder **unklare Befunde** werden gesondert und eindeutig gekennzeichnet.
- Gängige **Symbole und Abkürzungen** können verwendet werden. Fachsprache sollte nur dann, wenn sie in Wort, Schrift und Sinn beherrscht wird, gebraucht werden.
- Nach Abgabe der Durchschläge dürfen am Protokoll **keine Veränderungen** mehr vorgenommen werden. Notwendige Korrekturen oder Nachträge müssen gesondert gekennzeichnet werden, z. B. mit Datum, Namen und Unterschrift. Dabei muss der ursprüngliche Text immer lesbar bleiben.

Mobile elektronische Datenerfassung

Zunehmend sind die Fahrzeuge des Rettungsdienstes mit **transportablen Computern** ausgestattet. Die ständige Fortentwicklung des IT-Bereichs macht eine umfassende Nutzung dieser Endgeräte möglich. Mittlerweile sind Tablet-Computer verfügbar, die den Belastungen im Rettungsdienst gewachsen sind.

Es ist davon auszugehen, dass die Bedeutung der elektronischen Datenerfassung und Verarbeitung weiter zunehmen und das Papierprotokoll ersetzen wird. Bereits heute sind Lösungen im Einsatz, mit denen über mobile Drucker die Einsatzprotokolle und Transportscheine nach Einsatzende ausgedruckt und im Zielkrankenhaus übergeben werden können. Zwischen Krankenhäusern und Rettungsdiensten gibt es bislang keine einheitliche Datenbank, um Protokollierungen auszutauschen.

Zur Datenerfassung im Rettungsdienst kommt häufig ein **Gesundheitskartenleser** zum Einsatz. Mit diesem Endgerät ist der Besatzung von Rettungsmitteln die vereinfachte Dokumentation der Einsatzdaten möglich. Auf der Gesundheitskarte der Krankenkassen sind in einem einheitlichen Speicherformat Daten abgelegt. Über ein Display können die Daten für eine evtl. Papierdokumentation abgelesen werden. Meist sind die Geräte über verschiedene Anschlussmöglichkeiten mit dem Dokumentationssystem verbunden.

6.3 Übernahme und Übergabe von Notfallpatienten

6.3.1 Voranmeldung im Krankenhaus

Die Voranmeldung von Patienten in einer weiterführenden Versorgungseinrichtung kann in verschiedenen Einsatzsituationen notwendig werden. Die **Klinik** kann sich auf diese Weise auf Verletzungsmuster oder Erkrankungsbilder einstellen und notwendige Vorbereitungen treffen (z. B. Schockraum oder OP vorbereiten, ärztlichen Hintergrunddienst alarmieren, interdisziplinäre Maßnahmen koordinieren).

Voranmeldungen sind abhängig von der Dichte an Krankenhäusern unterschiedlicher Versorgungsstufen, der Sach- und Personalausstattung der Zielklinik sowie der Tageszeit, jedoch fast immer **nötig** bei:

- Reanimation
- Beatmeten Patienten
- Intensivpflichtigen Patienten
- Polytrauma
- Schwerwiegenden Amputationsverletzungen
- Großflächigen Verbrennungen
- Akutem Abdomen
- Inneren Blutungen
- Unmittelbar bevorstehender Geburt
- Apoplex
- Interventioneller Kardiologie
- Intoxikationen
- Notfallmäßiger Dialyse
- Unterkühlungen
- Ertrinkungs- und Tauchunfällen

Die zuständige Leitstelle führt ständig einen aktuellen Bettennachweis über die zur Verfügung stehenden Versorgungskapazitäten der Krankenhäuser in ihrem Einzugsbereich.

6.3.2 Bedeutung der Patientenübernahme/-übergabe im Rettungsdienst

Die Übernahme und Übergabe der dem Rettungsdienst anvertrauten Patienten ist ein grundlegender Bestandteil der **Patientenversorgung.** Als Teil der Rettungskette markiert sie die Schnittstelle zwischen dem Rettungsdienst und den vorgeschalteten bzw. nachgeschalteten Versorgungseinrichtungen (z. B. Hausarztpraxis, Pflegeheim, Krankenhaus, Notarzt). Hinsichtlich ihrer rechtlichen Bedeutung werden die Patienten in die Obhut des Rettungsdienstes übergeben oder die Verantwortung für den Patienten wird an die weiterführende Einrichtung übertragen.

Die weitere Patientenversorgung ist von einer genauen und vollständigen Übergabe entscheidend abhängig.

6.3.3 Merkmale einer Patientenübergabe

Die Patientenübergabe geschieht im Krankenhaus in der Regel in der zentralen **Notaufnahme** oder direkt auf der **Intensivstation.**

Das **Übergabegespräch** sollte so kurz wie möglich und so lange wie nötig geführt werden. Dabei ist es nach logischen Gesichtspunkten zu gliedern und so einfach wie möglich zu gestalten. Durch Konzentration auf das Wesentliche, Vermeidung von Nebensächlichkeiten und durch Schilderung objektiver Tatsachen – ohne Übertreibungen und Interpretationen – nimmt das Übergabegespräch einen optimalen **Verlauf:**

- Vorstellen des Patienten: Name und Alter
- Grund der Einweisung: Geschehen schildern, Einweisungsschein vorzeigen
- Vitalparameter, Anfangssymptome und Verletzungszeichen (Besonderheiten und Auffälligkeiten) nennen
- Anamnese schildern, Medikamentenplan und Asservate abgeben
- Präklinische Maßnahmen und Transportverlauf schildern
- Übergabe der persönlichen Gegenstände
- Übergabe des Einsatzprotokolls

6.4 Todesfeststellung

Der **Tod** ist definiert als das Ende aller Lebensvorgänge eines Lebewesens. In der Medizin ist der Tod eine charakteristische Abfolge unumkehrbarer **(irreversibler)** Funktionsverluste von Atmung, Herz-Kreislauf-Tätigkeit und Zentralnervensystem.

Der **klinische Tod** ist definiert als der Ausfall von Bewusstsein, Atmung und Herz-Kreislauf-Tätigkeit mit einem noch erhaltenen, aber zeitlich eng begrenzten Überleben von Gehirnzellen, deren Funktion (Hirntätigkeit) größtenteils bereits ausgefallen ist. Dieser Zustand kann durch die Maßnahmen der kardiopulmonalen Reanimation umkehrbar sein.

Als **Hirntod** wird der irreversible Ausfall aller Hirnfunktionen bezeichnet. Dabei kann die Kreislauffunktion jedoch noch aufrechterhalten oder künstlich bewahrt werden. Der Hirntod gilt als das eigentliche Kriterium für den Tod eines Menschen und ist ein wichtiges rechtliches Kennzeichen für den Zeitpunkt der Organentnahme bei Organspendern. Der **biologische Tod** hingegen ist der irreversible Funktionsausfall aller Organe.

MERKE
In der Bundesrepublik Deutschland gibt es etwa 850 000 Todesfälle jährlich.

6.4.1 Todeszeichen

Die Feststellung des Todes ist ausschließlich dem Arzt vorbehalten! Aber auch das nichtärztliche Personal im Rettungsdienst muss die Todeszeichen kennen. Davon hängt die Entscheidung über den Beginn von Reanimationsmaßnahmen bei leblosen Personen ab.

Unsichere Todeszeichen

Bei erkennbar sicheren Todeszeichen kann auf eine Reanimation verzichtet werden. Sobald jedoch die kleinste Unsicherheit besteht oder unsichere Todeszeichen (➤ Tab. 6.4) vorliegen, muss immer mit **Wiederbelebungsmaßnahmen** begonnen werden.

ACHTUNG
Alkohol, **E**lektrizität, **I**njuries (= Verletzungen, z. B. starker Blutverlust), **O**piate und **U**nterkühlung (AEIOU-Regel) können Todeszeichen vortäuschen, obwohl Wiederbelebungschancen bestehen.

Für die **Unterkühlung** gilt, dass die Reanimation so lange durchgeführt wird, bis die Zieltemperatur einer milden Hypothermie (34–36 °C) durch Wiedererwärmungsverfahren erreicht ist.

Tab. 6.4 Unsichere Todeszeichen (Agoniebefunde)

Befund	Zeitlicher Verlauf nach Herzstillstand
Puls- und Reflexlosigkeit (Areflexie)	sofort
Bewusstlosigkeit	5 bis 15 Sekunden
Atemstillstand und Zyanose	15 bis 30 Sekunden
weite, entrundete und lichtstarre Pupillen	45 bis 90 Sekunden

Sichere Todeszeichen

Zu den sicheren Todeszeichen zählen:
- Leichenflecke
- Leichenstarre
- Fäulnis
- Mit dem Leben nicht vereinbare Verletzungen (z. B. Abtrennung des Kopfes)
- Mumifizierung, Skelettierung als Formen einer späten Leichenveränderung

Leichenflecke (Livores)

Leichenflecke **(Livores)** treten 30 bis 60 Minuten nach dem Kreislaufstillstand auf. Sie entstehen durch das Absinken des stillstehenden Blutes in tiefer gelegene Körperregionen. Innerhalb der ersten sechs Stunden sind Leichenflecke noch wegdrück- und umlagerbar. Danach tritt das Blut durch die Gefäßwand in das Gewebe, sodass die Leichenflecke nicht mehr entfernbar sind. Leichenflecke besitzen ein blau- bis grauviolettes Aussehen. An den Aufliegestellen des Körpers entstehen wegen der Druckbelastung keine Leichenflecke.

Leichenstarre (Rigor mortis)

Die Leichenstarre **(Rigor mortis)** tritt etwa 90 bis 120 Minuten nach dem Kreislaufstillstand aus Mangel an Energieträgern (ATP) ein. Sie beginnt meist am Unterkiefer oder im Bereich der Nackenmuskulatur, weil hier Muskeln mit hoher Aktivität angesiedelt sind. Nach sechs Stunden ist die Leichenstarre voll ausgebildet und löst sich ein bis zwei Tage nach dem Tod, in Abhängigkeit von der Umgebungstemperatur, durch beginnende Autolyse der Muskulatur.

Fäulnis

Der Beginn der Fäulnis ist stark temperaturabhängig. Sie entsteht durch bakterielle oder enzymatische Zersetzung, meist zuerst im Darm.

6.4.2 Leichenschau

Die Leichenschau wird durch die Bestattungsgesetze der Länder geregelt, die sich z. T. stark unterscheiden. Da die Feststellung des Todes eine ärztliche Aufgabe ist, muss das nichtärztliche Personal einen Arzt (es muss nicht der Notarzt sein) alarmieren. Zur Leichenschau sind in der Regel die niedergelassenen Ärzte und die im ärztlichen Notfalldienst tätigen Ärzte verpflichtet. Bei Sterbefällen in Krankenhäusern sind die dort arbeitenden Ärzte zuständig. Die Todesfeststellung wird in einem amtlichen Formular, das im Rettungsdienst stets mitgeführt wird, sorgfältig dokumentiert (➤ Abb. 6.5).

ACHTUNG

Grundsätzlich gilt: „Leben vor Tod". Ein neuer Einsatz zur Lebensrettung hat gegenüber einer Leichenschau immer Vorrang. Daher ist die Einsatzbereitschaft unverzüglich wiederherzustellen.

Mit den **Angehörigen** muss ein pietätvoller Umgang gepflegt werden. Bei Bedarf kann ihnen die Notfallseelsorge angeboten werden.

Die Leichenschau dient der **Feststellung** der Identität des Toten sowie der Todesart (➤ Tab. 6.5), der Todesursache und der Todeszeit. Weiterhin müssen Hinweise auf übertragbare Erkrankungen im Sinne des Infektionsschutzgesetzes (➤ 4.5.1) dem Gesundheitsamt zur Kenntnis gebracht werden. Das nichtärztliche Personal unterstützt den Notarzt bei seiner Aufgabe und erfasst Auffälligkeiten am Fundort der Leiche (➤ Tab. 6.6), die gewissenhaft dokumentiert werden müssen.

Tab. 6.6 Auffälligkeiten am Leichenfundort

Lokalisation	Art der Auffälligkeit und Veränderungen
Leiche	• Beschädigte (z. B. zerrissene) Bekleidung • Einschüsse • Blutanhaftungen • Substanzanlagerungen (z. B. Sperma)
Umfeld	• Verwahrloste Wohnung • Raumtemperatur (→ Todeszeit) • Mögliche Tatwerkzeuge, Fixerbesteck (Spritzen) • Alkoholika und Gifte • Kampfspuren, Blutspuren • Offene Stromkabel, Strom führende Geräte • Erbrochenes (asservieren) • Medikamente, Tablettenverpackungen • Rezepte
Verkehrsunfälle	• Angeschnallt • Helm und Schutzkleidung • Sitzposition vor Rettung

Bei **ungeklärter Todesart** oder **nicht natürlichem Tod** wird die Polizei zur Einsatzstelle hinzugezogen, die ihrerseits weitere Ermittlungen anstellt. Bestehen Hinweise auf ein Tötungsdelikt, muss für die Spurensicherung der Polizei alles unverändert belassen werden. Alle im Rahmen des Einsatzes getroffenen Maßnahmen und Veränderungen am Leichnam (z. B. Reanimationsmaßnahmen, Bolusentfernung, Veränderung der Leichenposition) und Veränderungen in der Umgebung (z. B. verrückte Tische und Stühle) sind genau festzuhalten.

Tab. 6.5 Todesarten und ihre Definition

Todesart	Definition	Beispiel
natürlicher Tod	Ein krankheitsbedingter Einfluss, ohne Anzeichen für eine Gewalteinwirkung oder Vergiftung, ist todesursächlich.	Krebsleiden, Herzinsuffizienz, Schlaganfall
nicht natürlicher Tod	Der Tod wurde durch eigene oder fremde Hand von außen verursacht, ausgelöst oder beeinflusst.	Unfall, Tötungsdelikt, Berufskrankheit, Vergiftung, Suizid, Behandlungsfehler
Todesart ungeklärt	Es ist keine eindeutige Zuordnung möglich.	–

Todesbescheinigung - Nicht-vertraulicher Teil - | An das zuständige Standesamt | Zutreffendes bitte ankreuzen [X] und / oder ausfüllen.

1. Personalangaben

Name, ggf. Geburtsname, Vorname	Wird vom Standesamt ausgefüllt!	Standesamt
Straße, Hausnummer		Sterbefall beurkundet, Sterbebuch-Nr.
PLZ, Wohnort, Landkreis		Eintragung vorgemerkt, Vormerkliste-Nr.

Geburtsdatum	Tag	Monat	Jahr	Geburtsort			
Geschlecht	☐ männlich	☐ weiblich					
Sterbezeitpunkt	Tag	Monat	Jahr	Uhrzeit	Stunden	Minuten	☐ Nach eigenen Feststellungen ☐ Nach Angaben von Angehörigen/Dritten
Falls Sterbezeitpunkt unbekannt bzw. tot aufgefunden: Zeitpunkt der Auffindung der Leiche	Tag	Monat	Jahr	Uhrzeit	Stunden	Minuten	
Todesart	☐ Natürlicher Tod	☐ Todesart ungeklärt	☐ Anhaltspunkte für einen nichtnatürlichen Tod				

Achtung! Vor weiterem Ausfüllen bitte diese Seite abtrennen!

2. Identifikation

☐ Auf Grund eigener Kenntnis ☐ Nach Einsicht in den Personalausweis/Reisepass ☐ Nach Angaben von Angehörigen/Dritten ☐ nicht möglich

3. Ort des Todes

☐ Sterbeort ☐ Auffindungsort, falls nicht Sterbeort

Straße, Hausnummer (Name des Krankenhauses o.ä.)

PLZ, Ort, Landkreis

☐ Wohnanschrift (siehe oben)

4. Warnhinweise

☐ Herzschrittmacher

☐ Infektionsgefahr (Schutzmaßnahmen nach § 7 Bayerischer Bestattungsverordnung erforderlich)

☐ Sonstiges (z.B. Tatbestand gem. § 16e ChemG)

5. Zusatzangaben bei Totgeborenen (Totgeborene oder in der Geburt verstorbene Leibesfrüchte von mindestens 500 g)

☐ Als tote Leibesfrucht geboren ☐ In der Geburt verstorben Gewicht der Leibesfrucht ____ g

Ärztliche Bescheinigung

Auf Grund der von mir sorgfältig und an der unbekleideten Leiche durchgeführten Untersuchung bescheinige ich hiermit den Tod und die oben genannten Angaben.

Ort, Datum und Zeitpunkt der Leichenschau	Unterschrift und Stempel der Ärztin/des Arztes

09/515/0111/50 B 515.0111 X Deutscher Gemeindeverlag W. Kohlhammer GmbH (03010) Vordrucksatz Todesbescheinigung
Telefon: (01 80) 5 10 66 01 - E-Mail: komflow@kohlhammer.de

Abb. 6.5a Leichenschauformular Bayern (Todesbescheinigung – nicht vertraulicher Teil) [E221]

Todesbescheinigung - Vertraulicher Teil 1 -

Blatt 1: Gesundheitsamt

Zutreffendes bitte ankreuzen [X] und / oder ausfüllen.

Muster

1. Personalangaben

Name, ggf. Geburtsname, Vorname

Straße, Hausnummer

PLZ, Wohnort, Landkreis

Wird vom Standesamt ausgefüllt!

Standesamt

Sterbefall beurkundet, Sterbebuch-Nr.

Eintragung vorgemerkt, Vormerkliste-Nr.

Geburtsdatum – Tag | Monat | Jahr – Geburtsort

Geschlecht – ☐ männlich ☐ weiblich

Sterbezeitpunkt – Tag | Monat | Jahr – Uhrzeit – Stunden | Minuten – ☐ Nach eigenen Feststellungen ☐ Nach Angaben von Angehörigen/Dritten

Falls Sterbezeitpunkt unbekannt bzw. tot aufgefunden: Zeitpunkt der Auffindung der Leiche – Tag | Monat | Jahr – Uhrzeit – Stunden | Minuten

Todesart – ☐ Natürlicher Tod ☐ Todesart ungeklärt ☐ Anhalts... te für einen nicht natürlichen Tod

2. Zuletzt behandelnde(r) Ärztin/Arzt

Name und Telefonnummer der/des behandelnden Ärztin/Arztes oder Krankenhaus, Straße, Hausnummer, PLZ, Ort

3. Sicherer Zeichen des Todes

☐ Totenstarre ☐ Totenflecke ☐ Fäulnis ☐ ...ngen, die nicht mit dem Lebe... einbar sind ☐ Hirntod

Reanimations-behandlung: ☐ ja ☐ nein

...eanim... ...h pa... ...ger erfolgreich ...einsetze... ...er Herztätigkeit) ☐ ja ☐ nein

4. Anhaltspunkte für einen nicht natürlichen Tod

☐ Weitere Angaben s. vertraulicher Teil 2

5. Todesursache/Klinischer Befund

Bitte nur eine Todesursache pro Feld: ... Endzustände wie Atemstillstand, Herz-Kreislauf-Versage..., ...exie usw. eintragen

Zeitdauer zwischen Beginn der Krankheit und Tod

ICD-Code

I. Unmittelbar zum Tode führende Krankheit – a) unmittelbare Todesursache

Vorangegangene Ursachen Krankheiten, die die unmittelbare Todesursache unter a) herbeigeführt haben, mit der ursprünglichen Ursache (Grundleiden) an letzter Stelle – b) als Folge von – c) als Folge von (Grundl... ...)

II. Andere wesentliche Krankheiten

Obduktion angestrebt? ☐ ja ☐ nein

6. Angaben zur Todes... ...e und zu Begleiterkrankungen ...e)

☐ Weitere Angaben s. vertraulicher Teil 2

7. Weitere Angaben zur K...si... ...on der Todesursache

Z. B. ... Vergiftung, ...walteinw...ng, Selbstt... ...s... ...ei Komp... ...tionen medizinisc... ...ehan...

Äußere Ursache der Schädigung (Angaben über den Hergang)

Bei Vergiftung: Angabe des Mittels

ICD-Code

Unfallkategorie (bitte nur eine Untergruppe ankreuzen)

☐ Schulunfall (ohne Wegeunfall) ☐ Arbeits- oder Dienstunfall (ohne Wegeunfall) ☐ Verkehrsunfall

☐ häuslicher Unfall ☐ Sport- oder Spielunfall (nicht in Haus oder Schule) ☐ Sonstiger Unfall

Bei Kindern unter einem Jahr sowie bei Totgeburten – Mehrlingsgeburt? ☐ ja ☐ nein – Länge bei Geburt ... cm – Geburtsgewicht ... g

Bei Neugeborenen, die innerhalb der ersten 24 Stunden verstorben sind – ☐ Frühgeburt in der ... Schwangerschaftswoche – Lebensdauer in vollendeten Stunden – Stunden – ☐ unbekannt

Bei Frauen

Liegt eine Schwangerschaft vor? ☐ ja, im ... -ten Monat ☐ nein ☐ unbekannt

Erfolgte in den letzten 42 Tagen eine Entbindung, eine Interruptio, ein Abort oder eine Extrauteringravidität? ☐ ja ☐ nein ☐ unbekannt

Erfolgte zwischen dem 43. Tag und dem Beginn des letzten Jahres vor Todeseintritt eine Entbindung, eine Interruptio, ein Abort oder eine Extrauteringravidität? ☐ ja ☐ nein ☐ unbekannt

Ärztliche Bescheinigung

Auf Grund der von mir sorgfältig und an der unbekleideten Leiche durchgeführten Untersuchung bescheinige ich hiermit den Tod und die oben genannten Angaben.

Ort, Datum und Zeitpunkt der Leichenschau

Unterschrift und Stempel der Ärztin/des Arztes

Nachdruck, Nachahmung, Kopieren und elektronische Speicherung verboten!

Vordrucksatz Todesbescheinigung

09.515/0111/50 B 515.0111 X (03010) Deutscher Gemeindeverlag W. Kohlhammer GmbH Telefon: (0180) 5 10 66 01 - E-Mail: komflow@kohlhammer.de

Abb. 6.5b Leichenschauformular Bayern (Todesbescheinigung – vertraulicher Teil) [E221]

6

Wiederholungsfragen

1. Was ist ein Notfall? Nennen Sie Beispiele. (➤ 6.1)
2. Welche Patienten werden als Notfallpatienten eingestuft? Geben Sie Beispiele. (➤ 6.1)
3. Welche Kriterien führen zur Notarztalarmierung? (➤ 6.1)
4. Welche Fahrzeuge können Notfallpatienten transportieren? (➤ 6.1)
5. Was ermittelt die Glasgow Coma Scale? Wie werden die Ergebnisse interpretiert? (➤ 6.2.1)
6. Anhand welcher Parameter kann die Atmung kontrolliert werden? (➤ 6.2.1)
7. Was bedeuten Tachypnoe und Bradypnoe? (➤ 6.2.1)
8. Was bedeuten Dyspnoe und Orthopnoe? Nennen Sie die Unterschiede. (➤ 6.2.1)
9. Welche pathologischen Atmungsformen kennen Sie? Beschreiben Sie diese und nennen Sie Beispiele für ihr Vorkommen. (➤ 6.2.1)
10. Wo kann der Puls getastet werden? Welche Pulsqualitäten können beurteilt werden? (➤ 6.2.1)
11. Ab welcher Pulsfrequenz wird von einer Tachykardie gesprochen? (➤ 6.2.1)
12. Erläutern Sie die Begriffe Hypertonie und Hypotonie. (➤ 6.2.1)
13. Was beurteilen Sie bei der Untersuchung der Haut? Nennen Sie Beispiele. (➤ 6.2.1)
14. Schildern Sie die Untersuchung der Pupillen und nennen Sie Beispiele für Störungen in der Pupillenmotorik. (➤ 6.2.1)
15. Welchem Ablauf folgt das „Primary Assessment“? (➤ 6.2.2)
16. Mithilfe welcher diagnostischen Hilfsmittel können Sie die Kreislauffunktion näher beurteilen? (➤ 6.2.2)
17. Erläutern Sie die Anamneseerhebung anhand des SAMPLER-Schemas. (➤ 6.2.2)
18. Für welche Untersuchungen steht das IPPAF-Schema? (➤ 6.2.2)
19. Welche Bedeutung hat die Einsatzdokumentation? (➤ 6.2.3)
20. Welche Kerndaten sollte die Einsatzdokumentation enthalten? (➤ 6.2.3)
21. In welchen Situationen sollte eine Voranmeldung im Krankenhaus erfolgen? (➤ 6.3.1)
22. Welche Bedeutung hat das Übergabegespräch? (➤ 6.3.2)
23. Worin besteht der Unterschied zwischen klinischem Tod, Hirntod und biologischem Tod? (➤ 6.4)
24. Welche unsicheren Todeszeichen können unterschieden werden? (➤ 6.4.1)
25. Welche sicheren Todeszeichen kennen Sie? (➤ 6.4.1)

KAPITEL

7

Jürgen Luxem

EKG und Herzrhythmusstörungen

Die Erregungsausbreitung im Herzen kann als elektrische Potenzialänderung als **Elektrokardiogramm** (EKG) über die Haut abgeleitet werden. Hierzu werden an Brustwand und/oder den Extremitäten Elektroden angebracht, welche die im Millivolt-Bereich liegenden elektrischen Spannungen aufnehmen. Nach entsprechender Verstärkung im EKG-Gerät werden diese am Monitor angezeigt. Größe, Richtung und Dauer der elektrischen Spannungsänderungen ergeben das typische EKG-Bild: Dies ist im Normalfall der **Sinusrhythmus.**

Schädigungen des Herzens verändern den Erregungsablauf in unterschiedlicher Weise. Die Ableitung eines EKGs kann daher wertvolle Hinweise für die präklinische und klinische Therapie liefern. **Herzrhythmusstörungen** können ihren Ursprung im Vorhof- oder im Kammermyokard (Ventrikel) haben. Daher werden sie in supraventrikuläre und ventrikuläre Herzrhythmusstörungen eingeteilt. Außerdem werden bradykarde von tachykarden Herzrhythmusstörungen unterschieden. Unmittelbar **lebensbedrohliche Rhythmusstörungen** sind Asystolie, pulslose elektrische Aktivität, Kammerflimmern und pulslose ventrikuläre Tachykardie. Allen vier Formen ist gemeinsam, dass das Herz stillsteht und sofort mit den Maßnahmen der kardiopulmonalen Reanimation begonnen werden muss.

7.1 Grundlagen des EKG

Bei der Bildung, Ausbreitung und Rückbildung der Erregung im Herzen (➤ 3.1.1) entsteht ein elektrisches Feld, das bis an die Körperoberfläche reicht. Die zeitlichen Veränderungen der Größe und Richtung dieses Feldes können als **Potenzialdifferenz** (Spannung) auf der Haut abgeleitet werden.

Bei einer Ableitung zwischen rechtem Arm und linkem Bein (Ableitung II nach Einthoven, übliche Ableitung im präklinischen Bereich, ➤ Abb. 7.2) finden sich Ausschläge in positiver und negativer Richtung, sogenannte **Zacken** und **Wellen,** die mit den Buchstaben P, Q, R, S und T in alphabetischer Reihenfolge bezeichnet werden (➤ Abb. 7.1).

Der Abstand zwischen zwei Erhebungen heißt **Strecke.** Strecken gibt es zwischen dem Ende der P-Welle und dem Beginn der Q-Zacke (PQ-Strecke) sowie zwischen dem Ende der S-Zacke und dem Beginn der T-Welle (ST-Strecke).

Ein **Intervall** umfasst Zacken und Strecken. So reichen das **PQ-Intervall** vom Anfang der P-Welle bis zum Ende der Q-Zacke und das **ST-Intervall** vom Anfang der S-Zacke bis zum Ende der T-Welle. Das **RR-Intervall** ist der Bereich zwischen den Gipfeln zweier aufeinanderfolgender R-Zacken und entspricht der Dauer einer Herzperiode, also der Dauer zwischen zwei Kammererregungen.

Im EKG werden Vorhofteil und Kammerteil voneinander unterschieden.

- Der **Vorhofteil** beginnt mit der **P-Welle.** Sie ist Ausdruck der Erregungsausbreitung über beide Vorhöfe. Die Erregungsbildung im Sinusknoten umfasst so wenige Zellen, dass dieser Prozess auf dem EKG nicht beobachtet werden kann. Während der anschließenden **PQ-Strecke** sind die Vorhöfe als Ganzes erregt. Die Potenziale ändern sich für eine Weile nicht mehr und es entsteht eine kurzzeitige Nulllinie. Die Erregungsrückbildung der Vorhöfe fällt mit dem QRS- oder Kammer-Komplex zusammen und ist daher nicht sichtbar.
- Der **Kammerteil** dauert von Beginn der Q-Zacke bis zum Ende der T-Welle. Der **QRS-Komplex** ist Ausdruck der Erregungsausbreitung über beide Kammern, die **T-Welle** entspricht der ventrikulären Erregungsrückbildung. Dazwischen liegt die **ST-Strecke,** die – analog zur PQ-Strecke – die Totalerregung des Ventrikelmyokards anzeigt. Der aufsteigende Teil der T-Welle entspricht der **vulnerablen** (verletzlichen) **Phase** der Repolarisation. Hier einfallende neue Aktionspotenziale können lebensgefährliche Herzrhythmusstörungen auslösen.

7.2 EKG-Ableitungen

Ein EKG kann im Prinzip von allen Körperstellen abgeleitet werden; jedoch sind zur Standardisierung und Vergleichbarkeit **definierte Punkte** festgelegt worden. Auch die Anzahl der Ableitungen sollte dem jeweiligen Zweck entsprechen. Bei der üblichen

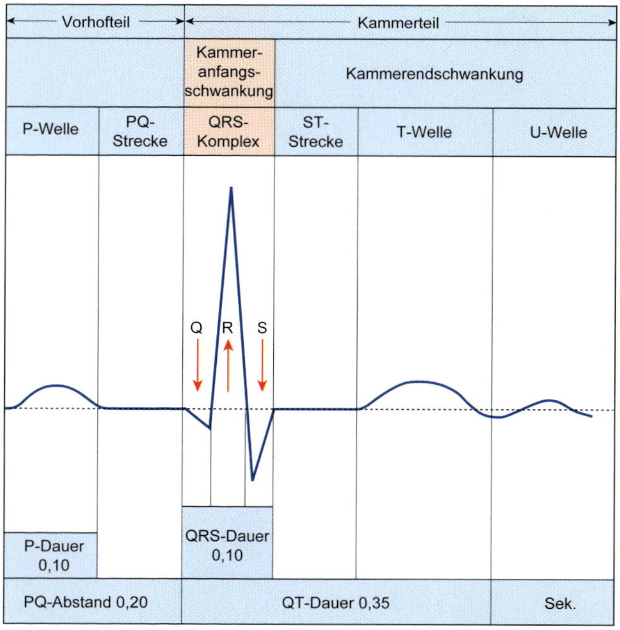

EKG-Merkmal	Physiologischer Vorgang
P-Welle	Vorhoferregung
PQ-Strecke	Vollständige Erregung der Vorhöfe
PQ-Zeit	Zeit zwischen dem Erregungsbeginn der Vorhöfe und der Kammern
Q-Zacke	Erregung des Kammerseptums
QRS-Komplex	Erregungsausbreitung in den Kammern
ST-Strecke	Vollständige Erregung der Kammern
T-Welle	Erregungsrückbildung der Kammern
QT-Zeit	Gesamte elektrische Kammeraktion
U-Welle	Erregungsrückbildung in den Kammermuskeln durch Kalium-Aufnahme; bei Hypokaliämie ausgeprägt

Abb. 7.1 EKG-Abschnitte und physiologisches Korrelat [L143]

EKG-Diagnostik lassen sich insgesamt zwölf Ableitungen unterscheiden.

PRAXISTIPP

Um ein EKG schreiben zu können, muss mindestens der Oberkörper frei gemacht werden. Es dürfen keine Metallteile berührt werden, da sonst die Impulse gestört werden können. Der Patient muss während der Aufzeichnung ruhig liegen bleiben.

Die Extremitätenableitungen folgen zwei verschiedenen Messverfahren. Bei den drei bipolaren Ableitungen nach **Einthoven** (➤ Abb. 7.2) wird die Spannung zwischen zwei Elektroden gemessen. Die durch den Stromfluss zwischen den Elektroden entstehenden Ableitungen heißen:

- Ableitung Einthoven I: rechter Arm → linker Arm
- Ableitung Einthoven II: rechter Arm → linkes Bein
- Ableitung Einthoven III: linker Arm → linkes Bein

Die Ableitung Einthoven II nimmt dabei die Herzströme entlang der Herzachse auf.

Die drei unipolaren Extremitätenableitungen nach **Goldberger** (➤ Abb. 7.2) messen die Potenzialdifferenz zwischen einer einzelnen Elektrode und zwei Referenzelektroden. Es entstehen die Ableitungen aVR, aVL und aVF.

Neben den sechs Extremitätenableitungen können sechs unipolare **Brustwandableitungen** (V_1–V_6) nach **Wilson** (➤ Abb. 7.3) unterschieden werden. Die Elektroden werden dazu an verschiedenen Punkten des Brustkorbs platziert und anschließend an farbig markierte Kabel angeschlossen:

- V_1: rechter Sternalrand im 4. Interkostalraum (ICR) → rot
- V_2: linker Sternalrand im 4. ICR → gelb
- V_3: in der Mitte zwischen V_2 und V_4 → grün
- V_4: linke Medioklavikularlinie auf Höhe des 5. ICR → braun
- V_5: linke vordere Axillarlinie auf Höhe V_4 → schwarz
- V_6: linke mittlere Axillarlinie auf Höhe V_4 → lila

PRAXISTIPP

Die Farbcodierungen an den Ableitungskabeln können in Ausnahmefällen zwischen den Herstellern variieren. Nur eine sorgfältige Einweisung in den Umgang mit dem EKG-Gerät durch eine entsprechend autorisierte Person erlaubt dem Anwender, selbstständig zu arbeiten.

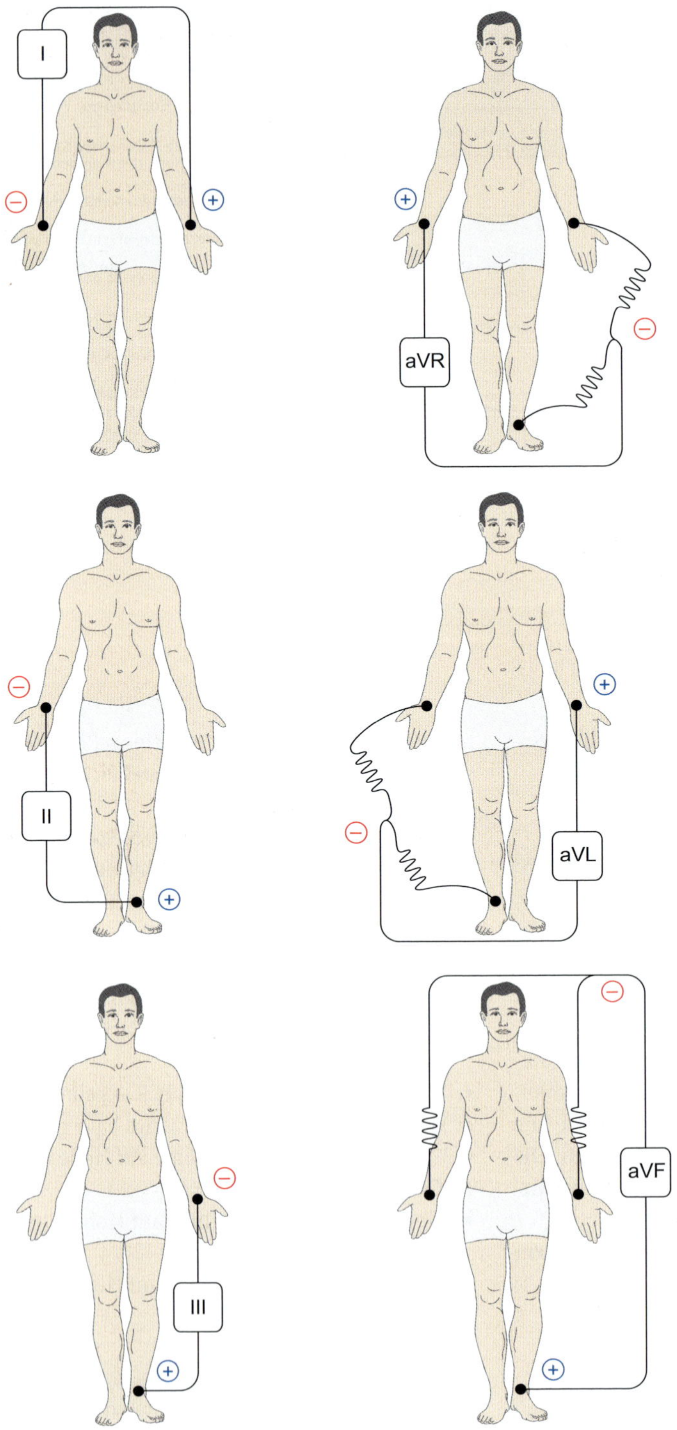

Abb. 7.2 Bipolare Extremitätenableitung nach Einthoven (links) und unipolare Extremitätenableitung nach Goldberger (rechts) [L231]

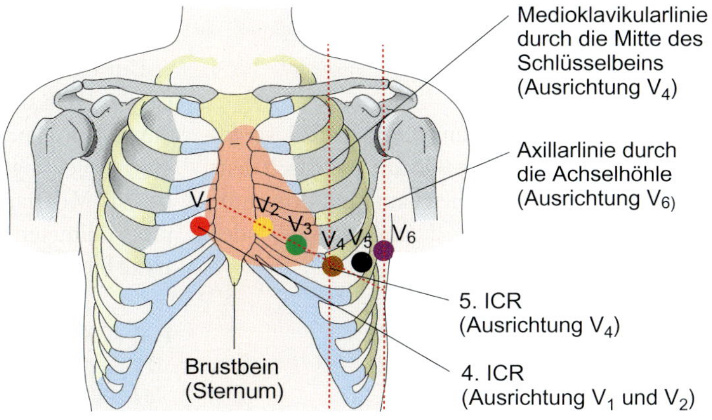

Abb. 7.3 Unipolare Brustwandableitungen nach Wilson [L190]

7.2.1 3-Pol-Ableitungen (3-Kanal-EKG)

Um eine EKG-Ableitung (3-Kanal-EKG) erzeugen zu können, sind **drei Ableitungskabel** (3-Pol-Ableitung) notwendig. In der Regel wird dazu die Ableitung Einthoven II – die parallel zur Herzachse verläuft – inkl. einer Erdungselektrode auf die Brust des Patienten geklebt. In der rettungsdienstlichen Praxis hingegen werden die Ableitungen aus praktischen Gründen modifiziert angebracht:

- Rechte Schulter: rote Elektrode
- Linke Schulter: gelbe oder schwarze Elektrode (Erdungselektrode)
- Linke Brustwand: grüne oder gelbe Elektrode

Mit dieser Ableitungsform sind nur die Darstellung des Herzrhythmus und ein kontinuierliches Monitoring möglich.

7.2.2 4-Pol-Ableitungen (6-Kanal-EKG)

Die klassischen 1-Kanal-Geräte sind von moderneren EKG-Geräten abgelöst worden, welche die gleichzeitige Ansicht aller Extremitätenableitungen ermöglichen. Im Rettungsdienst wird heute hauptsächlich die gleichzeitige Ansicht aller bipolaren Extremitätenableitungen nach Einthoven als **Standard-EKG** verwendet:

- Rechte Schulter: rote Elektrode
- Linke Schulter: gelbe Elektrode
- Linke Brustwand: grüne Elektrode
- Rechte Brustwand: schwarze Elektrode (Erdung)

Auch das 6-Kanal-EKG lässt im Wesentlichen nur die Rhythmusdiagnostik mit Erkennen von Überleitungsstörungen vom Vorhof zur Kammer und das Überwachen der elektrischen Herzfunktion zu. Nur mit Einschränkungen ist außerdem die Diagnose einer kardialen Ischämie (z. B. Hinterwandinfarkt) möglich (➤ 13.2.1).

7.2.3 12-Kanal-EKG

Das 12-Kanal-EKG ist der **Goldstandard** der kardialen Basisdiagnostik, mit der weiterführend auch Herzlagetypen, ST-Strecken-Hebungsinfarkte (STEMI, ➤ 13.2.1) und andere kardiale Ischämiezeichen (z. B. ST-Strecken-Senkung bei Angina pectoris, ➤ 13.2.1) diagnostiziert werden können. Für das ausschließliche Monitoring ist das 12-Kanal-EKG weiterhin entbehrlich.

Mit dem 12-Kanal-EKG sind bis zu **zwölf verschiedene Ableitungen** möglich, wobei die sechs Extremitätenableitungen nach Einthoven (I, II, III) und nach Goldberger (aVR, aVL, aVF) sowie die sechs Brustwandableitungen nach Wilson (V_1 bis V_6) geklebt und von dem EKG-Gerät zum gleichen Zeitpunkt aufgezeichnet und ausgedruckt werden können. Dazu wird wie gewohnt das vierpolige Kabel für die Extremitätenableitungen und zusätzlich ein sechspoliges Kabel für die Brustwandableitungen benötigt.

Moderne, im Rettungsdienst verwendete EKG-Geräte (➤ 5.2.4) haben überwiegend eine 12-Kanal-Option, wodurch die Möglichkeit besteht, schon präklinisch ein vollständiges 12-Kanal-EKG abzuleiten. Nur damit ist die Diagnose eines Myokardinfarkts möglich.

7.3 Grundlagen der EKG-Beurteilung

Zuerst muss sich das Rettungsfachpersonal vergewissern, dass das abgeleitete Bild auch wirklich dem EKG des Patienten entsprechen kann und keine Störungen (z. B. Kabelbruch, lockere Elektrode) oder fehlerhafte Anschlüsse vorliegen.
Die **Rhythmusdiagnostik** umfasst:

- Angabe der Herzfrequenz:
  - Tachykardie oder Bradykardie?
- Beurteilung der Rhythmusform:
  - Ist sie regelmäßig oder unregelmäßig?
  - Sind P-Wellen vorhanden?
  - Folgt jeder P-Welle ein QRS-Komplex?
  - Welche Form – breit oder schmal – haben die QRS-Komplexe?
- Beschreibung der Abweichungen von einem normalen EKG:
  - Extraschläge?
  - ST-Strecken-Veränderungen?

ACHTUNG

Das EKG-Bild beschreibt lediglich die elektrische Aktivität am Herzen. Daher sind keine Rückschlüsse auf die Herzleistung möglich. Nur mit einer weiteren klinischen Diagnostik und Überwachung ist das Herz-Kreislauf-Monitoring vollständig.

7

7.3.1 Technische Störungen

Technische Störungen können die sorgfältige und sichere EKG-Interpretation verhindern und Fehlentscheidungen bei der Therapie begünstigen.

Störungen durch Wechselstrom

Wechselstrom ist elektrischer Strom, dessen Stärke und Richtung sich periodisch ändert. Die Anzahl der Perioden pro Sekunde gibt die Frequenz des Wechselstroms in Hertz (Hz) an. Der verwendete Wechselstrom ist meist Drehstrom, der eine Frequenz von 50 Hz hat. Befinden sich nun in der Nähe des EKG-Standorts weitere elektrische Geräte (z. B. Heizdecke, Strahler, Mobiltelefone), kann es im EKG zu für Wechselstrom typischen sichtbaren Störungen kommen.

Um die isoelektrische Linie tritt ein gleichmäßiges **50-Hz-Band** auf, d. h., die im EKG sichtbaren Störungen haben eine Frequenz von 50/s, was bei einer Ableitungsgeschwindigkeit von 50 mm/s (z. B. bei STEMI-Diagnostik, ➤ 13.2.1) zu einer Störung pro Millimeter führt. Die P-Wellen und QRS-Komplexe bleiben dabei aber meist sichtbar.

PRAXISTIPP

Die Wechselstromstörung kann oft durch eine verbesserte Erdung des EKG-Geräts, das Abschalten von Fremdgeräten, durch Umdrehen des Netzsteckers oder Überprüfung der Kabel behoben werden.

Störungen durch Muskelzittern

Da die Skelettmuskulatur bei der Depolarisation ebenfalls Felder erzeugt, können im EKG unregelmäßige **Zacken** um die isoelektrische Linie herum auftreten. P-Wellen sind nur noch schwer erkennbar, die QRS-Komplexe aber sichtbar. Zugrunde liegen können eine falsche Lagerung des Patienten, Angst oder Schmerz, Kältezittern oder ungenügende Muskelentspannung, z. B. bei Patienten mit der Parkinson-Krankheit. Differenzialdiagnostisch muss Kammerflimmern ausgeschlossen werden.

PRAXISTIPP

Die Störung durch Muskelzittern kann oft durch Veränderung der Elektronenpositionen behoben werden.

Störungen der isoelektrischen Linie

Lose Elektrodenkontakte, schlechte Elektrodenhaftung, Elektroden unter Zug des Kabels, Wackelkontakte der Stecker oder Kabel, Husten, Schluckauf, Extremitätenbewegung oder ein Kabelbruch können ebenfalls zu Schwankungen um die Nulllinie (isoelektrische Linie) in der EKG-Darstellung führen. Moderne EKG-Monitore haben **Alarmfunktionen,** die auf fehlerhafte Kontakte hinweisen (➤ Abb. 7.4).

7.4 Normaler Sinusrhythmus

Kennzeichen eines normalen Sinusrhythmus (➤ Abb. 7.5) sind regelmäßig auftretende P-Wellen und schmale QRS-Komplexe, die zueinander in Beziehung stehen und immer im gleichen Abstand aufeinander folgen. Die normale **Herzfrequenz** liegt zwischen 60 und 100 Impulsen pro Minute. Der Sinusknoten ist als primäres Erregungsbildungszentrum tätig und die Erregungsausbreitung läuft regelrecht ab.

7.5 Herzrhythmusstörungen

Nicht alle Herzrhythmusstörungen (HRST) sind für den Patienten unmittelbar lebensbedrohlich. Einige jedoch sind eindeutig **lebensgefährlich** und bedürfen unverzüglich einer Therapie, andere werden von den Patienten individuell unterschiedlich toleriert. ➤ Tab. 7.1 gibt einen Überblick über die wichtigsten Herzrhythmusstörungen.

Für die Therapie von Herzrhythmusstörungen im Rettungsdienst kommen grundsätzlich zwei Vorgehensweisen in Betracht:

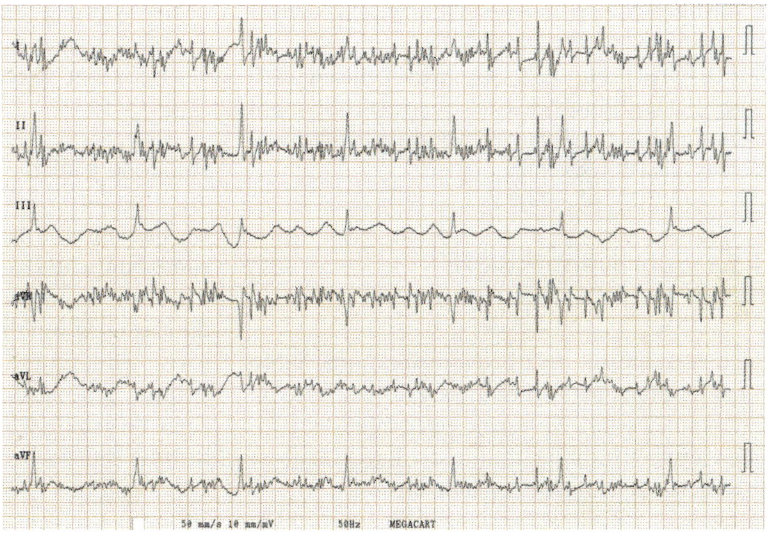

Abb. 7.4 EKG-Störung durch lockere Elektrode [M302]

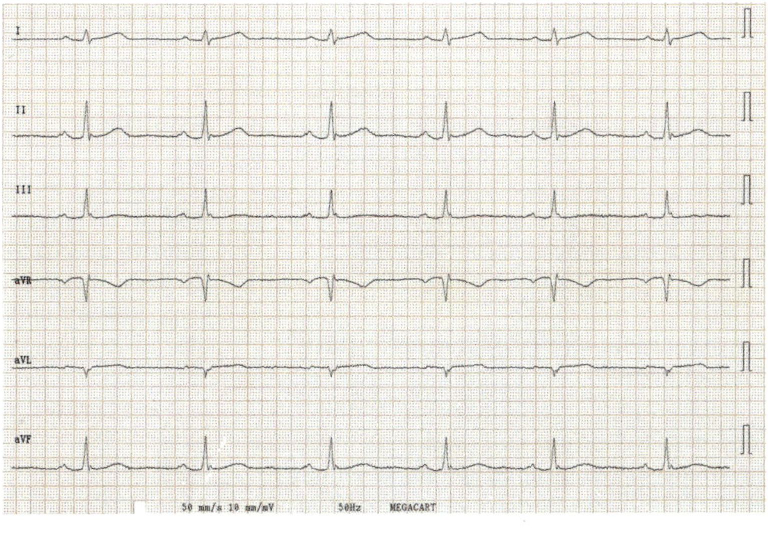

Abb. 7.5 Normofrequenter Sinusrhythmus [M302]

Tab. 7.1 Überblick über die wichtigsten Herzrhythmusstörungen

Art der HRST	Lebensgefahr	Potenzielle Lebensgefahr	Keine unmittelbare Lebensgefahr
Supraventrikuläre HRST	• Pulslose elektrische Aktivität • Asystolie	• AV-Block II. Grades • AV-Block III. Grades • Vorhofflattern	• Sinusbradykardie • Sinustachykardie • Absolute Arrhythmie • AV-Block I. Grades • Supraventrikuläre Extrasystolen (SVES)
Ventrikuläre HRST	• Kammertachykardie • Kammerflimmern	ventrikuläre Extrasystolen (VES) in Salven	vereinzelte ventrikuläre Extrasystolen (VES)

- **Elektrotherapie** (➤ 8.2.4) mittels Defibrillation, Kardioversion oder transthorakaler Herzschrittmacher
- **Medikamentöse Therapie** mit Katecholaminen oder Antiarrhythmika (➤ 11.2)

Die **Defibrillation** (➤ 8.2.4) mittels halbautomatischer Defibrillatoren ist eine lebensrettende Maßnahme und darf auch von nichtärztlichem Rettungsfachpersonal durchgeführt werden.

7.5.1 Supraventrikuläre Herzrhythmusstörungen

Supraventrikuläre Herzrhythmusstörungen haben ihren Ursprung im **Vorhofmyokard,** manchmal im Sinusknoten selbst. Merkmale einer supraventrikulären Rhythmusstörung sind in der Regel sichtbare P-Wellen und schmale Kammerkomplexe.

Sinusbradykardie

Eine Sinusbradykardie ist definiert als Sinusrhythmus mit einer **Herzfrequenz unter 50 Impulsen/min** beim Erwachsenen. Bei Sportlern, im Schlaf oder bei chronisch erhöhtem Vagotonus tritt sie in der Regel ohne Beschwerden auf. Eine Therapie ist selten nötig, da sich das Herz ausreichend mit Blut füllt.

Sinustachykardie (supraventrikuläre Tachykardie)

Die Sinustachykardie ist bei Erwachsenen durch eine **Herzfrequenz von mehr als 100 Impulsen/min** gekennzeichnet, wobei die elektrische Erregung auf normale Weise im Sinusknoten entsteht (P-Welle vorhanden). Ursächlich kommen Angst, Stress, Aufregung, Anstrengung, Schmerzen, Fieber oder ein erhöhter Sympathikotonus infrage. Häufig äußern die Betroffenen ein unangenehmes Gefühl, das von ihnen als „Herzrasen“ oder „Herzjagen“ beschrieben wird.

Pulslose elektrische Aktivität (PEA)

Die pulslose elektrische Aktivität (PEA), auch **elektromechanische Dissoziation** (EMD) genannt, liegt dann vor, wenn eine elektrische Aktivität besteht, die aber nicht von einer Myokardkontraktion beantwortet wird. Im EKG sind elektrische Herzaktionen sichtbar, denen jeglicher Rhythmus zugrunde liegen kann. So kann z. B. auch ein Sinusrhythmus mit einer PEA einhergehen. Das Herz wirft dabei nur noch sehr wenig oder gar kein Blut mehr aus, sodass kein effektiver Kreislauf besteht. Es liegt also eine Entkopplung **(Dissoziation)** von elektrischer und mechanischer Herzaktion vor.

Asystolie

Bei Asystolie (➤ Abb. 7.6) ist im EKG **keine elektrische Herzaktion** zu sehen. Vielmehr kommt es zum Auftreten einer oft leicht wellenförmigen, sogenannten „Nulllinie“. Gelegentlich sind auch Aktionen des Sinusknotens ohne ventrikuläre Antwort im EKG zu sehen. Gleichzeitig fehlen jedoch mechanische Herzaktionen.

ACHTUNG

Bevor die Diagnose „Asystolie“ gestellt wird, sind unbedingt alle technischen Fehlermöglichkeiten auszuschließen, die eine fatale Fehleinschätzung zur Folge hätten.

7

7.5.2 Ventrikuläre Herzrhythmusstörungen

Ursache einer ventrikulären Herzrhythmusstörung ist meist eine schwere Erkrankung des Herzmuskels im Rahmen einer koronaren Herzkrankheit oder eines Herzinfarkts.

Der häufigste Mechanismus ventrikulärer Herzrhythmusstörungen ist der **Reentry-Mechanismus.** Voraussetzung sind geschädigte Herzmuskelzellen (Myokardnarbe oder Fibrose), die im Herzmuskel kreisende Impulsausbreitungen durch Zonen mit unterschiedlicher Leitgeschwindigkeit und unterschiedlicher Erholungszeit (Refraktärzeit) hervorrufen. Dieser Mechanismus tritt im strukturell gesunden Herzmuskel nicht auf.

Ein weiterer Mechanismus ventrikulärer Herzrhythmusstörungen sind eigenständige Erregungsbildungszentren **(Automatiezentren)** des Kammermyokards, die einen Sinusrhythmus stören können oder nach Ausfall eines höheren Stimulationszentrums eigenständig Impulse aussenden.

Kammertachykardie

Im EKG sind hochfrequente, verbreiterte und gleichmäßige Kammerkomplexe sichtbar, die gleiches Aussehen besitzen. P-Wellen finden sich nicht (➤ Abb. 7.7). Die Frequenzen variieren stark und können zwischen 100 und 250 Impulsen pro Minute liegen. Nicht anhaltende Kammertachykardien **(ventrikuläre Tachykardie)** sind selbstlimitierend und halten bis zu 30 Sekunden an.

Anhaltende Kammertachykardien hingegen dauern länger an und sind oft hämodynamisch relevant. Mechanisch gesehen kommt es zwar zu koordinierten Kontraktionen der Ventrikel, die Herzkammern schlagen jedoch mit einer so hohen Frequenz, dass deren Füllungsphase **(Diastole)** stark verkürzt wird.

Da in der Diastole nicht genügend Blut in die Herzkammer strömen kann, ist ein Blutkreislauf nicht aufrechtzuerhalten und es wird kein Puls mehr zu tasten sein. Diese Form heißt **pulslose ventrikuläre Tachykardie** (PVT). Hierbei handelt es sich funktionell um einen **Herz-Kreislauf-Stillstand.**

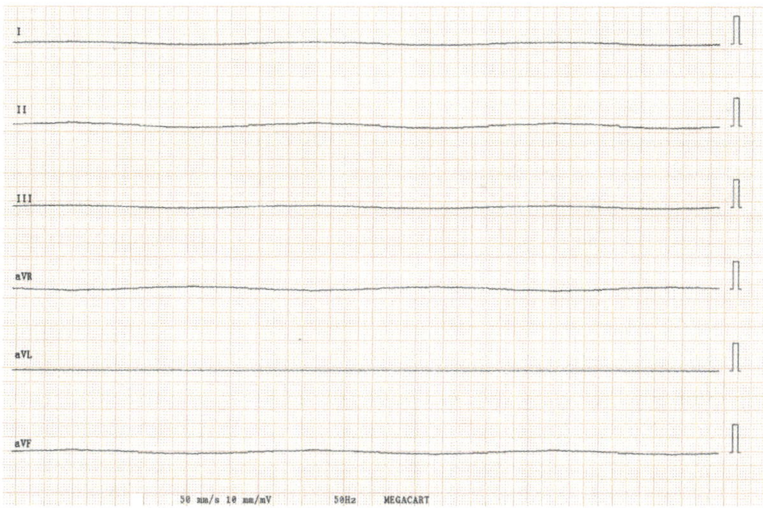

Abb. 7.6 Asystolie [M302]

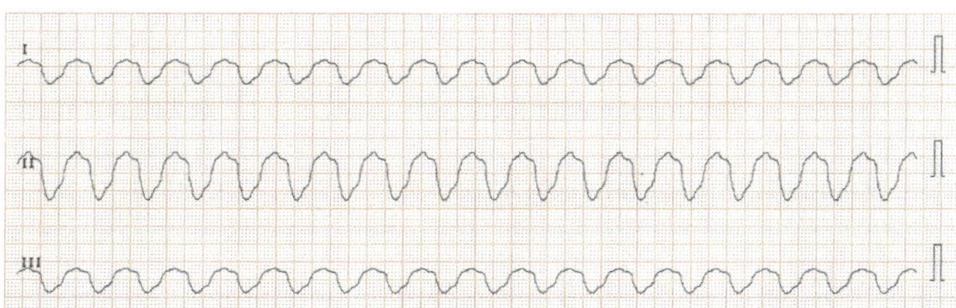

Abb. 7.7 Ventrikuläre Tachykardie (VT) [M302]

Tab. 7.2 Ursachen für Kammertachykardien und Kammerflimmern

Kardiale Ursachen	• Hypoxie • Myokardinfarkt (➤ 13.2.1) • Entzündliche Herzerkrankungen (➤ 13.1.4) • Erhöhter Sympathikotonus (➤ 3.3.5)
Extrakardiale Ursachen	• Elektrolytstörungen (➤ 3.9.2) • Stromunfälle (➤ 17.5) • Ertrinkungsunfälle (➤ 24.1) • Unterkühlung (➤ 17.4.1)

Ursachen für eine Kammertachykardie zeigt ➤ Tab. 7.2.

Unbehandelt gehen Kammertachykardien oft in Kammerflimmern über.

Kammerflimmern

Bei Kammerflimmern sind im EKG ausschließlich hochfrequente und arrhythmische, mehr oder weniger hohe Wellen bzw. Zacken ohne abgrenzbare Kammerkomplexe zu sehen (➤ Abb. 7.8). Dabei werden die Muskelfasern völlig unkoordiniert erregt und kontrahieren unabhängig voneinander. Es kommt zu schnellen, fibrillierenden Bewegungen der einzelnen Muskelfasern des Herzens, ohne dass eine gerichtete Blutbewegung erreicht und Blut in das Gefäßsystem ausgeworfen wird. Das Herz wird nicht perfundiert, da keine mechanische Herzarbeit stattfindet. Funktionell handelt es sich hierbei ebenfalls um einen **Herz-Kreislauf-Stillstand.** Es muss sofort mit den Maßnahmen der kardiopulmonalen Reanimation (➤ 8.2) begonnen werden.

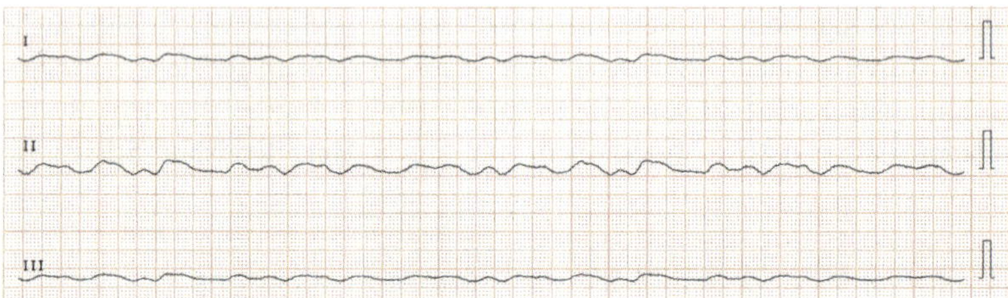

Abb. 7.8 Kammerflimmern [M302]

Wiederholungsfragen

1. Definieren Sie den Begriff „EKG". (➤ 7.1)
2. Benennen Sie die Wellen und Zacken im EKG und setzen Sie diese zu den physiologischen Vorgängen in Beziehung. (➤ 7.1)
3. Erläutern Sie die unterschiedlichen Ableitungsmöglichkeiten bei einem EKG. (➤ 7.2)
4. Nennen Sie die Ableitungen des 3-Kanal-EKGs und beschreiben Sie die Lokalisation der Elektroden. (➤ 7.2.2)
5. Welche Ableitungen werden beim 12-Kanal-EKG geklebt? Beschreiben Sie die Lokalisation der Elektroden. (➤ 7.2.3)
6. Erläutern Sie Ihr Vorgehen bei der EKG-Diagnostik. (➤ 7.3)
7. Nennen Sie Störungen in der EKG-Ableitung. (➤ 7.3.1)
8. Was ist ein Sinusrhythmus? (➤ 7.4)
9. Wie können Herzrhythmusstörungen voneinander unterschieden werden? (➤ 7.5)
10. Nennen Sie die lebensbedrohlichen Herzrhythmusstörungen. (➤ 7.5)
11. Wie lautet der therapeutische Grundsatz bei der Behandlung von Herzrhythmusstörungen und welche Therapieoptionen kommen grundsätzlich infrage? (➤ 7.5)
12. Definieren Sie eine Sinusbradykardie. Welche Ursachen kommen infrage? (➤ 7.5.1)
13. Beschreiben Sie eine Sinustachykardie. Zählen Sie die Ursachen auf. (➤ 7.5.1)
14. Was ist eine pulslose elektrische Aktivität? (➤ 7.5.1)
15. Definieren Sie eine Asystolie. (➤ 7.5.1)
16. Was ist Kammerflimmern und wie entsteht es? (➤ 7.5.2)

KAPITEL

8

Jürgen Luxem

Reanimation

Reanimation bedeutet Wiederbelebung. Die Wiederbelebung eines Patienten wird notwendig, wenn ein Herz-Kreislauf-Stillstand vorliegt. Der Kreislaufstillstand ist Ausdruck des Ausfalls der mechanischen Herztätigkeit (Pumpfunktion). Der Patient ist pulslos, ohne Blutdruck, und der Körper wird nicht mehr mit Sauerstoff versorgt.

Dieser anfangs durch Wiederbelebungsmaßnahmen oft noch reversible Zustand wird als klinischer Tod bezeichnet. Im Gegensatz zu anderen Organen, die für eine gewisse Zeit auch ohne Sauerstoff überleben können, ist das Gehirn in hohem Maße von einer kontinuierlichen Sauerstoffzufuhr abhängig.

Bedingt durch den Sauerstoffmangel im zentralen Nervensystem, wird der Patient nach etwa 5 bis 15 Sekunden bewusstlos. Nach 15 bis 30 Sekunden folgt der **Atemstillstand.** Dieser kann zunächst in Form einer Schnappatmung auffallen. Dieses Atemmuster ist durch einzelne, ineffektive Atemzüge charakterisiert. Nach etwa 45 bis 90 Sekunden werden die Pupillen weit **(Mydriasis)** und lichtstarr. Zerebrale Krampfanfälle sind ebenfalls in dieser Phase möglich. Die Hautfarbe des Patienten ist blassgrau und selten auch zyanotisch.

Wird die Sauerstoffversorgung des Gehirns länger als 3 Minuten unterbrochen, muss mit dauerhaften (irreversiblen) Gehirnschäden gerechnet werden, die im Extremfall in den Hirntod einmünden, bei dem alle Hirnfunktionen unumkehrbar erloschen sind.

8

MERKE

Das Erkennen eines Kreislaufstillstandes kann eine Herausforderung sein. Mit der Reanimation wird begonnen, wenn folgende Symptome vorliegen:

- Keine bewusste Kontaktaufnahme möglich – **Bewusstlosigkeit** und
- Keine eigenständigen Atembewegungen – **Atemstillstand.**
- Im Zweifel mit Reanimationsmaßnahmen beginnen.

Um den Kreislaufstillstand zu erkennen, hat sich die Prüfung des Karotispulses als ungenaue Methode herausgestellt und wird nur noch im professionellen Helferbereich (ALS) empfohlen.

8.1 Der Kreislaufstillstand

8.1.1 Ursachen

Verschiedene Ursachen können einen Kreislaufstillstand bewirken. Unterschieden werden u. a. kardiale und respiratorische Ursachen.

Kardiale Erkrankungen und deren Komplikationen (z. B. Myokardinfarkt) können die normalen Funktionen des Herzmuskels oder des Reizleitungssystems des Herzens stark beeinträchtigen, sodass ein Blutkreislauf nicht mehr aufrechterhalten werden kann.

Die Störungen der normalen **Atmung** können vielfältig sein. Häufig liegt eine zentrale Atemdepression vor, verursacht durch Medikamente (z. B. Opiate) oder ein Schädel-Hirn-Trauma. Die periphere Atemdepression ist durch die Behinderung der normalen Atembewegung gekennzeichnet, z. B. durch muskelrelaxierende Medikamente oder schwere Verletzungen im Brustbereich. Durch die jeweilige Schädigung erfolgt eine Sauerstoffunterversorgung des Gehirns **(Hypoxie),** die zum Atemstillstand führt, dem ohne Therapie in kürzester Zeit der Kreislaufstillstand folgt.

Die Leitlinien zur Reanimation (ERC 2015) sehen daher vor, dass an sog. **potenziell reversible Ursachen** gedacht und gezielt danach gesucht wird, um die Überlebenschance für Patienten mit einem Kreislaufstillstand zu erhöhen. Im Rahmen einer Reanimation sollte eine Ursache nach der anderen als Auslöser des Kreislaufstillstands ausgeschlossen bzw. behandelt werden. Die potenziell reversiblen Ursachen sind in zwei Gruppen zu jeweils vier Begriffen zusammengefasst:

- **4 Hs**
  - **H** ypoxie
  - **H** ypovolämie
  - **H** ypothermie
  - **H** ypo-, Hyperkaliämie, Hypokalzämie
- **HITS**
  - **H** erzbeuteltamponade
  - **I** ntoxikation
  - **T** hromboembolie
  - **S** pannungspneumothorax

8.1.2 Formen

Durch das Fehlen von Bewusstsein, Atmung und Kreislaufzeichen kann ein Kreislaufstillstand rasch erkannt werden. So schnell wie möglich sollte nach Einleitung der Basismaßnahmen (➤ 8.2.3) ein EKG abgeleitet werden, da die dem Kreislaufstillstand zugrunde liegende **Rhythmusstörung** erkannt werden muss. Je nach Rhythmusstörung sind unterschiedliche Maßnahmen während der Reanimation durchzuführen.

Werden nun die elektrischen Herzaktionen mithilfe eines EKG-Geräts analysiert, können verschiedene Formen der Störung unterschieden werden:

- Kammerflimmern (VF) oder pulslose ventrikuläre Tachykardie (pVT)
- Asystolie oder pulslose elektrische Aktivität (PEA)

MERKE

Präklinisch erleiden 75 bis 90 % aller reanimationspflichtigen Patienten primär ein Kammerflimmern.

8.2 Therapie des Herz-Kreislauf-Stillstands

8.2.1 Das Reanimationsteam

Für die Reanimation im Rettungsdienst stehen in der Regel zwei Personen zur Verfügung. Dieses Team muss bis zum Eintreffen des Notarztes die Reanimation nach der **Zwei-Helfer-Methode** durchführen. Grundsätzlich wird in diesem Fall die Reanimation durch den Helfer mit der größeren Erfahrung geleitet. Dieser nimmt seine Position am Kopf des Patienten ein **(Teamleiter)** und ist für folgende Aufgaben zuständig:

- Vitalcheck und Diagnostik
- Atemwegssicherung
- Vorbereitung der Beatmung
- Beatmung des Patienten
- Vorbereitung der Defibrillation
- Durchführung der Defibrillation

Der Erfolg einer Reanimation hängt vom Zusammenspiel des Teams ab und wird nur gewährleistet, wenn der Teamleiter klare Anweisungen gibt. Diese sind von dem zweiten Helfer **(Teampartner),** der seine Position an der Seite des Patienten hat, zu bestätigen und auszuführen. Seine Aufgaben sind:

- Alarmierung des Notarztes
- Durchführung der Thoraxkompression unter lautem Mitzählen der Zyklen

Wichtig ist außerdem eine möglichst optimale Platzierung von Geräten und Notfallausrüstung (➤ Abb. 8.1). Es bestehen mehrere Möglichkeiten, die Notfallausrüstung im Rahmen einer Reanimation zu positionieren; die in ➤ Abb. 8.1 dargestellte Gerätepositionierung ist daher nur eine, aber bewährte Variante des Gerätemanagements.

Die **Ein-Helfer-Methode** bezeichnet die Durchführung der Reanimationsmaßnahmen nur durch einen Helfer. Die Unterschiede in der Vorgehensweise zwischen Zwei- und Ein-Helfer-Methode werden weiter unten im Text erklärt.

8.2.2 Erstmaßnahmen

Unmittelbar vor Einleitung der Reanimationsmaßnahmen ist festzustellen, ob der Patient einen Herz-Kreislauf-Stillstand erlitten hat. Hierzu ist ein **Basischeck** durchzuführen. Der Basischeck umfasst die Bewusstseins- und Atmungskontrolle.

Bewusstseinskontrolle

Der Patient wird laut angesprochen und ein Blickkontakt hergestellt. Reagiert der Patient nicht, wird er an der Schulter gefasst und leicht geschüttelt. Ist er bewusstlos, erfolgt die umgehende Alarmierung des Notarztes. Ist das Bewusstsein vorhanden, wird die Atmung überprüft.

Atemkontrolle

Sollte der Patient bewusstlos sein, wird der Kopf mithilfe des **lebensrettenden Handgriffs** (➤ Abb. 6.2) überstreckt und der Mund geöffnet. Bei vorhandener Atmung können

- Thoraxbewegungen gesehen,
- Atemgeräusche gehört und
- Die Atemluft gespürt werden.

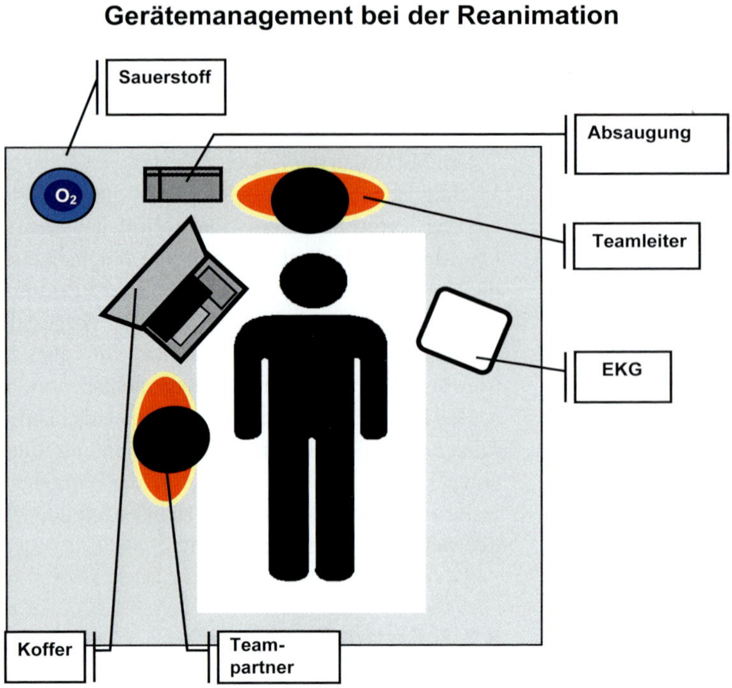

Abb. 8.1 Gerätemanagement (modellhaft) [W288]

Ist die Atmung erhalten, der Patient aber bewusstlos, wird er in die stabile Seitenlage gebracht (➤ Abb. 6.3).

Ist keine Atmung innerhalb der ersten 10 Sekunden, nachdem durch Überstrecken des Kopfes und Anheben des Kinns die Atemwege frei gemacht und kontrolliert wurden, vorhanden, müssen umgehend die Atemwege frei gemacht werden (**Basic Life Support,** ➤ 8.2.3). Der Ablauf ist in ➤ Tab. 8.1 dargestellt.

International wird das ABC-Schema verwendet (➤ 6.2.2). Es umfasst mindestens:

- **A = Airway:** Freimachen der Atemwege durch Überstrecken des Kopfes und Mundöffnung mit lebensrettendem Handgriff (➤ Abb. 6.2)
- **B = Breathing:** Atemkontrolle durch Achten auf Brustkorbbewegungen und hörbares Atemgeräusch
- **C = Circulation:** Kreislaufkontrolle und/oder Suche nach sonstigen Lebenszeichen (Husten, Bewegung)

MERKE

Im Zweifel mit Reanimationsmaßnahmen beginnen.

Nur erfahrene Helfer sollten versuchen, eine Kreislaufkontrolle durch Tasten des Pulses der A. carotis durchzuführen; es werden beide Seiten nacheinander für insgesamt max. 10 Sekunden geprüft. Diese Maßnahme gilt weiterhin für professionelle Helfer (ALS). Sie wird in der Ersten Hilfe (BLS) nicht mehr gelehrt.

Wurde bei einem Patienten ein Kreislaufstillstand festgestellt, müssen umgehend die Basismaßnahmen der Reanimation begonnen werden. Im Vordergrund steht die unmittelbar zu beginnende Herzdruckmassage, um zumindest eine geringe Blutzirkulation in Herz und Gehirn zu ermöglichen. Die Herzdruckmassage ist besonders wichtig, wenn eine erforderliche Defibrillation nicht innerhalb der ersten 5 Minuten nach dem Kreislaufstillstand verabreicht werden kann (➤ 8.2.4).

8.2.3 Basic Life Support (BLS)

Bei der **kardiopulmonalen Reanimation (CPR)** müssen die Atmung durch Beatmung und die Herztätigkeit durch Thoraxkompressionen ersetzt werden. Dies kann durch Basismaßnahmen erreicht werden, die als Basic Life Support (BLS) bezeichnet werden.

Früh einsetzende BLS-Maßnahmen einschließlich Defibrillation sind die einzigen Maßnahmen, die eine eindeutige Steigerung der Überlebenswahrscheinlichkeit gezeigt haben. **Thoraxkompressionen** und **Beatmungen** werden in einem rhythmischen Wechsel (Zyklus) durchgeführt. Im Rahmen der BLS-Maßnahmen folgen sowohl bei der Ein-Helfer- als auch bei der Zwei-Helfer-Methode auf 30 Thoraxkompressionen zwei Beatmungen (30 : 2, entsprechend einem Zyklus).

Wird nach Eintreffen beim Patienten festgestellt, dass dieser nicht über eigenständige Atmung und eigenständigen Kreislauf verfügt, werden sofort 30 Thoraxkompressionen (Frequenz 100–120/min) durchgeführt. Parallel hierzu wird die Beatmungsmaske aufgesetzt und der Kopf wird zur Beatmung überstreckt. Es erfolgen zwei Beatmungen unmittelbar nach den Thoraxkompressionen durch Beutel-Masken-Beatmung. Bei Bedarf sind die Atemwege frei zu machen.

Thoraxkompression

Mit der Thoraxkompression kann eine **kardiale Auswurfleistung** von etwa 25 % des Normalkreislaufs erzielt werden. Hierbei entsteht oft ein systoli-

Tab. 8.1 Basischeck und Basismaßnahmen beim Auffinden einer leblosen Person (Anpassung an die rettungstaktischen Gegebenheiten vor Ort)

Teamleiter	Teampartner
B = Bewusstseinskontrolle • Patient ansprechen und leicht an den Schultern schütteln • *„Patient ist bewusstlos, Notarzt alarmieren!"* A = Atemkontrolle • Kopf mit lebensrettendem Handgriff überstrecken • Atmung überprüfen • *„Patient atmet nicht"* • *„Herzdruckmassage beginnen!"*	Notfallkoffer öffnen, Notarzt nachalarmieren • *„Ich fordere den Notarzt über Funk nach."* oder • *„Notarzt ist bereits alarmiert."* Platzierung der Geräte *„Ich beginne Herzdruckmassage."* (laut mitzählen)
Beatmung vorbereiten • Sauerstoffflasche öffnen, maximaler Flow • Beatmungsbeutel mit Demand-Ventil und passender Maske • Sauerstoff an Reservoir anschließen • *„Beatmung ist vorbereitet."*	30 Thoraxkompressionen • Druckfrequenz mindestens 100–120 pro Minute • Drucktiefe mindestens 5–6 cm • Druckpunkt Mitte des Brustkorbes
2 Beatmungen (je Hub 1 Sekunde) • Gegebenenfalls Patienten mit Rücken auf harte Unterlage legen • Guedel-Tubus einlegen • Maske von der Nase zum Kinn hin aufsetzen und im C-Griff halten • Tidalvolumen: halber Beutel (ca. 500 ml), auf Thoraxexkursionen achten und nicht ruckartig beatmen • Beatmungsdruck niedrig halten	30 Thoraxkompressionen
2 Beatmungen • Die Maske bleibt zwischen den einzelnen Beatmungen fest auf dem Patienten • Thoraxhebungen müssen sichtbar sein	30 Thoraxkompressionen
2 Beatmungen • Defibrillator (AED) vorbereiten • Elektroden aufkleben • Elektroden anschließen • Defibrillator einschalten	30 Thoraxkompressionen
2 Beatmungen	30 Thoraxkompressionen
Rhythmusdiagnostik durchführen, nachdem Defibrillator (AED) angeschlossen ist (➤ Tab. 8.3)	

scher Blutdruck von weniger als 80 mmHg, während der diastolische Druck unter 10 mmHg verbleibt. Dies ist zum Aufbau eines Not-Kreislaufs ausreichend und kann häufig die Entstehung von Organschäden durch Sauerstoffunterversorgung so lange verzögern, bis durch erweiterte Maßnahmen ein ausreichender Spontankreislauf aufgebaut wird.

ACHTUNG

Jede Unterbrechung der Thoraxkompressionen führt zu einem Zusammenbruch des aufgebauten Blutkreislaufs. Daher darf die Thoraxkompression nur für notwendige Maßnahmen (z. B. Beatmung) kurz unterbrochen werden.

Aufsuchen des Druckpunkts und Durchführung der Thoraxkompression

Spätestens zu Beginn der Thoraxkompression muss der Patient mit dem Rücken auf einer harten Unterlage liegen, um die Effektivität der Thoraxkompression zu gewährleisten. Auf einer weichen Unterlage – z. B. einer Bettmatratze – wird der gesamte Brustkorb in die weiche Unterlage gedrückt und das Herz kann nicht ausreichend komprimiert werden. Thoraxkompressionen sollen kontrolliert, exakt senkrecht und gleichmäßig (analog einer sinusförmigen Bewegung), nicht ruckartig, durchgeführt werden. Dazu kniet sich der Teampartner neben den Patienten und bringt den eigenen Oberkörper so weit über diesen, dass sich die Arme senkrecht und gestreckt über dem Druckpunkt befinden (➤ Abb. 8.2).

Der **Druckpunkt** liegt in der Mitte des Brustkorbes und wird wie folgt aufgesucht (➤ Abb. 8.2):

- Kleidung öffnen, ggf. aufschneiden.
- Handballen einer Hand auf die Thoraxmitte (entspricht etwa der unteren Hälfte des Sternums) legen.
- Die andere Hand deckungsgleich auf die untere Hand legen.
- Die Finger beider Hände können, müssen aber nicht, miteinander verhakt werden.
- Darauf achten, dass kein Fingerkontakt zum Brustkorb besteht.

Richtwerte für die Thoraxkompression bei Erwachsenen sind:

- Drucktiefe: mindestens 5–6 cm
- Frequenz: 100–120/min

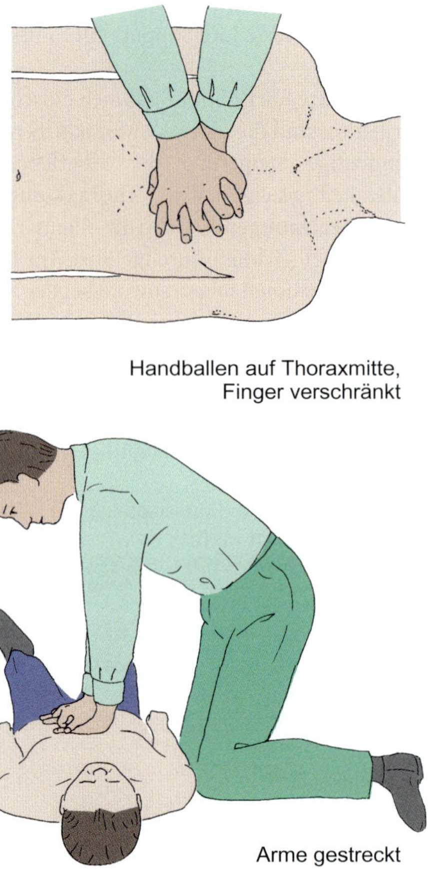

Abb. 8.2 Korrekte Körperhaltung bei der Thoraxkompression [L190]

- Verhältnis von Kompression zu Dekompression: 1 : 1
- Vollständige Entlastung

Einer vollständigen **Entlastung** des Brustkorbs kommt bei der Thoraxkompression eine besondere Bedeutung zu, denn durch die direkte Druckausübung auf den Brustkorb wird das Herz unmittelbar gegen die Wirbelsäule gedrückt, wodurch das Herzblut in die großen Arterien abfließt. Indirekt wird dieser Vorgang durch den Anstieg des Gesamtdrucks im Brustkorb unterstützt. Während der **Entlastungsphase** sinkt der Druck im Brustkorb und Blut aus den großen Venen kann in das Herz nachfließen. Durch diesen Mechanismus füllt sich das Herz mit Blut und kann ausreichende Blutmengen auswerfen, die eine Organdurchblutung gewährleisten.

ACHTUNG

Um ein Ermüden des Teampartners bei der Thoraxkompression zu verhindern, soll dieser, sobald ausreichend Personal (z. B. RTW-Besatzung plus NEF-Fahrer) vorhanden ist, alle zwei Minuten abgelöst werden; auch dabei gilt es, die Pausen des Wechselmanövers sehr kurz zu halten.

Schwierigkeiten und Komplikationen der Thoraxkompression

Durch falsche Durchführung ist der Erfolg der Thoraxkompression gefährdet, und das Auftreten zusätzlicher Schäden wird provoziert. **Fehler** und **Gefahren** bei der Thoraxkompression sind:

- Eine falsche Haltung der Hände führt zu einer Verlagerung des Druckpunkts.
- Ein falscher Druckpunkt komprimiert das Herz nicht ausreichend und begünstigt die Gefahr von Organverletzungen.
- Eine zu geringe Drucktiefe verhindert den Aufbau eines ausreichend hohen Blutdrucks.
- Zu schnelle Thoraxkompressionen verhindern die Herzfüllung, vermindern das Herzminutenvolumen und führen nachweislich zu einer zu geringen Drucktiefe.
- Zu langsame Thoraxkompressionen vermindern ebenfalls das Herzminutenvolumen und führen durch unzureichenden Aufbau eines Blutdrucks nur zu einer ungenügenden Organdurchblutung, insbesondere des Gehirns.
- Unvollständige Entlastungen behindern die Herzfüllung.

Beatmung

Nachdem die Atemwege frei gemacht wurden, erfolgt die Beatmung durch **Beutel-Masken-Beatmung** (BMB) mit Sauerstoff und Demand-Ventil. Zur Unterstützung kann ein Guedel-Tubus (➤ 12.1.2) in den Mund-Rachen-Raum eingelegt werden. Im Anschluss wird die Maske aufgesetzt und der Kopf wird zur Beatmung überstreckt.

Überstreckung des Kopfes

Dazu wird der Kopf mit dem **lebensrettenden Handgriff** (Abb. 6.2) gefasst. Das Kinn wird mit dem Unterkiefer vorgeschoben und der Kopf in den Nacken gelegt **(Reklination).** Neben einer ausreichenden Reklination des Kopfes kann es für die Beatmung hilfreich sein, durch Unterlegen eines Kissens den Kopf einige Zentimeter erhöht zu lagern und einen Guedel-Tubus einzulegen.

MERKE

Der Esmarch-Handgriff (➤ Abb. 8.3) kann zur Mundinspektion bei Verdacht auf Verlegung der Atemwege angewendet werden

Sichtbare **Fremdkörper** werden entfernt, indem der Kopf zur Seite gedreht und der Mund von Hand ausgeräumt wird (➤ 12.1.1). Feste, tief sitzende Fremdkörper werden mit einer gewinkelten Magill-Zange (➤ Abb. 12.12) entfernt. Flüssige Bestandteile können über ein Absauggerät abgesaugt werden.

Aufsetzen und Halten der Maske

Die Maske wird mit einer Hand an der Nasenwurzel aufgesetzt und über Nase und Mund auf die Gesichtshaut des Patienten gedrückt. Dann wird die Maske mit dem sogenannten **C-Griff** (➤ Abb. 8.4) gehalten, bei dem Daumen und Zeigefinger die Maske C-förmig umschließen. Die übrigen drei Finger liegen am Unterkiefer – der Kleinfinger am Unterkieferwinkel – und ziehen das Kinn vor.

Durchführen der Beatmung

Unter Beachtung eines niedrigen Beatmungsdrucks (Vermeidung einer Magenüberblähung) erfolgen zwei Beatmungen hintereinander, die jeweils eine

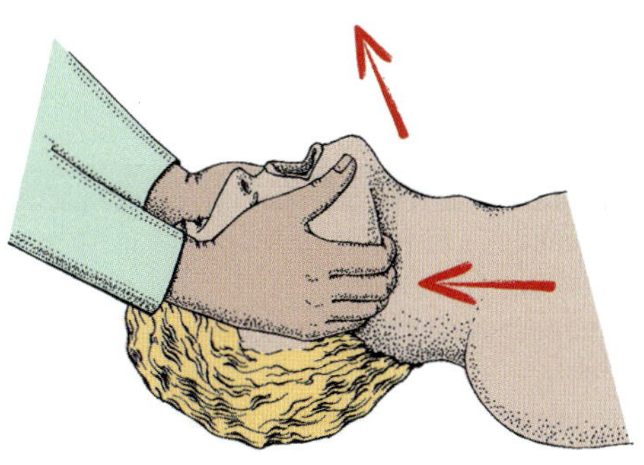

Abb. 8.3 Esmarch-Handgriff zum Öffnen des Mundes [L190]

8

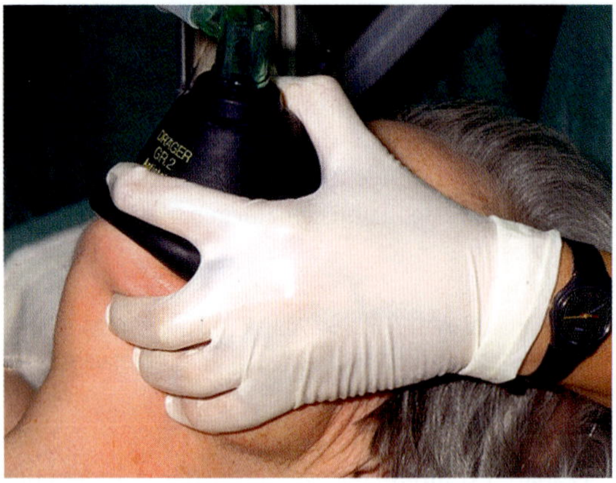

Abb. 8.4 Maskenhaltung mit C-Griff [K183]

Sekunde dauern dürfen. Da der Erfolg einer Reanimation in hohem Maße von der Beseitigung der Hypoxie des Herzens und des Gehirns abhängt, ist auf eine ausreichende Sauerstoffversorgung zu achten. Dies kann durch die Verwendung eines Sauerstoffreservoirs mit einem Sauerstoff-Flow bis maximal 12 bis 15 l/min oder durch den Einsatz eines Demand-Ventils erreicht werden (➤ Tab. 8.2).

Ziel ist es, den Patienten mit einem Beatmungsvolumen von 500 bis 600 ml zu beatmen; das entspricht etwa dem halben Inhalt des Beatmungsbeutels. Dabei muss der Beatmungsbeutel sanft zusammengedrückt werden, um zu hohe Beatmungsdrücke zu verhindern. Im gesamten Verlauf der Reanimation ist die Absaugbereitschaft zu gewährleisten.

MERKE

Die wichtigsten Zeichen für eine effektive Beatmung sind:
- Sichtbare Thoraxbewegungen
- Rosige Hautfarbe
- Keine Nebengeräusche hörbar, die auf eine undichte Maske schließen lassen

Tab. 8.2 Verwendete Beatmungsform und inspiratorische Sauerstoffkonzentration (FiO_2)

Beatmungsform	FiO_2
Atemspende (z. B. Mund-zu-Mund-Beatmung)	16 %
Beatmungsbeutel ohne Sauerstoffanschluss	21 %
Beatmungsbeutel mit Reservoir und Sauerstoffanschluss	80–85 %
Beatmungsbeutel mit Demand-Ventil	95–100 %

Schwierigkeiten und Komplikationen bei der Maskenbeatmung

Jede Beatmung entspricht nicht der natürlichen Eigenatmung des Patienten, weil sie als **Überdruckbeatmung** durchgeführt wird, d. h., durch die funktionierende Maskenbeatmung wird ein hoher Druck im Nasopharynx erzeugt, wodurch Luft in die Lungen geleitet wird.

Schwierigkeiten bei der Maskenbeatmung offenbaren sich in einem spürbar zu hohen bzw. zu niedrigen Beatmungsdruck oder in fehlenden Brustkorbbewegungen. In jedem Fall muss ein ruckartiges und kraftvolles Komprimieren des Beatmungsbeutels unterbleiben, weil Beatmungsdrücke über 20 mbar zu einer Überblähung des Magens und dadurch zu Regurgitation und Aspiration führen können. Daher muss immer auf fehlende Brustkorbbewegungen geachtet werden, um eine reine „Magenbeatmung" schnell zu erkennen. Bei **Problemen** mit der Maskenbeatmung sollten folgende Einflüsse überprüft und ggf. korrigiert werden:

- **Kopfposition:**
  - Ist der Kopf ausreichend rekliniert? Kopf weiter reklinieren und etwas erhöht lagern.
  - Ist der Mund geöffnet? Mund mit dem Esmarch-Handgriff öffnen (➤ Abb. 8.3).
- **Guedel-Tubus:**
  - Richtige Größe? Mundwinkel-Ohr-Abstand messen. Kleineren oder größeren Guedel-Tubus einsetzen (➤ 12.1.2).
- **Maskensitz:**
  - Sitzt die Maske dicht? C-Griff durchführen. Maske mit beiden Händen halten und durch eine Hilfsperson den Beutel zusammendrücken lassen.
  - Richtige Maskengröße? Sind die Mundwinkel im Sichtfeld der Maske erkennbar? Größere oder kleinere Maske verwenden.
  - Maske richtig herum aufgesetzt? Spitzes Ende zeigt zur Nase.
  - Maskenwulst ausreichend mit Luft gefüllt?
- **Mund-Rachen-Raum:**
  - Hat der Patient aspiriert? Verlegen größere feste Fremdkörper die Atemwege? Absaugen und größere Teile von Hand bzw. mit der Magill-Zange entfernen (➤ 12.1.1).

8

MERKE
Hauptgefahr jeder Beutel-Masken-Beatmung ist die Überblähung des Magens mit nachfolgender Aspiration.

Auf keinen Fall darf durch die Beatmungsprobleme die **Thoraxkompression** verzögert werden. Auch ohne suffiziente Beatmung ist sofort mit der Thoraxkompression zu beginnen. So kann anfangs noch im Körper vorhandenes, mit Sauerstoff angereichertes Blut zu Herz und Gehirn transportiert werden.

8.2.4 Stromtherapie

Zur Behandlung von akut lebensbedrohlichen Herzrhythmusstörungen können Therapiemaßnahmen mit elektrischem Strom durchgeführt werden. Im Rettungsdienst werden halbautomatische und konventionelle (manuelle) **Defibrillatoren** (➤ 5.4.2) verwendet. Der Einsatz **konventioneller Defibrillatoren** ist ausnahmslos dem **notärztlichen** Personal vorbehalten. Dennoch soll an dieser Stelle die Vorbereitung und Durchführung der konventionellen Defibrillation besprochen werden, da es Aufgabe des nichtärztlichen Personals ist, die Defibrillation vorzubereiten und sie auf Anweisung und unter Aufsicht des Notarztes durchzuführen (➤ Tab. 8.3). Ist noch kein Arzt am Notfallort eingetroffen, verwendet das nichtärztliche Personal ausschließlich halbautomatische Defibrillatoren.

Defibrillation

Die Defibrillation ist ein **Gleichstromimpuls,** der als elektrische Energie aus einem vorher aufgeladenen Kondensator (Defibrillator) an das Myokard abgegeben wird. Entsprechend der Energieabgabe wird dabei zwischen monophasischen und biphasischen Geräten unterschieden. Alte **monophasische Geräte** sind zwar kaum noch in Gebrauch, sollen jedoch hier kurz erklärt werden, um den Vorteil der modernen biphasischen Geräte verständlich zu machen. Bei der monophasischen Defibrillation fließt der elektrische Strom zwischen den Paddles nur in eine Richtung, d. h., der Stromimpuls besteht nur aus einer Phase (monophasisch). Das Problem der monophasischen Geräte besteht darin, dass, egal wie hoch der Patientenwiderstand ist, die Stromstärke immer gleich hoch ist und der Herzmuskel durch die Defibrillation möglicherweise zusätzlich geschädigt wird.

Moderne **biphasische Geräte** leiten zunächst einen geringen Stromimpuls über die Defi-Paddles/-Pads, um den Widerstand zu messen und entspre-

Tab. 8.3 Basic Life Support mit halbautomatischem Defibrillator (AED)

Teamleiter	Teampartner
• *„Achtung, Analyse, vom Patienten wegtreten!"*	*„O. K.!"*
Rhythmusdiagnostik • Gegebenenfalls Analysetaste drücken oder AED einschalten • Patient während der Analyse nicht berühren • Interpretation des EKG-Bildes, falls Monitor vorhanden	Vorbereitungen weiterführen • Absaugung und Intubation vorbereiten • Analyse beobachten
Defibrillation • *„Patient flimmert, Defibrillator hat Schock empfohlen, alle vom Patienten zurücktreten, 1. Schock!"* • Kontrollblick • Schock auslösen	• *„O. K.!"* • Darauf achten, dass weder direkt noch über Gegenstände Patientenkontakt besteht
2 Minuten CPR im Rhythmus 30 : 2 • 2 Beatmungen • 5 Zyklen	2 Minuten CPR im Rhythmus 30 : 2 • 30 Thoraxkompressionen • 5 Zyklen • Laut mitzählen
Rhythmusdiagnostik • Gegebenenfalls Analysetaste drücken oder AED analysiert selbstständig • Patient während der Analyse nicht berühren • Interpretation des EKG-Bildes, falls Monitor vorhanden	Analyse beobachten

chend dem gemessenen Wert die anschließend abgebende Stromstärke des eigentlichen Schocks an die Patientenwerte anzupassen. Je nach gemessenem Widerstand wählt das Gerät eine niedrige Energie aufgrund des geringeren Widerstandes bei schlanken Menschen bzw. eine höhere Energie bei adipösen Personen.

Die Energieabgabe (Defibrillation) bewirkt eine gleichzeitige und gemeinsame **Depolarisation** aller Myokardfasern, wodurch nach gemeinsamer Repolarisation dem **Sinusknoten** die Möglichkeit gegeben wird, seine physiologische Funktion eines geordneten Herzrhythmus wieder zu übernehmen. Indiziert ist die Defibrillation bei Kammerflimmern und der pulslosen ventrikulären Tachykardie.

Vorbereitung der Defibrillation

Art der Energieabgabe

Die Energie einer Defibrillation kann auf zwei Weisen verabreicht werden:

- **Defi-Paddles** sind metallbeschichtete Platten, die auf den Brustkorb aufgesetzt werden. Bei ihrer Benutzung ist ein Anpressdruck von 8 kg auf den Brustkorb notwendig, um den Hautwiderstand zu vermindern. Die Verwendung von Elektrodengel verringert ebenfalls den Hautwiderstand und verhindert Verbrennungen. Zu viel Elektrodengel führt zu Kriechströmen und ist eine Gefahr für den Anwender. Ungleichmäßig verteiltes Elektrodengel führt zu unterschiedlich fließenden Strömen.
- **Defi-Pads** sind metallbeschichtete Klebeelektroden und bestehen aus flexiblen, dünnen Kunststoffplatten, die auf den Thorax aufgeklebt werden. Als Alternative zu den Defi-Paddles reduzieren sie den Hautwiderstand, ermöglichen einen gleichmäßigen Stromfluss und können bis zu 24 Stunden belassen werden. Grundsätzlich dürfen nur solche Klebeelektroden verwendet werden, die der Hersteller des Defibrillators empfiehlt. Aufgrund der leichten Handhabung und der reduzierten Gefährdung des Personals hat sich die Verwendung von Klebeelektroden durchgesetzt.

Elektrodenposition

Die Position der Defi-Paddles oder Klebeelektroden ist so zu wählen, dass die abgegebene Energie direkt durch das Herz fließt und so möglichst wirkungsvoll ist:

- Standard ist die **Anterior-Anterior-Position** (**Apex-Sternum-Position,** ➤ Abb. 8.5) entlang der anatomischen Herzachse. Dazu wird eine Elektrode rechts neben dem Brustbein unterhalb des Schlüsselbeins positioniert und die andere Elektrode links in der vorderen Axillarlinie in Höhe des fünften Zwischenrippenraums über der Herzspitze angebracht.
- Alternativ kann auch die **Anterior-Posterior-Position** gewählt werden. Dabei wird eine Elektrode auf der Brustwand in Höhe des Druckpunkts links neben dem Brustbein positioniert und die andere Elektrode direkt unter der Spitze des linken Schulterblattes auf dem Rücken angebracht.

Durchführung der Defibrillation

Voraussetzung für eine erfolgreiche Defibrillation ist vor allem ein **frühzeitiger Beginn.** Je schneller ein Kammerflimmern defibrilliert wird, umso höher sind die Erfolgsaussichten. Mit jeder Minute Kammerflimmern sinkt die Wahrscheinlichkeit zu überleben um etwa 10 bis 12 %.

Wird ein Herz-Atem-Stillstand durch das Rettungsfachpersonal beobachtet und ein halbautomatischer Defibrillator (AED, s. dort) steht zur Verfügung, wird umgehend mit der Herzdruckmassage begonnen und der AED so früh wie möglich zur

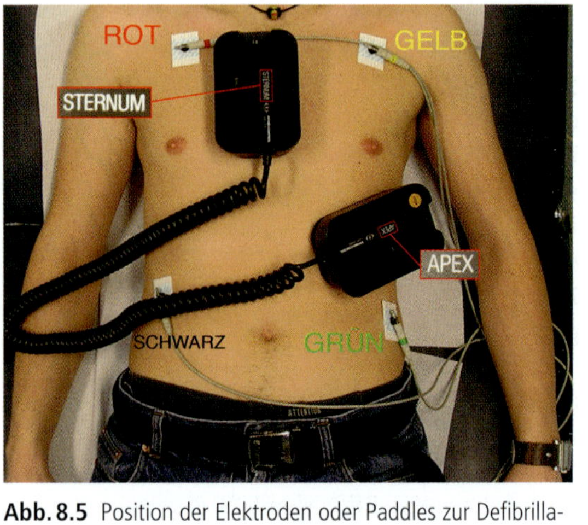

Abb. 8.5 Position der Elektroden oder Paddles zur Defibrillation in Anterior-Anterior-Stellung [M302]

Rhythmusanalyse eingesetzt. Wird ein Schock freigegeben, so wird eine Defibrillation ausgelöst.

Wenn ein Herz-Atem-Stillstand **nicht** durch das Rettungsfachpersonal beobachtet wurde, wird umgehend mit der Herzdruckmassage und Beatmung im Rhythmus 30:2 begonnen, während der Herzrhythmus mit dem AED oder einem EKG überprüft und die Defibrillation vorbereitet wird.

Defibrillationen werden als Einzelschock appliziert. Dazu wird bei Erwachsenen die Energie bei Verwendung eines monophasischen Geräts wie folgt gewählt:

Einzelschock: → 360 J monophasisch (biphasisch: je nach Hersteller meist 150–200 J)

Die Thoraxkompression und die Beatmung sind für die Defibrillation zu unterbrechen, sobald der Defibrillator einsatzbereit ist. Im Anschluss an die Schockauslösung wird ohne weitere Rhythmusanalyse zwei Minuten weiter reanimiert. Erst dann erfolgt eine weitere Rhythmusanalyse. Ergibt diese Analyse die erneute Notwendigkeit einer Defibrillation, wird wieder ein Einzelschock appliziert.

Automatisierte externe Defibrillatoren (AED)

Automatisierte externe Defibrillatoren (AED) sind in der Regel halbautomatische Defibrillatoren meist ohne Monitor (➤ Kap. 5, zu vollautomatischen AEDs siehe ➤ 5.4.2). Nach Durchführung des Basischecks/der Basismaßnahmen und Aufkleben der Elektroden werden die Geräte eingeschaltet; der Herzrhythmus wird vom Gerät selbstständig analysiert und eine passende Energiemenge bereitgestellt. Der Anwender muss nur noch den Schock auslösen, wenn er vom Gerät dazu aufgefordert wird (➤ Tab. 8.3). Außerdem führen AED den Anwender oft durch die Reanimation, indem eine Stimme **Handlungsanweisungen** gibt. AEDs werden zunehmend auch von Laien (Public Access Defibrillation, PAD) verwendet, haben aber auch im Rettungsdienst – z. B. in Krankentransportwagen – oder First-Responder-/Helfer-vor-Ort-Einrichtungen Einzug gehalten.

Auf **Rettungswagen** werden überwiegend halbautomatische Defibrillatoren mit der Möglichkeit zum Umstellen auf eine konventionelle Defibrillation eingesetzt. Diese Defibrillatoren verfügen zusätzlich über eine EKG-Monitor-Einheit sowie zahlreiche andere Diagnosefunktionen (z. B. Pulsoxymetrie).

Rhythmusanalyse

Die Rhythmusanalyse ist bei Verwendung von halbautomatischen Defibrillatoren der Defibrillation vorgeschaltet. Nur wenn das Gerät zweifelsfrei einen defibrillationspflichtigen Rhythmus erkennt, gibt es die während der Analyse geladene Energie frei. Dabei ist Folgendes zu **beachten:**

- Grundsätzlich die Analyse nur dann starten, wenn ein Kreislaufstillstand vorliegt.
- Vor Analysestart sollte laut und deutlich auf den Beginn der Rhythmusanalyse hingewiesen werden.
- Patienten und Ableitungskabel während der Rhythmusanalyse nicht berühren und bewegen. Auch keine Beatmungen oder Thoraxkompressionen durchführen.
- Für die Dauer der Analyse den Monitor – falls vorhanden – beobachten und kontrollieren.

Bei Manipulationen am Patienten bzw. am Kabel oder in Zweifelsfällen ist die Analyse zu verwerfen und neu zu starten.

Hinweise zur Defibrillation

Die Energieabgabe bei der Defibrillation ist für das Rettungsfachpersonal ungefährlich, wenn die **Sicherheitsregeln** und der **Eigenschutz** beachtet werden:

- Einschränkungen des Geräteherstellers bezüglich **Alter** und **Gewicht** des Patienten müssen beachtet werden.
- Vor Durchführung der Defibrillation auf **Eigen- und Fremdgefährdungen** achten.
- **Keine** Defibrillation auf nassem Untergrund oder stromleitenden Unterlagen!
- **Niemand** darf während der Defibrillation den Patienten berühren. Beatmungen und Thoraxkompressionen sind zu unterbrechen. Der Beatmungsbeutel ist beiseitezulegen. Geöffnete Sauerstoffflaschen und aus Leitungen ausströmender Sauerstoff sind vom Defibrillator entfernt zu positionieren.
- Das Rettungsteam muss laut und deutlich auf die bevorstehende Defibrillation hinweisen und sich unmittelbar vorher vergewissern, dass **kein Patientenkontakt** mehr besteht (➤ Tab. 8.3). Er-

hobene Hände und eine deutliche Bestätigung des Teampartners signalisieren dem Teamleiter, dass er die Defibrillation durchführen kann.

- Defibrilliert wird grundsätzlich in **Exspirationsstellung,** da ein luftgefüllter Brustkorb den Widerstand erhöht und die Defibrillation ineffektiv macht. Daher muss bei Verwendung von Klebeelektroden auch darauf geachtet werden, dass beim Aufkleben keine Luftblasen zwischen der Elektrode und der Haut eingeschlossen werden.
- Unmittelbar vor der Defibrillation ist ein **Kontrollblick** auf den Patienten zu werfen und – falls vorhanden – auf den Monitor zu schauen, ob sich noch einmal der Rhythmus geändert hat.
- In Zweifelsfällen sind die Defibrillation **abzubrechen** und die Thoraxkompression sofort wieder aufzunehmen.

Präkordialer Faustschlag

Durch den präkordialen Faustschlag wird versucht, eine lebensbedrohliche Rhythmusstörung zu unterbrechen, indem mit der **geballten Faust** einmalig auf die Mitte des Brustbeins geschlagen wird. Hierdurch erfolgt im Idealfall eine mechanisch induzierte Depolarisation von Herzmuskelzellen, die den Reentry-Mechanismus (➤ 7.5.2) unterbricht.

Der präkordiale Faustschlag (➤ Abb. 8.6) ist nur unmittelbar nach Eintreten einer am Monitor beobachteten Kammertachykardie (einschl. pulsloser Kammertachykardie) erfolgversprechend und sollte deshalb grundsätzlich nur angewendet werden, wenn ein Defibrillator nicht sofort zur Verfügung steht. Bei ventrikulärer Tachykardie werden Erfolgsquoten von bis zu 40 %, beim Kammerflimmern bis zu 2 % angegeben.

8.2.5 Advanced Life Support (ALS)

Unter dem Begriff „Advanced Life Support“ werden erweiterte Reanimationsmaßnahmen des Reanimationsteams zusammengefasst. Dazu wird das bekannte ABC-Schema (➤ 6.2.2) erweitert:

- **A irway**
  - Erweitertes Airwaymanagement (➤ 12.1)
- **B reathing**
  - Beatmung, ggf. über Endotrachealtubus mit Beatmungsbeutel, ggf. mit einem Notfallbeatmungsgerät
- **C irculation**
  - EKG-Anlage und Beurteilung
  - Defibrillation (wenn erforderlich)
  - Venöse/intraossäre Zugänge, Volumengabe und Medikamentenapplikation

Endotracheale Intubation und Beatmung

Die endotracheale Intubation ist die verlässlichste Atemwegssicherung, soll aber nur von Personen durchgeführt werden, die in der Anwendung der Intubation gut ausgebildet sind und die Anwendung beherrschen. Daher erfolgt die endotracheale Intubation (➤ 12.1.2) des Patienten – als erweiterte Maßnahme – in der Regel ohne Narkose und Relaxierung (➤ 12.2) durch den **Notarzt** oder den **Notfallsanitäter.**

Die Intubation bringt folgende **Vorteile:**

- Unterbrechungsfreie Thoraxkompression
- Sicherer Aspirationsschutz
- Endobronchiales Absaugen möglich
- Höhere Beatmungsdrücke ohne Überblähung des Magens möglich

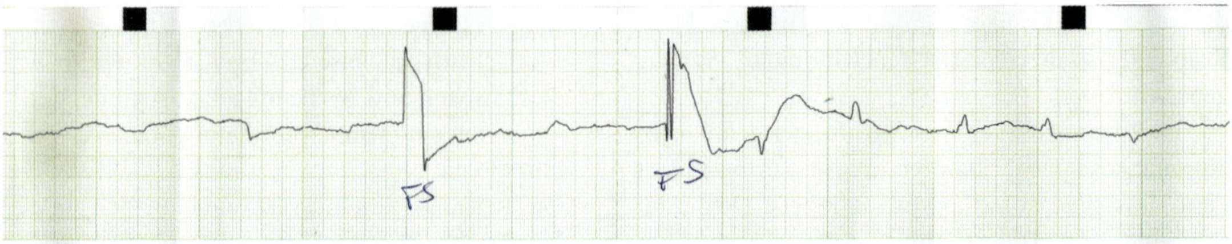

Abb. 8.6 Präkordialer Faustschlag (FS) bei Kammerflimmern mit nachfolgender Kammeraktion und Auswurfleistung am Herzen [M235]

- Beatmung mit einem automatischen Beatmungsgerät und Beatmung mit 100 % Sauerstoff möglich
- Dadurch Freistellung eines Teammitglieds für weitere Aufgaben

Sobald die Atemwege durch die Intubation gesichert sind, kann ein **Beatmungsgerät** angeschlossen werden. Während der Beatmung (10/min) wird die Thoraxkompression ohne Unterbrechung mit einer Frequenz von 100–120/min durchgeführt, weil hierdurch höhere koronare Perfusionsdrücke erzielt werden, als wenn die Thoraxkompression für die Beatmung unterbrochen wird.

SAD (Supraglottic Airway Devices)

Alternativ zur endotrachealen Intubation haben sich supraglottische Atemwegshilfen (SAD) zur schnellen Atemwegssicherung durch das Rettungsfachpersonal bewährt. Sie sind Alternativen in Situationen, in denen eine Intubation nicht möglich oder kein in der Anwendung der Intubation erfahrener Notarzt oder Notfallsanitäter verfügbar ist.

Der **Larynxtubus (LT)** (➤ 12.1.2) ist im Rahmen der Reanimation eine akzeptable Alternative zur endotrachealen Intubation, zumal die Anwendung des Larynxtubus einfacher ist als die Durchführung einer endotrachealen Intubation. Der Larynxtubus wird ohne den Einsatz eines Laryngoskops blind über den Mund des Patienten **(mit der konvexen Krümmung entlang des harten Gaumens)** eingeführt und nach dem Einlegen geblockt. Der Cuffdruck muss nach Anlage des Larynxtubus überprüft werden und darf nicht über 60 cmH_2O liegen.

Mit der **Larynxmaske (LMA, LAMA)** (➤ 12.1.2) besteht eine weitere Alternativlösung. Die Larynxmaske wird ebenfalls blind über den Mund des Patienten **(mit der kehlkopffernen Seite entlang des harten Gaumens)** in den Larynx eingeführt und nach dem Einlegen geblockt. Der Cuffdruck muss nach Anlage überprüft werden und darf 60 cmH_2O nicht überschreiten. Während der Beatmung ist darauf zu achten, dass der Beatmungsdruck bei Inspiration höchstens 20 cmH_2O (Ösophagusverschlussdruck) beträgt.

Die **Nachteile** der supraglottischen Atemwegshilfen gegenüber der endotrachealen Intubation müssen jedoch immer bedacht werden:

- Patienten mit hohem Atemwegswiderstand lassen sich möglicherweise nicht ausreichend beatmen.
- Ein zu flach eingeführter Larynxtubus führt durch den distalen Cuff zur Atemwegsobstruktion.
- Ein zu tief eingeführter Larynxtubus kann zu einer Verlegung der Glottis durch den proximalen Cuff führen.
- Es besteht ein mutmaßlich erhöhtes Aspirationsrisiko, da bei der Larynxmaske die Trachea nicht durch einen Cuff gesichert wird.

Applikationswege für Medikamente

Der **venöse Zugang** ist der empfohlene Applikationsweg zur Verabreichung von Medikamenten während der Reanimation, ist aber oft nur zeitverzögert verfügbar. Dennoch ist er das Mittel der Wahl, um Medikamente für die Reanimation zu verabreichen.

Ist ein Venenzugang hergestellt, können Reanimationsmedikamente schneller und besser steuerbar eingesetzt werden. Alle Medikamente werden mit 10 bis 20 ml Infusionslösung eingeschwemmt.

Ist die Anlage eines intravenösen Venenzugangs zu schwierig oder nicht möglich, kann durch Anlage eines **intraossären Zugangs** eine ausreichende Wirkstoffkonzentration von Medikamenten im Blut erreicht werden. Üblicherweise wird der intraossäre Zugang bei Kindern und Säuglingen angelegt. Er ist aber auch bei Erwachsenen wirksam und der endobronchialen Medikamentenapplikation überlegen.

Reanimationsmedikamente

Adrenalin

Adrenalin (z. B. Suprarenin®, ➤ 11.2.2) ist das Medikament der Wahl bei allen Formen des Kreislaufstillstands. **Hauptwirkungen** von Adrenalin sind:

- Verengung der Arteriolen; hierdurch wird der durch Thoraxkompression erzielte Blutdruck gesteigert
- Beschleunigung der Herzfrequenz
- Steigerung der Herzkraft
- Verbesserung der Erregungsleitung am Herzen
- Erweiterung der Bronchien und Koronargefäße

Antiarrhythmika

Der Einsatz von Amiodaron erfolgt nach der dritten erfolglosen Defibrillation. Amiodaron (z. B. Cordarex®, ➤ 11.2.4) sollte gegenüber Lidocain (z. B. Xylocain®) unbedingt bevorzugt werden. Lidocain sollte nur als Ersatzmedikament eingesetzt werden, wenn Amiodaron nicht verfügbar ist.

Puffersubstanzen

8,4 % Natriumbikarbonat ist eine basische Puffersubstanz, die einer **Übersäuerung** des Blutes (➤ 3.9.3) entgegenwirkt. Der routinemäßige Einsatz während der Reanimation wird nicht empfohlen; allerdings kann der Einsatz von Natriumbikarbonat nach mindestens 20-minütiger erfolgloser Reanimation erwogen werden.

Natriumbikarbonat wird nur noch bei Hyperkaliämie oder Intoxikationen mit trizyklischen Antidepressiva empfohlen.

➤ Abb. 8.7 und ➤ Abb. 8.8 zeigen beispielhaft Algorithmen bei Asystolie und Kammerflimmern.

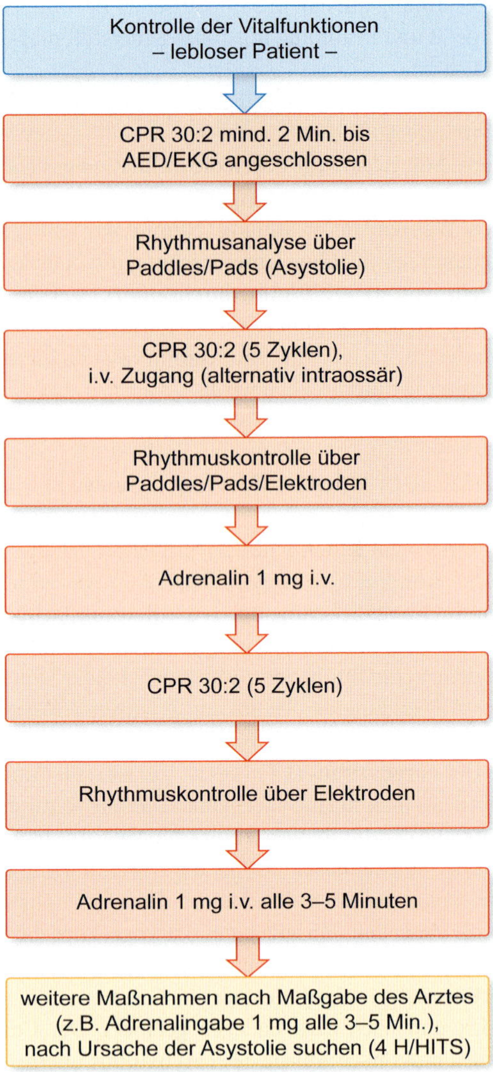

Abb. 8.7 Algorithmus bei Asystolie [L143]

8.3 Postreanimationsphase

8.3.1 Erkennen eines Spontankreislaufs

Hinweise auf das **Wiedereintreten** eines Spontankreislaufs während der Reanimation sind:

- Spontanbewegungen des Patienten (z. B. Husten des Patienten am Tubus)
- Neuer EKG-Rhythmus
- Tastbarer Karotispuls

Bei einem tastbaren Karotispuls werden Atmung und Bewusstsein überprüft sowie der Blutdruck gemessen. In der Regel muss der Patient auch nach dem Wiedereinsetzen des Kreislaufs beatmet werden (ca. 10/min). Die Sauerstoffsättigung sollte dabei in einem Bereich von 94–98 % gehalten werden, sofern sie zuverlässig gemessen werden kann.

8.3.2 Maßnahmen in der Postreanimationsphase

In der unmittelbaren Postreanimationsphase gilt es, den Gesamtzustand des Patienten zu beurteilen, ihn ggf. zu stabilisieren und den Patienten für den Transport in die Klinik vorzubereiten. Eine regelmäßige Kontrolle der **Vitalzeichen** (peripherer und zentraler Puls, Blutdruck und Atmung) und der Pupillen (Größe, Form und Reaktion auf Licht) gehört

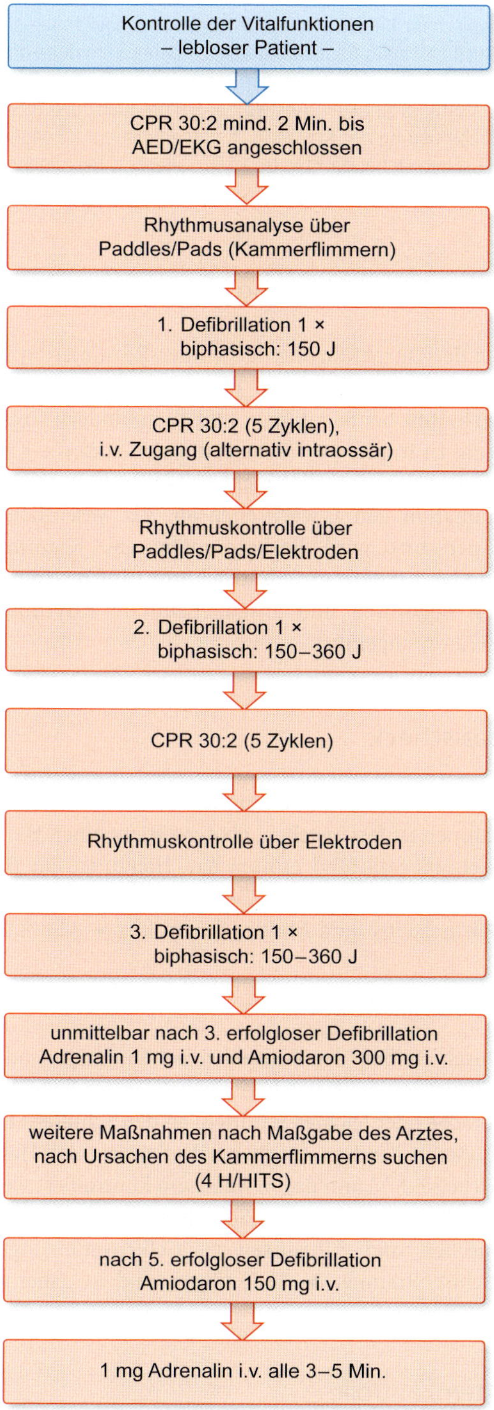

Abb. 8.8 Algorithmus bei Kammerflimmern [L143]

ebenso dazu wie die **Überwachung** des EKGs, der Sauerstoffsättigung und damit verbunden auch der Hautfarbe. Der **Bewusstseinszustand** sollte ebenfalls laufend beurteilt werden. Neben spontanen Bewegungen oder einem Pressen gegen die kontrollierte Beatmung können plötzliche Herzfrequenz- und Blutdruckanstiege Zeichen für das Aufklaren des Patienten sein. In diesem Fall ist durch den **Notarzt** eine ausreichende Sedierung anzustreben. Die venösen Zugänge und der Endotrachealtubus sind auf ihre korrekte Lage zu kontrollieren und gut zu sichern.

Bei Patienten mit einem spontanen Kreislauf nach Kammerflimmern, die sich weiterhin in einem komatösen Zustand befinden, soll eine bestehende Unterkühlung präklinisch nicht durch Maßnahmen zur Körpererwärmung beseitigt werden (z. B. Patienten nicht zudecken, Heizung im RTW ausstellen).

Im Gegenteil wird sogar eine **Hypothermie** (➤ 17.4.1) aus therapeutischen Gründen angestrebt. Deshalb soll so bald wie möglich nach Wiederherstellung des Spontankreislaufs (ROSC) eine moderate Kühlung des Patienten eingeleitet werden. Anzustreben ist eine Körperkerntemperatur von 32–36 °C, die über die nächsten 24 Stunden auch in der Klinik aufrechterhalten werden sollte. Die konsequente Anwendung der Maßnahmen zur **Kühlung** bei einem initialen Kammerflimmern oder einer ventrikulären Tachykardie (VT) ist mit einem verbesserten neurologischen Ergebnis und einer Verbesserung der Gesamtüberlebensrate verbunden.

Als Methoden zur Einleitung einer Hypothermie stehen einfache Eisbeutel und/oder nasse Tücher zur Verfügung. Letztere Maßnahme ist zwar kostengünstig, aber schwer zu kontrollieren und kann zu erheblichen Temperaturschwankungen führen. Eiskalte Flüssigkeiten allein können nicht zur Aufrechterhaltung der Hypothermie verwendet werden. Die zusätzliche Anwendung einfacher Eisbeutel hingegen kann eine adäquate Temperaturkontrolle ermöglichen.

MERKE

Bewusstlose Patienten (Erwachsene) mit spontanem Kreislauf nach Kammerflimmern sollen für 12–24 h auf 32–36 °C Körperkerntemperatur gekühlt werden.

8.3.3 Transport und Zielklinik

Auf dem Weg zum Rettungswagen wie auch auf dem anschließenden Transport in die Klinik ist größter Wert auf die **Vermeidung** abrupter Lageänderungen des Patienten zu legen, da der Transport ohne Verlust von venösen Zugängen oder des Tubus möglich sein muss.

Während des Transports wird der Patient flach gelagert, bei stabilen Kreislaufverhältnissen jedoch mit leicht erhöhtem Oberkörper. Die **Vitalfunktionen** werden weiterhin durch ein lückenloses Monitoring kontrolliert. Die Fahrt erfolgt zügig, aber schonend unter Vermeidung eines Transporttraumas. Der bisherige Ablauf wird in einem geeigneten Protokoll dokumentiert (➤ 6.2.3).

8.4 Reanimation im Kindesalter

Die Reanimation von **Kindern** stellt für das Personal im Rettungsdienst eine besondere Herausforderung dar. Selten verfügt das Personal über Erfahrungen auf diesem Gebiet, der Erfolgsdruck ist enorm, und durch die Anwesenheit der Eltern wird die Stresssituation weiter verschärft. Als **Ursachen** für einen Kreislaufstillstand im Kindesalter kommen vor allem infrage:

- Respiratorische Störungen (➤ 22.3.2)
- Verletzungen (➤ Kap. 18)
- Beinahe-Kindstod (ALTE) (➤ 22.6.1)
- Vergiftungen (➤ Kap. 25)
- Angeborene Herzfehler

8

8.4.1 Indikationen zur Reanimation

Mit der Reanimation wird begonnen, wenn:

- Bei Neugeborenen ohne ausreichende Spontanatmung die Herzfrequenz trotz effektiver Beatmung unter 60 Schläge/min abfällt
- Bei Säuglingen und Kleinkindern keine normale Atmung und sonstigen Lebenszeichen vorliegen
- Bei Kindern im Alter von über einem Jahr keine Zeichen für eine Herz-Kreislauf-Tätigkeit (fehlendes Bewusstsein und Atemstillstand/Schnappatmung) vorliegen.

MERKE

Typisch für Kinder ist das Auftreten von Bradykardien als Ausdruck eines Sauerstoffmangels. Daher kommt es oftmals bereits allein durch die Beatmung mit hohem Sauerstofffluss zu einem Anstieg der Herzfrequenz und einer Stabilisierung des Kreislaufs. Kammerflimmern hingegen ist selten zu beobachten (< 10 %), allenfalls bei angeborenen Herzfehlern.

8.4.2 Durchführung der Reanimation

Bei der Durchführung der Kinder-Reanimation ist den **anatomischen und physiologischen Besonderheiten** bei Säuglingen und Kleinkindern Rechnung zu tragen (➤ 22.2). Prinzipiell läuft die Kinder-Reanimation aber nicht viel anders als die Reanimation von Erwachsenen ab. Als wesentlicher Unterschied wird die kardiopulmonale Reanimation bei Kindern grundsätzlich **mit fünf Beatmungen begonnen** und anschließend im **Rhythmus 15 : 2** durchgeführt.

Basischeck

Unmittelbar vor Einleitung der Reanimationsmaßnahmen ist festzustellen, ob der Patient einen Herz-Kreislauf-Stillstand erlitten hat. Hierzu ist ein **Basischeck** durchzuführen. Der Basischeck umfasst die Bewusstseins- und Atmungskontrolle (➤ Abb. 8.9).

Bewusstseinskontrolle

Durch **Reiben** der Fußsohlen bei Säuglingen oder Abtrocknen bei Neugeborenen bzw. durch laute Ansprache oder leichtes Schütteln an den Schultern bei größeren Kindern (nicht bei Verletzung der Halswirbelsäule) kann das Bewusstsein kontrolliert werden. Besonders kräftiges Schütteln kann bei Neugeborenen und Säuglingen zu Gehirnverletzungen (Schütteltrauma, ➤ 22.7) führen und ist daher zu unterlassen.

Atemkontrolle

Kinder atmen überwiegend mit dem **Zwerchfell** und nur wenig mit den Thoraxmuskeln. Daher ist bei der Atemkontrolle besonders auf

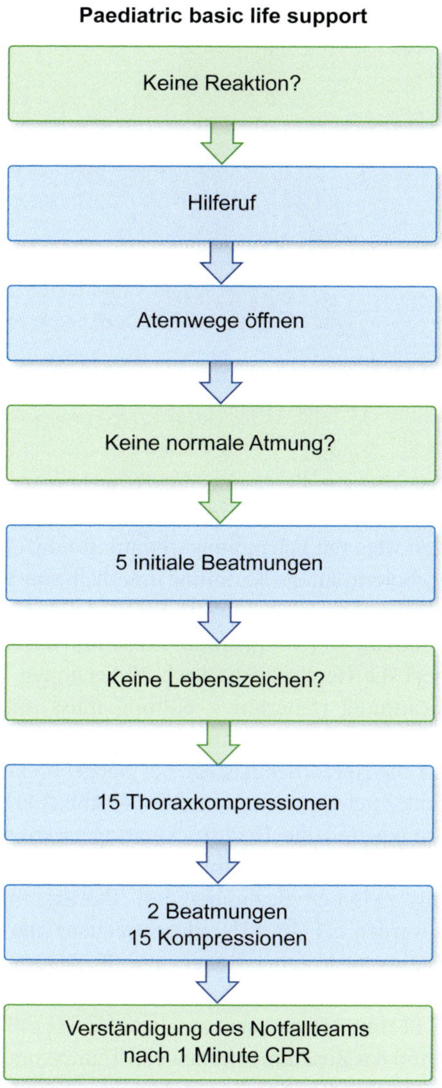

Abb. 8.9 Algorithmus zur Kinder-Reanimation (PBLS) [F781-005]

- Bewegungen der Bauchdecke und des Brustkorbes **(Sehen),**
- Atemgeräusche an Mund und Nase des Kindes **(Hören),**
- Luftbewegungen an der Wange der Helfers **(Fühlen)**

zu achten. Der Kopf wird dabei mit dem lebensrettenden Handgriff nur leicht überstreckt (**„Schnüffelposition“**), da sonst ein Verschluss der Atemwege droht.

Basismaßnahmen

Zur Überprüfung des Atemstillstands durch „Sehen-Hören-Fühlen“ sollen nicht mehr als 10 Sekunden verwendet werden. Im Zweifel ist mit einer Reanimation zu beginnen.

Beatmung

Bei der Beatmung wird der Kopf nur leicht überstreckt und in die sogenannte **„Schnüffelposition“** (➤ Abb. 8.10) gebracht. Offensichtliche Verlegungen der oberen Atemwege sind umgehend zu beseitigen. Anschließend wird die Maske wie bei Erwachsenen mit Daumen und Zeigefinger im C-Griff gehalten.

ACHTUNG

Mit den Fingern am Unterkiefer nicht von unten in den Mundboden drücken, da dies ein Beatmen deutlich erschweren würde.

Für die Beatmung kommen spezielle Kinder-Beatmungsbeutel zum Einsatz, die insgesamt ein kleineres Volumen aufweisen. An den Beutel können ebenfalls ein Sauerstoffreservoir und eine Sauerstoffflasche angeschlossen werden.

Nach **fünf Beatmungen zu Beginn der Reanimation** erfolgt die Beatmung abwechselnd mit der Thoraxkompression im Rhythmus 15 : 2, sodass pro Minute ca. 12–20 Beatmungen durchzuführen sind.

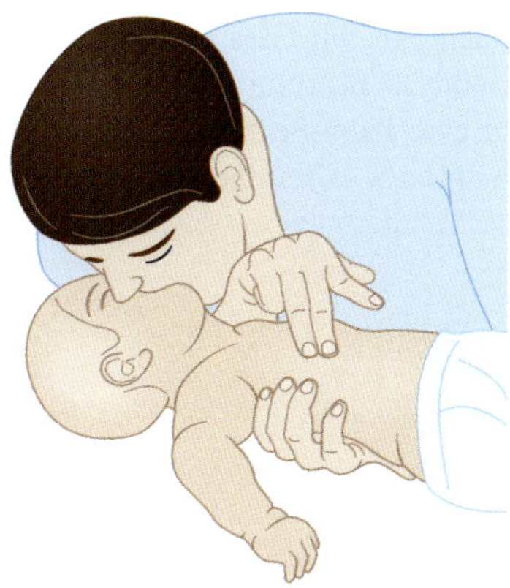

Abb. 8.10 Beatmung von Kleinkindern [L231]

Thoraxkompressionen

Der **Druckpunkt** liegt bei allen Kindern unabhängig vom Alter auf dem unteren Sternumdrittel. Bei Neugeborenen und Säuglingen erfolgen die Thoraxkompressionen mit beiden Daumen (➤ Abb. 8.11).

Für die Herzdruckmassage umfassen die Hände den Brustkorb vom Rücken her ringförmig und die Daumen führen die Thoraxkompression durch. Die **Drucktiefe** orientiert sich am Thoraxdurchmesser und beträgt etwa ein Drittel davon. Die gewählte Druckfrequenz ist abhängig vom Lebensalter:

- Neugeborene: 120/min
- Ab dem 28. Lebenstag: 100–120/min

Bei **Kindern mit einem Lebensalter von über einem Jahr** werden die Thoraxkompressionen mit einer oder beiden Händen durchgeführt. Das Kind wird auf einer festen Unterlage gelagert und sofort mit fünf Atemzügen beatmet. Anschließend wird die Reanimation im Rhythmus 15 : 2 durchgeführt.

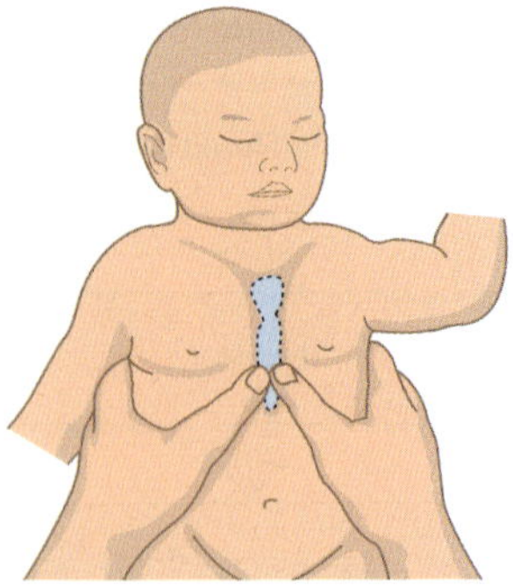

Abb. 8.11 Durchführung der Thoraxkompression bei Neugeborenen und Säuglingen [L138]

8.4.3 Neugeborenenreanimation

Als Neugeborene gelten alle Kinder von der Geburt bis zum Alter von vier Wochen. Bei Neugeborenen genügt es oftmals bereits, die **Atemwege frei zu machen** und das Neugeborene **initial mit 5 Atemzügen** zu **beatmen** (Raumluft ist ausreichend). Dies erleichtert die Entfaltung der Lungen. Die meisten Neugeborenen zeigen sofort nach Belüften der Lunge innerhalb von 30 Sekunden einen Anstieg der Herzfrequenz.

Setzt die Spontanatmung trotz Anstieg der Herzfrequenz nicht ein, wird das Neugeborene mit einer Frequenz von 30 Beatmungen/min weiterbeatmet. Dazu wird eine Baby-Beatmungsmaske mit Sauerstoffzufuhr (100 % O_2) aufgesetzt. Der Beatmungsbeutel wird zur Beatmung des Neugeborenen nur mit Daumen und Zeigefinger bedient. Entscheidend für den weiteren Behandlungsverlauf ist nun, ob das Neugeborene auf die Beatmung innerhalb von 30 Sekunden reagiert, d. h., ob die Spontanatmung einsetzt und die Herzfrequenz auf > 100/min ansteigt.

Liegt die Herzfrequenz nach 30 Sekunden Maskenbeatmung weiterhin < 60/min, muss mit der Herzdruckmassage begonnen werden. Beste Methode für die Herzdruckmassage bei Neugeborenen ist hier die Zwei-Daumen-Methode (➤ Abb. 8.11). Die Beatmung und die Herzdruckmassage werden im Verhältnis 3 : 1 durchgeführt. Bei diesem engen Verhältnis zwischen Beatmung und Thoraxkompression werden bei einer Herzdruckfrequenz von 120/min etwa 90 Kompressionen und 30 Beatmungen erreicht. Beide Maßnahmen (Herzdruckmassage und Beatmung) müssen aufeinander abgestimmt sein, um das Zusammentreffen von Thoraxkompression und Beatmung zu vermeiden.

Erweist sich eine Neugeborenenreanimation als erfolgreich, so ist einem weiteren Wärmeverlust des Neugeborenen vorzubeugen.

Wiederholungsfragen

1. Nennen Sie kardiale und nichtkardiale Ursachen für einen Herz-Kreislauf-Stillstand. (➤ 8.1.1)
2. Erläutern Sie die Aufgaben des Teamleiters und des Teampartners bei der Zwei-Helfer-Methode und beschreiben Sie die Geräteposition. (➤ 8.2.1)
3. Wann wird der Notarzt alarmiert? (➤ 8.2.1)
4. Welche Maßnahmen zählen zum Basic Life Support? (➤ 8.2.3)
5. Wie ist der Rhythmus zwischen Thoraxkompressionen und Beatmungen bei der Zwei-Helfer-Methode, solange der Patient nicht intubiert ist? (➤ 8.2.3)
6. Wie lange werden Thoraxkompressionen und Beatmungen zwischen zwei Analysephasen durchgeführt? (➤ 8.2.3)
7. Erläutern Sie die Wirkung der Thoraxkompression. (➤ 8.2.3)
8. Wo liegt der Druckpunkt und wie suchen Sie ihn auf? (➤ 8.2.3)
9. Nennen und erläutern Sie Drucktiefe, Druckfrequenz und das Verhältnis von Belastung zu Entlastung bei der Reanimation eines Erwachsenen. (➤ 8.2.3)
10. Was ist die häufigste Komplikation bei der Thoraxkompression? (➤ 8.2.3)
11. Beschreiben Sie Ihr Vorgehen beim Aufsetzen und Halten der Beatmungsmaske. (➤ 8.2.3)
12. Erläutern Sie die Bedeutung des Sauerstoffs für die Beatmung. (➤ 8.2.3)
13. Nennen Sie die Werte für Beatmungsfrequenz und Beatmungsdruck bei der Reanimation eines Erwachsenen. (➤ 8.2.3)
14. Wie erkennen Sie am sichersten effektive Beatmungen? (➤ 8.2.3)
15. Wann ist eine Defibrillation indiziert? (➤ 8.2.4)
16. Nennen Sie Möglichkeiten zur Elektrodenposition. (➤ 8.2.4)
17. Welche Energien werden bei der Defibrillation gewählt? (➤ 8.2.4)
18. Welche Durchführungshinweise und Sicherheitsregeln sind bei der Rhythmusanalyse und Defibrillation zu beachten? (➤ 8.2.4)
19. Nennen Sie die erweiterten Reanimationsmaßnahmen. (➤ 8.2.5)
20. Nennen Sie die Reanimationsmedikamente mit ihren Indikationen bei der Reanimation und ihre Hauptwirkungen. (➤ 8.2.5)
21. Wie erkennen Sie einen Spontankreislauf nach erfolgreicher Reanimation? (➤ 8.3.1)
22. Welche Ursachen führen zu einer Kinder-Reanimation? (➤ 8.4)
23. Wann wird im Kindesalter mit der Reanimation begonnen? (➤ 8.4.1)
24. Welche Maßnahmen umfasst der Basischeck bei der Kinder-Reanimation und wie werden sie durchgeführt? (➤ 8.4.2)
25. Wo liegt der Druckpunkt bei Neugeborenen und Säuglingen und wie hoch ist die Druckfrequenz? (› 8.4.2)
26. Ab welchem Lebensalter folgt die Reanimation von Kindern den Standards von Erwachsenen? (➤ 8.4.2)

KAPITEL

9

Jürgen Luxem

Schock

Der Schock ist eine **akute Kreislaufinsuffizienz,** die durch ein Missverhältnis zwischen Blutvolumen und Blutgefäßkapazität verursacht wird und in eine Sauerstoffunterversorgung der Körperzellen mündet. Die unzureichende Durchblutung lebenswichtiger Organsysteme führt zu einer Diskrepanz zwischen Sauerstoffbedarf und Sauerstoffangebot in den Organen. Zu spät oder gar nicht behandelt, führt ein Schock immer zu schweren Organschäden oder zum Tod des Patienten. Die **notärztliche Therapie** ist vor allem wegen der komplexen Abläufe im Schock unentbehrlich.

9.1 Allgemeine Pathophysiologie

Die pathophysiologischen Vorgänge im Schock sind für alle Schockformen weitgehend gleich und lassen sich in drei **Stadien** einteilen:

- Stadium I: kompensierter Schock
- Stadium II: dekompensierter Schock
- Stadium III: irreversibler Schock

9.1.1 Stadium I: Kompensierter Schock

Schon ein geringer Volumenmangel von ca. 500 ml, eine Fehlverteilung im Gefäßsystem oder eine Herzminderleistung führen in einer ersten Reaktion zu einer Verminderung des venösen Rückstroms zum Herzen und beeinflussen direkt das **Herzminutenvolumen.** Dadurch fällt zunächst der Blutdruck mäßig ab.

In dieser frühen Phase des Schocks werden entscheidende **Kompensationsmechanismen** in Gang gesetzt. Druckrezeptoren im Aortenbogen und im Sinus caroticus registrieren den eingetretenen Blutdruckabfall und leiten diese Information an das Kreislaufzentrum in der Medulla oblongata weiter. Dort wird eine Aktivierung des sympathischen Nervensystems mit Freisetzung von Adrenalin, Noradrenalin und Dopamin aus dem Nebennierenmark ausgelöst **(sympathoadrenerge Reaktion).**

Ziel dieser Reaktion ist die Aufrechterhaltung eines ausreichenden Herzzeitvolumens und eines ausreichenden Blutdrucks zur Organdurchblutung:

- An den peripheren Arterien wird durch die α-Rezeptoren-Wirkung eine Gefäßverengung verursacht, wodurch der periphere Gefäßwiderstand ansteigt.
- Am Herzen werden durch die Stimulierung der β_1-Rezeptoren eine Herzkraftsteigerung und eine Frequenzzunahme ausgelöst.
- Der Blutdruck bewegt sich meist in normotonen Grenzen, da die sympathoadrenerge Reaktion in der Makrozirkulation einen Druckabfall verhindert.

Ziel der sympathoadrenergen Reaktion ist die Aufrechterhaltung der Blutzirkulation in Gehirn, Herz und Lunge. Es kommt bereits frühzeitig zu kompensatorischen **Mikrozirkulationsstörungen** in einigen Organen. Die Nierendurchblutung wird verringert, was die Harnausscheidung reduziert. Gleichzeitig nimmt die Salz- und Wasserausscheidung über die Nieren durch hormonelle Einwirkung ab. Zudem kann etwas Blut aus Leber und Milz mobilisiert werden. Daneben gelangt mehr Flüssigkeit aus dem Zwischenzellraum in das venöse Gefäßnetz. So kann der Körper ungefähr ein Liter Volumen zusätzlich ins Blutgefäßsystem bringen. Diese Reaktionen ermöglichen es, dass **Volumendefizite bis zu 20 %** kompensiert werden können. Die genannten Mikrozirkulationsstörungen verlangen aber auf jeden Fall eine weitere Behandlung durch Volumentherapie, obwohl viele Patienten zu diesem Zeitpunkt noch nahezu normale Blutdruckverhältnisse aufweisen.

Symptome im Stadium I

Im **kompensierten Schock** stehen folgende Symptome im Vordergrund:

- Anstieg der Herzfrequenz
- Verlängerte Rekapillarisierungszeit
- Mäßiger Blutdruckabfall
- Durstgefühl
- Zunahme der Atemfrequenz
- Müdigkeit, körperliche Schwäche, aber wach und ansprechbar

9.1.2 Stadium II: Dekompensierter Schock

Reichen die Kompensationsmechanismen nicht aus, sinkt das Herzminutenvolumen weiter und der Blutdruck fällt zunehmend ab. Der Körper versucht, über eine deutlich höhere Ausschüttung von Adrenalin, die um das 30- bis 50-Fache des Normalwertes erhöht sein kann, die Gefäßengstellung zu verstärken und das kreisende Blutvolumen mit einer Umverteilung des Blutstroms auf lebenswichtige Organe (Herz, Lunge, Gehirn, Nieren, Leber) zu konzentrieren **(Zentralisation).** Die **Minderdurchblutung** von Haut, Muskulatur, Armen und Beinen sowie des Magen-Darm-Trakts wird dabei in Kauf genommen.

Im Kapillargebiet ist der Blutfluss dabei so stark reduziert, dass es zu einem **Sauerstoffmangel** im Gewebe kommt. Saure Stoffwechselprodukte entstehen und reichern sich an, da die Zellen unter Sauerstoffmangel arbeiten müssen. Diese Übersäuerung **(Azidose)** behindert mehr und mehr die Stoffwechselvorgänge im Kapillargebiet.

Bei weiterer Verschlechterung kommt es nahezu zu einem Stillstand des Blutstroms in den Kapillaren. Die Übersäuerung nimmt weiter zu, da auch keine Stoffwechselprodukte mehr abtransportiert werden können.

Symptome im Stadium II

Im **dekompensierten Schock** verschlechtert sich die Kreislaufsituation. Die Zeichen der Zirkulationsstörungen sind ausgeprägter:

- Minderdurchblutung der Organe
- Ischämie der Kapillargefäße
- Azidose im Kapillargebiet
- Massive Tachykardie
- Starker Blutdruckabfall
- Beschleunigung der Atemfrequenz
- Bewusstseinseintrübung, Teilnahmslosigkeit
- Kaltschweißigkeit
- Fahle, blasse Haut

9.1.3 Stadium III: Irreversibler Schock

Die Durchlässigkeit der Zellwände in den Kapillaren wird erhöht. Die Zunahme des osmotischen Drucks in der Zelle führt zum Flüssigkeitseinstrom in die Zelle und zum zusätzlichen Flüssigkeitsverlust aus den Gefäßen (Intravasalraum). Der Entzug des intravasalen Flüssigkeitsvolumens im Kapillargebiet führt zunehmend zur Eindickung des Blutes. Die roten Blutkörperchen verlieren ihre ursprüngliche Form. Sie ballen sich wie Geldrollen zusammen **(Sludge-Phänomen)** und blockieren das Kapillargefäß. Setzt zu einem späteren Zeitpunkt die Durchblutung in der Kapillare von Neuem ein, ist es nicht möglich, die so verstopften Kapillaren wieder zu eröffnen. Kommt es zum Untergang der ersten Zellen, werden in den Kapillaren Blutgerinnungsvorgänge ausgelöst. Im gesamten Kapillargebiet gerinnt das stehende Blut **(Stase),** wodurch die Gefäße vollständig verschlossen werden **(Mikrothrombose).** Gleichzeitig werden dadurch Gerinnungsfaktoren aufgebraucht.

Symptome im Stadium III

Der **irreversible Schock** ist richtungweisend in Hinblick auf den bevorstehenden Tod des Patienten:

- Kalte, feuchte Marmorierung der Haut
- Abfall der Körperkerntemperatur
- Tiefe Bewusstlosigkeit (Koma)
- Abnahme der Atemfrequenz (Bradypnoe)
- Abnahme der Herzfrequenz (Bradykardie)

9.2 Allgemeine Diagnostik und Therapieziele

Präklinisch sind die Schockzeichen des kompensierten und dekompensierten Schocks am häufigsten zu beobachten. Nieren- und Lungenversagen sind in der außerklinischen Versorgung nur schwer zu erkennen. Zielführend für die präklinische Schocktherapie ist jedoch, ein **Nieren- und Lungenversagen** zu vermeiden.

9.2.1 Diagnostik

Grundlage und Voraussetzung der Diagnose und Behandlung von Schockzuständen ist die **rasche Untersuchung,** die sich an folgenden Parametern orientiert:

- Bewusstseinszustand
- Atmung (Frequenz, Geräusche, Form)
- Puls und Blutdruck (Makrozirkulation)
- Nagelbettfüllung, periphere Zyanose (Mikrozirkulation)
- Hauttemperatur und -farbe (warm oder kalt, zyanotisch oder blass)

9.2.2 Schockindex

Der Schockindex errechnet sich aus dem Quotienten aus **Pulsfrequenz** und **systolischem Blutdruck.** Bei 20 % Blutverlust hat der Patient etwa einen Puls von 100 Schlägen/min und einen systolischen Blutdruck von 100 mmHg. Dies ergibt einen Schockindex von 1. In dieser Phase wird von einem beginnenden Schock (kompensierter Schock, Stadium I) gesprochen. Bei weiteren rund 10 % Volumenverlust steigt der Schockindex auf 1,5 und der Patient befindet sich bereits im manifesten Schock (dekompensierter Schock, Stadium II). Jeder weitere noch so kleine Blutverlust verschlimmert den Zustand des Patienten (➤ Abb. 9.1).

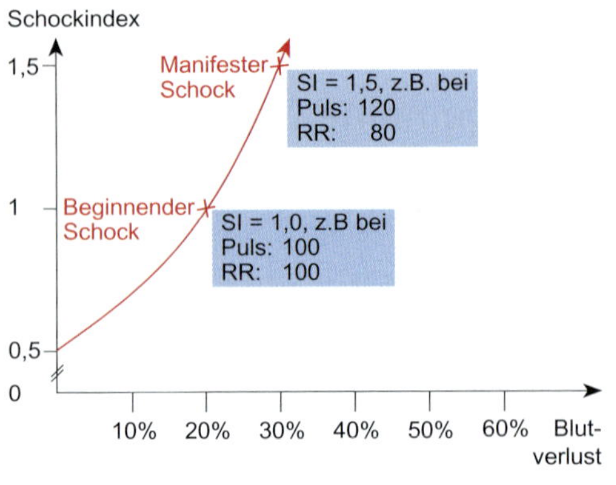

Abb. 9.1 Schockindexkurve [A400]

MERKE

Mit der Berechnung des Schockindexes ist nur eine **grobe Einschätzung** möglich. Ohne klinische Anzeichen eines Schocks kann aus ihm kein Schock abgeleitet werden.

9.2.3 Therapieziele

Das Ziel der Therapie des Schocks ist die Aufrechterhaltung der **Blutzirkulation** und **Sauerstoffversorgung** von Gehirn, Herz und Lunge. Dieses Ziel ist allen Schockformen gemeinsam und kann erreicht werden durch:

- Sicherung der Atemwege **(Intubation)** als Voraussetzung für die Verbesserung der Oxygenierung durch Sauerstoffzufuhr **(Beatmung)**
- Sicherung der Blutzirkulation als Voraussetzung eines ausreichenden Blutdrucks durch Gabe von **Infusionen** (balancierten Vollelektrolylösungen, ➤ 11.2.17) und/oder spezifischer Medikamente (z. B. Katecholamine, ➤ 11.2.2).

9.3 Schockformen

9.3.1 Hypovolämischer Schock

Der hypovolämische Schock ist durch den Volumenverlust charakterisiert. Der bekannteste Vertreter dieser Schockform ist der **hämorrhagische Schock** (Blutverlustschock), indem der Betroffene Blutvolumen aus dem Kreislauf verliert. Die Blutung kann nach außen oder in das Körperinnere erfolgen. Die Blutung ins Körperinnere kann leicht übersehen werden.

Der hypovolämische Schock kann auch durch einen großen **Wasserverlust** über die Nieren, den Darm oder die Haut ausgelöst werden (➤ Tab. 9.1).

Der Volumenverlust führt über das Absinken des venösen Rückstroms zu einem verminderten Herzschlagvolumen und zum Einsetzen der körpereigenen Gegenregulationsmechanismen. Ein **Volumenverlust** von bis zu 15 ml/kg Körpergewicht wird vom Körper ohne Blutdruckabfall toleriert. Bis zu 20 %

Tab. 9.1 Ursachen für das Auftreten eines hypovolämischen Schocks

Ursache	Auslöser
Äußere Blutungen	• Offene Frakturen • Amputationen • Offene Wunden (z. B. Schuss-, Schnitt- und Stichverletzungen, ➤ Kap. 18)
Innere Blutungen	• Geschlossene Frakturen • Bauch- und Thoraxtrauma (➤ Kap. 18) • Gastrointestinale Blutungen, rupturiertes Bauchaortenaneurysma (➤ Kap. 19) • Extrauterine Gravidität (➤ 21.2.1)
Plasma-, Wasser- und Elektrolytverluste	• Verbrennungen (➤ 17.3) • Hitzeerschöpfung oder Hitzschlag (➤ 17.2) • Ileus, Peritonitis (➤ Kap. 19)

Volumenverlust gegenüber der Norm kann durch körpereigene Mechanismen kompensiert werden. Intravasale Flüssigkeitsverluste von über 35 % hingegen sind akut lebensgefährlich.

Symptome

Bei einem hypovolämischen Schock treten die oben beschriebenen charakteristischen Schockanzeichen auf. Das frühzeitige Erkennen der den Schockzustand auslösenden Verletzungen oder Erkrankung ist wesentliche Voraussetzung, um bereits vor Auftreten der ersten Symptome durch geeignete Maßnahmen dem zu erwartenden Schock gegenzusteuern.

Basismaßnahmen

Neben der Therapie der Grunderkrankung bzw. -verletzung erfolgt die Schockbekämpfung mit der Zielsetzung, fortschreitende lebensbedrohliche Blutungen und andere Volumenverluste zu verhindern und diese durch Flüssigkeitsgabe zu ersetzen.

Die wichtigste Basismaßnahme ist die **Blutstillung** lebensbedrohlicher Wunden, um einem weiteren Volumenverlust entgegenzuwirken. Dann erfolgt die Einordnung des Krankheitszustands mithilfe der **Anamneseerhebung** (Krankheit, Unfallhergang, Vorerkrankungen, Dauermedikation), der Fingernagelbettprobe, der Beurteilung des Hautkolorits und der engmaschigen **Überwachung** von Bewusstsein, Atmung, Puls, EKG und Blutdruck. Sofern noch nicht geschehen, muss der **Notarzt** hinzugezogen werden. Um den Schockverlauf nicht zu beschleunigen, dürfen die betroffenen Personen nicht mehr umherlaufen, sondern sind in Schocklage (➤ Abb. 9.2) zu bringen.

Bei der **Schocklage** werden die Beine des Betroffenen um etwa 30 cm erhöht gehalten oder gelagert (dies entspricht etwa der Höhe einer Getränkekiste). Durch diese Lagerungsart fließt das Blut aus den Beinen zurück in den Körper, wodurch ein Volumenmangel im Körper kurzfristig und wirkungsvoll behoben werden kann. Vorsicht ist jedoch bei Erkrankungen des Herzens und Verletzungen im Bereich des Oberkörpers geboten, da nun in genau diese Regionen mehr Blut fließt und z. B. das Herz stark belastet oder Blutungen verstärkt werden können. Ebenso muss bei einem Verdacht auf Wirbelsäulenverletzungen ein umsichtiger Umgang mit der Schocklage erfolgen. Nach Umlagerung des Patienten auf die Vakuummatratze wird diese durch Verwendung der Trage oder des Tragentisches im RTW

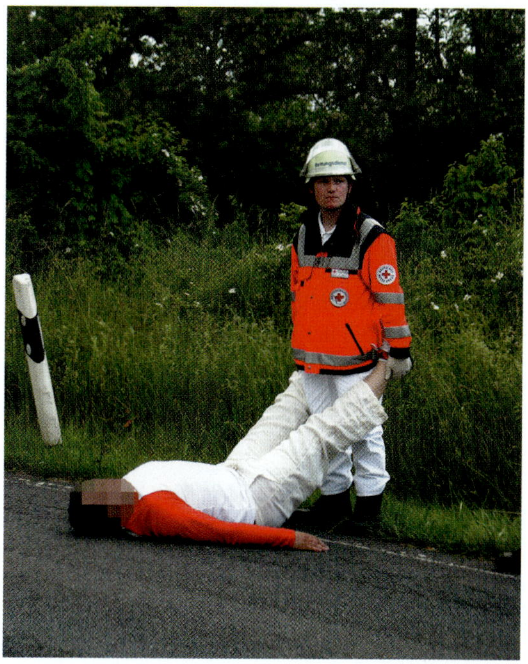

Abb. 9.2 Schocklage (Realfall) [O429]

in eine Kopftieflage gebracht. Von besonderer Bedeutung sind die Beruhigung und der Wärmeerhalt des Patienten. Alle Schockpatienten sollten großzügig **Sauerstoff** über eine Insufflationsmaske erhalten (Zielwert SpO_2 nahe 100 %).

9.3.2 Anaphylaktischer Schock

Der anaphylaktische Schock tritt im Verlauf einer **allergischen Reaktion** nach Antikörper-Antigen-Kontakt auf. Antigene, die in den Körper eindringen, werden beim ersten Kontakt als Fremdkörper klassifiziert. Der Körper bildet Antikörper (Sensibilisierung), die bei einem erneuten Eindringen der Antigene eine unkontrollierte Antigen-Antikörper-Reaktion auslösen können und hormonähnliche Wirkstoffe aus den Geweben und Zellen des Organismus **(Mediatoren)** freisetzen. Diese Reaktion ist durch ihren **rasanten Verlauf** gekennzeichnet, der in kürzester Zeit zu einer lebensbedrohlichen Schocksituation führt.

Folgende Substanzen können u. a. als **Antigene** wirken:

- **Medikamente,** z. B. Antibiotika, Röntgenkontrastmittel, Gelatine- oder Dextran-Infusionen, ASS
- **Nahrungsmittel,** z. B. Eiweißprodukte, Konservierungsmittel, Farbstoffe und verschiedene Früchte
- **Insektengifte,** z. B. von Bienen und Wespen

Der anaphylaktische Schock führt zu einer Gefäßweitstellung **(Vasodilatation)** mit relativem Volumenmangel durch ein „Pooling" (Sammeln) des Blutes in peripheren Venen sowie zu einem absoluten Volumenmangel durch Übertritt von Flüssigkeit in Haut und Schleimhäute infolge der erhöhten Gefäßdurchlässigkeit der Kapillargefäße.

Symptome

Die allergische Reaktion wird in **vier Stadien** (1–4) unterteilt (➤ Tab. 9.2). Die Stadien 2 und 3 entsprechen einem anaphylaktischen Schock.

Tab. 9.2 Stadieneinteilung und Symptome bei allergischen Reaktionen

Stadium	Symptome
1	Haut- und Schleimhautreaktionen (Schwellung, Hautrötung, Juckreiz, Flush, Urtikaria), Angioödem
2	Zusätzlich: Allgemeinreaktionen wie Unruhe, Kopfschmerzen, Hitzegefühl, Übelkeit, Erbrechen; Kreislauf- (z. B. Hypotonie, Tachykardie) und Atemwegsreaktionen (z. B. Dyspnoe)
3	Zusätzlich: lebensbedrohliche Reaktion mit schwerer Dyspnoe (inspiratorischer Stridor, exspiratorisches Giemen, verlängerte Ausatmung); Schockzeichen (Tachykardie, Hypotonie, Frieren, Blässe, Kaltschweißigkeit), Bewusstseinstrübung
4	Atem- und Herz-Kreislauf-Stillstand

Basismaßnahmen

Die Basismaßnahmen umfassen die engmaschige Kontrolle der **Vitalzeichen** durch regelmäßiges Ansprechen, Beurteilung der Atmung, Pulstasten, EKG-Monitoring und Blutdruckmessung. Im Rahmen der Anamneseerhebung ist nach den **Auslösern** für die allergische Reaktion und nach bekannten Allergien zu fragen. Bereits bei dem Verdacht auf Vorliegen einer anaphylaktischen Reaktion muss der **Notarzt** unverzüglich angefordert werden, da sich das Krankheitsbild innerhalb von Minuten verselbstständigt und sich der Patient schnell in einem kritischen Zustand befinden kann. Der Patient wird in Schocklage gebracht und erhält großzügig **Sauerstoff** über eine Insufflationsmaske (Zielwert SpO_2 nahe 100 %). Beruhigender Zuspruch und Wärmeerhaltung ergänzen die Basismaßnahmen.

9.3.3 Kardiogener Schock

Ein kardiogener Schock ist durch das plötzliche **Versagen** der kardialen Pumpleistung gekennzeichnet. Daraus resultiert eine verminderte Auswurfleistung des Herzens. Das Herzminutenvolumen sinkt und die Herzleistung reicht nicht mehr aus, um den Körper hinreichend mit Blut und Sauerstoff zu versorgen. Der kardiogene Schock ist die ausgeprägteste Form einer **Herzinsuffizienz** (➤ 13.1.1).

9

Tab. 9.3 Ursachen des kardiogenen Schocks

Ursache	Auslöser
Intrakardial (kardiogen)	• Akutes Koronarsyndrom (➤ 13.2.1) • Herzrhythmusstörungen (➤ 7.5) • Kardiales Lungenödem (➤ 13.2.2) • Perikarderguss • Herzklappenfehler • Hypertensiver Notfall (➤ 13.2.3)
Extrakardial (obstruktiv)	• Spannungspneumothorax (➤ 18.5) • Perikardtamponade • Lungenembolie (➤ 13.2.5)

Die **Ursachen** für das Auftreten eines kardiogenen Schocks können sowohl Erkrankungen des Herzens als auch Verletzungen der Umgebungsstrukturen des Herzens sein (➤ Tab. 9.3). Das akute Koronarsyndrom und die dekompensierte Linksherzinsuffizienz sind die häufigsten Ursachen für das Auftreten eines kardiogenen Schocks.

Symptome

Typisch für den kardiogenen Schock sind der Blutdruckabfall und eine Einflussstauung vor dem Herzen mit gestauten Halsvenen und Beinödemen. Zusätzlich treten die typischen Schockzeichen auf. Der Pulsschlag kann im kardiogenen Schock jedoch verlangsamt sein.

Basismaßnahmen

Wichtigstes Therapieziel ist die Beseitigung der eingeschränkten Pumpleistung. Das bedarf aber fast immer der Behandlung durch den **Notarzt.** Ansonsten muss versucht werden, den Patienten durch Basismaßnahmen, wie engmaschiges **Monitoring, Sauerstoffgabe** über Sauerstoffmaske (Zielwert SpO_2 nahe 100 %) und die Lagerung in flacher oder halbsitzender Position, zu unterstützen.

MERKE

Im Gegensatz zu allen anderen Schockformen erfolgt die Lagerung des Patienten im kardiogenen Schock bei starkem Blutdruckabfall flach auf dem Rücken oder in halbsitzender Position zur Vorlastsenkung des Herzens.

9.3.4 Neurogener Schock

Der neurogene Schock ist durch einen relativen Volumenmangel infolge einer Weitstellung der Blutgefäße charakterisiert. Ursachen sind Verletzungen und Erkrankungen des **zentralen Nervensystems** (➤ Tab. 9.4). Bei einer Mitbeteiligung des sympathischen Nervensystems wird die Verbindung zwischen ZNS und Blutgefäßsystem gestört oder unterbrochen. Der **Sympathikus** kann nun nicht mehr die Blutgefäßweite regulieren, was zu einer unerwünschten Weitstellung der Blutgefäße führt. Damit fehlen dem Organismus zunächst auch die üblichen Gegenregulationsmechanismen und das Blut sackt, der Schwerkraft folgend, in die peripheren Blutgefäße ab.

Der **spinale Schock** ist eine Sonderform des neurogenen Schocks. Er wird durch Störungen in der sympathischen Innervation der Gefäße und des Herzens nach einem Wirbelsäulentrauma im Bereich der Hals- und Brustwirbelsäule verursacht.

Symptome

Ein Hinweis auf einen neurogenen (spinalen) Schock ergibt sich zunächst aus der **Anamnese** (z. B. Unfallhergang, Sturz aus großer Höhe). Weitere Hinweise sind unter anderem Lähmungserscheinungen, Gefühllosigkeit, unwillkürlicher Harn- und/oder Stuhlabgang. Die klassischen Schockzeichen sind, im Gegensatz zu den anderen Schockformen, außer einem Blutdruckabfall eher untypisch. Der Puls ist normfrequent bis bradykard aufgrund der fehlenden sympathischen Innervation des Herzens und die Haut warm infolge der peripheren Gefäßweitstellung.

Tab. 9.4 Ursachen für den neurogenen (spinalen) Schock

Ursache	Auslöser
Erkrankung	• Entzündungen im Bereich von Gehirn oder Rückenmark (z. B. Meningitis, Enzephalitis) • Nervenschädigungen nach Bandscheibenvorfall (➤ 15.5)
Trauma	• Schädel-Hirn-Trauma • Wirbelsäulenverletzungen mit Rückenmarksbeteiligung (➤ 18.3)

Basismaßnahmen

Durch die gute therapeutische Beherrschbarkeit sind überhastete Rettungsmaßnahmen nicht indiziert. Vielmehr sollte nach **Stabilisierung** des Patienten ausreichende Sorgfalt für die schonende Rettung aufgewendet werden.

Die Halswirbelsäule wird mit einer Zervikalstütze stabilisiert. Das Umlagern erfolgt mittels Schaufeltrage auf die Vakuummatratze. Bewusstlose werden unter Berücksichtigung der Gesamtsituation entweder in die stabile Seitenlage gedreht oder unter ständiger Absaugbereitschaft in Rücklage gelagert. Alle Patienten erhalten großzügig **Sauerstoff** über eine Insufflationsmaske. Maßnahmen zur **Wärmeerhaltung** sind erforderlich, denn trotz der warmen Haut kühlen auch die Patienten im neurogenen Schock schnell aus.

9.3.5 Septischer Schock

Der septisch-toxische Schock kann im Rahmen einer schweren **Sepsis** oder eines **Systemic Inflammatory Response Syndrome (SIRS)** auftreten.

Der **Sepsis** liegt eine potenziell lebensbedrohlichen Allgemeininfektion zugrunde. Von den Krankheitserregern werden gefäßwirksame Mediatoren – sogenannte **Endotoxine** – ausgeschüttet. Resultate sind eine Gefäßweitstellung und ein Versacken des Blutes in den peripheren Blutgefäßen mit relativem Volumenmangel.

Ursächlich kommen vor allem bakterielle Infektionen im Zusammenhang mit Entzündungen der Hohlorgane des Bauchraums, Wundinfektionen oder Keimbesiedelungen auf der Haut oder an Blasenkathetern infrage. Auch eine schwer verlaufende Pneumonie (➤ 14.1.2) kann zum septischen Schock führen.

SIRS beschreibt eine systemische Entzündungsreaktion, ohne dass eine Infektion nachweisbar wäre. Ursachen können verschiedene schwere Erkrankungen oder Verletzungen sein, z. B. Verbrennungen oder Pankreatitis. Die systemische Entzündungsreaktion findet im gesamten Körper gleichermaßen statt, unabhängig davon, an welcher Stelle sie ausgelöst wurde.

Symptome

Die Patienten verfügen **anfangs** über eine warme Haut und klagen über Schüttelfrost, Fieber und Gliederschmerzen. Durch das Fieber ist die Haut warm und rosig, obwohl in der Peripherie bereits eine deutliche Zyanose festzustellen sein wird. Erst später treten die allgemeinen Schockzeichen mit feuchter, kühler Haut auf.

Eine **systemische Entzündungsreaktion** ist präklinisch gut erkennbar an den sog. SIRS-Symptomen:

- Erhöhte Atemfrequenz (AF > 20/min)
- Tachykardie (HF > 90/min)
- Sauerstoffsättigung (SpO_2 < 90 % ohne Sauerstoff)
- Fieber (> 38,5 °C) oder Hypothermie (< 36 °C)
- Blutzucker (> 140 mg/dl)
- GCS (< 12 Punkte)
- Blutdruck (RR < 90 mmHg systolisch)

Sind zwei oder mehr dieser Kriterien erfüllt, so liegt der **Verdacht einer Sepsis** vor.

ACHTUNG

Allerdings haben im Umkehrschluss nicht alle Patienten, die zwei SIRS-Kriterien erfüllen, eine Sepsis.

Basismaßnahmen

Die Basistherapie umfasst neben dem Monitoring von Blutdruck, Herzfrequenz und Sauerstoffsättigung die frühzeitige Gabe von Sauerstoff (Zielwert SpO_2 > 90 %), die Anlage zweier Venenzugänge und die Verabreichung balancierter Vollelektrolylösungen (Zielwert RR_{syst} > 100 mmHg) sowie den raschen Transport in eine geeignete Zielklinik.

Wiederholungsfragen

1. Definieren Sie den Begriff Schock. (➤ 9.1)
2. Welche Mechanismen führen zum Schock? (➤ 9.1)
3. Welche Schockformen können unterschieden werden? (➤ 9.1)
4. Benennen Sie die Schockstadien. (➤ 9.1)
5. Was ist unter einer sympathoadrenergen Reaktion zu verstehen? (➤ 9.1.1)
6. Wie kommt es zur Zentralisation? (➤ 9.1.2)
7. Welche Organe werden im Schock besonders geschädigt? (➤ 9.1)
8. Nennen Sie die allgemeinen Schockzeichen in Abhängigkeit vom Schockstadium. (➤ 9.2)
9. Nennen Sie Untersuchungsparameter, welche die Grundlage der Diagnose von Schockzuständen darstellen. (➤ 9.2)
10. Welche zentralen Therapieziele werden bei allen Schockformen verfolgt? (➤ 9.2.3)
11. Nennen Sie Ursachen für das Auftreten eines hypovolämischen Schocks. (➤ 9.3.1)
12. Nennen Sie Auslöser für einen anaphylaktischen Schock. (➤ 9.3.2)
13. Warum stellt der kardiogene Schock eine besondere Schockform dar? (➤ 9.3.3)
14. Erläutern Sie die Unterschiede des kardiogenen Schocks zu den anderen Schockformen. (➤ 9.3.3)
15. Welche Auslöser führen zu einem kardiogenen Schock? (➤ 9.3.3)
16. Wie entsteht ein neurogener Schock? (➤ 9.3.4)
17. Warum kommt es beim neurogenen Schock zu einer Bradykardie und warum sind Patienten im neurogenen Schock besonders von einer Unterkühlung bedroht? (➤ 9.3.4)

KAPITEL

10 Medikamenten-Applikation

Andreas Lobmüller, Jürgen Luxem

Die Gabe von Medikamenten (**Applikation**) kann auf vielfältige Art und Weise geschehen. Dank vieler Innovationen der letzten Jahre konnte das Spektrum der verschiedenen Applikationsformen durch neue Medizinprodukte erweitert werden, um eine gezielte Wirkung zu erreichen. Unabhängig von der Art der Verabreichung muss die Applikation unter allen Umständen sorgsam und unter Berücksichtigung der Unversehrtheit und des gültigen Verfallsdatums aller Produkte erfolgen. Je nach Applikationsart kann der Körper die Wirkstoffe in unterschiedlichster Geschwindigkeit aufnehmen und verarbeiten.

10.1 Applikationsformen

10.1.1 Enterale Gabe

Orale Applikation (p. o.)

Medikamente, die oral eingenommen werden (per os, p. o.), entfalten ihre Wirkung **langsam,** da sie erst den Magen-Darm-Trakt passieren müssen, um an einer geeigneten Stelle im Darm resorbiert werden zu können. Vom Darm gelangen sie über die Pfortader direkt zur Leber und unterliegen dort einer ersten Verstoffwechselung **(First-Pass-Effekt).** Diese in der Leber stattfindende Verarbeitung kann Medikamente sowohl inaktivieren oder abbauen als auch aktivieren. Medikamente, die primär inaktiv sind und erst durch eine Verstoffwechselung in der Leber aktiviert werden, nennt man **Prodrugs.** Hierdurch können Nebenwirkungen vermindert werden. Bei **Lebererkrankungen** können Medikamente aufgrund des fehlenden Abbaus kumulieren und sogar toxisch wirken oder auch durch eine fehlende Aktivierung unwirksam bleiben.

In einer Notfallsituation ist die orale Darreichungsform weniger geeignet, da die gewünschte Wirkung in aller Regel nicht schnell genug einsetzt. Des Weiteren besteht die Gefahr einer Aspiration, weshalb oral zuzuführende Medikamente nur bei vollständig erhaltenem Bewusstsein des Patienten verabreicht werden dürfen.

Einige Medikamente sind jedoch nur in oraler Darreichungsform verfügbar, weshalb auch in der Notfallmedizin nicht ganz auf sie verzichtet werden kann. So kann im Notfall beim wachen Patienten in Wasser gelöstes **Aktivkohlepulver** die weitere Resorption von oral aufgenommenen Giften verhindern. Auch schaumbildende Stoffe (z. B. Spülmittel) werden durch die orale Gabe von **Entschäumern** (Sab Simplex®) behandelt. Ein weiteres Beispiel sind blutverdünnende Tabletten (z. B. Plavix®), die in manchen Rettungsdienstbereichen bei Notfallpatienten mit einem gesicherten ST-Strecken-Hebungsinfarkt im Notarztwagen verabreicht werden.

Rektale Applikation

Das Blut des Analkanals fließt nicht wie das Blut des Magen-Darm-Trakts zur Leber ab, sondern mündet direkt in die untere Hohlvene. Rektal verabreichte Medikamente unterliegen daher nicht dem First-Pass-Effekt der Leber und erreichen nach Resorption direkt den Systemkreislauf. Beispiele hierfür sind das Sedativum **Diazepam,** das als **Rektaltube** zur Verfügung steht, oder das Glukokortikoid **Rectodelt**®, das als Zäpfchen **(Suppositorium)** verabreicht wird.

10.1.2 Parenterale Gabe

Werden Medikamente so verabreicht, dass der Magen-Darm-Trakt umgangen wird, spricht man von parenteraler Applikation. Diese kann sowohl invasiv als auch nichtinvasiv erfolgen. Beispiel für eine nichtinvasive parenterale Applikation ist neben der Verabreichung über die Mundschleimhaut (bukkal), den Nasen-Rachen-Raum (nasal) oder die Haut (dermal) die Inhalation von vernebelten Medikamenten in die Lungen.

Invasive Methoden der parenteralen Applikation erfordern eine Verletzung der intakten Körperoberfläche. Die direkte Injektion von Medikamenten in das Blutgefäßsystem kann sowohl über einen Venenkatheter als auch über einen intraossären Zugang erfolgen. Außerdem ist es möglich, Medikamente direkt in das Unterhautfettgewebe (subkutan) oder einen Muskel (intramuskulär) zu injizieren. Dadurch entstehen jedoch potenzielle **Eintrittspforten für Krankheitserreger** wie Bakterien, Viren oder Pilze, die eine mitunter schwere Infektion zur Folge haben können. Daher ist beim Umgang mit Medikamenten stets auf ordentliche und saubere Verhältnisse, beim Aufziehen und Injizieren von sterilen Pharmaka auf die strenge Einhaltung der Sterilität zu achten.

Intra-/zentralvenöse Applikation (i. v.)

Die gebräuchlichste Applikationsform im Rettungsdienst ist die **Injektion** eines aufgelösten Medikaments in eine periphere Vene. Idealerweise erfolgt die Gabe mittels einer **Venenverweilkanüle,** die zumeist in einer großlumigen Vene am Handrücken, Unterarm oder in der Ellenbeuge platziert wird und eine kontinuierliche Darreichung gewährleistet. Der Wirkstoff muss nicht erst resorbiert werden und unterliegt zudem nicht dem First-Pass-Effekt der Leber, sondern steht sofort zur Verfügung.

Bei schlechten Venenverhältnissen oder im Falle eines Kreislaufschocks wird von Notärzten die große periphere Halsvene (V. jugularis externa) punktiert; in Ausnahmefällen wird auch ein zentralvenöser Katheter gewählt, da hierdurch die Medikamente schnell und sicher in die Zirkulation gelangen. **Zentralvenös** bedeutet, dass ein Katheter über eine große, zentrale Vene (V. jugularis interna oder V. subclavia) direkt bis vor den rechten Vorhof des Herzens geschoben wird.

MERKE

Im Kreislaufschock führt die Zentralisation zu einer eingeschränkten Durchblutung der peripheren Gefäße. In diesem Fall sollten Medikamente mithilfe einer Trägerlösung (NaCl 0,9 %, Ringer®-Lösung) in die Zirkulation eingeschwemmt werden, um einen schnelleren Wirkungseintritt zu erzielen.

Intraossäre Applikation (i. o.)

Ein sicherer Zugang zum Gefäßsystem des Patienten ist ein wesentlicher Bestandteil jeder Rettungsmaßnahme, jedoch in besonders kritischen Situationen, wie z. B. einem ausgeprägten Schock, nicht immer

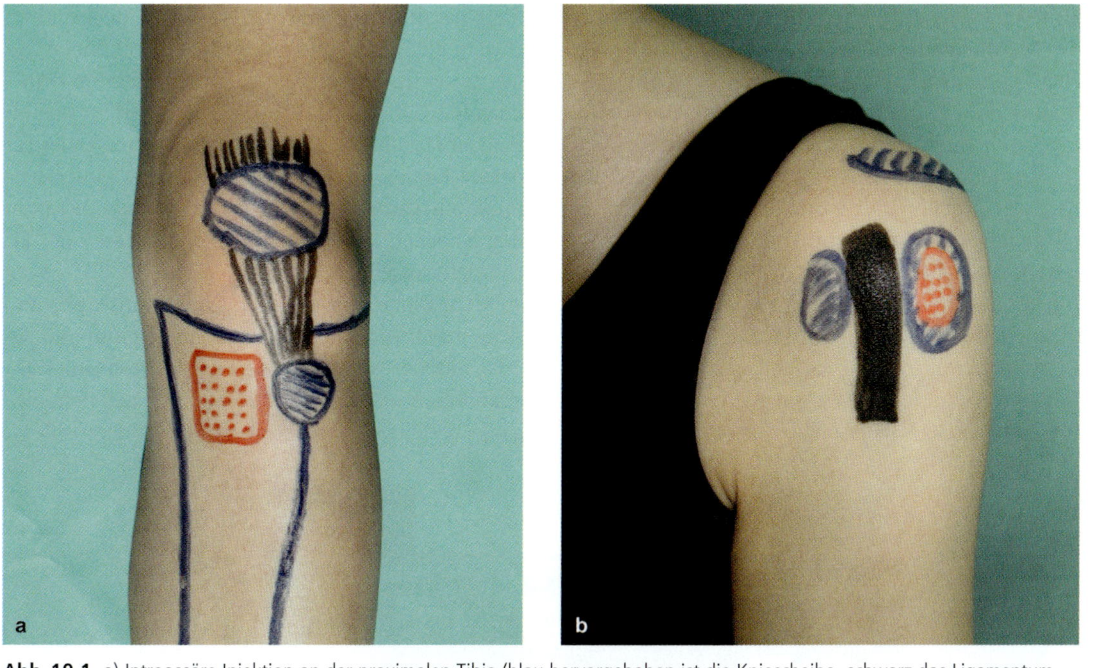

Abb. 10.1 a) Intraossäre Injektion an der proximalen Tibia (blau hervorgehoben ist die Kniescheibe, schwarz das Ligamentum patellae; das Gebiet zur sicheren Punktion wurde rot markiert.); b) Intraossäre Injektion am proximalen Humerus/an der proximalen Tibia (schwarz hervorgehoben ist der Verlauf der langen Bizepssehne, blau die beiden Knochenhügel [Tuberculum majus vorne, Tuberculum minus hinten]; das Gebiet zur sicheren Punktion wurde rot markiert.) [M302]

möglich. Um zeitraubende Punktionsversuche der kollabierten Venen zu verhindern, wurde bereits vor vielen Jahren die Möglichkeit entdeckt, die **Knochenmarkhöhle** als Zugangsweg zum Kreislauf des Patienten zu nutzen. Medikamente und Infusionslösungen, die hierüber verabreicht werden, gelangen über die abführenden Venengeflechte sicher in das venöse Kreislaufsystem.

Das Verfahren der **intraossären Punktion** war jedoch bis vor wenigen Jahren noch ausschließlich der Anwendung bei Säuglingen und Kleinkindern vorbehalten. Der Grund hierfür ist die harte Knochenschale Jugendlicher oder Erwachsener, die nur schwer von Hand punktiert werden konnte. Erst durch die Entwicklung neuer Geräte konnte das intraossäre Punktionsverfahren für alle Altersklassen etabliert werden.

Die **Durchführung** eines intraossären Zugangs folgt dabei einem einheitlichen Verfahren. Zunächst werden der geeignete Punktionsort, die passende Nadelgröße und ggf. die Eindringtiefe ausgewählt. Zur Anlage eignen sich Körperstellen, an denen der Knochen direkt unter der Haut gut tastbar ist (➤ Abb. 10.1). Anschließend wird die Punktionsstelle sorgfältig desinfiziert, um eine Kontamination der Markhöhle mit Keimen zu verhindern. Bei wachen Patienten kann eine lokale Betäubung der Punktionsstelle erforderlich sein. Nun wird die Kanüle in einem Winkel von 90° steril auf die Haut aufgesetzt und die Markhöhle punktiert. Im Anschluss wird der Metallmandrin aus der im Knochen verbliebenen Kanüle entnommen und diese sicher befestigt. Auch hier sollte bei wachen Patienten eine Injektion von Lokalanästhetika erwogen werden, da die intraossäre Injektion schmerzhaft sein kann.

Über den Luer-Lock-Anschluss kann nun eine Infusionslösung direkt angeschlossen werden (➤ Abb. 10.2). Meist ist nach erfolgreicher Punktion ein Freispülen des Zugangs von Gewebetrümmern notwendig. Hierzu reicht im Normalfall die rasche Injektion (Bolus) von 10 ml 0,9-prozentiger Kochsalzlösung völlig aus.

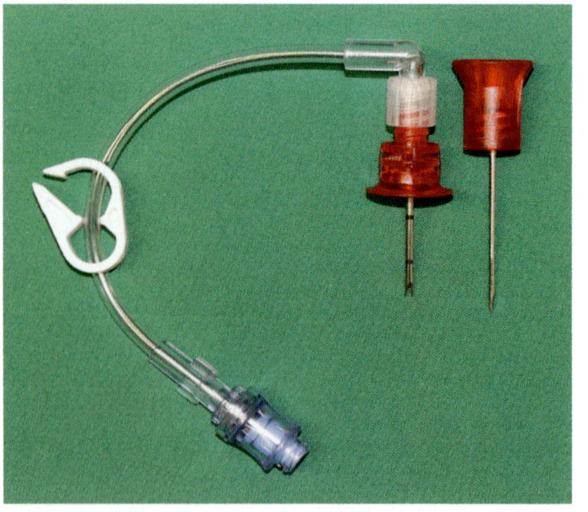

Abb. 10.2 EZ IO™ Kanüle mit Konnektor [M302]

Wurden die ersten Intraossärnadeln ursprünglich noch von Hand in die Knochenhöhle eingebohrt, sind nun moderne Applikationsvorrichtungen verfügbar, mit deren Hilfe die Nadeln schnell und sicher in die Markhöhle platziert werden können. Eines dieser Instrumente ist die **Bone Injection Gun**™, kurz B. I. G.™ (➤ Abb. 10.3). Diese besteht aus einem einfachen Handstück, das im Inneren einen Federmechanismus enthält. An diesem ist eine sterile Punktionskanüle angebracht, die mit hoher Kraft in den Knochen „gefeuert“ wird. Hierzu muss der Sicherheitsverschluss an der Rückseite abgezogen werden. Danach ist das Gerät punktionsbereit und kann durch vorsichtigen Druck auf den hinteren Bereich aktiviert werden. Nachdem das Handstück abgenommen wurde, kann die Kanüle nach dem eingangs beschriebenen Verfahren verwendet werden.

10

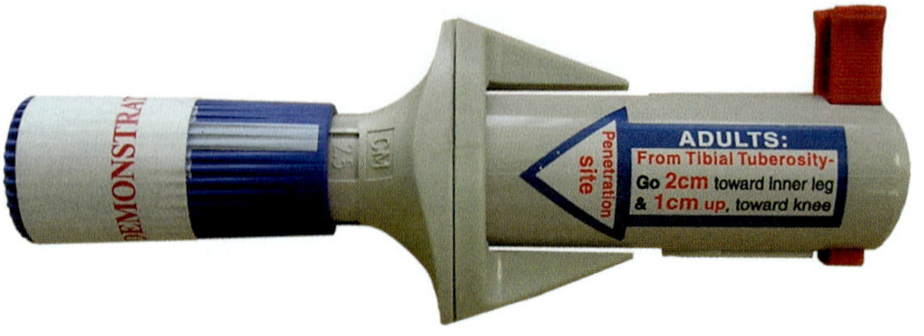

Abb. 10.3 Bone Injektion Gun™ [M302]

Trotz der einfachen Handhabung konnte sich die B. I. G.™ jedoch nicht flächendeckend durchsetzen. Von großem Nachteil war neben dem hohen Anschaffungspreis und der nur einmaligen Auslösbarkeit des Mechanismus die nicht immer hundertprozentige Erfolgsquote. Bei kräftigen oder sportlichen Patienten mit zu festem Knochenmantel (Kortikalis) kann trotz richtiger Anwendung des Geräts der Knochenmarkraum nicht immer erreicht werden.

Aktueller Stand der Technik ist die handliche Knochenbohrmaschine mit dem Namen **EZ-IO™** (aus dem Englischen für „easy-intraosseous"). Dieses System besteht aus einer kleinen, batteriebetriebenen Handbohrmaschine, einer sterilen Bohrkanüle und einem abgewinkelten Verlängerungsstück (> Abb. 10.4). Die Bohrkanüle wird zur Anlage direkt auf den Handbohrer aufgesetzt und durch einen kleinen Magneten in Position gehalten. Anders als bei der B. I. G.™ muss die Kanüle hierbei zunächst durch die intakte Haut gestochen werden, bevor sie eingebohrt werden kann. Waren bei der B. I. G.™ noch Fehlpunktionen aufgrund zu geringer Durchdringungskraft möglich, verfügt dieses System bei korrekter Anwendung über eine äußerst hohe Treffsicherheit. Zudem werden die Kanülen sehr fest in den Knochen eingebracht, was eine versehentliche Entfernung durch Zug an der Infusion unwahrscheinlicher macht.

Nachdem die EZ-IO™-Nadel sicher in den Knochen gebohrt wurde, kann das Stilett (ähnlich einem Mandrin) entfernt und ein mit Kochsalz befülltes EZ-Connect®-System angeschlossen werden. Über eine aufgedrehte Luer-Lock-Spritze kann die EZ-IO™-Bohrkanüle sicher herausgedreht und entfernt werden. Hierbei sollte an der Bohrnadel nicht gerüttelt werden, da diese vom Metalldorn abbrechen kann.

Auffinden der intraossären Punktionsstelle

Eine geeignete Punktionsstelle hängt von Alter, Größe und Körperbau des Patienten ab. Die beiden bevorzugten Punktionsstellen befinden sich an der **proximalen Tibia** und am **proximalen Humerus** (> Abb. 10.2).

Zur Punktion des **proximalen Oberarmknochens** wird der Patient am Oberkörper entkleidet und aufrecht oder halbsitzend gelagert. Anschließend wird der Unterarm um 90° gebeugt und bequem auf den Bauch gelegt. Hierdurch wird der Oberarmknochen nach innen rotiert und der große Knochenhöcker (Tuberculum majus humeri) kann an der Vorderseite getastet werden. Das Auffinden des Tuberculum majus kann bei kräftigen Patienten mit ausgeprägter Muskulatur oder dickem Haut-Weichteilmantel erschwert sein und ist nicht immer sicher möglich. Ferner sind Kenntnisse in der Anatomie des Oberarms nötig, da sich

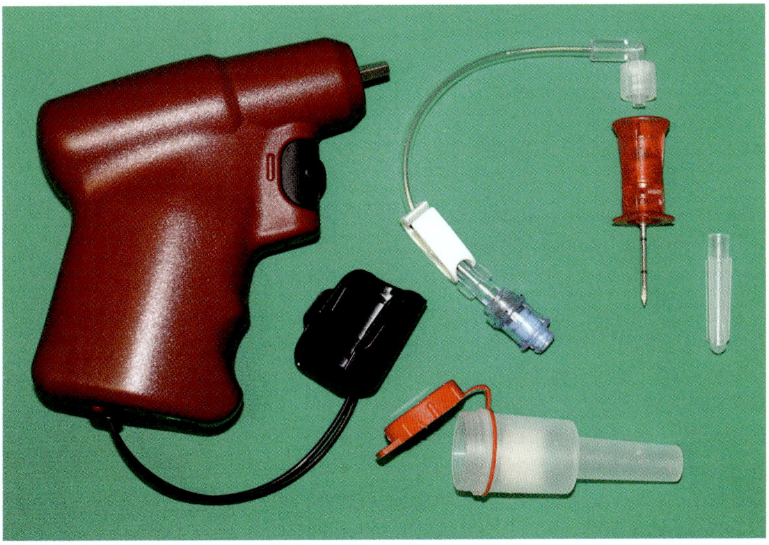

Abb. 10.4 EZ IO™ Set [M302]

z. B. die lange Bizepssehne in unmittelbarer Nähe befindet.

Die Punktion am **Unterschenkel** erfolgt beim entkleideten und liegenden Patienten, wobei das Knie mit einer Knierolle in leicht gebeugter Haltung gelagert wird. Nun werden der Schienbeinhöcker und der Kniegelenksspalt identifiziert. Anschließend kann medial und leicht distal des Schienbeinhöckers die Punktionsstelle an der medialen Tibia als glatte Fläche auch bei sehr kräftigen Patienten sicher ertastet werden. Es empfiehlt sich immer, den Kniegelenksspalt zu ertasten, um eine Fehlpunktion des Kniegelenks zu verhindern.

Das Aufsuchen der Punktionsstellen wird je nach Herstellerangaben der verschiedenen Produkte leicht unterschiedlich angegeben. Unabhängig von kleinen Abweichungen ist jedoch eine sichere und korrekte Platzierung der Knochennadeln unter Schonung wichtiger anatomischer Strukturen vorrangig (Bizepssehne am Humerus, Kniegelenksspalt oder Wachstumsfuge beim Kind am Kniegelenk).

PRAXISTIPP

Die **EZ-IO™** ist für die akut lebensbedrohliche Notfallsituation geeignet, in der eine Venenpunktion nicht möglich ist oder zu viel Zeit in Anspruch nimmt (z. B. Reanimation)!

MERKE

Eine Entzündung der Knochenmarkhöhle ist lebensgefährlich und muss durch die sorgfältige Desinfektion unbedingt vermieden werden!

Endobronchiale Applikation (e. b.)

Die starke Durchblutung der Lunge ermöglicht die Aufnahme von endobronchial verabreichten Medikamenten. Diese Applikationsform wurde noch vor wenigen Jahren standardmäßig im Rahmen der Herz-Lungen-Wiederbelebung angewandt. Konnte ein sicherer Venenzugang nicht rechtzeitig angelegt werden, wurden die Medikamente direkt über den frühzeitig platzierten Endotrachealtubus in die Bronchien appliziert. **Die Einführung des intraossären Zugangs hat dieses Verfahren jedoch vollständig verdrängt.**

Inhalative Applikation (p. i.)

Im Gegensatz zur endobronchialen Applikation, bei der flüssige Medikamente direkt in das Bronchialsystem verabreicht wurden, wird bei der inhalativen Applikation (per inhalationem, p. i.) mithilfe spezieller Sauerstoffmasken mit integrierter Verneblungseinheit ein feiner Nebel erzeugt (➤ Abb. 10.5). Dies bietet bei Patienten mit obstruktiven Atemwegserkrankungen viele Vorteile. Hierdurch lassen sich Medikamente verabreichen, die durch einfache Inhalation und ohne invasive Maßnahmen schnell und nebenwirkungsarm zum Ort der gewünschten Wirkung gelangen.

Der zufließende Sauerstoff wird durch eine kleine Flüssigkeitskammer der Atemmaske geleitet, in der sich das gewünschte Medikament befindet. Der hierbei entstehende, angefeuchtete Medikamentennebel kann über die Maske angeboten und direkt eingeatmet werden. Durch den feinen Nebel ist eine falsche Anwendung wie z. B. bei den Aerosolen nahezu ausgeschlossen. Das gelöste Medikament kann, ohne den Umweg über den Systemkreislauf, seine Wirkung direkt in der Lunge entfalten. Als Beispiel ist die Anwendung von β_2-Sympathomimetika und/oder Anticholinergika (➤ 11.2.9) bei COPD oder Asthma brochiale zu nennen.

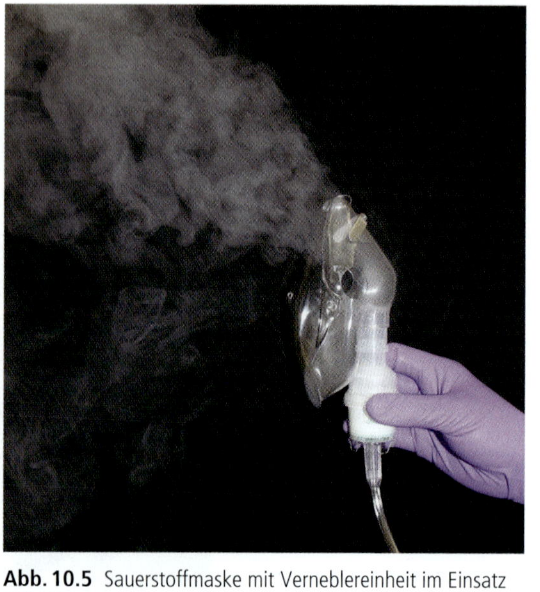

Abb. 10.5 Sauerstoffmaske mit Verneblereinheit im Einsatz [M302]

Auch **Aerosole** werden inhalativ verabreicht. Die Patienten erhalten über fertige Dosieraerosole Wirkstoffe, die sie mit tiefen Atemzügen einatmen und nach Inhalation über kurzes Luftanhalten „einwirken" lassen. Beispiele hierfür sind **Bronchospasmolytika,** wie das Berotec®-Spray, oder **Kortikoide.** Vor Beginn der Inhalation sollten diese Sprays kräftig geschüttelt werden, um eine gleichmäßige Wirkstoffverteilung zu gewährleisten.

Sublinguale (s. l.) und bukkale Applikation

Die starke Durchblutung des Zungengrundes und der Zunge ermöglicht die Gabe bestimmter Medikamente **direkt unter die Zunge (sublingual) oder auf die Mund- oder Zungenschleimhaut (bukkal).** Diese werden dort schnell resorbiert und unterliegen nicht dem First-Pass-Effekt der Leber, da sie mit dem venösen Blut direkt in die obere Hohlvene geleitet werden und sofort wirken können.

Aufgrund des raschen Wirkungseintritts sind diese Applikationsformen für den Rettungsdienst sehr gut geeignet und spielen in der Behandlung von **Angina-pectoris-Anfällen** (Nitrolingual®-Spray oder als Kapsel), beim **akuten Koronarsyndrom** (Zerkauen von ASS gemäß ESC-Leitlinie) oder der Therapie von **akutem Bluthochdruck** (Bayotensin®-Phiole) eine große Rolle.

Nasale Applikation (i. n.)

Die Nasenhöhlen verfügen über eine große Oberfläche und sind mit einer dünnen und sehr gut durchbluteten Schleimhaut, besetzt von Flimmerepithel, ausgekleidet. Eingesprühte Medikamente werden hierüber ebenfalls rasch resorbiert und weitgehend vom First-Pass-Effekt der Leber verschont.

Im Rettungsdienst gewinnt die nasale Applikation zunehmend an Bedeutung. Hierfür kommen spezielle Zerstäuber, sogenannte **MADs (mucosal atomization device;** ➤ Abb. 10.6) zum Einsatz, die auf handelsübliche Luer-Lock Spritzen (Drehgewinde) aufgesetzt werden können und einen feinen Sprühnebel erzeugen (➤ Abb. 10.7).

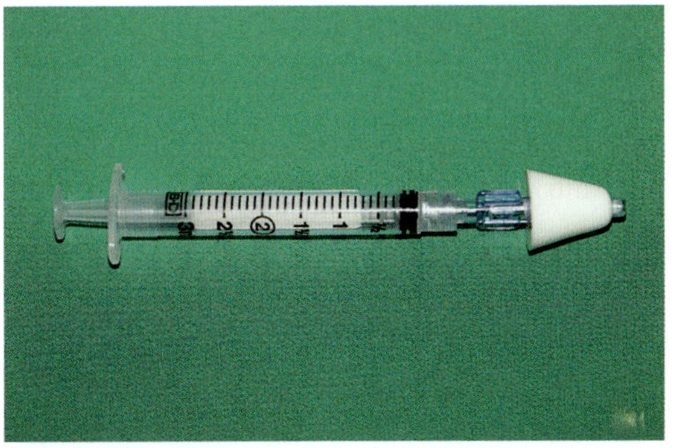

Abb. 10.6 MAD [M302]

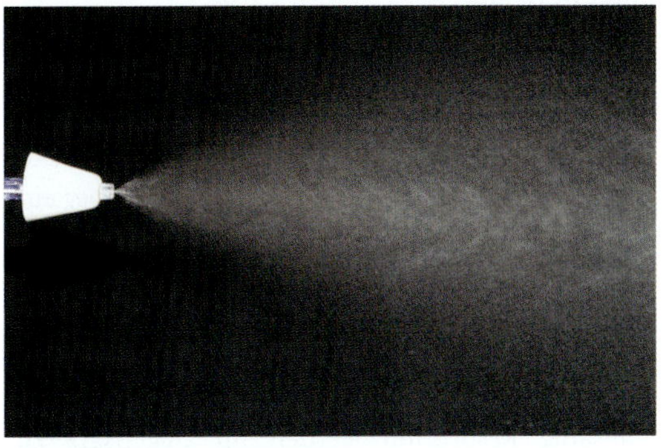

Abb. 10.7 MAD Sprühnebel [M302]

Als typische Beispiele von Medikamenten, die nasal gegeben werden können, sind Ketamin (Ketanest®) oder Midazolam (Dormicum®) zu nennen. Die Vorteile der nasalen Applikation sind vor allem die geringe Invasivität, die gute Bioverfügbarkeit und der rasche Wirkungseintritt.

PRAXISTIPP

Nasal verabreichte Medikamente sollten zu gleichen Teilen auf beide Nasenlöcher verteilt werden. Hierdurch kann die Resorption deutlich verbessert werden.

Intramuskuläre Applikation (i. m.)

Die Injektion in einen großen Muskel, z. B. am Oberarm (M. deltoideus) oder am Gesäß (M. gluteus), dient der langsamen und kontinuierlichen Abgabe des Wirkstoffes **(Wirkstoffdepot).** Die intramuskuläre Medikamentenapplikation wird im Rettungsdienst nur sehr selten angewendet, soll aber dennoch kurz erläutert werden.

Die Injektionsstelle in den M. deltoideus befindet sich wenige Zentimeter unterhalb der knöchernen Schulterhöhe (Akromion), die am proximalen Oberarm seitlich gut zu tasten ist. Zur Punktion wird der Arm entspannt auf dem Bauch gelagert und nach sorgfältiger Desinfektion die i. m.-Kanüle rechtwinklig in die Hauptmasse des M. deltoideus eingestochen. Anschließend muss zunächst aspiriert werden, um eine Gefäßpunktion auszuschließen. Erst dann kann das Medikament langsam injiziert werden. Nach Entfernen der Nadel sollte die Injektionsstelle steril verbunden und noch kurze Zeit komprimiert werden.

Subkutane Applikation (s. c.)

Das Unterhautfettgewebe verfügt lediglich über eine sehr spärliche Durchblutung. Daher werden Medikamente, die in das subkutane Fettgewebe injiziert werden, nur verzögert vom Körper aufgenommen. Die subkutane Injektion eines Medikaments kann als **Wirkstoffdepot** angesehen werden. Durch die langsame Resorption werden im Gegensatz zur venösen Injektion Spitzenspiegel vermieden und eine nahezu kontinuierliche Wirkstoffabgabe gewährleistet. Als Beispiele hierfür können Heparin zur Thromboseprophylaxe nach Operationen, Insulin und dessen Abkömmlinge zur Behandlung eines insulinpflichtigen Diabetes oder bestimmte Analgetika (zumeist Opioide) zur Behandlung chronischer Schmerzen angeführt werden. Als Einstichstelle wird eine mit zwei Fingern abgehobene Falte des vorderen Bauches benutzt. Dort ist das subkutane Fettgewebe leicht zu erreichen. Die subkutane Applikation wird im Rettungsdienst nur selten praktiziert. Eines der wenigen Medikamente, das im Notfall subkutan verabreicht wird, ist das β_2-Sympathomimetikum Terbutalin (Bricanyl®). Dieses wird beim lebensbedrohlichen Asthmaanfall verabreicht und bewirkt eine Erweiterung der Bronchien.

Transkutane Applikation

Auch über die Haut (transkutan) können Medikamente und Gifte resorbiert werden. So besitzen z. B. **Wirkstoff-Pflaster** die Eigenschaft, Medikamente über mehrere Tage konstant abzugeben, weshalb sie einen festen Stellenwert in der Behandlung von Patienten mit chronischen Schmerzen haben. Trotz der sehr langsamen Resorption der Wirkstoffe (z. B. Opiate) ist eine Überdosierung jedoch nicht selten und sollte beim bewusstseinsgetrübten Patienten stets differenzialdiagnostisch bedacht werden. Zudem muss bei der Defibrillation darauf geachtet werden, dass im Bereich der Stromabgabe keine Medikamentenpflaster aufgeklebt sind.

10.2 Darreichungsformen

Ampullen

Medikamente werden in diversen Darreichungsformen angeboten. Am gängigsten sind die Glas- oder auch **Brechampullen,** die das Arzneimittel in einem kleinen Glasbehältnis steril verwahren (➤ Abb. 10.8). Neben klaren, durchsichtigen Medikamentenlösungen sind oft auch Zubereitungen auf Sojabasis (weiße, milchähnliche Konsistenz) erhältlich, die weniger venenreizende Reaktionen verursachen.

Früher mussten **Glasampullen** mittels einer kleinen Ampullensäge (➤ Abb. 10.9) angeritzt werden, um sie aufzubrechen, während heutzutage der Flaschenhals mit einer kleinen **Sollbruchstelle** versehen ist. Diese Stelle ist durch einen farbigen Ring oder Punkt gekennzeichnet und ermöglicht eine einfache Handhabung. Wichtig ist, sich vor dem Aufziehen oder Zubereiten von Medikamenten zu vergewissern, ob das Arzneimittel noch haltbar, die Verpackung einwandfrei, ohne Beschädigungen und

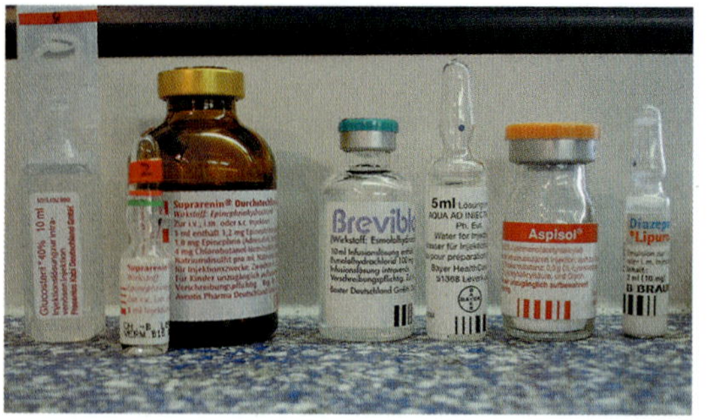

Abb. 10.8 Diverse Ampullen [M302]

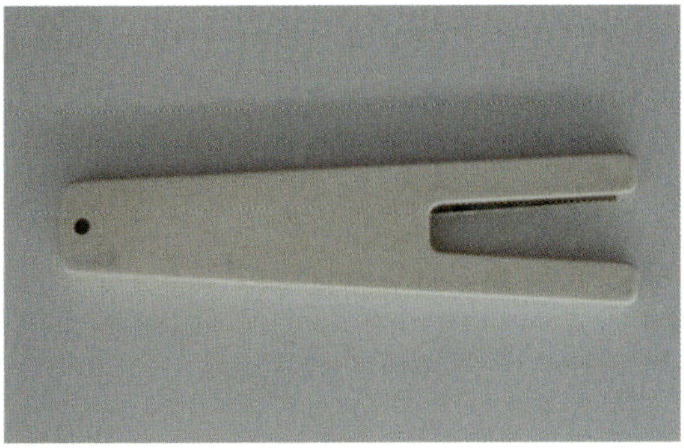

Abb. 10.9 Ampullensäge [M302]

die Lösung klar ist (Arznei verwendbar) oder ob sich bereits leichte Flocken in der Ampulle bilden (Arznei nicht verwendbar).

Stechampullen

Stechampullen bieten meist ein größeres Volumen, sind an ihrer Oberseite mit einem Gummistopfen steril verschlossen und mit einer Kappe abgedeckt. Der Gummistopfen kann nach Abziehen der Ampullenkappe durchstochen werden. Oft sind Stechampullen nur mit einem **Pulver** des Medikaments gefüllt. Dieses ist durch die (Gefrier-)Trocknung in seinen chemischen Eigenschaften viel länger haltbar als in bereits gelöster Form. **Trockensubstanzen** werden in einer **Trägerlösung,** zumeist destilliertes Aqua®, gelöst und vorsichtig geschwenkt. Auch hier sollte die Lösung anschließend klar sein und keinerlei Ausflockungen zeigen. Stechampullen werden in verschiedenen Größen angeboten. Ab einem bestimmten Volumen kann die Entnahme statt mit herkömmlichen Kanülen über einen sogenannten **Spike** (➢ Abb. 10.10) erfolgen, der in die Ampulle/Infusionsflasche gestochen wird und über den mehrmals kleinere Dosen steril entnommen werden können. Sehr große Stechampullen können auch direkt mit einem Infusionssystem an einen peripher-venösen Zugang angeschlossen werden.

Gebrauchsfertige Spritzen

Fertigspritzen zur intravenösen Anwendung werden nicht in allen Rettungsdienstbereichen verwendet, da sie zumeist deutlich teurer sind und eine größere Belastung für die Umwelt darstellen. In Notfällen sind sie jedoch äußerst schnell einsetzbar, da sie nur ausgepackt und zusammengeschraubt werden müssen. Anschließend können sie sofort wie eine normale Spritze benutzt werden.

Subkutan oder intramuskulär anzuwendende Fertigspritzen werden dagegen sehr häufig vorgehalten. Diese werden bevorzugt bei akuten Notfällen verwendet, wenn noch kein sicherer Gefäßzugang besteht (z. B. EpiPen® bei Anaphylaxie oder Glucagen-Hypokit® bei Hypoglykämie). Nach dem Öffnen der Packung sind diese Spritzen rasch einsatzbereit und können, bevorzugt intramuskulär, angewendet werden. Auch in der Klinik haben gebrauchsfertige Spritzen, z. B. **Heparin-Subkutanspritzen** bei der Thromboseprophylaxe, einen festen Stellenwert.

Dosieraerosole

Viele Patienten mit chronischen Atemwegserkrankungen tragen Dosieraerosole mit sich. Hierbei handelt es sich um kleine Druckbehälter, die zumeist mit bronchodilatativen Medikamenten befüllt sind.

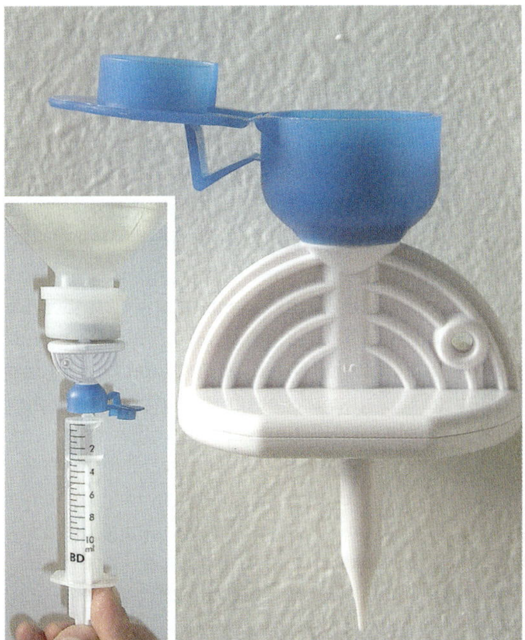

Abb. 10.10 Infusionsflasche mit Spike [M302]

Werden diese durch Druck aktiviert, wird das entsprechende Medikament über ein Treibgas fein zerstäubt und kann direkt eingeatmet werden.

Dosieraerosole sind bei richtiger Anwendung sehr effektiv; die Anwendung erfordert jedoch ein wenig Übung. Die Patienten werden aufgefordert, stark auszuatmen und das Aerosol mit den Lippen zu umschließen. Anschließend sollen sie tief Luft holen, während der Einatmung einen Sprühstoß **(Hub)** abgeben und danach kurz die Luft anhalten. Zur leichteren Anwendung, insbesondere für Kinder, stehen spezielle Kunststoffreservoirs (Spacer) zur Verfügung. Diese werden auf das Dosieraerosol aufgesetzt und können den Wirkstoff optimal anreichern, bevor sie eingeatmet werden.

Rektiolen/Zäpfchen (Suppositorien)

Rektiolen und Zäpfchen werden im Rettungsdienst vor allem in **pädiatrischen Notfallsituationen** verwendet, da sie einfach zu handhaben sind und eine sichere und schnelle Applikation ermöglichen. Ihr Wirkstoff wird im unteren Enddarm freigesetzt und zeitlich etwas verzögert über den venösen Abfluss, unter Umgehung der Leber, in den Körperkreislauf gebracht.

Kapseln

Handelsübliche Tabletten spielen in der Notfallmedizin eine eher untergeordnete Rolle, da der Wirkungseintritt durch die Magen-Darm-Passage und verzögerte Resorption nur sehr langsam einsetzt. Lediglich spezielle Medikamentenkapseln finden im rettungsdienstlichen Alltag Verwendung. Ein klassisches Beispiel ist das **Nifedipin (Adalat®)** zur Bluthochdrucktherapie, das aufgrund seiner Lichtempfindlichkeit in roten Schutzkapseln aufbewahrt wird. Um den erforderlichen Wirkungseintritt zu beschleunigen, sollten die Kapseln entweder mit einer Kanüle angestochen und unter der Zunge des Patienten ausgedrückt oder vom Patienten direkt zerbissen und erst dann heruntergeschluckt werden.

10.3 Material für Infusion und Injektion

Das Rettungsfachpersonal muss sich stets vor der Verwendung steril verpackter medizinischer Produkte zuerst von der noch gültigen **Haltbarkeit** und der absoluten **Unversehrtheit** der Verpackung und des Inhalts überzeugen.

Um überhaupt Medikamente direkt ins Blutgefäßsystem injizieren zu können, bedarf es eines sicheren **Venenzugangs.** Um optimale Verhältnisse für die Punktion zu schaffen, wird der venöse Rückstrom mittels eines **Staubandes** durch leichtes Zuziehen unterbunden. Die Gefäße füllen und erweitern sich. Der Zugang zur Vene kann durch die direkte Punktion einer Vene mit einer Kanüle (Hohlnadel, die direkt auf eine Spritze aufgesetzt werden kann) erfolgen.

Bei Notfallpatienten kann es jedoch erforderlich werden, mehrere Medikamente nacheinander oder zeitlich versetzt zu applizieren oder eine Dauertropfinfusion zu infundieren. Hierfür stehen spezielle **Venenverweilkanülen** zur Verfügung, die in eine periphere Vene eingestochen werden und dort längere Zeit verbleiben können. Sie besitzen einen sehr feinen Kunststoffschlauch **(Katheter),** in dem eine Metallnadel **(Mandrin)** steckt. Diese dient dem sonst flexiblen Schlauch als Einstich- und Einführungshilfe in die Vene. Kommt der Katheter in der Vene zu liegen, wird der Mandrin aus Metall nach hinten aus dem Venenzugang herausgezogen. An Letzteren kann nun ein **Infusionssystem** angeschlossen werden. Auf den äußeren Anteil des Venenverweilkatheters ist in der Regel ein **Zuspritzventil** aufgesetzt, das mit einer leicht zu öffnenden Kappe verschlossen werden kann. Hier können handelsübliche Spritzen unmittelbar aufgesteckt und Medikamente verabreicht werden.

Durch Vorschriften und Richtlinien der Berufsgenossenschaften (BGR 250/TRBA 250), nach denen sichere Arbeitsgeräte vorgeschrieben sind, wurden in den letzten Jahren spezielle Venenverweilkanülen eingeführt, die mit Sicherheitssystemen ausgestattet sind. Diese sind äußerlich meist an den farblich gekennzeichneten Befestigungsflügeln zu erkennen. Sie verfügen je nach Hersteller über unterschiedliche Sicherungssysteme, z. B. über einen kleinen Sicherheitsclip aus Metall, der sich um die Spitze der Metallnadel legt, sobald diese aus dem Katheter gezo-

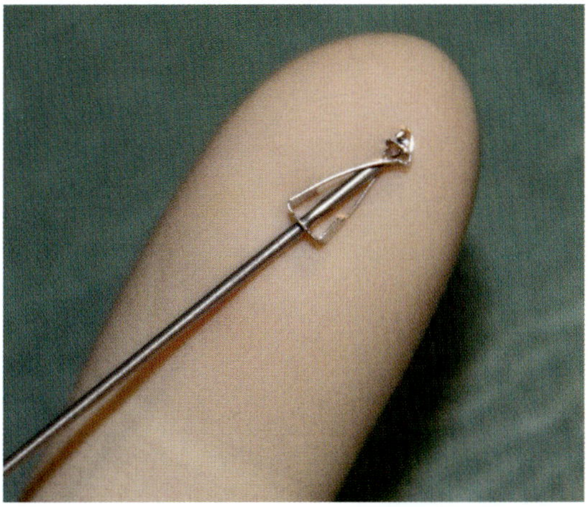

Abb. 10.11 Sicherheitsclip am Ende des Metallmandrins einer Venenverweilkanüle [M302]

gen wird (➤ Abb. 10.11), um Kanülenstichverletzungen zu vermeiden.

MERKE

Spritzen, Kanülen, Venenkatheter, Infusionssysteme und andere Medizinprodukte sind sterile Einmalartikel und müssen nach Verwendung sicher entsorgt werden.

10.3.1 Vorbereiten einer Infusion

Für eine Infusion benötigt man neben der **Infusionslösung** selbst noch eine **Zuleitung** (**Infusionssystem,** ➤ Abb. 10.12), welche direkt an einen Venenkatheter angeschlossen wird und die Infusionslösung sicher und steril in das Blutgefäßsystem leitet.

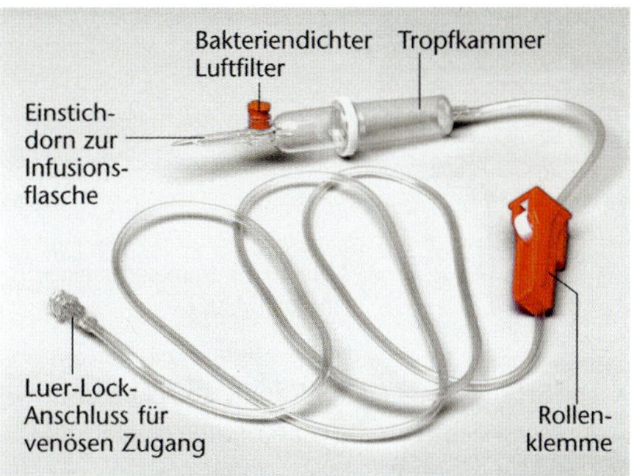

Abb. 10.12 Infusionssystem [K183]

Praktische Vorgehensweise

- Infusionsflasche/-beutel und Infusionssystem auf Unversehrtheit und Haltbarkeit überprüfen (➤ Abb. 10.13a+b).
- Infusion auspacken und die Schutzkappe der Einstichstelle für das Infusionssystem öffnen, ohne sie zu berühren.
- Das Infusionssystem vorsichtig auspacken und die Infusionsleitung durch Zudrehen des Verschlussrädchen schließen (➤ Abb. 10.13c).
- Die Schutzkappe des Infusionsdorns abnehmen (➤ Abb. 10.13d) und ihn sofort in die vorgesehene Öffnung einstechen (➤ Abb. 10.13e).
- Die Tropfkammer zusammendrücken, bis sie zur Hälfte mit Flüssigkeit gefüllt ist (➤ Abb. 10.13f).
- Das Verschlussrädchen langsam öffnen, um die noch in der Leitung befindliche Luft vollständig zu entfernen (➤ Abb. 10.13g). Bei Glasflaschen (z. B. Natriumbikarbonat) muss das Belüftungsventil geöffnet werden.
- Vorbereitete Infusion im Fahrzeug am Infusionshalter aufhängen. Verschlusskäppchen am unteren Ende des Infusionsschlauchs erst unmittelbar vor Anschluss an den venösen Zugang entfernen (➤ Abb. 10.13h).

10.3.2 Vorbereiten von Medikamenten

Praktische Vorgehensweise bei Glasampullen

- Tupfer, Kanüle, richtiges Medikament und Spritze herrichten.
- Materialien und das Medikament auf Haltbarkeit und Unversehrtheit überprüfen (➤ Abb. 10.14a).
- Die Spritze auspacken und die Stahlkanüle aufstecken, ohne die Konnektionsenden zu berühren (➤ Abb. 10.14b).
- Flüssigkeit im Ampullenköpfchen einfach durch leichtes Beklopfen entfernen.
- Markierte Sollbruchstelle an der Ampulle aufsuchen; Ampulle von dem Punkt weg aufbrechen. Hierzu empfiehlt sich die Verwendung eines Tupfers (➤ Abb. 10.14c), da die Ampullenköpf-

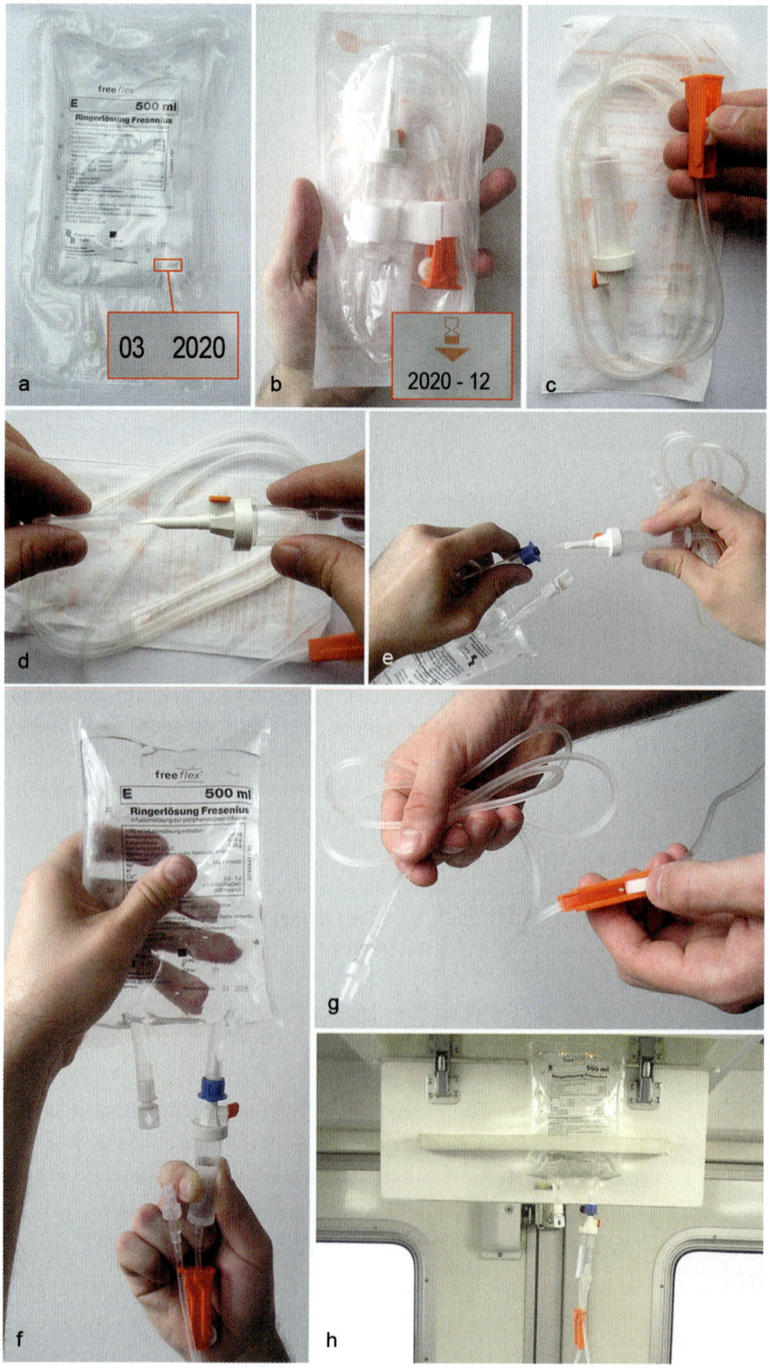

Abb. 10.13 Vorbereiten einer Infusion [M302]

chen leicht bersten und Schnittverletzungen verursachen können (➤ Abb. 10.14d).

- Die Schutzkappe an der Kanüle abziehen und diese vorsichtig in die Glasampulle einstecken (➤ Abb. 10.14e).

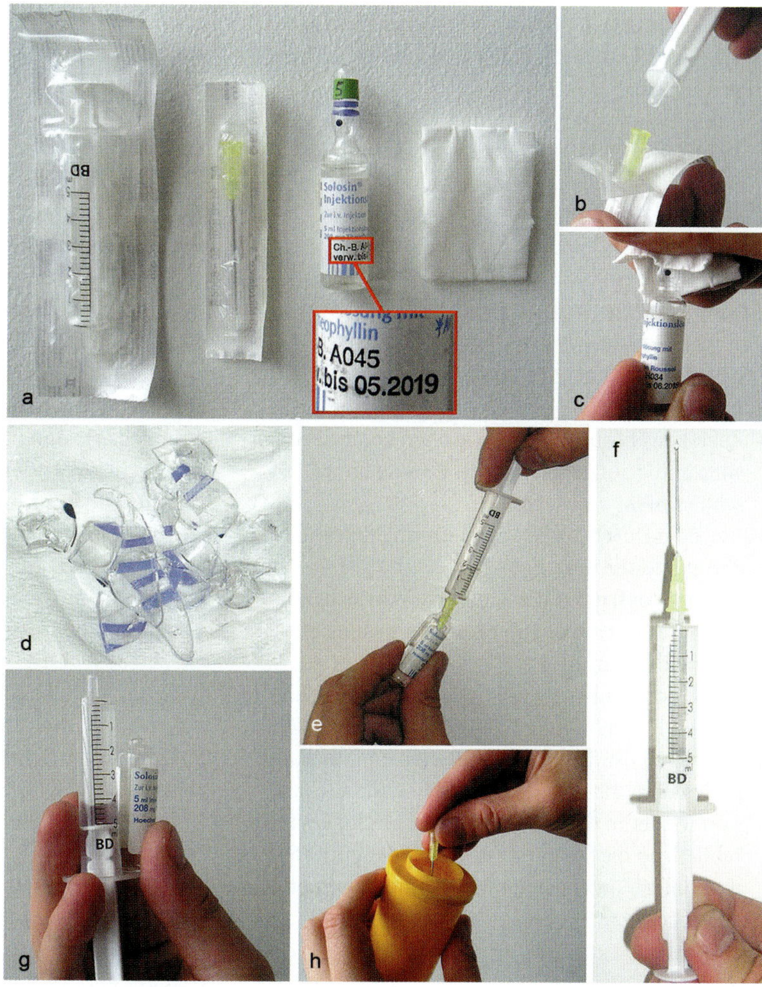

Abb. 10.14 Aufziehen einer Ampulle [M302]

- Die Flüssigkeit langsam aus der schräg gehaltenen Ampulle absaugen.
- Spritze mit der Nadel nach oben halten (➤ Abb. 10.14f) und die eingesaugte Luft durch Klopfen im oberen Teil sammeln.
- Luft durch leichtes Drücken des Spritzenkolbens vollständig entfernen.
- Stahlnadel verwerfen (➤ Abb. 10.14h).

ACHTUNG

Nie mit der blanken Nadel umherlaufen!
Am Notfallort wird der Abwurfbehälter (Taschenabwurf) zur Nadel geführt. Im Rettungswagen wird die Spritze dagegen in der Nähe des fest verbauten Spritzenabwurfs aufgezogen.

- Den mit dem Wirkstoff bestückten Spritzenkörper anreichen und die verwendete Medikamentenampulle vorzeigen, damit sich der Anwender über den Inhalt der Spritze vergewissern kann (➤ Abb. 10.14g).
- Sofern die Spritze nicht sofort Verwendung findet, muss sie zwingend mit einem Kombistopfen fest verschlossen und beschriftet werden.

Unterschiede in der praktischen Vorgehensweise bei Stechampullen

- Vor Durchstechen der Gummikappe diese durch Aufsprühen von Hautdesinfektionsmittel desinfizieren und vor dem Einstechen bereits die gleiche

Menge an Luft in den Spritzenkörper einsaugen, wie Flüssigkeit aus der Stechampulle entnommen werden soll.
- Gummistopfen mit der Kanüle durchstechen und die zuvor eingesaugte Luft ausdrücken; so kann man ein Vakuum verhindern und die gewünschte Medikamentenmenge leichter entnehmen.

Unterschiede in der praktischen Vorgehensweise bei Ampullen mit Trockensubstanz (Pulver)

- Zuerst das Lösungsmittel wie oben beschrieben vollständig aufziehen und die Kanüle im Anschluss **nicht** verwerfen.
- Vor dem Durchstechen der Gummikappe die Fläche gut desinfizieren.
- Gummistopfen mit der Kanüle durchstechen und einen Teil der zuvor aufgezogenen Lösung einspritzen.
- Die Trockensubstanz durch leichtes Schwenken (wegen Blasenbildung nicht schütteln) auflösen.
- Die klare Lösung durch Umdrehen der Stechampulle durch die noch eingestochene Kanüle langsam wieder in den Spritzenkörper absaugen; anschließend die Spritze dem Anwender entlüftet und unter Vorzeigen der Medikamentenampulle anreichen.

MERKE

Manche Medikamente müssen aufgrund ihrer starken Wirksamkeit oder einer zu hohen Konzentration des Wirkstoffs in der Ampulle vor der Applikation verdünnt werden. Zumeist erfolgt dies im Verhältnis 1 : 10, d. h., das Medikament selbst nimmt in einer 10-ml-Spritze nur 1 ml Volumen ein und wird zusammen mit weiteren 9 ml Verdünnungslösung (NaCl 0,9 % oder Aqua®) aufgezogen.

ACHTUNG

1 mg Suprarenin® wird in einer 1-ml-Ampulle vorgehalten. Da es jedoch eine sehr starke Wirkung entfaltet, empfiehlt sich die fraktionierte (portionsweise) Medikamentengabe, die aber bei einem Volumen von nur einem Milliliter kaum möglich ist. Daher wird der Inhalt der 1-ml-Ampulle mit 9 ml NaCl 0,9 %® aufgefüllt (verdünnt). Das nunmehr 10 ml umfassende Gemisch lässt sich anschließend problemlos milliliterweise dosieren.

Bei der Reanimation wird je nach Rettungsdienstbereich auch das pure Aufziehen von Suprarenin® empfohlen, das nach Injektion mittels Infusionsträgerlösungen in den Systemkreislauf eingeschwemmt werden muss.

10.3.3 Vorbereiten und Durchführen einer Venenpunktion

Die Anlage eines **Venenkatheters** in den Körper eines Patienten gilt rechtlich als **Körperverletzung** (➤ 31.2.1) und darf, abgesehen von gewissen Ausnahmen (➤ 11.1, Arzneimittel und rechtliche Grundlagen), nur nach Einwilligung des Patienten von einem **Arzt oder Notfallsanitäter** durchgeführt werden. Zur **Punktion** einer Vene müssen entsprechende Vorbereitungsmaßnahmen erfolgen und ein ruhiges Arbeitsklima im Team herrschen.

Zunächst müssen alle erforderlichen **Materialien** (Handschuhe, Desinfektionsmittel, Venenkatheter verschiedener Größen, Tupfer, spezielle Pflaster zur Fixierung, Stauband, die vorbereitete Infusionslösung und Klebestreifen) hergerichtet und auf Haltbarkeit und Unversehrtheit überprüft werden (➤ Abb. 10.15).

Praktische Vorgehensweise zur Durchführung einer Venenpunktion

- Materialien zusammenstellen und gesammelt in einer Nierenschale zum Patienten bringen, Schutzhandschuhe verwenden.
- Patienten von dem Vorhaben der Injektion unterrichten, die Notwendigkeit (wenn nicht schon geschehen) kurz erklären und die mündliche Einwilligung einholen; in der Folge jeden weiteren Schritt erklären. Aufsuchen einer geeigneten Vene, z. B. am Handrücken (Kontraindikationen: z. B. Dialyse-Shunt oder Lymphschwellung am gleichen Arm).
- Vorsichtiges Anbringen der Staumanschette oder die Blutdruckmanschette anlegen und einen venösen Stau erzeugen (die Stauung nicht zu fest oder zu lange anlegen) (➤ Abb. 10.16a).
- Aufsuchen einer geeigneten Vene mit möglichst geradem Verlauf in ausreichender Entfernung zum Handgelenk (ansonsten ist eine schmerzhaf-

10

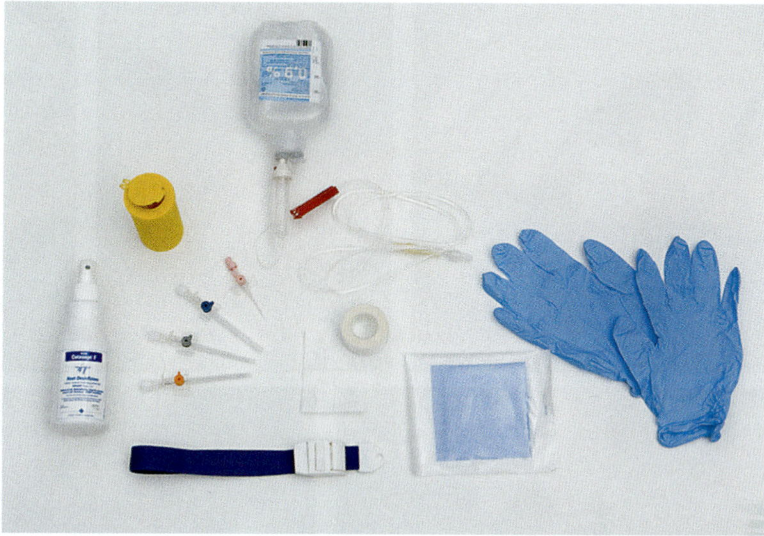

Abb. 10.15 Material für das Legen eines intravenösen Zugangs [J747]

te Bewegungseinschränkung durch den einliegenden Venenkatheter möglich).

- Vorsichtiges Beklopfen der Vene mit den Fingerkuppen in ihrem Verlauf. Sorgfältige, zweimalige Desinfektion der Einstichstelle (➤ Abb. 10.16b).
- **Nach der zweiten Desinfektion sollte die saubere Punktionsstelle nicht mehr berührt oder abgewischt werden.**
- Die „Flügel" des Venenkatheters abklappen und die Schutzkappe abziehen.
- Die Haut spannen, damit sie sich beim Einstechen nicht verschiebt, die geeignete Vene mit der Punktionsspitze aufsuchen und die Vene in einer flüssigen Bewegung punktieren. Hierbei wird die Nadel nur leicht schräg und fast parallel zum Verlauf der Vene gehalten (➤ Abb. 10.16d). Wenn sich die hintere Kammer der Venenverweilkanüle mit Blut füllt, sollte diese noch ein kleines Stück weiter vorgeschoben werden, da die Stahlnadel wenige Millimeter länger als der Kunststoffmandrin ist (➤ Abb. 10.16e).
- Die Venenverweilkanüle nun nicht weiter vorschieben und auch den Metallmandrin nicht aus der Kanüle ziehen. Festhalten des Metallmandrins (➤ Abb. 10.16f) und vorsichtiges, möglichst vollständiges Vorschieben des Plastikverweilsystems entlang des Metallmandrins (dient als Leitschiene) (➤ Abb. 10.16g). Diesen nicht wieder in das Plastikverweilsystem einführen (Gefahr der Durchstechung des Plastikverweilsystems).
- Das Stauband öffnen und den Venenkatheter sofort mit einem speziellen Fixierpflaster oder mit Pflasterstreifen und einem Wundpflaster fixieren (zuerst die seitlichen Flügel fixieren, ➤ Abb. 10.16h, anschließend hinter der Nadel ein gegenläufiges Pflaster kleben, ➤ Abb. 10.16i).
- Anschließend wird der Metallmandrin aus dem Plastikverweilsystem entfernt. Den entfernten Metallmandrin unverzüglich entsorgen. Dazu die Nadel nicht quer durch das Fahrzeug tragen, sondern eine Taschenabwurfbox zur Nadel bringen, um die Gefährdung für das Personal zu minimieren.
- Um den Austritt von Blut zu verhindern, wird der in der Vene liegende Mandrin der Venenverweilkanüle an seiner Spitze durch leichten Druck komprimiert. Nun kann eine vorbereitete Infusion angebracht werden.
- Die vorbereitete, sicher entlüftete Infusion anreichen, die Schutzkappe am unteren Ende des Infusionssystems abziehen und das System vorsichtig an den hinteren Teil des Venenkatheters anschrauben (➤ Abb. 10.16j).
- Nun muss die korrekte Lage der Kanüle in der Vene überprüft werden. Hierzu die Infusion aufhängen und langsam aufdrehen. Ein zunehmendes Tropfen in der Tropfkammer weist zwar auf einen Fluss hin, beweist jedoch noch nicht die richtige Lage in der Vene. Hierzu muss die Punktionsstelle auf zunehmende Schwellungen beobachtet werden (paravasale Lage). Werden die In-

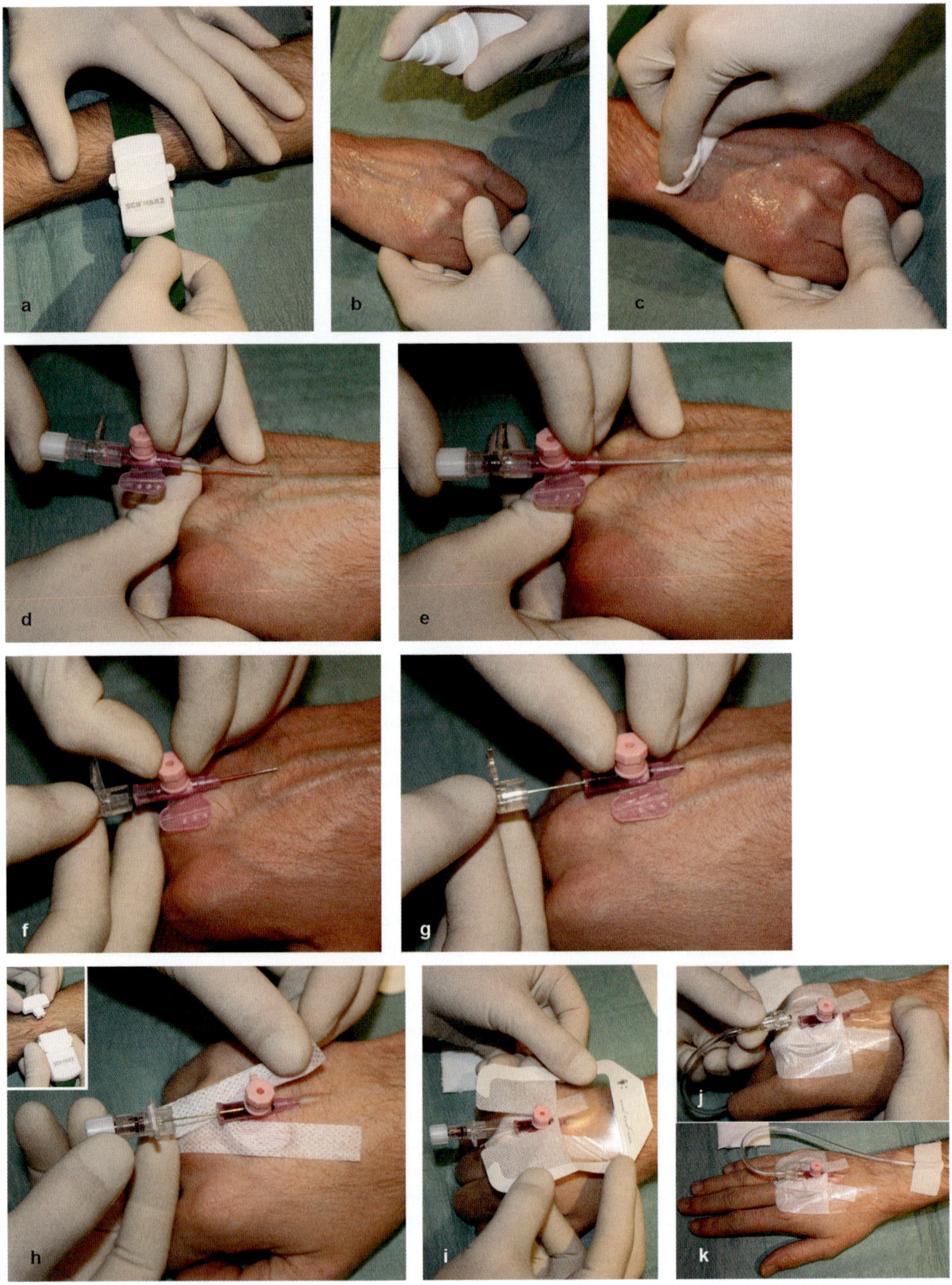

Abb. 10.16 Venenpunktionsschema [M302]

fusionsflasche und das System während des Eintropfens abgehängt und in einer **tieferen Position als der Infusionsarm** gehalten, kann optimalerweise ein Rückfluss von Blut in das Infusionssystem beobachtet werden. Tropft die Infusion nicht ein, kann dies auf eine Fehlpunktion, ein noch anliegendes Stauband oder die Anlage direkt vor einer Venenklappe hinweisen. Wenn die Infusion auch nach vorsichtigem Zurückziehen des Katheters nicht eintropft, sollte eine erneute Punktion erfolgen.
- Anschließend den Infusionsschlauch in Schlaufe legen und mit einem Pflasterstreifen fixieren (➤ Abb. 10.16k).
- Möchte der Anwender Medikamente applizieren, kann ein Spritzenkörper auf den Venenverweilkatheter aufgesteckt werden.

Die oben aufgeführte Liste dient lediglich dazu, den Arbeitsablauf zu erklären und den die Punktion durchführenden Anwender (Arzt, Notfallsanitäter) optimal zu unterstützen.

10.3.4 Spritzenpumpen

Wenn es erforderlich wird, ein Medikament über einen längeren Zeitraum in gleichmäßiger und exakt vorbestimmter Menge zu verabreichen, um so einen konstanten Wirkstoffspiegel im Körperkreislauf zu erzielen und zu erhalten, empfiehlt sich die Verwendung einer Spritzenpumpe (**Perfusor,** ➤ Abb. 10.17). Das Medikament wird auf das Volumen einer Perfusorspritze (50 ml) aufgezogen oder verdünnt. Die **Verdünnungen** wechseln von Klinik zu Klinik, im Zweifel nachfragen. Grundsätzlich werden die Verdünnung und der Wirkstoffgehalt des Spritzeninhaltes auf einem Klebestreifen auf der Perfusorspritze vermerkt.

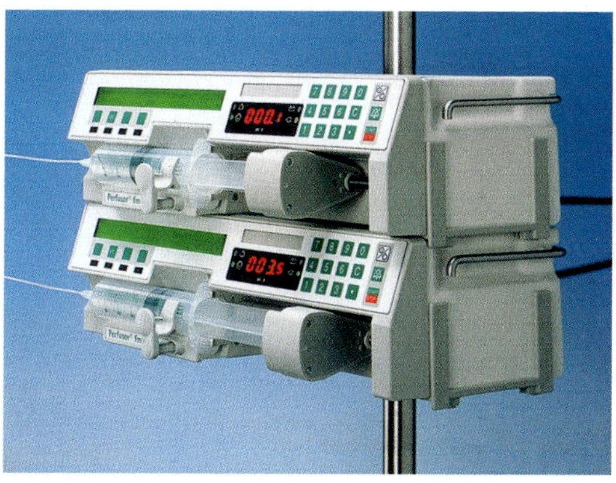

Abb. 10.17 Perfusor und Perfusorspritze [U223]

10.4 Häufige Komplikationen und Lösungsmöglichkeiten

10.4.1 Falsche Lage des Venenzugangs

Kommt im Rahmen einer Venenpunktion die Punktionsnadel nicht im Inneren der Vene zu liegen, wird die Vene durchstochen oder platzt bei einem Patienten bei einer regelrechten Punktion die Blutgefäßwand, weil das Gefäß vorgeschädigt ist, gelangt die infundierte oder injizierte Flüssigkeit nicht wie geplant in die Vene, sondern in das sie umgebende Unterhautfett- oder Bindegewebe.

Das die Punktionsstelle umgebende Gewebe färbt sich durch das austretende Blut blau **(Hämatom)** und wird durch einlaufende (Infusion/Medikament) oder austretende Flüssigkeit (Blut) **dick.** Ist dies der Fall, stellt man die Infusion sofort ab, entfernt den Katheter und komprimiert die Punktionsstelle einige Minuten, um eine Vergrößerung des Hämatoms zu verhindern. Anschließend versorgt man die Wunde mit einem Wundschnellverband.

ACHTUNG

Bei Patienten, die regelmäßig Medikamente zur Hemmung der Blutgerinnung einnehmen, kann so eine „banale Verletzung" stark bluten und die Blutung schlecht zu stillen sein.

Hat es den Anschein, dass der Venenverweilkatheter ordnungsgemäß in der Vene platziert ist, die Infusionsflüssigkeit aber dennoch nicht richtig in die Vene einläuft, ist der Kunststoffschlauch möglicherweise direkt an einer **Venenklappe** zu liegen gekommen. Der Infusionsfluss kann durch sachtes Zurückziehen des Venenverweilkatheters um wenige Millimeter verbessert werden. Gelegentlich kann durch vorsichtiges Anspülen des Venenzugangs die Venenklappe umgangen werden.

Wird bei der Durchführung der Venenpunktion versehentlich eine **Arterie verletzt,** führt dies zu einer pulsierenden **Blutung.** Die Blutung muss durch sofortiges Aufdrücken einer sterilen Auflage und Anlage eines Druckverbandes gestoppt werden, da sich die Punktionswunde durch den höheren Blutdruck in der Arterie im Gegensatz zu einer Vene nicht so schnell verschließt.

Werden versehentlich Medikamente in eine **Arterie infundiert,** kommt es zu einer chemischen Reizung der muskelstarken Arterien und nachfolgend zu einer starken **Gefäßverengung.** Der Patient klagt über heftige Schmerzen. Die Gefäßverengung in der Arterie vermindert die Sauerstoffversorgung des entsprechenden Körpergewebes und es kommt im schlimmsten Fall zu einem Gewebeverlust. Als erste Maßnahme muss die weitere Medikamentenapplikation sofort unterbrochen werden, wobei die Venenverweilkanüle in der Arterie belassen wird. Weitere Maßnahmen werden vom Notarzt durchgeführt (Spülen). Eine lückenlose **Dokumentation** der Fehlpunktion ist im Einsatzprotokoll vorzunehmen.

10.4.2 Paradoxe Wirkungen oder unerwünschte Reaktionen

Wird ein Medikament **zu schnell** appliziert, kann dies außer einer Venenreizung auch gravierendere Auswirkungen zur Folge haben. Neben einem plötzlichen Blutdruckabfall oder einer reflektorischen Tachykardie können völlig unerwartete, sogenannte paradoxe Reaktionen auftreten (z. B. Blutdruckabfall bei zu schneller Benzodiazepingabe). Aus diesem Grund dürfen Medikamente nur unter genauer Beobachtung des Patienten in einer angemessenen Geschwindigkeit von Ärzten verabreicht werden.

Vollelektrolytlösungen (z. B. balancierte Elektrolytlösungen, ➤ 11.2.17) werden nur langsam tropfend verabreicht, wenn sie nicht zur Volumentherapie oder zum Einschwemmen venenreizender Medikamente verwendet werden. Die langsam laufende Infusion hält den venösen Zugang frei von Gerinnseln **(Koageln)** und wird vom Kreislauf problemlos toleriert. Infundiert man dem Patienten unnötigerweise zu viel Flüssigkeit, führt dies zu gefährlichen Wassereinlagerungen **(Ödemen)** im Körper.

Klagt ein Patient während oder kurz nach der Injektion eines Medikaments über plötzlich auftretende und sehr unangenehme Symptome, wie Atemnot (durch Bronchokonstriktion), Schwindel, Hitzegefühle, Bauchschmerzen, Juckreiz, oder zeigen sich rote oder quaddelartige Hautveränderungen, so muss von einer **allergischen Reaktion** (➤ 9.3.2) auf das applizierte Medikament ausgegangen werden. Als erste Maßnahme muss hier ebenfalls die weitere Medikamentengabe sofort eingestellt werden.

Wiederholungsfragen

1. Was bedeutet „enterale Applikation"? (➤ 10.1.1)
2. Was bedeutet „parenterale Applikation"? (➤ 10.1.2)
3. Welche Formen der parenteralen Applikation kennen Sie? (➤ 10.1.2)
4. Welche Applikationsformen sind für den Rettungsdienst besonders geeignet? (➤ 10.1.2)
5. Vergleichen Sie die Aufnahmegeschwindigkeit der verschiedenen Applikationsformen. (➤ 10.1.2)
6. Welche Darreichungsformen kennen Sie? (➤ 10.2)
7. Was markiert der farbige Punkt am Ampullenköpfchen? (➤ 10.2)
8. Beschreiben Sie, wie Sie eine Infusion vorbereiten würden. (➤ 10.3.1)
9. Beschreiben Sie, wie Sie eine Spritze aufziehen würden. (➤ 10.3.2)
10. Welche Materialien benötigen Sie für eine Venenpunktion? (➤ 10.3.3)
11. Wie gehen Sie vor, wenn nach Punktion einer Vene ein größer werdendes Hämatom entsteht? (➤ 10.4.1)
12. Ein Patient klagt kurz nach Applikation eines Medikaments über zunehmende Atemnot, Schwindel und Kopfschmerzen. Welche Ursache kann dies haben und wie gehen Sie vor? (➤ 10.4.2)

KAPITEL

11

Andreas Lobmüller, Jürgen Luxem

Pharmakologie

Unter Pharmakologie wird die Lehre von den Wirkungen und dem Zusammenwirken der Arzneimittel an gesunden oder erkrankten Organen verstanden. Die Pharmakologie gliedert sich in die Teilbereiche Pharmakodynamik, Pharmakokinetik und Toxikologie (➤ 25.1).

11.1 Allgemeine Pharmakologie

Die Pharmakologie (griech. pharmakon = Arzneimittel, logos = Lehre) beschäftigt sich mit den Wirkungen von Arzneimitteln auf ein Lebewesen. Im Körper lösen Arzneimittel je nach Wirkstoff zu bestimmten Zeitpunkten erwünschte und/oder unerwünschte Wirkungen an den Organsystemen aus. Die Pharmakologie gliedert sich in die Teilbereiche

- der **Pharmakodynamik,** die sich mit der unmittelbaren Wirkung eines Arzneistoffes am Wirkort beschäftigt, und
- der **Pharmakokinetik,** die untersucht, wie und in welchem Ausmaß ein Wirkstoff zum Wirkort gelangt oder von ihm entfernt wird.

MERKE

Dynamik: Was macht das **D**rug (Medikament) mit dem Körper?
Kinetik: Was macht der **K**örper mit dem Medikament?

Spricht man über Arzneimittelwirkungen, so fallen häufig Begriffe, die nicht unbedingt geläufig sind:

- **Applikation** (lat. applicare = anlehnen) beschreibt die Verabreichung eines Medikaments.
- **Indikation** (lat. indicare = anzeigen) bezeichnet den Grund für eine medizinische Maßnahme, d. h., warum eine bestimme medizinische Handlungsweise angezeigt ist.
- **Kontraindikation** (KI) oder Gegenanzeige (lat. contra = gegen und indicare = anzeigen) bezeichnet einen Umstand, der gegen eine medizinische Maßnahme (z. B. Medikamentengabe) spricht, d. h., dass eine bestimmte medizinische Handlungsweise nicht angezeigt ist, weil sie eher schadet als nützt.
- Als **Wirkung** bezeichnet man den gewünschten Effekt, den man durch die Gabe von Medikamenten erzielt.
- Als **Nebenwirkung** bezeichnet man alle unerwünschten Effekte, die der Therapie nicht von Nutzen sind und mitunter sogar schädlich sein können.
- **Wechselwirkung** bedeutet, dass ein appliziertes Medikament mit anderen Medikamenten oder Wirkstoffen, die sich bereits im Körper befinden, reagiert und eine erwünschte Wirkung entweder verstärkt bzw. abgeschwächt wird.
- **Dosierung** (griech. dósis = eine abgemessene Arzneimenge) bedeutet die Menge an Wirkstoff, die dem Patienten zugeführt wird, um eine bestimmte Wirkung zu erzielen. Sie wird meist in Milligramm angegeben.
- Als **Antidot** bezeichnet man ein Gegenmittel, das die Giftwirkung **(Toxizität)** eines Wirkstoffes vermindert, einen Wirkstoff an sich bindet oder ihn vom Wirkort verdrängt **(Antagonismus)** und/oder dessen Verstoffwechselung bzw. Ausscheidung beschleunigt.
- Als **Resorption** (lat. resorbere = aufsaugen) bezeichnet man die Aufnahme eines Wirkstoffes über die Haut oder Schleimhaut (z. B. Magen-Darm-Trakt) in die Blut- oder Lymphgefäße.
- **Metabolisierung** (griech. metabolismós = Stoffwechsel) bedeutet, dass ein Wirkstoff chemisch umgewandelt wird (Stoffwechsel) und die Produkte des Stoffwechsels an die Körperumgebung abgegeben oder ausgeschieden werden.
- **Halbwertszeit** ist die Zeitspanne, in der ein Medikament zur Hälfte abgebaut oder ausgeschieden wird.

Allgemeine Pharmakokinetik und Pharmakodynamik

Wird ein Medikament oral appliziert, muss es im Magen-Darm-Trakt von der Schleimhaut resorbiert und über das Pfortaderblut zur Leber transportiert werden. Die **Leber** fungiert hier als **Filter,** den der Wirkstoff überwinden muss **(„First-Pass-Effekt“),** um seine Wirkung im Körperkreislauf entfalten zu können. Viele Wirkstoffe werden bereits in der Leber inaktiviert oder abgeschwächt und können ihre eigentliche Wirkung nicht entfalten, wohingegen andere Wirkstoffe erst durch Umwandlung in der Leber aktiviert werden (sogenannte Prodrugs). Injiziert man ein Medikament direkt in eine Vene **(parenterale Applikation),** wird die Leber umgangen und der Wirkstoff sofort im Blut verteilt.

Nach einer **spezifisch unterschiedlichen Wirkdauer** wird der Medikamentenwirkstoff von der Filterfunktion der Leber erfasst und durch Enzyme umgewandelt oder abgebaut. Durch die biochemische Veränderung wird der Wirkstoff abgeschwächt oder wirkungslos gemacht **(Metabolisierung).** Im Anschluss wird das Stoffwechselprodukt entweder über die Galle in den Darm abgegeben oder über den Blutweg zu den Nieren transportiert, wo es abgefiltert und **ausgeschieden** werden kann. Ist eine Metabolisierung aufgrund eines **Leberschadens** nicht oder nur sehr verzögert möglich, kann sich die Wirkungsdauer des Medikaments extrem verlängern.

Arzneimittel wirken in der Regel lediglich an den Stellen im Körper, an denen **spezifische Rezeptoren** vorhanden sind, die den Wirkstoff binden können. Stellt man sich einen Wirkstoff als Schlüssel vor und einen passenden Rezeptor als zugehöriges Schloss, dann kreist der **„Schlüssel"** so lange in der Blutzirkulation umher, bis er das passende **„Schloss"** gefunden hat, dem er eine gewisse Anziehungskraft **(Affinität)** entgegenbringt. Der „Schlüssel" passt perfekt in das „Schloss", d. h., die Bindungsstelle des Rezeptors wird vom Wirkstoff besetzt. Wenn der Wirkstoff eine Reaktion in der Zelle auslöst, bezeichnet man ihn als **Agonisten.** Löst der „Schlüssel" durch die Besetzung keinerlei Wirkung in der Zelle aus, sondern besetzt den Rezeptor nur, um ihn vor dem Einfluss anderer Botenstoffe oder Medikamente zu schützen oder ihn unbrauchbar zu machen, so bezeichnet man ihn als **Antagonisten.** Konkurrieren ein reaktionsauslösender Agonist und ein reaktionshemmender Antagonist um denselben Rezeptor miteinander, nennt man diesen Vorgang einen **kompetitiven Antagonismus** (engl. competition = Wettbewerb). Ist die Konzentration der Antagonisten höher als die der Agonisten, so ist die Wahrscheinlichkeit, dass Antagonisten an einen freien Rezeptor binden, größer, als dass ein Agonist einen Rezeptor besetzt: Die Agonisten werden verdrängt. Da die Verbindung zwischen dem Rezeptor und dem „Schlüssel" nur für kurze Zeit besteht, sind die Agonisten, selbst wenn sie einen Rezeptor erreichen, nicht lange wirksam.

Als **nichtkompetitiver Antagonismus** wird der Vorgang bezeichnet, wenn ein Stoff einen Rezeptor besetzt und diesen so verändert, dass keine anderen Stoffe, auch nicht in hohen Konzentrationen, mehr andocken können Die Wirkung kann nicht aufgehoben werden.

In der Zelle können durch die Rezeptorenbesetzung die unterschiedlichsten **Kaskaden** beeinflusst werden. So können z. B. Transportkanäle für elektrisch geladene Teilchen, die Bildung von Botenstoffen, die Funktion von Biokatalysatoren **(Enzyme)** oder auch Ionentransporter gehemmt oder aktiviert werden (➤ Abb. 11.1).

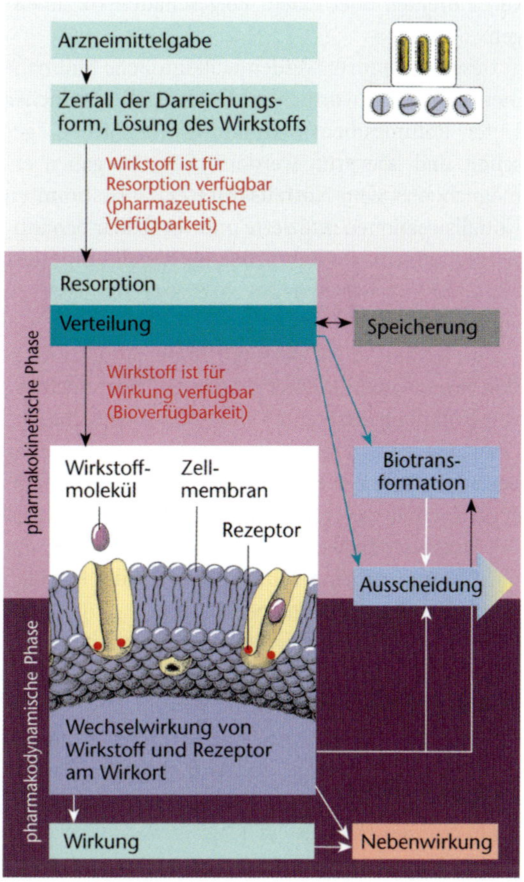

Abb. 11.1 Arzneimittelgabe, Pharmakokinetik und Pharmakodynamik eines Medikaments [L190]

Arzneimittel und gesetzliche Grundlagen

Die Entscheidung, ob ein Patient medikamentös behandelt wird, darf einzig und allein ein **Arzt** treffen. Obwohl das Rettungsdienstfachpersonal tagtäglich mit Arzneimitteln umgeht und Medikamentenkunde auch zum Lehrinhalt der Ausbildung zum **Rettungssanitäter** gehört, ist es ihm rechtlich nicht erlaubt, eigenverantwortlich Arzneistoffe zu applizieren oder zu verordnen.

Das 2014 in Kraft getretene Gesetz über den Beruf der Notfallsanitäterin und des Notfallsanitäters (NotSanG) regelt in § 4 das Ausbildungsziel und die damit zu erlernenden Kompetenzen. Es gehört zu den Lernzielen der **Notfallsanitäter,** vitale Bedrohungen zu erkennen und invasive Maßnahmen anzuwenden, um einer Verschlechterung des Zustands von Patienten oder einem Folgeschaden vorzubeugen.

Gesetzeskonform werden heilkundliche Maßnahmen von verantwortlichen Ärzten (z. B. Ärztlicher Leiter Rettungsdienst) zukünftig vorgegeben, geschult und überprüft werden. Diese Vorgaben ermöglichen es dem **Notfallsanitäter,** in bestimmten Notfallsituationen indizierte und vorab klar benannte Medikamente im Rahmen einer **Regelkompetenz** ohne die Anwesenheit des Arztes rechtssicher zu verabreichen.

Für Rettungsdienstpersonal **ohne** die Qualifikation eines Notfallsanitäters bleibt die Verabreichung von Notfallmedikamenten weiterhin eine rechtliche Grauzone und ist nur zu rechtfertigen, wenn eine, **bei nachträglicher Betrachtung berechtigte,** Inanspruchnahme des rechtfertigenden Notstandes (§ 34 des Strafgesetzbuches) begründet werden kann, um durch „angemessene Mittel" eine Gefahr für Leib und Leben abzuwenden (➤ 31.1.3).

Demnach handelt eine Person nicht rechtswidrig, wenn Gefahr für Leib und Leben einer anderen Person durch ein „angemessenes Mittel" abgewendet werden kann und das „geschützte Interesse" andere Rechtsgüter überwiegt. In Ausnahmefällen kann dies auch die Gabe eines Medikaments durch den Nichtarzt umfassen (➤ 31.1.3).

Von der Bundesärztekammer wurde hierzu bereits 1992 eine **Empfehlung** ausgesprochen und der Begriff der **Notkompetenz** eingeführt, nach der ein speziell ausgebildeter **Rettungsassistent** (**Achtung:** nicht Rettungssanitäter oder Rettungshelfer) Elektrolytlösungen und bestimmte Medikamente anwenden darf, wenn klar definierte Voraussetzungen erfüllt sind – und nur dann. Diese ältere Empfehlung darf nicht als „Freischein" zur medikamentösen Therapie angesehen werden und entbindet auch nicht von den zuerst notwendigen Basismaßnahmen (Ausführungen zu „Notkompetenz durch Rettungsassistenten" finden sich in ➤ 31.1.3).

Arzneimittelauswahl

Arzneimittel müssen bestimmte Voraussetzungen erfüllen, damit sie in der täglichen Praxis angewendet werden können. Da jeder Arzneimittelwirkstoff ab einer bestimmten Dosis giftige **(toxische)** Auswirkungen haben kann, darf eine Arznei nur in **therapeutischer Dosierung** appliziert werden. In therapeutischer Dosierung dürfen Nebenwirkungen nicht auftreten oder müssen sich zumindest in Grenzen halten. Auch darf der Wirkstoff **keine Allergien** auslösen. Neben diesen Voraussetzungen darf die Arznei **keine negativen Auswirkungen** auf das Herz-Kreislauf-System, den Atemapparat oder das ZNS haben.

Da in der **Notfallmedizin** ein Arzneimittel seine Wirkung schnell und ausreichend stark entfalten muss, sind ein **schnelles Anfluten** des Wirkstoffes und eine **kurze Wirkdauer** zur guten Steuerbarkeit der Arznei wünschenswert.

Arzneimittelanamnese

Bei einer gründlichen **Anamnese** darf die **Eigenmedikation** nicht vergessen werden. Viele Patienten nehmen verschiedene Medikamente ein, wobei sich nur die wenigsten Patienten die jeweiligen Namen, die Dosierung und Einnahmezeiten merken können. In einer Notfallsituation muss erfragt werden, ob alle verordneten Medikamente in den vergangenen Tagen auch tatsächlich eingenommen wurden. Eine häufige Ursache für einen frühen Re-Infarkt ist z. B. die vergessene Einnahme von die Blutgerinnung hemmenden Substanzen (ASS®, Clopidogrel®).

Eine Anamnese kann für den Patienten möglicherweise intime Fragen beinhalten. Patienten kann die Einnahme von potenzfördernden Medikamenten peinlich sein, weshalb die Anwendung oft nur nach expliziter Nachfrage zugegeben wird. Vor einer Anwendung von sublingualen Nitraten (z. B. Nitro-Spray®) bei Hypertonie müssen deshalb die Kontraindikationen (z. B. regelmäßige Einnahme von Viagra®) abgeklärt werden. Eine kurze Aufklärung über die Gefahren der Interaktion von Medikamenten kann **unerwünschten Arzneimittelwirkungen** vorbeugen.

Umgang mit Arzneimitteln

Arzneimittellagerung

Jedes in Deutschland zugelassene Medikament muss vom Hersteller neben dem **Handels- und Wirkstoffnamen** auch mit einer **Chargenbezeichnung** und dem **Verfallsdatum** versehen werden. Diesem Umstand gilt es Beachtung zu schenken, zumal die in Rettungsmitteln vorgehaltenen Medikamente extremen Belastungen hinsichtlich Temperaturschwankungen oder Erschütterungen ausgesetzt sind. Ein **Arzneimittelschrank** im Rettungsfahrzeug sollte abschließbar sein und die Möglichkeit bieten, Medikamente in alphabetischer Reihenfolge, kühl, sauber und lichtgeschützt zu lagern. Moderne Rettungsmittel verfügen über **Kältefächer** für Arzneimittel, die aufgrund ihrer chemischen Eigenschaften kalt gelagert werden müssen, um die Wirksamkeit aufrechtzuerhalten. Genauere Informationen bezüglich der Lagerung können dem Beipackzettel entnommen werden. Jeder Arzneimittelverbrauch muss **dokumentiert** und die fehlenden Medikamente müssen nach einem Einsatz sofort **ersetzt** werden.

Arzneimittelkontrolle

Bei Überschreitung des **Verfallsdatums** wird das Medikament zwar nicht toxisch wirken, dennoch wird eine verminderte und nicht ausreichende Wirksamkeit zu verzeichnen sein. Medikamente dürfen nach Ablauf des Verfallsdatums nicht mehr verwendet werden. Medikamente oder Infusionslösungen, die ungewollt eingefroren waren oder während des Einsatzes nicht verwendet wurden, müssen ebenfalls entsorgt werden.

Lagerung von Betäubungsmitteln

Um einen **Missbrauch** der Medikamente auszuschließen, die ein hohes Abhängigkeitspotenzial besitzen, unterliegen einige von ihnen dem **Betäubungsmittelgesetz** (BtMG). Sie müssen verschlossen und für Dritte unzugänglich gelagert werden. Die dem Betäubungsmittelgesetz unterliegenden Arzneimittel sollten nur in geringen Mengen (wenige Ampullen) und in einbruchsicheren Ampullarien oder in einem eingebauten Tresor mitgeführt werden. Der Medikamentenverbrauch muss in einem **Betäubungsmittelbuch** dokumentiert und von zwei Mitarbeitern gegengezeichnet werden. Selbst die Entsorgung von verfallenen Medikamenten, die dem Betäubungsmittelgesetz unterliegen, muss von zwei Mitarbeitern bezeugt werden.

MERKE

Die acht großen „Rs":
- **R**ichtiges Medikament
- **R**ichtiger Patient
- **R**ichtige Dosierung
- **R**ichtige Verdünnung
- **R**ichtige Applikationsart
- **R**ichtig gelagert
- **R**ichtige Temperatur (des Medikaments)
- **R**ichtig vorbereitet

11.2 Spezielle Pharmakologie

Im Folgenden werden Medikamente aufgeführt und beschrieben, die im rettungsdienstlichen Alltag von Bedeutung sind. In diesem Kapitel können nur die wichtigsten Nebenwirkungen und Besonderheiten erwähnt werden.

11.2.1 Benzodiazepine (schlaffördernde, angstlösende Beruhigungsmedikamente)

Eigenschaften

Alle Benzodiazepine verfügen über eine ähnliche chemische Grundstruktur. Aufgrund kleiner Unterschiede in ihrer biochemischen Strukturformel weisen sie unterschiedliche Wirkungen auf. Benzodiazepine wirken, abhängig von der Dosierung, angstlösend **(anxiolytisch)**, schlaferzwingend **(hypnotisch)** und beruhigend **(sedativ)**. Ferner sind sie krampflösend **(antikonvulsiv)**, weshalb sie für die Durchbrechung eines epileptischen Anfalls geeignet sind. Eine **Vergiftung** ausschließlich mit Benzodiazepinen ist aufgrund ihrer großen therapeutischen Wirkungsbreite nahezu unmöglich. Lediglich in Kombination mit anderen Wirkstoffen (Alkohol, Medikamente) kann eine **Wirkungsverstärkung** sehr gefährlich werden.

Pharmakokinetik und Wirkmechanismus

Benzodiazepine werden in der Leber umgewandelt und über die Niere ausgeschieden. Im Falle einer Leberschädigung können sie folglich langsamer abgebaut werden und somit länger wirksam bleiben. Sie werden aufgrund ihrer **Fettlöslichkeit** allgemein sehr gut aufgenommen. Im zentralen Nervensystem binden sie an **spezielle Rezeptoren** und bewirken eine erhöhte Ausschüttung dämpfender Botenstoffe **(Transmitter)**.

Tab. 11.1 Kurzprofil Benzodiazepine

Wirkstoff und gängigster Handelsname	Diazepam (Valium®)	Midazolam (Dormicum®)
Wirkung	sedierend, antikonvulsiv und angstlösend durch Bindung und Aktivierung des $GABA_A$-Rezeptors im zentralen Nervensystem	
Indikation	akute Erregungs-, Unruhe- und Angstzustände, zerebrale Krampfanfälle und Status epilepticus, Fieberkrämpfe, Sedierung zur Notintubation	
Kontraindikation	Myasthenia gravis, eine Krankheit der Nervenfasern, die zu schneller Ermüdung der Muskeln führt (Gefahr der Atemlähmung), alkoholisierte Patienten (Wirkungsverstärkung), Schwangerschaft in den ersten drei Monaten (da ungehinderte Wirkung auf das Kind), akute Atemnot	
Wirkungseintritt	sofort	nach ca. 2 Minuten
Wirkungsdauer	zwischen 15 und 200 Minuten, bei einigen noch aktiven Abbauprodukten bis zu 200 Stunden	ca. 45 Minuten
Nebenwirkungen	Störungen des Bewusstseins, Atemdepression, Blutdruckabfall, bei älteren Patienten paradoxe Reaktionen, Auslösung von Erregungszuständen	
Wechselwirkungen	Wirkungsverstärkung durch Alkohol, Muskelrelaxanzien und zentral dämpfende Medikamente	
Darreichungsformen	1 Ampulle zu 2 ml enthält 10 mg, Rektaltuben (Diazepam-Desitin rectal®) enthalten 5 mg oder 10 mg Diazepam.	1 Ampulle zu 1 ml enthält 5 mg, 1 Ampulle zu 3 ml enthält 15 mg, 1 Ampulle zu 5 ml enthält 5 mg Midazolam.
Dosierungsempfehlung	Erwachsene: 10 mg langsam i. v. Säuglinge und Kleinkinder: 5–10 mg rektal	Prämedikation (vor OP): Erwachsene: 2–5 mg i. v.
Besonderheiten	• nicht mit anderen Medikamenten in einer Spritze mischbar • nicht kompatibel mit HAES steril® • Venenreizung bei intravenöser Gabe • intramuskuläre Injektion schmerzhaft • Verabreichung gewebeverträglicher, öliger Zubereitungsform (Diazemuls®) möglich • intraarterielle Injektion führt zu ausgedehntem Gewebeuntergang (Nekrosen) • als Rektaltube besonders bei kindlichen Krampfanfällen geeignet	• leicht wasserlöslich • kurze Halbwertszeit • leicht intravenös anzuwenden und gut zu steuern • mit bestimmten Medikamenten in einer Spritze mischbar • amnestische (erinnerungslöschende) Wirkung ausgeprägter als bei Diazepam

Diazepam und Midazolam

Die beiden gängigsten Wirkstoffe sind **Diazepam** und **Midazolam.** Sie werden aufgrund ihrer Ähnlichkeiten gemeinsam besprochen (➤ Tab. 11.1).

MERKE

Diazepam-Rektiolen werden bei Säuglingen nur bis zur Hälfte und bei Kleinkindern bis zum Ende des Applikators eingeführt. Nach dem Ausdrücken des Wirkstoffes muss die Rektiole beim Herausziehen weiterhin zusammengedrückt bleiben, um das Medikament nicht wieder in die Rektiole einzusaugen.

Clonazepam

Clonazepam wird ausschließlich zur Behandlung zerebraler Krampfanfälle verwendet (➤ Tab. 11.2).

Tab. 11.2 Kurzprofil Clonazepam

Gängigster Handelsname	Rivotril®
Wirkung	antikonvulsiv wirksam bei zerebralen Krampfanfällen durch Bindung und Aktivierung des $GABA_A$-Rezeptors im zentralen Nervensystem
Indikation	große und kleine epileptische Anfälle („Grand Mal" oder „Petit Mal") sowie Status epilepticus
Kontraindikation	Myasthenia gravis, Medikamenten- und Drogenabhängigkeit, Leberschäden
Wirkungseintritt	höchste Wirkstoffspiegel im Blut nach 10 Minuten bei i. v.-Gabe
Wirkungsdauer	Halbwertszeit zwischen 22 und 33 Stunden
Nebenwirkungen	Müdigkeit, Verlangsamung, Kopfschmerzen
Wechselwirkungen	Wirkungsverstärkung durch Alkohol, Muskelrelaxanzien und zentral dämpfende Medikamente
Darreichungsformen	1 Ampulle Rivotril® zu 1 ml enthält 1 mg Wirkstoff.
Dosierungsempfehlung	zur Anfallstherapie langsam i. v. bei • Erwachsenen: 1–2 mg • Kleinkindern: 1 mg • Säuglingen: 0,5 mg

Flumazenil

Flumazenil (➤ Tab. 11.3) ist ein Gegenmittel **(Antidot)** zur Therapie von **Benzodiazepin-Überdosierungen.** Es bindet an dieselben Bindungsstellen **(Rezeptoren),** die auch die Benzodiazepine besetzen. Flumazenil besitzt jedoch eine deutlich höhere Bindungskraft **(Affinität)** zu diesen Rezeptoren, sodass es Benzodiazepine vom Rezeptor verdrängen kann, diesen für eine gewisse Zeit besetzt und ihn dadurch blockiert **(kompetitiver Antagonismus).** Die Halbwertszeit von Flumazenil ist jedoch geringer als die der meisten Benzodiazepine. Deshalb muss das Antidot wiederholt verabreicht werden, weil sich die Benzodiazepine aufgrund ihrer zumeist langen Halbwertszeit noch im Kreislauf befinden und erneut den Rezeptor besetzen können, wenn das Antidot bereits abgebaut wurde.

Tab. 11.3 Kurzprofil Flumazenil

Gängigster Handelsname	Anexate®
Wirkung	Gegenmittel bei Benzodiazepin-Überdosierung/Vergiftung durch kompetitiven Antagonismus (Bindung des $GABA_A$-Rezeptors im zentralen Nervensystem ohne dessen Aktivierung)
Indikation	Benzodiazepinvergiftung/-überdosierung, Beendigung einer durch Benzodiazepine eingeleiteten Narkose
Kontraindikation	Epilepsie, die mit Benzodiazepinen eingestellt ist, Hirndruck
Wirkungseintritt	nach wenigen Sekunden bis Minuten
Wirkungsdauer	ca. 1–4 Stunden, Halbwertszeit etwa 50 Minuten
Nebenwirkungen	Übelkeit, Erbrechen, Angstgefühle, Herzklopfen
Wechselwirkungen	keine wesentlichen
Darreichungsformen	1 Ampulle zu 5 ml enthält 0,5 mg, 1 Ampulle zu 10 ml enthält 1 mg Wirkstoff.
Dosierungsempfehlung	Erwachsene: initial 0,2 mg langsam i. v., dann bei Bedarf 0,1 mg i. v./min, Maximaldosis 1 mg Kinder: 0,1 mg/kg KG langsam i. v., nach 1–2 Minuten erneute Gabe

11.2.2 Sympathomimetika (Katecholamine oder adrenalinverwandte Medikamente)

Eigenschaften

Katecholamine sind körpereigene und/oder künstlich hergestellte Wirkstoffe. Die chemische Grundstruktur ist bei allen Katecholaminen gleich; durch Anhängen von kleinen Molekülgruppen werden jedoch Wirkung und Pharmakokinetik beeinflusst. Beispielsweise kann **Dopamin,** das spezifisch auf Rezeptoren und im ZNS auch als Botenstoff wirkt, durch zwei kleinere chemische Umbauprozesse zu Adrenalin umgewandelt werden, das im gesamten Körpersystem wirksam ist.

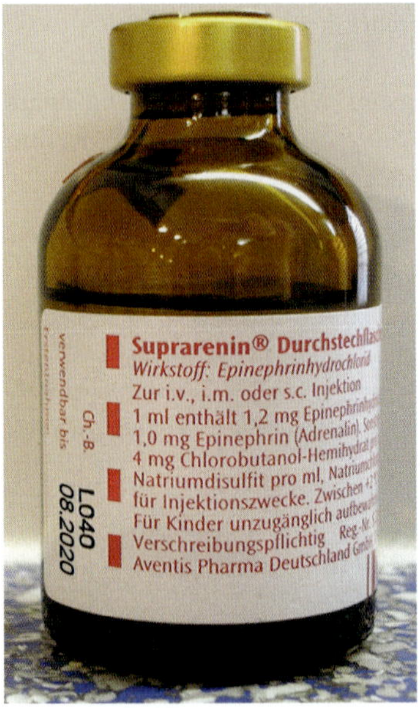

Abb. 11.2 Suprarenin®-Stechampulle [M302]

Pharmakokinetik und Wirkmechanismus

Katecholamine wirken **sympathomimetisch,** d. h., sie entfalten an den sympathischen Alpha- und Beta-Rezeptoren des Herz-Kreislauf-Systems eine anregende Wirkung und führen zu einer **Leistungssteigerung.** Je nach gewünschter Wirkung können Stoffe appliziert werden, die α-, β_1- oder β_2-Rezeptoren aktivieren sollen. Die meisten Sympathomimetika wirken nicht selektiv, d. h., auf einzelne Rezeptortypen beschränkte Wirkstoffe gibt es nicht, sondern es werden immer mehrere Rezeptortypen in unterschiedlichen Verhältnissen besetzt.

Adrenalin

Adrenalin (z. B. Suprarenin®, ➤ Abb. 11.2) ist ein **körpereigenes Stresshormon,** das α- und β-Rezeptoren **aktiviert.** Da am Herzen die β_1-Rezeptoren überwiegen, erhöht Adrenalin hier hauptsächlich die Herzkraft **(positiv inotrop)** sowie die Herzfrequenz **(positiv chronotrop)** und steigert die Erregungsweiterleitung **(positiv dromotrop).** Die α-Rezeptorenwirkung an den Gefäßen erstreckt sich vornehmlich auf die Arteriolen. Dies führt zu einer Verminderung der Durchblutung der Nieren und des Gastrointestinaltrakts, um in Stresssituationen mehr Blut für die Skelettmuskulatur zur Verfügung zu stellen. Adrenalin erhöht den Blutzuckerspiegel, steigert die Fettspaltung **(Lipolyse)** und hemmt die Sekretion von Histamin.

Adrenalin (➤ Tab. 11.4) gilt neben Sauerstoff als das **wichtigste Medikament bei der kardiopulmonalen Reanimation.** Es wirkt herzkraftsteigernd und erhöht den koronaren Perfusionsdruck, d. h., die herzeigenen Gefäße (Koronararterien) werden besser durchblutet. Ferner werden die Bronchien erweitert und insbesondere die intrathorakalen arteriellen Gefäße verengt.

Dopamin

Dopamin ist ein Zwischenprodukt bei der Adrenalinsynthese und spielt eine wichtige Rolle sowohl bei der **Informationsübertragung** im zentralen Nervensystem als auch zur **Steuerung der Durchblutung und der Herzkraft.** Der menschliche Körper besitzt mehrere Rezeptoren, die je nach Lokalisation unterschiedliche Funktionen steuern.

Im zentralen Nervensystem übt das Dopamin eine hemmende Wirkung auf die Muskelerregung aus. Es steht mit anderen erregenden Botenstoffen (z. B. Acetylcholin) in engem Gleichgewicht. Kommt es zu einem Untergang von Dopamin-produzierenden Zellen, so fehlt die hemmende Wirkung und es kommt zur gesteigerten Erregbarkeit. Dies macht

Tab. 11.4 Kurzprofil Adrenalin

Gängigster Handelsname	Suprarenin®
Wirkung	Katecholamin, sympathoadrenerge Wirkung durch Aktivierung der α- und β-Rezeptoren (Herzkraftsteigerung und Vasokonstriktion)
Indikation	Reanimation bei Kreislaufstillstand, anaphylaktischer Schock, Bronchospasmus
Kontra-indikation	bei Reanimation: keine; sonst: arterielle Hypertonie, koronare Herzkrankheit, Herzinsuffizienz, Tachykardie und tachykarde Herzrhythmusstörungen, schwere Niereninsuffizienz, schwere Schilddrüsenüberfunktion, Adrenalin-produzierende Tumoren (Phäochromozytom), Glaukomerkrankung der Augen
Wirkungs-eintritt	sofort
Wirkungs-dauer	1–5 Minuten
Neben-wirkungen	Tachykardie, Extrasystolen bis Kammerflimmern, arterielle Hypertonie, weite Pupillen, epileptische Anfälle, Hyperglykämie, Absinken des Kaliumspiegels, Erhöhung des Sauerstoffverbrauchs (!), pektanginöse Beschwerden
Wechsel-wirkungen	Antidepressiva (Wirkungsverstärkung von Adrenalin), β-Blocker (Wirkungsabschwächung von Adrenalin)
Darreichungs-formen	1 Ampulle zu 1 ml enthält 1 mg Adrenalin. 1 Stechampulle enthält 25 ml zur Mehrfachentnahme bei der Reanimation.
Dosierungs-empfehlung	1 Ampulle Suprarenin® (1 mg) mit 9 ml 0,9 % NaCl verdünnen und 0,5–1 ml (entspricht 0,05–0,1 mg Wirkstoff) unter Blutdruck- und Pulskontrolle langsam i. v. applizieren bei Reanimation: ➤ Kap. 8

sich durch die drei Hauptmerkmale **Rigor** (Zunahme des Muskeltonus), **Tremor** (rhythmisches Muskelzittern) und **Hypo-** bis **Akinese** (Störungen der willkürlichen Bewegungen) des Parkinson-Krankheitsbildes bemerkbar.

Dopamin-Rezeptoren finden sich auch in den Gefäßen der Bauchorgane, der Nieren und im Gehirn, über welche die Durchblutung reguliert wird. Zusätzlich hat Dopamin eine herzkraftsteigernde Wirkung durch Stimulation von β_1-Rezeptoren am Herzmuskel.

Dopamin wurde in den letzten Jahren jedoch zunehmend von selektiveren Medikamenten wie z. B. Dobutamin oder Noradrenalin ersetzt und findet im Rettungsdienst kaum noch Verwendung.

Dobutamin

Dobutamin (➤ Tab. 11.5) ist ein künstlich hergestelltes Katecholamin, das vom Körper selbst nicht produziert wird. Im Unterschied zu Dopamin wirkt Dobutamin vornehmlich auf die β_1-Rezeptoren am

Tab. 11.5 Kurzprofil Dobutamin

Gängigster Handelsname	Dobutrex®, Dobutamin Solvay®
Wirkung	Katecholamin, sympathoadrenerge Wirkung durch Aktivierung der β_1-Rezeptoren (Durchblutungssteuerung)
Indikation	Herzversagen bei Herzmuskelschwäche und zunehmende Dekompensation einer Herzinsuffizienz, kardiogener Schock, Hypotonie
Kontra-indikation	Tachykardie und Tachyarrhythmie, mechanische Füllbehinderung des Ventrikels (Perikardtamponade), schwerer Volumenmangel (insbesondere beim Schock), Hypertonie, Allergien gegen Sulfite, obstruktive Erkrankungen des Herzmuskels, Stillzeit
Wirkungs-eintritt	sofort
Wirkungs-dauer	1–2 Minuten, Halbwertszeit 2 Minuten
Neben-wirkungen	Tachykardie, Arrhythmie, Blutdruckanstieg, pektanginöse Beschwerden, Zunahme von Extrasystolen, Schwindel, Übelkeit, Kopfschmerzen, Allergien (bis zur Anaphylaxie möglich)
Wechsel-wirkungen	Wirkungsverstärkung bei gleichzeitiger Einnahme von bestimmten Antidepressiva, Verminderung der Herzkraftsteigerung durch β-Blocker, der Insulinbedarf steigt
Darreichungs-formen	Dobutamin Solvay®: 1 Ampulle zu 50 ml enthält 250 mg Dobutaminhydrochlorid.
Dosierungs-empfehlung	initial: 2,5–12 µg/kg KG/min (kontinuierliche Applikation mittels Perfusor nötig aufgrund niedriger Halbwertszeit)
Besonder-heiten	Nicht mit alkalischen Medikamenten (Natrium-Bikarbonat) mischen!

Herzmuskel, nur gering auf β_2- und α-Rezeptoren und hat keinen Einfluss auf Dopamin-D-Rezeptoren. Auf den Herzmuskel hat Dobutamin vor allem eine herzkraftsteigernde Wirkung, **wodurch Schlag- und Herzminutenvolumen erhöht werden. Die Herzfrequenz wird hierbei nur gering beeinflusst.** Daher ist Dobutamin bei akuter Herzinsuffizienz (z. B. kardiogener Schock) das geeignete Katecholamin.

Noradrenalin

Noradrenalin (➤ Tab. 11.6) ist ebenfalls ein Zwischenprodukt bei der Adrenalinsynthese. Es stimuliert insbesondere die α-Rezeptoren, in geringerem Maße auch die β_1-Rezeptoren. In therapeutischer Dosierung führt Noradrenalin zu einer starken **Verengung der peripheren Blutgefäße,** wodurch es zu einem Anstieg des Blutdrucks sowie zu einer reflexartigen Abnahme der Herzfrequenz über den Vagusnerv kommt. Verwendung findet es vor allem bei Schockzuständen (spinaler und allergischer Schock sowie die hypodyname Phase des septischen Schocks, ➤ 9.3.5), die durch Gefäßerweiterungen in der Peripherie und dem damit verbundenen „Versacken“ des Blutes bedingt sind.

Tab. 11.6 Kurzprofil Noradrenalin

Gängigster Handelsname	Arterenol®
Wirkung	Katecholamin, sympathoadrenerge Wirkung durch Aktivierung der α-Rezeptoren mit Vasokonstriktion
Indikation	schwere Hypotonie, Schock durch periphere Vasodilatation
Kontraindikation	arterielle Hypertonie, koronare Herzkrankheit, Herzinsuffizienz, Tachykardien, schwere Schilddrüsenüberfunktion, Adrenalin-produzierende Tumoren (Phäochromozytom), Glaukomerkrankung der Augen
Wirkungseintritt	sofort
Wirkungsdauer	1–2 Minuten bei einer Halbwertszeit von etwa 1–3 Minuten
Nebenwirkungen	pektanginöse Beschwerden, Angstzustände, Hyperglykämie, Herzklopfen, schneller Blutdruckanstieg, Herzrhythmusstörungen
Wechselwirkungen	Wirkungsverlust bei Kombination mit α-Blockern, Steigerung der Wirkung durch Alkohol, bestimmte Antidepressiva
Darreichungsformen	1 Ampulle zu 1 ml enthält 1 mg Noradrenalin. 1 Stechampulle zu 25 ml enthält 25 mg Noradrenalin.
Dosierungsempfehlung	individuelle Dosierung, ca. 0,2–0,5 mg in verdünnter Form i. v., je nach Wirkung, vorzugsweise kontinuierliche Verabreichung mittels Perfusor

11.2.3 Neuroleptika (nervendämpfende Medikamente)

Eigenschaften

Als Neuroleptika (auch **Antipsychotika**) werden Medikamente bezeichnet, deren Hauptwirkung in der Bekämpfung der psychotischen Symptome (➤ 16) liegt. Es gibt **schwach wirksame** Neuroleptika, die stark beruhigend und dämpfend, aber gering antipsychotisch wirken. Sie dämpfen Erregungszustände und werden deshalb vor allem bei Erregungs-, Angst- und Spannungszuständen verordnet. **Stark wirkende** Neuroleptika (z. B. Haloperidol) machen weniger müde und dämpfen die durch psychotisch gesteigerten Antrieb entstandene motorische Erregung. Sie vermindern die teils sehr ausgeprägte Aggressivität von Patienten. Darüber hinaus verfügen sie über eine brechreizstillende Komponente. Sie werden vor allem bei Schizophrenie, Halluzinationen und Wahnvorstellungen eingesetzt.

Pharmakokinetik und Wirkmechanismus

Neuroleptika zeichnen sich durch eine sofort einsetzende Wirkung aus. Initial wirken sie psychisch und motorisch dämpfend und verschaffen dem Patienten so mehr Abstand zu seinen Erregungs-, Angst- und Spannungszuständen. Diese Wirkung erfolgt durch eine Blockade der **Dopaminrezeptoren** (D_2) im zentralen Nervensystem.

Der Abbau von Neuroleptika findet in der Leber statt, die endgültige Ausscheidung erfolgt durch die

Tab. 11.7 Kurzprofil Haloperidol

Gängigster Handelsname	Haldol®-Janssen
Wirkung	Blockade der Dopamin D_2-Rezeptoren mit motorischer Dämpfung und Distanzierung
Indikation	akutes psychotisches Syndrom mit Halluzinationen und Wahnvorstellungen sowie psychomotorischer Erregung, Angstsyndrom
Kontraindikation	akute Vergiftung mit Alkohol, Schmerzmitteln oder Antidepressiva, Kinder unter 3 Jahren, bekannte Allergie, fortgeschrittene Bewusstseinsstörung (komatöse Zustände), Morbus Parkinson, bekanntes malignes Neuroleptika-Syndrom
Wirkungseintritt	rasch
Wirkungsdauer	Die Halbwertszeit liegt bei etwa 20 Stunden.
Nebenwirkungen	Hypotonie und Orthostase, kardiotoxisch, Mundtrockenheit, allergische Reaktionen, Herzrhythmusstörungen (QT-Verlängerung)
Wechselwirkungen	mit zentral wirksamen Medikamenten und Alkohol
Darreichungsformen	1 Ampulle zu 1 ml enthält 5 mg Haloperidol.
Dosierungsempfehlung	akute psychotische Ausnahmezustände: 5–10 mg Haloperidol langsam i. v.

Niere. Für den rettungsdienstlichen Alltag ist hauptsächlich das stark wirksame **Haloperidol** von Bedeutung (➤ Tab. 11.7).

11.2.4 Antiarrhythmika (Herzrhythmus stabilisierende Medikamente)

Eigenschaften

Antiarrhythmika wirken am **Reizleitungssystem** und an der **Muskulatur** des Herzens. Sie beeinflussen die elektrische Übertragung des Aktionspotenzials je nach Medikament an unterschiedlichen Stellen und Zeitphasen. Antiarrhythmika können sowohl die Bildung als auch die spätere Übertragung des Reizes beeinflussen. Prinzipiell lassen sich die Antiarrhythmika in **fünf große Gruppen** einteilen, die im Folgenden beschrieben werden.

Direkte Membranwirkung

Die Medikamente dieser Klasse wirken durch **Blockade der Natriumkanäle.** Sie hemmen die Depolarisation der Zellmembran, verlangsamen die Repolarisation und verzögern damit die erneute Erregbarkeit. Dies führt zu einer Herabsetzung der Leitungsgeschwindigkeit und einer daraus resultierenden Verminderung der Herzkraft und der Herzfrequenz. Die **Wirkung** wird durch eine Verlängerung des Aktionspotenzials (z. B. **Ajmalin**) durch Blockierung des schnellen Na^+-Einstroms im His-Bündel und in den Herzkammern erzielt (➤ Tab. 11.8).

Tab. 11.8 Kurzprofil Ajmalin

Gängigster Handelsname	Gilurytmal®
Wirkung	Stabilisierung des Herzrhythmus durch Blockade des schnellen Natriumeinstroms mit Verlängerung des Aktionspotenzials
Indikation	tachykarde supraventrikuläre Arrhythmie, ventrikuläre Tachykardie, WPW-Syndrom
Kontraindikation	AV-Block Grad II und III, Bradykardie, schwere Herzinsuffizienz, Hypotonie
Wirkungseintritt	nach 1–2 Minuten
Wirkungsdauer	30 Minuten bei einer Halbwertszeit von ca. 15 Minuten
Nebenwirkungen	Bradykardie, Kammerflimmern, Schwindel, Hypotonie, Übelkeit
Wechselwirkungen	mit anderen Antiarrhythmika, AV-Überleitungshemmung bei gleichzeitiger Gabe von β-Blockern und Ca^{2+}-Antagonisten
Darreichungsformen	1 Ampulle zu 2 oder 10 ml enthält 50 mg Ajmalin.
Dosierungsempfehlung	akut: 20–50 mg Gilurytmal® langsam (10-mg-weise dosiert) i. v. unter EKG-Monitoring

Sympathikolyse

Die Wirkung des **Sympathikus** am Herzen kann durch β-Rezeptoren-Blocker (z. B. **Metoprolol,** ➤ Tab. 11.9) aufgehoben werden **(kompetitive Hemmung).** Arrhythmieformen, die durch einen gesteigerten Sympathotonus verursacht werden, können hierdurch ursächlich behandelt werden.

Eine Sympathikolyse hat eine Verminderung von Schlagvolumen und Herzfrequenz zur Folge. Damit sinken das Herzminutenvolumen, der Druck in der Aorta und der periphere Blutdruck. Das Herz wird in einen Schongang versetzt und pumpt langsamer. Da insgesamt weniger Arbeit geleistet werden muss, verbrauchen die Zellen weniger Sauerstoff und das Sauerstoffangebot steigt. Beim frischen **Myokardinfarkt** kann die Gabe von Betablockern jedoch gefährlich sein und einen kardiogenen Schock auslösen. Daher unterliegen Betablocker einer strengen Indikationsstellung.

Tab. 11.9 Kurzprofil Metoprolol

Gängigster Handelsname	Beloc®
Wirkung	Blockade der β-Rezeptoren mit nachfolgender Sympathikolyse
Indikation	koronare Herzkrankheit, AP-Beschwerden, supraventrikuläre Tachykardie, Hypertonie, strenge Indikationsstellung beim akuten Myokardinfarkt
Kontraindikation	Bradykardie und ausgeprägte Hypotonie, schwere Herzinsuffizienz, AV-Block > Grad I, schweres Asthma bronchiale
Wirkungseintritt	rasch
Wirkungsdauer	bis zu 15 Stunden bei einer Eliminationshalbwertszeit von 3–5 Stunden
Nebenwirkungen	Bradykardie, Hypotonie, AV-Blockierungen, kardiogener Schock, Bronchokonstriktion
Wechselwirkungen	starke Wirkungsverstärkung durch Kalziumantagonisten (s. dort)
Darreichungsformen	1 Ampulle zu 5 ml enthält 5 mg Metoprolol.
Dosierungsempfehlung	Angina pectoris, tachykarde Herzrhythmusstörungen: 5–10 mg langsam i. v. unter EKG-Monitoring

Es gibt rein selektive β_1-Blocker und allgemeine β-Blocker, die sowohl an β_1- als auch β_2-Rezeptoren ihre Wirkung entfalten.

Die β_1-Blockade vermindert die Herzkraft, die Herzfrequenz, die Herzerregbarkeit sowie die Herzrelaxationsgeschwindigkeit. Eine Blockade von β_2-Rezeptoren hat eine Verengung **(Konstriktion)** der glatten Muskulatur zur Folge **(Bronchokonstriktion).**

MERKE

Während der Systole öffnen sich die Herzklappen und verlegen die Abgänge der Koronararterien. In der Diastole entspannt sich das Arbeitsmyokard, die Klappen schließen sich und die Windkesselfunktion der Aorta presst Blut in die Herzkranzgefäße. Bei einer Tachykardie verkürzt sich die Diastole und die Koronardurchblutung wird verschlechtert.
Die Therapie der Tachykardie verbessert folglich einerseits die Versorgung des Herzens und senkt andererseits die zu leistende Arbeit.

Wirkung durch Zunahme der Repolarisationsphase

Durch eine **Blockade der Kaliumkanäle** in den Zellen wird eine Verlängerung des K^+-Auswärtsstroms erzielt. Die Zellen brauchen mehr Zeit zur Repolarisation. In den Schrittmacherzellen des Sinusknotens verlangsamen die Medikamente dieser Gruppe (z. B. **Amiodaron,** ➤ Tab. 11.10) die Erregung und senken damit die Frequenz. Weiterhin werden im gesamten Herzen die Erholungsphasen (Refraktärphasen) verlängert.

Kalziumantagonisten

Die Erregungsbildung in den Schrittmacherzentren und im Reizleitungssystem ist direkt von Kalzium abhängig. Darüber hinaus ist, wie auch am peripheren Muskel, das Kalzium am Herzen für die Kontraktion und die Herzkraft unerlässlich. **Ca^{2+}-Kanal-Blocker** (sogenannte Kalziumantagonisten, z. B. **Verapamil,** ➤ Tab. 11.11) hemmen den Einstrom von Ca^{2+} in den Herzmuskel und in die glatte Muskulatur der herzeigenen Blutgefäße (Koronargefäße). Hierdurch wird sowohl die Herzkraft verringert als auch die Durchblutung über eine Erweiterung der Herzkranzgefäße verbessert. Überdies wird die

Tab. 11.10 Kurzprofil Amiodaron

Gängigster Handelsname	Cordarex®, Amiodarex®
Wirkung	Verlängerung des Aktionspotenzials am Herzen durch Blockade der K^+- Kanäle
Indikation	supraventrikuläre und tachykarde Herzrhythmusstörungen, Flimmern oder Flattern des Vorhofs, „Reentry"-Tachykardie, WPW-Syndrom
Kontraindikation	**Schilddrüsenerkrankungen** und Allergie gegen Jod (Amiodaron enthält Jod), Bradykardie, „Sick-Sinus"-Syndrom (kranker Sinusknoten), Verdacht einer Schwangerschaft, schwere Ateminsuffizienz bei Erkrankungen der Lunge, AV-Block > Grad I, Hypotonie, Herzinsuffizienz
Wirkungseintritt	nach wenigen Minuten, maximaler Wirkspiegel nach etwa 15–20 Minuten
Wirkungsdauer	lange Halbwertszeit, individuell unterschiedlich (bis zu mehreren Wochen)
Nebenwirkungen	Bradykardie, AV-Block, Hornhauttrübung und Sehstörungen, Hautveränderungen und Sensibilisierung gegen Licht, Schilddrüsenstörungen, Lungenfibrose (schwere Lungenerkrankung)
Wechselwirkungen	Wirkungsverstärkung durch andere Antiarrhythmika, Herzglykoside, Antikoagulanzien (Marcumar®), Kaliumsenker
Darreichungsformen	1 Ampulle zu 3 ml enthält 150 mg Wirkstoff.
Dosierungsempfehlung	initial bei akuten Fällen: 5 mg/kg KG langsam i. v. in Glukose 5 % gelöst über 3 Minuten (weitere Gaben sollten erst nach 15–20 Minuten erfolgen) alternativ: 300 mg zu 250 ml einer G5 %®-Infusionslösung zugeben und über einen Zeitraum von 20 Minuten bis zu 2 Stunden infundieren

Entstehung von Aktionspotenzialen im Sinus- und AV-Knoten sowie deren Weiterleitung über das Reizleitungssystem gehemmt, wodurch der Sauerstoffverbrauch weiter vermindert wird.

ACHTUNG

Intravenös zu applizierendes Verapamil darf nie in Kombination mit β-Blockern gegeben werden. Dies kann zu einer überschießenden Blutdrucksenkung führen!

Tab. 11.11 Kurzprofil Verapamil

Gängigster Handelsname	Isoptin®
Wirkung	Herzkraftsenkung durch Blockade der Kalziumkanäle im Herzmuskel
Indikation	plötzlich auftretende supraventrikuläre Tachykardie, Extrasystolen, Vorhoftachykardie, absolute Arrhythmie, arterielle Hypertonie, AP-Beschwerden, KHK
Kontraindikation	schwere Herzinsuffizienz, AV-Block > Grad I, kardiogener Schock, akuter Herzinfarkt, Vorhofflimmern/-flattern, β-Blocker-Therapie
Wirkungseintritt	rasch
Wirkungsdauer	Halbwertszeit 4–5 Stunden
Nebenwirkungen	Bradykardie, Hypotonie, AV-Blockierungen, Kopfschmerzen
Wechselwirkungen	mit β-Blockern, Herzglykosiden (Wirkungsverstärkung)
Darreichungsformen	1 Ampulle zu 2 ml enthält 5 mg Verapamil.
Dosierungsempfehlung	initial bei akuten Fällen: 5 mg langsam i. v., maximal 10 mg pro Stunde

Sonstige Antiarrhythmika

Adenosin

Adenosin ist ein körpereigener Stoff mit einer **extrem kurzen Wirkungsdauer.** In manchen Fällen läuft die Übertragung des Aktionspotenzials von den Vorhöfen zu den Kammern nicht regelrecht ab. Durch Anomalien kommt es zur gestörten Übertragung. Der Reiz wird nicht nur zu den Kammern geleitet, sondern ebenfalls über andere Bahnen wieder zum Vorhof zurückgeschickt. Diese „kreisende Erregung" (Reentry = Wiedereintritt) kann eine Tachykardie auslösen. Adenosin (➤ Tab. 11.12) aktiviert **Kaliumkanäle** in Sinus- und AV-Knoten und führt über eine vermehrte Kaliumfreisetzung zu einer Hemmung der AV-Überleitung. Dabei wird die Reizleitung verlangsamt **(negativ dromotrop),** wobei die Herzkammern völlig unbeeinflusst bleiben. Aufgrund der extrem kurzen Wirkdauer von Adenosin lassen sich Wirkung und Nebenwirkungen sehr gut steuern.

Tab. 11.12 Kurzprofil Adenosin

Gängigster Handelsname	Adrekar®
Wirkung	Blockade der AV-Überleitung für wenige Sekunden durch Aktivierung von Kaliumkanälen in Sinus- und AV-Knoten
Indikation	plötzlich eintretende (paroxysmale) Tachykardie und AV-Knoten-„Reentry"-Tachykardie
Kontraindikation	AV-Block > Grad I, Asthma bronchiale, frischer Myokardinfarkt, verlängerte QT-Zeit
Wirkungseintritt	sofortiger Wirkungseintritt (unter 20 Sekunden)
Wirkungsdauer	bis zu einer Minute, sehr kurze Halbwertszeit unter 10 Sekunden
Nebenwirkungen	Flush, Dyspnoe (Bronchospasmus), Übelkeit, Schwindel, Bradykardie bis Asystolie, Blutdruckabfall
Wechselwirkungen	mit Theopyllin und Koffein
Darreichungsformen	1 Ampulle zu 2 ml enthält 6 mg Adenosin.
Dosierungsempfehlung	initial 6 mg i. v. innerhalb von 2 Sekunden als Bolus, bei Nichtansprechen der Therapie im Abstand von 2 Minuten: • 2. Bolus mit 12 mg • 3. Bolus mit 18 mg Bolusdosen von 18 mg sollten nicht überschritten werden.

11.2.5 Analgetika (schmerzstillende Medikamente)

Schmerzmittel können in zwei Gruppen eingeteilt werden. Man unterscheidet die peripher wirksamen Analgetika von den zentral wirksamen Opioid-Analgetika.

Schmerzen

In nahezu allen Geweben des menschlichen Köpers finden sich „Meldestellen" für Schmerzreize **(Nozizeptoren).** Bei einer Gewebeschädigung werden Botenstoffe freigesetzt, welche die Nozizeptoren erregen. Diese Erregung sendet einen **Schmerzimpuls** an das ZNS, wo dieser als bedrohlich erkannt wird. Neben den psychischen Folgen führen Schmerzen zu einer Aktivierung des sympathischen Systems und damit zu einer Ausschüttung von **Stresshormonen** (Katecholamine) und **Endorphinen** (körpereigene Opiate), die den Schmerz lindern. Diese Kreislauf antreibende Aktivierung kann in Notfallsituationen die Leistungsfähigkeit enorm steigern, führt jedoch auch zu einem stark erhöhten Sauerstoffbedarf. Diese Leistungsanpassung kann einen Teufelskreis für den Patienten einleiten. Im Falle eines **Herzinfarkts** führt ein heftiger Vernichtungsschmerz zu einer starken Sympathikusaktivierung und dadurch in der Folge zu einem gesteigerten Herzminutenvolumen und einer Erhöhung der Frequenz. Das Herz benötigt ein Vielfaches an Sauerstoff, wobei der Sauerstoffmangel die eigentliche Ursache für die Schmerzen ist.

Schmerzbekämpfung

Analgesie (griech. algos = Schmerz) bedeutet das Herstellen einer völligen Schmerzfreiheit. Schmerzen können auf unterschiedlichste Art und Weise entstehen und pharmakologisch grundsätzlich auf zwei Wegen bekämpft werden. Zum einen können **peripher wirkende Analgetika** über antientzündliche und fiebersenkende Stoffe die Ausschüttung von Schmerzbotenstoffen (z. B. Prostaglandine) am Ort des Geschehens unterbinden und die Reizung der Schmerzrezeptoren bremsen. Zum anderen können **zentral wirkende Analgetika** die Schmerzleitung zum Gehirn zentral drosseln und die Empfindung und subjektive Einschätzung der Schmerzen modulieren.

Nichtopioid-Analgetika

Schmerzen entstehen zumeist durch eine **Gewebeschädigung.** Aus Grundsubstanzen werden in verschiedenen, enzymkatalysierten **(Zyklooxygenasen)** Schritten Botenstoffe **(Prostaglandine)** gebildet, die im Gewebe eine gesteigerte Schmerzempfindlichkeit auslösen und die Schmerzrezeptoren erregen. Die **peripher wirkenden Analgetika** unterbinden die Produktion von Schmerzbotenstoffen. Dabei werden mehrere Enzyme in ihrer Funktion gehemmt und die Entstehung von Schmerzen gebremst. Diese blockierten Enzyme erfüllen jedoch auch andere wichtige Aufgaben im menschlichen Körper, wodurch mehr oder weniger ausgeprägte Nebenwirkungen auftreten können.

BEISPIEL

Als Beispiele für Nebenwirkungen der peripher wirkenden Analgetika seien die Hemmung der Magenschleimbildung und daraus resultierende Magenulzera oder das „Analgetika-Asthma" aufgrund der verminderten Botenstoffproduktion genannt.

Azetylsalizylsäure

Azetylsalizylsäure (**Aspirin**®, ➤ Tab. 11.13) ist eines der bekanntesten nichtopioiden Analgetika. Die irreversible Hemmung des oben beschriebenen Enzyms Zyklooxygenase (COX) hat eine schmerzlindernde **(analgetische),** fiebersenkende **(antipyretische)** und antientzündliche **(antiphlogistische)** Wirkung. Von verstärktem Interesse für den Rettungsdienst ist jedoch eher die **hämatologische Komponente.** Die für die Blutgerinnung wichtigen Blutplättchen **(Thrombozyten)** enthalten ebenfalls eine Zyklooxygenase, deren Ausschaltung eine irreversible Hemmung der Thrombozytenaggregation zur Folge hat. Beim akuten Myokardinfarkt, bei dem die Lumenverlegung der Koronararterie durch ständige Thrombozytenverklebung an der Gefäßwand verschlimmert wird, ist Azetylsalizylsäure wirksam. Aus diesem Grund erfolgt die Gabe von Aspirin® (➤ Abb. 11.3) beim akuten **Myokardinfarkt.**

Paracetamol (Acetaminophen)

Der genaue Wirkungsmechanismus von Paracetamol (➤ Tab. 11.14) ist noch nicht vollständig aufgeklärt, wobei davon ausgegangen wird, dass Paracetamol ebenfalls an der reversiblen Hemmung einer Zyklooxygenase beteiligt ist. In normaler Dosierung wirkt es durch die **Hemmung der Prostaglandinsynthese** gut analgetisch und antipyretisch, jedoch nicht entzündungshemmend. Zur optimalen Therapie können mitunter sehr hohe Wirkstoffmengen erforderlich sein. Allerdings kann die Ein-

Tab. 11.13 Kurzprofil Azetylsalizylsäure

Gängigster Handelsname	Aspisol®, Aspirin®
Wirkung	Hemmung der Zyklooxygenase mit verminderter Bildung von Prostaglandinen, welche die Blutgerinnung beeinflussen und für die Entstehung von Entzündungen und Schmerzen verantwortlich sind
Indikation	KHK und akutes Koronarsyndrom, Schmerzen, Fieber, Prophylaxe von Thrombosen und Embolien
Kontraindikation	Magen- und Duodenalgeschwüre, schwere Blutungsneigung, Schwangerschaft und Stillzeit (v. a. innerhalb der letzten drei Schwangerschaftsmonate), bekannte Überempfindlichkeit gegen Salizylate (Metabolite der Azetylsalizylsäure), schwere Nierenfunktionsstörung, Kinder mit fieberhaftem Infekt (Entstehung eines Reye-Syndroms möglich)
Wirkungseintritt	nach 2–3 Minuten
Wirkungsdauer	unterschiedlich, die Halbwertszeit von Azetylsalizylsäure liegt bei < 10 Minuten, die Halbwertszeit der Salizylsäure (aktives Abbauprodukt) liegt bei etwa 2–3 Stunden; die Thrombozytenaggregationshemmung kann nur durch Neubildung von Blutplättchen aufgehoben werden (7–8 Tage)
Nebenwirkungen	Überempfindlichkeitsreaktionen, Bronchokonstriktion und damit die Gefahr eines Asthmaanfalls, Übelkeit, Magen-/Darmulzera und -blutungen, allergische Reaktionen, Tinnitus, Schäden am Fetus während der Schwangerschaft, Kontraktionshemmung an der Gebärmutter, Nierenschäden
Wechselwirkungen	Wirkungsverstärkung durch andere Medikamente, die in die Blutgerinnung eingreifen (Antikoagulanzien und Fibrinolytika), verstärktes Auftreten von Hypoglykämien bei gleichzeitiger Einnahme bestimmter Antidiabetika (Sulfonylharnstoffe)
Darreichungsformen	1 Ampulle Aspisol® enthält 500 mg Wirkstoff und wird mit 5 ml Wasser für Injektionszwecke (Aqua®) in Lösung gebracht.
Dosierungsempfehlung	• Myokardinfarkt: 300–500 mg langsam i. v. • Schmerzen: 500–1 000 mg i. v.

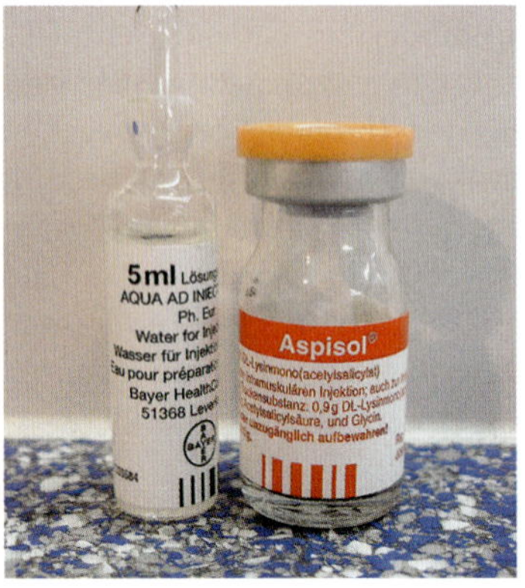

Abb. 11.3 Aqua® und Aspisol® [M302]

nahme von zu hohen Dosen zu **Vergiftungen** führen. Paracetamol wird beim Abbau in der Leber an einen Stoff gebunden, der nur in begrenzter Menge zur Verfügung steht. Bei Überdosierungen kann dieser Stoff aufgebraucht werden und das Paracetamol-Abbauprodukt die Leber schwer schädigen.

Tab. 11.14 Kurzprofil Paracetamol

Gängigster Handelsname	Ben-u-ron®, Perfalgan®
Wirkung	Hemmung der Zyklooxygenase mit verminderter Bildung von Prostaglandinen mit Schmerzlinderung und Fiebersenkung
Indikation	Schmerzen jeglicher Art, Migräne, hohes Fieber
Kontraindikation	schwere Nieren- und Leberschäden
Wirkungseintritt	nach 30–60 Minuten
Wirkungsdauer	mehrere Stunden bei einer Halbwertszeit von 1–4 Stunden
Nebenwirkungen	wenig, bei Überdosierung schwere Leber- und Nierenschäden, selten Allergien
Wechselwirkungen	Wirkungsverstärkung von Antikoagulanzien, mit Alkohol, Barbituraten
Darreichungsformen	sehr verschieden: als Saft, Tabletten, Suppositorien oder i. v., z. B. Suppositorien (20–35 mg/kg KG): • 75–125 mg für Säuglinge • 250 mg für Kinder von 1–6 Jahren • 500 mg für Kinder ab 6 Jahren
Dosierungsempfehlung	Schmerzen: 500–1 000 mg i. v.

Metamizol

Metamizol (➤ Tab. 11.15) ist das **stärkste** peripher analgetisch und antipyretisch wirksame Medikament und gehört zur Stoffgruppe der Pyrazolone. Auch die Wirkung von Metamizol kann auf eine reversible Hemmung der Zyklooxygenase zurückgeführt werden. Trotz einer ausreichend großen therapeutischen Sicherheit sollte die Gabe aufgrund von Nebenwirkungen unter sorgfältiger Indikationsstellung erfolgen. Als Besonderheit gegenüber den anderen peripher wirksamen Analgetika bietet Metamizol eine krampflösende **(spasmolytische)** Komponente, weshalb es bei **Koliken** der Harn- und Gallenwege indiziert ist.

Tab. 11.15 Kurzprofil Metamizol

Gängigster Handelsname	Novalgin®, Analgin®, Novaminsulfon ratiopharm®
Wirkung	Hemmung der Zyklooxygenase mit verminderter Bildung von Prostaglandinen mit Schmerzlinderung, Spasmolyse und Fiebersenkung
Indikation	akute, starke Schmerzen, Schmerzen nach operativen Eingriffen, Kolikschmerzen der Harn- und Gallenwege, hohes Fieber
Kontraindikation	bekannte Allergie, Leberschäden, Säuglinge unter 3 Monaten, Störungen der Blutbildung, in den ersten und letzten drei Monaten der Schwangerschaft, ausgeprägte Hypotonie
Wirkungseintritt	nach 20 bis 30 Minuten
Wirkungsdauer	etwa 3–5 Stunden bei einer Halbwertszeit von 3–10 Stunden
Nebenwirkungen	Überempfindlichkeitsreaktionen (Anaphylaxie, Schock), schwere Schäden der Blutbildung (Agranulozytose) mit Fieber, Schüttelfrost, Halsschmerzen, gelegentlich Hypotonie, Rotfärbung des Urins (harmlos)
Wechselwirkungen	Wirkungsverstärkung durch Alkohol
Darreichungsformen	1 Ampulle Novalgin® zu 1 ml enthält 1.000 mg Metamizol.
Dosierungsempfehlung	initial: 1–2,5 g Novalgin® langsam i. v.

Opioid-Analgetika

Die **zentral wirkenden Analgetika** (➤ Tab. 11.17, ➤ Tab. 11.18, ➤ Tab. 11.19) gehören zur Gruppe der **Opiate** (vom Opium abstammend, gewonnen aus der getrockneten Milch des Schlafmohns). Diese Stoffe sind den körpereigenen Endorphinen (endogene Morphine) sehr ähnlich und besetzen spezielle **Opioidrezeptoren** im ZNS. Bekannt sind insgesamt vier verschiedene Opioidrezeptoren (➤ Tab. 11.16), zu denen die Opiate jeweils unterschiedliche Affinität besitzen können.

Schmerzen werden durch die Opiate nicht unmittelbar bekämpft. Vielmehr wird die **subjektive Wahrnehmung** des Patienten gegenüber Schmerzen beeinflusst. Die Schmerzen verlieren ihren bedrohlichen und Angst einflößenden Charakter. Dadurch verschaffen die Opiate eine gewisse Distanz.

Tab. 11.16 Opioidrezeptoren

Rezeptor	Wirkung
μ (mü)	Atemdepression, Analgesie, Abhängigkeit
κ (kappa)	Analgesie, Sedierung, Miosis
σ (sigma)	Mydriasis, Halluzinationen, Anregung des Kreislaufs
δ (delta)	Atemdepression, Hypotonie, Analgesie

Tab. 11.17 Kurzprofil Morphin

Gängigster Handelsname	Morphin Merck®, MST Mundipharma®
Wirkung	starke Schmerzlinderung durch rein agonistische Wirkung am Opioidrezeptor im ZNS
Indikation	schwere bis schwerste Schmerzzustände (Herzinfarkt)
Kontraindikation	bekannte Überempfindlichkeit, akuter Darmverschluss, Schwangerschaft und Stillzeit, Kolikschmerzen im Harntrakt oder in den Gallengängen, Atemlähmung
Wirkungseintritt	nach 1–2 Minuten (i. v.)
Wirkungsdauer	2–4 Stunden bei einer Halbwertszeit von etwa 3 Stunden
Nebenwirkungen	Atemlähmung, Übelkeit und Erbrechen, Sedierung, Bradykardie, Tonuserhöhung der glatten Muskulatur (Krämpfe), Miosis, Harnverhalt
Wechselwirkungen	Zentral wirksame Medikamente und Alkohol verstärken die Wirkung.
Darreichungsformen	1 Ampulle zu 1 ml enthält 10 oder 20 mg Morphin.
Dosierungsempfehlung	10 mg mit 9 ml H_2O (Aqua®) verdünnen (fertige Lösung mit 1 mg pro ml Flüssigkeit), je nach Schmerzintensität 5–10 mg i. v.

Tab. 11.18 Kurzprofil Fentanyl

Gängigster Handelsname	Fentanyl® Janssen, Durogesic®, Actiq®
Wirkung	sehr starke Schmerzlinderung durch rein agonistische Wirkung am Opioidrezeptor im ZNS
Indikation	schwerste Schmerzzustände, Therapie von Tumorschmerzen
Kontraindikation	bekannte Überempfindlichkeit, erhöhter Hirndruck, Hypotonie bei Hypovolämie, Schwangerschaft und Stillzeit, Atemlähmung, Alkoholintoxikation
Wirkungseintritt	nach etwa 20 Sekunden
Wirkungsdauer	bis zu 30 Minuten bei einer Halbwertszeit von 3–12 Stunden
Nebenwirkungen	Atemlähmung, Blutdruckabfall, Übelkeit und Erbrechen, Bradykardie, Bronchospasmus, Miosis, Harnverhalt
Wechselwirkungen	Blutdruck senkende, bradykardisierende oder zentral wirksame Medikamente und Alkohol werden in ihrer Wirkung verstärkt.
Darreichungsformen	1 Ampulle zu 2 ml enthält 0,1 mg, 1 Ampulle zu 10 ml enthält 0,5 mg Fentanyl.
Dosierungsempfehlung	je nach Schmerzzustand 0,05–0,1 mg langsam i. v.

Tab. 11.19 Kurzprofil Tramadol

Gängigster Handelsname	Tramal®
Wirkung	mäßig starke Schmerzlinderung durch rein agonistische Wirkung am Opioidrezeptor im ZNS
Indikation	mäßige bis starke Schmerzen
Kontraindikation	Vergiftung mit zentral wirksamen Medikamenten oder Alkohol, Atemlähmung
Wirkungseintritt	innerhalb von 5 Minuten
Wirkungsdauer	ca. 2–4 Stunden bei einer Halbwertszeit von etwa 3 Stunden
Nebenwirkungen	Übelkeit und Erbrechen (bei bis zu ⅓ der Patienten), Schwindel, Atemlähmung, Blutdruckabfall, Schwitzen, Sedierung
Wechselwirkungen	Zentral wirksame Medikamente oder Alkohol werden in ihrer Wirkung verstärkt.
Darreichungsformen	1 Ampulle zu 1 ml enthält 50 mg, 1 Ampulle zu 2 ml enthält 100 mg Tramadol.
Dosierungsempfehlung	50–100 mg langsam i. v. (Brechreiz!)

Der Patient kann nach erfolgter Analgesie den Schmerz genau lokalisieren und beschreiben, empfindet ihn aber nicht mehr als „Schmerz" („tut nicht weh").

MERKE

Gibt man der Wirkstärke von Morphin den Referenzwert 1, so besitzt Fentanyl eine bis zu 100-fach stärkere Wirkung als Morphin.

Naloxon

Die **Überdosierung** von Opiaten führt zu einer zentralen Atemlähmung und Koma unter Ausschaltung aller Schutzreflexe. Naloxon (➤ Tab. 11.20) ist ein Arzneimittel, welches dieselben Rezeptoren besetzt wie die Opiate und sie gegen weitere Erregung blockiert. Dabei hat Naloxon eine vielfach höhere Affinität zu den Rezeptoren und ist in der Lage, die Opiate **kompetitiv** vom Rezeptor zu verdrängen.

Tab. 11.20 Kurzprofil Naloxon

Gängigster Handelsname	Narcanti®
Wirkung	starker Antagonist am Opioidrezeptor ohne aktivierende Wirkung; verdrängt Opioide vom Rezeptor und hebt deren Wirkung auf (Wirkungsdauer meist kürzer als die der Opioide)
Indikation	Opiatintoxikation (Opioide, synthetische Narkotika wie Fentanyl, Methadon, Tilidin oder Pentazosin); als diagnostisches Instrument, um eine Opiatintoxikation auszuschließen
Kontraindikation	Vorsicht bei Opiatentzugssymptomen sowie Schwangerschaft und Stillzeit!
Wirkungseintritt	innerhalb von 1–2 Minuten
Wirkungsdauer	ca. 1–4 Stunden bei einer Halbwertszeit von etwa 1–1,5 Stunden
Nebenwirkungen	akutes Entzugssymptom bei Drogenabhängigen, Folge daraus: Blutdruckanstieg, Tachykardie, Schwitzen, Schwindel, Krämpfe, ausgeprägte Aggressivität
Wechselwirkungen	nicht nennenswert
Darreichungsformen	1 Ampulle Narcanti® zu 1 ml enthält 0,4 mg, 1 Ampulle Narcanti® neonatal zu 2 ml enthält 0,04 mg Naloxon.
Dosierungsempfehlung	Erwachsene: initial zwischen 1 und 5 Ampullen (0,4–2 mg) i. v., i. m. oder s. c. Kinder: 0,01 mg/kg KG

Die unerwünschten Nebenwirkungen verschwinden innerhalb von wenigen Minuten. Zu beachten ist jedoch die deutlich kürzere Halbwertszeit von Naloxon im Vergleich zu Fentanyl oder Morphin, sodass ein erneutes Auftreten der zentralen Atemlähmung möglich ist.

11.2.6 Anästhetika (Narkosemedikamente)

Krankheitszustände, die eine Intubation des wachen Patienten erforderlich machen, setzen voraus, dass der Patient dazu in einen kontrollierten Zustand einer **Narkose** überführt wird. Die Gabe eines Narkotikums führt auf unterschiedliche Weisen zu einer schlaferzwingenden Wirkung und zur Ausschaltung des Bewusstseins. Da **Narkotika** nicht zwangsläufig auch analgetisch wirken, ist darüber hinaus eine **adäquate Schmerztherapie** notwendig (➤ 12.2.3). Zur Narkose können Anästhetika verschiedener Gruppen verwendet werden, die aufgrund ihrer leichten Fettlöslichkeit schnell ins ZNS gelangen.

Hypnotika

Hypnotika sind schlaferzwingende Medikamente. Es werden Barbiturathypnotika von Nichtbarbiturathypnotika unterschieden. Der genaue Wirkmechanismus der Hypnotika ist bisher nicht vollständig geklärt.

Barbiturate

Barbiturate (z. B. **Thiopental,** ➤ Abb. 11.4, ➤ Tab. 11.21) erhöhen in bestimmten Teilen des ZNS die hemmenden Impulse und vermindern die Erregbarkeit der Nervenzellen durch Botenstoffe. Dies führt zwangsweise zu einer **hypnotischen Wirkung.** Barbiturate wirken jedoch nicht schmerzlindernd, sondern erhöhen vielmehr die Empfindlichkeit für Schmerz, weshalb eine ausreichende **Analgesie erforderlich** ist.

MERKE

Patienten mit Schädel-Hirn-Trauma profitieren von der hirndrucksenkenden Komponente des Trapanals.

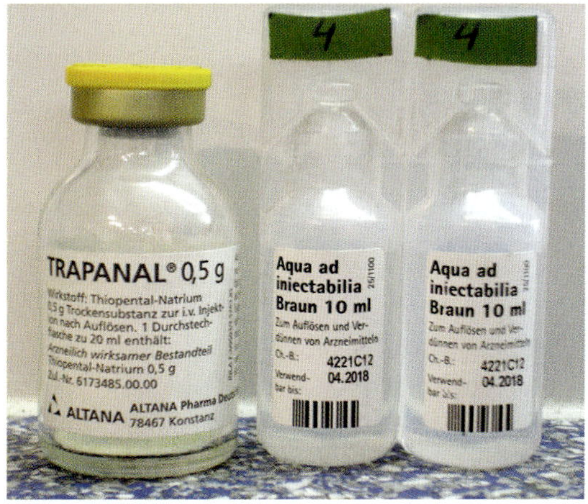

Abb. 11.4 Trapanal® und Aqua® [M302]

Etomidat

Etomidat (➤ Tab. 11.22) ist isoliert hypnotisch wirksam und zeichnet sich durch schnelle Anflutung nach Applikation und eine kurze Halbwertszeit aus. Es verfügt jedoch über keinerlei analgetische Effekte, was eine zusätzliche Gabe von Analgetika unverzichtbar macht. Darüber hinaus beeinflusst Etomidat nur leicht das Herz-Kreislauf-System durch einen mäßigen Blutdruckanstieg und wirkt nicht muskelrelaxierend. Etomidat unterliegt aufgrund der Nebennierenrindensuppression einer strengen Indikationsstellung.

Propofol

Propofol (➤ Tab. 11.23) ist eines der gängigsten Medikamente zur Narkoseeinleitung in deutschen Krankenhäusern. Hinsichtlich des Wirkeintrittes ist Propofol dem Etomidat sehr ähnlich. Die Wirkung setzt bereits nach 30 Sekunden ein, wobei die Wirkdauer einer einmaligen Injektion aufgrund der raschen Verstoffwechselung bereits nach 4–6 Minuten endet. Es verfügt ebenfalls über keinerlei analgetische Effekte, führt jedoch im Gegensatz zu Etomidat zu einem deutlichen Blutdruckabfall. Anders als bei Etomidat ist Propofol auch für die Aufrechterhaltung einer Narkose über einen Perfusor geeignet.

Tab. 11.21 Kurzprofil Thiopental

Gängigster Handelsname	Trapanal®
Wirkung	dosisabhängige Schlaferzwingung/Narkoseeinleitung wahrscheinlich durch agonistische Wirkung am $GABA_A$-Rezeptor
Indikation	Einleitung einer Kurznarkose, Durchbrechung eines Status epilepticus
Kontraindikation	Vergiftung mit zentral wirksamen Pharmaka oder Alkohol, Ateminsuffizienz, Schock, Leber- und Nierenschäden, bekannte Barbituratallergie bei Asthmatikern, lebensbedrohlicher Asthmaanfall, Herzinfarkt und Herzinsuffizienz
Wirkungseintritt	nach 20–60 Sekunden
Wirkungsdauer	5–15 Minuten, bei häufiger Nachinjektion verlängert sich die Wirkungsdauer enorm, die Eliminationshalbwertszeit beträgt etwa 11 Stunden
Nebenwirkungen	Atemdepression, Abnahme des Herzminutenvolumens mit Blutdrucksenkung, Herzrhythmusstörungen, Laryngo- und Bronchospasmus aufgrund Histaminfreisetzung, Erhöhung des kardialen Sauerstoffbedarfs, Thoraxrigidität
Wechselwirkungen	Wirkungsverstärkung: zentral wirksame Pharmaka und Alkohol, ASS Wirkungsabschwächung: Antikoagulanzien, Kortikosteroide, Kontrazeptiva
Darreichungsformen	1 Stechampulle mit 20 ml enthält 0,5 g Trockensubstanz und ist mit Wasser für Injektionszwecke zuzubereiten.
Dosierungsempfehlung	Narkoseeinleitung: 200–500 mg i. v. (5 mg/kg KG) Status epilepticus: 100–250 mg i. v.

Tab. 11.22 Kurzprofil Etomidat

Gängigster Handelsname	Hypnomidate®, Etomidat-Lipuro®
Wirkung	dosisabhängige Schlaferzwingung/Narkoseeinleitung wahrscheinlich durch Wirkung am $GABA_A$-Rezeptor
Indikation	Einleitung einer Kurznarkose und Intubation (auch bei Risikopatienten)
Kontraindikation	während der Schwangerschaft strenge Risikoabwägung, Kinder unter 6 Jahren, bekannte Allergien gegen Etomidat
Wirkungseintritt	nach etwa 20 Sekunden
Wirkungsdauer	3–5 Minuten bei einer Halbwertszeit von etwa 3–5 Stunden
Nebenwirkungen	Injektionsschmerz (deshalb Verwendung in öliger Zubereitungsform, „Lipuro"), Myoklonien (Muskelzuckungen mit Erschweren einer Maskenbeatmung), Atemdepression, Übelkeit und Erbrechen, Unterdrückung der Nebennierenrindenfunktion
Wechselwirkungen	Wirkungsverstärkung von Antihypertonika und mögliche Wirkungsverstärkung durch Alkohol und zentral wirksame Pharmaka
Darreichungsformen	1 Ampulle zu 10 ml enthält 20 mg Etomidat.
Dosierungsempfehlung	0,3 mg/kg KG langsam i. v. zur Einleitung (insgesamt maximal 60 mg)

Ketamin

Im ZNS erfolgt nach Applikation von Ketamin (➢ Tab. 11.24) eine komplexe Wirkung an einer bestimmten Rezeptorenklasse. Dies führt zu einer sogenannten **„dissoziativen Anästhesie"**, einem Zustand, in dem der Patient bewusstlos, aber mit offenen Augen verweilt und Halluzinationen ausgesetzt ist. Die Unterscheidung zwischen realer Welt und der erlebten (Alb-)Traumwelt ist für den Patienten

Tab. 11.23 Kurzprofil Propofol

Gängigster Handelsname	Propofol-Lipuro®, Disoprivan®
Wirkung	dosisabhängige Schlaferzwingung/Narkoseeinleitung wahrscheinlich durch Wirkung am $GABA_A$-Rezeptor
Indikation	Einleitung und Aufrechterhaltung einer Narkose, Intubation (auch bei Risikopatienten, **cave:** Blutdruck)
Kontraindikation	zur Kardioversion, bei ausgeprägter Hypotonie, bei Neugeborenen, während der Schwangerschaft strengste Risikoabwägung, bekannte Allergien gegen Propofol selbst, Soja oder auch Erdnüsse
Wirkungseintritt	nach etwa 30 Sekunden
Wirkungsdauer	4–6 Minuten bei einer Halbwertszeit von etwa 30–60 Minuten
Nebenwirkungen	Injektionsschmerz, deutlicher Abfall des Blutdrucks, Anaphylaxie, Myoklonien (Muskelzuckungen), Atemdepression, Husten, Schluckauf, Hitzewallungen
Wechselwirkungen	Wirkungsverlängerung durch Benzodiazepine, Sedativa oder Alkohol, Wirkungsverstärkung durch Opiate oder Narkotika, mögliche Wirkungsverstärkung durch zentral wirksame Pharmaka
Darreichungsformen	1 Ampulle zu 20 ml enthält 200 mg Propofol. 1 Glasdurchstechfläschchen zu 50 ml enthält 500 mg Propofol.
Dosierungsempfehlung	je nach Körpergröße, Gewicht und körperlicher Verfassung (z. B. schwere kardiale Vorerkrankungen) ca. 1,0–2,5 mg/kg KG langsam i. v. zur Einleitung zur Aufrechterhaltung der Narkose Bolusgaben von 25–50 mg oder mittels Perfusor mit ca. 3–4 mg/kg KG/h

Tab. 11.24 Kurzprofil Ketamin

Gängigster Handelsname	Ketanest®, Ketanest S®
Wirkung	Verlust des Bewusstseins durch komplexe Wirkung im ZNS an mehreren Rezeptoren (z. B. NMDA-Rezeptor)
Indikation	Einleitung einer Narkose und deren Aufrechterhaltung, starke Schmerzzustände, therapieresistenter und lebensbedrohlicher Asthmaanfall
Kontraindikation	schwere KHK und akuter Herzinfarkt, arterielle Hypertonie, Schlaganfall, Hirnblutung mit Hirndruckzeichen, perforierende Augapfelverletzung, Glaukom, Schwangerschaft in den ersten drei Monaten
Wirkungseintritt	nach ca. 20–30 Sekunden
Wirkungsdauer	ca. 10–15 Minuten bei einer Eliminationshalbwertszeit von etwa 80–180 Minuten
Nebenwirkungen	Hypertonie, Tachykardie (höherer Sauerstoffverbrauch am Herzen!), Zunahme des Muskeltonus, Hirndruckerhöhung, Zunahme des Augeninnendrucks, Erregung, Halluzinationen, Albträume, Bronchodilatation, Atemdepression bei zu rascher Injektion
Wechselwirkungen	Wirkungsverlängerung von Benzodiazepinen und Neuroleptika, Wirkungsverstärkung von Pharmaka, die den Blutdruck und die Frequenz erhöhen
Darreichungsformen	1 Ampulle Ketanest® zu 5 ml enthält 50 mg Ketamin 1 Ampulle Ketanest® zu 2 ml enthält 100 mg Ketamin 1 Ampulle Ketanest S® zu 5 ml enthält 25 mg Esketamin 1 Ampulle Ketanest S® zu 2 ml enthält 50 mg Esketamin
Dosierungsempfehlung	Analgesie: 0,25–0,75 mg/kg KG i. v. Narkose: initial 1–4 mg/kg KG langsam i. v.

nicht mehr möglich. Trotz normaler Körperfunktionen kann sich der Patient nicht bewegen **(Katalepsie).** Die Halluzinationen oder (Alb-)Träume können mitunter sehr beängstigend erscheinen und zu einer Ausschüttung von Stresshormonen führen, wodurch Herzfrequenz und Blutdruck ansteigen. Darüber hinaus besitzt das Ketamin eine **stark analgetische Wirkung.**

MERKE

Ketanest® enthält das Ketaminmolekül in zwei verschiedenen chemischen Strukturen. Diese Mischung beider Formen **(Enantiomere)** bezeichnet man als **Racemat.** Im Esketamin ist ausschließlich das aktivere Enantiomer in reiner Form enthalten, weswegen Ketanest S® mit lediglich der **halben** Dosierung dieselbe Wirkung erzielt. Um die Albträume, Halluzinationen und Stressreaktionen zu mindern, sollte man die Ketanestnarkose stets in Verbindung mit Midazolam durchführen.

11.2.7 Antihypertensiva (Blutdruck senkende Medikamente)

Die **Regulation des Blutdrucks** ist von der normalen Funktion aller zuständigen Regelkreise abhängig. So liegen bei gesunden Menschen, die sich im Ruhezustand befinden, die Blutdruckwerte um 120/80 mmHg. Bei körperlicher Belastung führt eine physiologische Aktivierung des Sympathikus durch Stresshormone zu einer Erhöhung des Herzminutenvolumens und der Herzfrequenz. Der erhöhte Blutdruck dient einer besseren Versorgung der Körperperipherie, die durch körperliche Belastung mehr Blut benötigt, um die unterschiedlichen Körperfunktionen aufrechtzuerhalten.

Ein ständig erhöhter Blutdruck, der auch in Ruhe nicht spürbar absinkt, kann schwere Schäden, insbesondere an Blutgefäßen und am Herzen, verursachen. Ein **zu hoher Blutdruck,** der über längere Zeit systolische Spitzenwerte über 200 mmHg erreichen kann, muss medikamentös therapiert werden. Antihypertensiva senken auf unterschiedliche Weise den Blutdruck.

Sympatholytika

Urapidil

Um die Wirkungen des **Sympathikus** aufzuheben, besteht die Möglichkeit, die α- und β-Rezeptoren zu hemmen. Die Blockade der β-Rezeptoren würde jedoch vordringlich die Herzfrequenz und nicht den Blutdruck senken. Die Blockade der α_1-Rezeptoren durch Urapidil (➤ Tab. 11.25) hingegen führt zu einer **Tonussenkung** der glatten Muskulatur der Gefäßwände und damit zu einer Verringerung des Gefäßwiderstandes, in deren Folge der Blutdruck sinkt. Am Herzen treten kaum Nebenwirkungen auf. Während es bei einer zu starken Blutdrucksenkung normalerweise zu einer reflektorischen Tachykardie kommt, unterbleibt diese bei Urapidil aufgrund einer zusätzlichen aktivierenden Wirkung auf Serotoninrezeptoren im zentralen Nervensystem (5-HT_{1A}-Rezeptoren).

Tab. 11.25 Kurzprofil Urapidil

Gängigster Handelsname	Ebrantil®
Wirkung	Blutdrucksenkung durch Blockade der α_1-Rezeptoren
Indikation	hypertensive Krise und arterieller Hypertonus
Kontraindikation	Schwangerschaft und Stillzeit, Fehlbildungen an den Herzklappen und an der Aorta
Wirkungseintritt	nach 2–5 Minuten
Wirkungsdauer	ca. 1–3 Stunden bei einer Halbwertszeit von etwa 3 Stunden
Nebenwirkungen	überschießende Blutdrucksenkung, Herzklopfen, Schwindel, Übelkeit und Erbrechen, Schwitzen
Wechselwirkungen	Wirkungsverstärkung anderer Antihypertensiva
Darreichungsformen	1 Ampulle zu 5 ml enthält 25 mg, 1 Ampulle zu 10 ml enthält 50 mg Urapidil.
Dosierungsempfehlung	initial zwischen 10–50 mg langsam i. v.

Kalziumantagonisten

Kalziumantagonisten verdanken ihren Namen ihrem Wirkmechanismus. Aufgrund der spezifischen Bindungsstellen am Kalziumkanal werden drei Untergruppen unterschieden. Während das in ➤ 11.2.4 dargestellte Verapamil seine Wirkung vor allem am Herzmuskel sowie an der Reizentstehung und -leitung entfaltet, wirken Kalziumantagonisten vom Nifedipin-Typ (➤ Tab. 11.26) vor allem an der Muskulatur von Gefäßen (glatte Muskulatur). Die Blockade der **Kalziumkanäle** führt zu einer raschen Senkung des Tonus der glatten Blutgefäßmuskulatur, wodurch der Blutdruck abfällt. Zur dritten Gruppe der Kalziumantagonisten zählt Diltiazem, das seine Wirkung an der Gefäßmuskulatur und am Herzen entfaltet. Im Rettungsdienst wird dieses Medikament nicht verwendet.

Nifedipin

Im Vergleich zu Verapamil (> Tab. 11.11), dessen Herzwirkung im Vordergrund steht, greift Nifedipin (> Tab. 11.26) beim Herzgesunden fast ausschließlich im **arteriellen Blutgefäßsystem** an und erweitert es. Dies führt zu einer Senkung der Nachlast (> 3.1.3), vermindert die Herzarbeit und führt zu einem geringeren Sauerstoffbedarf. Auch die Koronargefäße werden erweitert und damit besser durchblutet, wodurch das Sauerstoffangebot erhöht wird.

Tab. 11.26 Kurzprofil Nifedipin

Gängigster Handelsname	Adalat®
Wirkung	Die Blockade der Kalziumkanäle an den glatten Gefäßmuskelzellen führt zu einer Erweiterung der arteriellen Widerstandsgefäße und zur Senkung des Blutdrucks.
Indikation	hypertensive Krise, Angina pectoris
Kontraindikation	bekannte Allergie, Herzinsuffizienz, instabile Angina pectoris, Hypotonie bis Schock, akuter Myokardinfarkt, Schwangerschaft
Wirkungseintritt	nach 3–5 Minuten
Wirkungsdauer	ca. 4–6 Stunden bei einer Halbwertszeit von 2–3 Stunden
Nebenwirkungen	Kopfschmerzen, Flush, Wärmegefühl, Reflextachykardie, überschießende Blutdrucksenkung, Angina-pectoris-Anfall
Wechselwirkungen	zu starke Blutdrucksenkung in Verbindung mit Nitraten, anderen Antihypertonika und β-Blockern
Darreichungsformen	1 Kapsel enthält 5, 10 oder 20 mg Nifedipin.
Dosierungsempfehlung	1 Kapsel zerbeißen lassen oder mithilfe einer Kanüle anstechen und im Mund ausdrücken, anschließend hinunterschlucken lassen.

Tab. 11.27 Kurzprofil Nitrendipin®

Gängigster Handelsname	Bayotensin akut, Bayotensin
Wirkung	Die Blockade der Kalziumkanäle an den glatten Gefäßmuskelzellen führt zu einer Erweiterung der arteriellen Widerstandsgefäße und zur Senkung des Blutdrucks.
Indikation	hypertensive Krise
Kontraindikation	bekannte Allergie, instabile Angina pectoris, dekompensierte Herzinsuffizienz, akuter Myokardinfarkt, Schwangerschaft
Wirkungseintritt	rasch, innerhalb von Minuten
Wirkungsdauer	mehrere Stunden bei einer Halbwertszeit von ca. 10 Stunden
Nebenwirkungen	Kopfschmerzen, Flush, Übelkeit, Wärmegefühl, Reflextachykardie, überschießende Blutdrucksenkung, Angina-pectoris-Anfall, Hypotonie
Wechselwirkungen	zu starke Blutdrucksenkung in Verbindung mit Nitraten, anderen Antihypertonika und β-Blockern, Verlängerung/Verstärkung der Wirkung von Muskelrelaxanzien und Herzglykosiden (Digoxin)
Darreichungsformen	1 Bayotensin-Phiole enthält 5 mg (Phiole = Kunststoffampulle mit Drehverschluss).
Dosierungsempfehlung	1 Phiole öffnen und im Mund ausdrücken, Wiederholung je nach Wirkung nach ca. 30–60 min.

Nitrendipin

Das rasch und kurzwirksame Nifedipin (> Tab. 11.27) wird zunehmend durch Nitrendipin ersetzt. Nitrendipin flutet langsamer an und bewirkt damit eine geringere körpereigene Gegenregulation als Nifedipin bei deutlich längerer Halbwertszeit und Wirkung.

11.2.8 Muskelrelaxanzien (muskelerschlaffende Medikamente)

Zur **Erschlaffung von Muskeln** (lat. relaxare = locker, schlaff machen) im Rahmen einer Narkose werden Medikamente verwendet, die an der motorischen Endplatte der quergestreiften Skelettmuskulatur die Erregungsleitung der Nervenbahn blockieren und eine regelrechte Kontraktion des Muskels verhindern (> Abb. 11.5). Es folgt eine zeitlich begrenzte, schlaffe **Lähmung** der gesamten Skelettmuskulatur (z. B. Atemmuskulatur). Muskelrelaxanzien besitzen keinerlei sedierende oder analgetische Wirkung, aber sie vereinfachen die Intubation, weil sie **Abwehrreaktionen** wie Husten, Pressen und Laryngospasmus verhindern.

ACHTUNG

Notfallpatienten sind stets als nicht nüchtern anzusehen. Muskelrelaxanzien sind daher neben Narkotika und Analgetika fester Bestandteil einer Notfallnarkose (Rapid Sequence Induction, RSI).

Muskelrelaxanzien werden in **zwei Gruppen** eingeteilt, beide entfalten ihre Wirkung an der motorischen Endplatte (Schnittstelle zwischen peripherem Nerv und Skelettmuskel).

Nichtdepolarisierende Muskelrelaxanzien

Vecuronium

Vecuronium (> Tab. 11.28) führt an der Synapse (> 3.3.1) zu einer **kompetitiven Blockade** des Acetylcholinrezeptors und verhindert eine Aktivierung der Skelettmuskelfasern durch den freigesetzten Transmitter Acetylcholin.

Tab. 11.28 Kurzprofil Vecuronium

Gängigster Handelsname	Norcuron®
Wirkung	vollständige Erschlaffung der quergestreiften Muskulatur durch Blockade des Acetylcholinrezeptors an der motorischen Endplatte der Zellen
Indikation	Muskelrelaxans im Rahmen der Narkoseeinleitung und Intubation
Kontraindikation	fehlende Beatmungsmöglichkeit, schwere Leberschäden, bekannte Überempfindlichkeit
Wirkungseintritt	nach 1–3 Minuten
Wirkungsdauer	etwa 60 Minuten bei einer Halbwertszeit von etwa 1,5 Stunden
Nebenwirkungen	selten Bronchospasmus wegen Histaminfreisetzung, Blutdruckanstieg und Tachykardie
Wechselwirkungen	sehr zahlreich, Wirkungsverstärkung durch andere Muskelrelaxanzien, Ketamin, Kalziumantagonisten, α- und β-Blocker, Schleifendiuretika, Morphin, Piritramid
Darreichungsformen	1 Ampulle enthält 10 mg Vecuronium-Trockensubstanz und wird mit 10 ml Kochsalzlösung oder Wasser für Injektionszwecke in Lösung gebracht.
Dosierungsempfehlung	im Rahmen der Narkoseeinleitung: 0,1 mg/kg KG als Bolus (Atemstillstand!)

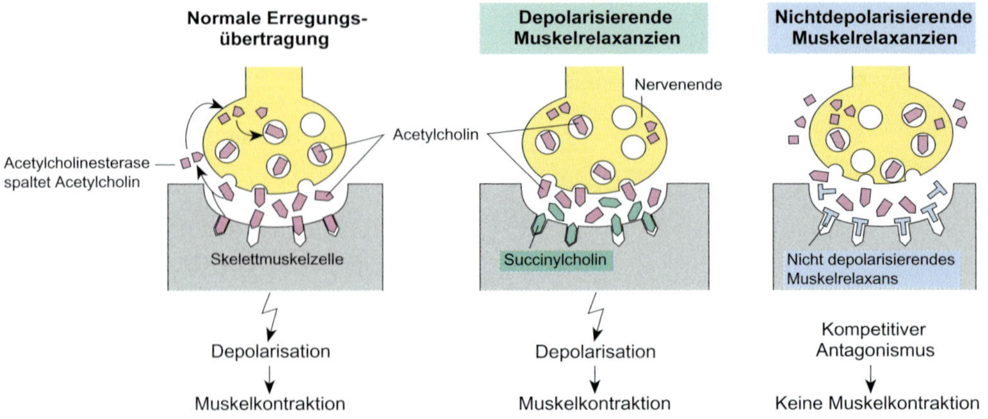

Abb. 11.5 Normale Erregungsübertragung und die Wirkung von Muskelrelaxanzien [A400]

Depolarisierende Muskelrelaxanzien

Succinylcholin

Succinylcholin wirkt ebenfalls an den **Acetylcholinrezeptoren** im synaptischen Spalt. Im Gegensatz zu den nichtdepolarisierenden Relaxanzien besetzt es jedoch den Rezeptor und löst dieselbe Wirkung aus, die auch das körpereigene Acetylcholin verursacht. Ohne Gabe von Succinylcholin (➤ Tab. 11.29) würde das Enzym **Acetylcholinesterase** das Acetylcholin „zerschneiden" und vom Rezeptor ablösen. Das Succinylcholin verweilt jedoch viel länger am Rezeptor und hält die **Depolarisation** aufrecht, sodass keine Repolarisation stattfinden kann. Daher bleibt die Depolarisation und somit die Unerregbarkeit durch Nervenimpulse so lange bestehen, bis das Succinylcholin aus dem Gewebe abdiffundiert. Succinylcholin ist **sehr schnell und sehr kurz wirksam.**

11.2.9 Bronchospasmolytika (Bronchien erweiternde Medikamente)

Bronchospasmolytika bewirken eine **Erweiterung der Atemwege** und verhelfen so dem Patienten zu einer rasch einsetzenden Atemerleichterung.

Bronchospasmolytika wurden früher nur als Dosieraerosole auf den Rettungsfahrzeugen vorgehalten. Die Anwendung der Dosieraerosole bereitete den Patienten im Notfall aber oftmals Probleme. Eine fehlerhafte Anwendung verteilte den Wirkstoff nur in Mund- und Rachenraum, ohne den Wirkort zu erreichen und damit die gewünschte Wirkung zu erzielen.

Heutzutage ermöglichen moderne Atemmasken mit Sauerstoffanschluss das **Vernebeln** der Medikamente mithilfe einer integrierten, mit Flüssigkeit und Medikament zu befüllenden Kammer. Dieser entstehende Medikamentennebel wird durch dicht sitzende Atemmasken optimal angeboten und kann von Patienten direkt eingeatmet werden.

β_2-Sympathomimetika

Die in der Lunge befindlichen β_2-Rezeptoren führen durch ihre Aktivierung zur Erschlaffung und damit zur Erweiterung der glatten Bronchialmuskulatur und einer verminderten Freisetzung von Histamin. Sie erhöhen die eigene Reinigungsfähigkeit der Lunge **(mukoziliäre Clearance)** und senken den Druck in der Lungenstrombahn. β_2-Sympathomimetika (z. B. Fenoterol, ➤ Tab. 11.30, oder Salbutamol,

Tab. 11.29 Kurzprofil Succinylcholin

Gängigster Handelsname	Lysthenon®, Pantolax®
Wirkung	vollständige Erschlaffung der quergestreiften Muskulatur durch Aktivierung des Acetylcholinrezeptors an der motorischen Endplatte der Zellen
Indikation	Muskelrelaxans im Rahmen der Narkoseeinleitung und zur Schnellintubation („Crush"-Intubation)
Kontraindikation	fehlende Beatmungsmöglichkeit, Polytraumata und Verbrennungsopfer aufgrund der Hyperkaliämiegefahr, perforierende Augapfeltraumata und Glaukom, Patienten mit bekanntem Risiko für maligne Hyperthermie
Wirkungseintritt	nach 30–60 Sekunden
Wirkungsdauer	Die Wirkung tritt binnen einer Minute ein, hält etwa 2 Minuten an und klingt binnen 8–10 Minuten ab. Die Halbwertszeit liegt bei etwa 1–2 Minuten.
Nebenwirkungen	Herzrhythmusstörungen (Tachykardie/Bradykardie), Blutdruckabfall, anfänglich Muskelzuckungen, Muskelschmerzen, Erhöhung des Augeninnendrucks, selten Allergie, Auslösen einer malignen Hyperthermie, Hyperkaliämie
Wechselwirkungen	Wirkungsverstärkung durch β-Blocker, Lidocain, nicht mischbar mit Barbituraten
Darreichungsformen	1 Ampulle Lysthenon® 2 % zu 5 ml enthält 100 mg, 1 Ampulle Lysthenon® 5 % zu 2 ml enthält 100 mg Succinylcholin.
Dosierungsempfehlung	im Rahmen der Narkoseeinleitung: 1 mg/kg KG als Bolus (Atemstillstand!)

➢ Tab. 11.31) sind die **potentesten Medikamente zur Erweiterung des Bronchialbaums,** zumal die Wirkung nach Inhalation bereits innerhalb von etwa 30 Sekunden einsetzt.

Anticholinergika

Zu Anticholinergika siehe auch ➢ 11.2.15 (Parasympatholytika).

Tab. 11.30 Kurzprofil Fenoterol

Gängigster Handelsname	Berotec®
Wirkung	Erweiterung der Bronchialmuskulatur durch Aktivierung der β_2-Rezeptoren
Indikation	akuter Asthmaanfall, vorzeitige Wehentätigkeit (in Ausnahmefällen)
Kontraindikation	bekannte Überempfindlichkeit, Herzerkrankungen (frischer Myokardinfarkt, KHK, hypertroph-obstruktive Kardiomyopathie), Tachykardie, Tachyarrhythmien, schwere Schilddrüsenüberfunktion, Adrenalin-produzierende Tumoren (Phäochromozytom), schwere Leber- und Nierenerkrankungen
Wirkungseintritt	beginnend nach etwa 30 Sekunden
Wirkungsdauer	4–8 Stunden bei einer Halbwertszeit von 6–7 Stunden
Nebenwirkungen	Tachykardie, Blutdrucksenkung oder -abfall, Unruhezustände mit Herzklopfen, Hypokaliämie, Hyperglykämie
Wechselwirkungen	Wirkungsaufhebung durch β-Blocker, Wirkungsverstärkung von Sympathomimetika, Kortikosteroide, Theophyllin, Anticholinergika
Darreichungsformen	Berotec® Dosieraerosol: Ein Hub enthält 100 µg Fenoterol (10 Hübe ergeben 1 mg).
Dosierungsempfehlung	im akuten Asthmaanfall: 1–2 Hübe, evtl. Wiederholung nach 5 Minuten

Tab. 11.31 Kurzprofil Salbutamol

Gängigster Handelsname	Sultanol®
Wirkung	Erweiterung der Bronchialmuskulatur durch Aktivierung der β_2-Rezeptoren
Indikation	lebensbedrohlicher Asthmaanfall, akute Verschlechterung bei obstruktiven Atemwegserkrankungen (COPD)
Kontraindikation	bekannte Überempfindlichkeit, strenge Indikationsstellung bei Herzerkrankungen (frischer Myokardinfarkt, KHK, hypertroph-obstruktive Kardiomyopathie), Tachykardie, Tachyarrhythmien, schwere Schilddrüsenüberfunktion, Adrenalin-produzierende Tumoren (Phäochromozytom)
Wirkungseintritt	beginnend nach etwa 30 Sekunden
Wirkungsdauer	4–6 Stunden bei einer Halbwertszeit von 6 Stunden
Nebenwirkungen	Unruhezustände mit Herzklopfen/Palpitationen, Tremor, Übelkeit, Kopfschmerzen, AP-Beschwerden, Tachykardie, Herzrhythmusstörungen, Blutdrucksenkung oder -abfall, Hypokaliämie
Wechselwirkungen	Wirkungsaufhebung durch β-Blocker (**cave:** Bronchospasmus), Wirkungsverstärkung von Sympathomimetika, Kortikosteroide, Theophyllin, Anticholinergika
Darreichungsformen	Salbutamol Fertiginhalat: 1 Ampulle zu 2,5 ml enthält 1,25 mg Sultanol (direkte Anwendung im Vernebler). Salbutamol Inhalationslösung, 10 ml Braunglasflasche: 20 Tropfen entsprechen 5 mg (entsprechende Menge auf 3 ml NaCl 0,9 % verdünnen).
Dosierungsempfehlung	Erwachsene: 1 Ampulle Fertiginhalat oder 5–10 Tropfen Inhalationslösung Kinder: 1–2 Tropfen pro Lebensjahr

Neben den β_2-Sympathomimetika kommen im Rahmen einer COPD oder eines Asthma bronchiale Anticholinergika (➤ Tab. 11.32) als inhalative Medikamente zum Einsatz. Die Blockade des parasympathischen Nervensystems an den Cholinrezeptoren führt indirekt zu einer Erweiterung der Atemwege.

Weitere Bronchodilatatoren (Theophyllin)

Theophyllin (➤ Tab. 11.33) hemmt ein Enzym in den glatten Muskelzellen des **Bronchialbaumes** und lässt dadurch dessen Muskulatur erschlaffen. Es erhöht die Atemmuskelkontraktilität und vermindert

Tab. 11.32 Kurzprofil Ipratropiumbromid

Gängigster Handelsname	Atrovent®
Wirkung	Erweiterung der Atemwege durch Hemmung des parasympathischen Nervensystems
Indikation	lebensbedrohlicher Asthmaanfall, akute Verschlecherung bei obstruktiven Atemwegserkrankungen (COPD)
Kontraindikation	Allergie oder bekannte Überempfindlichkeit, strenge Indikationsstellung in der Schwangerschaft, (siehe auch Atropin)
Wirkungseintritt	wenige Minuten (langsamer als β_2-Sympathomimetika)
Wirkungsdauer	3–6 Stunden bei einer Halbwertszeit von ca. 3,5 Stunden
Nebenwirkungen	Unruhezustände mit Herzklopfen/Palpitationen, Tremor, Übelkeit, Kopfschmerzen, Allergien, Tachykardie, Herzrhythmusstörungen, Bronchospasmus, Mundtrockenheit, Anstieg des Augeninnendrucks (Glaukom)
Wechselwirkungen	Wirkungsverstärkung von β_2-Sympathomimetika, Theophyllin und anderen Anticholinergika
Darreichungsformen	Atrovent® Fertiginhalat: 2 ml zu 250 µg Atrovent® Fertiginhalat: 2 ml zu 500 µg
Dosierungsempfehlung	Erwachsene: 1 Ampulle zu 500 µg Fertiginhalat Kinder unter 6 Jahren: 1 Ampulle zu 250 µg Fertiginhalat

Tab. 11.33 Kurzprofil Theophyllin

Gängigster Handelsname	Bronchoparat®
Wirkung	Erweiterung der Bronchialmuskulatur durch Hemmung eines Enzyms (Phosphodiesterase)
Indikation	lebensbedrohlicher Asthmaanfall, Atemnot aufgrund von Verengungen oder Spasmen der Atemwege, Cor pulmonale
Kontraindikation	bekannte Überempfindlichkeit, akuter Herzinfarkt, tachykarde Herzrhythmusstörungen, schwere Hypertonie, Epilepsie, instabile Angina pectoris, Schwangerschaft
Wirkungseintritt	rasch, innerhalb von Minuten
Wirkungsdauer	etwa 6–8 Stunden bei einer Halbwertszeit von etwa 8 Stunden
Nebenwirkungen	Kopfschmerzen, Tachykardie und Blutdruckabfall (vor allem bei zu rascher Injektion), Unruhe, Übelkeit und Erbrechen, Auslösen epileptischer Anfälle in zu hoher Dosierung, Herzrhythmusstörungen
Wechselwirkungen	Wirkungsaufhebung von β-Blockern, Wirkungsverstärkung durch β-Sympathomimetika, Erhöhung des Theophyllin-Spiegels durch Kalium-Antagonisten, orale Kontrazeptiva
Darreichungsformen	1 Ampulle Solosin® zu 5 ml enthält 200 mg, 1 Ampulle Euphyllin® zu 5 ml enthält 200 mg Theophyllin.
Dosierungsempfehlung	akut: 4–5 mg/kg KG über 30 Minuten i. v. bei vorheriger Einnahme von Theophyllinpräparaten: 2–3 mg/kg KG über 30 Minuten i. v.

die Kapillarpermeabilität, um einen weiteren Flüssigkeitsaustritt zu verhindern. Es senkt den Blutdruck im Lungenstromkreis und hemmt die weitere Freisetzung von Entzündungsbotenstoffen. Am **Herzen** wirkt es frequenz- und herzkraftsteigernd **(positiv chrono- und inotrop),** die peripheren Gefäße werden erweitert und es kommt zur Antriebssteigerung und Stimulation der Atemtätigkeit im ZNS.

11.2.10 Antiemetika (Brechreiz unterdrückende Medikamente)

Ein Brechreiz kann auf unterschiedliche Arten entstehen. Im menschlichen Gehirn ist ein bestimmter Bereich (in der Medulla oblongata) für die Interpretation der angebotenen Reize zuständig – das **„Brechzentrum“.** Darüber hinaus wird das Blut an spezialisierten Orten **(Area postrema)** auf giftige Substanzen untersucht und ggf. dem Brechzentrum ein Signal übermittelt, das ein Erbrechen auslöst. Dadurch werden **Giftstoffe** aus dem Magen entfernt. Dieser sinnvolle Brechreizreflex kann gelegentlich auch gestört sein, z. B. durch Anstieg des Hirndrucks, und es kommt zum unwillkürlichen Erbrechen. Dieser unangenehme und für den Patienten belastende Vorgang kann durch die Hemmung spezieller Rezeptoren **(Dopamin-Rezeptor D_2)** im Brechzentrum unterbunden werden.

Metoclopramid

Die antiemetische Wirkung von Metoclopramid (➤ Tab. 11.34) erfolgt über **zentrale und periphere Angriffspunkte.** Durch die antidopaminerge Wirkung ist Metoclopramid auch bei schwerem, sonst kaum behandelbarem Erbrechen anderen Antiemetika überlegen. Zusätzlich wird durch Metoclopramid der untere Speiseröhrensphinkter kontrahiert und die Peristaltik im Ösophagus erhöht, sodass ein Reflux von Mageninhalt in die Speiseröhre verhindert wird. Andererseits wird die Magenentleerung gefördert, was eine Stauung im Magen, die zum Erbrechen führen kann, verhindert.

Dimenhydrinat

Dimenhydrinat (➤ Tab. 11.35) ist besser bekannt unter dem Handelsnamen Vomex® und wird aus pharmakologischer Sicht den **Antihistaminika** zugeordnet. Aufgrund seines guten antiemetischen

Tab. 11.34 Kurzprofil Metoclopramid

Gängigster Handelsname	Paspertin®, MCP-ratiopharm®
Wirkung	Brechreizhemmung durch Blockade von Dopamin-Rezeptoren im ZNS sowie Motilitätssteigerung im Magen
Indikation	Übelkeit und Erbrechen, Motilitätsstörungen des Magen-Darm-Trakts, akuter Migräneanfall (durch D_2-Hemmung)
Kontraindikation	bekannte Überempfindlichkeit, mechanischer Darmverschluss (Ileus) und Darmperforation, Epilepsie und extrapyramidal bedingte motorische Störungen, Kinder < 2 Jahre, Schwangerschaft, Adrenalin-produzierende Tumoren (Phäochromozytom)
Wirkungseintritt	nach 5 Minuten
Wirkungsdauer	wenige Stunden bei einer Halbwertszeit von 4–5 Stunden
Nebenwirkungen	Müdigkeit, Schwindel, Durchfall, extrapyramidal bedingte motorische Störungen (Dyskinesien, v. a. bei Kindern), Unruhe, Herzrhythmusstörungen
Wechselwirkungen	Wirkungsverminderung durch Anticholinergika, Verstärkung der Dyskinesien durch Neuroleptika oder Antidepressiva, Verlängerung der Wirkung von Muskelrelaxanzien
Darreichungsformen	1 Ampulle zu 2 ml enthält 10 mg Wirkstoff.
Dosierungsempfehlung	akutes Erbrechen: 1–3-mal 10 mg i. v. als Kurzinfusion Migräneanfall: 10 mg i. v. als Kurzinfusion

Tab. 11.35 Kurzprofil Dimenhydrinat	
Gängigster Handelsname	Vomex®
Wirkung	Brechreizhemmung durch Blockade von Histamin-H_1-Rezeptoren
Indikation	Übelkeit und Erbrechen, Schwindel
Kontraindikation	bekannte Überempfindlichkeit, Glaukomerkrankung der Augen, Harnblasenauslass-Störung (Prostatavergrößerung), Krampfanfälle (Epilepsie), Kombination mit verschiedenen Antibiotika, die letzten drei Monate der Schwangerschaft (wehenauslösend), Stillzeit, Allergie, akuter Asthmaanfall
Wirkungseintritt	nach einigen Minuten
Wirkungsdauer	3–6 Stunden bei einer Halbwertszeit von ca. 5–10 Stunden (unterschiedliche Angaben in der Literatur)
Nebenwirkungen	anticholinerge Wirkungen (atropinähnlich: Mundtrockenheit, Tachykardie, Zunahme der Pupillenweite, Glaukom), sedierend (keine Straßenverkehrsfähigkeit!), Wirkungsverstärkung durch Alkohol, Magen-Darm-Beschwerden
Wechselwirkungen	Wirkungsverstärkung in Kombination mit bestimmten Antidepressiva, zentral dämpfenden Medikamenten, Parasympatholytika, Blutdrucksenkern und MAO-Hemmern
Darreichungsformen	1 Ampulle Vomex A® i. v. zu 10 ml enthält 62 mg Dimenhydrinat.
Dosierungsempfehlung	Erwachsene und Jugendliche über 14 Jahre: 1–2 Ampullen zu 62 mg langsam i. v.

Profils und seiner weiten Verbreitung als **Antiemetikum** wird es jedoch aus didaktischen Gründen in diesem Kapitel vorgestellt (zur Wirkungsweise von Antihistaminika ➤ 11.2.11).

5-HT_3-Antagonisten

5-HT_3-Antagonisten (➤ Tab. 11.36) sind die am stärksten wirksamen Antiemetika. Durch die Blockade von peripheren und zentralen Serotonin-Antagonisten lässt sich vor allem eine durch Chemotherapie verursachte Übelkeit effektiv lindern. Zudem wirken sie auch gegen postoperative Übelkeit.

11.2.11 Antihistaminika (Antiallergika)

Allergische Reaktionen (➤ 9.3.2) werden durch Fremdstoffe, zumeist Eiweißstrukturen **(Antigene)**, hervorgerufen, die vom Organismus als körperfremd angesehen werden. Dabei binden die im Körper zirkulierenden **Antikörper (IgE)** diese Antigene und transportieren sie zu den Entzündungszellen. Die Entzündungszellen (Mastzellen) reagieren mit einer Ausschüttung von **Entzündungsmediatoren (Histamin)**, für die bestimmte Rezeptoren (H_1-Rezeptoren) existieren. Antihistaminika (➤ Tab. 11.37, ➤ Tab. 11.38) verhindern die Ausschüttung des Histamins, verdrängen es kompetitiv vom Rezeptor und hemmen so die überschießende Reaktion.

Tab. 11.36 Kurzprofil Ondansetron	
Gängigster Handelsname	Zofran®
Wirkung	hochwirksame Brechreizhemmung durch Blockade von 5-HT_3-Rezeptoren
Indikation	Übelkeit und Erbrechen (postoperativ sowie nach Chemotherapie)
Kontraindikation	Allergien, Kleinkindesalter, Schwangerschaft und Stillzeit
Wirkungseintritt	i. v.: ca. 7 Minuten, oral: ca. 1,6 Stunden
Wirkungsdauer	kurze Halbwertszeit von ca. 3 Stunden
Nebenwirkungen	Allergien, Kopfschmerzen, Wärmegefühl, Krampfanfälle, Arrhythmie
Wechselwirkungen	Verlängerung der QT-Zeit möglich
Darreichungsformen	1 Ampulle Zofran® enthält 4 oder 8 mg Ondansetron. 1 Schmelztablette Zofran® enthält 4 oder 8 mg Ondansetron.
Dosierungsempfehlung	8 mg über 30 Sekunden langsam i. v.

Tab. 11.37 Kurzprofil Clemastin

Gängigster Handelsname	Tavegil®
Wirkung	antiallergische Wirkung durch Blockade von H_1-Histaminrezeptoren
Indikation	anaphylaktische Reaktion (Juckreiz, Quaddeln), Zusatzmedikation beim anaphylaktischen Schock
Kontraindikation	Überempfindlichkeit/Allergie, Schwangerschaft und Stillzeit (strenge Indikationsstellung), Engwinkelglaukom, Prostatavergrößerung mit Blasenentleerungsstörungen, bekannte Verengung des Magenausgangs
Wirkungseintritt	innerhalb einer halben Stunde, maximale Wirkung erst nach 5–7 Stunden
Wirkungsdauer	etwa 10–12 Stunden bei einer sehr variablen Halbwertszeit (3,6–37 Stunden)
Nebenwirkungen	Hypotonie, Sedierung, Erregungszustände des ZNS (v. a. bei Kindern), Schlaflosigkeit, Schwindel, Übelkeit, anticholinerge Wirkung (Tachykardie, Mundtrockenheit, Übelkeit/Erbrechen)
Wechselwirkungen	Wirkungsverstärkung von Alkohol, Psychopharmaka, Narkotika, Hypnotika, Analgetika, Verlängerung der QT-Zeit
Darreichungsformen	1 Ampulle zu 5 ml enthält 2 mg Clemastin.
Dosierungsempfehlung	akut: 2–3 mg langsam (!) i. v.
Besonderheiten	stabilisiert die Gefäßmembranen

Tab. 11.38 Kurzprofil Dimetinden

Gängigster Handelsname	Fenistil®
Wirkung	antiallergische Wirkung durch Blockade von H_1-Histaminrezeptoren
Indikation	anaphylaktische Reaktion (Juckreiz, Quaddeln), anaphylaktischer Schock
Kontraindikation	Überempfindlichkeit/Allergie, Kinder unter 12 Jahren, Schwangerschaft und Stillzeit, gleichzeitige Einnahme von MAO-Hemmern, Engwinkelglaukom, Prostatavergrößerung mit Blasenentleerungsstörungen
Wirkungseintritt	nach 15–20 Minuten
Wirkungsdauer	etwa 4–5 Stunden bei einer Halbwertszeit von etwa 6 Stunden (bis zu 12 Stunden Wirkdauer möglich)
Nebenwirkungen	Übelkeit, Müdigkeit, Schwindel, Kopfschmerzen, Sedierung, Mundtrockenheit, Allergien/Überempfindlichkeitsreaktionen, Magen-Darm-Beschwerden
Wechselwirkungen	Wirkungsverstärkung von Alkohol, sedierenden und zentral wirksamen Pharmaka, Gefahr eines Glaukomanfalls bei gleichzeitiger Einnahme von trizyklischen Antidepressiva und anderen Anticholinergika, MAO-Hemmer
Darreichungsformen	1 Ampulle zu 4 ml enthält 4 mg Dimetinden.
Dosierungsempfehlung	1–2 Ampullen langsam (!) i. v.

11.2.12 Antikoagulanzien (blutgerinnungshemmende Medikamente)

Thrombozytenaggregationshemmer

➤ 11.2.5, Azetylsalizylsäure

Heparin

Bei einem Gefäßverschluss (➤ 13.2.5) kann eine Hemmung der Blutgerinnung die Entstehung oder weitere Vergrößerung eines bestehenden Gerinnsels verhindern und die Fließeigenschaften des Blutes verbessern. **Antithrombin III,** ein körpereigener Gerinnungshemmer, kann durch die Bindung an Heparin (➤ Tab. 11.39), das normalerweise nur in den Entzündungszellen vorkommt, in seiner Wirkung verstärkt werden. Dieser Komplex bindet irreversibel verschiedene Faktoren im Blutgerinnungssystem und hemmt sie dadurch. Ein bereits gebildeter Embolus kann hierdurch zwar nicht aufgelöst, zumindest aber kann eine weitere Vergrößerung verhindert werden.

11.2.13 Fibrinolytika (Medikamente zur Auflösung von Blutgerinnseln)

Fibrinolytika (➤ Tab. 11.40) werden zum Auflösen frischer Gefäßthromben verabreicht. Die ersten Medikamente dieser Stoffklasse leiteten sich von bakteriellen Stoffwechselprodukten ab, die es den Bakterien ermöglichen, sich im menschlichen Gewebe auszubreiten. Die früher verwendeten Fibrinolytika **(Streptokinase)** hatten jedoch eine hohe allergische Wirkung, sodass bereits nach geringer Gabe der Medikamente vom menschlichen Körper Antikörper zur Immunabwehr gebildet wurden.

Alteplase

Moderne Fibrinolytika werden gentechnisch hergestellt und entsprechen den körpereigenen Plasminogenaktivatoren, wodurch allergische Reaktionen reduziert werden können. Zudem sind die modernen Fibrinolytika **ausschließlich an den Oberflächen der Thromben** aktiv, wodurch die Medikamente an den Stellen zur Wirkung kommen, wo sie benötigt werden.

Tab. 11.39 Kurzprofil Heparin

Gängigster Handelsname	Liquemin®, Heparin-Natrium-Braun®
Wirkung	Gerinnungshemmung durch Wirkungsverstärkung des körpereigenen Antithrombin III
Indikation	Therapie von Myokardinfarkt, instabiler Angina pectoris, Lungenembolie, venöser Thromben, Prophylaxe von Thrombosen (z. B. bei Immobilisation/postoperativ)
Kontraindikation	Überempfindlichkeit/Allergie, Krankheiten mit erhöhter Blutungsneigung, schwere Leber- und Nierenerkrankungen, Verdacht einer Gefäßperforation (Magengeschwür), schweres Trauma, Hirnblutung, schwere Hypertonie → bei Verdacht auf Myokardinfarkt jedoch keine KI
Wirkungseintritt	bei intravenöser Bolusgabe sofort
Wirkungsdauer	abhängig von der Dosierung und Verabreichung (i. v./s. c.): je höher die Dosierung, desto höher die Halbwertszeit, bei niedriger Dosierung etwa 1 Stunde; die durchschnittliche Halbwertszeit beträgt 1,5–2 Stunden
Nebenwirkungen	erhöhte Blutungsgefahr/Blutungen, Allergien, Verminderung der Thrombozytenbildung (Heparin-induzierte Thrombozytopenie, HIT)
Wechselwirkungen	Wirkungsverstärkung mit Thrombozytenaggregationshemmern, NSAR, Fibrinolytika, Cumarinen, Antibiotika, Wirkungsverminderung in Verbindung mit Antidepressiva und Antihistaminika
Darreichungsformen	1 Ampulle Liquemin® zu 0,5 ml enthält 5 000 oder 7 500 I.E., 1 Ampulle zu 1 ml enthält 10 000 oder 20 000 I.E. Heparin.
Dosierungsempfehlung	Vollheparinisierung: 5 000 I.E. als Bolus und 15–20 I.E./kg KG/h i. v.

Tab. 11.40 Kurzprofil Alteplase

Gängigster Handelsname	Actilyse®
Wirkung	gezieltes Auflösen von Blutgerinnseln durch Aktivierung des körpereigenen Stoffes Plasminogen, der in seiner aktiven Form („Plasmin") Fibrin spaltet
Indikation	akuter Herzinfarkt, fulminante Lungenembolie, akut-ischämischer Schlaganfall (Apoplex), tiefe Venenthrombosen
Kontraindikation	Blutungsneigung (auch Marcumar-Therapie), kürzlich vorausgegangene Operation, Gefäßaussackungen (Aneurysmen), schwere Hypertonie, Schädel-Hirn-Trauma, schwere Leber- und Nierenfunktionsstörungen (sowie Ösophagusvarizen), Magenulkus, Tumoren, Allergien, Z. n. kardiopulmonaler Reanimation in den letzten Wochen, Schwangerschaft, Überschreiten des Zeitfensters zur Lysetherapie (massive Einblutungen möglich), Verdacht einer intrakraniellen Blutung
Wirkungseintritt	nach einigen Minuten
Wirkungsdauer	kurze Wirkdauer bei einer Halbwertszeit von ca. 4–5 Minuten, Verarbeitung durch die Leber
Nebenwirkungen	starke Blutungen (intrakraniell, gastrointestinal, urologisch, an Injektionsstellen, pulmonal, HNO) mit Blutdruckabfall, gelegentlich Allergien
Wechselwirkungen	Wirkungsverstärkung durch Antikoagulanzien und andere Blutgerinnungshemmer (ASS, Heparin, Clopidogrel), Allergie in Kombination mit ACE-Hemmern
Darreichungsformen	Eine Durchstechflasche zu 10 ml enthält 10 mg Alteplase.
Dosierungsempfehlung	initiale Bolusgabe von10–15 mg i. v. und Erhaltungstherapie über Perfusor abhängig von Diagnose, Alter, Gewicht (obliegt der Entscheidung des Notarztes)

11.2.14 Diuretika (harntreibende Medikamente)

Diuretika sind Medikamente, die zu einer vermehrten **Ausscheidung von Wasser und Elektrolyten** (v. a. Natrium) durch die Nieren führen. Durch die Verminderung der Salze wird Körperwasser im Bereich zwischen den Zellen des Körpers ausgeschwemmt und Ödeme, auch Flüssigkeitsansammlungen in der Lunge, werden verringert. Durch diese Verringerung des Körpervolumens wird die Arbeit des Herzens erleichtert. Außerdem wird der Blutdruck gesenkt.

Furosemid

Furosemid (➤ Tab. 11.41) hemmt durch Blockade der Na^+-K^+-2-Cl^--Pumpe die Rückresorption der Elektrolyte Natrium, Kalium und Chlorid in der Henle-Schleife der Niere. Durch die höhere Elektrolytkonzentration im Sekundärharn kommt es neben dem Verlust dieser Elektrolyte aufgrund von Osmose zu einer vermehrten Ausscheidung von Wasser. Durch die ausschließliche Wirkung in der Henle-Schleife der Niere wird Furosemid auch als **„Schleifendiuretikum"** bezeichnet.

Zum diuretischen Effekt von Furosemid trägt auch eine Steigerung der **Nierendurchblutung** bei, die zu einem Absinken der Osmolarität im Nierenmark führt. Das abfiltrierte Wasser kann nicht mehr rückresorbiert werden und führt zu einer sofortigen Ausscheidung großer Urinmengen. Furosemid führt weiterhin zu einer raschen Erweiterung der Blutgefäße des arteriellen und venösen Systems, was zu einer Senkung der Vorlast des Herzens und des pulmonalen Arteriendrucks führt.

11.2.15 Parasympatholytika (Anticholinergika)

Parasympatholytika, auch als Anticholinergika bezeichnet, hemmen die Aktivität des **Parasympathikus.** Hierdurch erklären sich die Wirkungen und Nebenwirkungen dieser Medikamente, denn Parasympatholytika konkurrieren mit dem Botenstoff **Acetylcholin** an den parasympathischen Synapsen und besetzen dessen Rezeptoren, ohne sie selbst zu

Tab. 11.41 Kurzprofil Furosemid

Gängigster Handelsname	Lasix®
Wirkung	starke Ausschwemmung von Wasser durch Hemmung der Rückresorption von Elektrolyten in der Niere
Indikation	Lungenödem, akute Herzinsuffizienz, periphere Ödeme, Niereninsuffizienz, hypertensive Krise, Hyperkalzämie, Hyperkaliämie, forcierte Diurese (Harnauscheidung) bei Intoxikation von Giften, die renal ausgeschieden werden
Kontraindikation	schwere Hyponatriämie und Hypokaliämie, schwerer Flüssigkeitsmangel (Hypovolämie), Nierenversagen mit fehlender Harnproduktion (Anurie), Schwangerschaft und Stillzeit, bekannte Überempfindlichkeit, Blasenentleerungsprobleme
Wirkungseintritt	rasch, innerhalb von 2–5 Minuten
Wirkungsdauer	3–6 Stunden bei einer Halbwertszeit von 60 Minuten
Nebenwirkungen	Blutdruckabfall, Erhöhung des Hämatokrit und Verschlechterung der Fließeigenschaften des Blutes (Thrombosegefahr), Hyponatriämie, Hypokalzämie, Hypokaliämie, Blutzuckererhöhung, Gefahr eines Gichtanfalls (Harnsäureausscheidung sinkt), Allergien, Übelkeit und Erbrechen, Kreislaufbeschwerden (Schwindel, Orthostase), zeitweise Hörstörungen
Wechselwirkungen	Wirkungsverstärkung von Herzglykosiden (Hypokaliämie verursacht eine verstärkte Empfindlichkeit des Herzmuskels), Glukokortikoiden, Antihypertensiva, Wirkverlust von Antidiabetika, Epinephrin (Adrenalin), Hörschäden in Verbindung mit Antibiotika (Aminoglykoside), Wirkungsverlust durch Salizylate
Darreichungsformen	1 Ampulle zu 2 ml enthält 20 mg, 1 Ampulle zu 4 ml enthält 40 mg Furosemid.
Dosierungsempfehlung	akutes Lungenödem: 40 mg langsam i. v., evtl. nach 20 Minuten Wiederholung

Tab. 11.42 Kurzprofil Atropin

Gängigster Handelsname	Atropinsulfat Braun®
Wirkung	sympathikotoner Effekt durch Hemmung des Parasympathikus
Indikation	bradykarde Herzrhythmusstörungen, Antidot bei Intoxikation mit Parasympathomimetika oder Alkylphosphaten (E605®), Vorbereitung zur Narkose
Kontraindikation	Glaukom (Erhöhung des Augeninnendrucks), Tachykardie und tachykarde Herzrhythmusstörungen, Koronarstenose, Ileus, Harnabflussstörungen, akutes Lungenödem, Allergien, Schilddrüsenüberfunktion Im Notfall bestehen keine Gegenanzeigen!
Wirkungseintritt	sehr rasch, innerhalb weniger Minuten
Wirkungsdauer	etwa 4 Stunden bei einer Halbwertszeit von etwa 2,5 Stunden
Nebenwirkungen	Auslösen eines Glaukomanfalls, Flush (übermäßige Hautrötung), Tachykardie und Herzrhythmusstörungen, Verwirrtheit, Halluzinationen, Mundtrockenheit, Obstipation, Sehstörungen durch Erweiterung der Pupillen (Mydriasis), Harnabflussstörungen
Wechselwirkungen	Wirkungsverlust von Parasympathomimetika (Physostigmin), Wirkungsaufhebung der Metoclopramidwirkung am Magen-Darm-Trakt, Wirkungsverstärkung anticholinerger Effekte, u. a. von Antihistaminika, bestimmten Antidepressiva, Neuroleptika
Darreichungsformen	1 Ampulle zu 0,5 ml enthält 0,5 mg Atropin.
Dosierungsempfehlung	Herzfrequenzsteigerung: initial 0,5–1 mg i. v., eventuell nach 5 Minuten wiederholen

erregen **(kompetitiver Antagonismus).** Das bekannteste Parasympatholytikum ist das **Atropin** (➤ Tab. 11.42), das aus der Tollkirsche gewonnen wird.

Das Herz schlägt, je nach Trainingszustand, in Ruhe etwa 60–80-mal in der Minute. Selbst im Ruhezustand sind der Parasympathikus und der Sympathikus am Herzen aktiv, wobei beide eine etwa gleich starke Wirkung ausüben und die Herzfrequenz konstant halten. Blockiert man den Parasympathikus (N. vagus) mit Atropin, so überwiegt der Einfluss des **Sympathikus** und die Herzfrequenz steigt an.

Neben der Erhöhung der Herzfrequenz ergibt sich allerdings noch eine Vielzahl von **Nebenwirkungen,** wie die Hemmung der Speichel- und Magensaftproduktion oder die Erweiterung der Pupillen. An der glatten Muskulatur, die durch den Einfluss des N. vagus tonisiert wird, kann Atropin spastische Zustände des Magen-Darm-Trakts und der Gallenwege aufheben. Durch Erweiterung der Hautgefäße sowie die verminderte Schweißsekretion erscheint die äußere Haut rot und trocken.

11.2.16 Kortikoide (Entzündungshemmer)

Kortikoide (**Kortisol** oder **Hydrokortison**) sind lebensnotwendige **Steroidhormone** und werden in der Nebennierenrinde gebildet. Sie fördern die Neubildung von Glukose in der Leber und wirken in höheren Konzentrationen stark entzündungshemmend. Bei starkem Stress kann die Kortisolausschüttung physiologisch um das 10-Fache ansteigen, um die Katecholaminwirkung zu unterstützen, den Körper mit ausreichend Energie zu versorgen und die Leistungsfähigkeit zu erhalten.

Diese Eigenschaft kann therapeutisch genutzt werden (z. B. mit **Prednisolon,** ➤ Tab. 11.43), um die Produktion von **Entzündungsmediatoren** und die Aktivierung des **Immunsystems** zu hemmen. Als Folge kommt es zu einer Abschwellung durch Verringerung der Blutgefäßdilatation (membranstabilisierend) und einem verminderten Flüssigkeitsaustritt ins Gewebe (Ödem).

Tab. 11.43 Kurzprofil Prednisolon (Prednison)

Gängigster Handelsname	Solu-Decortin H®
Wirkung	breites Wirkspektrum durch Besetzung von Kortikoidrezeptoren (Wirkung auf genetischer Ebene, Stabilisierung von Zellmembranen, Hemmung der Prostaglandinsynthese)
Indikation	anaphylaktischer Schock, lebensbedrohlicher Asthmaanfall, Pseudokrupp-Anfälle (hier: Rectodelt® Suppositorien), Lungenödem durch Reizgasinhalation, Hirnödem, Langzeittherapie: Autoimmunerkrankungen, Rheuma, Transplantationspatienten
Kontraindikation	Im Notfall keine Gegenanzeigen!
Wirkungseintritt	innerhalb von 30 Minuten
Wirkungsdauer	etwa 18–36 Stunden bei einer Plasma-Eliminationshalbwertszeit von ca. 3 Stunden
Nebenwirkungen	Hyperglykämie, Venenreizung, Stimmungsschwankungen, Thrombosen, Magen-Darm-Geschwüre (eher bei Langzeittherapie), Beeinträchtigung der Immunabwehr und der Wundheilung, Allergien, Blutdruckschwankungen, Erhöhung der Natrium-Rückresorption, vermehrte Kaliumausscheidung, Diabetes mellitus bei langer Anwendung, Hypertonie
Wechselwirkungen	vielfältige Wechselwirkungen, Wirkungsverstärkung von Herzglykosiden (Digitalis), Wirkungsabschwächung von Cumarinen und Antidiabetika, Hypokaliämie in Verbindung mit Diuretika, Wirkungsabschwächung durch Barbiturate und Antibiotika (Rifampicin)
Darreichungsformen	1 Stechampulle Solu-Decortin® enthält 10, 25, 50, 100, 250 oder 500 mg Prednisolon als Trockensubstanz. Diese wird mit Wasser für Injektionszwecke in Lösung gebracht. 1 Rectodelt® Suppositorium enthält 100 mg Prednison.
Dosierungsempfehlung	anaphylaktischer Schock: initial 250–1 000 mg i. v. Status asthmaticus: initial 250 mg i. v. akut stenosierende Laryngotracheitis und spastische Bronchitis bei Kleinkindern: 1 Suppositorium tief in den Darm einführen

11.2.17 Infusionslösungen

Kristalloide balancierte Infusionslösungen

Balancierte Infusionslösungen (➤ Tab. 11.44, ➤ Abb. 11.6) verfügen über eine physiologische Zusammensetzung, d. h., sie entsprechen dem **Elektrolytgehalt** und dem **osmotischen Druck** des Blutes und weisen physiologische Werte (mmol/l)

- der wichtigsten Plasma-Elektrolyte, Kalium, Kalzium sowie Chlorid, mit ihren Beiträgen zur Osmolalität **(isoton)**
- sowie einen physiologischen Säure-Basen-Status mit Bikarbonat oder ersatzweise metabolisierbaren Anionen auf.

Weil die Infusion einer balancierten (isoionischen, -tonischen, -hydrischen und -onkotischen) Lösung keine Störungen des Elektrolyt-, Osmolalitäts- und Säure-Basen-Status erzeugen kann, entsteht für den Patienten ein Höchstmaß an Sicherheit. Darüber hinaus werden alle beim Patienten vorliegenden Entgleisungen automatisch in Richtung „physiologisch", also normal, korrigiert. Dies gilt für die Hypo- und Hyperkaliämie ebenso wie für Azidosen und Alkalosen oder Entgleisungen der Osmolalität.

Kolloidale balancierte Infusionslösungen (Plasmaersatzmittel)

Volumenersatzmittel haben eine bis zu vierfach höhere Volumenwirkung als die kristalloiden Lösungen. Sie enthalten osmotisch stark wirksame Bestandteile **(Kolloide),** d. h. Moleküle, die in größerem Maße Wasser an sich binden und nicht aus dem **gesunden** Blutgefäßsystem abdiffundieren können. Die erhöhte Osmolarität im Gefäßsystem zieht sogar Flüssigkeit aus dem Zwischenzellraum und füllt das zirkulierende Blutvolumen auf. Verwendung finden hauptsächlich langkettige und verzweigte Stärkepräparate **(Polysaccharide),** z. B. **Hydroxyethylstärke** (HAES, ➤ Tab. 11.45, ➤ Abb. 11.6), die aus verschiedenen Getreidesorten hergestellt wird.

11.2.18 Sonstige Pharmaka

Nitrate

Nitroglyzerin (Glyzeroltrinitrat, ➤ Tab. 11.46, ➤ Abb. 11.7) wird im Körper schnell abgebaut und zerlegt. Dabei entsteht **Stickstoffmonoxid (NO).** NO ist ein körpereigener Botenstoff, der aus dem

Tab. 11.44 Kurzprofil balancierte Vollelektrolytlösung

Gängigster Handelsname	Ringer®, Sterofundin 1/1e®
Wirkung	Flüssigkeitssubstitution und Trägerlösung für Medikamente
Indikation	Offenhalten von venösen Zugängen, initialer Flüssigkeitsersatz bei Plasmaverlusten (Verbrennungen, Polytrauma), Trägerlösung von Medikamenten, isotone, hypotone und hypertone Dehydratation, Allroundlösung (Augenspülung, Kühlen von Verbrennungen)
Kontraindikation	Im Notfall keine Gegenanzeigen! (Ausscheidungsstörungen im Harntrakt berücksichtigen!)
Wirkungseintritt	sofort im Gefäßsystem
Wirkungsdauer	maximal 30 Minuten anhaltende Volumenwirkung
Nebenwirkungen	nur bei Überinfusion: Hypervolämie, zu starke Belastung des Herzens (Herzinsuffizienz), Lungenödem
Wechselwirkungen	keine wesentlichen
Darreichungsformen	z. B. Ringer®-Lösung zu 250, 500 oder 1 000 ml
Dosierungsempfehlung	bei schwerem Volumenmangel bis zu mehreren Litern (zusammen mit kolloiden Lösungen) als Druckinfusion zum Offenhalten von Zugängen evtl. 2,5 ml/kg KG/h

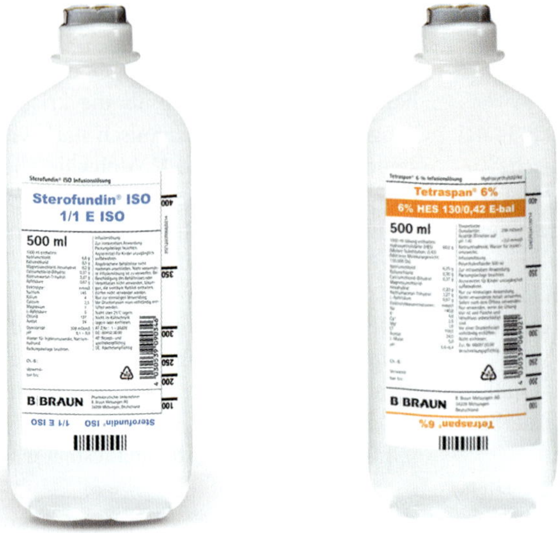

Abb. 11.6 Sterofundin® und Tetraspan® [U223]

Tab. 11.45 Kurzprofil balancierte Hydroxyethylstärke-Infusionslösung

Gängigster Handelsname	HAES 6 % 130/0,42®
Wirkung	Aufrechterhalten des Blutdrucks durch vermehrte Bindung von Wasser im Gefäßsystem durch kolloidosmotischen Druck
Indikation	Volumenexpander bei starkem Blutverlust und hypovolämischem Schock, zur Blutverdünnung (Verbesserung der Fließeigenschaften bei Mikrozirkulationsstörungen)
Kontraindikation	schwere, dekompensierte Herzinsuffizienz, Niereninsuffizienz, Hirnblutung, bekannte Überempfindlichkeit, Gerinnungsstörung, Hypervolämie
Wirkungseintritt	sofort im Gefäßsystem
Wirkungsdauer	bei mittlerer Molekülgröße etwa 3–4 Stunden, Halbwertszeit bei niedermolekularer HAES ca. 4–6 Stunden
Nebenwirkungen	Anaphylaxien mit Juckreiz, Hypervolämie, Verlängerung der Blutungszeit
Wechselwirkungen	keine wesentlichen
Darreichungsformen	z. B. HAES-Steril®-Lösung 6 % zu 500 ml enthält 30 mg HAES
Dosierungsempfehlung	massiver Schockzustand: 20 ml HAES-Steril® 6 % (130/0,42)/kg KG/h

Blut über die innere Blutgefäßhaut (Endothel) aufgenommen wird und intrazellulär eine **Kaskade** auslöst, welche die Koronararterien erweitert und die Durchblutung des Herzens verbessert. Außerdem erweitert es die venösen Kapazitätsgefäße. Eine geringere Menge Blut fließt zum Herzen zurück und das Herz wird entlastet.

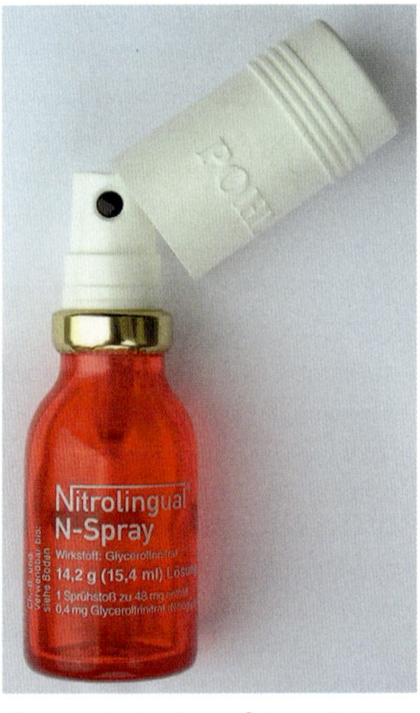

Abb. 11.7 Nitrolingual®-Spray [M302]

Tab. 11.46 Kurzprofil Nitroglyzerin	
Gängigster Handelsname	Nitrolingual®
Wirkung	direkte Erweiterung der glatten Muskulatur durch NO
Indikation	Angina pectoris, Myokardinfarkt, akute Linksherzinsuffizienz mit kardialem Lungenödem, Lungenembolie (Vorlastsenkung), Spasmen an Hohlorganen
Kontraindikation	Hypotonie (!), Volumenmangel, bis zu 48 Stunden vorhergegangene Einnahme von Viagra® oder verwandten Stoffen (PDE-Hemmer)
Wirkungseintritt	innerhalb einer Minute bei sublingualer Anwendung
Wirkungsdauer	bis zu einer halben Stunde bei einer Halbwertszeit von wenigen Minuten
Nebenwirkungen	Kopfschmerzen, Flush (starke Hautrötung), Blutdruckabfall, reflektorische Tachykardie
Wechselwirkungen	Blutdrucksenkung in Verbindung mit PDE-Hemmern, Antihypertonika, trizyklischen Antidepressiva, Alkohol und anderen Vasodilatatoren, Wirkungsverlust einer Heparintherapie
Darreichungsformen	Nitrolingual®-Spray enthält pro Hub etwa 0,4 mg Wirkstoff.
Dosierungsempfehlung	initial: 1–2 Hübe Nitrolingual® (etwa 0,8 mg) sublingual oder eine Nitrozerbeißkapsel (0,8 mg)

Glukose

Periphere Körpergewebe können ihren Energiehaushalt auch mit anderen Energieträgern decken, das Gehirn und die roten Blutkörperchen sind jedoch völlig von der **Blutglukose** abhängig. Deswegen kann eine akute **Unterzuckerung** im Blut (➤ 19.2.1) lebensbedrohlich sein. In solchen Situationen muss Glukose (➤ Tab. 11.47) intravenös zugeführt werden, da sich die orale Gabe aufgrund der verminderten oder ausgefallenen Schutzreflexe und des zu langsamen Wirkungseintritts verbietet.

Tab. 11.47 Kurzprofil Glukose	
Gängigster Handelsname	G40 % Braun®
Wirkung	sofortiger Ersatz des fehlenden Blutzuckers als Energieträger zur Aufrechterhaltung der Hirnfunktion
Indikation	akute und drohende Hypoglykämie
Kontraindikation	Unsicherheit über korrekte Lage des Venenkatheters (Gefahr von Nekrosen bei paravasaler Applikation), Hyperglykämie (weitere: Hyperhydratation, hypotone Dehydratation)
Wirkungseintritt	sehr rasch, innerhalb von wenigen Minuten
Nebenwirkungen	Hyperglykämie bei zu hoher Gabe, starke Venenreizung
Darreichungsformen	1 Ampulle G40 % zu 10 ml enthält 4 g Glukose (12 g entsprechen einer Broteinheit).
Dosierungsempfehlung	mindestens 3–4 Ampullen G40 % i. v. bei sicherer Lage des Venenkatheters, aufgrund der Venenreizung Gabe unter laufender kristalloider Infusion

Wiederholungsfragen

1. In welche Teilbereiche gliedert sich die Arzneimittellehre? (➤ 11.1)
2. Auf welches Gesetz baut die Regelkompetenz? (➤ 11.1)
3. Für wen gilt die Regelkompetenz? (➤ 11.1)
4. Welche Voraussetzungen sollte ein Notfallmedikament im besten Fall erfüllen? (➤ 11.1)
5. Für welche Medikamente gelten besonders strenge Vorschriften bezüglich der Lagerung? (➤ 11.1)
6. Wie sollten diese verwahrt werden? (➤ 11.1)
7. Was bedeutet Kontraindikation? Nennen Sie ein Beispiel. (➤ 11.1)
8. Was sind Wechselwirkungen? (➤ 11.1)
9. Woher können Sie Informationen zu Medikamenten beziehen? (➤ 11.1)
10. Beschreiben Sie den Weg, den ein Medikament nach oraler Gabe einschlägt. (➤ 11.1)
11. Was bedeutet kompetitiver Antagonismus? (➤ 11.1)
12. Welche intrazellulären Wirkungen können Wirkstoffe (grob) auslösen? (➤ 11.1)
13. Welches Antidot zur Therapie einer Benzodiazepinvergiftung kennen Sie? (➤ 11.2.1)
14. Welches ist das zentrale Medikament im Rahmen einer Reanimation? (➤ 11.2.2)
15. Nennen Sie die Ansatzpunkte einer antiarrhythmischen Therapie. (➤ 11.2.4)
16. In welcher Phase erfolgt die Durchblutung der Herzkranzgefäße? (➤ 11.2.4)
17. Nennen Sie die zwei großen Gruppen von Analgetika und beschreiben Sie sie kurz. (➤ 11.2.5)
18. Weshalb ist bei der Applikation von Opioiden eine ständige Kreislaufüberwachung angezeigt? (➤ 11.2.5)
19. Welches Antidot kennen Sie zur Therapie einer Opiatvergiftung? (➤ 11.2.5)
20. Warum kann Azetylsalizylsäure Magen-/Darmgeschwüre verursachen? (➤ 11.2.5)
21. Welche Narkotika kennen Sie? (➤ 11.2.6)
22. Welches Narkotikum verursacht eine „dissoziative Anästhesie"? (➤ 11.2.6)
23. Welche medikamentösen Möglichkeiten zur Blutdrucksenkung kennen Sie? (➤ 11.2.7)
24. Welche zwei großen Gruppen von Muskelrelaxanzien kennen Sie und wie wirken diese? (➤ 11.2.8)
25. Welche Medikamente kennen Sie zur Therapie eines akuten Asthmaanfalls? (➤ 11.2.9)
26. Welche Medikamente hemmen den Brechreiz? (➤ 11.2.10)
27. Erklären Sie den Wirkmechanismus von Heparin und nennen Sie dessen wichtigste Indikation in der Notfallmedizin. (➤ 11.2.12)
28. Welches Medikament kann Ödeme ausschwemmen? (➤ 11.2.14)
29. Welches Antidot zur Therapie einer Vergiftung mit Alkylphosphaten (E605®) kennen Sie? (➤ 11.2.15)
30. Welche zwei Arten von Infusionslösungen kennen Sie? (➤ 11.2.17)
31. Welche Wirkung verursachen Nitrate? (➤ 11.2.18)
32. Welches Medikament ist zur Therapie einer massiven Unterzuckerung geeignet? (➤ 11.2.18)

KAPITEL

12 Airwaymanagement und Anästhesie

Jürgen Luxem

Der Begriff Airwaymanagement beschreibt das Vorgehen zum Freimachen und Freihalten der Atemwege. Das **Freimachen** der Atemwege umfasst die Mund-Rachen-Inspektion sowie die Maßnahmen zur Fremdkörperentfernung durch manuelles Ausräumen, Absaugen und spezielle Handgriffe (z. B. Kreuzgriff, Esmarch-Handgriff). Das **Freihalten** der Atemwege erfolgt durch die stabile Seitenlage, Pharyngealtuben, supraglottische Atemwegshilfen (SAD) oder die endotracheale Intubation.

Als **supraglottische Atemwegshilfen** werden Beatmungshilfen bezeichnet, welche die Atemwege offen halten, aber außerhalb (meist oberhalb) der Stimmritze (Glottis) liegen. Insbesondere der Einsatz supraglottischer Atemwegshilfen durch Rettungsassistenten und Notfallsanitäter ist heute weitverbreiteter Standard in der Durchführung der Reanimation (➤ Kap. 8).

Die **endotracheale Intubation** ist die sicherste Methode zur dauerhaften Sicherung der Atemwege und zur Beatmung im Rettungsdienst. Den Vorteilen der Intubation stehen einige Komplikationen gegenüber, die es zu beherrschen gilt.

Unter Narkose **(Anästhesie)** wird die durch Medikamente herbeigeführte Kombination von Bewusstseinsverlust, Analgesie und Dämpfung von Abwehrreflexen verstanden. Die Standardnarkose im Rettungsdienst wird ausschließlich durch intravenös verabreichte Medikamente (total intravenöse Anästhesie = TIVA) durchgeführt.

12.1 Airwaymanagement

Der Atemwegssicherung **(Airwaymanagement)** fällt im Rettungsdienst eine zentrale Bedeutung zu, weil die lebenswichtige Atmung in Notfallsituationen häufig gefährdet ist. Besonders bei bewusstlosen Patienten, bei denen die Zungenmuskulatur in den Rachenraum gleiten und die Atemwege teilweise oder vollständig verlegen kann, ist die Vitalfunktion Atmung bedroht, da zusätzlich die folgenden **Schutzreflexe** ausfallen:

- Mithilfe des **Hustenreflexes** werden Fremdkörper aus den unteren oder oberen Atemwegen durch einen kräftigen Luftstrom herausgehustet.
- Der **Niesreflex** sorgt für freie Nasenwege.
- Der **Würgereflex** verhindert durch Kontraktion des hinteren Rachenraums das Eindringen von Fremdkörpern in die Atemwege.
- Der **Schluckreflex,** durch den der Schluckvorgang eingeleitet wird, ermöglicht, dass Fremdkörper aus dem Rachen in die Speiseröhre gedrückt werden. Dabei verschließt der Kehldeckel den Kehlkopfeingang.

Durch den Ausfall der Schutzreflexe bei bewusstlosen Patienten besteht die Gefahr der **Aspiration** von Fremdkörpern in die unteren Atemwege. Die Sicherung der Atemwege umfasst immer zwei sich wechselseitig beeinflussende Maßnahmen: einerseits das Freimachen und andererseits das Freihalten der Atemwege.

MERKE

Der zurückgesunkene Zungengrund ist der häufigste Grund für eine Atemwegsverlegung bei Bewusstlosen.

12.1.1 Freimachen der Atemwege

Bestehen Zeichen für eine Atemwegsbehinderung, wird versucht, die Atemwege mit einfachen Maßnahmen, zunächst auch ohne Hilfsmittel, freizumachen.

Fremdkörperentfernung

Mund-Rachen-Inspektion

Mit dem **Kreuzgriff** wird der Mund geöffnet (➤ Abb. 12.1). Der Daumen einer Hand wird auf die untere Zahnreihe und der Zeigefinger derselben Hand auf die obere Zahnreihe gelegt. Durch Druck und Zug auf die Zahnreihen öffnet sich so der Mund des Patienten. Ein Blick in den Mund-Rachen-Raum verrät meistens nur, ob dieser verlegt ist, da ein Blick in den tiefen Rachenraum nicht möglich ist. Sichtbare **Fremdkörper** können jetzt mit der anderen Hand entfernt werden.

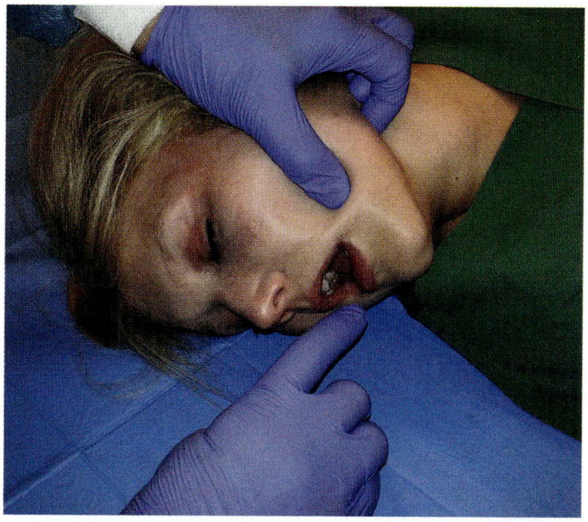

Abb. 12.1 Manuelles Ausräumen der Mundhöhle [O998]

Manuelles Ausräumen

Das Freimachen der Atemwege mit den Händen, ohne weitere Hilfsmittel, ist eine einfache, schnelle und wirksame Methode, bis technische Hilfen bereitstehen. Der Kopf des Patienten wird seitwärts gedreht und der Mund mit dem **Esmarch-Handgriff** (➤ Abb. 8.3) oder dem **Kreuzgriff** geöffnet. Nun kann die Mundhöhle mit einem Finger manuell gereinigt werden (➤ Abb. 12.1). Gegebenenfalls kann auch die Absaugpumpe verwendet werden.

ACHTUNG

Bei unvollständiger Bewusstlosigkeit des Patienten besteht für den Helfer die Gefahr der Bissverletzung. In diesem Falle einen Beißkeil zwischen die Zähne einbringen.

12.1.2 Freihalten der Atemwege

Das Freihalten der Atemwege dient der **Sicherung der Luftwege.** Dazu zählen:

- Maßnahmen des Rettungsdienstes:
  - Stabile Seitenlage
  - Anwendung der (Nasen-)Rachentuben
  - Anwendung der supraglottischen Atemwegshilfen (SAD)
- Maßnahmen des Notarztes
  - Endotracheale Intubation
  - Notfallkoniotomie

Stabile Seitenlage

Die stabile Seitenlage (➤ Abb. 6.3) wird bei allen Formen von **Bewusstseinsstörungen** mit erhaltener Spontanatmung durchgeführt.

Der Kopf ist der tiefste Punkt des Körpers und der Mund ist geöffnet. So kann Erbrochenes leicht abfließen. Das Überstrecken des Kopfes verhindert ein Zurückgleiten des Zungengrundes und ermöglicht so eine ungehinderte Atmung. Der übrige Körper liegt stabil auf der Seite. Die stabile Seitenlage bildet einen **Aspirationsschutz.**

Pharyngealtuben

Rachentuben **(Pharyngealtuben)** sind Hilfsmittel zum **Freihalten** der Atemwege, die im Rahmen der stabilen Seitenlage und bei Beatmung eingesetzt werden können.

Guedel-Tubus

Der Guedel-Tubus **(Mund-Rachen-Tubus, Oropharyngealtubus)** ist ein Einmalartikel aus hartem Kunststoff (➤ Abb. 12.2). Seine anatomische Formung verhindert das Zurücksinken des Zungengrundes in den Rachen und erleichtert so die Beatmung. Das obere Ende weist eine Einlage aus festerem Material auf und dient als Beißschutz. Eine Abschlussplatte liegt den Lippen an und verhindert ein zu tiefes Hineingleiten in den Rachen.

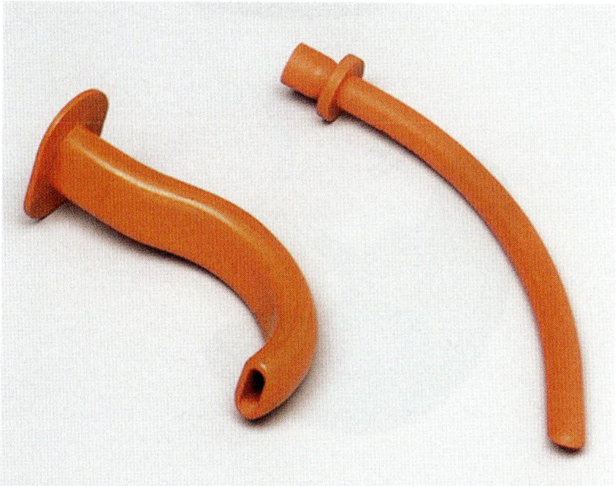

Abb. 12.2 Guedel-Tubus (links) und Wendl-Tubus (rechts): Aussehen und Form [K183]

Wichtig ist die richtige **Größe** des Guedel-Tubus. Ein zu kleiner Tubus verdrängt den Zungengrund nicht, sodass die Atemwegsverlegung bestehen bleibt. Zu große Tuben verschließen den Kehlkopf, indem der Kehldeckel auf den Kehlkopfeingang gedrückt wird. Die Größe eines Guedel-Tubus wird anhand des Abstandes zwischen einem Ohrläppchen und dem Mundwinkel auf derselben Gesichtsseite abgemessen.

Entgegen seiner anatomischen Form wird der Guedel-Tubus **mit seiner Öffnung nach oben am Gaumen entlang in den Mund eingeführt** und vor Erreichen des Zäpfchens während des Einführens, etwa auf halber Höhe, um 180 Grad gedreht. Seine Öffnung liegt bei **optimalem Sitz** direkt vor dem Kehlkopfeingang, sodass keine Behinderung bei der Atmung zu erwarten ist (➢ Abb. 12.3).

Bei nicht ausreichend tief bewusstlosen Patienten kann das Einführen eines Guedel-Tubus zu Würgen, Husten und Erbrechen mit der Gefahr einer Aspiration und einer Hirndrucksteigerung sowie zu Abwehrreaktionen führen.

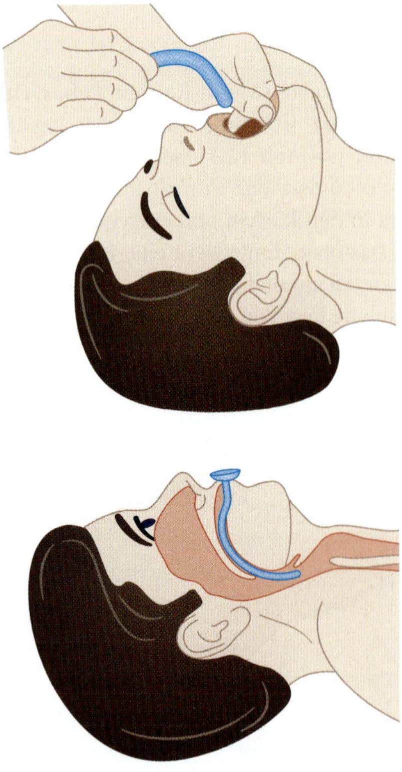

Abb. 12.3 Einsetzen des Guedel-Tubus mit Kreuzgriff (oben), korrekte Lage des Tubus oberhalb des Kehlkopfeingangs (unten) [L231]

Ein Guedel-Tubus in passender Größe erleichtert häufig die **Maskenbeatmung.** Beim intubierten Patienten dient er als **Beißschutz.** Er sollte daher grundsätzlich eingesetzt werden.

Wendl-Tubus

Ein Wendl-Tubus **(Nasen-Rachen-Tubus, Nasopharyngealtubus)** besteht aus Weichgummi und weist eine leicht gebogene Form mit einer abgeschrägten Tubusspitze auf (➢ Abb. 12.2). Das obere Tubusende hat eine verschiebbare Platte, die bündig mit dem Naseneingang abschließt und als Befestigung dient.

Der **Durchmesser** des Wendl-Tubus sollte so gewählt werden, dass ein Platzieren in der Nase noch möglich ist. Als Richtwert für den Durchmesser kann der Kleinfingerdurchmesser des Patienten dienen. Die **Einführtiefe** wird anhand des Abstandes von der Nasenspitze zum Ohrläppchen bestimmt. Mithilfe der verschiebbaren Platte kann die Tubuslänge eingestellt werden.

Der Wendl-Tubus wird über ein Nasenloch **entlang dem Nasenboden** eingeführt. Vorher sollte die Spitze des Tubus mit Gleitgel bestrichen werden. Beim Einbringen des Tubus zeigt die Spitze zur Seite und wird dann mit einer Drehung um 90 Grad eingeführt. Ein optimal platzierter Wendl-Tubus liegt vor dem Kehlkopfeingang (➢ Abb. 12.4).

Wendl-Tuben werden von Patienten meist **besser toleriert** als Guedel-Tuben. Auf grobe Gewalt ist beim Einführen zu verzichten, da sonst Verletzungen der Schleimhaut mit Blutungen drohen. Ein zu tief liegender Wendl-Tubus kann einen Laryngospasmus, Husten und Abwehrreaktionen auslösen.

MERKE
Sowohl Guedel- als auch Wendl-Tubus verhindern bei regelrechter Handhabung die Verlegung der Atemwege durch Zurücksinken des Zungengrundes; beide Hilfsmittel gewähren jedoch keinerlei Schutz vor einer Aspiration.

Beutel-Masken-Beatmung

Der Einsatz von Beatmungsmaske und Beatmungsbeutel ist nur für eine manuelle Beatmung über ei-

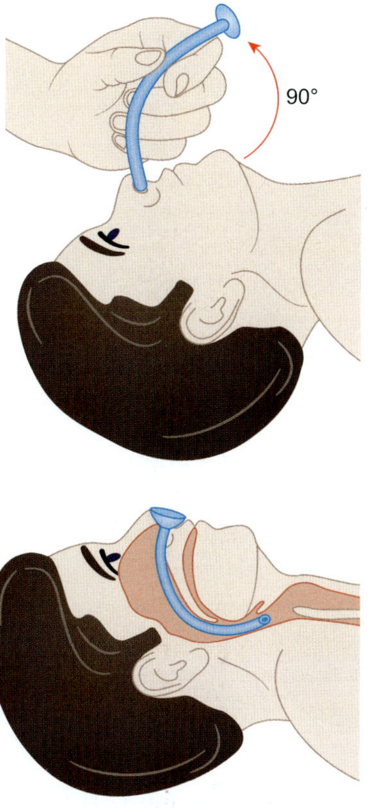

Abb. 12.4 Einführen eines Nasopharyngealtubus (Wendl-Tubus) zum Freihalten der Atemwege. Oben: Vorschieben des Tubus durch den unteren Nasengang; unten: korrekte Lage des Tubus oberhalb des Kehlkopfeingangs [L231]

nen kurzen Zeitraum ausgelegt. Die Atemwege des bewusstlosen Patienten werden entweder durch Manipulation des Unterkiefers (C-Griff, Abb. 8.4) mit oder ohne Anwendung von Guedel- oder Wendl-Tuben (s. dort) offen gehalten.

Die **Maskenbeatmung** kann mit Raumluft (21 % Sauerstoff) und Muskelkraft völlig unabhängig von einer Druckgasquelle oder Stromversorgung ausgeführt werden. **Handbeatmungsbeutel** sind aus einem Material gefertigt, das sich nach dem Zusammendrücken ausreichend rasch wieder zum ursprünglichen Volumen ausdehnt (selbstentfaltender Handbeatmungsbeutel). Umgebungsluft wird über das Beuteleinlassventil angesaugt, das sich während der Beatmung verschließt. Beatmet wird über ein unmittelbar am Beatmungsbeutel angeschlossenes Nichtrückatemventil. Die Ausatmung erfolgt in die Umgebungsluft. Durch den Einsatz eines Demand-Ventils kann der Sauerstoffanteil in der Einatemluft auf 100 % erhöht werden.

Die Durchführung und Handhabung der Maskenbeatmung wird in ➤ 8.2.3 beschrieben.

Supraglottische Atemwegshilfen (SDA)

(siehe auch ➤ 8.2.5)

Die Bezeichnung **supraglottische Atemwegshilfe (supraglottic airway devices, SAD)** hat sich allgemein eingebürgert, obwohl sie nominell nicht korrekt ist, denn die gebräuchlichsten Vorrichtungen liegen nicht supraglottisch, sondern

- unterhalb der Glottisebene im Ösophagus (Larynxtubus) oder
- in Höhe der Glottis (Larynxmaske).

Alternativ zur Beatmung mit Maske – mit oder ohne Pharyngealtuben – haben sich die supraglottischen Atemwegshilfen zur schnellen Atemwegssicherung durch das Rettungsfachpersonal bewährt, bieten sie doch einen besseren Aspirationsschutz bei einfach zu erlernender Handhabung. Als alternative supraglottische Atemwegshilfen zielt ihr Einsatz auf die Beatmung bei schwieriger Intubation sowie zur präklinischen Atemwegssicherung.

Larynxtubus

Den **Larynxtubus (LT,** ➤ Abb. 12.5) gibt es seit Anfang der 2000er-Jahre. Der Larynxtubus ist ein einlumiger Tubus mit zwei Cuffs. Beide Cuffs können über eine gemeinsame Zuleitung mittels einer beiliegenden Blockerspritze mit Luft befüllt und gleichzeitig geblockt werden. Auf der Spritze ist das dazu notwendige Füllvolumen farbcodiert angegeben.

Der Larynxtubus wird ohne den Einsatz eines Laryngoskops blind über den Mund des Patienten **mit der konvexen Krümmung entlang des harten Gaumens** eingeführt. Um Verletzungen des Patienten zu vermeiden, darf der Tubus nicht mit Gewalt eingeführt werden. Nach dem Einlegen wird der Cuff über die Blockerspritze mit Luft geblockt. Nach der ordnungsgemäßen Platzierung und Blockung des Larynxtubus liegt der untere Cuff am distalen Ende des Larynxtubus im Ösophaguseingang und dichtet diesen gegen den Kehlkopf (Larynx) ab. Der

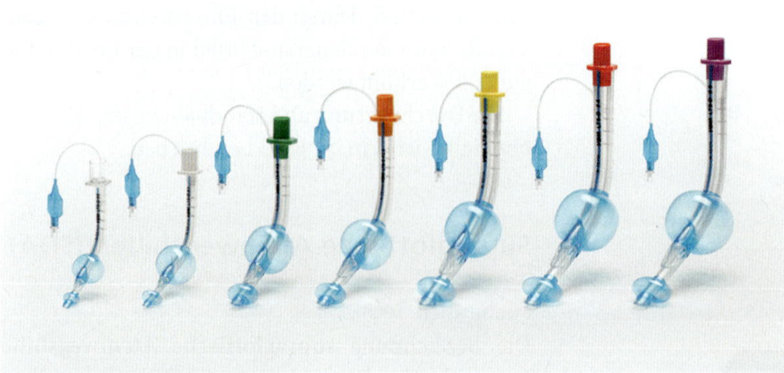

Abb. 12.5 Larynxtuben [V348]

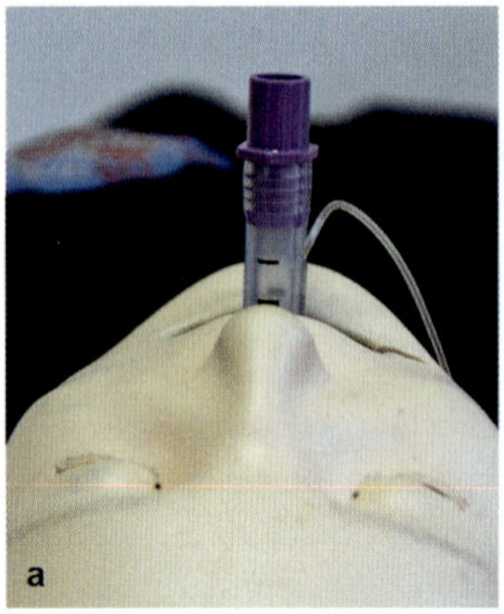

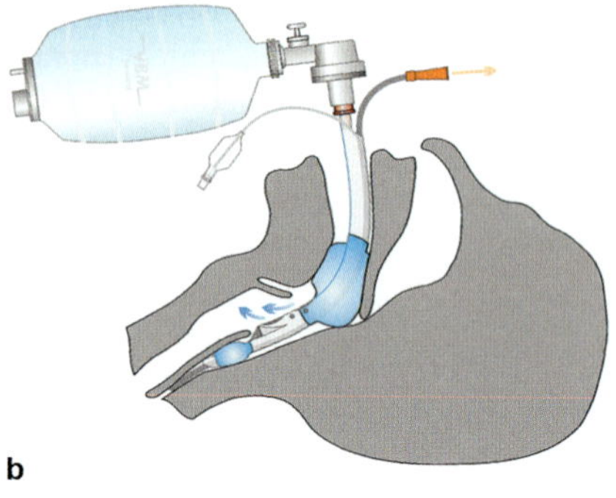

Abb. 12.6 Schematische Darstellung des Larynxtubus in situ [V348]

obere (proximale) Cuff kommt im oberen Rachenraum zu liegen und dichtet diesen gegen Mund- und Nasenraum ab (➤ Abb. 12.6). Der Cuffdruck muss nach Anlage des Larynxtubus überprüft werden und darf nicht über 60 cm H_2O liegen. Der Patient kann anschließend über das zwischen den beiden Cuffs liegende Beatmungslumen des Tubus beatmet werden (➤ Abb. 12.6). Die suffiziente Beatmung sollte mittels Kapnografie überwacht werden.

Die passende Größe des Larynxtubus wird bei Kindern nach Körpergewicht, bei Erwachsenen nach Körpergröße ermittelt (➤ Tab. 12.1). Die notwendigen Angaben sind auf den Tuben und der Blockerspritze aufgedruckt.

Larynxmaske

Die **Larynxmaske (LMA,** ➤ Abb. 12.7) gibt es seit Mitte der 1980er-Jahre. Die Larynxmaske ist ein einlumiger Tubus, der am distalen Ende eine elliptisch geformte Kehlkopfschale aufweist, die mit einer aufblasbaren Dichtungslippe (Cuff) oder einem ther-

Tab. 12.1 Größenempfehlungen für den Larynxtubus

Größe des LT	Patient Gewicht/Größe (nach Hersteller)	Interner Abteilungsstandard	Farbe des Konnektors
0	Neugeborene < 5 kg	< 4 kg	Transparent
1	Säuglinge 5–12 kg	4–8 kg	Weiß
2	Kinder 12–25 kg	8–13 kg	Grün
2,5	Kinder/Jugendliche 125–150 cm	13–30 kg	Orange
3	Jugendliche/kleine Erwachsene < 155 cm	30 kg – 155 cm	Gelb
4	Erwachsene 155–180 cm	155–170 cm	Rot
5	Erwachsene > 180 cm	> 170 cm	Violett

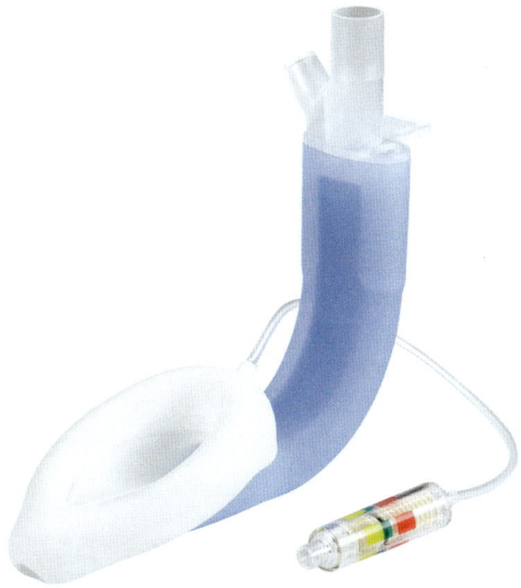

Abb. 12.7 Larynxmaske [V379]

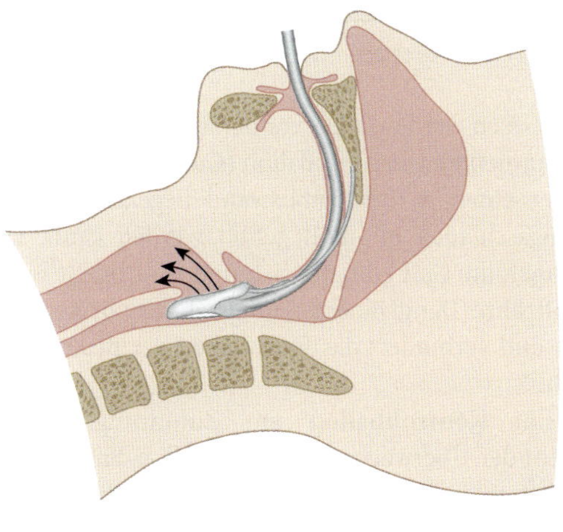

Abb. 12.8 Schematische Darstellung der Larynxmaske in situ [L231]

moplastischem Gelkissen (**i-gel®**) umgeben ist. Der Kehlkopfeingang wird durch das Blocken des Cuffs mit Luft (LMA) oder bei der i-gel® nach Ausdehnung des Gelkissen durch Körperwärme verschlossen, sodass eine Beatmung möglich ist (➤ Abb. 12.8).

Die Larynxmaske wird wie der Larynxtubus blind über den Mund des Patienten **(mit der kehlkopffernen Seite, unter Führung mit dem Zeigefinger am Schaft der Maske, entlang des harten Gaumens)** in den Larynx eingeführt und nach dem Einlegen geblockt. Der Cuffdruck muss nach Anlage überprüft werden und darf 60 cm H_2O nicht überschreiten. Während der Beatmung ist darauf zu achten, dass der Beatmungsdruck bei Inspiration höchstens 20 cm H_20 (Ösophagusverschlussdruck) beträgt. Die suffiziente Beatmung sollte man mittels Kapnografie überwachen.

Die passende Größe der Larynxmaske wird nach Körpergewicht ermittelt. ➤ Tab. 12.2 zeigt die passende Größe.

Tab. 12.2 Größenempfehlungen für die Larynxmaske

Größe/ Nr.	Altersgruppe/Gewicht	Cuff-Füllvolumen bis max. ml
1	Säuglinge bis 6,5 kg	5
2	Kleinkinder bis 20 kg	10
2,5	Kinder 20–30 kg	20
3	Jugendliche 30–50 kg	25
4	Erwachsene 50–70 kg	35
5	Erwachsene 70–90 kg	40
6	Erwachsene > 90 kg (nur als LMA Classic verfügbar)	45

Endotracheale Intubation

Unter der endotrachealen Intubation wird das Einführen eines **Endotrachealtubus** in die Luftröhre verstanden. Sie ist das Standardverfahren und die sicherste Methode zur dauerhaften Sicherung der Atemwege und zur Beatmung im Rettungsdienst. Grundsätzlich ist die Intubation eine **ärztliche** Maßnahme. Der Verantwortungsbereich des Rettungsfachpersonals liegt in der Vorbereitung des Materials und in der Assistenz des Notarztes.

MERKE

Nur die endotracheale Intubation sichert die Atemwege und führt zu einem sicheren Aspirationsschutz.

In **Krankenhäusern** wird die Intubation in Operationsabteilungen zur Narkose und auf Intensivstationen zur Beatmung vielfach angewendet. Dort stellt sie unter optimalen Bedingungen ein komplikations- und risikoarmes Verfahren dar. Auch im **Rettungsdienst** wird die Intubation oft notwendig,

12

jedoch weist sie unter Notfallbedingungen (> Abb. 12.17) vielerlei **Risiken** auf:

- Die Bedingungen sind außerhalb der Klinik erschwert (Intubation auf der Straße oder in engen Räumlichkeiten, ungünstige Lichtverhältnisse, Witterungseinflüsse, Temperatur, Zuschauer).
- Die Patientenanamnese ist oft unbekannt. Intubationsrisiken können daher nicht erfragt werden.
- Der Patient ist nicht nüchtern. Daher besteht nach Ausfall der Schutzreflexe eine besonders hohe Aspirationsgefahr.
- Das größte Risiko stellt jedoch der ungeübte Anwender der Intubationstechnik dar.

ACHTUNG
Ein Notfallpatient ist grundsätzlich als nicht nüchtern zu betrachten.

Intubationsverfahren

- Bei der **orotrachealen Intubation** erfolgt die Einführung des Endotrachealtubus über die Mundhöhle. Bei der Notfallintubation ist die orale Intubation die Standardmethode.
- Bei der **nasotrachealen Intubation** wird der Tubus über ein Nasenloch in die Luftröhre eingeführt.
- Bei einem Kehlkopfschnitt **(Koniotomie)** wird der Kehlkopf chirurgisch geöffnet. Die Koniotomie ist das Mittel der letzten Wahl, wenn andere Verfahren der Atemwegssicherung versagen.

Material zur Intubation

Endotrachealtubus

Es gibt unterschiedlich geformte Endotrachealtuben aus verschiedenen Materialien. Am häufigsten wird der **Magill-Tubus** (> Abb. 12.9) verwendet. Er ist ein formstabiler, gebogener Tubus aus Weichgummi mit einer abgerundeten und abgeschrägten Spitze, die in der Luftröhre liegt. Das andere Ende des Endotrachealtubus besitzt eine genormte **Universalverbindung** zu allen gebräuchlichen Beatmungsbeuteln und -geräten. An der Tubuswand ist eine Skala zum Ablesen der Tubuslänge in Zentimetern (cm) aufgezeichnet. Hier kann die Intubationstiefe

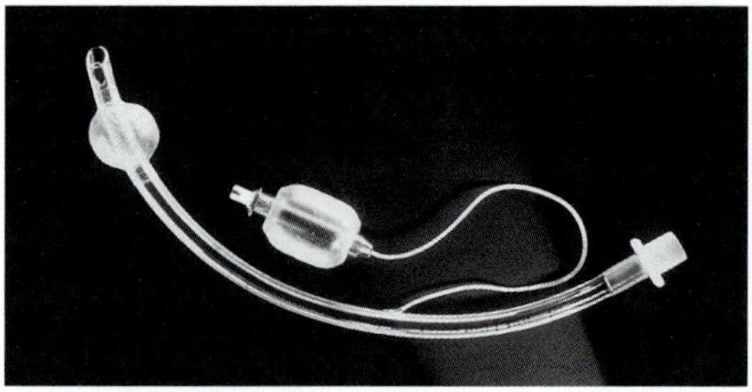

Abb. 12.9 Magill-Tubus [U244]

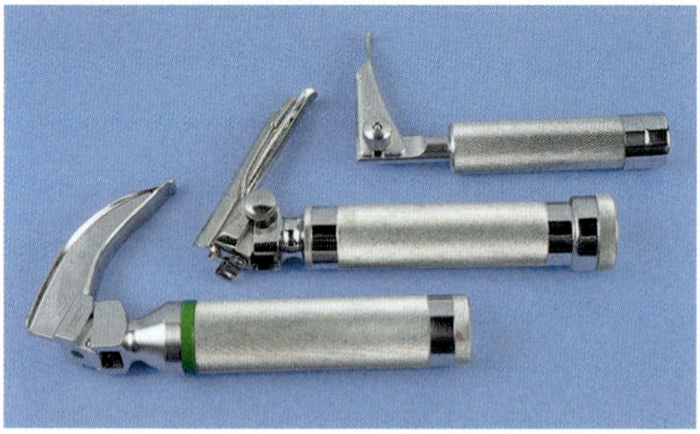

Abb. 12.10 Verschiedene Laryngoskope [K183]

abgelesen werden. Kurz vor der Spitze des Trachealtubus befindet sich ein Ballon **(Cuff),** der von außen über einen in der Tubuswand liegenden Zuführungsschlauch mit Luft gefüllt werden kann. Der luftgefüllte Cuff entfaltet sich und verschließt so die Luftröhre. Der geblockte Tubus schützt vor Aspiration und verhindert das Entweichen der Beatmungsluft.

Ein **Kontrollballon** am Zuführungsschlauch dient der Überwachung der Cuffballon-Füllung. Die meisten Cuffsysteme werden über ein eingebautes Ventil verschlossen. Durch das Aufsetzen einer Spritze wird das Ventil geöffnet, das Abziehen der Spritze verschließt es. Vor der Intubation wird der Cuff aufgeblasen und auf Dichtigkeit überprüft.

Endotrachealtuben gibt es in unterschiedlichen **Durchmessern.** Die Tubusdurchmesser nehmen in 0,5-Millimeter-Schritten im Innendurchmesser (mm ID) und in Zwei-Charrière(CH)-Schritten im Außendurchmesser zu. Die Tubusgröße richtet sich nach dem **Alter** und der **Größe** des Patienten. Um Schäden an der Luftröhre durch einen zu hohen Cuffdruck zu vermeiden, sollte der Notarzt immer den größtmöglichen Tubus wählen. Als Richtwert für die richtige Tubusgröße hat sich der

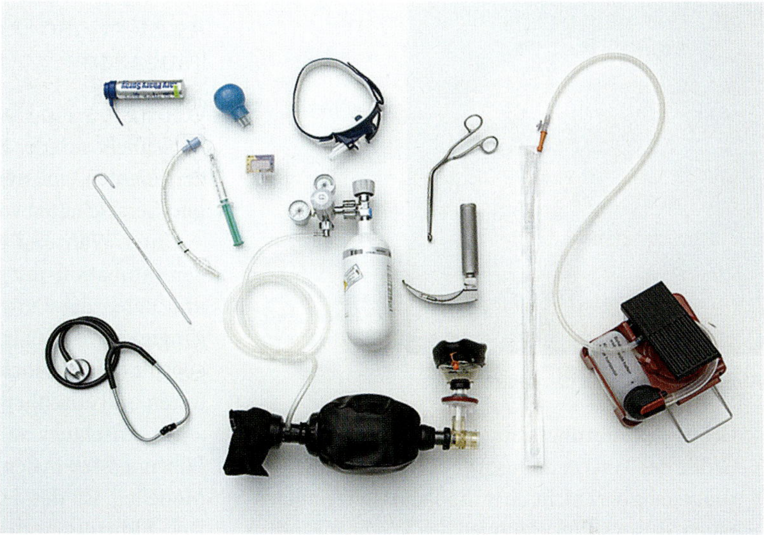

Abb. 12.11 Material zur Intubation [J747]

Durchmesser des kleinen Fingers des Patienten etabliert, dem der Tubusdurchmesser in mm ID entsprechen sollte. Bei männlichen Patienten wird in der Regel ein Tubus mit einem Innendurchmesser von 8,0–9,0 mm und bei Frauen von 7,0–8,0 mm verwendet. Grundsätzlich obliegt es dem Intubierenden, die Tubusgröße festzulegen. Zu einer optimalen Vorbereitung gehört es, den nächstkleineren und nächstgrößeren Trachealtubus bereitzulegen.

Laryngoskop

Der Kehlkopfspiegel (**Laryngoskop,** ➤ Abb. 12.10) ist ein Gerät zum Verdrängen von Zunge und Mundbodenmuskulatur. Es schafft einen freien Intubationsweg und ermöglicht die Sicht auf den Kehlkopfeingang. Ein Laryngoskop besteht aus dem Laryngoskopgriff mit Batteriefach und einem im rechten Winkel dazu aufgesteckten **Laryngoskopspatel.**

Am weitesten verbreitet und am einfachsten zu bedienen ist der gebogene **McIntosh-Spatel** (➤ Abb. 12.10 unten). Daneben gibt es noch gerade **Miller-** oder **Foregger-Spatel** (➤ Abb. 12.10 Mitte und oben), die weniger gebräuchlich sind, aber bei schwierigen anatomischen Verhältnissen hilfreich sein können. Für die Intubation werden verschiedene Spatelgrößen vorgehalten.

Eine **Lichtquelle** ist in das Laryngoskop eingebaut. Bei Kaltlichtlaryngoskopen liegt sie im Griff und wird durch Glasfaserleitungen in den Spatel transportiert. Warmlichtlaryngoskope enthalten im Spatel eine kleine Glühbirne.

ACHTUNG

Vor dem Anreichen des Laryngoskopes ist es auf flackerfreies Brennen, ausreichende Helligkeit und ggf. festen Sitz der Glühbirne zu überprüfen.

Weiteres Material zur Intubation

Neben Endotrachealtubus und Laryngoskop müssen zur Intubation zusätzliche funktionsfähige Materialien bereitgestellt werden (➤ Abb. 12.11):

- Der Führungsstab (**Mandrin,** ➤ Abb. 12.12) wird in den Tubus hineingeschoben und formt ihn nach Wunsch des Intubierenden. Sein weiches Ende liegt in Richtung der Tubusspitze. Um ihn nach erfolgter Intubation leichter entfernen zu können, muss er mit Silikonspray behandelt werden. Die

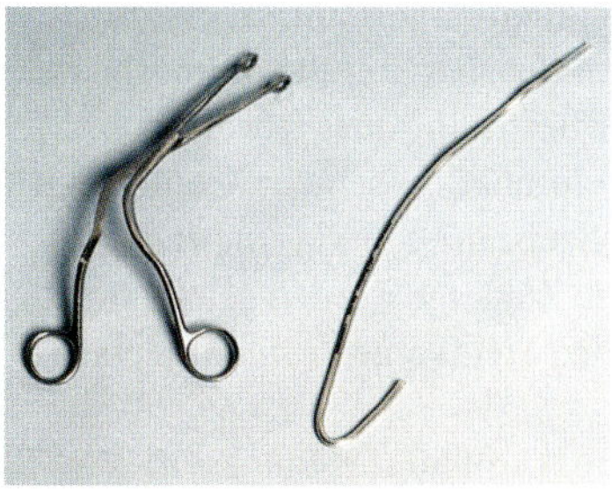

Abb. 12.12 Magill-Zange und Führungsstab (Mandrin) [K183]

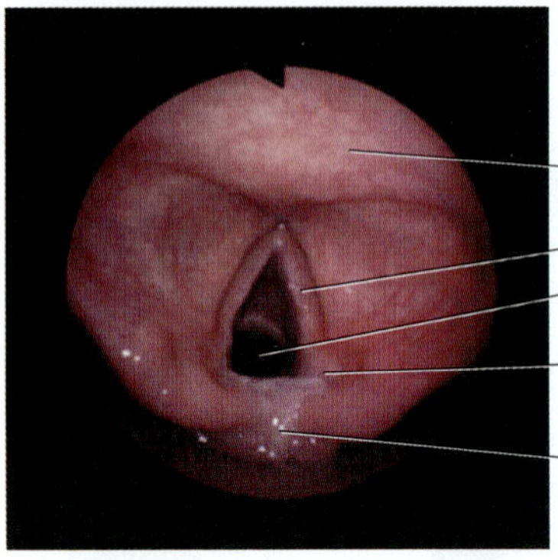

Abb. 12.13 Blick auf den Kehlkopfeingang [T411]

Größe des Führungsstabes ist abhängig von der Größe des Trachealtubus. Die Spitze des Führungsstabs darf nicht über die Tubusspitze hinausragen, da sonst Verletzungen der Trachealwand beim Intubieren auftreten können. Am anderen Ende wird der Führungsstab abgebogen, um ein zu tiefes Hereinrutschen in den Tubus zu verhindern.

- **Gleitgel** für den Endotrachealtubus vereinfacht das Einführen und anästhesiert die Schleimhäute.
- Mit der gewinkelten Intubationszange (**Magill-Zange,** ➤ Abb. 12.12) kann der Tubus im Einzelfall (z. B. nasotracheale Intubation) gefasst und geführt werden. Zu beachten ist dabei, dass der Cuff nicht beschädigt wird.
- Für die Cufffüllung wird eine **Blockerspritze** (z. B. 10-ml-Einmalspritze) benötigt.
- Guedel-Tubus oder Beißkeil werden als **Beißschutz** eingesetzt.
- Als **Befestigungsmaterial** für den Endotrachealtubus dienen eine Mullbinde, ein Pflasterstreifen oder spezielle Tubusfixationssysteme (➤ Abb. 12.16).
- Eine einsatzbereite, laufende und überprüfte Vorrichtung zum **Absaugen** von Sekreten muss bereitstehen.
- Eine **Beatmungsmöglichkeit** mit Sauerstoffzufuhr und ein funktionsbereiter Beatmungsbeutel mit aufgesetzter Beatmungsmaske werden gebraucht, um bei Intubationsschwierigkeiten den Patienten zwischenbeatmen zu können.
- Zwei intravenöse **Zugänge** werden gelegt, um die ggf. erforderlichen Medikamente verabreichen zu können.
- EKG-Monitoring, Kapnografie, Pulsoxymetrie und Blutdruckmessung sind obligates **Monitoring** für die Vitalfunktionen.

Assistenz und Durchführung der Intubation

Vorbereiten und Überprüfen des Materials

Entschließt sich der Notarzt zur Intubation eines Notfallpatienten, müssen die notwendigen Materialien und Gerätschaften vorbereitet und überprüft werden.

Unter Wahrung der Sterilität wird der Cuff vor der Intubation mit der Blockerspritze aufgeblasen und dabei der Luftzuführungsschlauch auf Durchgängigkeit, der Ballon auf Füllung und Dichtigkeit geprüft **(Probeblockung).** Der Cuff ist vorsichtig zu testen und anschließend vollständig zu entlüften.

Im Anschluss an die Probeblockung ist ggf. ein Führungsstab in den Tubus einzuführen (bei einigen Modellen ist der Führungsstab bereits integriert). Der **Führungsstab** (Mandrin) innerhalb des Lumens ermöglicht ein intubationsgerechtes Formen des Tubus vor der Intubation. Das weiche Ende des Führungsstabs liegt in der Nähe der Tubusspitze, darf aber nicht daraus hervorragen, um Verletzungen zu vermeiden. Am Konnektor wird der Führungsstab rechtwinkelig abgebogen, um ein Tieferrutschen zu verhindern.

Für die Intubation sollten die bestmöglichen äußeren Bedingungen geschaffen werden. Wenn möglich, sollte die Intubation unter kontrollierten Bedingungen im RTW erfolgen.

Vorbereiten des Patienten und Lagerung

Falls noch nicht geschehen, erhält der Patient einen intravenösen Zugang. Der Intubierende inspiziert die Mundhöhle, beurteilt den Zahnzustand und entfernt nötigenfalls Zahnprothesen. Durch die Aufforderung an den wachen Patienten, den Mund zu öffnen und den Kopf zu bewegen, kann der Notarzt die Beweglichkeit der Halswirbelsäule und die Größe der Mundöffnung beurteilen. Währenddessen legt das Assistenzpersonal die notwendigen Überwachungsgerätschaften an.

Präoxygenierung und Narkoseeinleitung

Während der Vorbereitungszeit werden wache Patienten nach Möglichkeit mit erhöhtem Oberkörper gelagert und atmen über mehrere Minuten hochdosierten Sauerstoff über eine fest sitzende Maske ein **(Präoxygenierung).** Ziel ist eine möglichst hohe Sauerstoffkonzentration im Blut.

Sind alle Vorbereitungen abgeschlossen, werden auf Anweisung des Notarztes die Medikamente zur **Narkoseeinleitung** verabreicht. Der Patient wird in Rückenlage gebracht, der Kopf etwa 10 bis 15 cm erhöht gelagert und sanft nach hinten überstreckt (verbesserte **Jackson-Position**). Diese Position ermöglicht das freie Vorschieben des Tubus in einer nahezu geraden Linie.

ACHTUNG

Viele Schwierigkeiten oder sogar eine unmögliche Intubation sind auf eine falsche Lagerung des Kopfes zurückzuführen.

Einführen des Laryngoskops

Dem Notarzt wird das einsatzbereite Laryngoskop von einem Helfer in die linke Hand angereicht. Mit der rechten Hand öffnet der Arzt den Mund des Patienten mit dem **Kreuzgriff.** Das Laryngoskop wird in den Rachen vorgeschoben und der Kehlkopfeingang dargestellt (➤ Abb. 12.13).

Während dieser Zeit assistieren die Helfer dem Intubierenden, befolgen seine Anweisungen und achten auf mögliche Gefahren und Komplikationen. Sie sind außerdem für das aufmerksame Beobachten des Monitorings verantwortlich.

MERKE

Das **BURP-Manöver** (**b**ackward **u**pward **r**ightward **p**ressure, d. h. „drücke nach rechts, oben und hinten") verbessert die Einstellung der Stimmritze (➤ Abb. 12.17c, d) durch die genannte Bewegung des Schildknorpels. Mithilfe des BURP-Manövers wird die Sicht auf die Stimmritze deutlich verbessert und erleichtert das Einführen des Tubus in die Luftröhre.

PRAXISTIPP

Störend einfallendes Licht kann von einem Helfer, z. B. durch Vorhalten einer Jacke, abgeschirmt werden.

Einführen des Tubus

Auf Anweisung des Intubierenden wird ihm der vorbereitete Endotrachealtubus in die rechte Hand angereicht, der dann durch die Stimmritze in die Trachea vorgeschoben wird. Die Ringmarkierung sollte auf Stimmbandhöhe liegen und der Cuff die Stimmbänder vollständig passiert haben (➤ Abb. 12.14).

Blocken des Tubus

Unmittelbar nach Platzierung des Trachealtubus wird die Cuffmanschette durch einen Helfer über die 10-ml-Blockerspritze mit 5 bis 10 ml Luft rasch geblockt. Anschließend ist der Guedel-Tubus als Beißschutz einzulegen.

Überprüfung der korrekten Tubuslage

Nach erfolgter Intubation, Entfernen des Führungsstabs und Blocken des Tubus erfolgt die **Kontrolle** der Tubuslage in der Trachea und der richtigen Intubationstiefe (➤ Abb. 12.15):

- Die Brustkorbbewegungen bei der Beatmung werden überprüft.

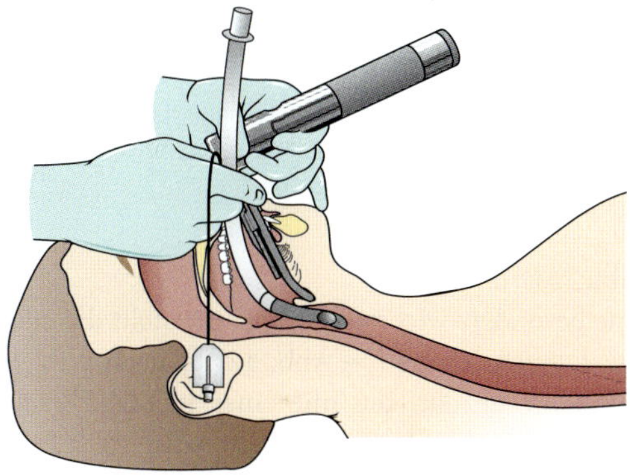

Abb. 12.14 Orale Intubation [L141]

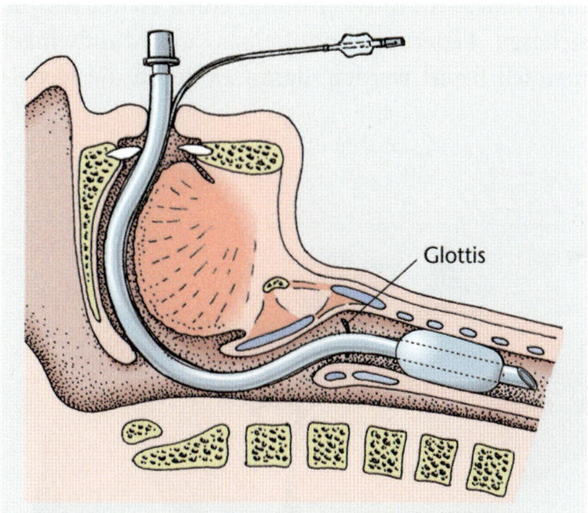

Abb. 12.15 Korrekte Platzierung des Endotrachealtubus [L190]

- Das Abhören von Magen und Lunge mit dem Stethoskop ist im Rettungseinsatz wegen der oft lauten Umgebungsgeräusche ein schwieriges Verfahren. Zunächst wird das Stethoskop über den Magen gelegt. Hörbare Luftströmungen und Gurgelgeräusche sind sichere Zeichen für eine **Fehllage** des Tubus in der Speiseröhre. Dann erfolgt die Auskultation der Lungen unterhalb des Schlüsselbeins und seitlich an der Lungenbasis über beiden Lungenhälften. Hierbei wird vor allem auf eine gleichmäßige Belüftung beider Lungen geachtet.
- **Kapnografie:** Kohlenstoffdioxid kann nach mehreren Atemzügen bei erhaltener Kreislauffunktion nur aus der Lunge kommen.
- **Pulsoxymetrie:** Ein Abfall der Sauerstoffsättigung ist ein Hinweis auf eine Fehlintubation bzw. einseitige Intubation.

MERKE

Die Tubuslage kann sich durch Umlagern des Patienten und Bewegen des Kopfes verändern. Daher sind laufend Lagekontrollen des Tubus erforderlich.

Tubusfixierung

Eine besonders wichtige Maßnahme stellt die effektive Tubusfixierung (➤ Abb. 12.16) nach erfolgter Lagekontrolle dar, die mit einer handelsüblichen **Tubushalterung** durchgeführt werden sollte. Falls diese nicht vorhanden ist, kann der Tubus sicher und einfach mithilfe einer Mullbinde oder mit Pflasterstreifen fixiert werden. Solange der Tubus noch nicht fixiert ist, muss er durch einen Helfer bis zur sicheren Fixierung unmittelbar am Mundwinkel manuell fixiert werden, damit es durch die Hebelwirkung des Tubus mit aufgestecktem Beatmungsbeutel nicht zur Dislokation kommt. Hingegen verkraftet ein gut fixierter Tubus problemlos den Zug durch den Beutel, ohne dass eine Extubation droht (➤ Abb. 12.16).

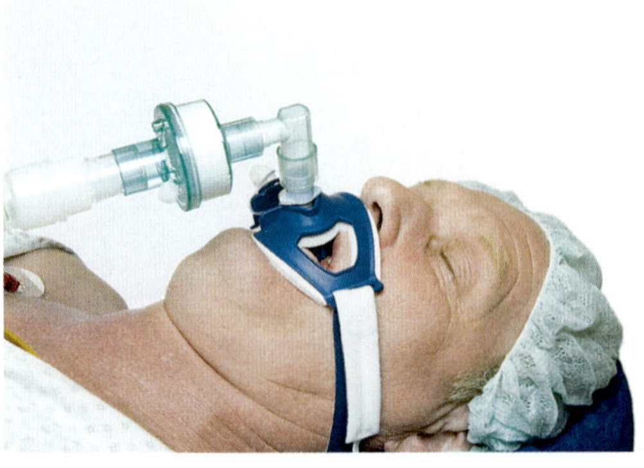

Abb. 12.16 Tubusfixierung [J747]

ACHTUNG

Jeder intubierte Patient muss auch beatmet werden.

Komplikationen und Gefahren bei der Intubation

Den Vorteilen der Intubation (gesicherte Atemwege und optimale Beatmungsmöglichkeit) stehen einige Komplikationen (➤ Tab. 12.3) gegenüber, weshalb dieses Verfahren nur derjenige durchführen darf, der es sicher beherrscht, die Komplikationen kennt und die Gefahren behandeln kann sowie die Intubation regelmäßig trainiert. Je länger die Intubation dauert und je mehr Intubationsversuche benötigt werden, desto häufiger treten Komplikationen auf.

Die häufigste Komplikation ist die einseitige Intubation eines Hauptbronchus mit einseitiger Beatmung und schwerem Sauerstoffmangel. Die nicht bemerkte **Fehlintubation in den Ösophagus** ist die am häufigsten zum Tode führende Komplikation bei der Intubation im Rettungsdienst. Meistens sind junge, schwer verletzte Patienten betroffen.

Tab. 12.3 Komplikationen und Gefahren bei der Intubation

Komplikationen und Gefahren
Schleimhautschäden, Blutung, Blut-Aspiration
Husten, Würgen, Erbrechen und Aspiration
Zahnschäden
Kehlkopfverletzungen
Auslösen eines Stimmritzenkrampfs oder Atemwegsverengung
Zu langer Intubationsversuch ohne Beachtung der Vitalparameter
Einseitige Intubation, meist in den rechten Hauptbronchus
Fehlintubation in die Speiseröhre
Vagusreizung mit Bradykardie oder Asystolie
Einriss und andere Verletzungen der Luftröhre
Abwehrbewegungen

PRAXISTIPP

Der Stimmritzenkrampf ist eine im Rahmen der Narkoseeinleitung gefürchtete Komplikation. Ein Stimmritzenkrampf **(Laryngospasmus)** wird durch mechanische Reizung (z. B. Einführen des Trachealtubus) ausgelöst und führt zur Verkrampfung der Kehlkopfmuskulatur, die in einem Verschluss der Atemwege resultieren kann.
Während der Intubation ist das Auftreten eines Laryngospasmus in der Regel Ausdruck einer **nicht ausreichenden Narkosetiefe** oder fehlender Muskelrelaxanzien. Der Laryngospasmus kann durch Vertiefung der Narkose oder die rasche Gabe eines schnell wirksamen und kurz wirkenden Muskelrelaxans (Succinylcholin, ➤ 11.2.8) beseitigt werden.

12.2 Narkose im Rettungsdienst

12.2.1 Definition

Narkose – auch **Anästhesie** genannt – ist das Ausschalten von Bewusstsein, Schmerz und Abwehrreaktionen des Patienten. Dabei soll ein schlafähnlicher Zustand erreicht werden.

Die präklinische Narkose findet im Gegensatz zur klinischen Narkose mit eingeschränkten Mitteln und unter schwierigen Umständen statt. Die Narkose ist die Grundvoraussetzung für eine notwendige Intubation und Beatmung eines **nicht** bewusstlosen Notfallpatienten.

12.2.2 Indikationen

Eine Notfallnarkose erfordert viel Erfahrung. Die Indikation zur Narkose im Notfall muss grundsätzlich großzügig gestellt werden (➤ Tab. 12.4), richtet sich aber immer nach dem Patientenzustand. **Ziele** der Narkose sind:

- Sicherung der Atemwege
- Behandlung einer respiratorischen Insuffizienz durch optimierte Beatmung
- Zufuhr hoher Sauerstoffkonzentrationen, Verminderung der Atemarbeit und des Sauerstoffverbrauchs, Schutz vor drohendem Sauerstoffmangel
- Therapie stärkster Schmerzen

Tab. 12.4 Indikationen zur präklinischen Narkoseeinleitung

Indikation	Beispiele
Sicherung der Atemwege	• Bewusstlosigkeit (GCS < 9) • Verlegung der Atemwege • Schwerwiegende Mittelgesichtsverletzungen
Ungenügende Atmung	• Thoraxtrauma mit Ateminsuffizienz • Inhalationstrauma • Schweres Lungenödem • Kardiogener Schock • Schwere Rauch- und Reizgasintoxikation
Frühbeatmung und Narkose	• Therapie stärkster Schmerzen • Polytrauma • Schädel-Hirn-Trauma • Zustand nach erfolgreicher Reanimation • Großflächige Verbrennungen (Polytrauma)

12.2.3 Narkosemedikamente

Für die Narkose kommen verschiedene Medikamente **(Anästhetika)** zum Einsatz, die den Narkosequalitäten (Hypnose, Amnesie, Analgesie, Relaxierung und Unterdrückung der endokrinen Stressantwort) folgen. Verwendet werden kurz wirkende und gut steuerbare Substanzen.

- **Hypnotika** (➤ 11.2.6) lösen eine Bewusstlosigkeit aus. Ihre Wirkung reicht dosisabhängig von einer leichten Sedierung bis zu einem tiefen Schlaf. Außer Ketamin besitzen Hypnotika jedoch keine analgetische Potenz, sodass sie immer mit einem Analgetikum kombiniert werden müssen.
- **Analgetika** (➤ 11.2.5) dienen der Schmerzbekämpfung und Ausschaltung von Schmerzen. Für die Narkose kommen in der Regel nur hochwirksame Opiate zum Einsatz. Sie besitzen eine ausgezeichnete analgetische Potenz unterschiedlicher Wirkdauer und belasten den Kreislauf nur gering, weisen aber eine ausgeprägte Atemdepression auf.

ACHTUNG

Schon in normaler analgetischer Dosierung können die wirksamsten Opiate eine ausgeprägte Atemdepression auslösen, weshalb Beatmungsbereitschaft herzustellen ist.

- **Muskelrelaxanzien** (➤ 11.2.8) rufen eine reversible Lähmung der Skelettmuskulatur – also auch der Atemmuskulatur – hervor. Unterschieden werden depolarisierende und nichtdepolarisierende Muskelrelaxanzien. Sie vereinfachen die Intubation und Narkoseführung, weil sie Abwehrreaktionen wie Husten, Pressen und Laryngospasmus verhindern.

12.2.4 Narkosedurchführung

Vorbereitung der Narkose

Wenn vertretbar und realisierbar, sollte die **Narkoseeinleitung** im RTW angestrebt werden. Der Notarzt befragt den Patienten – falls möglich – nach Alter, Personalien, Körpergewicht, Vorerkrankungen und letzter Mahlzeit, um die Medikamentendosierungen ausrechnen und Narkoserisiken abschätzen zu können.

Voraussetzung für die Narkoseeinleitung sind zwei sichere und gut fixierte intravenöse Zugänge zur Medikamentengabe. Der Kopf wird in eine intubationsgerechte Position gebracht und der Patient atmet reinen Sauerstoff zur Präoxygenierung. Die Medikamente zur Narkoseeinleitung, das Beatmungsgerät und die Materialien zur Intubation werden vorbereitet.

Zur **Überwachung** der Vitalfunktionen wird der Patient an ein EKG, die Kapnografie und die Pulsoxymetrie angeschlossen. Außerdem wird der Blutdruck gemessen.

Narkoseeinleitung

Wie bei der Intubation besteht die Aufgabe des Rettungsfachpersonals in der Assistenz des Notarztes und der kontinuierlichen **Überwachung** der Vitalfunktionen.

Die Medikamente werden in der vom **Notarzt** gewünschten Reihenfolge appliziert. Dabei wird in der Regel zuerst ein kurz wirksames Hypnotikum (z. B. Propofol, ➤ 11.2.6) intravenös gespritzt, um das Bewusstsein auszuschalten. Dann erhält der Patient ein Opioidanalgetikum (➤ 11.2.5). Ist die Narkose ausreichend tief und die Atmung erloschen, wird der Patient ohne vorherige Maskenbeatmung endotracheal **intubiert,** die Tubuslage anschließend unter Beatmung überprüft und abschließend der Tubus fixiert.

Nach erfolgter Narkoseeinleitung wird die Kapnografie angeschlossen und der Blutdruck engmaschig gemessen, um einer durch die Anästhetika ausgelösten Kreislaufdepression (Blutdruckabfall, Bradykardie) begegnen zu können.

Auf Wunsch des Notarztes kann jetzt ein Benzodiazepin (z. B. Dormicum®, ➤ 11.2.1) verabreicht werden, um die Narkose zusätzlich zu vertiefen.

Narkoseführung

Die Narkoseführung soll die begonnene Narkose aufrechterhalten. Die Narkose wird durch Nachspritzen von Propofol (Hypnotikum) oder Benzodiazepinen, Opiaten und ggf. nichtdepolarisierenden Muskelrelaxanzien (Norcuron®, ➤ 11.2.8) gesteuert. Dadurch werden Bewusstsein, Schmerzempfinden und Muskeltonus weiterhin beeinflusst. Besonders auf eine an den Patientenzustand angepasste, ausreichend hohe Analgetikadosis muss geachtet werden.

Die **Körperfunktionen** werden anhand von Blutdruck, EKG, Sauerstoffsättigung und Kapnografie überwacht. Die Kreislaufstabilität wird durch eine patientengerechte Infusionsbehandlung oder Medikamentengabe erreicht. Der Patient wird auf der Trage fixiert, der Kopf in Neutralposition gelagert und die Arme werden an den Körper angelegt. Auf einen ausreichenden Wärmeerhalt muss ebenfalls geachtet werden. In kurzen Zeitabständen werden die **Narkoseparameter** wie Medikamente, Kreislauf- und Beatmungsparameter dokumentiert.

12.3 Beatmung mit Notfallrespiratoren

Die Beatmung mit Notfallrespiratoren (➤ 5.3.2) erfolgt als künstliche Beatmung durch Überdruck. Das eingestellte Luft-Sauerstoff-Gemisch strömt in die Lunge ein. Dadurch werden Thorax und Lunge gedehnt. Die Exspiration bleibt passiv. Die künstliche Beatmung kann auch über einen längeren Zeitraum die natürliche Lungenatmung ersetzen.

Voraussetzung für die kontrollierte Beatmung mit einem Beatmungsgerät ist die endotracheale Intubation. Dabei ist der Tubus über einen Beatmungsschlauch mit dem Beatmungsgerät verbunden. Hierbei ist die Verwendung von Mikrobenfiltern obligat.

12.3.1 Beatmungsformen

Kontrollierte Beatmung

Bei der kontrollierten Beatmung wird ein voreingestelltes Atemminutenvolumen über ein gewähltes Beatmungsmuster mit einer festen Atemfrequenz abgegeben. Es erfolgt **keinerlei** Anpassung an Atemzüge des Patienten. Dafür ist eine tiefe Narkose notwendig. Der Patient atmet also nicht selbst, sondern Ein- und Ausatmung werden von außen gesteuert. Die kontrollierte Beatmung ist das **Standardverfahren** in der Notfallmedizin.

Assistierte Beatmung

Die assistierte Beatmung synchronisiert die voreingestellten Beatmungsparameter mit der **Eigenatmung** des Patienten. Dabei bestimmt der Patient die Beatmungsfrequenz. Das Beatmungsgerät erkennt den Unterdruck der Einatmung des Patienten (Trigger) und beatmet mit dem eingestellten Tidalvolumen (➤ 12.3.2). Bei noch unzureichender Spontanatmung kann die assistierte Beatmung dem Patienten die Atemarbeit erleichtern und das notwendige Atemminutenvolumen sicherstellen. Dabei wird die Spontanatmung des Patienten berücksichtigt und ergänzt.

Im Rahmen von Verlegungen von intensivpflichtigen Patienten kann auch die assistierte Beatmung im Rettungswagen zur Anwendung kommen.

12.3.2 Beatmungsparameter

Beatmungsparameter wie Atemminutenvolumen, Atemfrequenz, maximaler Beatmungsdruck, Sauerstoffkonzentration und PEEP (s. dort) werden an das Gewicht und den Zustand des Patienten angepasst.

Atemminutenvolumen

Das **Tidalvolumen** ist die in Millilitern angegebene Menge der an den Patienten abgegebenen Luft. Es richtet sich nach dem Körpergewicht des Menschen und beträgt 8–10 ml pro Kilogramm Körpergewicht. Ist die inspiratorische Sauerstoffkonzentration größer als 40 %, liegt das Tidalvolumen zwischen 400 und 600 ml.

Anhand der eingestellten Atemfrequenz ergibt sich das einzustellende **Atemminutenvolumen.** In der Regel liegt es zwischen 7,5 und 10 Litern pro Minute (➤ 3.2.2).

Atemfrequenz

Die Beatmungsfrequenz ist die Anzahl an Beatmungen pro Minute. Bei Erwachsenen liegt sie zwischen 10 und 14 Atemzügen pro Minute. Gemeinsam mit dem ausgerechneten Tidalvolumen ergibt sich durch Multiplikation der beiden Werte das Atemminutenvolumen.

Beatmungsdruck

Der Beatmungsdruck entspricht der aufzubringenden Kraft für die Beatmung und wird in Millibar (mbar) gemessen. Der aufgebaute Beatmungsdruck ist abhängig vom Strömungswiderstand in der Lunge und ihrer Dehnbarkeit. Bei intubierten Patienten sollte der Beatmungsdruck 40 mbar nicht überschreiten.

Inspiratorischer Sauerstoffgehalt (F_iO_2)

Der inspiratorische Sauerstoffgehalt (F_iO_2) gibt an, wie hoch der Sauerstoffanteil im Gasgemisch der Beatmung ist. In der Notfallmedizin werden Notfallpatienten in der Regel immer mit 100 % Sauerstoff beatmet (**No-Airmix-Betrieb, F_iO_2 1,0).**

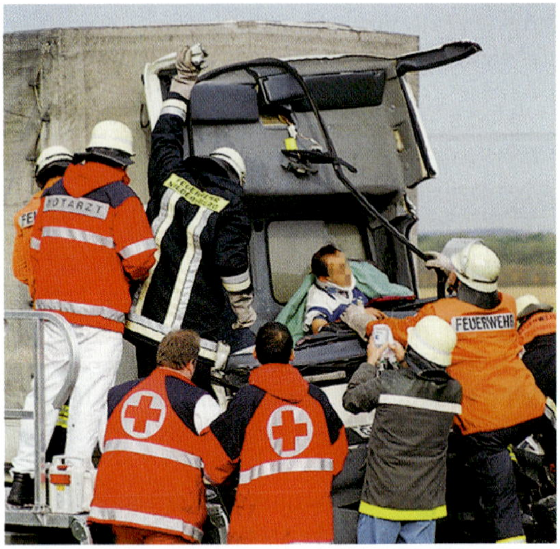

a) Die Feuerwehr verschafft dem Notarzt einen Zugang zum Patienten.

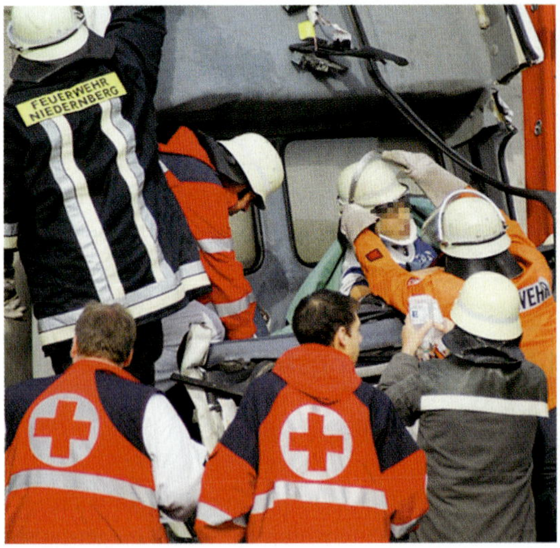

b) Der Patient wird geschützt und erstversorgt, der Notarzt kann in das Fahrzeugwrack einsteigen und die Narkose beginnen.

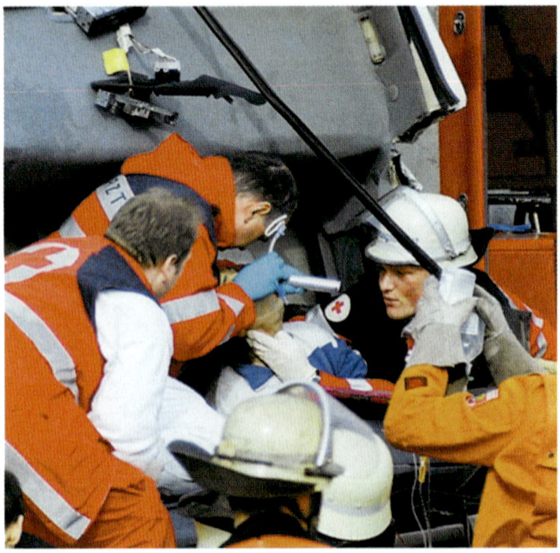

c) Der Patient ist narkotisiert. Zur Intubation stellt der Notarzt den Kehlkopf mit dem Laryngoskop ein, während der Rettungsassistent den BURP-Handgriff durchführt.

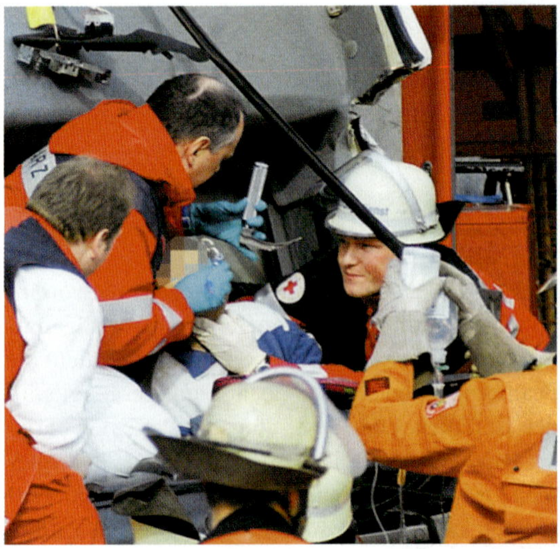

d) Der Endotrachealtubus ist in der Luftröhre platziert, das Laryngoskop wird abgelegt.

Abb. 12.17 Intubation eines eingeklemmten Lkw-Fahrers im Sitzen [O414]

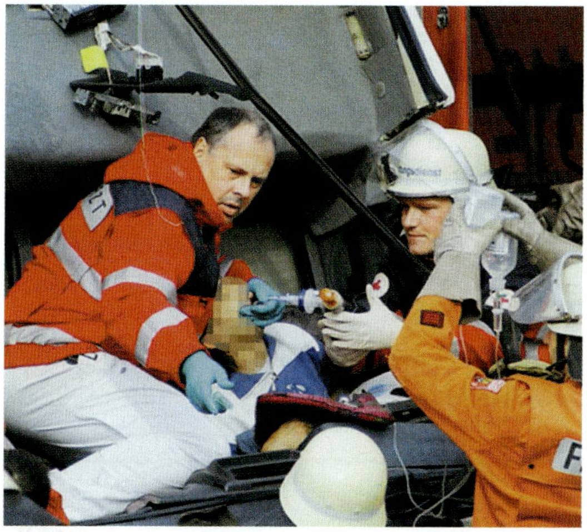

e) Der Patient wird beatmet, die Tubusfixierung und das Stifneck® (zur Kopfstabilisierung des sitzenden Patienten) werden gereicht.

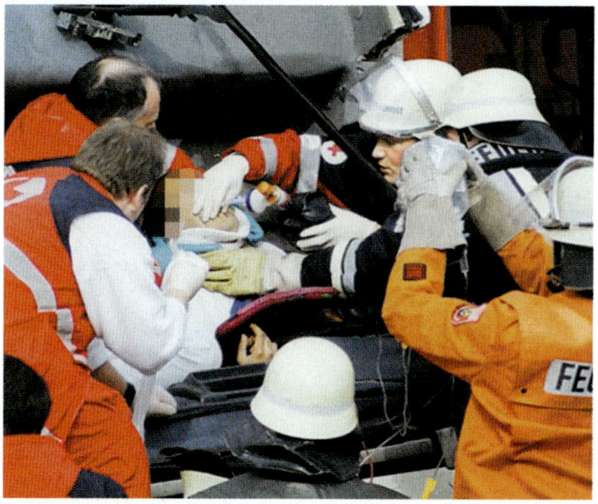

f) Hals und Nacken des narkotisierten Patienten werden mit dem Stifneck® fixiert.

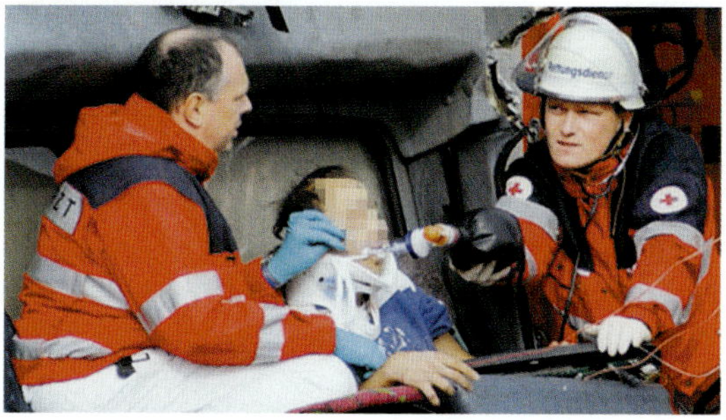

g) Der Endotrachealtubus ist mittlerweile fixiert, der Kopf des narkotisierten Patienten kann in der aufrecht sitzenden Position durch die Anlage des Stifneck® nicht zur Seite weggleiten.

Abb. 12.17 *(Forts.)* Intubation eines eingeklemmten Lkw-Fahrers im Sitzen [O414]

Beatmung mit PEEP

Bei der Beatmung mit PEEP (positive endexspiratory pressure, **positiver endexspiratorischer Druck**) bleibt am Ende der Ausatmung ein **Restdruck** in den Lungen erhalten. Dadurch wird die funktionelle Residualkapazität (➤ 3.2.2) erhöht und ermöglicht eine bessere Oxygenierung des Patienten. Ein Nebeneffekt ist die Vorlastsenkung am Herzen (➤ 3.1.3). In ➤ Tab. 12.5 werden die Indikationen zur PEEP-Beatmung genannt.

Der PEEP wird in cm H_2O (gelesen: Zentimeter Wassersäule) angegeben. Dabei ist ein PEEP zwischen +5 und +10 cm H_2O üblich.

Als **Nachteil** muss die Kreislaufbelastung durch Behinderung des venösen Rückstroms zum Herzen bei kreislaufinstabilen Patienten beachtet werden, weshalb die Beatmung mit PEEP durch den Notarzt genau abgewogen werden muss.

Tab. 12.5 Indikationen zur PEEP-Beatmung

Indikation
Polytrauma
Schwere Lungenschädigung
Schwere Herzinsuffizienz, Lungenödem
Beatmung in der Postreanimationsphase
Beatmung nach Beinahe-Ertrinken

Wiederholungsfragen

1. Nennen und beschreiben Sie Methoden zum Freimachen der Atemwege. (➤ 12.1.1)
2. Nennen und beschreiben Sie Verfahren zum Freihalten der Atemwege. (➤ 12.1.2)
3. Welche Indikationen und Ziele der endotrachealen Intubation kennen Sie? (➤ 12.1.2)
4. Welches Material müssen Sie zur Intubation vorbereiten? (➤ 12.1.2)
5. Beschreiben Sie die Assistenz bei der Durchführung der Intubation. (➤ 12.1.2)
6. Welche Komplikationen und Gefahren drohen bei der Intubation? (➤ 12.1.2)
7. Definieren Sie den Begriff Anästhesie. (➤ 12.2.1)
8. Welche Indikationen erfordern die Durchführung einer präklinischen Narkose? (➤ 12.2.2)
9. Nennen Sie Anästhetika und erläutern Sie deren Wirkungsweise. (➤ 12.2.3)
10. Welche Beatmungsparameter müssen bei Verwendung eines Beatmungsgeräts eingestellt werden? (➤ 12.3.2)

C

Spezielle Notfallmedizin

KAPITEL

13 Kardiozirkulatorische Notfälle

Jürgen Luxem

Kardiozirkulatorische Notfälle betreffen das Herz und das Kreislaufsystem eines Patienten. Ursache für kardiozirkulatorische Notfallsituationen sind in der Regel bestehende Vorerkrankungen des Herz-Kreislauf-Systems. Mehr als 50 % aller Rettungsdiensteinsätze können auf einen solchen Notfall zurückgeführt werden.

Am **Herzen** können im Wesentlichen Pumpschwäche (Herzinsuffizienz), Durchblutungsstörungen (Arteriosklerose, KHK) und Rhythmusstörungen (➤ 7.5) beobachtet werden.

Die Störungen des **Kreislaufsystems** umfassen vor allem Blutdruckstörungen und Gefäßverschlüsse.

13.1 Erkrankungen des Herz-Kreislauf-Systems

13.1.1 Herzinsuffizienz

Als Herzinsuffizienz wird die gestörte Pumpfunktion des Herzens bezeichnet. Diese Pumpschwäche führt dazu, dass der Organismus nur noch unzureichend mit dem benötigten Blutvolumen und Sauerstoff versorgt wird. Die Herzinsuffizienz ist meist Folge verschiedener anderer Herz- oder Lungenerkrankungen.

Pathophysiologisch wird zwischen Rückwärts- und Vorwärtsversagen unterschieden. Das **Rückwärtsversagen** ist durch einen Blutrückstau in der Lungenstrombahn oder den venösen Stromgebieten gekennzeichnet, das **Vorwärtsversagen** dagegen durch die Unfähigkeit des Herzens, einen ausreichenden Blutdruck im arteriellen System aufzubauen. Funktionell erfolgt die Einteilung in Linksherz-, Rechtsherz- und Globalinsuffizienz.

Die Symptome (➤ Abb. 13.1) sind von der betroffenen Herzhälfte abhängig. Bei einer **Linksherzinsuffizienz** staut sich das Blut in die Lungenstrombahn zurück und führt zur Dyspnoe und peripheren Zyanose. In den Lungenabschnitten lagert sich Flüssigkeit ein und es sind Rasselgeräusche auszukultieren. Teilweise können sie auch schon ohne Stethoskop gehört werden. Bei der **Rechtsherzinsuffizienz** kommt es zu einem Blutrückstau im venösen System vor dem Herzen mit Einflussstauung der Jugularve-

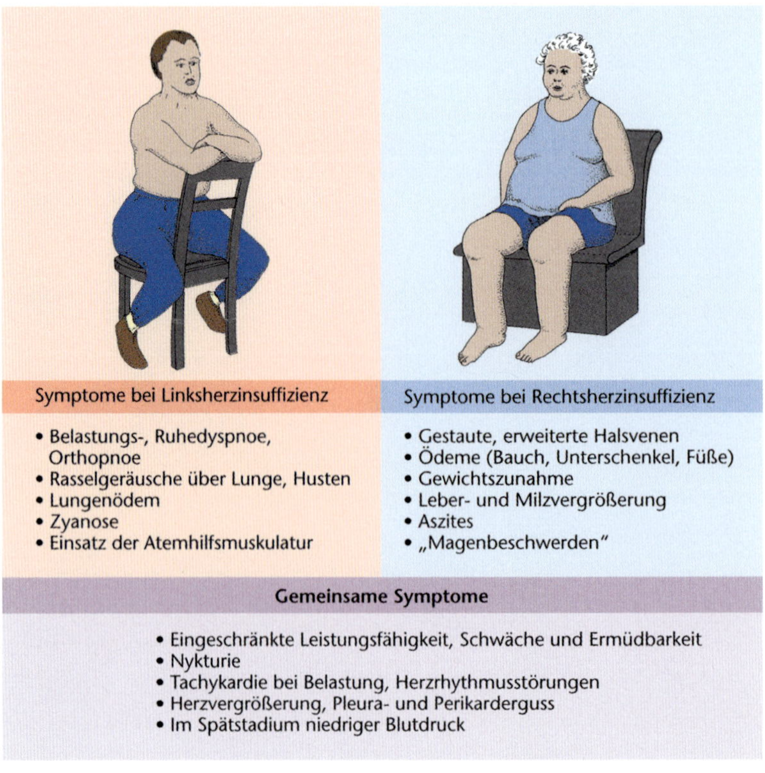

Abb. 13.1 Symptome der Herzinsuffizienz [A400]

nen und Wassereinlagerung in den Beinen (➤ Abb. 13.2) und verschiedenen Organen, z. B. der Leber. Links- und Rechtsherzinsuffizienz können auch gemeinsam auftreten. Dann wird von einer **Globalinsuffizienz** gesprochen. Eine Herzinsuffizienz kann **akut** entstehen (z. B. bei Herzinfarkt) oder **chronisch** verlaufen (z. B. bei KHK). Patienten mit Herzinsuffizienz können unter Medikamenteneinnahme mit oft nur geringen Einschränkungen ein weitgehend normales Leben führen **(kompensierte Herzinsuffizienz).** Es stellt sich ein Gleichgewicht zwischen Belastung und Belastbarkeit des Herzens ein. Wird dieses Gleichgewicht aber gestört, so kann die Herzinsuffizienz schnell **dekompensieren** und wird dann zu einem medizinischen Notfall.

13.1.2 Arteriosklerose

Die Arteriosklerose ist ein Sammelbegriff für primär nicht entzündliche **Arterienerkrankungen.** Sie entsteht durch Gewebeumbau in der Gefäßwand. Hierbei verhärten und verdicken sich die betroffenen arteriellen Gefäßwände; es entstehen sogenannte **arteriosklerotische Plaques.** Der hieraus resultierende Elastizitätsverlust führt zu einer Verengung des Gefäßlumens (➤ Abb. 13.3). In der Folge kommt es zu einer Minderdurchblutung und zu Sauerstoffmangel in den betroffenen Geweben. Mögliche Folgeerkrankungen sind die arterielle Hypertonie, der Herzinfarkt, der Mesenterialinfarkt und der Schlaganfall.

Gesicherte **Risikofaktoren,** die das Auftreten einer Arteriosklerose begünstigen, sind:

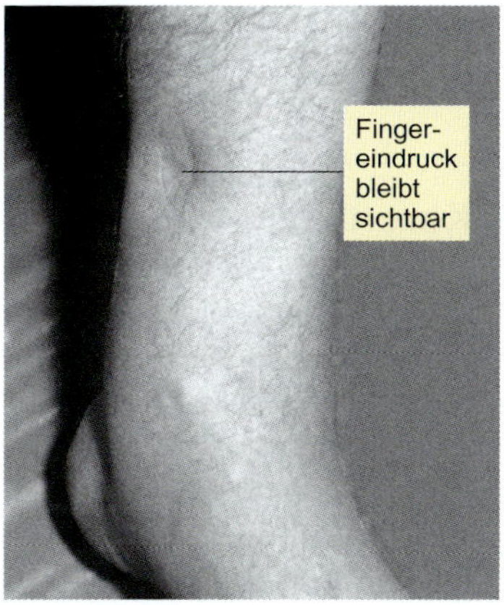

Abb. 13.2 Knöchelödem bei Herzinsuffizienz [T127]

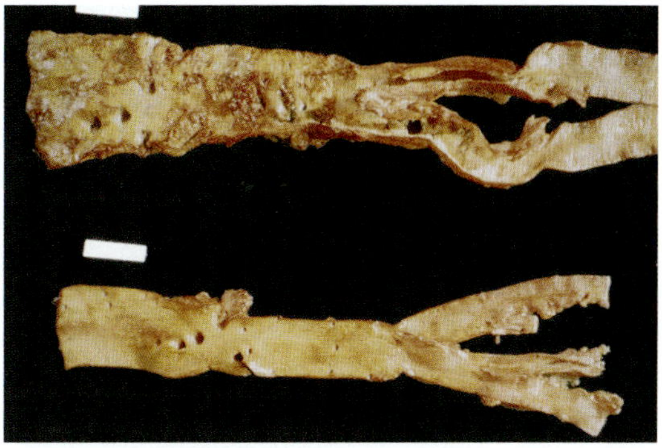

Abb. 13.3 Arteriosklerose. Oben: Verdickung und Verhärtung der Gefäßwand (Bauchaorta); unten: normales Gefäß (Bauchaorta) [K107]

- Erhöhte Blutfettwerte (Cholesterin und Triglyzeride)
- Nikotin (Rauchen)
- Arterielle Hypertonie (Bluthochdruck)
- Diabetes mellitus
- Bewegungsmangel
- Genetische Faktoren

13.1.3 Koronare Herzkrankheit (KHK)

Mit dem Begriff der koronaren Herzkrankheit wird die dauerhafte **Verengung** der Herzkranzgefäße (➤ 3.1.1, Blutversorgung am Herz) beschrieben (➤ Abb. 13.4), die zu einer chronischen Unterversorgung des Herzmuskels mit Blut und Sauerstoff führt. In der Folge bewirkt diese Unterversorgung ein Missverhältnis zwischen Sauerstoffangebot und -bedarf am Herzen. Der fehlende Sauerstoff macht sich meist unter Belastung (z. B. körperliche Arbeit) bemerkbar. Nach einer kurzen Ruhephase klingen die Beschwerden schnell wieder ab. Das akute klinische Bild der KHK wird auch als **akutes Koronarsyndrom** bezeichnet (➤ 13.2.1). Eine koronare Herzkrankheit kann lange symptomlos verlaufen.

13.1.4 Entzündliche Herzerkrankungen

Entzündliche Herzerkrankungen können in allen Schichten des Herzens (➤ 3.1.1, Aufbau der Herzwand) auftreten. Entsprechend wird zwischen

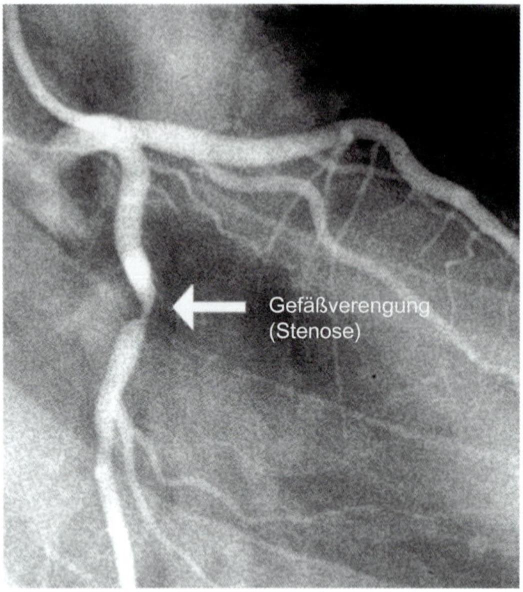

Abb. 13.4 Koronarangiografie [E837]

Perikarditis, Myokarditis, Endokarditis und – falls alle Schichten betroffen sind – **Pankarditis** unterschieden.

Endokarditis

Die Endokarditis ist eine Entzündung der Herzinnenhaut und der Herzklappen. Es wird zwischen der bakteriellen und der abakteriellen Endokarditis unterschieden. Die **abakterielle** Endokarditis tritt häufig nach einer nicht ausreichend mit Antibiotika behandelten Streptokokken-Infektion (z. B. Scharlach im Kindesalter) auf. Sie verursacht die **Ablagerung von Immunkomplexen am Schließungsrand** einer Herzklappe und beeinträchtigt deren Funktion. Die **bakterielle** Endokarditis hingegen führt durch die **direkte Besiedlung der Herzklappe mit Bakterien** (z. B. Streptokokken) zu deren Funktionseinschränkung mit Befall der Trikuspidalklappe.

Die häufigsten **Symptome** der Endokarditis sind anfangs hohes Fieber (> 38 °C), gefolgt von Herzbeschwerden, Herzinsuffizienz, Dyspnoe, Zyanose und einer Sepsis (➤ 9.3.5). Unbehandelt ist die Erkrankung tödlich. Eine Komplikation der Endokarditis ist die Bildung von Thromben an den geschädigten Herzklappen. Diese können sich lösen und zu arteriellen Embolien, besonders im Gehirn (Schlaganfall, ➤ 15.2), führen.

Myokarditis

Die Myokarditis ist eine Entzündung des Herzmuskels und wird überwiegend durch Viren verursacht. Häufigste **Symptome** sind Dyspnoe sowie uncharakteristische Anzeichen wie Fieber, Halsschmerzen und Bronchitis, die meist als grippaler Infekt fehlgedeutet werden. In schweren Fällen kann es zu Herzerweiterungen (Kardiomyopathien), Herzrhythmusstörungen und Herzinsuffizienz kommen.

Perikarditis

Eine Perikarditis ist eine Entzündung des Herzbeutels. Als Ursache kommen Infektionen mit Viren oder Bakterien, aber auch Giftstoffe infrage. Ferner kann sich eine Perikarditis als Folge eines Herzinfarkts entwickeln. Häufig ist bei einer Perikarditis zusätzlich der Herzmuskel (Perimyokarditis) betroffen.

Die typischen **Symptome** sind Einengungsgefühl (ähnlich der Symptome bei Angina pectoris), Angst, atemsynchrone Schmerzen, Dyspnoe und Tachykardie. Bei einer schweren Perikarditis kann sich Flüssigkeit im Herzbeutel ansammeln und das Herz in seiner Pumpfunktion behindern.

13.2 Kardiozirkulatorische Notfälle

13.2.1 Akutes Koronarsyndrom

Die Krankheitsbilder Angina pectoris (AP) und akuter Myokardinfarkt (AMI) lassen sich präklinisch oftmals schwer unterscheiden, sodass eine sichere Differenzierung nicht immer möglich ist. Aus diesem Grund wird präklinisch für die instabile Angina pectoris, den ST-Strecken-Hebungsinfarkt (STEMI) und den Myokardinfarkt ohne ST-Hebung (NSTEMI) so lange der Sammelbegriff **akutes Koronarsyn-**

drom (Acute Coronary Syndrome, ACS) verwendet, bis eine endgültige und sichere Diagnose gestellt werden kann (➤ Abb. 13.5).

Das akute Koronarsyndrom entwickelt sich zumeist plötzlich im Rahmen einer bereits bestehenden koronaren Herzkrankheit.

MERKE

Leitsymptom des akuten Koronarsyndroms ist der akute Brustschmerz.

Angina pectoris

Die **Angina pectoris** (lat. angor = Beklemmung, Angst; lat. pectus = Brust) wird durch Verkrampfung **(Spasmus)** und/oder einen erhöhten Sauerstoffbedarf des Herzmuskels bei einer vorbestehenden Verengung (Stenose) in einem oder mehreren Koronargefäßen (➤ 3.1.1, Blutversorgung am Herz) hervorgerufen.

Auslöser eines Anfalls sind körperliche Anstrengung, psychische Belastung, üppiges Essen oder Kältereize, durch die der erhöhte Sauerstoffbedarf des Herzmuskels in einem Missverhältnis zum Sauerstoffangebot steht. Die Minderversorgung des Myokards mit Blut und Sauerstoff verursacht den Brustschmerz **(Ischämieschmerz).** Bereits in diesem Stadium kann es durch den kurzzeitigen mykardialen Sauerstoffmangel zum Untergang von Herzmuskelzellen kommen.

Zu unterscheiden sind drei Formen der Angina pectoris:

- **Stabile Angina pectoris:** wiederkehrende Beschwerden bei bestimmten Belastungen. Die stabile Angina pectoris ist dem Patienten in Art und Auslösbarkeit bekannt und mit Nitraten (➤ 11.2.18) gut zu behandeln.
- **Instabile Angina pectoris:** erstmalig auftretender Angina-pectoris-Anfall oder jede Änderung eines vormals stabilen Verlaufs ohne Infarktnachweis.
- **Prinzmetal-Angina** (vasospastische Variante): Auftreten in Ruhe und ohne Auslöser von außen. Im EKG sind reversible ST-Hebungen sichtbar. Die körperliche Leistungsfähigkeit ist nicht eingeschränkt.

Myokardinfarkt

Der akute **Herzinfarkt** (➤ Abb. 13.6) ist durch den funktionellen Verschluss einer oder mehrerer Herzkranzarterien gekennzeichnet (➤ Abb. 13.4). Das betroffene Herzmuskelgewebe wird nun nicht mehr mit Sauerstoff versorgt und stirbt innerhalb von etwa 15 bis 30 Minuten irreversibel ab **(Herzmuskelnekrose).** In über 90 % der Fälle wird der Verschluss der Koronararterie durch ein thrombotisches Geschehen verursacht. Das abgestorbene Herzmuskelgewebe wird nach mehreren Tagen durch Bindegewebe ersetzt und es bilden sich Vernarbungen.

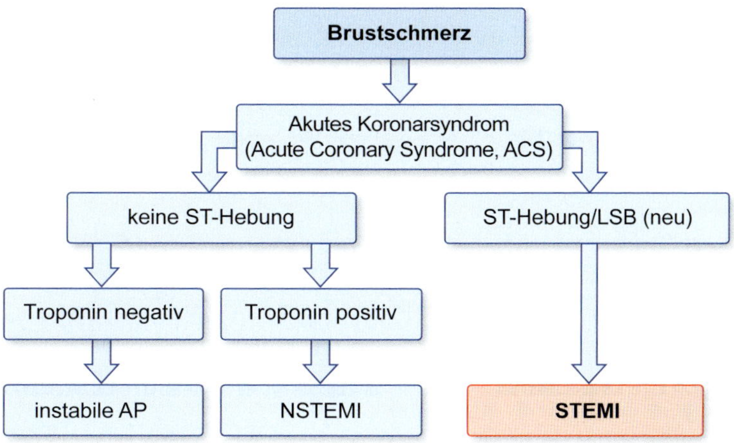

Abb. 13.5 Terminologie des akuten Koronarsyndroms [L143]

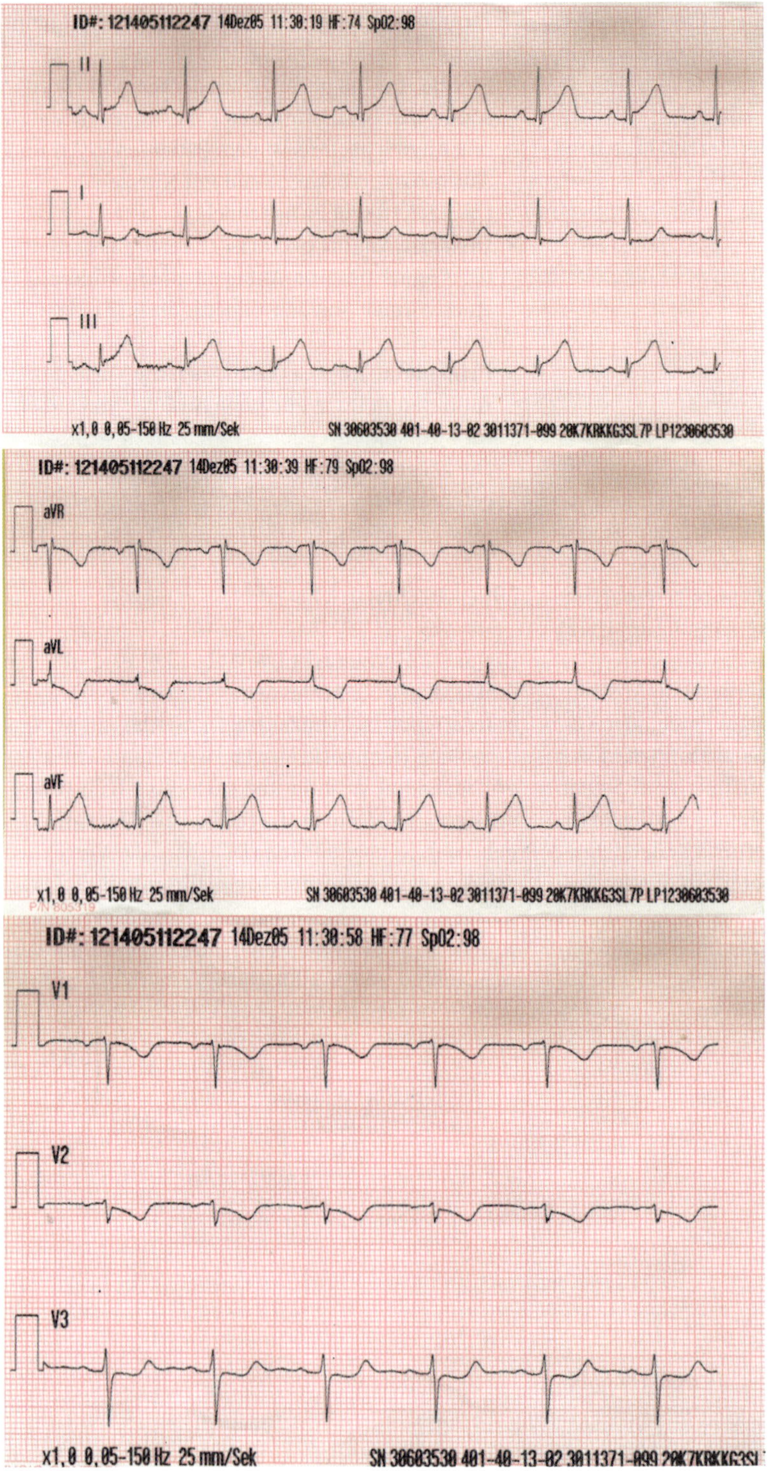

Abb. 13.6 EKG eines Myokardinfarkts (STEMI). ST-Hebungen in II, III, aVF, spiegelbildliche ST-Senkungen in I, aVL, V1–V3 [M302]

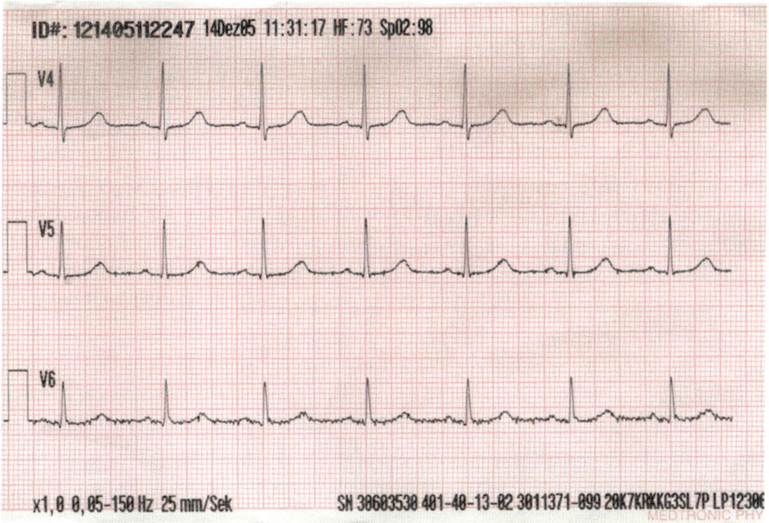

Abb. 13.6 *(Forts.)* EKG eines Myokardinfarkts (STEMI). ST-Hebungen in II, III, aVF, spiegelbildliche ST-Senkungen in I, aVL, V1–V3 [M302]

In Abhängigkeit von der Größe des geschädigten Areals können sich lebensgefährliche **Komplikationen** (➤ Tab. 13.1) ergeben. Die schwersten Komplikationen und Todesfälle treten innerhalb der ersten Stunde nach dem Infarktereignis auf. Ein großer Anteil der Patienten verstirbt bereits vor Eintreffen des Rettungsdienstes oder vor Erreichen des Krankenhauses (50 % in den ersten 15 Minuten).

Etwa 90 % aller Komplikationen sind **Herzrhythmusstörungen,** die in allen Formen auftreten können (➤ 7.5). Für ihre Entstehung ist entscheidend, welches Areal des Myokards betroffen ist. Etwa jede fünfte Komplikation geht mit einem **Linksherzversagen** und kardialem Lungenödem einher. Durch die Narbenbildung an Teilen des Herzmuskels und dem damit verbundenen Funktionsverlust verliert das Herz an Pumpleistung und eine **Herzinsuffizienz** (➤ 13.1.1) ist die Folge. Je ausgeprägter die Nekrose, umso größer ist der Leistungsverlust des Herzens, der zum kardiogenen Schock führen kann. Der **kardiogene Schock** (➤ 9.3.3) ist die bedrohlichste Form einer akuten und dekompensierten Herzinsuffizienz und endet unbehandelt mit Pumpversagen und Tod.

Tab. 13.1 Häufige Komplikationen beim Herzinfarkt (Mehrfachnennung möglich)

Komplikation	Häufigkeit (in %)
Herzrhythmusstörungen	90
Lungenödem	20
kardiogener Schock	10
Embolien	5
Myokardruptur	selten

Symptome

Leitsymptom beim akuten Koronarsyndrom ist der **Thoraxschmerz** (➤ Abb. 13.7). Er wird von den Patienten als ein hinter dem Brustbein liegender **(retrosternaler)** Druckschmerz beschrieben. Die Schmerzen sind nicht genau lokalisierbar; sie treten ohne scharfe Begrenzung im gesamten Brustraum auf und können in verschiedene herznahe Körperregionen ausstrahlen:

- Linke Schulter und Arm
- Oberbauch
- Rücken
- Hals und Unterkiefer

Die Schmerzen bei Angina-pectoris-Anfällen **(Ischämieschmerz)** sind meist nur von kurzer Dauer (< 30 Minuten) und lassen nach der Gabe von Nitrospray nach **(nitrosensibel).** Beim Myokardinfarkt halten die Schmerzen länger an (> 30 Minuten) und verändern sich nach der Gabe von Nitrospray kaum oder gar nicht **(nitroresistent).** Etwa ein Drittel aller Herzinfarkte verläuft sogar „stumm", d. h. ohne Thoraxschmerz. Besonders häufig kommt dies bei Diabetikern und älteren Patienten vor, weil bei ih-

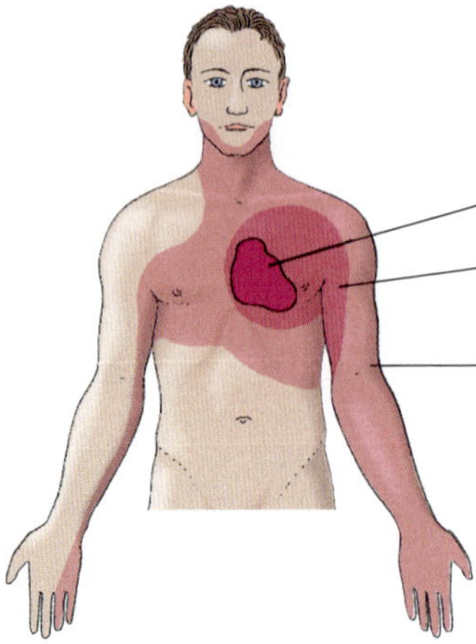

Abb. 13.7 Patient mit Schmerzausstrahlung [L190]

nen die Schmerzwahrnehmung krankheits- oder altersbedingt eingeschränkt sein kann (diabetische Neuropathie, ➤ 19.2.1).

MERKE

„Stumme" Myokardinfarkte sind vor allem bei Diabetikern und älteren Patienten zu beobachten.

Neben dem Leitsymptom können im Rahmen des akuten Koronarsyndroms weitere **unspezifische** Symptome festzustellen sein:

- Vegetative Begleitsymptome wie Übelkeit, Erbrechen, kaltschweißige Haut, Mundtrockenheit, fahle Blässe
- Dyspnoe
- Todesangst und Vernichtungsgefühl

Die vegetativen Begleitsymptome sind beim Myokardinfarkt oft stärker ausgeprägt als bei einem Angina-pectoris-Anfall.

MERKE

Die **Diagnostik** eines Herzinfarkts kann erst im Krankenhaus sicher nach Ausschöpfung aller diagnostischen Maßnahmen (infarkttypischer Enzymverlauf, 12-Kanal-EKG unter vergleichbaren Bedingungen) gestellt werden.

MERKE

ST-Strecken-Hebungen im präklinischen EKG sind bis zum Beweis des Gegenteils als Myokardinfarkt anzusehen. Sie sind als Myokardinfarkt zu behandeln und erfordern grundsätzlich die Nachalarmierung eines Notarztes.

Basismaßnahmen

Die präklinischen Basismaßnahmen erstrecken sich auf:

- Lagerung mit erhöhtem Oberkörper zur Vorlastsenkung
- Sauerstoffgabe
- Kontinuierliches Monitoring mit der Anlage eines (falls vorhanden: 12-Kanal-)EKGs
- Pulsoxymetrie
- Regelmäßige Blutdruckmessung
- Vorbereiten von i. v.-Zugang
- Vorbereiten von Medikamenten (Heparin, ASS, Nitrospray)

Sollte noch kein Notarzt alarmiert sein, muss dies umgehend geschehen.

Das Rettungsfachpersonal legt dem Patienten einen periphervenösen Zugang und schließt eine langsam tropfende Elektrolytinfusion zum Offenhalten des Venenzugangs an. Über den Zugang erfolgt die weitere **medikamentöse Therapie** durch den **Notarzt.** Zur Schmerzbekämpfung **(Analgesie)** kommen vor allem Analgetika vom Opiattyp (➤ 11.2.5) infrage. Besonders Morphin hat sich bewährt, weil es den Sauerstoffbedarf und die Vorlast am Herzen senkt. Um den Stress für den Notfallpatienten zu reduzieren und ihm seine Angst zu nehmen, ist ggf. eine Sedierung notwendig. Antihypertensiva sind vorsichtig einzusetzen, bis ein individueller Blutdruck, d. h. ein Blutdruck, an den der Patient gewöhnt ist, erreicht wird. Zur Hemmung der Thrombozytenaggregation werden standardmäßig 500 mg

ASS (➤ 11.2.5) und Antikoagulanzien (5000 I.E. Heparin, ➤ 11.2.12) gegeben. Zur Behebung von Herzrhythmusstörungen werden Antiarrhythmika eingesetzt (➤ 11.2.4).

Neben den genannten Maßnahmen haben sich in den letzten Jahren weitergehende, teils invasive Maßnahmen zur präklinischen und/oder klinischen Therapie etabliert. Zu nennen sind hier die

- Lysetherapie und
- Koronarintervention (Percutaneous Coronary Intervention, PCI),

von denen die Lysetherapie auch im Notarztwagen eingesetzt werden kann.

PCI und Lyse

Alle Patienten mit einem akuten Koronarsyndrom müssen in eine kardiologische Klinik mit der Möglichkeit zur intensivmedizinischen Überwachung und idealerweise einem **Herzkatheterlabor** transportiert werden. Da aber weniger als 50 % der deutschen Krankenhäuser über die Möglichkeit zur Primär-PCI verfügen und diese daher nicht flächendeckend in Deutschland verfügbar ist, muss die Entscheidung zur optimalen Therapie (Lyse contra PCI) im Einzelfall vom Notarzt unter Abwägung aller Umstände getroffen werden.

Perkutane Koronarintervention (PCI)

Als kausale Therapie des Myokardinfarkts ist die Reperfusion des betroffenen myokardialen Areals innerhalb von 90 Minuten nach Beginn der EKG-Diagnostik (sog. „medizinischer Erstkontakt") anzustreben. Die beste Reperfusionsstrategie hierzu ist die umgehend durchgeführte **invasive Sofortintervention** mittels eines Herzkatheters zur Öffnung und Reperfusion des verschlossenen Herzkranzgefäßes. Im Rahmen dieser Methode wird über die Leistenarterie ein steriler Katheter zum Herzen vorgeschoben, um eine mechanische Öffnung **(Rekanalisation)** des Gefäßes mit anschließender **Ballondilatation** zu ermöglichen.

Damit die Engstelle offen bleibt, wird in den meisten Fällen ein Stent implantiert. Einen Stent kann man sich als ein auf einen Ballon montiertes Maschendrahtröhrchen vorstellen. Wird der Stent in der Engstelle des Koronargefäß aufgedehnt, so drücken sich die Maschen ins Gefäßendothel und der Stent bleibt an Ort und Stelle verankert. Mit der Zeit wächst der Stent in das Koronargefäß ein.

Lysetherapie

Die Wirksamkeit der präklinischen Lysetherapie mit **Fibrinolytika** beim akuten Myokardinfarkt mit infarkttypischen ST-Hebungen bzw. neu aufgetretenem Linksschenkelblock und infarkttypischer Symptomatik ist durch zahlreiche Studien belegt. Der Nutzen des frühen Behandlungsbeginns für die Prognose des Infarktpatienten ist ebenfalls belegt. Generell ist die präklinische Lysetherapie nach heutigem Wissensstand nicht mit einer höheren Komplikationsrate als die innerklinische Lysetherapie behaftet, wenn sie an sehr präzise und hohe Auflagen gebunden ist. Sie scheint aber gegenüber der Koronarintervention nur dann einen Vorteil zu besitzen, wenn die PCI nicht innerhalb von 90 Minuten (Zeit ab sog. „medizinischem Erstkontakt") zu gewährleisten ist.

Voraussetzungen für die Einleitung einer Lysetherapie sind:

- STEMI < 6 Stunden
- Katheterintervention nicht innerhalb von 90 Minuten nach medizinischem Erstkontakt möglich
- Keine Kontraindikationen

Liegen die genannten Kriterien nicht vor, ist die Lysetherapie nicht indiziert. Ebenfalls nicht indiziert ist die Lyse bei Vorliegen von Kontraindikationen (➤ Tab. 13.2), die eine Durchführung der Lyse unmöglich machen.

Die präklinische Lysetherapie ist als therapeutische Option für den **Notarzt** zu verstehen und stellt einen Rettungsversuch des Patienten dar, wenn eine andere Therapie nicht zur Abwendung der Bedrohung führt. Neben der Therapie des ST-Strecken-Hebungsinfarkts (STEMI) gemäß den aktuellen Leitlinien umfasst die Indikation zur präklinischen Lysetherapie auch die fulminante Lungenembolie.

PRAXISTIPP

Bei der Therapie eines akuten Koronarsyndroms ist ein ruhiges und besonnenes Vorgehen entscheidend, um den Stress für den Notfallpatienten so gering wie möglich zu halten.

13

Tab. 13.2 Indikationsbeschränkungen zur Lysetherapie beim Myokardinfarkt

Absolute Kontraindikationen	• Operation oder Trauma innerhalb der letzten 3 Wochen • Apoplex innerhalb der letzten 2–3 Wochen • Magen-Darm-Blutung innerhalb der letzten 4 Wochen • Bekannte Blutungsneigung (hämorrhagische Diathese) • Hinweis auf Aortenaneurysma
Relative Kontraindikationen	• Blutverdünnende Therapie (Marcumar/Heparin) • TIA: in den letzten 6 Monaten intramuskuläre (i. m.) Injektion • Nicht komprimierbare Gefäßpunktion • Therapieresistente Hypertonie • Schwangerschaft

13.2.2 Kardiales Lungenödem

Das kardiale Lungenödem entsteht in der Folge einer dekompensierten akuten oder chronischen **Linksherzinsuffizienz** durch Rückwärtsversagen (➤ 13.1.1). Seröse Flüssigkeit aus den Blutkapillaren der Lungenstrombahn tritt in die Alveolen oder das Interstitium über. Die Flüssigkeit mischt sich in den Alveolen mit der Atemluft und bildet einen bläschenreichen, manchmal blutigen Schaum. Umgangssprachlich wird der Begriff „Wasser in der Lunge" verwendet. Das Ödem beeinträchtigt die Diffusionsvorgänge in den Alveolen und führt zu einer Minderversorgung des Organismus mit Sauerstoff.

Symptome

Die Patienten klagen über Dyspnoe und die Atemfrequenz ist meist beschleunigt (Tachypnoe). Trotz Einsatz der Atemhilfsmuskulatur (Orthopnoe) und schneller Atmung ist eine **Zyanose** zu beobachten. Der Notfallpatient im Lungenödem ist unruhig und ängstlich bis hin zur Todesangst. Beim beginnenden Lungenödem ist, ähnlich wie beim Asthma-Anfall (➤ 14.1.2), ein exspiratorisches Giemen mit verlängerter Ausatmung zu hören. Besonders imponierend sind die Rasselgeräusche während der Atmung, die schon auf Distanz zu hören sind. Rasselgeräusche sprechen dafür, dass die Flüssigkeit bereits in die Alveolen übergetreten ist. Manchmal kann ein fleischwasserfarbener **Auswurf** beobachtet werden. Die Haut ist blass, zyanotisch, kalt und schweißig, der Puls tachykard. Im EKG können gelegentlich Herzrhythmusstörungen beobachtet werden. Der Blutdruck ist initial häufig erhöht (Hypertonie).

Basismaßnahmen

Das Therapieziel ist die **Entlastung des Herzens** durch Vorlastsenkung und die Herzkraftsteigerung durch Erhöhung des Sauerstoffangebots.

Die Basismaßnahmen konzentrieren sich zuerst auf die Sicherung der Vitalfunktionen. Freimachen und Freihalten der Atemwege (z. B. durch Absaugen des Schaums) haben neben der umgehenden Gabe von Sauerstoff oberste Priorität. Der Patient wird, wenn er bei Bewusstsein ist, zur Vorlastsenkung mit erhöhtem Oberkörper und herabhängenden Beinen gelagert. Die Durchführung eines unblutigen Aderlasses (➤ Abb. 13.8) führt zu einer zusätzlichen Verminderung des venösen Rückstroms zum Herzen (s. Praxistipp). Weiterhin erfolgt ein umfassendes und kontinuierliches **Monitoring** von EKG, Blutdruckmessung und Pulsoxymetrie. Ständig müssen die Atemfrequenz und -tiefe sowie die Bewusstseinslage beobachtet werden. Sollte noch kein **Notarzt** alarmiert sein, ist dies spätestens jetzt nachzuholen.

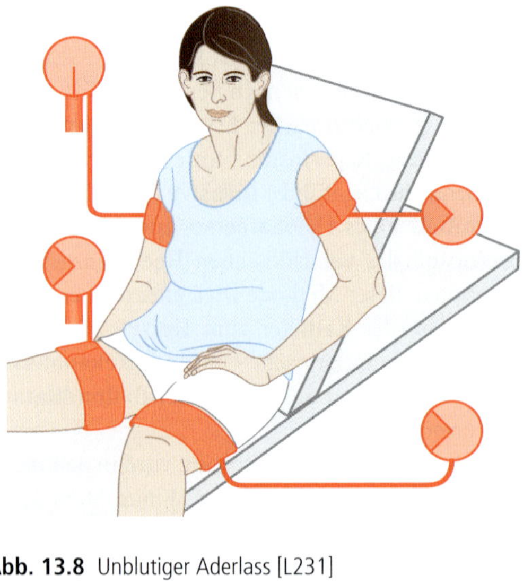

Abb. 13.8 Unblutiger Aderlass [L231]

PRAXISTIPP

Zur Durchführung eines unblutigen Aderlasses werden an allen vier Extremitäten Blutdruckmanschetten (oder Staubänder) angelegt, von denen jeweils drei auf Werte zwischen dem diastolischen und dem systolischen Druck aufgepumpt werden. Die vierte Druckmanschette bleibt drucklos. Dadurch wird der venöse Rückstrom zum Herzen reduziert und die Vorlast am Herzen gesenkt. Damit es nicht zum Auftreten von Thrombosen kommt, muss spätestens alle 10 Minuten der Druck abgelassen und eine andere Extremität gestaut werden. Niemals alle Manschetten gleichzeitig öffnen, wenn einmal mit dieser Maßnahme begonnen wurde!

Der **Notarzt** setzt die Maßnahmen des Rettungsfachpersonals fort und ergänzt diese durch die weiterführende medikamentöse Therapie. Zur Standardtherapie des kardialen Lungenödems gehört die Gabe von Nitroglyzerin (➤ 11.2.18), das in niedriger Dosierung die Vorlast und in höherer Dosierung die Nachlast (➤ 3.1.3) am Herzen senkt (Cave: Blutdruckabfall). Die Gabe von Diuretika (➤ 11.2.14) vermindert das zirkulierende Blutvolumen durch eine vermehrte Flüssigkeitsausscheidung über die Nieren. Morphium (➤ 11.2.5) kann sinnvoll zur Senkung des myokardialen Sauerstoffverbrauchs und zur Schmerztherapie eingesetzt werden. Zudem senkt es ebenfalls die Vorlast und lindert die Atemnot. Herzrhythmusstörungen (➤ 7.5, ➤ 13.2.4) und Hypertonie werden symptomatisch behandelt. Im kardiogenen Schock (➤ 9.3.3) werden ggf. Katecholamine (➤ 11.2.2) eingesetzt.

13.2.3 Hypertone Krise/hypertensiver Notfall

Die **Europäische Gesellschaft für Hypertonie (European Society of Hypertension, ESH)** nimmt eine Einteilung der Hypertonie nach der Höhe des Blutdruckwerts vor. Von einer arteriellen Hypertonie (Bluthochdruck) ist nach der ESH dann auszugehen, wenn drei Messungen an drei verschiedenen Tagen erhöhte Blutdruckwerte über 140/90 mmHg ergeben.

Der **hypertensive Notfall** ist durch einen plötzlichen, für den Patienten ungewöhnlich hohen Blutdruck **mit** dadurch bedingten **Störungen einzelner oder mehrerer Organe** (ZNS, Herz-Kreislauf) und deren Funktionseinschränkung gekennzeichnet. Häufig bedingt die Blutdruckentgleisung zerebrale Symptome und/oder ein akutes Koronarsyndrom. Die Erkrankung ist zeitkritisch und erfordert schnelles medizinisches Einschreiten. Entscheidend ist hier nicht die absolute Blutdruckhöhe, sondern die Schnelligkeit und das Ausmaß des Blutdruckanstiegs.

Die **hypertensive Krise** dagegen ist durch einen für den Patienten ungewöhnlich hohen Blutdruck **ohne** dadurch bedingte **Organstörungen** oder Funktionseinschränkungen gekennzeichnet und erfordert in der Regel kein zeitkritisches notfallmedizinisches Einschreiten.

MERKE

Eine hypertensive Krise kann unvermittelt in einen hypertensiven Notfall übergehen, wobei Patienten mit vorbestehenden Gefäßerkrankungen besonders gefährdet sind.

In etwa 90 % aller Fälle ist die Ursache für den Bluthochdruck unbekannt **(essenzielle oder primäre Hypertonie).**

Sekundäre Formen des Bluthochdrucks können z. B. ausgelöst werden durch:

- Nierenerkrankungen (➤ 20.4)
- Schilddrüsenerkrankungen
- Herz-Kreislauf-Erkrankungen (z. B. Arteriosklerose, ➤ 13.1.2)

Symptome

Das **Leitsymptom** der Hypertension ist der hohe Blutdruck, teilweise mit Werten von weit über 200 mmHg systolisch. Durch den hohen Blutdruck können Hirnfunktionen und kardiale Funktionen beeinträchtigt werden. Anzeichen des hypertensiven Notfalls sind:

- Hochroter Kopf
- Nasenbluten (Epistaxis)
- Kopfschmerzen, Schwindel, Sehstörungen
- Übelkeit, Erbrechen
- Angst
- Bewusstseinsstörungen bis zu zerebralen Krämpfen

Basismaßnahmen

Die Hypertension wird durch **Blutdruckmessung** diagnostiziert. Die Senkung des Blutdrucks ist das therapeutische Ziel. Der Betroffene wird mit erhöhtem Oberkörper gelagert und erhält mindestens 4 Liter Sauerstoff. Bei instabilen Patienten, d. h. z. B. beim Auftreten von Komplikationen wie akutem Koronarsyndrom, Lungenödem oder Schlaganfall, muss der Notarzt nachgefordert werden. Das **Basismonitoring,** wie EKG und kontinuierliche Blutdruckmessung, wird durchgeführt. Eine Medikamentengabe erfolgt nicht durch das Rettungsfachpersonal, sondern ist dem **Notarzt** und dem Notfallsanitäter nach regionalen Standards vorbehalten. Dieser wird den systolischen Blutdruck auf Werte von 160–180 mmHg und den diastolischen Blutdruck auf Werte unter 110 mmHg senken. Eine abrupte Blutdrucksenkung muss vermieden werden, da sie zu Minderdurchblutungen am Herzen und im Gehirn führen kann. Sinkt der Blutdruck auf patientenbezogene normotone Werte, verschwinden auch meistens die kardialen und neurologischen Begleiterscheinungen und der Patient fühlt sich insgesamt besser.

13.2.4 Vasovagale Synkope/ Orthostase

Eine **vasovagale Synkope, orthostatische Dysregulation** oder **Orthostase** ist ein flüchtiger Bewusstseinsverlust. Auslöser ist ein durch langes Stehen verursachtes „venöses Pooling" (Blut versackt in den Beinen), wodurch sich die Vorlast am Herzen und mit ihr Schlagvolumen und Blutdruck verringern. Nach kurzzeitiger Gegenregulation durch Sympathikusaktivierung (➤ 3.3.5) führt die Erhöhung der Herzfrequenz bei gleichzeitiger schlechter Füllung des Herzens mit Blut (übersteigerte Kontraktilität) zu einer erneuten Gegenregulation durch Vagusreiz (Parasympathikusaktivierung, ➤ 3.3.5). Die Herzfrequenz nimmt ab, die Blutgefäße erweitern sich und das Gehirn wird im Stehen nur noch gering durchblutet. Als Folge tritt eine kurzzeitige **Bewusstlosigkeit** auf und der Patient kollabiert. Ist in horizontaler Lage die Perfusion im Gehirn wiederhergestellt, kommen die Betroffenen wieder zu Bewusstsein.

Erfolgt die Synkope ohne Vorboten (Prodomi), z. B. Schwindel, Schweißausbruch, Punkte sehen, Wärmegefühl o. Ä., besteht der Verdacht auf eine **arrhythmogene/kardiale Synkope.** Hier kommt es durch schwere Herzrhythmusstörungen (z. B. Kammertachykardie, ➤ 7.5.2; AV-Block III. Grades, ➤ 3.1.1; Hierarchie der Erregungsbildung) für einige Sekunden zu einer fehlenden Herzdurchblutung mit einem funktionellen Herzstillstand. Der Verdacht auf eine kardiale Synkope erfordert eine zwingende Einweisung in die Klinik unter EKG-Monitoring.

Symptome

Gemeinsame Symptome sind Blutdruckabfall und kurzzeitiger Bewusstseinsverlust. Die Herzfrequenz variiert je nach Zeitpunkt der Messung, während der Synkope eher bradykard, danach reflektorisch als Tachykardie.

Patienten mit einer **vasovagalen Synkope** beschreiben ein Schwindelgefühl, „Schwarzwerden" vor den Augen und „weiche Knie". Bei den betroffenen Personen können vorab Hautblässe und Kaltschweißigkeit beobachtet werden.

Patienten mit einer **arrhythmogenen/kardialen Synkope** kollabieren unerwartet aus dem Wohlbefinden heraus.

Basismaßnahmen

Die Basismaßnahmen werden durch ein kontinuierliches **Monitoring** mit EKG, Blutdruckmessung und Pulsoxymetrie unterstützt. Ist der Patient bewusstlos oder kreislaufinstabil, müssen der Notarzt – soweit noch nicht geschehen – nachgefordert und die Atemwege freigemacht und freigehalten werden. Eine stabile Seitenlage ist bei Bewusstlosigkeit selbstverständlich durchzuführen. Bei ansprechbaren Personen werden die Beine hochgelagert **(Schocklage).** Der Patient erhält etwa 4 Liter Sauerstoff pro Minute. Um eine Hypoglykämie sicher ausschließen zu können, muss eine Blutzuckermessung erfolgen.

Sollte ein **Notarzt** hinzugerufen worden sein, ergänzt dieser die Erstmaßnahmen durch Medikamentengabe. Bei Vorliegen einer Bradykardie wird ein Parasympatholytikum (Atropin, ➤ 11.2.15) zur Anwendung kommen. Im Falle einer orthostatischen Dysregulation mit Hypotonie ist die zügige Infusion von balancierten Vollelektrolylösungen (➤ 11.2.17) das Mittel der Wahl. Nur in seltenen

Fällen müssen Katecholamine zur Kreislaufstabilisierung eingesetzt werden.

Ein Transport in die Klinik ist grundsätzlich anzustreben, um gefährliche Ursachen (z. B. arrhythmogene Synkope, Lungenembolie, ➤ 13.2.5) oder Verletzungsfolgen des synkopalen Sturzes auszuschließen.

13.2.5 Gefäßverschlüsse

Bei Gefäßverschlüssen wird zwischen Thrombosen und Embolien unterschieden.

Eine **Thrombose** ist durch eine Blutpfropfbildung an einem vorgeschädigten Gefäß gekennzeichnet. Thrombosen entstehen durch Gefäßwandveränderungen, Gefäßwandkompression, Gefäßeinengung oder Gefäßverletzung. Thromben haben immer Kontakt zur Gefäßwand. Ihr Entstehungsort ist gleichzeitig immer auch der Verschlussort. Typischerweise treten Thrombosen an den großen Bein- und Beckenvenen auf (➤ Abb. 13.9).

Unter einer **Embolie** wird die Verschleppung körpereigener oder -fremder Stoffe (Blutgerinnsel, Gewebefetzen, Fett oder Gas) verstanden (➤ Abb. 13.10). Der Entstehungsort der **Embolie** (Singular: **Embolus**) ist nie der Verschlussort, d. h., von den Emboliequellen im Herzen und den großen Blutgefäßen fließt der Embolus bis zu einem entfernt gelegenen Ort im Körper, an dem er seine Verschlusswirkung entfaltet.

MERKE

Ein Thrombus kann zum Embolus werden, sobald sich der Thrombus am Entstehungsort löst und durch den Blutstrom mitgerissen wird (Thromboembolie).

MERKE

Sowohl Embolien als auch Thrombosen führen zu einer Verstopfung der Blutgefäße.

Arterieller Gefäßverschluss

Unter einem peripheren arteriellen Gefäßverschluss wird eine akut einsetzende, schwere **Durchblutungsstörung einer Extremitätenarterie** verstanden. Der Verschluss einer Extremitätenarterie ist der häufigste angiologische Notfall, der jedoch in zahlreichen Fällen nicht als solcher erkannt wird. Als Ursache kommen überwiegend Embolien durch verschlepptes Material aus der linken Herzhälfte (90 %), aber auch lokale Thrombosen im Bereich einer arteriosklerotischen Plaque infrage (➤ Abb. 13.10).

Die verminderte oder fehlende Gewebedurchblutung **(inkomplette bzw. komplette Ischämie)** führt nach einer gewissen Zeit zum Zelltod in den dem Verschluss nachgeschalteten Körperregionen. Bei kompletter Ischämie beträgt die Ischämietoleranz etwa sechs bis acht Stunden.

Symptome

Die auf einen peripheren arteriellen Verschluss hinweisenden Symptome werden unter dem Schlagwort „die 6 Ps" zusammengefasst. Sie sind allerdings nur bei einem kompletten arteriellen Gefäßverschluss vollständig vorhanden. Dabei steht jedes „P" für ein eigenes Symptom:

- **P** ain: Schmerzen
- **P** allor: Blässe (typischerweise kalt)
- **P** aresthesia: Gefühlsstörungen, Taubheit
- **P** ulselessness: Pulslosigkeit
- **P** aralysis: Lähmung mit Bewegungsunfähigkeit
- **P** rostration: zunehmendes Krankheitsgefühl

Basismaßnahmen

Als Basismaßnahme wird die betroffene Extremität tiefgelagert, um die Durchblutung in den betroffenen Geweben über benachbarte Arterien (Umgehungskreisläufe = **Kollateralkreisläufe**) durch Erhöhung des Perfusionsdrucks aufrechtzuerhalten.

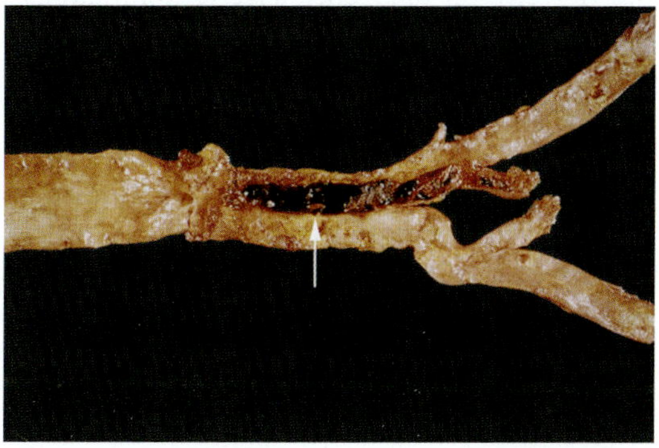

Abb. 13.9 Arterieller Gefäßverschluss (siehe Pfeil) [K107]

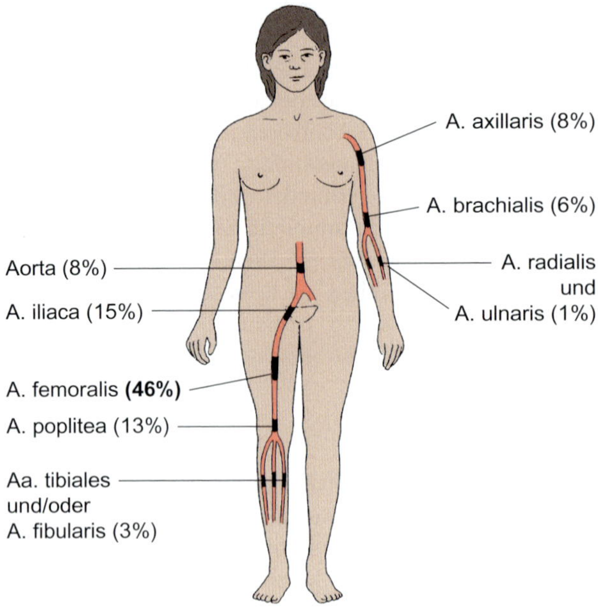

Abb. 13.10 Lokalisation und Häufigkeit embolischer Arterienverschlüsse [L157]

Weiterhin sollte die Gliedmaße unterpolstert werden. Alternativ kann auch ein locker gewickelter Watteverband angelegt werden. Der Oberkörper des Patienten wird hochgelagert. Die Basisparameter (Blutdruck, Herzfrequenz, SpO_2, EKG) werden erhoben und regelmäßig kontrolliert. Bei starken Schmerzen muss der Notarzt zur Analgesie nachgefordert werden.

Die **erweiterte Therapie** besteht neben der Anlage eines periphervenösen Zugangs in der Hauptsache aus einer ausreichenden Schmerzbekämpfung, der Volumenzufuhr bei Schockzeichen und der Blutgerinnungshemmung durch den **Notarzt.**

Venöser Gefäßverschluss

Periphere venöse Gefäßverschlüsse sind Venenthrombosen **(Phlebothrombosen).** Neben den Venen der oberen Extremitäten sind vor allem die tiefen Bein- und Beckenvenen betroffen (➤ Abb. 13.11). Die Thrombosebildung wird durch folgende **innere Faktoren** verursacht **(Virchow-Trias):**

- Veränderte Blutströmung, insbesondere Verlangsamung (z. B. Krampfaderleiden)
- Veränderungen der Gefäßwand durch Entzündung, Arteriosklerose oder Trauma

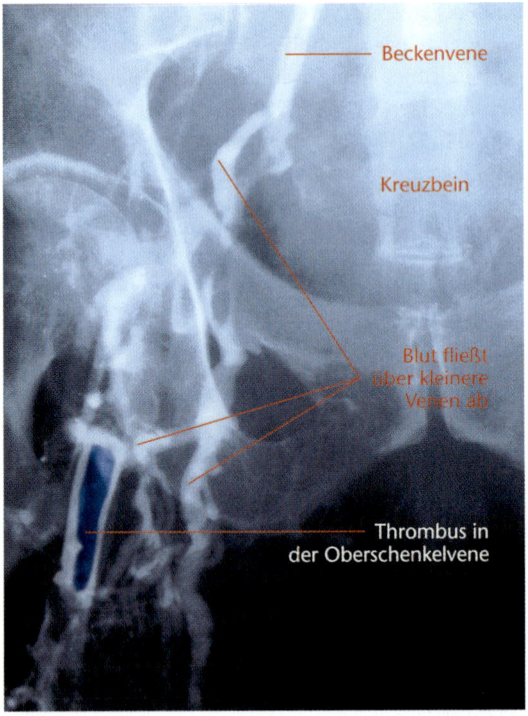

Abb. 13.11 Venenthrombose der rechten Becken- und Oberschenkelvene. Das Kontrastmittel fließt über Umwege in die Beckenvene ab. Die Konturen der Oberschenkelvene sind gerade noch erkennbar. Da ihr Lumen fast völlig mit dem Thrombus gefüllt ist, fließt kaum Kontrastmittel durch das Gefäß. [T170]

- Veränderung der Bluteigenschaften, z. B. durch gestörte Blutgerinnung

Äußere begünstigende **Faktoren** sind z. B.:

- Immobilität, Bettlägerigkeit
- Langes und beengtes Sitzen im Pkw, im Bus und bei Flugreisen
- Infektion und Trauma
- Einnahme der „Pille" zur Schwangerschaftsverhütung

Symptome

Unterhalb des venösen Verschlusses ist die betroffene Gliedmaße geschwollen **(Ödem)** und druckschmerzempfindlich. Bei einer Beckenvenenthrombose reicht das Ödem bis in die Leiste hinein. Die Haut ist bläulich **(livide)** oder rötlich verfärbt und warm.

Basismaßnahmen

Die Basismaßnahmen umfassen die **Immobilisation** des Patienten. Die betroffene Gliedmaße wird horizontal gelagert und unterpolstert. Jede unnötige Bewegung an der Extremität muss vermieden werden. Unumgängliche Manipulationen dürfen nur langsam und sehr vorsichtig erfolgen, um eine Mobilisierung des Thrombus zu verhindern. Ein EKG wird zur Überwachung angelegt. Herzfrequenz, Sauerstoffsättigung sowie Blutdruck werden regelmäßig überprüft.

ACHTUNG

Löst sich ein Thrombus aus den tiefen Bein- und Beckenvenen, wird er als Embolus über den venösen Rückfluss zur rechten Herzhälfte (➤ 3.1.3) in die Lungenstrombahn verschleppt und löst dort eine lebensbedrohliche Lungenembolie aus.

Wird ein **Notarzt** hinzugezogen, gehören die Anlage eines Venenzugangs an einer nicht betroffenen Extremität, intravenöse Schmerztherapie und die Heparinisierung des Patienten zu seinen Aufgaben.

Lungenembolie

Die Lungenembolie ist die akute oder wiederkehrende **Verlegung der Lungenstrombahn** und ihrer Äste durch Blutgerinnsel aus dem venösen Gefäßsystem, meist aus den tiefen Bein- und Beckenvenen. Der plötzliche Verschluss von Lungenarterien – sie leiten sauerstoffarmes Blut aus der rechten Herzkammer in die Lunge – führt zu einem Blutrückstau im Bereich vor diesem Verschluss und belastet nachfolgend die rechte Herzhälfte. Zunächst versucht das rechte Herz, durch kurzfristige Steigerung von Herzkraft und Schlagvolumen die Volumenbelastung auszugleichen. Der Kompensationsmechanismus erschöpft sich jedoch bald und der Blutdruck im Lungenkreislauf steigt an. Folge ist eine akute **Rechtsherzinsuffizienz.** Außerdem führt der reduzierte Blutstrom zur linken Herzhälfte zu einer Hypotonie im arteriellen System mit unterschiedlich stark ausgeprägter Schocksymptomatik. Neben den kardiozirkulatorischen Störungen ist auch der Gasaustausch in den mit Blut unterversorgten Lungenbereichen gestört (➤ Abb. 13.12). Es bildet sich eine Hypoxie im gesamten Organismus.

Je größer das verlegte Lungenstromgebiet ist, desto schwerwiegender sind die zu erwartenden **Komplikationen:**

- Rechtsherzinsuffizienz
- Kardiogener Schock
- Herzversagen
- Hypoxie

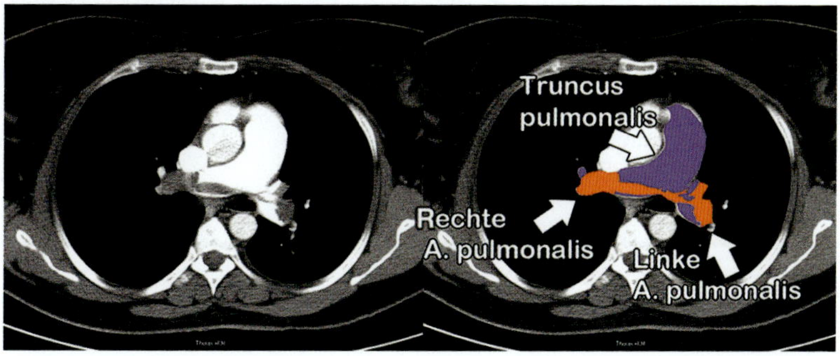

Abb. 13.12 Schnittbild einer CT-Angiografie bei fulminanter Lungenembolie mit über der Bifurkation der Pulmonalarterien „reitendem" Thrombus und subtotaler Verlegung beider Pulmonalarterien. Rechts: violett = Blut, orange = Thrombus [P100]

Symptome

Die Symptome sind abhängig von der Größe des betroffenen Gebietes der Lungenstrombahn. Sie werden oft nicht rechtzeitig erkannt und behandelt, weil sie **zu 80 % ohne Beschwerden** verlaufen. Je nach Größe des betroffenen Gebietes sind die Patienten unruhig und haben Angst. Es können Dyspnoe und **Tachykardie,** gelegentlich begleitet von Husten mit z. T. blutigem Auswurf und atemabhängigem Thoraxschmerz, auftreten. Gestaute Halsvenen gelten als Zeichen der Rechtsherzbelastung. In ausgeprägter Form kommt es zusätzlich zu Kreislaufzentralisierung und Blutdruckabfall bis hin zum Herz-Kreislauf-Stillstand.

Basismaßnahmen

Wegweisend ist die **Anamneseerhebung.** Besonders Vorerkrankungen, z. B. tiefe Beinvenenthrombose, und Risikofaktoren müssen erfragt werden.
Die Basismaßnahmen umfassen:

- Kontrolle und Sicherung der Vitalfunktionen
- Kontinuierliches Monitoring: EKG, Blutdruck, Pulsoxymetrie
- Bei erhaltenem Bewusstsein: Lagerung mit erhöhtem Oberkörper
- Sauerstoffgabe in Abhängigkeit von der Sauerstoffsättigung (z. B. 10 Liter/Minute über Maske)
- Notarzt alarmieren
- Vorbereiten von Infusion und Medikamenten

Der **Notarzt** wird einen venösen Zugang sichern und die weitere medikamentöse Therapie einleiten. Aufgrund der Rechtsherzinsuffizienz erfolgt eine vorsichtige Volumengabe mit balancierten Vollelektrolylösungen (➤ 11.2.17). Der Blutdruck muss schon deshalb angehoben werden, um die Durchblutung der rechten Herzkranzarterie zu verbessern und die Ischämie des rechten Ventrikels zu beseitigen. Zur Schmerzbekämpfung und zur Senkung des Sauerstoffbedarfs am Herzen werden ein Opiat (z. B. Morphium, ➤ 11.2.5) sowie zur Sedierung und Anxiolyse ein Sedativum (z. B. Dormicum, ➤ 11.2.1) eingesetzt. Um eine weitere Embolisierung zu verhindern, wird Heparin (➤ 11.2.12) verabreicht. Katecholamine (➤ 11.2.2) werden erst im Anschluss an eine vorsichtige Volumengabe verwendet.

Wiederholungsfragen

1. Nennen Sie Möglichkeiten, die Herzinsuffizienz einzuteilen. (➤ 13.1.1)
2. Definieren Sie den Begriff der Arteriosklerose. (➤ 13.1.2)
3. Welche Krankheiten können aus einer Arteriosklerose resultieren? (➤ 13.1.2)
4. Beschreiben Sie den Begriff der koronaren Herzkrankheit und nennen Sie die akuten Erscheinungsbilder. (➤ 13.1.3)
5. Welche entzündlichen Herzerkrankungen werden unterschieden? (➤ 13.1.4)
6. Definieren Sie den Begriff des akuten Koronarsyndroms und erläutern Sie die Komplikationen. (➤ 13.2.1)
7. Nennen Sie die Symptome beim akuten Koronarsyndrom und beschreiben Sie die Therapie. (➤ 13.2.1)
8. Wie entsteht ein kardiales Lungenödem? Erläutern Sie die Symptome und beschreiben Sie das therapeutische Vorgehen. (➤ 13.2.2)
9. Was ist eine Hypertonie? (➤ 13.2.3)
10. Nennen Sie Ursachen und Symptome des hypertensiven Notfalls und erläutern Sie die Therapie. (➤ 13.2.3)
11. Nennen Sie Unterschiede zwischen einer Embolie und einer Thrombose. (➤ 13.2.5)
12. Welche „6 Ps“ werden beim peripheren arteriellen Verschluss unterschieden? (➤ 13.2.5)
13. Beschreiben Sie die Unterschiede in der Therapie zwischen einem peripheren arteriellen und einem venösen Verschluss. (➤ 13.2.5)
14. Was geschieht bei der Lungenembolie? Nennen Sie die Symptome und erläutern Sie die Therapie. (➤ 13.2.5)

KAPITEL

14 Respiratorische Notfälle

Jürgen Luxem

Eine Störung der Atmung wird als **respiratorische Insuffizienz** bezeichnet. Das Leitsymptom der Atemstörung ist die Atemnot. Unabhängig von der Ursache besteht immer die Gefahr einer Unterversorgung des Organismus mit Sauerstoff **(Hypoxie),** des Bewusstseinsverlustes und des Atemstillstandes **(Apnoe).**

14.1 Erkrankungen der Atmungsorgane

14.1.1 COPD

Die Bezeichnung COPD (Chronic Obstructive Pulmonary Disease) ist ein Sammelbegriff für **chronisch obstruktive und fortschreitende Lungenerkrankungen,** die durch Husten, vermehrten Auswurf von zähem, glasigem Schleim und Atemnot unter körperlicher Belastung gekennzeichnet sind. Dabei sind die Atemwege verengt und vor allem die Ausatmung ist behindert. Diese Atemwegsenge lässt sich mit Medikamenten nicht mehr vollständig zurückbilden. Im Rahmen der COPD treten in erster Linie zwei Krankheitsbilder gemeinsam auf:

- die chronische Bronchitis und
- das Lungenemphysem.

Die **chronische Bronchitis** ist eine dauerhafte Entzündung, die von der Weltgesundheitsorganisation (WHO) als chronischer Husten mit und ohne Auswurf definiert wird, der an den meisten Tagen eines Jahres, mindestens aber je drei Monate lang in zwei aufeinanderfolgenden Jahren auftritt.

Das **Lungenemphysem** ist eine nicht rückbildungsfähige **(irreversible)** Überblähung der Lunge, die zu einer Einschränkung der wichtigsten Lungenfunktionen führt – der Versorgung des Körpers mit Sauerstoff und der Abgabe von Kohlendioxid aus dem Körper in die Umgebungsluft. Zusätzlich zur Überblähung der Lunge kommt es beim Lungenemphysem zu einer Zerstörung von Lungenstrukturen in den Lungenbläschen.

Die COPD ist die **häufigste Atemwegserkrankung.** Sie entwickelt sich infolge einer jahrelangen Belastung der Lunge bzw. Bronchialschleimhaut durch eingeatmete schädliche Stoffe (z. B. Zigarettenrauch). Die Bezeichnung COPD wurde gewählt, um die chronisch obstruktive Bronchitis und das Lungenemphysem vom **Asthma bronchiale** abzugrenzen. Asthma und COPD haben auf den ersten Blick zwar sehr ähnliche Symptome, sind aber zwei ganz verschiedene Krankheiten. Erste Unterschiede zeigen sich schon bei der **Ursache:** Zigarettenrauchen ist als Ursache des Asthmas bisher nicht belegt, gilt aber als Hauptursache der COPD. Das Asthma beginnt in der Kindheit und Jugend, die COPD entwickelt sich im höheren Lebensalter. Die Atemnot beim Asthma tritt anfallsartig auf, bei COPD unter Belastung. Der Verlauf der Atemwegsenge und auch der Erkrankung ist beim Asthma wechselhaft und episodisch, bei der COPD ist es eine dauerhafte Beeinträchtigung, die von Jahr zu Jahr immer stärker wird. Die Enge der Atemwege lässt sich beim Asthma in der Regel gut zurückbilden, bei der COPD kaum. Asthmatiker sprechen bei der Langzeitbehandlung, im Gegensatz zum Großteil der COPD-Patienten, gut auf inhalierbares Kortison an.

Symptome und Krankheitsfolgen (Cor pulmonale)

Typische Symptome einer COPD sind:

- Produktiver Husten (überwiegend morgens, „Raucherhusten")
- Belastungsdyspnoe, Zyanose an den Lippen und Fingern (Akrozyanose)
- Später auch Ruhedyspnoe
- Verlängerte Ausatmung mit Giemen und Brummen
- Leises Atemgeräusch

Der erhöhte Strömungswiderstand in den tiefen Atemwegen verursacht eine Sauerstoffunterversorgung **(Hypoxie)** in den zu gering oder nicht ventilierten Alveolen. Der Patient versucht, die Luft unter Kraftanstrengung auszuatmen. Dabei werden die kleinen Bronchien weiter eingeengt. Dadurch kann die Ausatemluft aus den Alveolen nicht oder nur erschwert entweichen. So überblähen die Alveolen allmählich. Infolgedessen verengen sich die Kapillaren des Lungenkreislaufs (➤ 3.1.3). Folgen sind eine Erhöhung des Gefäßwiderstandes und ein gestörter Blutfluss in der Lunge **(pulmonale Hypertonie).** Das Blut staut sich bis zur rechten Herzhälfte zurück, die linke Herzhälfte erhält zu wenig oxygeniertes Blut aus der Lunge. Außerdem muss die rechte

Herzhälfte gegen einen zunehmenden Widerstand arbeiten. Bei einer über viele Jahre bestehenden COPD entwickelt sich eine chronische Rechtsherzbelastung. Der rechte Ventrikel dehnt **(Dilatation)** oder vergrößert sich, ohne an Muskelmasse zuzulegen **(Hypertrophie).** Diese Form der Rechtsherzinsuffizienz (➤ 13.1.1) wird chronisches **Cor pulmonale** („Lungenherz") genannt.

Basismaßnahmen

Die wichtigste Maßnahme ist das **Vermeiden** einer Exposition mit den schädlichen Stoffen, z. B. durch Einstellung des Zigarettenrauchens. Die **medikamentöse Langzeitbehandlung** orientiert sich am Schweregrad der Erkrankung und wird durch den Hausarzt bzw. Lungenfacharzt durchgeführt.

14.1.2 Asthma bronchiale

Das Asthma bronchiale **(Bronchialasthma)** ist eine Krankheit, die durch anfallsartig auftretende, schwere Atembeschwerden mit Zyanose gekennzeichnet ist. Die schwere Atemnot des Asthma bronchiale ist durch eine Trias charakterisiert:

- Verdickung der die Atemwege auskleidenden Schleimhaut **(Schleimhautschwellung)**
- Kontraktion der Bronchialmuskulatur **(Bronchospasmus)**
- Übermäßige Schleimabsonderung **(Hypersekretion).**

Schleimhautschwellung, Bronchospasmus und Hypersekretion führen insgesamt zu einer Zunahme des Atemwegswiderstandes und werden als **Bronchialobstruktion** bezeichnet (➤ Abb. 14.1). Diese Hindernisse beeinträchtigen vorwiegend die Ausatmung **(Exspiration).** Das Bronchialasthma wird durch unterschiedliche Faktoren einzeln oder gemeinsam ausgelöst.

Ausgehend von den **auslösenden Faktoren,** wird zwischen einem allergischen (extrinsic) und nichtallergischen (intrinsic) Asthma bronchiale unterschieden. Beim allergischen **(extrinsic)** Asthma bronchiale ist die Reaktion der IgE-Antikörper die alleinige Ursache für die Erkrankung. Durch den Kontakt mit einem Allergen reagieren die Mastzellen mit der massenhaften Ausschüttung von Histamin.

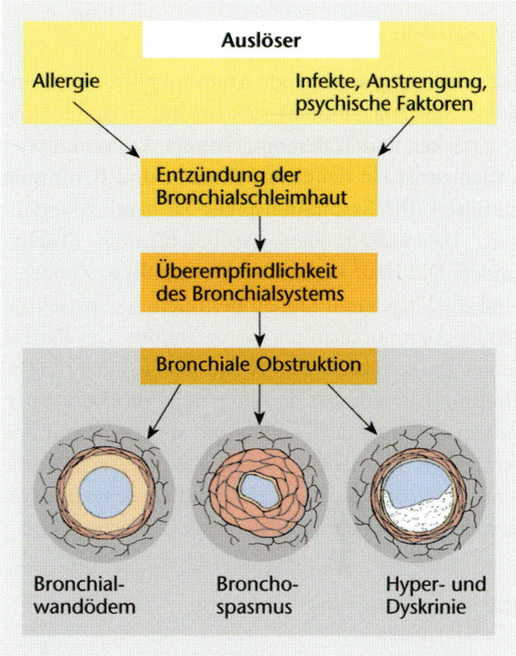

Abb. 14.1 Pathogenese des Asthma bronchiale [A400]

Auslöser für ein **allergisches Asthma bronchiale** sind:

- Inhalationsallergene, z. B. Blütenpollen, Mehlstaub oder Hausstaubmilben
- Medikamente, z. B. Antibiotika, ASS, Röntgenkontrastmittel
- Nahrungsmittel, insbesondere Eiweiße und Konservierungsmittel
- Insektengifte, z. B. von Bienen und Wespen

Beim allergischen Asthma bronchiale kann eine familiäre gesteigerte Empfindlichkeit gegen Umweltallergene bestehen **(Atopie)** und an die Nachkommen vererbt werden. Das allergische Asthma ist die häufigste Form des Asthma bronchiale in der Jugend.

Mit dem Begriff des nichtallergischen **(intrinsic)** Asthma bronchiale werden dagegen alle Formen der Erkrankung ohne allergische Ursache erfasst. Es handelt sich zumeist um Virusinfektionen und unspezifische Reize, z. B. körperliche Belastungen.

Auslöser eines **nichtallergischen Asthma bronchiale** sind:

- Atemwegsinfekte
- Körperliche Belastung
- Kälteexposition, Rauch, Nebel
- Angst, Stress

Symptome

Die anfallsartig auftretende **Atemnot** gilt als Leitsymptom. Sie verschlimmert sich besonders durch Hustenattacken und Todesangst. Bei der Ausatmung des Patienten ist ein deutliches **Giemen und Brummen** zu hören. Die Exspirationsphase ist deutlich verlängert. Die Atemfrequenz ist beschleunigt **(Tachypnoe).** Die Haut verfärbt sich zyanotisch. Zunächst sind die Finger und Lippen betroffen, bei fortschreitender Atemnot auch der Körperstamm. Der Patient atmet unter Einsatz der Atemhilfsmuskulatur **(Orthopnoe).** Dazu sitzt er mit erhöhtem Oberkörper, drückt die Brust nach außen und stützt sich mit den Armen nach hinten ab. Hypertonie und Tachykardie sind Ausdruck der Stressreaktion. Gestaute Halsvenen deuten auf eine akute Rechtsherzbelastung hin.

Basismaßnahmen

Die Basismaßnahmen beim Asthma bronchiale müssen die Oberkörperhochlagerung, die vorsichtige Sauerstoffgabe von 2–4 l/min über eine Nasensonde, die Beruhigung des Patienten und das kontinuierliche **Monitoring** (EKG, Blutdruck, Pulsoxymetrie) umfassen. Der Patient sollte zur **Lippenbremse** (➤ Abb. 14.2) angehalten werden, wodurch ein positiver Gegendruck in den Atemwegen erzeugt wird, der der Bronchialobstruktion entgegenwirkt. Die Notarzt-Alarmierung muss so schnell wie möglich erfolgen.

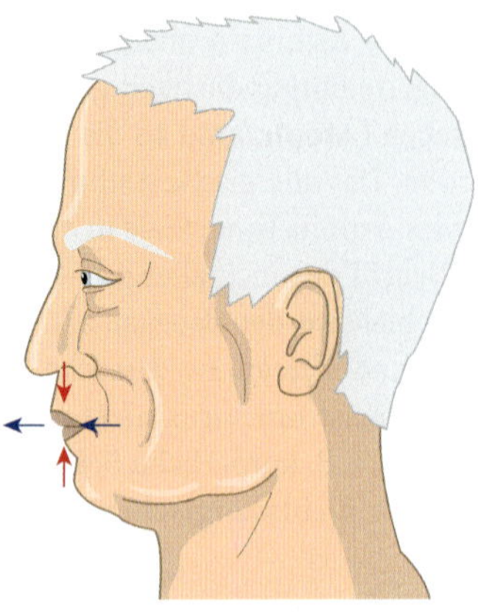

Abb. 14.2 Lippenbremse: Durch Aufeinanderpressen der Lippen bei der Ausatmung wird ein positiver Druck in den Atemwegen erzeugt. [L138]

Der **Notarzt** setzt die Maßnahmen des Rettungsfachpersonals fort. Er wird einen venösen Zugang anlegen und die weiterführende medikamentöse Therapie einleiten. Diese muss sich am klinischen Bild und an der Schwere der Atemwegsobstruktion orientieren. Die Infusion balancierter Vollelektrolytlösungen (➤ 11.2.17) wird das Abhusten des zähen Schleims erleichtern. Eine Erweiterung der Bronchien erfolgt durch Gabe von kurzwirksamen β_2-Sympathikomimetika (➤ 11.2.9) in Kombination mit kurzwirksamen Anticholinergika. Die Anticholininergika (z. B. Atrovent®) hemmen die parasympatischen Nerven an den Bronchien. Beide Medikamente werden inhalativ über eine Verneblermaske verabreicht. Systemische Kortisonpräparate (z. B. Solu-Decortin H®, ➤ 11.2.16) wirken Schleimhaut abschwellend und reduzieren die Schleimproduktion. Bei starker Unruhe oder Todesangst wird der Notarzt eine vorsichtige Sedierung mit Promethazin (z. B. Atosil®) oder Midazolam (z. B. Dormicum®, ➤ 11.2.1) in Erwägung ziehen. Reproterol (z. B. Bronchospasmin®) kann als Bolus intravenös oder zusätzlich in die balancierte Vollelektrolytlösung gegeben werden.

14.1.3 Pneumonie

Eine Lungenentzündung **(Pneumonie)** ist eine akute oder chronische Entzündung des Lungengewebes. Die Pneumonie ist die am häufigsten zum Tode führende **Infektionskrankheit** in den westlichen Industrienationen. Die Entzündungsreaktionen können durch Bakterien oder Viren (Pneumonie), physikalische (z. B. Strahlen) oder chemische (z. B. Magensaftaspiration) Stoffe (Pneumonitis) hervorgerufen werden. Bakterielle oder virale Pneumonien sind meist ansteckend **(infektiös).** Abwehrgeschwächte Patienten unterliegen einem erhöhten Erkrankungsrisiko.

Symptome

Die Symptome sind abhängig vom **Erregertyp** und begünstigenden Faktoren, z. B. dem Ausmaß des entzündeten Lungengewebes, sowie von der Abwehrlage des Patienten. Die bakterielle Pneumonie beginnt häufig mit Schüttelfrost, gefolgt von hohem Fieber und Husten mit zähem Auswurf. So ist die **Pneumokokkenpneumonie** durch einen schnellen und steilen Fieberschub gekennzeichnet. Die Betroffenen machen einen sehr kranken Eindruck.

Die **virale Pneumonie** dagegen beginnt meist schleichender als die bakterielle Lungenentzündung. Schüttelfrost kommt kaum vor. Das Fieber steigt nur langsam an und erreicht selten Temperaturen über 38,5 °C. Der Husten ist lang anhaltend und quälend; es wird aber meist kein Auswurf produziert und die Patienten leiden selten unter akuter Atemnot.

Komplikationen

Lebensbedrohliche Komplikationen treten vor allem bei **bakteriell** verursachten Pneumonien auf. Eine der schlimmsten Komplikationen ist neben der Sepsis (➢ 9.3.5) die **respiratorische Insuffizienz,** die einen schweren Sauerstoffmangel im gesamten Körper bewirkt. Überfluten die Krankheitserreger den Organismus des Patienten (Sepsis), kommt es an vielen Stellen im Körper zu weiteren Entzündungsreaktionen, die in der Folge zu Schock und Tod führen können. Weitere Komplikationen sind:

- Ansammlung von Eiter im Pleuraspalt (Pleuraempyem) durch Verschleppung der Krankheitserreger
- Infektionen anderer Organe, wie Gehirn, Hirnhäute und Herz
- Thrombosen durch lange Bettruhe

Basismaßnahmen

Die Basismaßnahmen orientieren sich an den Vitalfunktionen und umfassen die Lagerung mit erhöhtem Oberkörper und die Sauerstoffgabe über eine Insufflationsmaske. Zur **Überwachung** werden EKG-Monitor und Pulsoxymeter angeschlossen. Der Blutdruck wird regelmäßig gemessen. Bei schwerer Dyspnoe und schlechter Sauerstoffsättigung oder gar Bewusstseinseintrübung ist der Notarzt nachzualarmieren.

14.2 Respiratorische Notfälle

14.2.1 Aspiration und Bolusverlegung

Der Begriff „Aspiration" bezeichnet das **Eindringen von flüssigen oder festen Stoffen** in die Atemwege mit teilweiser oder vollständiger Verlegung. Aspiriert werden häufig:

- Nahrungsbestandteile (z. B. Fleischbrocken)
- Magen-/Darminhalt (z. B. Erbrochenes)
- Blut
- Fremdkörper (z. B. Spielzeug, Münzen, Murmeln, Gebiss)

Meist sind Säuglinge, Kleinkinder, alte oder alkoholisierte Patienten betroffen. Bei Säuglingen und Kleinkindern kommt es meist zu versehentlicher Aspiration von Fremdkörpern während des Spielens. Wegen der Enge der Atemwege ist eine Verlegung besonders gefährlich. Bei alten oder alkoholisierten Patienten kann eine Aspiration von Nahrungsbestandteilen infolge verlangsamter Schutzreflexe oder Bewusstseinsstörungen auftreten. Flüssige Stoffe dringen dabei ungehindert in die tiefen Atemwege ein.

PRAXISTIPP

Durch die Flachlagerung von bewusstseinsgetrübten bettlägerigen Patienten, die über eine PEG-Sonde ernährt werden, kommt es immer wieder zum Reflux und zur Aspiration von Sondenkost, die aufgrund der grobblasigen Rasselgeräusche an ein Lungenödem denken lassen.

Ein **Bolusgeschehen** ist die extremste Form der Fremdkörperaspiration. Durch den Fremdkörper **(Bolus)** werden die oberen Luftwege teilweise oder komplett verschlossen. Neben der Erstickungsgefahr kann der Bolus zu einer Stimulation des an der Rachenhinterwand verlaufenden N. vagus (➢ 3.3.4, ➢ 3.3.5) führen und reflektorisch einen Kreislaufstillstand hervorrufen **(Bolustod).**

Symptome

Die auftretenden Symptome von Aspiration oder Bolusgeschehen sind abhängig von **Größe** und **Konsistenz** des aspirierten Materials und entsprechen bei Verlegung der Atemwege denen der **akuten Atemnot:**

- Starker Husten
- Hochgradige Atemnot, Tachypnoe und Zyanose
- Unruhe, Todesangst
- Tachykardie, bei Bolusgeschehen Bradykardie
- Hypertonie, bei Bolusgeschehen Blutdruckabfall

- Atem- und Herz-Kreislauf-Stillstand nach Bolusverlegung

Führt der Fremdkörper zu einer Verlegung der Speiseröhre und nicht der Atemwege, so treten folgende Symptome ohne schwerwiegende Beeinträchtigung der Atmung auf:

- Retrosternale und/oder epigastrische Schmerzen
- Schluckstörungen, vermehrter Speichelfluss (Hypersalivation)
- Würgereiz
- Subjektive Dyspnoe

Basismaßnahmen

Von entscheidender Bedeutung für den Therapieerfolg ist das **Zeitintervall** zwischen der Aspiration und dem Beginn der Basismaßnahmen. Die Basismaßnahmen zielen bei spontan atmenden und bewusstseinsklaren Patienten auf die Sicherung der Atemfunktion.

Bei **milden Atemwegsbehinderungen** werden die Patienten zum **Husten** aufgefordert. Stoßweises Husten kann durch den dabei erhöhten Atemwegsdruck den Fremdkörper ausstoßen. Bei **schweren Atemwegsbehinderungen,** wenn das versuchte Abhusten des Fremdkörpers wirkungslos bleibt, stellt sich der Helfer etwas seitlich hinter den Patienten und verabreicht ihm 5 **Rückenschläge** mit dem Handballen zwischen die Schulterblätter. Kann die Atemwegsbehinderung mit diesen Maßnahmen nicht beseitigt werden, wird das **Heimlich-Manöver** angewendet.

Zur Durchführung des Heimlich-Handgriffs (➤ Abb. 14.3) bei Patienten mit erhaltenem Bewusstsein schlingt der Helfer von hinten die Arme um die Taille des Patienten, dessen Arme und Oberkörper frei herunterhängen. Er platziert seine Faust zwischen dem untersten Rippenbogen und Bauchnabel in der Mittellinie (epigastrischer Winkel) und umfasst sie mit der anderen Hand. Anschließend drückt er die Faust mit Unterstützung der anderen Hand kräftig in die Bauchdecke in Richtung Zwerchfell. Wiederholen Sie den Heimlich-Handgriff bis zu 5-mal. Falls die Atemwegsbehinderung nicht beseitigt werden kann, werden jeweils 5 Rückenschläge und 5 Oberbauchkompressionen abwechselnd wiederholt.

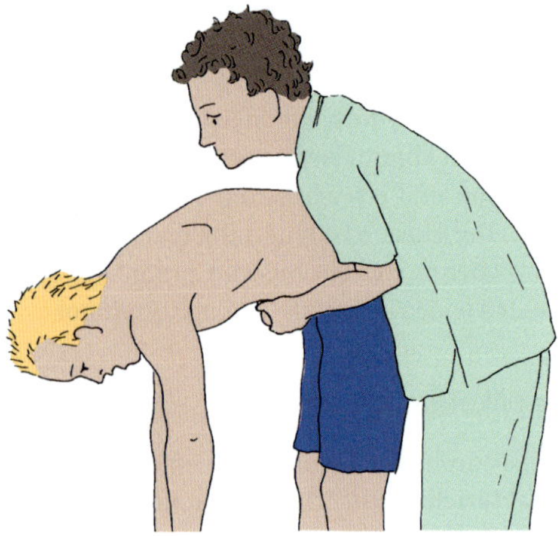

Abb. 14.3 Heimlich-Handgriff (stehend) [L190]

Sollte der Patient zu irgendeinem Zeitpunkt bewusstlos werden oder bereits bewusstlos aufgefunden werden, muss umgehend mit der **Reanimation** (➤ 8.2.3) begonnen werden. Die Thoraxkompression erzeugt einen höheren Druck in den Atemwegen als die Oberbauchkompression (Heimlich-Manöver) und kann zum Ausstoßen des Fremdkörpers führen. Da der Fremdkörper in der Regel nicht komplett ausgestoßen wird, muss die Mundhöhle im Rahmen der Reanimation vor der Beatmung inspiziert werden und das Freimachen und Freihalten der Atemwege durch Absaugen von Flüssigkeiten oder manuelles Ausräumen von festen Stoffen erfolgen. Die Reanimation erfolgt im Verhältnis 30 : 2 und ist so lange durchzuführen, bis sich der Patient erholt und zu atmen beginnt.

Bei **Kindern** mit hochgradiger Atemnot und hörbarem Stridor kann durch Oberkörpertieflagerung und Schläge auf den Rücken zwischen die Schulterblätter (➤ Abb. 22.2) versucht werden, besonders fest sitzende Fremdkörper durch das Erzeugen einer intrathorakalen Druckerhöhung zu entfernen (➤ 22.3.2).

Patienten, bei denen der Fremdkörper nicht zu einer Beeinträchtigung der Atmung führt, werden mit erhöhtem Oberkörper gelagert.

14.2.2 Hyperventilationssyndrom

Bei Angst, Aufregung, Wut und Stress oder auch bei starken Schmerzzuständen verändert sich die normale Atmung und wird entweder rascher und flacher oder steigert sich zur **Hyperventilation** (schnelle und tiefe Atemzüge). Plötzliches Erschrecken kann zu einem vorübergehenden Atemstillstand führen, gefolgt von einer intensivierten Atmung. Das Hyperventilationssyndrom ist als eine Unterform der **Panikstörung** anzusehen. Junge Frauen sind davon häufiger als Männer betroffen.

Das Hyperventilationssyndrom beschreibt eine über das physiologische Bedürfnis hinausgehende Beschleunigung und Vertiefung der Atmung. Über die vertiefte Kohlendioxid-(CO_2-)Abatmung fällt der Kohlendioxidgehalt im Blut stark ab **(Hypokapnie).** In der Folge steigt der pH-Wert an (**respiratorische Alkalose,** ➤ 3.9.3). Daraufhin wird im Blut vorliegendes freies Kalzium (Ca^{2+}) verstärkt an Eiweiße gebunden. Dadurch entsteht ein relativer Kalziummangel. Da aber ein ausreichender Kalziumspiegel Voraussetzung für eine einwandfreie Muskelarbeit ist, kommt es zu einer gesteigerten neuromuskulären Erregbarkeit mit Kribbeln **(Parästhesien)** und Krämpfen **(Pfötchenstellung),** beginnend an den Händen. Außerdem entsteht ein muskulärer **Bronchospasmus,** der bei den Patienten ein Erstickungsgefühl und panische Angstzustände auslöst, wodurch sich der gesamte Vorgang wiederholt und verstärkt wird.

MERKE

Das Hyperventilationssyndrom ist kein lebensbedrohliches Krankheitsbild. Die Ursachen sind meist psychogener Natur.

Symptome

Die Symptome sind abhängig von der **Dauer** und **Intensität** der Hyperventilation:

- Kribbelgefühl (Parästhesien) in den Fingern und um den Mund herum
- Pfötchenstellung (Verkrampfungen) der Hände und Krämpfe am Mund („Karpfenmaul")
- Nervosität, Unruhe, Panik
- Schwindel, Kopfschmerzen
- Druckgefühl in der Brust
- Atemnot, Erstickungsgefühl
- Kollaps/Synkope/Bewusstseinsverlust

Basismaßnahmen

Als Basismaßnahmen sind der beruhigende Zuspruch und die Atmungsanleitung durchzuführen. **Ziel** ist, die Hyperventilation zu durchbrechen. Hierzu sollen die Patienten in eine Tüte oder Hyperventilationsmaske hineinatmen. Dadurch soll das ausgeatmete Kohlendioxid zurückgeatmet werden, um den CO_2-Gehalt im Blut zu erhöhen und damit der Hypokapnie, der respiratorischen Alkalose und den Parästhesien und Krämpfen entgegenzuwirken. Die medikamentöse Therapie bleibt dem **Notarzt** vorbehalten. Dieser sollte dann alarmiert werden, wenn die Basismaßnahmen zu keinem nennenswerten Erfolg führen. Er wird versuchen, nach Anlage eines intravenösen Zugangs mithilfe von Sedativa (z. B. Valium®, ➤ 11.2.1) die Hyperventilation zu durchbrechen.

MERKE

Eine Hyperventilation mit auftretenden Verkrampfungen wird Hyperventilationstetanie (Tetanie = Störung der Motorik und Sensibilität bei neuromuskulärer Erregbarkeit infolge eines Kalziummangels) genannt.

Wiederholungsfragen

1. Definieren Sie den Begriff der respiratorischen Insuffizienz. (➤ Kap. 14)
2. Nennen Sie Ursachen für das Auftreten einer respiratorischen Insuffizienz. (➤ Kap. 14)
3. Was ist eine COPD? Welche Krankheitsbilder werden darin zusammengefasst? (➤ 14.1.1)
4. Erläutern Sie die pathophysiologischen Vorgänge bei der COPD. Nennen Sie Gemeinsamkeiten und Unterschiede zu denen beim Asthma bronchiale. (➤ 14.1.1)
5. Welche langfristigen Folgen sind bei COPD-Kranken zu erwarten? Welche Notfälle können daraus entstehen? (➤ 14.1.1)
6. Wie ist ein Asthma-bronchiale-Anfall definiert? Nennen Sie Ursachen für das Auftreten von Asthma-Anfällen. (➤ 14.1.2)
7. Beschreiben Sie die Symptome und erläutern Sie die Therapie beim Asthma-bronchiale-Anfall. (➤ 14.1.2)
8. Definieren Sie den Begriff „Pneumonie“. Nennen Sie Risikogruppen. (➤ 14.1.3)
9. Welche Symptome treten bei einer Pneumonie auf? Nennen Sie mögliche Komplikationen. (➤ 14.1.3)
10. Erläutern Sie die präklinische Therapie bei der Pneumonie und nennen Sie mögliche Differenzialdiagnosen. (➤ 14.1.3)
11. Was ist eine Aspiration? Nennen Sie typische Risikogruppen und Aspirate. (➤ 14.2.1)
12. Welche Komplikationen drohen bei der Aspiration von Magensaft? (➤ 14.2.1)
13. Definieren Sie die Begriffe „Bolusgeschehen“ und „Bolustod“. (➤ 14.2.1)
14. Erläutern Sie die Verfahren zur Fremdkörperentfernung. Nennen Sie die Komplikationen. (➤ 14.2.1)
15. Welche Ursachen führen zu einer Hyperventilation? (➤ 14.2.2)
16. Wie entsteht die respiratorische Alkalose und welche Folgen hat sie? (➤ 14.2.2)
17. Beschreiben Sie die Symptome bei einer Hyperventilation und erläutern Sie die Therapie. (➤ 14.2.2)

KAPITEL

15 Neurologische Notfälle

Jürgen Luxem

Bei neurologischen Notfällen sind entweder einzelne Nervenbahnen oder größere Gebiete des Nervensystems, z. B. das gesamte Gehirn, betroffen. Da das Nervensystem praktisch alle Lebensvorgänge steuert, reguliert oder beeinflusst, sind die von neurologischen Notfällen ausgehenden Symptome vielfältig und miteinander überaus komplex vernetzt. Die auftretenden Krankheitszeichen hängen von der Lokalisation des neurologischen Ereignisses und dem Grad der Schädigung ab.

15.1 Bewusstseinsstörungen

Das ungetrübte Bewusstsein ohne neurologische Störungen ist Ausdruck einer normalen Funktion des zentralen Nervensystems (ZNS). In diesem Zustand sind die zentral regulierten **Schutzreflexe** des Patienten erhalten. Ist das Bewusstsein gestört (➤ 6.2.1), verringern sich **Reizaufnahme** und **Steuerungsfunktionen** des Zentralnervensystems. Bewusstseinsstörungen sind Ausdruck einer akuten Erkrankung und stellen für den Patienten eine lebensbedrohliche Situation dar.

Klassifizierung von Bewusstseinsstörungen

Tiefe und Dauer einer Bewusstlosigkeit **(Koma)** hängen vom Schädigungsgrad ab. Bewusstlose Patienten sind durch äußere Reize nicht erweckbar; gezielte und ungezielte Reaktion können jedoch je nach Art und Tiefe der Bewusstseinsstörung erhalten bleiben. Es werden qualitative und quantitative Bewusstseinsstörungen unterschieden. Zu den **qualitativen** Bewusstseinsstörungen zählen Halluzinationen und Störungen der Denk- und Merkfähigkeit.

Quantitative Bewusstseinsstörungen lassen sich wie folgt einteilen:

- Die **Somnolenz** (Benommenheit, Schläfrigkeit) ist die leichteste Form der Bewusstseinsstörung. Die Reaktionen sind verlangsamt und unpräzise. Die Patienten wirken schläfrig, sind jedoch auf Ansprache erweckbar.
- Der **Sopor** (tiefer Schlaf) ist ein tiefschlafähnlicher Zustand, aus dem der Patient nicht mehr ohne Weiteres erweckbar ist. Nur stärkste Reize, wie Schütteln an den Schultern, lösen noch Abwehrreaktionen aus.
- Das **Koma** (tiefer, fester Schlaf) ist die schwerste Form quantitativer Bewusstseinsstörungen, aus der der Patient durch keinerlei äußere Reize mehr erweckbar ist. Die World Federation of Neurosurgical Societies (WFNS) unterscheidet vier Komaformen, an deren Ende der **Hirntod** – oft auch Koma V genannt – steht.

Wichtiger für die klinische Beurteilung der Bewusstlosigkeit, des Verlaufs der Bewusstseinsstörung und der daraus entstehenden Folgen ist die **Glasgow Coma Scale** (GCS, ➤ 6.2.1). Mit ihrer Hilfe kann eine objektive Beurteilung des Patienten aufgrund der erreichten Summe aus den Beurteilungsfeldern „Augen öffnen", „beste verbale Reaktion" und „beste motorische Reaktion" erfolgen.

PRAXISTIPP

Im Rettungsdienst sollte die Beurteilung des Bewusstseins unter Zuhilfenahme der Glasgow Coma Scale erfolgen.

15.2 Schlaganfall

Der **Schlaganfall** ist eine schlagartige **(apoplektische)** Durchblutungsstörung im Gehirn, die aufgrund der Minderversorgung des Gehirns mit Sauerstoff zu neurologischen Ausfällen führt. 80 % aller Schlaganfälle verlaufen als unblutige **(ischämische) Insulte.** Der komplette Gefäßverschluss verursacht im zu versorgenden Hirnareal den Untergang von Hirngewebe (Nekrose). Das Gewebe erweicht (➤ Abb. 15.2) und nimmt nicht mehr an der Hirnfunktion teil. Die übrigen 20 % sind blutige **(hämorrhagische) Insulte** in Form nichttraumatischer intrakranieller Blutungen (➤ 15.3).

Als **Ursachen** (➤ Abb. 15.1) für einen ischämischen Insult kommen infrage:

- Arteriosklerose in den Hirngefäßen
- Thrombosen der venösen Abflussgefäße

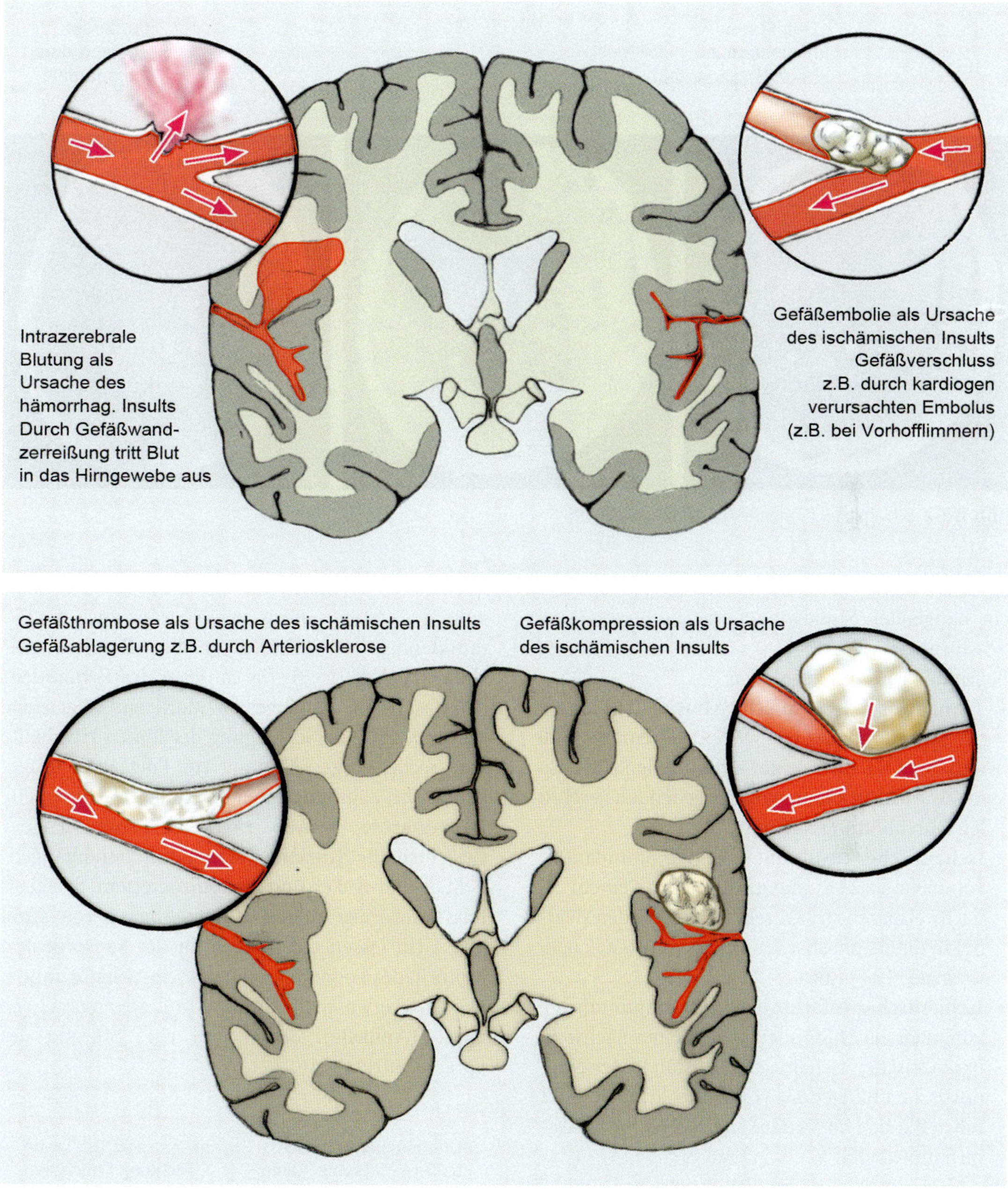

Abb. 15.1 Ursachen für ischämische und hämorrhagische Insulte [L108]

- Arterielle Embolien durch Blutgerinnsel (z. B. Vorhofflimmern) oder Kalkablagerungen
- Gefäßverengungen durch Gefäßverkrampfungen (Vasospasmen)
- Gefäßrisse infolge hohen Blutdrucks
- Spontanblutungen bei gestörter Blutgerinnung

Symptome

Abhängig davon, wie stark und wie lange die Durchblutung des Gehirns beeinträchtigt ist, kann das betroffene Gehirnareal seine Aufgabe vorläufig oder dauerhaft nicht mehr erfüllen. Die Folgen der beeinträchtigten Gehirnfunktion können Probleme beim

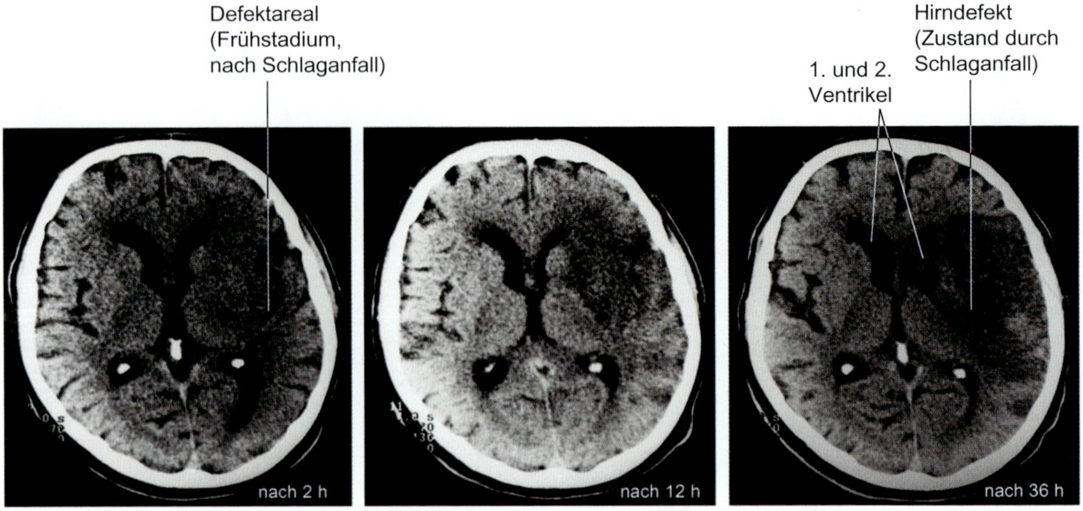

Abb. 15.2 Schlaganfall (Computertomogramm) [M469]

Sprechen, eine Halbseitenlähmung (Hemiparese), ein hängender Mundwinkel (faziale Parese) oder Sehstörungen sein.

Begrifflich wird unterschieden:

- **Transitorisch ischämische Attacke (TIA)** mit einer Symptomdauer von weniger als einer Stunde und ohne Nachweis einer strukturellen Hirnläsion als Ausdruck einer vorübergehenden zerebralen Durchblutungsstörung
- **Ischämischer Insult** mit einer Symptomdauer von mehr als 24 Stunden, der nicht zu einem nachweisbaren strukturellen Hirnschaden (Narbe) in der diagnostischen Bildgebung (CCT oder kraniale MRT) führt
- **Ischämischer Infarkt** mit einer Symptomdauer von mehr als 24 Stunden, der zu einer nachweisbaren frischen ischämischen Läsion in der diagnostischen Bildgebung (CCT oder kraniale MRT) führt, die sich im Verlauf zu einer Narbe im Gehirn umwandelt

In Abhängigkeit von der Lokalisation der Durchblutungsstörung treten die Symptome nicht nur unterschiedlich lange auf, sondern sind außerdem vielfältig. Kopfschmerzen und Schwindel gelten als wichtige **Warnzeichen** für einen bevorstehenden Schlaganfall. Oftmals imponiert ein gemessener hoher Blutdruck als Ausdruck einer gesteigerten Durchblutung im Gehirn (Bedarfshypertonie).

Bei einer zentralen Lähmung ist durch Schädigung des ersten motorischen Neurons auch die Pyramidenbahn (➤ 3.3.3) geschädigt (**Babinski-Zeichen,** ➤ Abb. 15.3). Da ca. 90 % der Pyramidenbahnfasern im verlängerten Mark zur Gegenseite kreuzen, hat eine Schädigung der linken Hirnhälfte eine rechtsseitige Lähmung zur Folge und umgekehrt. Die Lähmung einer kompletten Körperseite (**Hemiparese,** ➤ Abb. 15.4), die Lähmung einer Gesichtshälfte **(faziale Parese)** mit herabhängendem Mundwinkel und unkontrolliertem Speichelfluss sowie der unkontrollierte Abgang von Stuhl und Urin lassen auf Ausfälle in der Sensorik und Motorik des Patienten schließen. **Sprachstörungen,** wie eine verwaschene Sprache und unverständliche Laute **(Aphasie),** deuten auf eine Störung des Sprachzentrums hin.

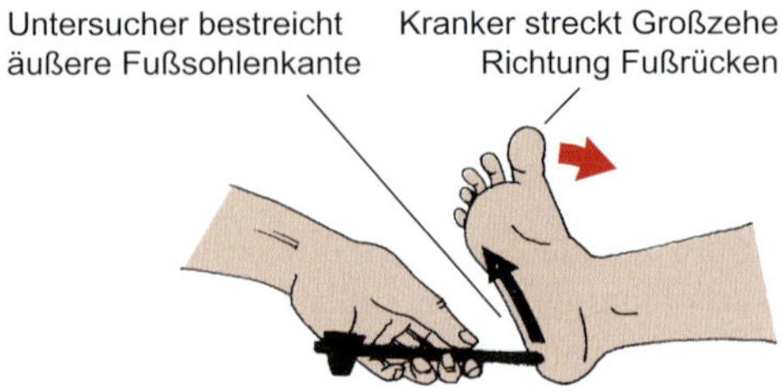

Abb. 15.3 Babinski-Zeichen [L215]

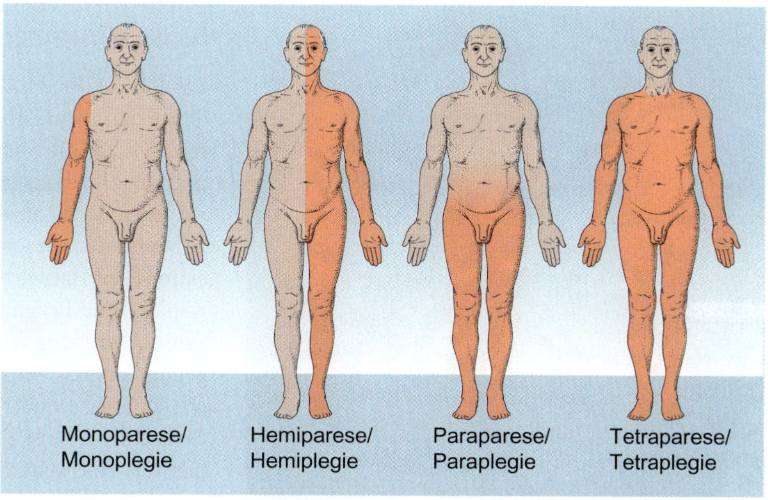

Abb. 15.4 Einteilung der Lähmungen [L190]

Basismaßnahmen

Der Schlaganfall ist eine zeitkritische Erkrankung. Entsprechend der Leitlinie der Deutschen Gesellschaft für Neurologie sind die Ziele der Behandlung durch den Rettungsdienst das **rasche Erkennen** des Schlaganfalls und der **rasche Transport** des Patienten in eine **geeignete Klinik.** Der Notarzt ist bei vitaler Gefährdung des Patienten hinzuzuziehen. Sein Einsatz darf die definitive Therapie, die nur in der Klinik erfolgen kann, aber nicht verzögern. Notfalls treffen sich Rettungswagen und Notarzt auf dem Weg in die Klinik.

Die Basismaßnahmen orientieren sich an den Vitalfunktionen. Das **Monitoring** umfasst EKG, Sauerstoffsättigung, Blutdruck, Puls und Atmung. Die Blutzuckerbestimmung ist obligat, um eine Unterzuckerung erkennen zu können. Der Patient erhält 2 bis 4 Liter Sauerstoff über eine Maske. Die Lagerung orientiert sich an der Bewusstseinslage und der Kreislaufsituation: Bewusstlose werden in der stabilen Seitenlage gelagert. Ist der systolische Blutdruck über 100 mmHg, erfolgt die Lagerung mit um 30° erhöhtem Oberkörper, sonst ist eine Flachlagerung vorzuziehen. Der ggf. hinzugerufene Notarzt wird die bereits eingeleiteten Maßnahmen durch eine **medikamentöse Therapie** fortführen, die sich nach dem klinischen Bild und der Schwere der Erkrankung richtet. So erfolgt eine vorsichtige Senkung hypertoner Blutdruckwerte, z. B. mit Ebrantil® (➤ 11.2.7), um nur maximal 20 % des Ausgangswertes, wenn der systolische Blutdruck über 220 mmHg liegt.

15.3 Nichttraumatische intrakranielle Blutungen

Blutungen im Inneren des Schädels werden als intrakranielle Blutungen bezeichnet. Verantwortlich für 60 % aller gefäßbedingten Hirnblutungen ist die **intrazerebrale Massenblutung.** Hierbei handelt es sich um eine Blutung in das Hirngewebe. Intrazerebrale Blutungen entstehen meistens durch Gefäßzerreißung im Rahmen eines hypertensiven Notfalls (➤ 13.2.3).

Die **Subarachnoidalblutung** (➤ Abb. 15.5) ist eine arterielle Blutung in den Subarachnoidalraum (➤ 3.3.3), die infolge der Ruptur eines angeborenen oder erworbenen **Aneurysmas** (krankhafte Erweiterung einer Arterie, ➤ Abb. 15.6) an einer der Arterien des Subarachnoidalraums entsteht. Subarachnoidalblutungen treten meistens aus völliger Gesundheit heraus nach körperlicher Anstrengung, bei Husten oder Pressen auf.

Gemeinsam ist allen Hirnblutungen, dass sie zu einer Volumenzunahme innerhalb des Schädels und einer Zunahme des **intrazerebralen Drucks (ICP)** führen. Da der das **Gehirn** umgebende Schädelknochen nicht nachgeben kann, reicht bereits eine kleine Blutung aus, um innerhalb von Minuten einen lebensbedrohlichen Zustand auszulösen.

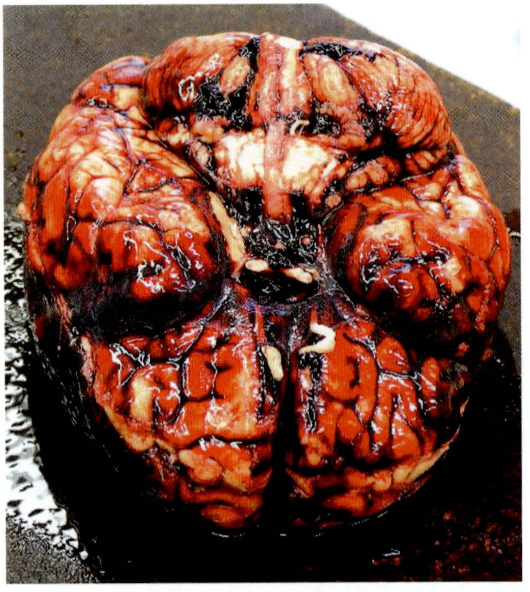

Abb. 15.5 Subarachnoidalblutung (SAB): freies Blut in dem mit Hirnflüssigkeit gefüllten Subarachnoidalraum. Blick auf die Hirnbasis mit Circulus arteriosus cerebri [M235]

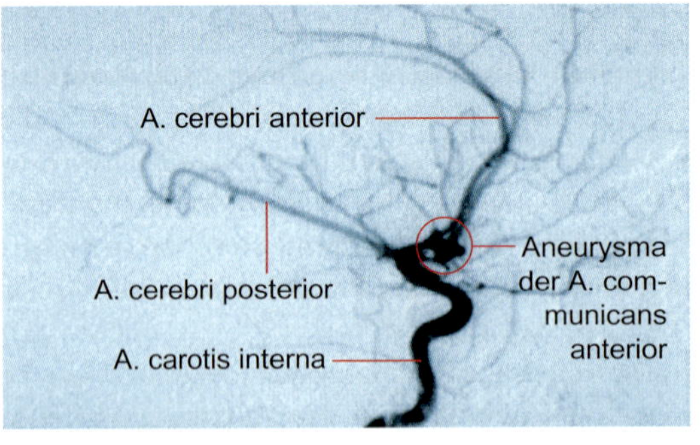

Abb. 15.6 Angiografie eines Aneurysmas [T170]

Symptome

Richtungweisend sind neben den Symptomen des ischämischen Insults, die ebenfalls bei intrakraniellen Blutungen beobachtet werden können, die Zeichen für einen erhöhten Hirndruck, die in ➤ Tab. 15.1 zusammengefasst sind.

ACHTUNG

Eine einseitig erweiterte Pupille bei einem wachen und orientierten Patienten spricht am ehesten für eine lokale Erkrankung oder ein direktes Trauma des betroffenen Auges (➤ 23.1.1). Dieser Befund liefert keinen Anhalt für eine intrakranielle Raumforderung.

Basismaßnahmen

Die Basismaßnahmen unterscheiden sich nicht von denen bei einem ischämischen Insult. Sie konzentrieren sich auf die Stabilisierung der **Vitalfunktionen** und die situationsgerechte Lagerung des Patienten. Sie zielen darauf ab, einen weiteren Hirndruckanstieg zu vermeiden. Besonders wichtig ist eine **Immobilisation** der Halswirbelsäule in Neutrallagerung des Kopfes. Eine Beugung, Überstreckung oder extreme Seitwärtsdrehung des Kopfes oder ein zu eng anliegendes Stifneck® muss vermieden werden. Ansonsten werden insbesondere durch Kompression venöser Gefäße der Abfluss des Blutes aus dem Gehirn behindert und eine weitere Druckerhöhung begünstigt.

Bei Verdacht auf eine intrakranielle Blutung erfolgt der sofortige Notarztruf. Der **Notarzt** wird nach Anlage eines periphervenösen Zugangs die medikamentöse Senkung des Blutdrucks auf einen systolischen Blutdruck von zumindest 180 mmHg vornehmen. Eine Senkung des Blutdrucks auf Werte unter 180 mmHg systolisch muss außerhalb der Kli-

Tab. 15.1 Zeichen eines erhöhten Hirndrucks

Formkreis	Symptom
Bewusstsein	• Antriebsstörungen, Stimmungsschwankungen, Agitation • Amnesie, Orientierungsstörungen • Somnolenz bis Koma, Ausfall der Schutzreflexe
Atmung	• Ateminsuffizienz • Cheyne-Stokes-Atmung (➤ Abb. 8.1) • Biot-Atmung (➤ Abb. 8.1) • Apnoe
Kreislauf	Hypertonie und Bradykardie (Druckpuls)
Augen und Pupillen	• Pupillendifferenz mit einer herdseitigen, lichtstarren und weiten Pupille • Beidseitig weite, lichtstarre Pupillen • Herdblick, Doppelbilder, Lichtempfindlichkeit
Zerebrale Krämpfe	• Beugekrämpfe • Streckkrämpfe • Massen- und Wälzbewegungen
Sonstige	• Heftiger Kopfschmerz mit Ausstrahlung in den Nacken • Meningismus • Schwindel, Übelkeit, schwallartiges Erbrechen • Schluckauf (Singultus)

nik jedoch unterbleiben, da es unmöglich ist, präklinisch eine Ischämie von einer Blutung als Ursache der neurologischen Ausfälle zu unterscheiden.

Ist der Patient **tief bewusstlos** und sind die Schutzreflexe ausgefallen, wird der Notarzt den Patienten narkotisieren, intubieren und kontrolliert beatmen (➤ 12.2).

15.4 Zerebrale Krampfanfälle (Epilepsie)

Zerebrale Krampfanfälle **(Epilepsien)** sind **Anfallsleiden des Gehirns** durch Spontanentladungen zentraler Neurone. Es werden Epilepsien, die von Geburt an bestehen, von symptomatischen Epilepsien, die infolge einer Erkrankung oder Verletzung entstehen, unterschieden. Allerdings bleibt in mehr als der Hälfte der Fälle die eigentliche Ursache des Krampfanfalls unbekannt (**idiopathische** Erkrankung).

Symptome

Die Symptome der zerebralen Krampfanfälle werden nach Krampfart und Krampfmuster unterschieden. Die Krampfart beschreibt die Art der auftretenden Muskelverkrampfungen. Bei **tonischen** Krämpfen **(Streckkrämpfe)** kommt es zur maximalen Streckung aller Körperteile. Die Muskulatur ist angespannt und der Körper starr. Die Streckkrämpfe können innerhalb von Sekunden in **klonische** Krämpfe **(Beugekrämpfe)** übergehen, die sich durch schüttelnde und heftig zuckende Bewegungen der Muskulatur auszeichnen.

Die Abfolge der Krämpfe und ihre Ausdehnung über den Körper werden durch das Krampfmuster beschrieben. Ein **generalisierter Krampfanfall** resultiert aus der Spontanentladung zentraler Neurone, führt zu einer abnormen elektrischen Aktivität des gesamten Gehirns und umfasst in seinen Auswirkungen die Muskelgruppen des ganzen Körpers. Ein **fokaler** (lat. focus = Herd) **Krampfanfall** hingegen befällt immer nur eine bestimmte Hirnregion, sodass nur einzelne Körperregionen betroffen sind.

Am häufigsten tritt der **Grand-Mal-Anfall** (großer Anfall) auf. Er zählt zu den generalisierten Krampfanfällen und äußert sich zu Anfallsbeginn mit einer Aura wie Angstzuständen, Unruhe, Kaltschweißigkeit, Blässe und sensorischen Halluzinationen. Ein Initialschrei markiert den Beginn des Krampfs. Die betroffene Person fällt zu Boden, ist bewusstlos und atmet für die Dauer des Anfalls nicht mehr. Infolgedessen kann sie zyanotisch werden. Die Pupillen werden weit und lichtstarr. Der Puls ist tachykard und der Blutdruck hyperton. Zuerst imponieren tonische, dann folgen klonische Krämpfe. Während des Krampfanfalls kann es zu einem Zungenbiss kommen. Außerdem können ein verstärkter Speichelfluss oder Schaum vor dem Mund bemerkt werden. Die Patienten haben oftmals eingenässt. Im Anschluss an einen Krampfanfall erwacht die betroffene Person meist nur langsam (terminaler Nachschlaf, **postiktaler Dämmerzustand**) und ist noch bewusstseinsgestört. In dieser Phase kann die Atmung stoßartig sein und eine motorische Unruhe auffallen. Die Patienten sind desorientiert, leiden an Kopfschmerzen, verspüren einen Muskelkater und haben meistens keinerlei Erinnerung an den Krampfanfall.

Das alarmierte Rettungsfachpersonal trifft überwiegend erst nach dem Krampfereignis ein, sodass nur auf einen Krampfanfall anhand folgender **Symptome** geschlossen werden kann:

- Zungenbiss
- Einnässen
- Terminaler Nachschlaf mit motorischer Unruhe, Desorientierung, Amnesie und Kopfschmerzen

Treten mehrere Krampfanfälle in kurzen Abständen nacheinander auf, ohne dass das Bewusstsein wiedererlangt wurde, oder ist der Krampfanfall langanhaltend, d. h., er hört nicht nach spätestens 5 Minuten auf, so wird von einem **Status epilepticus** gesprochen.

Basismaßnahmen

Während des Anfalls muss der Patient vor Begleitverletzungen geschützt werden. Er ist von scharfen Kanten und spitzen Ecken fernzuhalten. In keinem Fall darf er festgehalten und so versucht werden, den Krampf zu durchbrechen. Das Einschieben eines Beißkeils kann einen Zungenbiss verhindern, ist im Krampfanfall jedoch nicht gefahrlos möglich. Außerdem ist ein **Notarzt** zu alarmieren.

ACHTUNG

Ein kurz andauernder Krampfanfall tritt häufig zu Beginn eines Kreislaufstillstands auf, wenn die Sauerstoffkonzentration im Gehirn absinkt **(Adam-Stokes-Anfall).** Ein postiktales Atemmuster kann zudem einer Schnappatmung sehr ähnlich sein. Daher muss jeder bewusstlose Patient nach einem Krampfanfall sofort auf Kreislaufzeichen hin überprüft werden und ein EKG-Monitoring erhalten.

Nach dem Krampfanfall erfolgt die Lagerung des Patienten in stabiler Seitenlage, bis er das Bewusstsein wiedererlangt hat. Dann kann er mit erhöhtem Oberkörper gelagert werden. Die Vitalfunktionen werden mit dem üblichen Monitoring kontinuierlich überwacht und gesichert. Um eine Hypoglykämie auszuschließen, muss eine Blutzuckerkontrolle durchgeführt werden. Außerdem erhält der Patient 2 bis 4 Liter Sauerstoff pro Minute über eine Nasenbrille. Während des Krampfs zugezogene Verletzungen werden entsprechend versorgt.

PRAXISTIPP

Nach dem Anfall ist die Bereitschaft zu einem erneuten Krampfgeschehen gesteigert, sodass eine kontinuierliche Überwachung erforderlich ist.

Sollte der Krampfanfall noch anhalten, wird der hinzugezogene **Notarzt** versuchen, einen venösen Zugang anzulegen und mithilfe von Antikonvulsiva (➤ 11.2.1), z. B. Rivotril® oder Valium, den Anfall zu durchbrechen. Alternativ kann auch erwogen werden, Valium® als Rektiole oder Dormicum® über die MAD (➤ Abb. 10.6) zu verabreichen.

15.5 Bandscheibenvorfall

Im Laufe des Lebens kommt es früher oder später zu kleineren Einrissen im Faserring einer Bandscheibe. Diese Einrisse führen zu einer Verlagerung des unter Druck stehenden weichen Bandscheibenkerns, was wiederum die Einrisse vergrößern kann. Tritt der weiche Gallertkern der Bandscheibe durch den Faserring in den Spinalkanal, wird dies als Bandscheibenvorfall (**Diskusprolaps,** ➤ Abb. 15.7) bezeichnet. Bandscheibenvorfälle ereignen sich am häufigsten im Bereich der Lendenwirbelsäule (➤ Abb. 15.8), seltener sind Vorfälle der Bandscheiben der Halswirbelsäule.

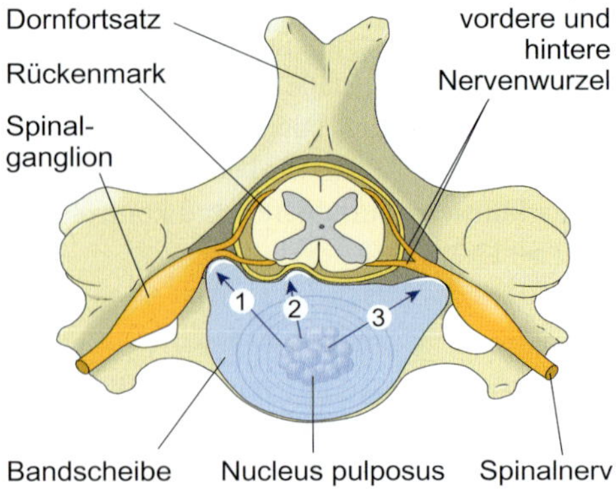

Abb. 15.7 Bandscheibenvorfall: Der Bandscheibenkern drückt auf eine periphere Nervenwurzel. [L190]

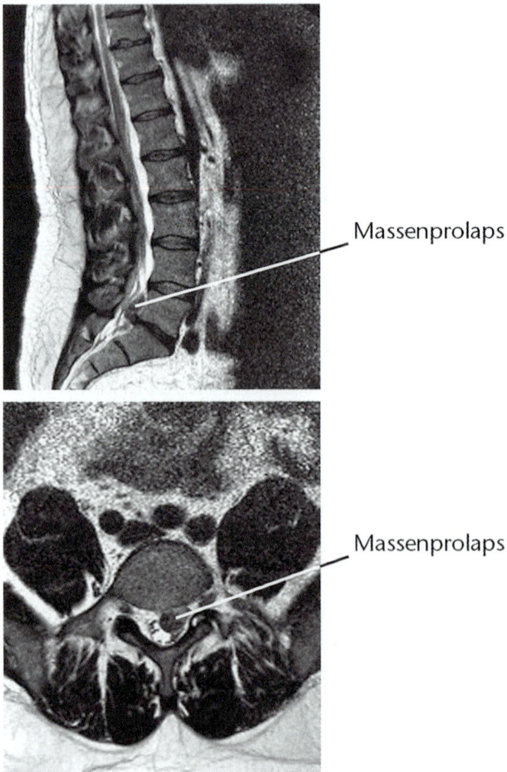

Abb. 15.8 Massenprolaps L5/S1 rechts, oben: sagittal, unten: transversal [T412]

Symptome

Das Leitsymptom des lumbalen Bandscheibenvorfalls ist das **Taubheitsgefühl** im Bein, das zusätzlich zu dem Rückenschmerz auftritt, den viele Patienten schon in der Vorphase verspürt haben. Weiterhin können starke Schmerzen in dem betroffenen Gebiet, Bewegungseinschränkungen der Wirbelsäule und eine generelle Schonhaltung beobachtet werden. Die Symptome treten oft akut nach starker mechanischer Belastung der Wirbelsäule, wie Heben schwerer Lasten, Gartenarbeit oder Sport, auf.

Basismaßnahmen

Die wichtigste Basismaßnahme ist die schonende Lagerung des Patienten unter Immobilisation der Wirbelsäule auf der Vakuummatratze. Die Umlagerung sollte nach Möglichkeit mit der Schaufeltrage erfolgen. Bei Schmerzen in der Halswirbelsäule wird ein Stifneck® angelegt. Ist die Umlagerung und Immobilisation nicht ohne Schmerzen möglich, muss ein **Notarzt** zur Schmerzbekämpfung und Sedierung hinzugezogen werden. Das angelegte Basismonitoring überwacht die Vitalfunktionen.

Wiederholungsfragen

1. Definieren Sie den Begriff Bewusstlosigkeit. (➤ 15.1)
2. Welche Bewusstseinsstörungen können unterschieden werden? (➤ 15.1)
3. Wie erfolgt im Rettungsdienst am besten die Beurteilung von Bewusstseinsstörungen? (➤ 15.1)
4. Anhand welcher Leitsymptome werden Bewusstseinsstörungen erkannt? (➤ 15.1)
5. Welche Maßnahmen müssen bei allen Bewusstseinsstörungen, unabhängig von ihrer Ursache, ergriffen werden? (➤ 15.1)
6. Was ist ein Schlaganfall und wie erfolgt seine Unterscheidung? (➤ 15.2)
7. Welche Ursachen können einen Schlaganfall auslösen? (➤ 15.2)
8. Welche Risikofaktoren begünstigen die Entstehung eines Schlaganfalls? (➤ 15.2)
9. Welche Symptome lassen ischämische Insulte erkennen? (➤ 15.2)
10. Welche Basismaßnahmen müssen bei einem ischämischen Insult ergriffen werden? (➤ 15.2)
11. Wann und wie erfolgt eine Blutdrucksenkung bei einem ischämischen Insult? (➤ 15.2)
12. Welche intrakraniellen nichttraumatischen Blutungen können unterschieden werden? Beschreiben Sie diese und nennen Sie Ursachen für ihre Entstehung. (➤ 15.3)
13. Welche Basismaßnahmen werden bei intrakraniellen Blutungen ergriffen? (➤ 15.3)
14. Was ist ein zerebraler Krampfanfall? Nennen Sie Ursachen und Auslöser. (➤ 15.4)
15. Welche Krampfarten und Krampfmuster können bei zerebralen Krampfanfällen unterschieden werden? (➤ 15.4)
16. Beschreiben Sie den Ablauf eines Grand-Mal-Anfalls. (➤ 15.4)
17. Welche Symptome weisen auf einen abgelaufenen epileptischen Anfall hin? (➤ 15.4)
18. Welche Gefahren und Komplikationen drohen bei einem zerebralen Krampfanfall? (➤ 15.4)
19. Welche Basismaßnahmen müssen während und nach dem Krampfanfall ergriffen werden? (➤ 15.4)
20. Welche Medikamente können einen Krampfanfall unterbrechen? (➤ 15.4)
21. Was ist ein Bandscheibenvorfall und wie entsteht er? (➤ 15.5)
22. Welche Therapie führen Sie bei Patienten mit Bandscheibenvorfall durch? (➤ 15.5)

KAPITEL

16 Psychiatrische Notfälle

Jürgen Luxem, Dennis Lentz (Kap. 16.3)

Die psychiatrischen Notfälle stellen eine Besonderheit dar, da sie mit den üblichen somatischen Betrachtungsweisen nicht zu verstehen sind. Der psychiatrische Notfall ist durch eine akute, schwerwiegende **Störung**

- des Denkens,
- der Stimmung,
- des Verhaltens oder
- der sozialen Beziehung

gekennzeichnet. Die klassische Einteilung in Geistesstörungen **(Psychosen)** und Erlebnisstörungen **(Neurosen)** wird den Erfordernissen im Rettungsdienst nicht gerecht. Die Behandlung muss in psychiatrischen Notfallsituationen an den erkennbaren Symptomkomplexen **(Syndromen)** ausgerichtet werden.

16.1 Syndromorientierte Akutzustände

16.1.1 Angstzustände

Die **Angst** ist ein unspezifisches Symptom, das im Rahmen vieler Erkrankungen auftritt. Sie ist eine sinnvolle physiologische **Alarmreaktion** des Organismus auf besondere Ereignisse (z. B. bei einem Herzinfarkt). Im Rahmen psychiatrischer Erkrankungen oder Lebenskrisen tritt sie jedoch ohne somatische Erkrankung auf. Die Angst ist ein Gefühl der Machtlosigkeit und Hilflosigkeit einer Situation oder Person gegenüber. Der Betroffene scheint diese Angst nicht mehr aushalten zu können; er fühlt sich hilflos und gefährdet, da er subjektiv überzeugt ist, in der Angst unterzugehen **(Existenz- oder Todesangst).**

Symptome

Neben den typischen Symptomen **Unruhe, Angst** und **Panik** treten vegetative Symptome auf, wie

- Schwitzen
- Zittern
- Tachykardie
- Blutdruckanstieg
- Erbrechen
- Hyperventilation
- Durchfall

Basismaßnahmen

Die wichtigste Maßnahme im Umgang mit Angstpatienten ist das **Gesprächsangebot.** Für den Erfolg des Gespräches ist aber nicht nur die Zuwendung, sondern auch eine Haltung, die **Ruhe** und **Sicherheit** ausstrahlt, von Bedeutung. Der Patient soll in seiner Angst ernst genommen werden, auch wenn sie objektiv nicht begründet ist. Der Patient muss den Untersuchungen (z. B. Puls- und Blutdruckmessung), die ihm zuvor erklärt werden, zustimmen. Der Patient erhält dadurch das Gefühl, in die Situation **entscheidend** mit einbezogen zu sein. Er darf nicht allein zurückgelassen werden. Je nach Situation sind Angehörige zu informieren (Schweigepflicht beachten) oder der Patient muss in eine psychiatrische Klinik transportiert werden.

16.1.2 Verwirrtheitszustände

Verwirrtheitszustände sind durch **Desorientierung** und **Bewusstseinsstörungen** gekennzeichnet. Die Bewusstseinsstörungen können sowohl somatische als auch psychische Ursachen haben. **Somatische Bewusstseinsstörungen** treten insbesondere bei älteren Patienten durch

- zerebrale Störungen (z. B. Schlaganfall, ➤ 15.2),
- vaskuläre Störungen (z. B. Hypertonie, ➤ 13.2.3) oder
- metabolische Störungen (z. B. Hypoglykämie, ➤ 19.2.1)

auf. Sie können aufgrund der organischen Ursache zielgerichtet behandelt werden.

Die **psychische Bewusstseinsstörung** ist dagegen durch eine zeitliche, örtliche oder situative Desorientierung gekennzeichnet, ohne eine organische Ursache zu haben.

Symptome

Die Patienten sind wach, ihre Wahrnehmung ist jedoch gestört. Die **Verwirrtheit** der Patienten kann als unzusammenhängendes und verworrenes Denken beobachtet werden, in dem auch Wahnvorstellungen oder Halluzinationen vorkommen. Gedächtnis- und Aufmerksamkeitsstörungen werden beobachtet. Sinnzusammenhänge können nicht mehr erfasst und ausgedrückt werden.

Basismaßnahmen

Dem Patienten muss Sicherheit und Geborgenheit vermittelt werden. Dabei muss besonders darauf geachtet werden, den Patienten ruhig und sachlich anzusprechen. Zum Ausschluss somatischer Ursachen ist eine zeitgerechte Untersuchung durchzuführen, die mindestens die **Blutzuckerbestimmung** (Hypoglykämie) und die **Blutdruckmessung** (Hypertonie) umfasst.

16.1.3 Delirantes Syndrom

Ein delirantes Syndrom ist durch eine mit vegetativen Störungen, Halluzinationen und Wahnvorstellungen einhergehende **Verwirrtheit** gekennzeichnet. **Auslöser** eines deliranten Syndroms sind:

- Metabolische Störungen (z. B. Elektrolytstörungen, Hyper-und Hypoglykämie, ➤ 19.2.1)
- Zirkulationsstörungen (z. B. Hypoxie, intrazerebrale Blutungen, ➤ 15.3)
- Infektionen (z. B. Harnwegsinfekt, Sepsis [➤ 9.3.5], Meningitis)
- Trauma (SHT, ➤ 18.4)
- Gleichzeitige Einnahme verschiedener Psychopharmaka (z. B. trizyklische Antidepressiva, Neuroleptika)
- Unkontrollierte Medikamenteneinnahme (z. B. Digitalis, Antihistaminika)
- Der ungezügelte Konsum von Sucht- und Rauschmitteln (Opiate, Alkohol)
- Der abrupte Entzug von Sucht- und Rauschmitteln

Symptome

Das auslösende Ereignis führt anfangs zu **vegetativen Störungen** (Tremor, Übelkeit) und zu **psychotischen Ereignissen** (Halluzinationen), mit der Gefahr der zunehmenden vegetativen Entgleisung. Das delirante Syndrom ist als **lebensbedrohlich** anzusehen und endet in jedem zehnten Fall tödlich. Die Patienten sind desorientiert, motorisch unruhig (Nesteln an der Kleidung) und leiden an Wahnvorstellungen. Die begleitenden vegetativen Störungen betreffen die Herz-Kreislauf-Funktion (Tachykardie), die Temperaturregulation (Hyperthermie) und die zerebrale Krampfbereitschaft.

MERKE
Das delirante Syndrom ist eine die Vitalfunktionen bedrohende Erkrankung.

Basismaßnahmen

Die Basismaßnahmen zielen auf die Sicherung und Überwachung der **Vitalfunktionen** Atmung, Bewusstsein und Kreislauf ab. Die Durchführung eines EKG-Monitorings neben der Pulsoxymetrie und Blutzuckerkontrolle und die kontinuierliche Blutdruckmessung sind obligat. Eine **Klinikeinweisung** ist in jedem Falle vorzunehmen.

16.2 Suizidalität

Die Selbsttötung eines Menschen wird als **Suizid** bezeichnet. Die Abschätzung der **Suizidalität** (Neigung zur Selbsttötung) gehört zu den schwierigsten Aufgaben im Rettungsdienst und ist ausschließlich dem **Arzt** vorbehalten. Jede Ankündigung (➤ Abb. 16.1) und jeder Suizidversuch müssen ernst genommen werden. In der Einschätzung der Suizidalität

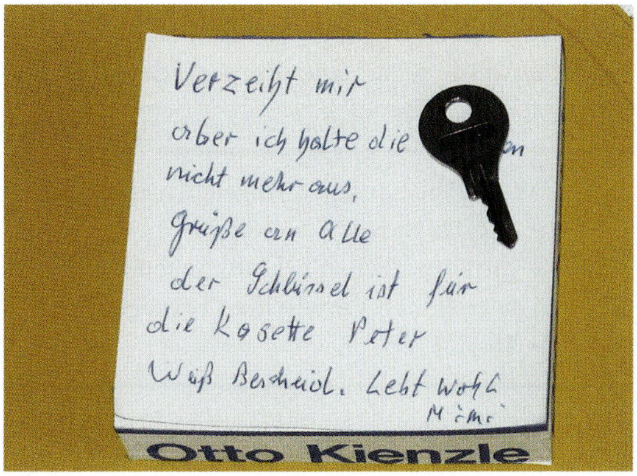
Verzeiht mir
aber ich halte die
nicht mehr aus,
Grüße an alle
der Schlüssel ist für
die Kasette Peter
weiß Bescheid. Lebt wohl
Otto Kienzle

Abb. 16.1 Abschiedsbrief [M235]

16

sind das Rettungsfachpersonal und der Notarzt aber außerhalb der Klinik oft überfordert. Diese eigene Überforderung darf jedoch nicht durch abweisende Reaktionen des Patienten gegenüber dem Rettungsfachpersonal in eigene emotionale Aggressivität umschlagen. Der Erfolg der Gesprächsführung ist im Gegenteil auf eine **Kooperation** mit dem Patienten angewiesen. Ihm muss das Gefühl gegeben werden, dass auf seine Probleme eingegangen wird, ohne dass dabei unnötige Ratschläge gegeben werden oder verurteilt wird. Dies darf aber nicht bedeuten, dass ein falsches Verständnis für die Suizidabsicht vorgetäuscht wird. Eine solche Vorgehensweise würde dem Ziel entgegenstehen, die Zustimmung des Patienten zu erlangen, sich kurzfristig unter ärztliche Kontrolle zu begeben. Die Suizidalität kann endgültig nur in einer **geeigneten psychiatrischen Abteilung** eingeschätzt werden.

16.3 Zwangsmaßnahmen gegen Patienten und Unterbringung von psychisch Kranken

Der Transport von psychisch kranken Personen (z. B. bei akuten Psychosen, bei akuten Neurosen oder nach Suizidversuchen) zur Unterbringung und Behandlung in einer psychiatrischen Fachabteilung muss möglicherweise unter dem Einsatz von **Zwangsmaßnahmen** erfolgen. Das Rettungsfachpersonal ist grundsätzlich nicht zur Anwendung von Zwangsmaßnahmen oder körperlicher Gewalt befugt, da dies eine Nötigung, Freiheitsberaubung oder möglicherweise sogar eine Körperverletzung darstellen kann (➤ 31.2.1 und ➤ 31.2.4). Ausnahmen sind nur die akute Bedrohung des Rettungsfachpersonals oder Dritter sowie eine (drohende) Gesundheits-/Lebensschädigung des Patienten gegen sich selbst. Hier darf in angemessener Weise auch körperliche Gewalt durch das Rettungsfachpersonal angewendet werden (**Notwehr** bzw. **rechtfertigender Notstand,** gem. § 32 bzw. § 34 StGB, ➤ 31.2.4). Die Verhältnismäßigkeit der Mittel ist dabei zu beachten. Gewaltanwendung zur Durchsetzung einer Zwangseinweisung ist nur den Vollzugsbeamten der **Polizei** oder der nach Landesgesetz zuständigen Behörde erlaubt. Die Beamten sollten dann auch den Transport begleiten.

Die zwangsweise Unterbringung psychisch Kranker ist in landesrechtlichen **Gesetzen** (Baden-Württemberg und Bayern: **Unterbringungsgesetze,** Hessen: **Freiheitsentziehungsgesetz,** übrige Bundesländer: **Gesetze für psychisch Kranke bzw. psychische Krankheiten, PsychKG**) geregelt. In diesen Gesetzen sind die Zuständigkeit und das Verfahren für Zwangseinweisungen festgelegt.

Eine Zwangseinweisung darf nur durchgeführt werden, wenn eine **akute Selbst- oder Fremdgefährdung** des Patienten vorliegt. Eine zwangsweise Unterbringung in der Psychiatrie länger als bis zum Ende des Tages, welcher der Einweisung folgt, ist nicht ohne richterliche Entscheidung zulässig.

Rettungsfachpersonal darf nicht selbstständig eine Zwangseinweisung anordnen oder durchführen. Soweit die Situation offensichtlich ist, kann die Polizei einen Patienten zunächst einmal – was in der Praxis häufig geschieht – nach Polizeirecht in Gewahrsam nehmen (➤ 31.5.3) und durch den Rettungsdienst in eine geeignete Klinik transportieren lassen, bis über eine Zwangseinweisung nach dem dafür vorgesehenen Verfahren entschieden ist.

Wiederholungsfragen

1. Was sind die typischen Anzeichen eines akuten Angstzustands? (➤ 16.1.1)
2. Welche körperlichen Erkrankungen können bei einer akuten Verwirrtheit vorliegen? (➤ 16.1.2)
3. Wer darf bei Zwangseinweisungen körperliche Gewalt gegen den Patienten ausüben? (➤ 16.3)

KAPITEL

17

Jürgen Luxem

Thermische Notfälle

Thermische Notfälle bilden eine Gruppe von Erkrankungen und Verletzungen, die entweder durch Kälte oder durch Hitze verursacht werden.

Bei der Betrachtung dieser Erkrankungsbilder ist zu beachten, dass das Überleben der Körperzellen von einer konstanten Körperkerntemperatur von 37 °C abhängig ist. Bei dieser Temperatur herrschen im Körper die optimalen Bedingungen für die maximale Leistungsfähigkeit des menschlichen Stoffwechsels. Durch das gegenseitige Wechselspiel von Wärmeabgabe und Wärmeproduktion wird die Körpertemperatur reguliert. Allerdings führen bereits geringe Abweichungen von diesem Sollwert zu charakteristischen körperlichen Veränderungen.

17.1 Wärmeregulation

Zur Erhaltung seiner biologischen Funktionen ist der Organismus auf die Aufrechterhaltung einer stabilen **Körperkerntemperatur** angewiesen. Die Wärmeregulation des Organismus steht unter der Kontrolle des Hypothalamus (➤ Abb. 17.1) und wird vom endokrinen System über Hormone sowie vom vegetativen Nervensystem beeinflusst. Wärmerezeptoren im **Körperkern** (Gehirn, Thorax, Baucheingeweide) und in der **Körperschale** (Muskulatur, Haut, Extremitäten) messen ständig die Körpertemperatur. Realisiert wird die Wärmeregulation nach Auswertung im ZNS über die Anpassung der Wärmeproduktion und Wärmeabgabe.

Die Körperkerntemperatur beträgt 37 °C und die Temperatur der Körperschale etwa 28 °C. Insbesondere die Temperatur der Körperschale unterliegt einer großen Schwankungsbreite (sie kann bis zu 20 °C unter der Körperkerntemperatur liegen), da

17

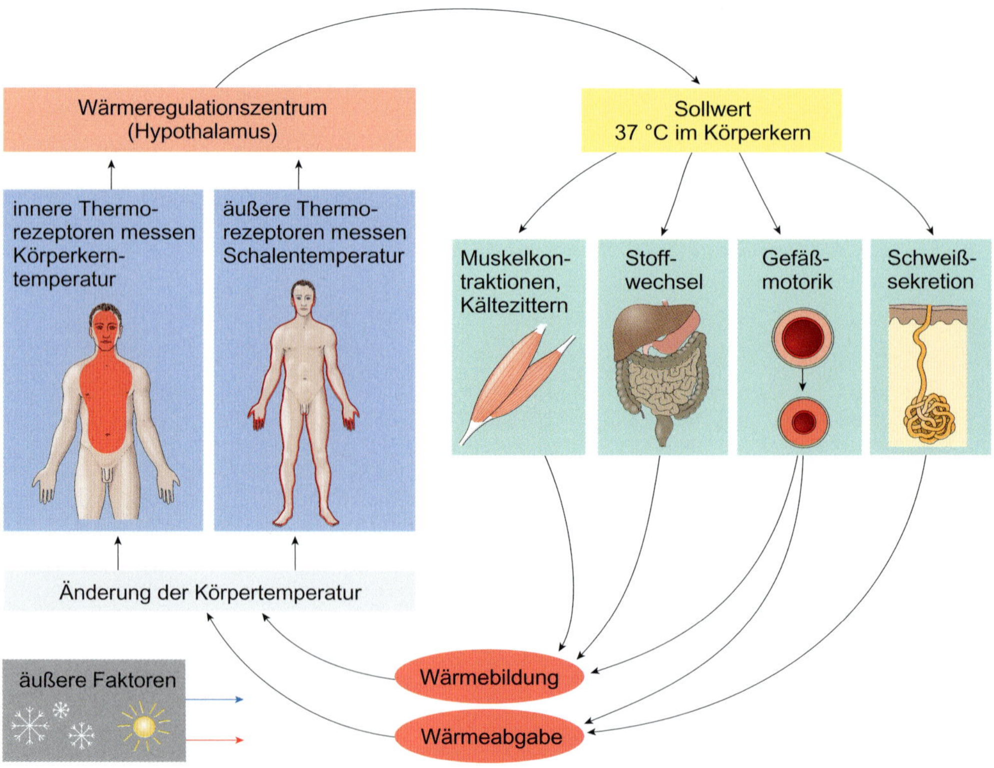

Abb. 17.1 Regelkreis der Körpertemperatur [L190]

die Wärmeverteilung über Veränderungen der Durchblutung in der Körperschale umgesetzt wird.

Die Erhöhung der Körperkerntemperatur **(Wärmebildung)** erfolgt vornehmlich durch die Vermeidung eines weiteren Wärmeverlustes und die zusätzliche Steigerung der Wärmeproduktion, insbesondere über:

- Drosselung der Durchblutung der Körperschale (durch Blutgefäßverengung der peripheren Blutgefäße)
- Steigerung der Stoffwechselaktivität durch Hormone
- Körperliche Bewegung und Muskelarbeit
- Verstärkte Tätigkeit der quergestreiften Muskulatur (Muskelzittern)

Vermindert wird die Körperkerntemperatur **(Wärmeabgabe)** vornehmlich durch die Verstärkung des Wärmeverlustes über die Körperschale nach außen, insbesondere durch:

- Verstärkung der Durchblutung der Körperschale (durch Vasodilatation der peripheren Blutgefäße)
- Konduktion: Wärmeabgabe über Kontakt zu anderen Oberflächen (z. B. Kleidung)
- Konvektion: Wärmeabgabe über Kontakt zur kälteren Umgebungsluft
- Wärmetransport durch Abstrahlen von Wärmeenergie
- Schweißproduktion und Verdunstung von Schweiß auf der Hautoberfläche (Verdunstungskälte)

MERKE

Die Schweißproduktion und somit die Wärmeabgabe über Verdunstungskälte ist die effektivste Form des Wärmetransports nach außen.

17.2 Hitzeerkrankungen

Die Körperkerntemperatur wird auch bei erhöhten Umgebungstemperaturen konstant gehalten. Die vermehrte Wärmeabgabe des überhitzten Körpers erfolgt im Wesentlichen über die **Schweißabsonderung.** Wird nun in der erhöhten Umgebungstemperatur durch körperliche Anstrengung vermehrt Wärme im Körper produziert, können sich die üblichen Mechanismen der Wärmeabgabe schnell erschöpfen. So stößt die Wärmeabgabe – besonders über die Verdunstungskälte – bei hoher Luftfeuchtigkeit oder mangelnder Umgebungsventilation (z. B. Windstille) schnell an Grenzen.

MERKE

Oberhalb einer Körpertemperatur von etwa 39 °C versagt die Schweißproduktion und damit konsekutiv die Möglichkeit der Wärmeabgabe über Verdunstungskälte.

Die mangelnde Wärmeabgabe führt zu einer **Erhöhung** der Körperkerntemperatur, die wiederum eine

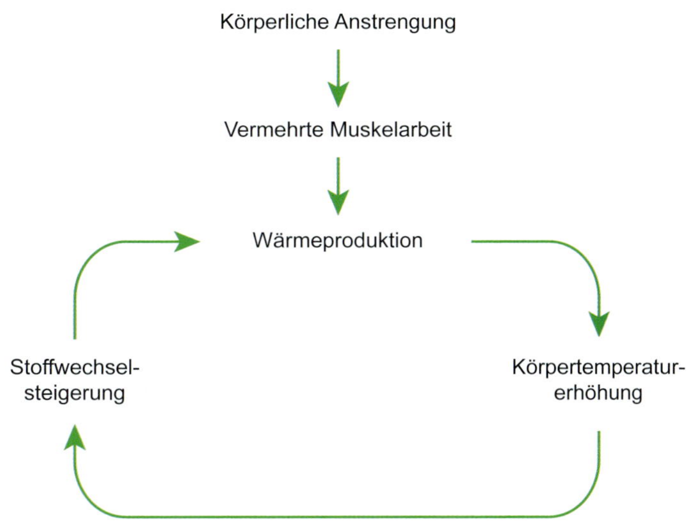

Abb. 17.2 Teufelskreis der Hyperthermie [L143]

17

Erhöhung der Stoffwechselaktivität nach sich zieht. Diese löst erneut eine Erhöhung der Körpertemperatur aus. Auf diese Weise entsteht ein **Teufelskreis** (➤ Abb. 17.2), aus dem z. T. lebensbedrohliche Krankheitsbilder resultieren können.

Hitzekrämpfe

Durch starkes **Schwitzen** scheidet der Körper erhebliche Mengen an Flüssigkeit und Kochsalz (Natriumchlorid, NaCl) aus. Wenn diese Verluste nicht ausreichend durch elektrolythaltige, sondern irrtümlich durch elektrolytarme Getränke (z. B. Kaffee oder Tee) ersetzt werden, entsteht ein extrazellulärer Flüssigkeits- und Kochsalzmangel (**hypotone Dehydratation,** ➤ 3.9.2). Im Vordergrund dieses Krankheitsbildes steht der **Elektrolytmangel** (Salzmangel). Zu einem Anstieg der Körpertemperatur kommt es nur selten. Durch den erhöhten Sympathikotonus wird verstärkt Natrium (Na^+) in die Zelle aufgenommen. Folge ist eine verstärkte intrazelluläre Kalziumaktivität (Ca^{2+}), die zu schmerzhaften, aber ungefährlichen Krämpfen der Muskulatur führt. Von Hitzekrämpfen (➤ Tab. 17.1) sind meist Personen in guter körperlicher Verfassung z. B. bei schwerer körperlicher Arbeit in heißer Umgebung betroffen.

Basismaßnahmen

Die Basismaßnahme bei durch Elektrolytmangel ausgelösten Hitzekrämpfen besteht in der oralen Zufuhr von ausreichend **elektrolythaltigen Getränken** (z. B. Elektrolytlimonade, Mineraldrinks, Fruchtsäfte, Zugabe von ein bis zwei Teelöffeln Kochsalz pro Liter Wasser). Nur wenn keine kochsalzreichen Getränke vorhanden sind, kann als erweiterte Maßnahme ein venöser Zugang angelegt und eine balancierte Vollelektrolytlösung infundiert werden.

Hitzeerschöpfung

Eine Hitzeerschöpfung (➤ Tab. 17.1) ist trotz des verharmlosenden Namens durch die Kombination von Hyperthermie und Dehydratation ein dramatisches Notfallereignis. Ursache ist auch hier ein Man-

Tab. 17.1 Gegenüberstellung der Symptome bei Hitzeerkrankungen

	Hitzekrämpfe	Hitzeerschöpfung	Hitzschlag
Bewusstsein	• Keine Störungen • Unruhe (Agitation)	Desorientierung, delirante Erscheinungen	• Bewusstseinsstörungen • Desorientierung • Bewusstlosigkeit • Zerebrale Krämpfe
Atmung	normal	schnell, flach	• Zunächst schnell und flach • Dann langsam und flach • Dyspnoe • Kußmaul-Atmung
Kreislauf	normal	• Tachykardie • Hypotonie	• Tachykardie • Herzrhythmusstörungen • Hypotonie
Körpertemperatur	normal (37 °C) bis erhöht (> 38 °C)	normal (37 °C) bis erhöht (> 38 °C)	> 40 °C
Haut	starkes Schwitzen	• Zunächst warm und rot • Später blass und kaltschweißig • Stehende Hautfalten	• Zunächst hochroter, trockener und heißer Kopf ohne Schwitzen • Dann kühle, blasse und graue Haut
Nebenbefunde	• Schmerzhafte Muskelkrämpfe • Schwäche • Durst	• Schwindel • Kopf- und Gliederschmerzen • Übelkeit, Erbrechen • Sehstörungen • Deutliche Erschöpfung • Durst	• Schwindel • Kopfschmerzen • Übelkeit, Erbrechen • Leistungsschwäche • Abgeschlagenheit

gel an Körperflüssigkeit und Kochsalz. Im Vordergrund der Hitzeerschöpfung steht jedoch der **Flüssigkeitsmangel** (Wassermangel), der eine **hypertone Dehydratation** (➤ 3.9.2) verursacht. Die Hitzeerschöpfung entsteht, wenn die Patienten nicht genügend Flüssigkeit zu sich nehmen, weil z. B. kein Wasser vorhanden ist (Wüstenklima). Die Symptome sind Überhitzung, quälender Durst und Verwirrtheitssymptome bis zum Delirium sowie bei stärkster Ausprägung ein Schockgeschehen.

Basismaßnahmen

Die Basismaßnahmen zielen auf die **Stabilisierung** der Kreislaufsituation. In leichten Fällen reicht es aus, die Patienten in eine kühlere Umgebung (z. B. Schatten) zu bringen und durch ausreichende Flüssigkeitszufuhr ihren Wasser- und Elektrolythaushalt wieder zu normalisieren. Beengende Kleidung wird geöffnet und es wird für körperliche Ruhe und Betreuung gesorgt. Überdies wird eine ausreichende Luftbewegung sichergestellt. Feuchtkühle Tücher werden zur physikalischen Kühlung in den Nacken und auf die Stirn gelegt. Im Falle einer ausgeprägten Verschiebung des Wasser- und Elektrolythaushalts muss als **erweiterte Maßnahme** durch einen **Notarzt** ein venöser Zugang angelegt werden, um rasch 1 000 ml balancierte Vollelektrolytlösung infundieren zu können. Die endgültige Normalisierung der Elektrolytverschiebung muss in einem Krankenhaus erfolgen.

Zur Überwachung des Patienten wird ein fortlaufendes **Monitoring** (EKG, Blutdruckmessung, Sauerstoffsättigung) durchgeführt. Außerdem werden die Körpertemperatur gemessen und der Blutzuckergehalt bestimmt. Die Höhe der Sauerstoffgabe über eine Insufflationsbrille oder Sauerstoffmaske orientiert sich an den Vitalfunktionen. Die Lagerung erfolgt bei Bewusstseinsstörung in stabiler Seitenlage, sonst in Flachlagerung mit angehobenen Beinen. Bei Hirndruckzeichen wird der Oberkörper im 30°-Winkel hochgelagert.

Hitzschlag

Der Hitzschlag (➤ Tab. 17.1) ist eine seltene, aber die mit Abstand gefährlichste Form der Hyperthermie und kann unbehandelt zum Tode führen. Charakteristisch für den Hitzschlag ist die **Störung der zentralen Wärmeregulation** durch Überhitzung des Organismus aufgrund der Behinderung der Wärmeabgabe, z. B. in feuchtwarmer Umgebung oder durch unzweckmäßige Kleidung. Seltener liegt die Ursache in einer erhöhten Wärmezufuhr oder Wärmeproduktion. Die Körpertemperatur steigt auf Werte über 41 °C. Überschreitet sie eine Temperatur von 42 °C, denaturieren die körpereigenen Eiweiße und die Zellen werden irreversibel geschädigt.

Basismaßnahmen

Die Basismaßnahmen zielen auf eine möglichst rasche Wiederherstellung der normalen Körpertemperatur. Die betroffene Person wird umgehend in eine **kühle, schattige Umgebung** gebracht. Beengende Kleidung wird zumindest geöffnet oder der Patient wird vollständig entkleidet. Die gesamte Körperoberfläche wird gekühlt (z. B. Kühlung durch Wasser oder Zuwedeln von Luft, Absprühen mit Desinfektionsmittel). Die Kühlmaßnahmen werden beendet, wenn die Körpertemperatur unter 38,5 °C sinkt. Bei vollständig erhaltenem Bewusstsein erfolgt eine **orale Substitution** verlorener Flüssigkeits- und Elektrolytreserven mit Elektrolytlimonade, Mineraldrinks, Fruchtsäften oder über die Zugabe von ein bis zwei Teelöffeln Kochsalz pro Liter Wasser. Innerhalb der ersten Stunde sollten die Betroffenen ein bis zwei Liter trinken.

Zusätzlich muss die Stabilisierung und Erhaltung der vitalen Funktionen durch **erweiterte Maßnahmen** erfolgen. Sie beinhalten bei vorliegender Schocksymptomatik die Platzierung eines venösen Zugangs durch den **Notarzt** und die rasche Infusion von ein bis zwei Litern balancierter Vollelektrolytlösung innerhalb der ersten ein bis zwei Stunden. Beim Hitzschlag wird der erste Liter balancierte Vollelektrolytlösung innerhalb von 15 Minuten infundiert. Bewusstlose Patienten werden intubiert und beatmet. Zerebrale Krampfanfälle werden medikamentös durchbrochen. Nach Stabilisierung der **Vitalfunktionen** muss der Patient auf einer Intensivstation weiterbehandelt werden, denn die nachhaltige Überhitzung des Körperkerns ist eine Erkrankung, die zu schwerwiegenden Komplikationen führen kann.

Sonnenstich

Bei einem Sonnenstich **(Heliosis, Insolation)** führt die direkte, länger andauernde Sonneneinstrahlung auf den Kopf zu einem **isolierten** Anstieg der Temperatur innerhalb des Schädels und zu einer Reizung des Gehirns und der Hirnhäute. Die Körperkerntemperatur erhöht sich dabei nicht. Besonders gefährlich ist die Hitzewirkung auf den unbedeckten Kopf bzw. auf gering behaarte Köpfe von Neugeborenen, Säuglingen, Kleinkindern oder Erwachsenen.

Symptome

Ein Sonnenstich tritt typischerweise **zeitlich verzögert** zur Sonnenexposition (z. B. nachts) auf. Der Kopf des Patienten ist hochrot und erhitzt, der übrige Körper ist kühl und kaltschweißig. Die betroffenen Personen beklagen Schwindel, Übelkeit und Erbrechen, heftige Kopfschmerzen und Sehstörungen. Gelegentlich tritt eine Nackensteifigkeit **(Meningismus)** auf. Infolge der Hirnhautreizung ist die Beweglichkeit der Halswirbelsäule und des Kopfes derart eingeschränkt, dass die Patienten nur unter großen Schmerzen in der Lage sind, das Kinn auf die Brust zu beugen.

Basismaßnahmen

Die Basismaßnahmen orientieren sich an denen der Hitzeerkrankungen. Oft genügt es, den Patienten mit erhöhtem Oberkörper in kühler Umgebung zu lagern. Eine wohltuende **Kühlung** des Nackens und des Kopfes mit feuchten Tüchern lindert die Beschwerden.

17.3 Verbrennungen

Verbrennungen oder Verbrühungen sind durch **Wärmestrahlung** oder **Wärmeleitung** ausgelöste Schädigungen der Haut. Sie können hervorgerufen werden durch:

- Flammeneinwirkung (z. B. offenes Feuer)
- Heiße, siedende oder kochende Flüssigkeiten und Dämpfe (z. B. Verbrühungen durch Wasser, Wasserdampf)
- Heiße, feste Gegenstände (z. B. Herdplatte, Bügeleisen)
- Elektrothermische Verbrennungen (z. B. Strom, Blitzschlag)
- Explosionen (z. B. Industrieunfälle)
- Strahlung (z. B. Sonne, Röntgenstrahlung, atomare Strahlung)

Entscheidend für das **Ausmaß** der thermischen Gewebeschädigung sind:

- Die auf die Haut einwirkende Höhe der Temperatur
- Die Expositionsdauer gegenüber der Energiequelle
- Die Flächenausdehnung
- Die Tiefenausdehnung im Gewebe

Die Einwirkung relativ niedriger Temperaturen über einen längeren Zeitraum (z. B. Wärmflasche/-kissen an schlecht durchbluteten Hautarealen) kann ebenso schwerwiegende Folgen haben wie die kurzzeitige Einwirkung sehr hoher Temperaturen (z. B. sehr heißes oder kochendes Wasser, Stichflamme).

Verbrennungsgrade

Der **Schweregrad** einer Verbrennung wird durch die Tiefen- und die Flächenausdehnung in dem betroffenen Gewebe bestimmt. Die Schweregrade werden anhand klinischer Untersuchungsbefunde in vier Verbrennungsgrade eingeteilt (➤ Tab. 17.2).

Meistens liegen verschiedene **Verbrennungsgrade** nebeneinander vor (➤ Abb. 17.3).

Inhalationstrauma

Als Inhalationstrauma wird eine direkte **thermische Schädigung der Atemwege** durch Stichflammen, Explosion oder Brandrauch verstanden, welche die

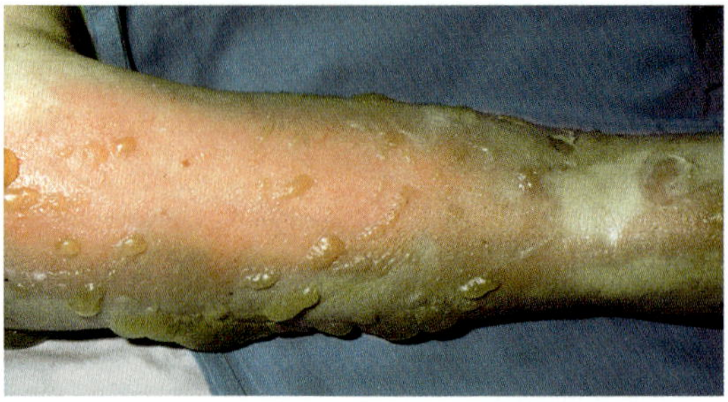

Abb. 17.3 Verbrennung 2. und 3. Grades [F206]

Tab. 17.2 Verbrennungsgrade und Symptome

Grad	Betroffener Hautabschnitt	Symptome	Heilung
I	• Oberflächlich • Nur Oberhaut betroffen (z. B. Sonnenbrand)	• Hautrötung (keine Blasenbildung) • Normale Gewebestruktur • Gute Durchblutung der Wunde • Schmerz	• Spontan • Ohne Narben • Ca. 1 Woche
IIa	• Oberflächlich • Oberhaut und Lederhaut betroffen • Tiefe Anteile der Lederhaut und Hautanhangsgebilde erhalten	• Hautrötung • Blasenbildung der Haut mit rotem und feuchtem Blasengrund (gute Durchblutung) • Starke Schmerzen	• Spontan • Ohne Narben • Ca. 2 Wochen
IIb	• Tief • Weitgehender Verlust der Lederhaut, tief liegende Hautanhangsgebilde erhalten	• Hautblässe • Offene Blasen mit weißem und trockenem Blasengrund (verminderte Durchblutung) • Verminderte Schmerzempfindung (Nadeltest)	• Langsame Heilung • Narbenbildung • Ca. 4 bis 9 Wochen
III	• Tief • Vollständiger Verlust der Ober- und Lederhaut und der Hautanhangsgebilde (auch Zerstörung der Schmerzrezeptoren)	• Graubraune Hautfarbe • Keine Durchblutung des Wundgebietes (Ischämie) • Schmerzempfindung erloschen (Nadeltest)	• Langsame Heilung • Narbenbildung
IV	• Tief • Vollständiger Verlust von Haut und Gewebe (Gefäße, Nerven, Muskeln, Sehnen, Knochen) • Verkohlung	Schmerzempfindung erloschen	Keine Heilung möglich

Betroffenen im Moment der Hitzeeinwirkung durch Einatmen erleiden. Durch die Hitzeeinwirkung kann es zu lebensbedrohlichen Schwellungen der Atemwege und zu einer Zerstörung der Schleimhaut des Respirationstrakts bis zu den Alveolen kommen. Auf ein vorliegendes Inhalationstrauma weisen Verrußung oder Verbrennung im Gesicht und Mund-Nasen-Rachenraum hin.

MERKE

Bei Verbrennungen immer an ein Inhalationstrauma und eine Rauchgasvergiftung denken, auch wenn zunächst keine eindeutigen Symptome vorliegen.

Flächenausdehnung

Die Ausdehnung einer Verbrennung über die Körperoberfläche (KOF) wird in Prozent angegeben. Zur Ermittlung wird im Rettungsdienst die sogenannte **„Neunerregel“** nach Wallace angewandt (➤ Abb. 17.4), welche die unterschiedlichen anatomischen Proportionen von Kindern berücksichtigt. Bei unvollständig verbrannten Körperteilen kann die Flächenausdehnung auch anhand der sogenannten **Handflächenregel** bestimmt werden. Sie besagt, dass die Fläche der Handinnenseite des Patienten ein Prozent der Körperoberfläche darstellt.

Eine Einteilung von Verbrennungen nach Verbrennungstiefe und Flächenausdehnung zeigt ➤ Tab. 17.3.

Verbrennungskrankheit

Zunächst imponiert der **Primärschaden** der Haut, der sich bei fortdauernder Hitzeeinwirkung in die Tiefe der Gewebe fortsetzen kann **(„Tieferbrennen“).** Selbst nach Beseitigung der Wärmequelle kann die Haut durch weiterhin hohe Gewebetemperaturen nachhaltig geschädigt werden, denn die aufgenommene Wärme kann nur langsam an die Umgebung abgegeben werden. Daher wird die gespeicherte Hitze auch noch 30 Minuten nach dem Trauma an noch nicht geschädigte Zellverbände weitergeleitet.

Neben den Brandwunden entwickelt sich bei ausgedehnten Brandverletzungen sekundär ein komplexes Schädigungsbild unter Mitbeteiligung aller

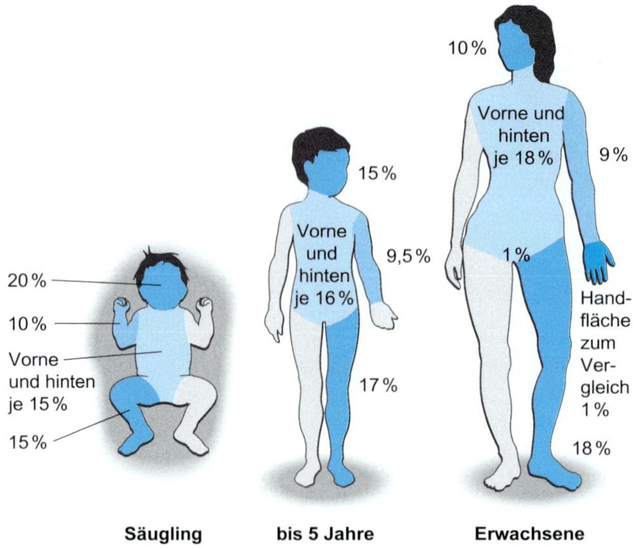

Abb. 17.4 Neunerregel nach Wallace [L108]

Tab. 17.3 Einteilung von Verbrennungen nach Verbrennungstiefe und Flächenausdehnung

	Leichte Verbrennungen	Mittelschwere Verbrennungen	Schwere Verbrennungen	Schwerste Verbrennungen
Erwachsene	• < 2 % KOF bei Verbrennung 3. Grades • < 10 % KOF bei Verbrennung 2. Grades • < 20 % KOF bei Verbrennung 1. Grades	• < 10 % KOF bei Verbrennung 3. Grades • 10 bis 20 % KOF bei Verbrennung 2. Grades • > 20 % KOF bei Verbrennung 1. Grades • Alle Verbrennungen beider Hände oder Füße, des Gesichts oder des Genitalbereichs	• 10 bis 20 % KOF bei Verbrennung 3. Grades • 25 bis 50 % KOF bei Verbrennung 2. Grades • Alle chemischen oder elektrothermischen Verbrennungen	• > 20 % KOF bei Verbrennung 3. Grades • > 50 % KOF bei Verbrennung 2. Grades • Alle Verbrennungen mit lebensgefährlichen Zusatzverletzungen wie Inhalationstrauma oder Polytrauma
Kinder	• < 5 % KOF bei Verbrennung 2. Grades • < 10 % KOF bei Verbrennung 1. Grades	• < 5 % KOF bei Verbrennung 3. Grades • 5 bis 10 % KOF bei Verbrennung 2. Grades • > 10 % KOF bei Verbrennung 1. Grades • Alle Verbrennungen beider Hände oder Füße, des Gesichts oder des Genitalbereichs	• > 10 % KOF bei Verbrennung 2. oder 3. Grades • Alle chemischen oder elektrothermischen Verbrennungen	• > 50 % KOF bei Verbrennung 2. oder 3. Grades • Alle Verbrennungen mit lebensgefährlichen Zusatzverletzungen wie Inhalationstrauma oder Polytrauma

Organsysteme des Körpers, die sogenannte **Verbrennungskrankheit.**

Frühphase

Erwachsene sind ab etwa 10 bis 15 % verbrannter Körperoberfläche (KOF) und Kinder ab etwa 10 % KOF von einem **Verbrennungsschock** bedroht. Dieser bildet sich bereits in der Frühphase der Verbrennungskrankheit durch den Verlust an lebenswichtigen Flüssigkeiten und Eiweißen aus.

Spätphase

Im weiteren Krankheitsverlauf können sich Funktionsstörungen vieler Organsysteme **(Multiorgan-**

versagen) einstellen, deren Ursachen in der gestörten Mikrozirkulation während des Verbrennungsschocks liegen.

Je früher in die Entwicklung der Verbrennungskrankheit eingegriffen wird, desto besser kann das Verletzungsausmaß eingegrenzt und Komplikationen vorgebeugt werden. Versäumnisse in der Behandlung innerhalb der ersten Stunden wirken sich negativ auf die Prognose des Patienten aus. Das Trauma durch Verbrennung oder Verbrühen ist eine absolute **Notarztindikation.**

Basismaßnahmen

Um einen Hitzestau im Körpergewebe und weitere Verbrennungen zu vermeiden, müssen folgende **Erstmaßnahmen** ergriffen werden:

- Brennende Kleidung/Person ablöschen: Fluchtbewegung stoppen, Flammen durch Rollen auf dem Boden oder durch Überwerfen einer Decke ersticken, mit Wasser übergießen, Feuerlöscher einsetzen.
- Durchtränkte oder verbrannte Kleidung rasch, aber vorsichtig entfernen.
- Alle auf der Kleidung haftenden Brandstoffe sofort entfernen, alle auf der Haut haftenden Brandstoffe belassen.

Die unkritische und anhaltende Kühlung von ausgedehnten Brandverletzungen muss unterbleiben. Untersuchungen haben ergeben, dass Kühlung nur unmittelbar nach der Hitzeexposition nutzbringend ist und später einsetzende Kühlmaßnahmen sogar schädlich sein können, z. B. durch Verschlechterung der Gewebedurchblutung oder Unterkühlung. Bei **größeren Verbrennungen** (> 10 % KOF) **muss die Kühlung** daher wegen der Gefahr der Hypothermie bei reduzierter körpereigener Wärmeproduktion **unterbleiben.**

Bei Verbrennungen < 10 % KOF können dagegen die verbrannten Areale etwa zehn Minuten lang mit **handwarmem** Leitungswasser (kein Eiswasser oder zu kaltes Wasser) übergossen werden. Die optimale Wassertemperatur liegt zwischen 18 und 22 °C. Bei dieser Temperatur besteht keine Gefahr der Unterkühlung des Patienten. Sinnvollerweise wird die Kühlung auf die brandverletzte Hautoberfläche reduziert. Dadurch kann ein beschleunigtes Auskühlen des Patienten vermieden werden.

Die Untersuchung des Verletzten umfasst die Beurteilung der Verbrennungsschwere, die Lokalisation der Verbrennungen, das Erfassen von Begleitverletzungen und das Überprüfen eines vorliegenden Inhalationstraumas (davon sind ca. 20 % der Brandverletzten betroffen). Ein **Monitoring** (EKG, Blutdruckmessung, Pulsoxymetrie) ist obligat. Parallel zur Untersuchung des Patienten beginnt die Sicherung der **Vitalfunktionen.** Ansprechbare Patienten werden mit aufrechtem Oberkörper gelagert. Alle Brandverletzten erhalten Sauerstoff über eine Insufflationsmaske, unabhängig von der Verletzungsschwere.

Kleinere Verbrennungswunden können nach wie vor mit handwarmem Leitungswasser gekühlt werden (Schmerzreduktion). **Brandwunden** müssen zur Vermeidung von Infektionen steril abgedeckt werden. Zur Verfügung stehen alle herkömmlichen Verbandstoffe, die nicht mit der Brandwunde verkleben können, z. B. Brandwundenverbandpäckchen, Metalline-Verbandtücher, OP-Abdecktücher, die mit Wasser oder Infusionslösung benetzt werden können. Beim Befeuchten ist aber zu beachten, dass je nach Witterung mit einer verstärkten Auskühlung zu rechnen ist.

MERKE

Die Anfeuchtung mit Wasser- oder Infusionslösungen ist sofort einzustellen, wenn die verbliebene Hitze aus dem betroffenen Gebiet abgeleitet wurde (Gefahr der Hypothermie).

17.4 Kälteschäden

17.4.1 Unterkühlung

Als Unterkühlung **(Hypothermie)** wird das Absinken der Körperkerntemperatur unter 35 °C verstanden. Die Unterkühlung ist eine häufig auftretende und oft übersehene Komplikation, da im Zusammenhang mit anderen Erkrankungen oder Verletzungen immer wieder Wärmeverluste des Patienten entstehen können. Die Entwicklung der Unterkühlung hängt dabei im Wesentlichen von der Erkrankung oder Verletzung und den klimatischen Umständen, unter denen sie eintritt, ab. Wesentliches Kriterium für den Wärmeverlust ist dabei die Geschwindigkeit der Wärmeabgabe im Verhältnis zur Wärmeproduktion.

Typische **Situationen,** in den Patienten unterkühlen können, sind:

- Aufenthalt in kalter Umgebung mit unangemessener Kleidung (z. B. Obdachlose, desorientierte alte Menschen)
- Aufenthalt in kalter Umgebung mit zweckmäßiger Kleidung (Lawinenunfall, Kletterunfall, Skiunfall mit verlängerten Rettungszeiten)
- Patiententransport in unzureichend geheizten Rettungsdienstfahrzeugen (z. B. Absinken der Körpertemperatur während des Transports bei analgosedierten Patienten)
- Begleiterkrankungen (z. B. reduzierter Allgemeinzustand, Erschöpfung, alkoholisiert) oder Begleitverletzungen (z. B. Verbrennungen, Schock, Polytrauma)
- Aufenthalt im Wasser (z. B. Beinahe-Ertrinken, Eiseinbruch)

MERKE

Wegen der relativ größeren Körperoberfläche sinkt die Körperkerntemperatur bei Kindern erheblich schneller als bei Erwachsenen.

Symptome

Bei Körpertemperaturen zwischen 35 und 32 °C **(Abwehrstadium)** setzt als auffälligstes Symptom das **Muskelzittern** ein. Durch die Steigerung des Muskelstoffwechsels wird die Wärmeproduktion zunächst gesteigert. Gleichzeitig wird die Durchblutung der Extremitäten vermindert und die Hautdurchblutung durch Vasokonstruktion gedrosselt (Wärmedämmung). Reflektorisch wird die Atemfrequenz gesteigert, um das vermehrt anfallende Kohlenstoffdioxid aus dem Muskelstoffwechsel abzuatmen. Darüber hinaus wird auch die Herz-Kreislauf-Funktion gesteigert. Folglich steigt der Sauerstoffverbrauch um ein Vielfaches des Grundumsatzes an.

Bei weiterer Abkühlung der Körperkerntemperatur unter 32 °C lässt das Muskelzittern nach und die Muskeln werden steif **(Erschöpfungsstadium).** In diesem Stadium vermindert sich die **Atmung** und wird zunehmend **flacher** und unregelmäßiger. Zusätzlich treten Bewusstseinsstörungen auf.

Bei weiterer Abkühlung der Körperkerntemperatur unter 28 °C **(Lähmungsstadium)** besteht Lebensgefahr. Der Patient wird bewusstlos und die **Schutzreflexe gehen verloren.** Unterhalb von 24 °C laufen die Stoffwechselvorgänge nur noch extrem verlangsamt ab **(Vita reducta oder minima).** Der Organismus bewegt sich auf dem untersten energetischen Niveau **(Scheintod).**

Typische Symptome der einzelnen Unterkühlungsstadien in Anlehnung an das Schweizer Klassifizierungsmodell der Hypothermie zeigt ➤ Tab. 17.4.

Basismaßnahmen

Im Vordergrund steht zunächst die schonende **Rettung** des Patienten unter Beachtung von Begleitverletzungen (Einsatz der Schaufeltrage). Bei fortgeschrittener Unterkühlung (< 32 °C) ist besonders darauf zu achten, dass keine übermäßigen aktiven oder passiven Bewegungen des Patienten stattfinden. Durch Bewegung kann kaltes Blut aus der Körperschale in den Körperkern gelangen, dort die Körperkerntemperatur weiter absenken und die Unterkühlung verstärken **(After-Drop).** Auf diese Weise kann die Körpertemperatur um bis zu 3 °C weiter absinken. Im ungünstigsten Fall kann der rasante Abfall der Körperkerntemperatur reflektorisch einen Herz-Kreislauf-Stillstand auslösen **(Bergungstod).** Die Rettung ist so zu gestalten, dass die initiale Körperlage nicht verändert wird. Zur Rettung wird der Patient immobilisiert gelagert (z. B. auf einer Vakuummatratze). Unverzüglich nach der Rettung werden die **Vitalfunktionen** überprüft. Anschließend wird der Patient an einen warmen und windstillen Ort gebracht; dort wird nasse Kleidung entfernt. Ist das nicht möglich, bleibt der Patient vollständig bekleidet und es wird nur so viel Kleidung entfernt, wie es für die Notfallversorgung unbedingt notwendig ist. In jedem Fall wird der Patient in eine luftundurchlässige und isolierende Folie, eine sogenannte **Rettungsdecke,** eingewickelt, bis er in den warmen, vorgeheizten RTW gebracht werden kann. Die Rettungsdecke soll das Auskühlen durch Verdunstung verhindern, ist aber nur dann effektiv, wenn weiterhin niedrige Außentemperaturen beste-

Tab. 17.4 Symptome bei Unterkühlung in Gegenüberstellung aller Stadien

	Abwehrstadium (Schweizer Klassifikation Stadium I – mild)	Erschöpfungsstadium (Schweizer Klassifikation Stadium II – moderat)	Lähmungsstadium (Schweizer Klassifikation Stadium III – schwer)	Scheintod (Schweizer Klassifikation Stadium IV – schwerst)
Bewusstsein	• Wach und orientiert (GCS 15) • Unruhe, Erregung	• Schläfrig (GCS 12 bis 10) • Teilnahmslos • Desorientiert	• Bewusstlos (GCS 9 bis 4) • Keine Schmerzempfindung	• Bewusstlos (GCS 3) • Ohne Reflexe
Atmung	• Schnell • Tief • Hyperventilation	• Langsam • Flach • Unregelmäßig	• Extrem langsam • Flach • Unregelmäßig	• Extrem langsam • Apnoe
Puls	schnell	• Langsam • Arrhythmien möglich	• Langsam • Unregelmäßig • Kammerflimmern und Asystolie möglich • Schwach, fadenförmig	• Extrem bradykard • Kammerflimmern oder Asystolie
Blutdruck	Hypertonie	Hypotonie	Hypotonie	nicht mehr messbar
Nebenbefunde	• Unwohlsein • Kältegefühl • Muskelzittern • Bläulich-blasse Haut • Schmerzen	• Zunehmende Muskel- und Gelenkstarre • Nachlassen der Schmerzempfindung	• Weite Pupillen • Reduzierter Muskeltonus	• Entrundete und lichtstarre Pupillen • Kein Muskeltonus

hen und die Decke nicht direkt der Haut aufliegt. Liegt der Patient bereits im warmen RTW, ist die Rettungsdecke nicht zuträglich, weil sie das langsame Erwärmen der Körperschale verhindert.

Reanimationsmaßnahmen werden wegen der verbesserten Hypoxietoleranz des ZNS und der verbesserten Wiederbelebungschancen nicht abgebrochen, ehe die normale Körperkerntemperatur wieder erreicht wird, denn die Unterkühlung führt bereits bei Temperaturen um 32 °C zu einer hirnprotektiven Wirkung. Durch die Drosselung der Schalendurchblutung und die Bradykardie wird der Sauerstoffbedarf gesenkt. Bei einer Körpertemperatur von 30 °C beträgt der Sauerstoffbedarf nur noch ca. 50 % des normalen Umsatzes. Über diese Mechanismen steigt die Hypoxietoleranz der Gewebe an und die Wiederbelebungszeit des Zentralnervensystems verlängert sich. Für die BLS-Maßnahmen gilt daher, dass Beatmung und Thoraxkompressionen uneingeschränkt durchgeführt werden müssen.

Die **Defibrillation** ist jedoch unterhalb einer Körpertemperatur von 30 °C nicht sicher wirksam. Daher werden bei Auftreten von Kammerflimmern Defibrillationen durchgeführt, wenn die Körpertemperatur auf über 30 °C angestiegen ist.

MERKE

No one is dead until he is warm and dead.
Niemand ist tot, solange er nicht warm und tot ist.

17.4.2 Erfrierungen

Werden Körperregionen über einen längeren Zeitraum intensiver Kälte ausgesetzt, versagt der Mechanismus der Wärmeerhaltung und es kann zu lokalen Erfrierungen kommen. Besonders von Erfrierungen betroffen sind vom Körperkern entlegene und ungeschützte Regionen, wie Finger, Zehen, Nasen und Ohren **(Körperspitzen).** Bereits bei Temperaturen oberhalb des Gefrierpunktes kann es zu Erfrierungen kommen, da nicht nur die Temperatur, sondern auch Art, Geschwindigkeit und Dauer der Kälteeinwirkung das Ausmaß einer Erfrierung bestimmen. Begünstigend wirken Bewusstlosigkeit, Alkoholmissbrauch und Schock, da hier die periphere Vasoregulation gestört ist.

Über eine Blutgefäßverengung in dem betroffenen Gewebe versucht der Körper, sich vor einer Auskühlung des Körperkerns zu schützen, und nimmt dafür die Auskühlung der Körperperipherie hin. Dies führt jedoch zu Sauerstoffmangel und verlang-

Tab. 17.5 Einteilung der Erfrierungsgrade

Grad	Symptome der Erfrierung	Symptome der Wiedererwärmung
I	• Blasse, kalte Haut • Gefühlsstörungen • Gräulich-weiße Verfärbung durch Blutgefäßverengung	• Rötung • Juckreiz, einsetzende Sensibilität • Brennender Schmerz durch vermehrte Durchblutung bei Wiedererwärmung
II	• Kalte Haut, Rötung • Blasenbildung und Schmerzen durch Schädigung der Haut infolge von Blutgefäßverengung und direkter Kälteeinwirkung	Bei Wiedererwärmung tritt Plasma in das Gewebe und in die Blasen aus. Es kommt zu schmerzhaften Frostbeulen und zur Schwellung des Gewebes.
III	• Blass-bläuliche Verfärbung der Haut mit Ausbildung schwarzer Hautnekrosen • Gefühl- und Schmerzlosigkeit aufgrund zerstörter Hautnervenendigungen	Bei Wiedererwärmung können Gefäßspasmen wegen arterieller Thrombosen der Blutgefäße nicht mehr gelöst werden. Die erfrorene Körperregion stirbt ab.
IV	• Schwarze Verfärbung der Haut aufgrund von Nekrose des Wundgebietes • Zerstörung aller Gewebestrukturen	• Keine Gewebereaktion, da alle Gewebestrukturen zerstört sind • Fäulnis nach Wiedererwärmung

samtem Blutfluss **(Blutstase)** mit der zunehmenden Gefahr von Thrombenbildung. Zusätzlich bewirken die peripheren Durchblutungsstörungen eine stärkere Durchlässigkeit der Gefäßwände und verursachen so Flüssigkeitsverschiebungen **(Ödeme).**

Analog zu den Verbrennungen werden Erfrierungen in vier Schweregrade eingeteilt (➤ Tab. 17.5).

Basismaßnahmen

Die Basismaßnahmen zielen auf eine **langsame Erwärmung** der erfrorenen Körperteile. Weil immer von einer Unterkühlung des gesamten Körpers ausgegangen werden muss, wird die betroffene Person – um eine weitere Kälteeinwirkung zu verhindern – in eine warme Umgebung gebracht. Dort wird ggf. nasse Kleidung entfernt und der Patient schonend gelagert. Die von Erfrierungen betroffenen Körperregionen werden warm eingepackt. Durch die Körperwärme kommt es zu einer langsamen Erwärmung.

Es darf keinesfalls der Versuch unternommen werden, durch Reiben oder andere mechanische Manipulationen die erfrorenen Körperteile wieder zu erwärmen, da dies zu zusätzlichen Gewebeschäden führt. Da die Reperfusion erhebliche Schmerzen bereitet, muss der **Notarzt** zur Schmerzbekämpfung nachgefordert werden. Er behandelt den Patienten mit Opiaten oder peripher wirksamen Analgetika.

17.5 Strom- und Blitzunfälle

Wenn Strom durch den menschlichen Körper fließt, wirkt der Körper als elektrischer Leiter und ist Teil eines geschlossenen Stromkreises. Ein **direkter Stromschlag** ist definiert als Kontakt mit spannungsführenden Teilen und Übergang des Stroms auf den Körper. Als **indirekter Stromschlag** werden Ereignisse bezeichnet, die sich durch bloße Annäherung an einen hochspannungsführenden Leiter durch **Lichtbogenüberschlag** oder **Schrittspannung** (➤ Abb. 17.5) ereignen.

Schrittspannung

Beim Einschlag eines Blitzes in die Erdoberfläche treten starke, aber kurzzeitige elektrische Ströme im Bereich zwischen 10 und 500 kA auf, die am elektrischen Widerstand des Erdbodens zu einer hohen elektrischen Spannung (einer Potenzialdifferenz) führen. Rund um den Einschlagspunkt bildet sich kurzzeitig ein sogenannter „Potenzialtrichter" (starkes Spannungsfeld) aus, dessen Größe von der Leitfähigkeit des Erdreiches abhängig ist. Um den Einschlagspunkt verteilt sich der Blitzstrom im Boden und breitet sich kreisförmig aus. Mit zunehmender Entfernung vom Einschlagpunkt wird damit die auf-

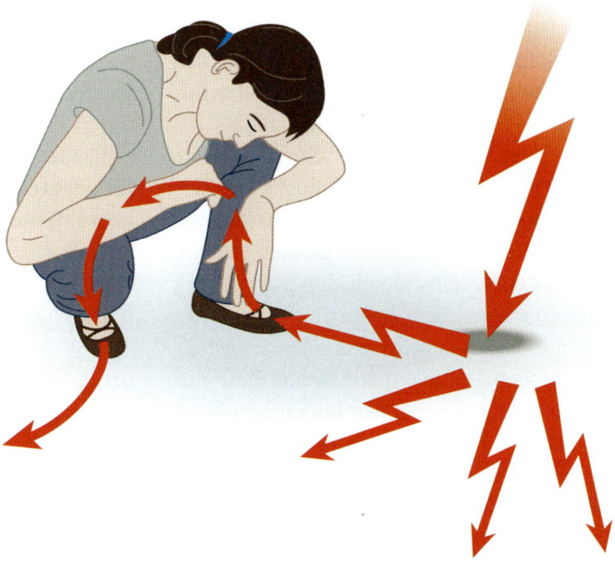

Abb. 17.5 Schrittspannung
[L231]

tretende Spannung zwischen zwei Punkten mit gleichem Abstand immer geringer.

Wenn nun ein Mensch die Erdoberfläche im Umfeld dieses Einschlagpunktes (Potenzialtrichters) mit seinem Körper (z. B. mit den Füßen) an unterschiedlichen Stellen berührt, setzt er seinen Körper einer Spannung von einigen 100 V aus, die durch gehende oder liegende Personen abgegriffen wird (sog. Schrittspannung). Je stärker dabei der elektrische Strom und je höher der elektrische Widerstand des Bodens ist, desto größer ist die Spannung, die einen Strom durch den menschlichen Körper verursacht. Der durch den Körper fließende Stromfluss wirkt direkt auf elektrisch erregbare Strukturen im Organismus (z. B. Myokard, Skelettmuskulatur, Nervensystem) oder löst eine hohe Wärmeentwicklung mit schwerwiegenden Verbrennungen aus.

MERKE

Blitz ist nicht gleich Blitz – und Boden ist nicht gleich Boden, und der Strom nimmt den Weg des geringsten Widerstandes, wodurch der Strom auch wieder nach „oben" durch den Körper fließen kann.

Niederspannungsunfälle

Niederspannungsunfälle machen den größten Teil aller Stromunfälle aus und treten bei Spannungen unter 1 000 Volt auf. Im Haushalt gebräuchlich ist eine Spannung von 230 V mit einer Frequenz von 50 Hz.

Im Bereich Verkehr und Industrie sind Spannungen von 400 V und höher anzutreffen. Aufgrund der geforderten Anzugsmomente der Motoren kommt hier oftmals Gleichspannung zum Einsatz, z. B. Fahrdraht der Straßenbahn.

Niederspannungsunfälle ereignen sich meist im Umgang mit mobilen Elektrogeräten oder unsachgemäßen Eingriffen an diesen Geräten. Das Verletzungsbild ergibt sich bei Wechselspannung hauptsächlich aus der direkten elektrischen Wirkung der Frequenz des Stroms auf Muskel- und Nervengewebe (Herzrhythmusstörungen, Kammerflimmern) und bei Gleichspannung aus der durch den Stromfluss hervorgerufenen Wärmewirkung (Verbrennungen an den Stromeintritts- und Stromaustrittsstellen, Strommarken).

Hochspannungsunfälle

Hochspannungsunfälle treten bedeutend seltener auf und setzen Stromspannungen von über 1 000 V voraus. Hochspannung kommt in Fahrdrähten der Eisenbahn (15 000 V, 16,7 Hz Wechselspannung), in Überlandleitungen, Elektrizitätswerken oder Umspannstationen (bis zu 400 000 V, Wechselstrom) vor. Meistens ereignen sich Hochspannungsunfälle im Rahmen von Arbeitsunfällen, Freizeitunfällen (z. B. Paragliding) oder Suizidversuchen durch direkten Kontakt oder Lichtbogenwirkung. Das Verletzungsbild ergibt sich hauptsächlich durch die freiwerdende **elektrothermische Wirkung** (➤ Abb. 17.6). Zwischen den Ein- und Austrittsstellen des Stroms können schwerwiegende Verkochungen (Verbrennungen 4. Grades) mit Zerstörung der Knochen auftreten. Zusätzlich können weitere schwere Verletzungen hervorgerufen werden, wenn die betroffene Person durch den Stromschlag oder Lichtbogen weggeschleudert wird.

Eine besondere Gefahr geht von spannungsführenden elektrischen Leitungen aus, wenn diese reißen und unter Strom stehend den Boden berühren. Die (herabgefallene) spannungsführende Leitung bildet in ihrer Umgebung einen trichterförmig ansteigenden Verlauf der Spannung an der Erdoberfläche aus **(Spannungstrichter).** Bei gut leitenden Böden (z. B. nasser Lehm) ist der Spannungstrichter klein, bei schlecht leitenden Böden (z. B. trockener Sand) ist er groß. In diesen Fällen darf keine Rettung oder Bergung erfolgen. Es muss ein Sicherheitsabstand von mindestens 10 m eingehalten werden.

Blitzunfall

Ein Blitzunfall ist eine Sonderform des **Hochspannungsunfalls.** Wenn zwischen Wolken und Erde eine atmosphärische Funkenentladung auftritt, entlädt sich diese in Form eines hochgespannten Flammbogens (Blitz) zur Erde. Ein Blitz dauert nur wenige Mikrosekunden an, enthält eine Stromspannung von 10 bis 30 Megavolt und erzeugt Temperaturen von mehreren tausend Grad Celsius. Durch die große Hitze bei direktem Blitzkontakt oder Blitzeinschlag in mittelbarer Umgebung wird das Körpergewebe schlagartig erhitzt, was zu großflächigen Verbrennungen führt. Weitere Schäden können durch die **Druckwelle** (z. B. Trommelfellriss, Wegschleudern mit zusätzlichen Verletzungen) oder die **fotoelektrische Wirkung,** die zu Sehstörungen bis zum Erblinden führen kann, entstehen.

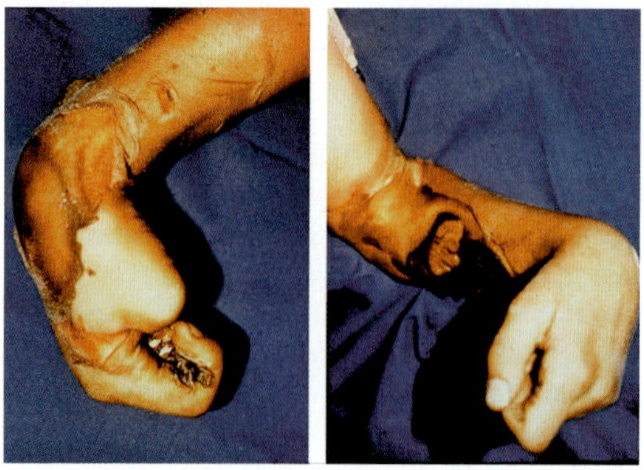

Abb. 17.6 Verbrennungen 3. Grades nach Starkstromunfall [F206]

Basismaßnahmen

Im Rahmen von Stromunfällen ist auf den **Selbstschutz** des Rettungsfachpersonals höchste Aufmerksamkeit zu verwenden. Allzu leicht wird die Eigensicherung vergessen. Vor allen medizinischen Maßnahmen muss sich das Personal einen Überblick

- über die Art der Spannung,
- die Expositionsdauer,
- die Begleitumstände und
- den Schädigungsmechanismus

verschaffen, um nicht selbst in Gefahr zu geraten.

ACHTUNG

Im Bereich von Niederspannung gilt vor Rettungsversuchen des Verunglückten folgende Vorgehensweise:

- Gerät abschalten bzw. „stromfrei schalten" und gegen Wiedereinschalten sichern. Gerät abschalten reicht insbesondere im Haushalt nicht aus, da die Polarität (Phase/Nulleiter) nicht klar vergeben ist (d. h., es kommt darauf an, wie der Stecker in der Steckdose steckt).
- Gerät sicher vom Netz trennen (Netzstecker ziehen).
- Eventuell erden (wenn möglich).

Dann erst kann mit der medizinischen Versorgung des Patienten begonnen werden.

ACHTUNG

Im Bereich von Hochspannung gilt bei allen Rettungsversuchen: Warten!

Die Rettung oder Bergung des Verunglückten kann erst dann erfolgen, wenn folgende Voraussetzungen durch Fachpersonal umgesetzt wurden. Die Feuerwehr gilt in diesem Zusammenhang nicht als Fachpersonal, sondern nur der Betreiber der Anlage (Bahn, Verkehrsbetriebe etc.):

- Schrittspannung und Lichtbögen sind ausgeschlossen.
- Ein ausreichender Sicherheitsabstand von mindestens 5 m wird eingehalten.
- Die Hochspannungsleitung ist ausgeschaltet und vor Wiedereinschalten gesichert.
- Die Rettung oder Bergung erfolgt grundsätzlich nur in Anwesenheit eines Fachmannes (VDE, Bahn AG).

Unmittelbar nach Rettung des Verunglückten können die lebenswichtigen Basismaßnahmen eingeleitet werden. Sie richten sich nach dem Ausmaß der Verletzungen und folgen den üblichen Maßnahmen im Rahmen der Sicherung der **Vitalfunktionen.** Sauerstoffgabe, Monitoring (vor allem Herzrhythmusüberwachung), Lagerung sowie Maßnahmen gegen Verbrennungen, Herzrhythmusstörungen (➤ 7.5) und Begleitverletzungen (➤ Kap. 18) vervollständigen die Basismaßnahmen.

Wiederholungsfragen

1. Beschreiben Sie die Wärmeregulation. Wie erfolgt die Wärmeproduktion und wie die Wärmeabgabe? (➤ 17.1)
2. Welche Art von Krämpfen treten bei Hitzekrämpfen auf? Nennen Sie weitere Symptome. (➤ 17.2)
3. Welche Leitsymptome charakterisieren die Hitzeerschöpfung? (➤ 17.2)
4. Nennen Sie die Leitsymptome des Hitzschlags. (➤ 17.2)
5. Was ist ein Sonnenstich? Nennen Sie Ursachen, Symptome und therapeutische Maßnahmen. (➤ 17.2)
6. Was ist eine Verbrennung? Durch welche Hitzequellen können Verbrennungen hervorgerufen werden? (➤ 17.3)
7. Erläutern Sie den Begriff „Inhalationstrauma" und nennen Sie die Symptome. (➤ 17.3)
8. Nennen Sie die Verbrennungsgrade und beschreiben Sie die auftretenden Symptome. (➤ 17.3)
9. Welche Flächenausdehnung haben bei einem Erwachsenen Verbrennungen des rechten Beins und des gesamten vorderen Rumpfbereichs? (➤ 17.3)
10. Beschreiben Sie die Vorgänge bei der Verbrennungskrankheit. Ab wie viel Prozent verbrannter Körperoberfläche muss bei Erwachsenen mit einem Verbrennungsschock gerechnet werden? (➤ 17.3)
11. Beschreiben Sie das therapeutische Vorgehen bei Verbrennungen und erläutern Sie die Therapieprinzipien. (➤ 17.3)
12. Definieren Sie den Begriff „Unterkühlung" und nennen Sie die typischen Ursachen für das Auftreten von Unterkühlungen. Welche Rolle spielt Alkohol in diesem Zusammenhang? (➤ 17.4.1)
13. In welchen Stadien verläuft eine Unterkühlung? Nennen Sie die charakteristischen Symptome. (➤ 17.4.1)
14. Erläutern Sie die zerebroprotektiven Eigenschaften einer Unterkühlung. Welche Schlussfolgerungen müssen daher für die Therapie von Unterkühlungen abgeleitet werden? (➤ 17.4.1)
15. Erläutern Sie die Begriffe „Bergungstod" und „After-Drop". Wann können sie auftreten? (➤ 17.4.1)
16. Beschreiben Sie das Vorgehen bei Unterkühlung. Was ist bei der Anwendung einer Rettungsdecke zu beachten? Was gilt für die Defibrillation und Anwendung von Medikamenten bei Unterkühlung? (➤ 17.4.1)
17. Was ist eine Erfrierung und wie kommt diese zustande? Welche Körperregionen sind bedroht? (➤ 17.4.2)
18. Welche Erfrierungsgrade können unterschieden werden? Erläutern Sie die therapeutischen Maßnahmen. (➤ 17.4.2)
19. Worin liegt der Unterschied zwischen einem direkten und einem indirekten Stromschlag? Erläutern Sie in diesem Zusammenhang die Begriffe Schrittspannung und Lichtbogen. (➤ 17.5)
20. Erläutern Sie die Faktoren, die das körperliche Ausmaß eines Stromunfalls bestimmen. Warum wird in Nieder- und Hochspannungsunfälle unterteilt? (➤ 17.5)
21. Wo liegt die Grenze zwischen Nieder- und Hochspannung und welche Auswirkungen haben Unfälle im Nieder- bzw. Hochspannungsbereich auf den Körper? Nennen Sie Beispiele für Ereignisse, die zu Stromunfällen führen können. (➤ 17.5)
22. Wie ist ein Blitzunfall einzuordnen? Nennen Sie die besonderen körperlichen Schäden, die durch einen Blitz verursacht werden können. (➤ 17.5)
23. Welche Schutzmaßnahmen sind bei Nieder- bzw. Hochspannungsunfällen zu beachten? Welche Therapieregime werden bei Stromunfällen verfolgt? (➤ 17.5)

KAPITEL

18

Benjamin Lorenz, Jürgen Luxem

Traumatologie

Die sachgerechte, zielgerichtete Versorgung traumatisierter Patienten stellt hohe Anforderungen an das Rettungsfachpersonal aller Qualifikationsgrade. In der präklinischen Versorgung von Traumapatienten werden die entscheidenden **Weichen** gestellt, die sowohl auf das Überleben des Patienten als auch auf die weitere Überlebensqualität entscheidenden Einfluss haben. Versäumnisse der rettungsdienstlichen Therapie können von einer noch so guten klinischen Therapie oft nicht wieder behoben werden. Die Effizienz der Notfalltherapie entscheidet auch über das Ausmaß **sekundärer Schäden** (z. B. schockbedingtes Multiorganversagen), die es zu vermeiden gilt.

Grundsätzlich stützt sich die Versorgung von Traumapatienten auf einige wenige elementare **Säulen:**

- Retten aus Gefahr
- Versorgung nach einer klaren Struktur: ABCDE-Schema (PHTLS, ITLS, ATLS …)
- Sicherstellen einer ausreichenden Atmung/Oxygenierung
- Kreislaufstabilisierung (Blutvolumen erhalten bzw. ersetzen)
- Wärmeerhalt
- Sachgerechte, der Situation angemessene Immobilisation, Schienung, Wundversorgung, Lagerung, Transport
- Schmerzbekämpfung, Betreuung
- Angemessenes Zeitmanagement (**„Golden Hour of Trauma“**)

MERKE

Die „Golden Hour of Trauma" besagt, dass ein Patient die besten Überlebenschancen hat, wenn er innerhalb der ersten Stunde nach Entstehung des Traumas einer definitiven klinischen Versorgung zugeführt wird.

18.1 Wunden und Blutungen

18.1.1 Wundarten – Gefahren und Entstehung

Die Haut als größtes Organ des menschlichen Körpers wird selten in ihrer Bedeutung anerkannt. Als „Multitalent“ erfüllt sie unterschiedliche Funktionen: Sie wirkt mit bei der Regulierung des Wasserhaushalts (➤ 3.9.2) und des Wärmehaushalts (➤ 17.1). Ferner dient sie als Sinnesorgan (➤ 3.4.1) und nicht zuletzt als Schutzbarriere gegen viele schädliche Faktoren. Kommt es zu Störungen der Kontinuität der Haut durch Gewalteinwirkung oder sonstige zerstörende Einflüsse (Hitze, Chemikalien), entstehen Wunden.

Gefahren

Bei Betrachtung der umfangreichen Funktionen der Haut liegen die Gefahren durch die Entstehung von Wunden auf der Hand. Die wichtige Schutzbarriere gegen schädigende Einflüsse (Krankheitserreger) fehlt. **Infektionen,** die auch tief gelegene Strukturen betreffen können, sind die Folge. Je nach Tiefe der Schädigungen können kleine und große Gefäße verletzt sein, was zu bedrohlichen **Blutungen** führen kann. Die Blutung kann offen nach außen hin oder, z. B. bei Prellungen, in den Zwischenzellraum erfolgen. Ein Bluterguss **(Hämatom)** ist dann die Folge. Außerdem können **Nerven** geschädigt werden. Sind ausgedehnte Hautareale betroffen (z. B. Verbrennung), können große Mengen Flüssigkeit aus dem Interstitium verloren gehen (Verbrennungsschock, ➤ 17.3).

Wundarten

Wunden lassen sich anhand des Mechanismus, durch den sie entstanden sind, beschreiben.

Platzwunden

Platzwunden entstehen durch stumpfe Gewalteinwirkung auf die Körperoberfläche. Die Haut platzt auf und ein leicht unregelmäßiger Wundrand entsteht. Die Stärke der Blutung kann variieren.

Schürfwunden

Schürfwunden entstehen durch einen Abrieb der Haut. Die Tiefe der Wunde, d. h., welche Hautschichten betroffen sind, und deren Ausdehnung können stark variieren.

Quetschwunden

Gewalteinwirkungen aus mindestens zwei Richtungen gleichzeitig führen zu Quetschwunden. Größere, schmerzhafte Weichteildefekte mit Hämatombildung in der Tiefe sind die Folge (➤ Abb. 18.1).

Bisswunden

Ursächlich für Bisswunden sind Bisse von Tieren oder Menschen. Sie können unterschiedlich in Erscheinung treten. Tiefe und Ausdehnung können variieren. Von Bisswunden geht aufgrund der Keimbesiedlung der Mundflora eine große Infektionsgefahr aus (➤ Abb. 18.2).

Stichwunden

Stichwunden, durch Messer oder spitze Gegenstände verursacht, sehen oft sehr harmlos aus. Tiefe und Ausmaß des inneren Schadens sind ohne genaue Diagnostik nicht einzuschätzen. Es gilt, eine besonders große Sorgfalt beim Bodycheck an den Tag zu legen und beim Vorliegen einer Stichwunde eher von einer schwereren Verletzung auszugehen (➤ Abb. 18.3).

Schusswunden

Schusswunden entstehen durch das Eindringen von Projektilen aus einer Schusswaffe in den Körper. Die Wundballistik ist dabei von Faktoren wie Kaliber, Projektilart und Entfernung des Schützen abhängig. Die Einschussöffnung ist, je nach Munitionsart, eher klein und mit scharf begrenzten Wundrändern, während die Ausschussöffnung meist größer ist und über unregelmäßige Wundränder verfügt. Bei Einschussöffnungen aus nächster Nähe sind häufig Pulverreste (Schmauchspuren) zu erkennen (➤ Abb. 18.4). Auch hier gilt, dass kleine, vermeintlich unscheinbare Ver-

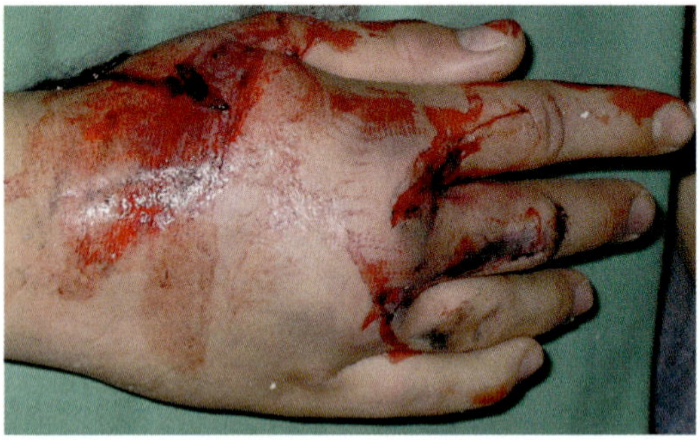

Abb. 18.1 Quetschverletzung der Hand [M235]

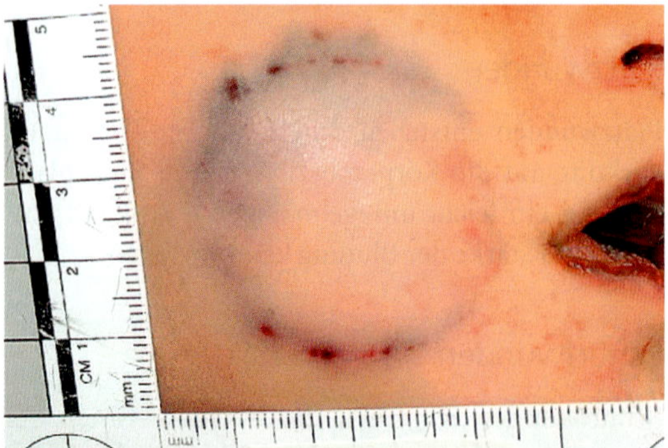

Abb. 18.2 Bisswunde an der Wange durch einen Menschen [E471]

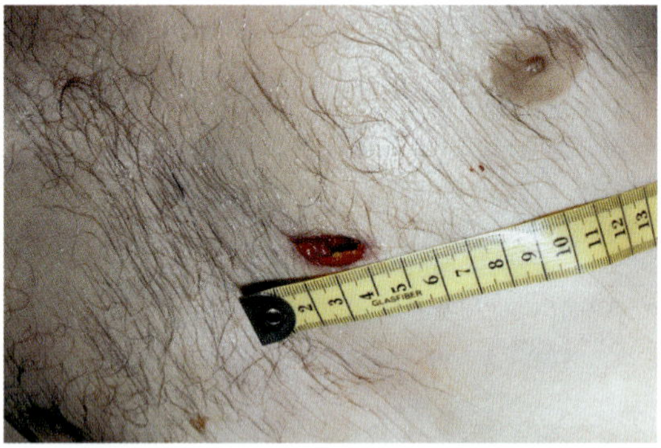

Abb. 18.3 Messerstichverletzung des Thorax [M235]

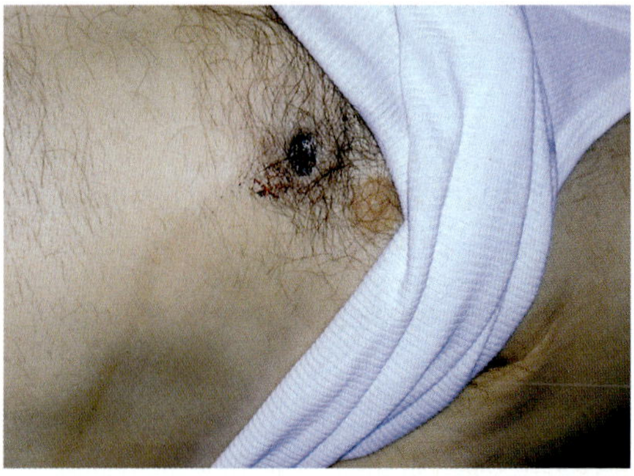

Abb. 18.4 Schusswunde im Thorax/Herz [M235]

letzungen nicht übersehen oder unterschätzt werden dürfen!

Schnittwunden

Schnittwunden haben scharf begrenzte Wundränder und neigen zu starken Blutungen. Die Tiefe ist dabei oft schwer einzuschätzen (➤ Abb. 18.5).

Verbrennung

Verbrennungen entstehen durch thermische Einwirkung auf den Körper. Die Haut wird dabei unterschiedlich stark zerstört (➤ Abb. 17.3). Die Tiefe der Verbrennung wird, soweit keine komplette Verkohlung vorliegt, durch drei Verbrennungsgrade beschrieben (➤ 17.3).

Erfrierungen

Erfrierungen entstehen ähnlich wie Verbrennungen; die Schädigung wird im Gegensatz zur Verbrennung allerdings durch die Einwirkung von Kälte hervorgerufen (➤ 17.4.2). Betroffen sind meist in der Körperperipherie gelegene Körperteile wie z. B. die Ohren.

Ablederung

Von Ablederungen spricht man, wenn es zu großflächigen Ablösungen der Haut im Rahmen eines Traumas kommt (z. B. Überrolltraumen; ➤ Abb. 18.6). Es entstehen erhebliche Blutungen. Bei Ablederungen im Bereich des Kopfes spricht man von Skalpierungen (➤ Abb. 18.7). Sie sind vom offenen SHT abzugrenzen, bei dem es zu einer Eröffnung des Schädelknochens und der harten Hirnhaut kommt (➤ 18.4).

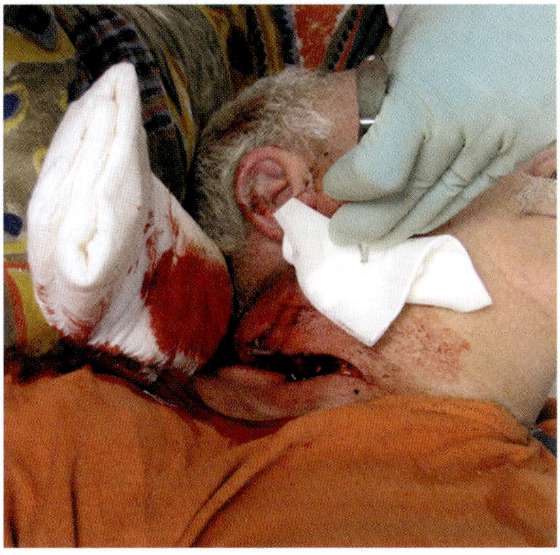

Abb. 18.5 Schnittverletzung am Hals [M235]

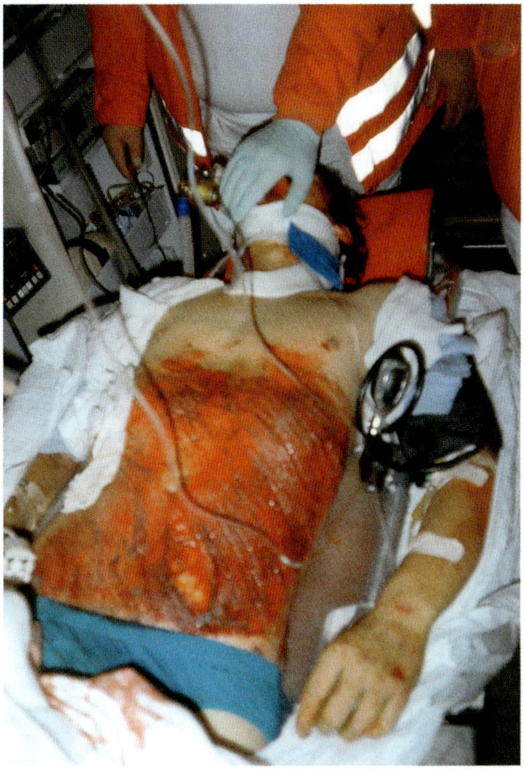

Abb. 18.6 Ablederung am Rumpf [M235]

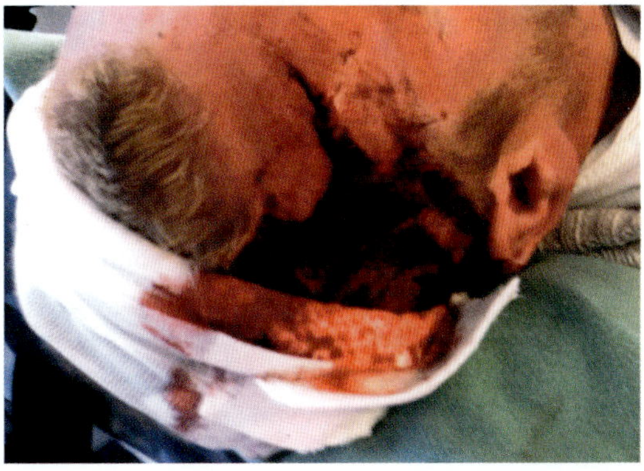

Abb. 18.7 Skalpierung der Kopfhaut [M235]

18.1.2 Wundversorgung und Verbandlehre

MERKE

Bei der Versorgung von Wunden und in allen Situationen, in denen ein Kontakt mit Blut, Sekret oder Erbrochenem möglich ist, müssen die Helfer unbedingt eine geeignete persönliche Schutzausrüstung (Schutzhandschuhe, Schutzbrille) tragen.

Das **Anlegen von Verbänden** ist eine einfache und effektive **Basismaßnahme,** die das Rettungsdienstpersonal beherrschen muss. Durch das Verbinden von Wunden kann viel Schaden vom Patienten abgewendet werden. **Verbände** erfüllen dabei mehrere **Funktionen.**

Kommt es zum Eindringen von Krankheitserregern in eine offene Wunde, besteht die Gefahr einer Infektion. Verbände sollen daher als sterile **Wundauflage** das Eindringen der Keime verhindern. Auf sauberes Arbeiten muss geachtet werden. Eine weitere wichtige Aufgabe erfüllen Verbände im Rahmen der **Blutstillung.** Korrekt und schnell angebrachte Verbände ermöglichen es, (starke) Blutungen zum Stillstand zu bringen und somit Blutvolumen zu sparen. Sie können durchaus lebensrettend sein und sind ein wichtiges Instrument in der Vorbeugung und Bekämpfung des Volumenmangelschocks.

Anforderungen an einen Verband

Um den gewünschten Effekt bei der Anlage eines Verbandes zu erzielen, müssen an den Verband einige Anforderungen gestellt werden, welche die Effizienz dieser Maßnahme garantieren.
Ein Verband muss

- **rutschfest** sein: Ein Verband muss so angelegt werden, dass er nicht von der Wunde rutschen kann. Dies würde das Ausmaß der Wunde vergrößern. Durch die erneute Öffnung könnten Krankheitserreger in die Wunde eindringen.
- **steril** sein: Die direkt auf der Wunde aufliegende Wundauflage muss steril sein. Ziel eines Verbandes ist es, das Eindringen von Schmutz und Krankheitserregern in die Wunde zu verhindern. Dies kann nur erreicht werden, wenn mit dem Verbandmaterial sorgfältig gearbeitet und das Umfeld der Wunde so keimfrei wie möglich gehalten wird.
- **trocken** sein: Die Wundauflage muss trocken sein, um ihre Saugfähigkeit zu erhalten und ein Aufschwemmen von Wundrändern durch Wasser zu verhindern. **Ausnahmen:** Beim Austritt von Abdominalorganen sollten diese mit einem feuchten Verbandtuch bedeckt werden.
- **zweckmäßig** sein: Die Art und die Größe des Verbandes sollen der vorliegenden Verletzung in Form, Größe und Verbandtechnik angemessen sein.

Nach Anlage eines Verbandes an einer Extremität muss überprüft werden, ob der Verband zu fest sitzt. Deshalb ist stets eine **DMS-Kontrolle** (Durchblutung, Motorik, Sensibilität) durchzuführen. Ein zu festes Bandagieren kann durch Behinderung des venösen Abflusses zu Störungen der Durchblutung an der betroffenen Extremität oder gar zu einer arteriellen Durchblutungsverminderung der Extremität führen. **Ausnahme:** Tourniquetanwendung bei lebensbedrohlichen Blutungen. In diesem Fall ist es das Ziel, die Durchblutung zu unterbrechen.

Führt der Verband an einer nicht lebensbedrohlichen Blutung zu einer **Beeinträchtigung des Blutflusses,** muss diese umgehend beseitigt werden. So können z. B. bei einem Druckverband die Seiten des Verbandes mit einer Verbandschere eingeschnitten werden, um für Entlastung zu sorgen, ohne dass der Verband komplett entfernt werden muss.

Verbandmittel

Für das Anlegen von Verbänden zur Blutstillung und zur Wundabdeckung stehen im Rettungsdienst unterschiedliche Verbandmittel und Hilfsmittel zur Verfügung, die je nach Art und Umfang der Verletzung einzeln oder in Kombination Anwendung finden. Beim Umgang mit Verbandmitteln muss stets darauf geachtet werden, dass **sauber** gearbeitet wird, um eine weitere Kontamination der Wunde zu vermeiden. So dürfen Wundauflagen niemals mit den Händen an der Auflagefläche berührt werden.
Als Verbandmittel kommen infrage:

- Als **Wundauflage:**
  - Verbandpäckchen

- Sterile Kompressen
- Blutstillende Verbände (Hämostyptika)
- Verbandtücher
- Wundschnellverband
- Zum **Fixieren:**
  - Dreiecktuch
  - Mull-/elastische Binden
  - Leukoplast

Sollte es erforderlich sein, eine Wunde druckentlastet zu verbinden, z. B. beim Austreten von Bauchorganen, so kann aus einer **Dreiecktuchkrawatte** ein Ringpolster gefertigt werden. Dieses Ringpolster wird um die Wunde herumgelegt und dann mit sterilem Material bedeckt.

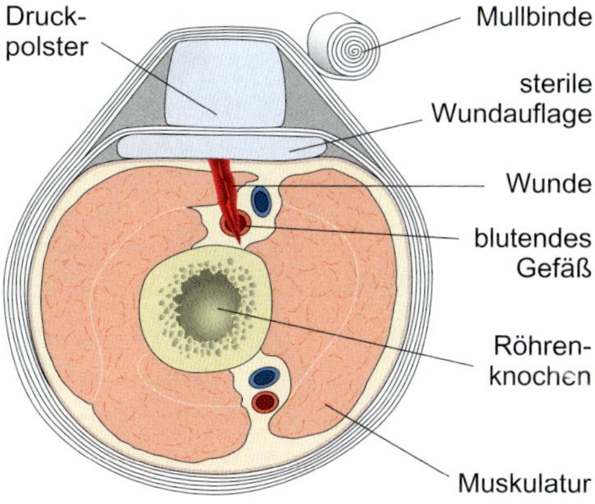

Abb. 18.8 Technik des Druckverbandes [L190]

18.1.3 Blutstillung

Die Stillung einer bedrohlichen Blutung ist eine der wichtigsten **Basismaßnahmen.**

Im Rahmen der Schockvorbeugung muss unbedingt das Blutvolumen erhalten werden, um Blutverluste und das daraus resultierende Einsetzen des Schocks zu verhindern (➤ 9.3.1). Die Blutstillung muss deshalb schon früh im Primary Assessement (C-ABCDE, ➤ 6.2.2) durchgeführt und mit den zu Verfügung stehenden Mitteln konsequent und ggf. eskalierend verfolgt werden. Die Blutstillung lässt sich dabei oftmals schon mit einfachen Mitteln realisieren.

Art und Zeitpunkt der Anwendung zur Verfügung stehender Hilfsmittel ist abhängig von der Gesamtsituation sowie der Schwere und Lokalisation der Blutung. In der Wahl der Maßnahmen zur Blutstillung muss zwischen Blutungen an den Extremitäten und Blutungen am Körperstamm unterschieden werden. Unabhängig vom Ort der Blutung ist das Anwenden von **Druck auf die Blutungsquelle** mit der Hand (mit oder ohne Mullkompresse) die einfachste Maßnahme, um die Blutung schnell einzugrenzen. Anschließend werden ein Druckverband mit einem Verbandpäckchen und einem Druckpolster (➤ Abb. 18.8) oder ein Tourniquet (Extremitäten) angelegt (➤ Abb. 18.10a). Sofern im zivilen Rettungsdienst spezielle Verbände, die zur lokalen Blutstillung beitragen (Hämostyptika, z. B. Combat-Gauze) zur Verfügung stehen, können diese ebenfalls angewandt werden.

Blutungen am Kopf

Blutungen am Kopf (➤ Abb. 18.7) lassen sich am einfachsten durch **Aufdrücken steriler Kompressen** stillen. Danach sollte ein **Druckverband** angelegt werden. Kommt es beim offenen Schädel-Hirn-Trauma (SHT) zum Austritt von Hirnmasse, muss diese locker, druckentlastet und steril mit einem Polster (z. B. mit einem Verbandtuch) bedeckt werden.

Blutungen am Rumpf

Blutungen am Körperstamm lassen sich ebenfalls durch **manuelle Kompression** mit Kompressen zum Stillstand bringen. Wenn möglich, sollte auch hier ein **Druckverband** angelegt werden. Für penetrierende Verletzungen des Brustkorbes stehen zur Vermeidung von Ventilmechanismen (➤ 18.5) selbstklebende Verbände, sog. Chest-Seals, zur Verfügung.

Blutungen an den Extremitäten

Liegt eine Blutung an einer Extremität vor, so muss diese umgehend **hochgelagert** werden. Des Weiteren muss die **zuführende Arterie proximal der Blutung komprimiert** werden, um die Blutung bis zum Anlegen eines Druckverbands zu vermindern. Abdrückpunkte (➤ Abb. 18.9) sind am Arm die **A. brachialis** und am Bein die **A. femoralis.** Lässt

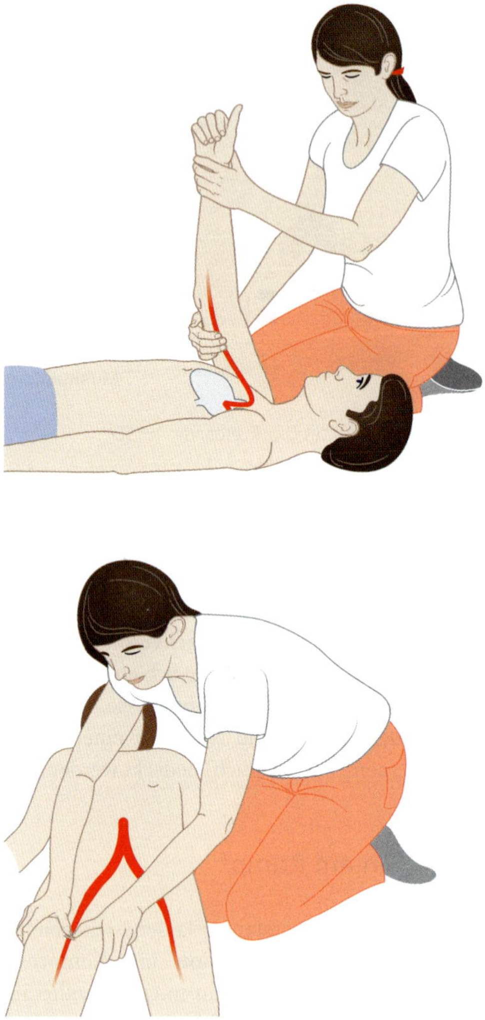

Abb. 18.9 Abdrückpunkte zur Arterienkompression [L231]

sich die Kompression der A. brachialis recht einfach umsetzen, so ist für das Abdrücken der A. femoralis ein hoher Kraftaufwand erforderlich (z.B. beide Hände oder Knie des Helfers). Anschließend muss auch bei Blutungen an den Extremitäten schnellstmöglich ein Druckverband angelegt werden. Blutet ein Druckverband durch, so muss ein zweiter Druckverband über dem ersten angelegt werden. Besteht eine größere Wundhöhle (z.B. tiefe Weichteilverletzung am Oberschenkel), kann es sinnvoll sein, diese mit sterilem Mullmaterial bzw. idealerweise mit Hämostyptika zu tamponieren („Woundpacking“), bevor ein Druckverband angelegt wird.

Das manuelle Abdrücken und die Anlage eines Druckverbandes unterbricht allerdings nicht die Durchblutung der gesamten Extremität und führt somit u.U. auch nicht zu einem totalen Stillstand der Blutung, da die kollateralen Gefäße weiterhin durchblutet werden. Kann in diesen Situationen durch alle genannten Methoden (Hochhalten, Abdrücken, Kompression, Druckverband) keine Blutstillung erzielt werden, muss bei lebensbedrohlichen Blutungen die Extremität abgebunden werden, um ein Verbluten des Patienten zu verhindern. Zur **Abbindung** einer Extremität empfiehlt sich die Verwendung eines **breiten Staubands (Tourniquet,** ➤ Abb. 18.10a). Steht kein industriell gefertigtes Tourniquet (z.B. C.A.T.) zur Verfügung, kann man sich alternativ mit einer Blutdruckmanschette (➤ Abb. 18.10b) oder einer Dreiecktuchkrawatte behelfen.

MERKE

Eine komplette Unterbrechung der Blutzufuhr ist nur durch einen zirkulären Druck um die Extremität zu gewährleisten.

Die Anlage des Tourniquets erfolgt körperstammnah, d.h. ca. eine Handbreit unter der Achsel bzw. der Leistenbeuge. Tourniquets verursachen starke Schmerzen während der Anlage, wobei der Schmerz mit dem Abbindedruck und der Breite des Tourniquets korreliert (schmal und hoher Druck = stärkste Schmerzen). Daher ist eine ausreichende Analgesie notwendig.

Kommt ein Tourniquet frühzeitig zum Einsatz, soll es schnellstmöglich, d.h. innerhalb von 2 Stunden, im Rahmen der weiteren medizinischen Versorgung durch einen Druckverband ersetzt werden. Längere Abbindezeiten sind zwar möglich, aber nicht wünschenswert und daher zu vermeiden. Sobald Tourniquets am Patienten geschlossen angelegt sind, muss der Zeitpunkt sorgfältig dokumentiert und bei der Patientenübergabe klar und deutlich übergeben werden. Tourniquets sollten nach Anlage nur in einer Klinik entfernt werden.

18.1.4 Fremdkörperverletzungen

Befinden sich Fremdkörper in einer Wunde, dürfen sie **niemals** entfernt werden. Dies gilt sowohl für kleine Verunreinigungen als auch für Gegenstände

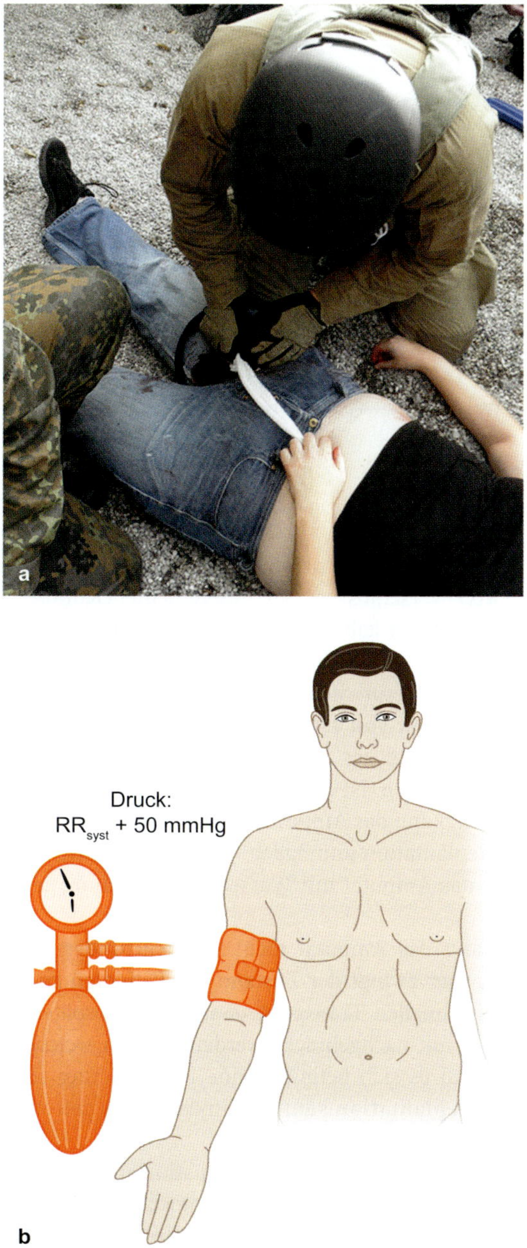

Abb. 18.10 a) Anlage eines Tourniquets am Oberschenkel [M839]; b) Abbinden mit einer Blutdruckmanschette [L231]

bei Pfählungsverletzungen. Eine Wundreinigung durchzuführen ist nicht Aufgabe des Rettungsdienstes, sondern muss in der Klinik erfolgen.

Da bei **Pfählungsverletzungen** meist weder Tiefe noch die beteiligten Gewebestrukturen der Verletzung abzuschätzen sind, dürfen Gegenstände nicht aus der Wunde herausgezogen werden. Andernfalls könnten unkontrollierbare Blutungen provoziert werden, falls der Gegenstand in seiner Position z. B. ein betroffenes Gefäß komprimiert. Weiterhin kann das **Ausmaß** der Wunde vergrößert werden, da man nicht abschätzen kann, ob sich der Fremdkörper beim Herausziehen evtl. verhakt und weitere Verletzungen hervorruft. Der in der Wunde steckende Gegenstand wird mit sterilen Kompressen umfasst und danach umpolstert (z. B. mit Mullbinden und Pflaster), um Bewegungen des Fremdkörpers zu vermeiden. Handelt es sich um längere oder größere Gegenstände (Armiereisen, Zaunlatten), müssen sie u. U. gekürzt werden, um den Patienten transportieren zu können. Hierzu ist es erforderlich, die **Feuerwehr** zur technischen Hilfeleistung hinzuzuziehen.

18.1.5 Amputationsverletzungen

Von Amputation spricht man, wenn ein Körperteil komplett (**totale Amputation,** ➤ Abb. 18.11a) oder zum Teil (**subtotale Amputation,** ➤ Abb. 18.11b) vom Körper abgetrennt ist. Amputationsverletzungen stellen besondere Anforderungen an die Rettungskräfte. Es gilt nicht nur, den Patienten zu versorgen, vielmehr ist es zusätzlich von größter Wichtigkeit, das Amputat ebenfalls sachgerecht zu behandeln, um eine **Replantation** zu ermöglichen.

Die Sicherung der **Vitalfunktionen** des Patienten und die **Schockvorbeugung** stehen im Mittelpunkt der Therapie. Zu Beginn hält sich der Blutverlust durch eine reflektorische Vasokonstriktion der betroffenen Blutgefäße am Amputationsstumpf meist in Grenzen. Dennoch kann es sehr schnell zur Ausbildung eines **hypovolämischen Schocks** (➤ 9.3.1) kommen. Der Patient muss auf jeden Fall in Rückenlage bzw. in die Schocklage gebracht werden. Der **Amputationsstumpf** wird hochgelagert. Die Wunde wird anschließend mit sterilen Kompressen und Verbandtüchern abgedeckt und ein Druckverband angebracht. Hierbei kann das Bandagieren mit elastischen Binden hilfreich sein. Zeigt der Druckverband alleine keine Wirkung, wird der Stumpf bis zur Patientenübergabe in der Klinik mit einem Tourniquet abgebunden.

Im Falle einer **subtotalen Amputation** (➤ Abb. 18.11b) darf eine noch bestehende **Hautbrücke,** wie klein sie auch sein mag, auf keinen Fall durchtrennt werden! Durch sie kann im Idealfall noch eine Restdurchblutung des abgetrennten Teils erfolgen. Bei subtotalen Amputationen muss zum Stabilisieren zusätzlich zur Wundversorgung eine Schiene (z.B. Kramer-Schiene oder Sam-Splint®) angelegt werden.

Sind die Vitalfunktionen gesichert und ist der Amputationsstumpf versorgt, gilt die Aufmerksamkeit dem **Amputat** selbst. Es wird vorsichtig in steriles Material eingewickelt und in eine wasserdichte Plastiktüte verpackt (➤ Abb. 18.12). Im Rettungswagen werden hierfür spezielle Beutel **(Replant-Set)** vorgehalten.

Das Amputat wird in dem inneren der beiden miteinander verbundenen Beutel trocken gelagert.

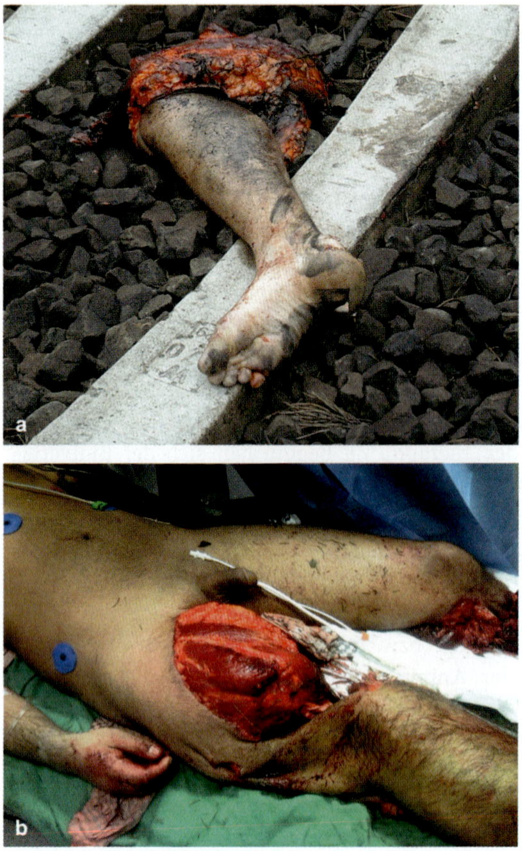

Abb. 18.11 a) Totale Oberschenkelamputation; b) subtotale Oberschenkelamputation [M235]

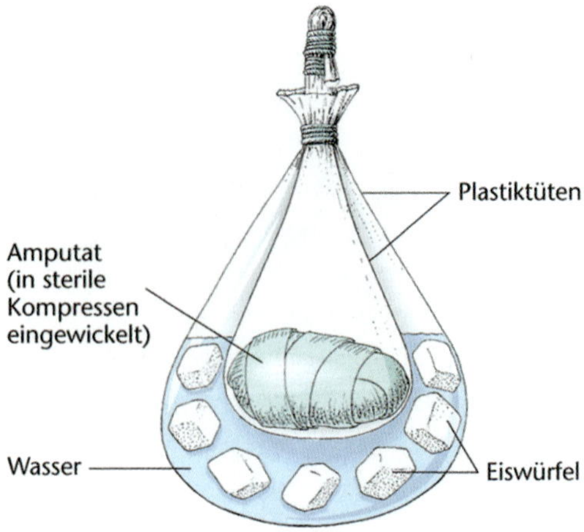

Abb. 18.12 Anwendung des Replantatbeutels [L190]

Anschließend wird dieser innere Beutel **(Amputatbeutel)** verschlossen. Der äußere Beutel **(Kühlbeutel)** wird mit kaltem Wasser oder künstlichem Eis gefüllt, um eine Kühlung des Amputats zu erreichen. Ideal zur Sicherung des Amputats ist eine **Temperatur von 4 °C,** um die Ischämietoleranz des Gewebes und das Zeitfenster bis zur Replantation zu vergrößern. Ist das umgebende Milieu allerdings zu kalt, kann das Amputat Schaden nehmen und eine Replantation unmöglich werden. Auf keinen Fall darf das Amputat mit Wasser in Verbindung geraten.

Kann das Amputat nicht sofort gefunden werden, aber zwingt der Zustand des Patienten zu einem schnellen Transport, dann muss es später in die Klinik nachgebracht werden, egal in welchem Zustand es sich befindet. Eine Entscheidung über eine **Replantation** kann erst in der Klinik getroffen werden.

Eine weitere Amputationssituation im weitesten Sinne, die an dieser Stelle erwähnt werden soll, stellt der Umgang mit **ausgeschlagenen Zähnen** dar. Ausgeschlagenes Zahnmaterial kann, wie andere Amputate auch, einer Replantation zugeführt oder in Teilen für eine Rekonstruktion verwendet werden. Entscheidend ist, Zahnmaterial zu asservieren und richtig zu lagern. Idealerweise lagert man Zahnmaterial in physiologischer Infusionslösung. Als Behältnis kann ein handelsüblicher Spritzenkolben in passender Größe, gefüllt mit balancierter Infusionslösung, dienen.

18.2 Verletzungen des Bewegungsapparates

18.2.1 Gelenkverletzungen

Distorsionen

Von einer Verstauchung **(Distorsion)** spricht man, wenn durch eine Gewalteinwirkung ein Körpergelenk über seine funktionelle Dehnfähigkeit hinaus belastet wird. Distorsionen können **Muskulatur, Bänder und Sehnen** betreffen. Schmerz, Bewegungseinschränkung und ein Anschwellen der um das Gewebe liegenden Hautstrukturen sind die Folgen. Bei Verdacht auf eine Distorsion muss die Extremität ruhig gestellt und hochgelagert werden. Das Gelenk sollte gekühlt werden, um die Schwellung zu verzögern und Schmerzen zu vermindern. Bei starken Schmerzen muss der **Notarzt** zur Analgesie hinzugezogen werden.

Luxationen

Bei einer Verrenkung **(Luxation)** kommt es, ähnlich wie bei der Verstauchung, zu einer Gewalteinwirkung auf ein Gelenk. Allerdings wird das Gelenk dabei zu stark belastet und aus seiner Position verdrängt, sodass es nicht mehr von selbst in seine Ausgangslage zurückspringen kann (➤ Abb. 18.13). Dies ist nur durch eine **Reposition** möglich. Da es zu beträchtlichen Schäden an der Gelenkkapsel kommt, sind Luxationen sehr schmerzhaft. Nerven und Gefäße können erheblich verletzt werden. Deshalb müssen Durchblutung, Motorik und Sensibilität der Extremität ständig überprüft werden. Ein **Notarzt** sollte in jedem Fall zur Analgesie und Reposition hinzugezogen werden. Besondere Eile ist bei Luxationen des **Sprunggelenks** geboten. Sie führen zu starken Belastungen der Haut mit Minderdurchblutung des Gewebes, was erhebliche Nekrosen zur Folge haben kann. Deshalb müssen Luxationen des Sprunggelenks schnell durch den Notarzt reponiert werden. Danach wird die Extremität immobilisiert und der Patient schonend in eine geeignete Klinik transportiert.

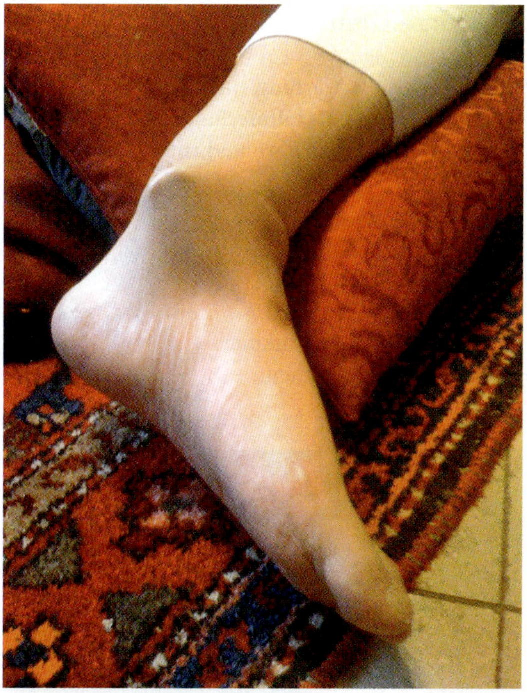

Abb. 18.13 Geschlossene Sprunggelenkluxation [M235]

18.2.2 Frakturen

Frakturen können **offen** (➤ Abb. 18.14) oder **geschlossen** (➤ Abb. 18.15) vorliegen. Bei **geschlossenen** Frakturen bleibt die Haut unverletzt. Es kommt zu Einblutungen ins Weichteilgewebe. Diese Blutungen können je nach Lokalisation lebensbedrohliche Ausmaße annehmen (➤ Tab. 18.1).

Eine Fraktur wird als **offen** bezeichnet, wenn eine Verletzung der Haut im Bereich der Fraktur vorliegt. Offene Frakturen lassen sich in vier **Grade** einteilen (➤ Abb. 18.16):

- **I. Grades:** Durchspießung der Haut durch Knochen mit leichtem Hautdefekt
- **II. Grades:** größere Hautverletzung durch den Knochen von innen
- **III. Grades:** großer Defekt an Haut und Weichteilen; Nerven, Sehnen, Gefäße und Muskeln sind betroffen
- **IV. Grades:** subtotale Amputation

Bei offenen Frakturen besteht immer eine erhebliche **Infektionsgefahr.** Eine ordentliche Wundversorgung ist deshalb unerlässlich.

Frakturzeichen

Wichtig für die Erwartung einer Fraktur ist die Rekonstruktion des **Unfallmechanismus.** Weiterhin unterscheidet man **sichere** und **unsichere** Frakturzeichen:

- **Unsichere** Frakturzeichen:
  - Schmerzen
  - Schwellungen
  - Hämatome
  - Funktionseinschränkung
- **Sichere** Frakturzeichen:
  - Fehlstellung

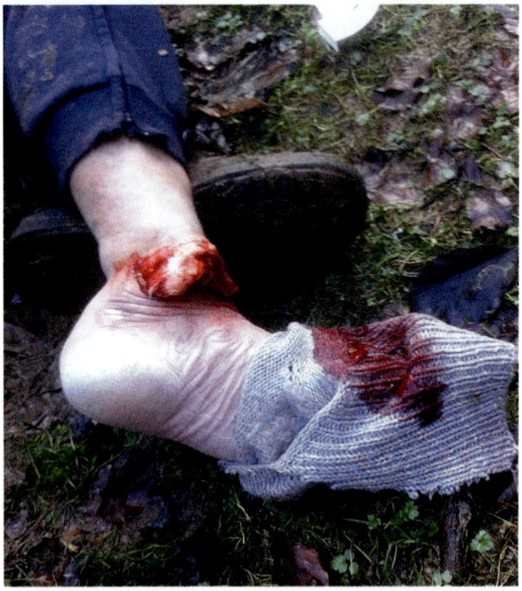

Abb. 18.14 Offene Sprunggelenksfraktur [M235]

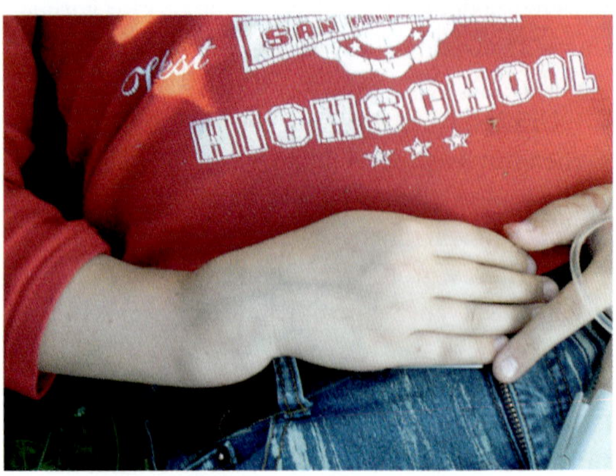

Abb. 18.15 Unterarmfraktur (geschlossen) [M235]

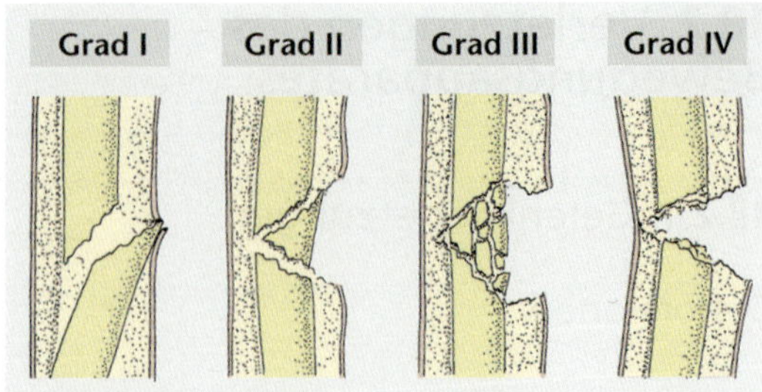

Abb. 18.16 Gradeinteilung der offenen Fraktur [L190]

Tab. 18.1 Zu erwartende Blutverluste in Zusammenhang mit Frakturen

Frakturlokalisation	Möglicher Blutverlust nach innen
Oberarm	800 ml
Unterarm	500 ml
Oberschenkel	2 000 ml
Unterschenkel	1 000 ml
Becken	5 000 ml

  - Stufenbildung
  - Abnorme Beweglichkeit
  - Sichtbare Knochenfragmente
  - Krepitation (Geräusch, das beim Aneinanderreiben von Knochenfragmenten entsteht)
  - Subtotale Amputation

Basismaßnahmen

Frakturen, ob offen oder geschlossen, müssen am Unfallort **achsengerecht** unter Längszug **reponiert** und adäquat **geschient** werden. Die Durchführung eines achsengerechten Längszuges verhindert eine Ausdehnung des Weichteilschadens durch Entlastung der Muskulatur und führt zu einer Reduktion der Schmerzen. Des Weiteren werden komprimierte Gefäße und Nerven entlastet. Die Durchführung des Längszuges muss so früh wie möglich erfolgen. Ist die Fehlstellung allerdings erheblich und liegt eine starke reflektorische Verkrampfung der Muskulatur vor, so müssen das Eintreffen des **Notarztes** und die Analgesie abgewartet werden.

Beim Schienen der Fraktur gilt der **Grundsatz,** dass beide der Fraktur anliegenden Gelenke ebenfalls ruhig gestellt werden müssen. Der achsengerechte Längszug muss durch die Schiene aufrechterhalten bleiben. Offene Wunden werden vor dem Anlegen der Schiene mit sterilen Kompressen bedeckt. Zur Schienung von Frakturen stehen unterschiedliche Hilfsmittel zur Verfügung:

- **Vakuumschienen oder pneumatische Schienen:** Sie eignen sich zur Immobilisation von Unterschenkel- und Sprunggelenksfrakturen. Liegen Weichteildefekte mit Blutungen vor, können diese durch den Druck einer pneumatischen Schiene tamponiert werden, nachdem sie zuvor steril abgedeckt wurden.
- **Sam-Splint®-Schienen:** Sie sind sehr flexibel, werden mit einer elastischen Binde fixiert und finden Anwendung bei Unterarmfrakturen, Sprunggelenksfrakturen, Unterschenkelfrakturen und Frakturen der Finger.
- **Dreiecktuch:** Es eignet sich zur Ruhigstellung von Unterarmfrakturen (Armtragetuch).
- **Vakuummatratze:** Sie dient zur Ruhigstellung von Frakturen des Oberschenkels, des Unterschenkels, des Beckens, der Wirbelsäule sowie der Schulter und des Oberarmes.
- **Beckenschlinge:** Sie dient der Schienung von Beckenfrakturen; speziell bei sog. „Open-Book-Frakturen" verkleinert die Beckenschlinge durch Kompression von außen den Raum im Becken und reduziert somit den Blutverlust in das Becken.
- **KED®-System:** Es dient zur Rettung von Wirbelsäulenverletzten z. B. aus einem Pkw.

Erweiterte Maßnahmen

Wie immer hat die Sicherung der **Vitalfunktionen** Vorrang. Der Patient bekommt Sauerstoff verabreicht und wird unter Beachtung seiner Verletzung gelagert. Der **Schockprophylaxe** kommt angesichts der möglichen Blutverluste bei Frakturen eine große Bedeutung zu. Die Schocklage muss bei Frakturen der unteren Extremitäten u. U. auf einer Schaufeltrage durchgeführt werden. Der Wärmeerhalt, die Betreuung, ein engmaschiges Monitoring und die Anlage von 1–3 venösen Zugängen für eine angemessene Infusionstherapie mit balancierten Infusionslösungen ergänzen die erforderlichen Maßnahmen. Die Indikation zur Nachalarmierung des **Notarztes** muss angesichts der Schmerzen des Patienten und der Schockgefahr großzügig gestellt werden. Ist der Patient transportfähig, wird er in eine geeignete **Klinik** transportiert, wo die endgültige Reposition und operative Versorgung erfolgt.

18.3 Verletzungen der Wirbelsäule

Verletzungen der Wirbelsäule stellen die am häufigsten übersehene Verletzung durch äußere **Gewalteinwirkung** dar. Neben Verletzungen der knöchernen Struktur, des Bandapparates und der umgebenden Muskulatur kann im schlimmsten Falle das **Rückenmark** ebenfalls geschädigt sein. Aufgrund der fehlenden Regenerationsfähigkeit des Nervengewebes des ZNS sind entstandene Schädigungen am Rückenmark irreversibel und endgültig. Abgesehen von einer sich in der Akutsituation möglicherweise sofort entwickelnden lebensbedrohlichen Situation durch einen **spinalen Schock** (➤ 9.3.4), kann es infolge einer Verletzung des Rückenmarks zu einer **Querschnittslähmung** mit lebenslanger Beeinträchtigung der Lebensqualität kommen. Es gilt, mögliche Verletzungen der Wirbelsäule rechtzeitig zu identifizieren und den Patienten sachgerecht, d. h. unter Immobilisation der Wirbelsäule, zu lagern und zu transportieren, ohne dass weitere Schäden durch die Rettung entstehen können.

18.3.1 Verletzungen der Wirbel

Gewalteinwirkung auf die Wirbelsäule führt häufig zu **Frakturen** der Wirbel. Je nach Art und Richtung der Gewalteinwirkung unterscheidet man mehrere Arten von Frakturen (➤ Abb. 18.17).

Stauchungen der Wirbelsäule (z. B. durch einen Sturz, bei dem der Betroffene mit den Beinen aufkommt) führen häufig zu **Kompressionsfrakturen.** Bei Rotation, Flexion und Hyperflexion der Wirbelsäule hingegen kommt es meist zur Entstehung von **Luxationsfrakturen.** Bei Frakturen der Wirbel besteht stets die **Gefahr einer Verletzung des Rückenmarks** durch abgleitende Knochenfragmente.

18

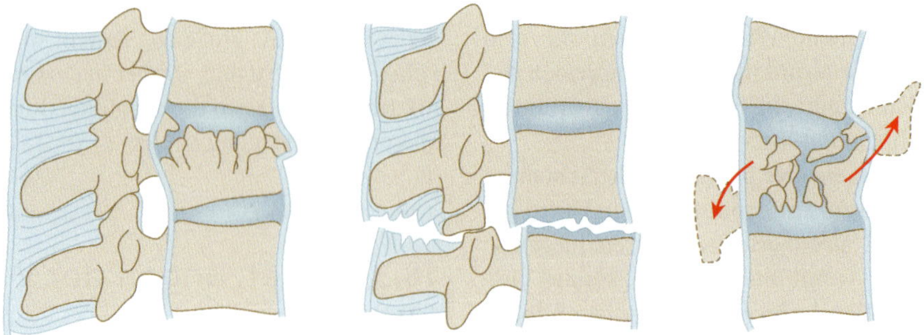

Abb. 18.17 Frakturarten der Wirbelsäule: Kompressionsfraktur (links), Luxationsfraktur (Mitte), Schubfraktur (rechts) [L231]

18.3.2 Verletzungen des Rückenmarks

Frakturen oder Luxationen der Wirbel können zu Verletzungen des Rückenmarks führen. Doch auch ohne eine Fraktur kann es bei entsprechender Krafteinwirkung zu **Erschütterungen, Prellungen oder Quetschungen** des Rückenmarks mit oder ohne Einblutungen in den Spinalkanal kommen. Diese Verletzungen führen ebenfalls zur Funktionseinschränkung des Rückenmarks mit nachfolgenden Lähmungen.

Besonders gefährlich sind Verletzungen des Rückenmarks **oberhalb des 4. Halswirbels** (➤ Abb. 18.18). Schädigungen im Bereich des 2. bis 4. Halswirbels führen zum Tod des Patienten durch Atemlähmung aufgrund des Funktionsausfalls des N. phrenicus (Zwerchfellinnervierung). Kommt es zu Gewalteinwirkungen auf den 1. und 2. Halswirbel (Atlas und Axis), besteht zusätzlich die Gefahr des Abbrechens und Abgleitens des **Dens axis** in das verlängerte Rückenmark **(Medulla oblongata).**

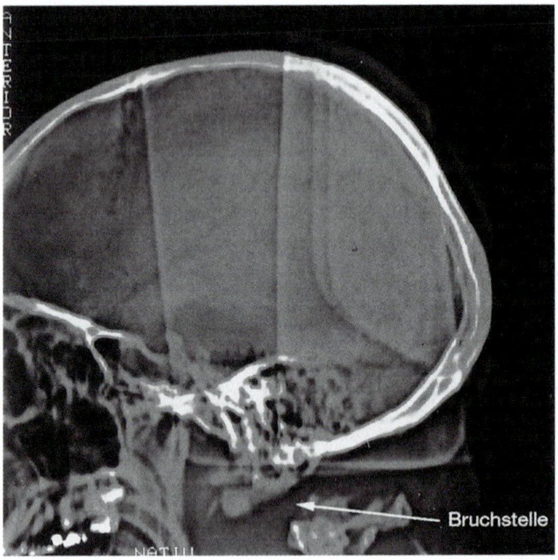

Abb. 18.18 Fraktur des 2. Halswirbels [M235]

18.3.3 Therapie der Wirbelsäulenverletzung

Unfallmechanismus

Wegweisend für die Annahme einer Wirbelsäulenverletzung ist bereits die Beachtung des **Unfallmechanismus.** Besteht dabei der Verdacht auf eine Beteiligung der Wirbelsäule, muss diese **immobilisiert** werden (z. B. mittels Vakuummatratze, Spineboard, ➤ Abb. 5.12). Folgende Unfallmechanismen sind hier wegweisend:

- Stürze jeglicher Art (insbesondere Sturz kopfüber ins Wasser)
- Einklemmung bei Verkehrsunfällen
- Begleitverletzungen, Polytrauma
- Überrolltraumen
- Hängetraumen
- Dezeleration
- Hochgeschwindigkeitstraumen
- Erhängen, Strangulation

MERKE

Bei Bewusstlosen muss im Zweifelsfall immer von einem Wirbelsäulenschaden ausgegangen werden.

Symptome

Die Symptome der Wirbelsäulenverletzung manifestieren sich durch:

- Schmerzen (nicht zwingend!)
- Gefühlsstörungen unterhalb der vermuteten Verletzung (können fehlen!)
  - Sensibilitätsstörungen
  - Missempfindungen
  - Seitenunterschied
- Motorische Störungen
- Prellmarken der Wirbelsäule
- Unkontrollierter Abgang von Stuhl und Urin
- Warme, rosige Extremitäten unterhalb der vermuteten Verletzung bei Schockzeichen und sonst zentralisierten Extremitäten (spinaler Schock, ➤ 11.3.4)

Das Fehlen der aufgeführten Symptome schließt allerdings eine Verletzung der Wirbelsäule und die Gefahr einer Rückenmarksschädigung nicht vollkommen aus. Daher ist immer der Unfallmechanismus mit zu betrachten.

Basismaßnahmen

MERKE

If in doubt, immobilize!
Im Zweifelsfall immer immobilisieren!

Wie bei allen traumatischen Zuständen erfolgt zuerst die Sicherung und Wiederherstellung der **Vitalfunktionen.**

ACHTUNG

Maßnahmen der Immobilisation dürfen weder die Durchführung des Primary Assessments noch die Behebung von eventuellen ABCDE-Problemen verzögern. Alle Maßnahmen sollen möglichst unter Einhaltung der physiologischen Achse der Wirbelsäule erfolgen.

Vor dem Freimachen der Atemwege muss an Verletzungen der **Halswirbelsäule** gedacht werden. Ein Überstrecken des Halses zur Atemkontrolle und zum Freihalten der Atemwege sollte daher zur Vermeidung einer weiteren Verletzungsgefahr unterbleiben. Als Alternative beim Bewusstlosen ist der **Esmarch-Handgriff** (➤ Abb. 8.3) anzuwenden. Durch ihn wird der Zungengrund angehoben, ohne dass es zur Hyperflexion der Halswirbelsäule kommt.

Nach Möglichkeit sollte die stabile Seitenlage beim bewusstlosen, am Halswirbel verletzten Patienten vermieden werden. Als Alternative gilt hier das Einlegen eines **Guedel- oder Wendl-Tubus** unter ständiger Absaugbereitschaft. Dies ist gleichzeitig Voraussetzung, um den Patienten in der zur medizinischen Versorgung zu bevorzugenden Rückenlage zu belassen.

MERKE

Life before limb!
Sicherung der Vitalfunktionen hat immer Vorrang vor der Versorgung weniger bedeutsamer Verletzungen.

Steht keine dieser Methoden zur Verfügung und droht dem Patienten in Rückenlage die Aspiration, muss der Patient in die stabile Seitenlage (➤ Abb. 6.3) verbracht werden, bis eine verlässliche **Sicherung eines Atemwegs** erfolgen kann. Atmet der Patient spontan, wird ihm frühzeitig Sauerstoff über eine Maske verabreicht.

Die klassische Schocklage kann beim wirbelsäulenverletzten Patienten nicht angewandt werden. Als Alternative bietet sich die Patientenlagerung auf einer **Schaufeltrage, einem Spineboard oder dem hydraulischen Tragetisch im RTW** an. Mit diesen Hilfsmitteln können die Beine angehoben werden, um einen Blutrückfluss ohne Bewegung der Wirbelsäule zu gewährleisten. Der frühzeitige **Wärmeerhalt** und eine adäquate **Betreuung** sind selbstverständlich. Die Indikation zur **Notarztnachforderung** ist großzügig zu stellen.

MERKE

Der Patient muss bei Verdacht auf eine Wirbelsäulenverletzung sachgerecht und schonend immobilisiert und transportiert werden. Dazu müssen die zur Verfügung stehenden Hilfsmittel so weit wie möglich kombiniert werden, um Manipulationen an der Wirbelsäule während der Umlagerung und des Transports zu vermeiden. Die Restbeweglichkeit der Wirbelsäule muss durch die Immobilisationsmaßnahmen so weit wie möglich reduziert werden.

Ruhigstellung der Halswirbelsäule

Die Maßnahmen zur Immobilisation beginnen in der Regel mit der sofortigen Ruhigstellung der Halswirbelsäule (HWS) unmittelbar beim ersten Patientenkontakt. Aufgrund der lebensbedrohlichen Komplikationen eines hohen **Querschnitts (Atemlähmung)** muss die Immobilisation schnell und sicher erfolgen.

MERKE

Die schnelle Immobilisation der HWS kann lebensrettend sein.

Bei Verdacht auf eine Verletzung der Halswirbelsäule wird diese vom Rettungsfachpersonal von Hand fixiert, z. B. mit dem **Halsschienengriff** (➤ Abb. 18.19). Nach erfolgter Kontrolle der Vitalfunktionen und nach evtl. erforderlicher ABCDE-Intervention muss umgehend ein **passender HWS-Stützkragen** angelegt werden (Herstellerangaben zur Größenermittlung beachten). Findet sich kein passender Stützkragen, muss die Halswirbelsäule während der ganzen Versorgung von Hand stabilisiert werden, bis eine Alternative (z. B. Kopffixierblöcke auf Spineboard oder eine Vakuummatratze) zur Verfügung steht. Die alleinige Anlage einer Zervikalstütze reicht nicht aus! Wenn die HWS immobilisiert wird, erfolgt im Verlauf zwingend eine Ganzkörperimmobilisation!

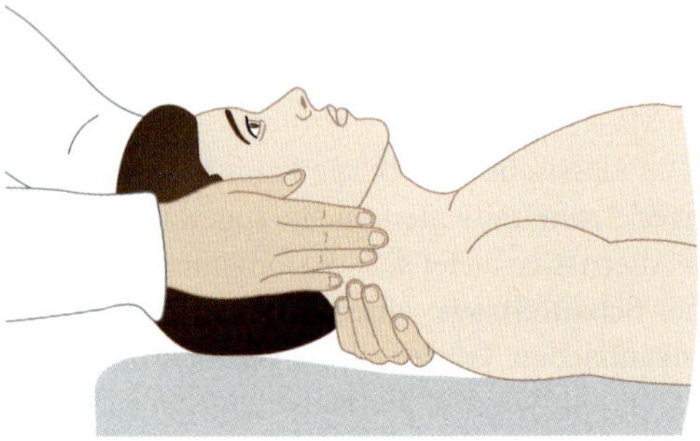

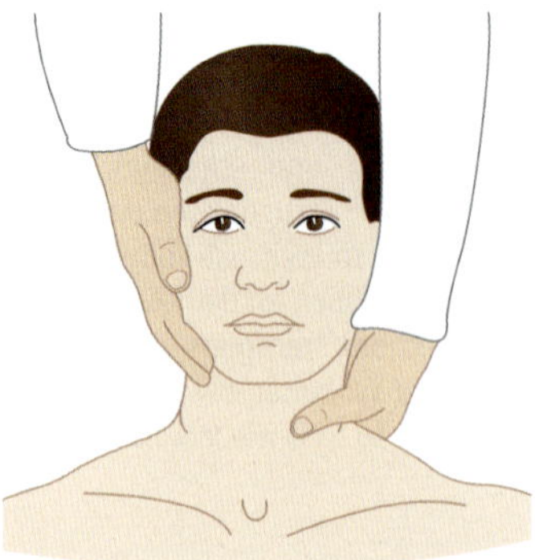

Abb. 18.19 Halsschienengriff zur manuellen HWS-Stabilisierung. Die linke Hand unterstützt den Nacken, die rechte Hand fixiert den Kopf gegen den linken Unterarm. [L231]

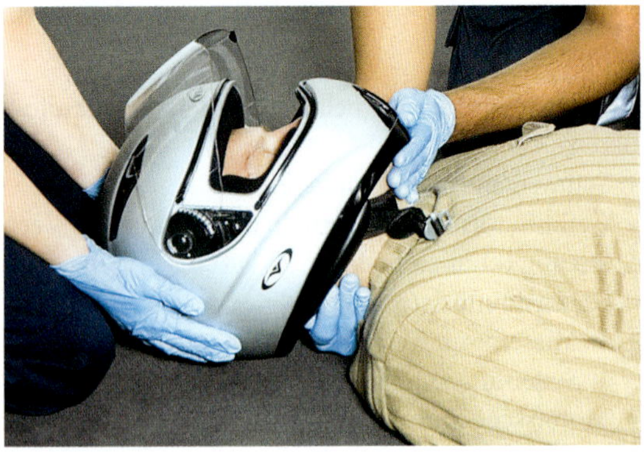

Abb. 18.20 Handhaltung bei der Helmabnahme [J747]

Trägt der Patient einen **Motorradhelm,** muss dieser selbstverständlich zuerst entfernt werden. Hierzu fixiert ein Mitarbeiter des Rettungsdienstes vom Kopfende her den Helm, um Bewegungen der Halswirbelsäule zu vermeiden. Ein zweiter Mitarbeiter positioniert sich seitlich vor dem Patienten. Er übernimmt die Ansprache des Patienten durch das geöffnete Visier und nimmt, falls vorhanden, die Brille des Patienten ab. Anschließend öffnet er den Kinnriemen des Motorradhelms und fixiert Kopf und Halswirbelsäule mit der einen Hand am Hinterhaupt und der anderen Hand am Kinn des Patienten (➤ Abb. 18.20). Nun zieht der erste Mitarbeiter am Kopfende mit vorsichtigen Bewegungen den Helm ab und legt dem Patienten einen **HWS-Stützkragen** an. Der Kopf kann nun behutsam abgelegt werden. Ergibt sich durch das Zurücklegen des Kopfes eine Überstreckung der Halswirbelsäule, muss eine Decke unter den Kopf gelegt werden, um die Neutralposition der HWS zu erhalten.

Umlagerung und Ruhigstellung der gesamten Wirbelsäule

Ist der Patient bei Bewusstsein, muss er aufgefordert werden, sich so wenig wie möglich zu bewegen. Die erforderlichen Maßnahmen zur Umlagerung und Ruhigstellung müssen ihm ausführlich **erklärt** werden.

Um den Patienten zur Ruhigstellung der gesamten Wirbelsäule auf ein geeignetes Transportgerät umzulagern, werden **Schaufeltrage** (➤ 5.5.1) und **Vakuummatratze** eingesetzt. Die Schaufeltrage dient dabei ausschließlich als Gerät zur Umlagerung auf die Vakuummatratze. Diese hingegen dient nur als stabilisierende Unterlage beim Transport.

Ein Transport nur auf der Schaufeltrage sowie ein Umhertragen des Patienten nur in der Vakuummatratze sind unbedingt zu vermeiden. Muss ein Patient eine längere Wegstrecke transportiert werden, wird er zuerst mit der **Schaufeltrage** auf die vorbereitete **Vakuummatratze** umgelagert. Danach wird diese auf die Schaufeltrage gelegt und mit Gurten fixiert.

Bevor der Patient auf die **Schaufeltrage** gelagert wird, muss diese in der Länge seiner **Körpergröße** angepasst werden. Zum Umlagern darf der Patient achsengerecht leicht auf die Seite gedreht werden, um die Teile der Schaufeltrage von der Seite her unter den Körper schieben zu können. Zum Verschließen wird zuerst das Schloss am Kopfende und danach das Schloss am Fußende der Schaufeltrage zusammengeführt.

Die **Vakuummatratze** muss vor der Umlagerung ebenfalls vorbereitet werden. Dazu wird die Matratze mit der Patientenseite nach unten auf eine ebene Fläche gelegt und glatt gestrichen. Im Anschluss wird die Matratze abgesaugt und das Ventil verschlossen. Die Matratze wird nachfolgend umgedreht (Patientenseite nach oben). Hierbei ist darauf zu achten, dass das Ventil am Kopfende des Patienten positioniert wird. Es hat sich bewährt, auf die Vakuummatratze ein **Umbetttuch** o. Ä. zu legen, um die Matratze vor Splittern zu schützen und um den Patienten später in der Klinik leichter umlagern zu können. Es muss darauf geachtet werden, dass dieses Tuch faltenfrei auf der Vakuummatratze liegt. Ist die Vakuummatratze wie beschrieben vorbereitet, wird der Patient mit der Schaufeltrage auf die abgesaugte Matratze gelegt. Nach Entfernung der Schaufeltrage wird das Ventil geöffnet und der Patient sinkt in die Matratze ein. Nun wird die Matratze von allen zur Verfügung stehenden Helfern an den Patientenkörper angeformt (Arme des Patienten hochlagern und Matratze dicht an den Rumpf anformen) und anschließend wieder abgesaugt. Das Kopfende muss hierbei nach oben hin frei bleiben, um Kompressionen der Halswirbelsäule (z. B. beim Abkippen der Trage zur Schocklage) zu vermeiden.

Alternativ oder in Kombination mit Schaufeltrage und Vakuummatratze kann auch ein **Spineboard** (➤ 5.5.2) zur **Ganzkörperimmobilisation** und zum Transport eines Wirbelsäulenverletzten genutzt werden. Speziell zur Rettung von Personen aus dem Wasser oder aus Unfallwracks (Einklemmungstrauma, ➤ 18.8) bietet das Spineboard aufgrund seiner Schwimmfähigkeit und seiner glatten Oberfläche **Vorteile** gegenüber der Schaufeltrage. Zusätzliche Stabilisierung der Halswirbelsäule mit nahezu 0 % Restbeweglichkeit geben die auf dem Board platzierten **Kopffixierpolster** (➤ Abb. 18.21 und ➤ Abb. 5.12). Aktuelle Empfehlungen zeigen, dass bei einer Ganzkörperimmobillisation auf einem Spineboard die zusätzliche Anlage einer Zervikalstütze keinen zusätzlichen Vorteil bringt. Die Verwendung von Kopffixierungen ergibt bei intubierten Patienten eine größere Sicherheit, da eine Dislokation des Tubus durch Reduktion der Kopfbewegungen verhindert werden kann. Gerade bei vitalgefährdeten, zeitkritischen Patienten bietet ein Spineboard insofern Vorteile, dass die Vorbereitung und die achsengerechte Umlagerung deutlich weniger Zeit in Anspruch nehmen als bei der Verwendung von Schaufeltrage und Vakuummatratze.

Aktuell wird in der Forschung diskutiert, ob eine Immobilisation von Traumapatienten überhaupt einen Vorteil in der Patientenversorgung bringt, und wenn ja, welche Immobilisationsgeräte dann ange-

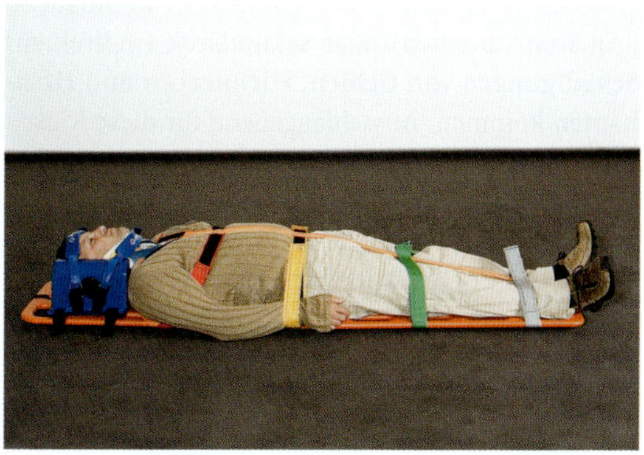

Abb. 18.21 Spineboard, sinnvolle Ergänzung zu Schaufeltrage und Vakuummatratze [J747]

wendet werden sollten. Studien konnten bisher keine eindeutigen Ergebnisse aufzeigen, die für oder gegen eine Immobilisation sprechen. Unbestritten ist aber, dass der erfahrene Helfer im Einzelfall kritisch prüfen und anhand der vorliegenden Fakten (Unfallmechanismus, klinisches Bild des Patienten) entscheiden muss, ob Maßnahmen zur Immobilisation der Wirbelsäule angezeigt sind. Wenn er sich für die Immobilisation entscheidet, sollte er wissen, dass die derzeitige Studienlage (2016) eine mutmaßlich bessere Immobilisation durch die Vakuummatratze als durch das Spineboard andeutet und der Vakuummatratze infolgedessen der Vorzug für den Transport zu geben ist.

18.4 Schädel-Hirn-Trauma

Unter einem Schädel-Hirn-Trauma (SHT) werden alle Arten von Verletzungen des Kopfes und des Gehirns verstanden, die durch eine stumpfe oder spitze **Gewalteinwirkung** verursacht werden. Schädel-Hirn-Verletzungen werden in **geschlossene** und **offene Verletzungen** unterteilt. Von einem offenen Schädel-Hirn-Trauma spricht man, wenn die **Dura mater** (➤ 3.3.3) eröffnet ist und somit eine Verbindung nach außen besteht. Dadurch wird das Eindringen von Krankheitserregern in das Schädelinnere und dadurch die Gefahr schwerer Infektionen begünstigt. Beim geschlossenen Schädel-Hirn-Trauma ist die Dura mater unverletzt.

Durch die einwirkende Gewalt auf den Kopf kann es neben äußerlichen Verletzungen der Kopfhaut zu primären (direkten) oder sekundären (indirekten) **Schädigungen von Gehirn, Hirnnerven und Hirnhäuten** kommen. Ausschlaggebend für diese Klassifizierung ist der Zeitpunkt der Entstehung des Schädel-Hirn-Schadens durch die Verletzung.

Primäre Hirnschäden sind substanzielle Beschädigungen der Hirnstrukturen, die im Moment der Gewalteinwirkung direkt entstehen. Sie sind in der Regel **irreversibel** und durch die rettungsdienstlichen Maßnahmen nicht mehr beeinflussbar. Ziel der weiteren notfallmedizinischen Maßnahmen ist es daher, eine Ausdehnung des primären Hirnschadens abzuwenden und die Ausbildung sekundärer Hirnschäden zu verhindern.

Sekundäre Hirnschäden treten als Folge von **Komplikationen** (z. B. Blutung, Ödem) durch die Gewalteinwirkung zeitversetzt nach dem Unfall in Erscheinung. Sie entstehen infolge einer Störung der physiologischen Abläufe (Hypoxie, Perfusionsstörungen) im Gehirn, lassen sich aber durch entsprechende Therapiemaßnahmen in ihrem Schweregrad verringern oder gar vermeiden. Die größte Gefahr geht bei sekundären Hirnschäden von Störungen der Vitalfunktionen aus. **Störungen des Bewusstseins** und eine daraus resultierende Verlegung der Atemwege oder eine Störung der Atemregulation im Gehirn führen zu Hypoxie und nachfolgend zu einer Schädigung der Nervenzellen. **Störungen der Kreislauffunktion,** insbesondere durch Blutdruckabfall, bedingen ebenfalls eine Unterversorgung des Gehirns mit Sauerstoff. Diese Unterversorgung sowie der Verlust der Autoregulation der Hirndurchblutung bewirken einen Anstieg des Volumens im Schädelinneren. Dies hat zur Folge, dass auch der **Hirndruck** ansteigt und sich ein **Hirnödem** entwickelt. Dieses wiederum verstärkt den Hirndruck weiter und führt im Verlauf zum vollständigen Verlust der Hirnfunktion. Ein schwer zu durchbrechender Teufelskreis ist in Gang gesetzt.

Für die Beurteilung des Schweregrades einer Schädel-Hirn-Verletzung gibt es mehrere Herangehensweisen. Eine genaue Beurteilung und Benennung der Schädel-Hirn-Verletzung kann endgültig erst nach ausführlicher Diagnostik (CT, MRT) in einer geeigneten Klinik erfolgen.

18.4.1 Klinische Unterteilung nach dem Schweregrad

Klinisch werden **drei Schweregrade des Schädel-Hirn-Traumas** unterschieden. Orientierend kann man davon ausgehen, dass ein Patient, der auf Ansprache die Augen nicht öffnet und keine gezielte Reaktion auf Schmerzreize zeigt, eine höhergradige Bewusstseinsstörung aufweist. Die Einteilung der Schweregrade bezieht sich auf die **Dauer der Bewusstlosigkeit.**

SHT I

Als Schädel-Hirn-Trauma 1. Grades bezeichnet man die Gehirnerschütterung **(Commotio cerebri).** Die Bewusstlosigkeit setzt sofort ein und hält nur kurz an. Ein Schaden der Hirnsubstanz ist in der Klinik später nicht nachweisbar. Die Commotio cerebri ist durch eine initiale Bewusstlosigkeit von **weniger als 15 Minuten** gekennzeichnet. Erlangen die Patienten ihr Bewusstsein zurück, sind sie oft verwirrt, verlangsamt und weisen eine Erinnerungslücke um den Unfallzeitpunkt herum auf (**retrograde** oder **antegrade Amnesie**). Weitere Beschwerden wie Übelkeit, Erbrechen, Schwindelgefühl und Kopfschmerzen sind häufig, aber reversibel.

Auf jeden Fall muss ein Patient mit Verdacht auf eine Commotio cerebri zur Beobachtung in ein **Krankenhaus** gebracht und 24 Stunden überwacht werden, um schwerwiegendere Schäden (Schädelfraktur, Blutung in das Schädelinnere) auszuschließen.

SHT II

Bei der Gehirnprellung **(Contusio cerebri)** liegt in jedem Fall eine offene oder gedeckte Schädigung der Hirnsubstanz vor, oftmals ausgelöst durch Unfallmechanismen, die eine Beschleunigung der Hirnmasse zur Folge haben. Durch Beschleunigungs- oder Verzögerungseffekte prallt das Gehirn durch die Trägheit der Masse gegen die Innenseite des Schädels und nimmt Schaden. Die Gehirnprellung kann aber auch die Folge einer offenen Schädelverletzung sein. Die Contusio cerebri ist durch eine primäre Bewusstlosigkeit, die **länger als 15 Minuten** anhält, gekennzeichnet.

SHT III

Gehirnquetschungen **(Compressio cerebri)** sind Folge einer erheblichen Gewalteinwirkung auf den Schädel. Die Hirnsubstanz ist hierbei stark geschädigt. Der Bewusstseinsverlust hält über **mehrere Tage bis Wochen** an. Mit bleibenden Schäden ist zu rechnen.

Unabhängig vom Ausmaß des direkten Schadens der Hirnsubstanz kann es durch Gewalteinwirkung auf den Schädel zu **Blutungen** ins Schädelinnere kommen (➤ Abb. 18.22). Die Blutungen werden nach ihrer Lokalisation im Verhältnis zur harten Hirnhaut **(Dura mater)** bezeichnet. Alle Blutungen im Schädelinneren führen zu einem Anstieg des Hirndrucks mit Funktionsbeeinträchtigung des Gehirns und begünstigen die Bildung eines Hirnödems.

18.4.2 Schweregradbeurteilung anhand des GCS-Scores

Zur Einschätzung des Schweregrades eines Schädel-Hirn-Traumas sind präklinisch die Dauer der Bewusstlosigkeit und die Bewertung nach der Glasgow Coma Scale (➤ Tab. 6.2) maßgeblich. Erste Hinweise auf das Vorliegen eines Schädel-Hirn-Traumas ergeben sich in der Regel aus dem Unfallmechanismus sowie sichtbarer Verletzungen am Schädel. Leitsymptom der Schädel-Hirn-Verletzung ist der Zustand des Bewusstseins und ggf. dessen Veränderungen im zeitlichen Verlauf seit dem Unfallereignis.

Für den Rettungsdienst ist es zweckmäßig und am aussagekräftigsten, den potenziellen Schweregrad eines Schädel-Hirn-Traumas, die Gefährdung des Patienten und die Trendentwicklung mit der Glasgow Coma Scale objektiv zu klassifizieren. Aus der Beurteilung des Schweregrades anhand der GCS leiten sich für den Rettungsdienst auch die zu ergreifenden Maßnahmen ab. Dabei gilt:

- **GCS 13–15: leichtes SHT**
- **GCS 9–13: mittelschweres SHT**
- **GCS ≤ 8: schweres SHT** (Schutzreflexe nicht mehr ausreichend, Intubation erwägen)

Die GCS sollte so früh wie möglich erhoben und in kurzen Abständen neu erfasst und bewertet werden, um eine Zustandsveränderung sofort zu registrieren. Auch ein anfangs vermeintlich als leicht eingestuftes SHT kann sich schnell zum schweren SHT entwickeln. Ein Abfall des Punktwertes von ≥ 2 Punkten ist hierbei als Alarmsignal zu betrachten. Die ermittelten Werte sind im Protokoll zu dokumentieren.

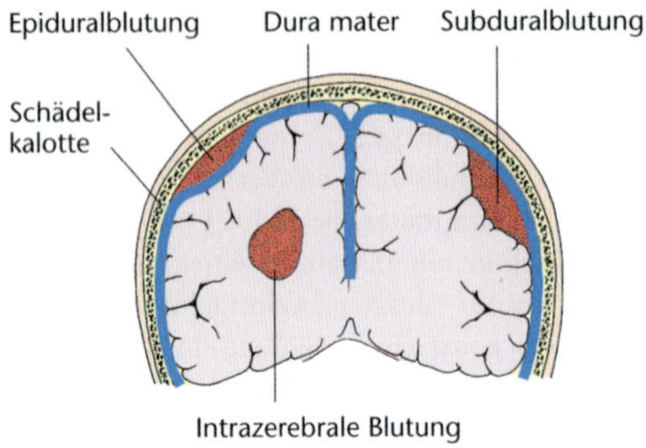

Abb. 18.22 Blutungen ins Schädelinnere [L190]

18.4.3 Traumatische intrakranielle Blutungen

Epidurales Hämatom

Ein epidurales Hämatom (➤ Abb. 18.22) entsteht durch eine Blutung **oberhalb der Dura mater** zwischen Schädelknochen und harter Hirnhaut **(Epiduralraum).** Ursächlich ist meist eine arterielle Blutung aus der Hirnhautarterie (A. meningea). Gekennzeichnet ist die epidurale Blutung durch eine kurze primäre Bewusstlosigkeit, aus welcher der Patient zunächst wieder erwacht. Nach einem **symptomfreien Intervall** von meist nur wenigen Stunden trübt sich das Bewusstsein des Patienten erneut ein. Dies ist direkte Folge der Raumforderung des Hämatoms im Schädelinneren.

18

Subdurales Hämatom

Ein subdurales Hämatom (➤ Abb. 18.22) entsteht durch eine Blutung **unterhalb der Dura mater** zwischen harter und weicher Hirnhaut **(Subduralraum).** Ursächlich ist meist eine venöse Blutung aus den Brückenvenen. Das symptomfreie Intervall kann hier Tage bis Wochen andauern. Eine gründliche **Anamnese** (vermeintliche Bagatellverletzungen, Stürze in letzter Zeit, chronischer Alkoholmissbrauch, Blutverdünner) und Betrachtung des möglichen Unfallmechanismus sind deshalb unerlässlich. Häufig sind Kinder und ältere Menschen betroffen.

Intrazerebrale Blutung

Ein intrazerebrales Hämatom (➤ Abb. 18.22) entsteht durch eine Blutung **innerhalb der Hirnmasse** durch Zerreißen dort befindlicher Blutgefäße (Hirnmassenblutungen). Bei **Hirnmassenblutungen** kann es, abhängig vom Ort der Blutung, sehr schnell zu typischen Hirndruckzeichen wie Bewusstseinstrübung, Erbrechen, Blutdruckanstieg (**cave:** Schock), Bradykardie oder Pupillenveränderungen (**Anisokorie,** ➤ Abb. 18.23) kommen. Die Prognose intrazerebraler Blutungen ist als schlecht zu bewerten. Besonders schlecht ist sie bei Einbruch der Blutung in das **Ventrikelsystem** des Gehirns.

Basismaßnahmen

Nach Rettung aus einem Gefahrenbereich muss der erste Blick des Rettungsfachpersonals auf den Zustand der **Vitalfunktionen (ABCDE)** ausgerichtet sein. Die Indikation zur Nachforderung des **Notarztes** muss großzügig gestellt werden.

MERKE

Treat first what kills first!
Behandle zuerst, was deinen Patienten unmittelbar tödlich bedroht!

Die Sicherung der Vitalfunktionen hat deshalb oberste Priorität in der Behandlung des Schädel-Hirn-Traumas.

Ist eine ausreichende und gesicherte spontane Atmung vorhanden, muss dem Patienten dennoch **Sauerstoff** verabreicht werden, am besten über eine Maske mit Reservoir (**cave:** Aspiration bei Erbrechen).

MERKE

Beim Vorliegen eines SHT muss ein Abfall der Sauerstoffsättigung $< 90\,\%$ unbedingt vermieden werden.

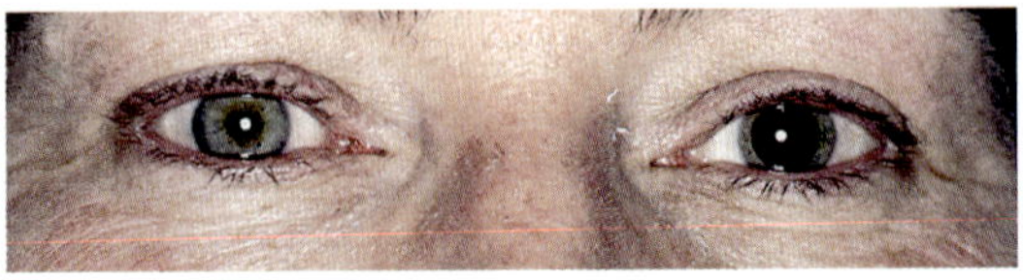

Abb. 18.23 Anisokorie bei SHT: Pupillenstatus als wichtiges Diagnoseverfahren [E623]

Eine ständige **Absaugbereitschaft** muss gewährleistet sein (**cave:** kein nasales Absaugen bei Verdacht auf eine Schädelbasisfraktur → Abgleiten des Katheters ins Gehirn). Sind die Atemwege gesichert, erfolgt spätestens jetzt die Ruhigstellung der HWS. Hierbei muss gemäß den aktuellen Empfehlungen bedacht werden, dass eine starre HWS-Schiene u. U. den Hirndruck erhöhen und ein Atemwegsmanagement erschweren kann. Bestehen Bedenken gegenüber einer Zervikalstütze, muss die Stabilisierung alternativ mit Spineboard oder Vakuummatratze erfolgen.

MERKE

Beim Vorliegen eines Schädel-Hirn-Traumas muss bis zum Beweis des Gegenteils immer von Begleitverletzungen der Halswirbelsäule ausgegangen werden.

Anschließend ist ein engmaschiges **Monitoring** zu gewährleisten (Puls, Blutdruck, Sauerstoffsättigung, EKG, GCS, Pupillenstatus, Kapnometrie). Besondere Bedeutung erhält an dieser Stelle die Bestimmung des **Blutzuckers.**

MERKE

Ein bewusstseinsgestörter Patient ist bis zum Beweis des Gegenteils als hypoglykämisch anzusehen.

Eine vollständige Notfalluntersuchung (➤ 6.2.2) muss erfolgen. Bei Kopfverletzungen ist beim Vorliegen eines ausreichenden Blutdrucks eine Lagerung mit **15–30° erhöhtem Oberkörper** anzustreben, um den venösen Rückstrom aus dem Kopf zu verbessern **(Hirnödemprophylaxe).** Die Umlagerung auf die Trage erfolgt natürlich, unter Beachtung vorliegender Begleitverletzungen, mit Immobilisation der Wirbelsäule (Schaufeltrage, Vakuummatratze, Spineboard).

Wunden im Bereich des Kopfes müssen auf jeden Fall frühestmöglich steril abgedeckt werden. Tritt Hirnmasse aus, sollte die Wunde locker, steril und druckentlastet verbunden werden. Auf keinen Fall dürfen Repositionsversuche der Hirnmasse unternommen werden.

Bei **arterieller Beteiligung** (z. B. A. temporalis) kann es z. T. zu erheblichen Blutungen kommen. Diese sollten mit einem sterilen Druckverband oder Kompression zum Stillstand gebracht werden.

Bei extrem niedrigen Blutdruckwerten ist die Flachlagerung in Betracht zu ziehen. Grundsätzlich sind unbedingt ausreichend hohe **Blutdruckwerte** anzustreben (beim isolierten SHT ≥ 90 mmHg systolisch), um eine ausreichende Durchblutung des Gehirns zu gewährleisten. Eine Hypotonie begünstigt erheblich eine Minderdurchblutung des Gehirns und fördert die Entstehung eines Hirnödems. Die Stabilisierung des **Kreislaufs** muss deshalb so früh wie möglich begonnen werden.

Erweiterte Maßnahmen

Erweiterte Maßnahmen in Form der Anlage von ein bis zwei periphervenösen Zugängen und einer anschließenden **Infusionstherapie** durch den Notarzt sollten so früh wie möglich vorbereitet werden. Liegt eine anhaltende Bewusstseinsstörung vor (GCS < 8; ➤ 6.2.1), lassen sich die Atemwege nicht sichern (z. B. Blutung Mund-Rachen-Raum) oder bestehen schwere Begleitverletzungen, muss die Indikation zur Intubationsnarkose und Beatmung durch den **Notarzt** großzügig gestellt werden. Bei kontrollierter Beatmung muss darauf geachtet werden, dass der Patient nicht hyperventiliert wird, da dies zu einer Verschlechterung der Hirndurchblutung führt. Daher muss beim intubierten Patienten, sofern vorhanden, eine **Kapnometrie** zur Bestimmung des endexspiratorischen CO_2-Gehalts ($etCO_2$) zum Einsatz kommen (Zielwert $etCO_2$ 35–45 mmHg). Um den Patienten in eine **Klinik** mit der Möglichkeit zur neurochirurgischen Intervention zu verbringen und um die Prähospitalzeit zu verkürzen, sollte die Anforderung eines **Rettungshubschraubers** großzügig erfolgen.

18.5 Verletzungen des Brustkorbes (Thoraxtrauma)

Nach dem Schädel-Hirn-Trauma stellen Verletzungen des **Brustkorbes** die zweithäufigste Todesursache bei Traumapatienten dar. Die größte Gefahr bei diesen Verletzungen ist die Störung der Sauerstoffaufnahme über die Lunge **(Hypoxie).**

Verletzungen des Brustkorbes werden in **stumpfe** (geschlossen, gedeckt) oder in **spitze** (penetrierend, offen) Verletzungen unterteilt. Unabhängig davon, ob eine offene oder geschlossene Verletzung vorliegt, können mehrere Strukturen des Brustkorbes in Mitleidenschaft gezogen sein (➤ Abb. 18.24).

18.5.1 Verletzungen der Brustwand

Knöcherne Verletzungen

Die knöchernen Strukturen (Rippen und Brustbein) geben dem Brustkorb seine Form und schützen die inneren Organe des Thorax. Ein Thoraxtrauma entsteht durch **Gewalteinwirkung auf den Brustkorb,** wenn diese Kräfte nicht mehr ausreichend durch die Knochen absorbiert werden können. Hier sind vor allem die Frakturen der Rippen zu nennen. Sie stellen die wohl häufigste Form von knöchernen Verletzungen des Thorax dar.

Isolierte Rippenfrakturen verlaufen in der Regel komplikationslos und gefährden den Patienten nicht. Da aber am unteren Rand jeder Rippe je eine Vene, eine Arterie sowie ein Nerv entlangziehen, können auch hier erhebliche **Komplikationen** (z. B. Blutverlust) entstehen. Zu beachten ist weiterhin, dass einzelne gebrochene Rippen wie ein spitzer Gegenstand in den Brustraum eindringen und innere Organe (Lunge, Herz) verletzen können.

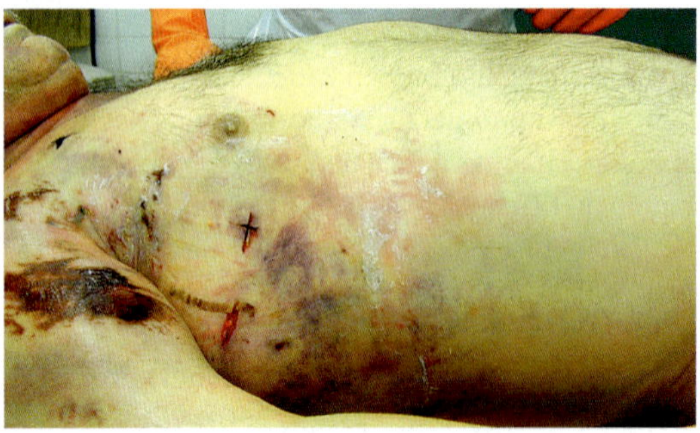

Abb. 18.24 Stumpfes Thoraxtrauma [M235]

Sind mehr als drei Rippen einer Körperseite oder zwei benachbarte Rippen betroffen, so spricht man von einer **Rippenserienfraktur** (➤ Abb. 18.25). Sie kann weitaus bedrohlicher sein, denn durch die Rippenserienfraktur entsteht eine erhebliche Beeinträchtigung der **Atemmechanik.** Die Thoraxwand verliert ihre Stabilität und der physiologische Ablauf der Einatmung wird beeinträchtigt, manchmal sogar unmöglich. Im Rahmen der Atemmechanik (➤ 3.2.4) beruht die Einatmung auf einem durch Ausdehnung des Brustkorbes und Kontraktion des Zwerchfells entstehenden **Unterdruck** im Brustraum, wodurch sich die Lungen mit Luft füllen. Diese Atemmechanik kann jedoch nur aufrechterhalten werden, wenn die Stabilität des Brustkorbes gewährleistet bleibt. Sind Rippen an mehreren Stellen gebrochen, werden Teile der Brustwand während der Einatmung infolge des im Brustkorbinneren herrschenden Unterdrucks in den Brustkorb hineingezogen und während der Ausatmung aufgrund des dann herrschenden **Überdrucks** nach außen gedrückt. Die Brustkorbbewegung im Bereich der verletzten Brustwand verläuft also entgegengesetzt der bei normaler Atmung zu erwartenden Bewegung. Dieses Phänomen bezeichnet man als **paradoxe Atmung.** Folge ist eine lebensbedrohliche **Gasaustauschstörung** durch eine Minderbelüftung der verletzten Brustkorbseite mit Sauerstoff.

Frakturen des Brustbeins (Sternum) führen ebenfalls durch Unterbrechung der knöchernen Verbindung zum übrigen Brustkorb zu einer paradoxen Atmung.

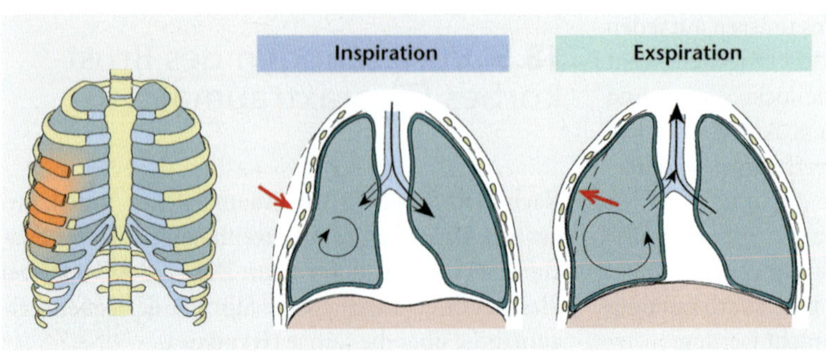

Abb. 18.25 Instabiler Thorax bei Rippenserienfraktur rechts (paradoxe Atmung) [L190]

Weichteilverletzungen

Verletzungen der Weichteile der Brustwand (Muskulatur, Haut) können in Form von **Prellungen, Quetschungen, Abschürfungen** oder **Schnittverletzungen** vorliegen. Vermeintlich oberflächliche Verletzungen des Brustkorbes bedürfen immer der Abklärung, ob eine penetrierende Verletzung vorliegt und/oder innere Organe beteiligt sind. **Penetrierende** Verletzungen (z. B. Messerstiche) erscheinen aufgrund der kleinen Einstichstelle oftmals harmloser, als sie es in Wirklichkeit sind (➤ Abb. 18.3). Eine sorgfältige Inspektion des Brustkorbes ist deshalb unerlässlich.

18.5.2 Verletzungen des Brustkorbinneren

Verletzungen des Herzens

Kommt es zu Verletzungen des Herzens und/oder der benachbarten Gewebestrukturen, besteht einerseits die Gefahr einer direkten **Gewebeschädigung** des Herzens (Myokardquetschung oder Myokardeinriss) oder einer Verletzung der zu- und abführenden **Blutgefäße** mit dem Verlust der regelrechten Pumpfunktion. Anderseits kann es als Folge der Verletzung zu einer Einblutung in den Herzbeutel kommen **(Herzbeuteltamponade).** Diese führt zu einer Einengung des Herzens durch das zunehmende Blutvolumen im Herzbeutel und somit zu einer verminderten Füllungs- und Auswurfleistung der Herzräume (kardiogener Schock, ➤ 9.3.3).

Wegweisend für die Diagnosestellung sind präklinisch:

- Hypotonie (rasch einsetzend, andere Ursache nicht zu erkennen)
- Tachykardie
- Gestaute Halsvenen
- EKG-Veränderungen (Niedervoltage, Rhythmusstörungen, ST-Veränderungen)
- Unfallmechanismus (Stichverletzungen, Prellmarken)

Da die Herzbeuteltamponade eine absolut lebensbedrohliche und zeitkritische Verletzung ist, die häufig zu spät erkannt wird, ist ein zügiger Transport anzustreben. Der Verlauf ist oft fulminant. Eine definitive Therapie **(Thorakotomie)** kann in der Regel erst in der Klinik eingeleitet werden.

Verletzungen der Pleura

Das **Lungenfell** (➤ 3.2.3) liegt außen direkt dem Lungengewebe auf und grenzt die Lunge ab. An der Lungenspitze und an der Lungenbasis schlägt das Lungenfell um und bildet das **Rippenfell.** Lungen- und Rippenfell werden gemeinsam Brustfell **(Pleura)** genannt.

Im **Pleuraspalt** herrscht ein Unterdruck. Eine Verletzung, die den Pleuraspalt nach innen (Verletzung der Lunge) oder außen (Brustwand) eröffnet, führt zu einem Einströmen von Luft, die den Unterdruck im Pleuraspalt aufhebt. Die Folge ist ein **Zusammenfallen des Lungenflügels** auf der betroffenen Körperseite. Dieser Zustand wird als **Pneumothorax** (➤ Abb. 18.26) bezeichnet. Erfolgt der Lufteintritt von innen, spricht man von einem **geschlossenen** Pneumothorax. Tritt Luft durch die Brustwand (z. B. Stichverletzung) in den Pleuraspalt ein, wird dies als **offener** Pneumothorax bezeichnet.

Ein Pneumothorax kann traumatisch, aber auch spontan (ohne vorhergehende Verletzung) auftreten. Ein **Spontanpneumothorax** wird oft bei jungen Männern beobachtet oder findet sich bei Patienten mit vorgeschädigter Lunge **(COPD, Emphysem).** In beiden Fällen kommt es zu einem spontanen Einreißen des Lungengewebes.

Der traumatische Pneumothorax hingegen entsteht durch Unfallmechanismen, bei denen der Brustkorb einer schnellen, heftigen **Gewalteinwirkung** ausgesetzt wird, die mit einer Erhöhung des intrathorakalen Drucks einhergeht und so zu Schäden an der Lunge führt (vergleichbar dem Platzenlassen einer aufgeblasenen Papiertüte).

Symptome des Pneumothorax

Infolge des Zusammenfalls des betroffenen Lungenflügels kommt es zu einer Abschwächung des Atemgeräusches auf der betroffenen Seite **(Seitendifferenz).** Diese lässt sich bei der Auskultation mit dem Stethoskop präklinisch nicht immer erkennen. Ebenso kann die Atembewegung der betroffenen

18

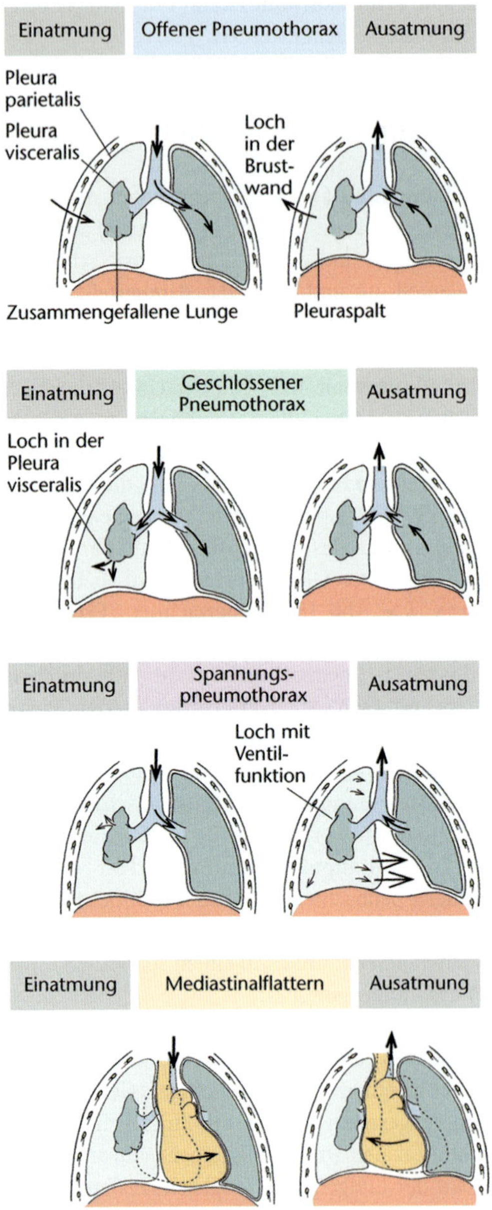

Abb. 18.26 Verschiedene Formen des Pneumothorax [L190]

Seite vermindert sein. Der Patient wird eine subjektive **Dyspnoe** beschreiben. In der Regel zeigt der Pneumothorax keine Auswirkung auf den Kreislauf des Patienten. Der Pneumothorax stellt somit im Normalfall, d. h., wenn er isoliert beim sonst Gesunden auftritt, kein unmittelbar lebensbedrohliches Krankheitsbild dar.

Symptome des Spannungspneumothorax

Bildet die zugrunde liegende Brustkorbverletzung einen **Ventilmechanismus,** d. h., Luft kann während der Einatmung in den Pleuraspalt gelangen, aber in der Ausatemphase nicht mehr entweichen (z. B. durch ein Gewebeteil, das sich vor die Öffnungswunde legt), entwickelt sich ein lebensbedrohlicher **Spannungspneumothorax.** Er führt zu einem stetig ansteigenden Druck im Pleuraspalt und zu einem vollständigen Zusammenpressen des Lungengewebes der verletzten Seite. Wird der Spannungspneumothorax nicht umgehend behandelt, führt der weiterhin ansteigende Druck im Pleuraspalt der verletzten Seite zu einer Verdrängung des Herzens und der im Brustkorb liegenden Blutgefäße zur gesunden Seite hin. Es kommt zu einer Kompression der gesunden Lunge und des Herzens mit negativem Einfluss auf die **Auswurfleistung** (kardiogener Schock, ➤ 9.3.3).

Der Patient erlebt eine massive, zunehmende **Dyspnoe.** Eine ausgeprägte **Zyanose** wird sich entwickeln. Das Atemgeräusch der betroffenen Seite ist erheblich abgeschwächt oder fehlt sogar gänzlich. Die Atemfrequenz ist gesteigert.

Klassische **Zeichen,** die den Spannungspneumothorax kennzeichnen, sind:

- Gestaute Halsvenen (Einflussstauung vor dem rechten Herzen)
- Hypotonie (kardiale Minderleistung)
- Hautemphysem (Luftansammlung unter der Haut durch den hohen intrathorakalen Druck)

Basismaßnahmen

Sowohl der wache als auch der bewusstlose Patient erhält unverzüglich **hochdosiert Sauerstoff** über eine Maske (Flow 8–15 l/min), um einer **Hypoxie** vorzubeugen. Bei bewusstlosen Traumapatienten ist grundsätzlich die Rückenlage als ideale Lagerung für die Notfallversorgung anzustreben. Entscheidet man sich für die medizinische Versorgung in dieser Lage, muss allerdings die **Freihaltung der Atemwege** permanent und sicher gewährleistet sein. Ein Rettungsdienstmitarbeiter verbleibt daher unter ständiger Absaugbereitschaft am Kopf des Patienten und hält dessen Atemwege offen. Die Einlage eines

Guedel- oder Wendl-Tubus (**cave:** kein Aspirationsschutz) ist obligat. Erbricht der Patient, ist er sofort achsengerecht zur Seite zu drehen (Halsschienengriff, ➢ Abb. 18.19) und der Mund auszuräumen. Im Zweifelsfall verbleibt der Patient in der stabilen Seitenlage.

Ist der Patient wach und ansprechbar, wird er mit erhöhtem Oberkörper (erleichterte Atmung) und nach Möglichkeit auf die verletzte Körperseite gelagert (**Ausnahme:** Verdacht auf Wirbelsäulentrauma). Die **Lagerung auf die verletzte Brustkorbseite** führt zu einer Verbesserung der Ventilation der unverletzten Lunge. Eine genaue Untersuchung und ein engmaschiges **Monitoring** (RR, EKG, SpO_2, Auskultation) sind selbstverständlich. Der Notarzt sollte bei Brustkorbverletzungen prinzipiell großzügig nachalarmiert werden.

Grundsätzlich müssen Begleitverletzungen der Wirbelsäule bedacht werden. Daher ist schon im Zweifelsfall eine **Immobilisation** (HWS-Schiene, Schaufeltrage, Vakuummatratze, Spineboard) der Wirbelsäule durchzuführen.

Eine **Wundversorgung** kann in Form eines lockeren, bei starker Blutung aber auch in Form eines festen Druckverbandes erfolgen. Besteht der Verdacht, dass eine die Brustwand/Pleura durchdringende Wunde vorliegt, muss die Wunde verbunden werden. Ein luftdichtes Verbinden offener Thoraxverletzungen ist dabei nicht sinnvoll, weil hierdurch ein Pneumothorax nicht verhindert, ein Spannungspneumothorax aber provoziert werden kann, da die **Pendelbewegung** der Luft durch das Leck in der Thoraxwand bei einem luftdichten Verband verhindert wird. Alternativ kann, wenn vorhanden, die offene Thoraxwunde mit einem Chest-Seal®-Verband verbunden werden, der ein Entweichen der Luft aus dem Pleuraspalt zulässt. **Fremdkörper** (etwa bei Stichverletzungen) werden in der Wunde belassen, da sie verletzte Gefäße häufig komprimieren und so den Umfang der Blutung verringern.

Erweiterte Maßnahmen

Es ist sofort der **Notarzt** nachzufordern, sofern eine parallele Alarmierung durch die Leitstelle nicht erfolgt ist. Weiterhin muss der Patient mit ein bis zwei großlumigen periphervenösen Zugängen versorgt werden sowie kristalloide **Infusionen** erhalten. Durch den Notarzt ist eine adäquate **Analgesie** sowie – bei nicht beherrschbarer Ateminsuffizienz des Patienten – die Einleitung einer **Intubationsnarkose** durchzuführen, deren Indikation großzügig gestellt werden sollte.

Bei einem Spannungspneumothorax muss eine sofortige Druckentlastung im Pleuraspalt durch Anlage einer Thoraxdrainage erfolgen.

18.6 Verletzungen des Bauchraums (Abdominaltrauma)

Ein Abdominaltrauma entsteht durch stumpfe oder spitze **Gewalteinwirkung auf die Bauchwand** mit Verletzung der in der Bauchhöhle gelegenen Organe und Hohlorgane. **Stumpfe** (geschlossene) Bauchverletzungen entstehen neben Anprallverletzungen (z. B. Lenkrad) oftmals durch Dezelerationsverletzungen, die durch schlagartiges Abbremsen des Körpers (z. B. Verkehrsunfall) verursacht werden. Durch die Trägheit der Masse prallen die inneren Organe gegen die Bauchwand und nehmen Schaden.

Spitze (offene) Bauchverletzungen, z. B. durch Messerstiche, sind dagegen weitaus seltener. Neben der Gefahr umfangreicher Einblutungen in die Bauchhöhle besteht bei offenen Bauchverletzungen die Gefahr der **Infektion** des Bauchfells.

18.6.1 Verletzungen der Bauchorgane

Leberruptur

Verletzungen der Leber entstehen durch **stumpfe Gewalteinwirkung** auf die rechte untere Brustkorbseite. Meist treten sie in Zusammenhang mit **Rippenfrakturen** der rechten unteren Thoraxseite auf, die zur Durchspießung des Lebergewebes führen. Isolierte Leberverletzungen sind selten. Ein Leberriss **(Leberruptur)** kann zu erheblichen Blutverlusten in die freie Bauchhöhle führen (ca. 4 000 ml) und stellt eine unmittelbar lebensbedrohliche Situation für den Patienten dar, weil sich diese starken Blutungen außerhalb der Klinik nicht beherrschen lassen. Eine Leberruptur muss umgehend in einer **Klinik** operativ versorgt werden.

Milzruptur

Der Milzriss (Milzruptur, ➤ Abb. 18.27) ist die häufigste Organverletzung eines Bauchorgans nach **stumpfer Gewalteinwirkung.** Die Verletzung der Milz tritt meist in Zusammenhang mit **Rippenfrakturen** der linken unteren Thoraxseite auf.

Es werden **zwei Formen** der Milzruptur in Abhängigkeit vom Zeitpunkt des Einreißens der Milzkapsel unterschieden:

- **Einzeitige Milzruptur:** Milzparenchym und Milzkapsel werden unmittelbar durch die Verletzung zerrissen. Die lebensbedrohliche Blutung gelangt sofort in die freie Bauchhöhle. Der Patient klagt augenblicklich über starke Bauchschmerzen, die mit einer zunehmenden Abwehrspannung der Bauchdecke einhergehen. Er entwickelt schnell das Vollbild eines **hämorrhagischen Schocks.**
- **Zweizeitige Milzruptur:** Bei der zweizeitigen Milzruptur kommt es zunächst nur zu einer Verletzung des Milzparenchyms. Die Milzkapsel bleibt anfangs unverletzt und die Blutung in der Milz gelangt nicht in die freie Bauchhöhle. Die bestehende **Sickerblutung** kann sich über Stunden oder Tage fortsetzen, bis sich der zunehmende Druck auf die Milzkapsel von innen entlädt. Es kommt schlagartig zum Einreißen der Kapsel mit lebensbedrohlicher Einblutung von bis zu 2 000 ml in die freie Bauchhöhle.

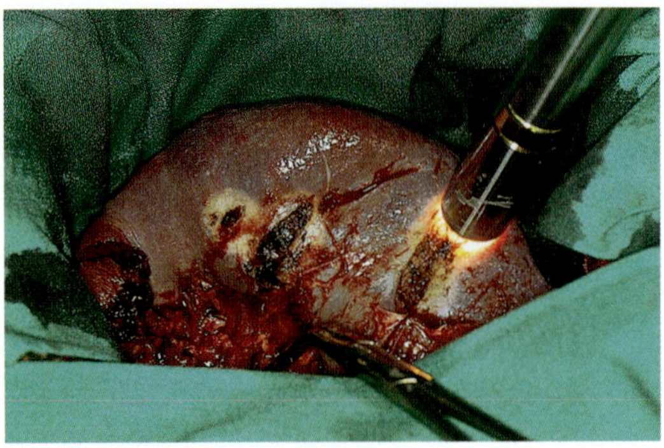

Abb. 18.27 Milzruptur [M519]

Auch die Milzruptur muss umgehend in einer **Klinik** operativ versorgt werden.

18.6.2 Magen- und Darmverletzungen

Im Rahmen von Bauchverletzungen kann es zur Eröffnung **(Perforation)** von Magen und Darmabschnitten kommen. Die Magen- und/oder Darmperforation durch äußere Gewalteinwirkung führt zu einem Austritt von Nahrungsresten und Verdauungssäften in die Bauchhöhle. Eine schwerwiegende **Bauchfellentzündung,** die oft tödlich endet, ist die Folge. Zu Perforation von Magen und Darm kann es sowohl im Rahmen **stumpfer** als auch **spitzer Gewalteinwirkung** kommen.

Offene Bauchverletzungen können zum Austritt von Darmschlingen durch die Bauchdecke führen. In diesem Falle müssen Repositionsversuche der Darmschlingen unterlassen werden.

18.6.3 Therapie der Abdominalverletzungen

Basismaßnahmen

Die Therapie des Abdominaltraumas muss zügig und zielgerichtet erfolgen. Der Patient muss schnellstmöglich in die nächste **Klinik** zur operativen Versorgung transportiert werden, denn nur dort ist die Blutung definitiv zu stillen. Neben der Sicherung der **Vitalfunktionen (C-ABCDE)** ist ein lückenloses **Monitoring** (Puls, EKG, RR, SpO_2, BZ) selbstverständlich. Dem Patienten muss großzügig **Sauerstoff** über eine Maske (Flow 8–15 l/min) verabreicht werden.

Der wache Patient mit erhaltenen Schutzreflexen wird in **Schocklage** mit einer Knierolle gelagert, um die Bauchdecke zu entlasten. Bei bewusstlosen Patienten wird die Schocklage der Erfordernis der stabilen Seitenlage angepasst, indem diese auf einer Trage durchgeführt wird, die dann am Fußteil angehoben werden kann (**angepasste Schocklage,** ➤ Abb. 18.28).

Wunden müssen unbedingt locker und steril bedeckt werden (Verbandtuch). Fremdkörper werden in der Wunde belassen und umpolstert.

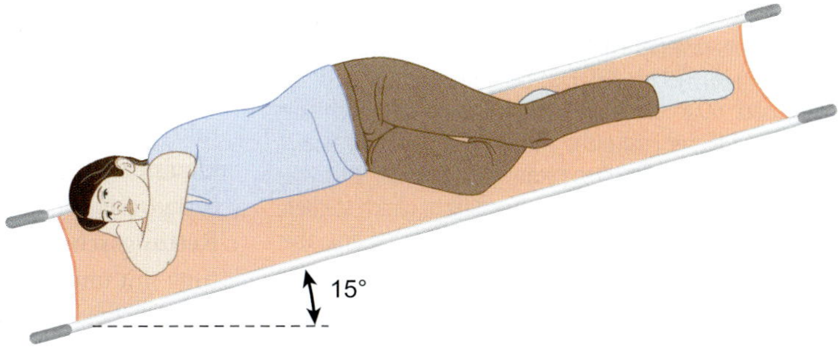

Abb. 18.28 Angepasste Schocklage [L231]

Erweiterte Maßnahmen

Der **Notarzt** muss bei Abdominaltraumata grundsätzlich hinzugezogen werden. Eine Infusionstherapie muss vorbereitet und durch den Notarzt eingeleitet werden. Dazu wird der Patient mit 2–3 großlumigen intravenösen Zugängen versorgt. Es ist wichtig, die Volumentherapie differenziert durchzuführen. Bei Hypotonie sollte das Ziel ein systolischer Blutdruck von 90 mmHg sein **(permissive Hypotension).** Dieser Blutdruck reicht aus, um das Gehirn und andere wichtige Organe (z. B. Niere) ausreichend mit Sauerstoff zu versorgen. Es empfiehlt sich, kristalloide und kolloidale Infusionen in einem Verhältnis 2 : 1 zu verwenden. Die **Analgesie** und die **Narkoseeinleitung** (Narkose bei Polytrauma, Bewusstseinsstörung und massivem Schock) sind dem Notarzt vorbehalten.

Eine bessere Einschätzung der Schwere eines abdominalen Traumas (**cave:** abdominale Traumen werden gern unterschätzt) ist heutzutage durch den Einsatz von präklinischen Ultraschallgeräten möglich. Durch die sogenannte „FAST-Sonografie“ (focused abdominal sonography in trauma) ist es möglich, freie Flüssigkeit im Bauchraum bereits am Notfallort zu identifizieren und die Therapie schon auf dem Transport zu optimieren (z. B. Volumentherapie).

18.7 Polytrauma

MERKE

Unter einem Polytrauma versteht man gleichzeitig entstandene Verletzungen **mehrerer Körperregionen,** von denen mindestens eine oder die Kombination mehrerer lebensbedrohlich ist.

Das Polytrauma stellt auch heute noch eine der größten Herausforderungen an das Rettungsfachpersonal dar. Dieses ist bei der Versorgung auf das Äußerste gefordert, wenn es darum geht, das Leben und die Gesundheit des Patienten zu retten. Um den bestmöglichen Erfolg für den Patienten zu gewährleisten, ist ein **zielgerichtetes, schnelles und klar strukturiertes Vorgehen** nach dem ABCDE-Schema (➤ 6.2.2) erforderlich. Es müssen klare Prioritäten bei der Versorgung gesetzt werden. Es ist wichtig, lebensbedrohliche Situationen sofort zu erfassen und unverzüglich zu beseitigen („Treat first what kills first“).

Im Rettungsdienst müssen alle Register der intensivmedizinischen Therapie, soweit präklinisch möglich, gezogen werden. Allerdings darf nie vergessen werden, dass die definitive, lebensrettende Therapie (z. B. operative Blutstillung oder die Druckentlastung des Gehirns) nur in einer dafür geeigneten **Klinik** erfolgen kann. Jedoch ist die **Effizienz der Notfalltherapie** im Rettungsdienst maßgeblich für eine gute Heilungsprognose des Patienten; ja, man kann sagen, Überlebensrate und Ausmaß der Sekundärschäden entscheiden sich bereits am Unfallort durch die Qualität der Notfallversorgung.

Der Patient sollte zwar am Notfallort stabilisiert und die Transportfähigkeit hergestellt werden, aber geheilt und definitiv therapiert werden kann er nur in der Klinik! Deshalb kommt dem **zügigen Transport in die für ihn geeignete Klinik** eine gleichermaßen hohe Bedeutung zu wie einer aggressiven notfallmedizinischen Ersttherapie am Notfallort. Ziel muss es sein, die „Golden Hour of Trauma“ einzuhalten, d. h., der Patient muss spätestens eine Stunde nach dem traumatischen Ereignis in der Klinik eintreffen.

MERKE

Ein polytraumatisierter Patient hat in der Regel weniger als 60 Minuten Überlebenszeit. Das heißt nun nicht unbedingt, dass er nach 60 Minuten tot sein wird. Befindet er sich aber nach Ablauf dieser Frist nicht an der richtigen Stelle und in der Behandlung der richtigen Leute, dann sind seine Überlebenschancen sehr viel geringer. Er wird nicht gleich sterben; sein Leiden kann drei Tage oder zwei Wochen dauern, aber in der ersten Stunde sind die entscheidenden irreparablen Schäden im Organismus abgelaufen.
(Dr. R. Adams Cowley, University of Maryland, Begründer des Prehospital Trauma Life Support [PHTLS])

Statistiken zufolge steigert sich die **Sterblichkeit** von polytraumatisierten Patienten bei einer Therapieverzögerung von 30 Minuten um 300 %. Die Verweildauer an der Einsatzstelle sollte deshalb so kurz wie möglich gehalten werden. Besteht keine **Einklemmungssituation** (➤ 18.8), sollte sie im Bereich von 15 Minuten liegen. Dies kann nur mit einem professionell arbeitenden, eingespielten Rettungsteam ermöglicht werden.

18.8 Einklemmungstrauma

Statistisch ist in den letzten Jahren, trotz steigender Kraftfahrzeug-Zulassungen, erfreulicherweise ein deutlicher Rückgang an Situationen zu verzeichnen, bei denen Personen nach Unfällen in ihren Kraftfahrzeugen eingeklemmt sind. Waren vor einigen Jahren Verkehrsunfälle mit eingeklemmten Personen an der Tagesordnung, stellen sie heute im Vergleich zum Gesamteinsatzspektrum eher die **Ausnahme** dar. Dies steht garantiert im Zusammenhang mit der verbesserten Sicherheitstechnologie bei Kraftfahrzeugen neuerer Bauart. Während man angesichts der Verbesserungen in der Karosserietechnik davon ausgehen kann, dass immense Kräfte notwendig sind, um eine moderne Fahrgastzelle so zu deformieren, dass die Insassen eingeklemmt werden, so ist bei älteren Kraftfahrzeugen aufgrund der fehlenden Sicherheitssysteme (z. B. **Airbag**) mit schweren Verletzungen der Patienten zu rechnen.

Grundsätzlich wird bis zum Beweis des Gegenteils bei eingeklemmten Patienten davon ausgegangen, dass diese **mehrfach verletzt** sind und eine **Schädigung der Wirbelsäule** vorliegt (➤ Abb. 18.29). Diese beiden Fakten bestimmen das weitere Vorgehen des Rettungsfachpersonals. Der Einsatz von Notarzt und Feuerwehr ist bei jedem Unfall mit eingeklemmten Personen erforderlich. Die Feuerwehr bringt die notwendige technische Ausrüstung (z. B. **Rettungsschere, Hebekissen**) zur technischen Rettung mit und stellt den Brandschutz an der Einsatzstelle sicher. Zur Patientenrettung ist eine enge Absprache zwischen Rettungsfachpersonal und dem Einsatzleiter der Feuerwehr erforderlich, um den Patienten schonend und zügig aus seiner Zwangslage zu befreien.

MERKE

Der Zustand des Patienten bestimmt das Tempo und das Vorgehen bei der Rettung, d. h., die Rettung erfolgt patientenorientiert.

Der Patient muss während der gesamten Rettung **ständig betreut** werden, weil die Einklemmungssituation, die Schmerzen und die Geräuschkulisse an der Einsatzstelle (Aggregate der Feuerwehr, Geräusche beim Zerschneiden von Fahrzeugteilen) eine enorme **psychische Belastung** für ihn darstellen. Weiterhin muss der eingeklemmte Patient unbedingt vor Splittern (z. B. beim Zersägen der Frontscheibe) und umherfliegenden Teilen geschützt werden. Deshalb wird sein Kopf mit einem **Helm** und der restliche Körper mit einer schwer entflammbaren **Decke** geschützt.

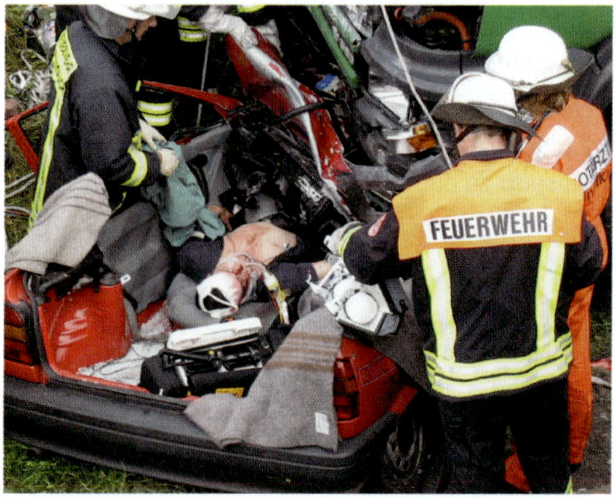

Abb. 18.29 Polytraumatisierter und eingeklemmter Patient nach Unterfahrung eines Lkw [T337]

Gegen die **Auskühlung** des Patienten können mehrere Scheinwerfer mit Stativen in unmittelbarer Nähe des Kraftfahrzeuges aufgestellt werden. Die Wärmestrahlung wirkt einem Auskühlen entgegen.

Zur patientenorientierten Rettung werden in Abhängigkeit des Patientenzustands **zwei Vorgehensweisen** unterschieden.

18.8.1 Schonende Rettung

Voraussetzung für die schonende Rettung ist, dass sich der Patient in einem **stabilen Verletzungszustand** befindet und die Vitalfunktionen nicht beeinträchtigt sind. Es darf aufgrund der Verletzungsschwere des Patienten **kein Zeitdruck** auf den Rettungsarbeiten lasten. Im Rahmen der schonenden Rettung kann der Patient so weit wie möglich im Wrack medizinisch erstversorgt werden (Blutstillung, Oxygenierung, HWS-Schienung, Infusionstherapie, Analgesie), während die Feuerwehr in enger Absprache mit dem Rettungsfachpersonal das gesicherte Kraftfahrzeug so weit öffnet, dass eine **Rettungsöffnung** entsteht (➤ Abb. 18.32).

Es hat sich bewährt, im Idealfall das Dach komplett entfernen zu lassen. Dies schafft Platz für die medizinische Versorgung und ermöglicht eine achsengerechte Rettung unter maximaler Immobilisation der Wirbelsäule, d. h., der Patient erhält frühzeitig eine HWS-Schiene sowie ein KED®-System angelegt. Im **Rettungskorsett,** gegen Manipulationen an der Wirbelsäule geschützt, wird der Patient nun in Verlängerung zur Rückenlehne auf ein Spineboard oder eine Schaufeltrage gezogen. Für die Anlage des **KED®-Systems** sollten nicht mehr als 3–4 Minuten verwendet werden. Der gesamte Befreiungsvorgang sollte nach 15–25 Minuten abgeschlossen sein. Der Patientenzustand ist dabei ständig zu beurteilen. Bei einer Verschlechterung bleibt abzuwägen, ob eine Crashrettung vorzuziehen ist. Grundsätzlich ist jedoch die schonende Rettung immer anzustreben.

18.8.2 Crashrettung

Der Begriff „Crashrettung" beschreibt die Befreiung des Patienten **unter erheblichem Zeitdruck,** um eine unmittelbare Lebensgefahr von ihm abzuwenden. Die **Lebensgefahr** kann eine im Fahrzeug nicht zu beherrschende Vitalstörung oder eine externe Gefahrenquelle (z. B. Fahrzeug brennt) für den eingeklemmten Patienten sein, die binnen Sekunden oder Minuten seinen Tod zur Folge hätte.

Trotz der Dringlichkeit sollte auf eine Immobilisation der Halswirbelsäule nicht verzichtet werden. Ein **HWS-Stützkragen** ist in Sekundenschnelle angelegt. Meist steht diese Zeit zur Verfügung, während die Feuerwehr eine Befreiungsöffnung schafft. Ist kein HWS-Stützkragen vorhanden, muss die Halswirbelsäule unbedingt von Hand stabilisiert werden (➤ Abb. 18.30). Die Crashrettung des Pa-

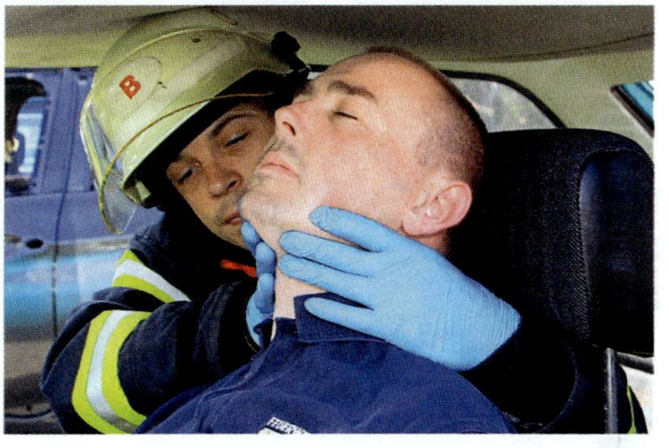

Abb. 18.30 Stabilisierung der HWS von Hand in der Initialphase der Versorgung eines eingeklemmten Patienten [O429]

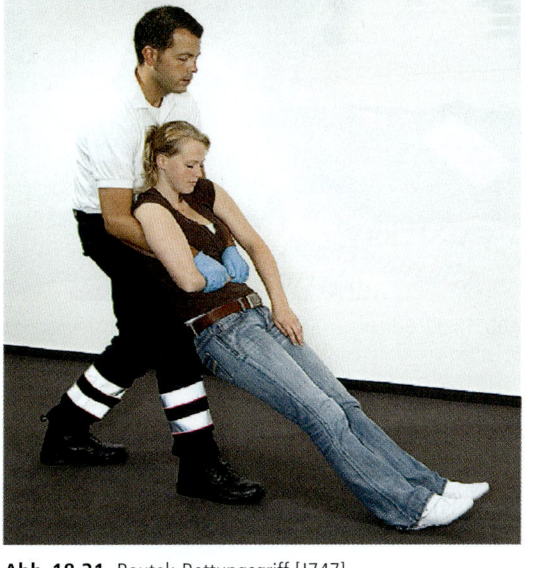

Abb. 18.31 Rautek-Rettungsgriff [J747]

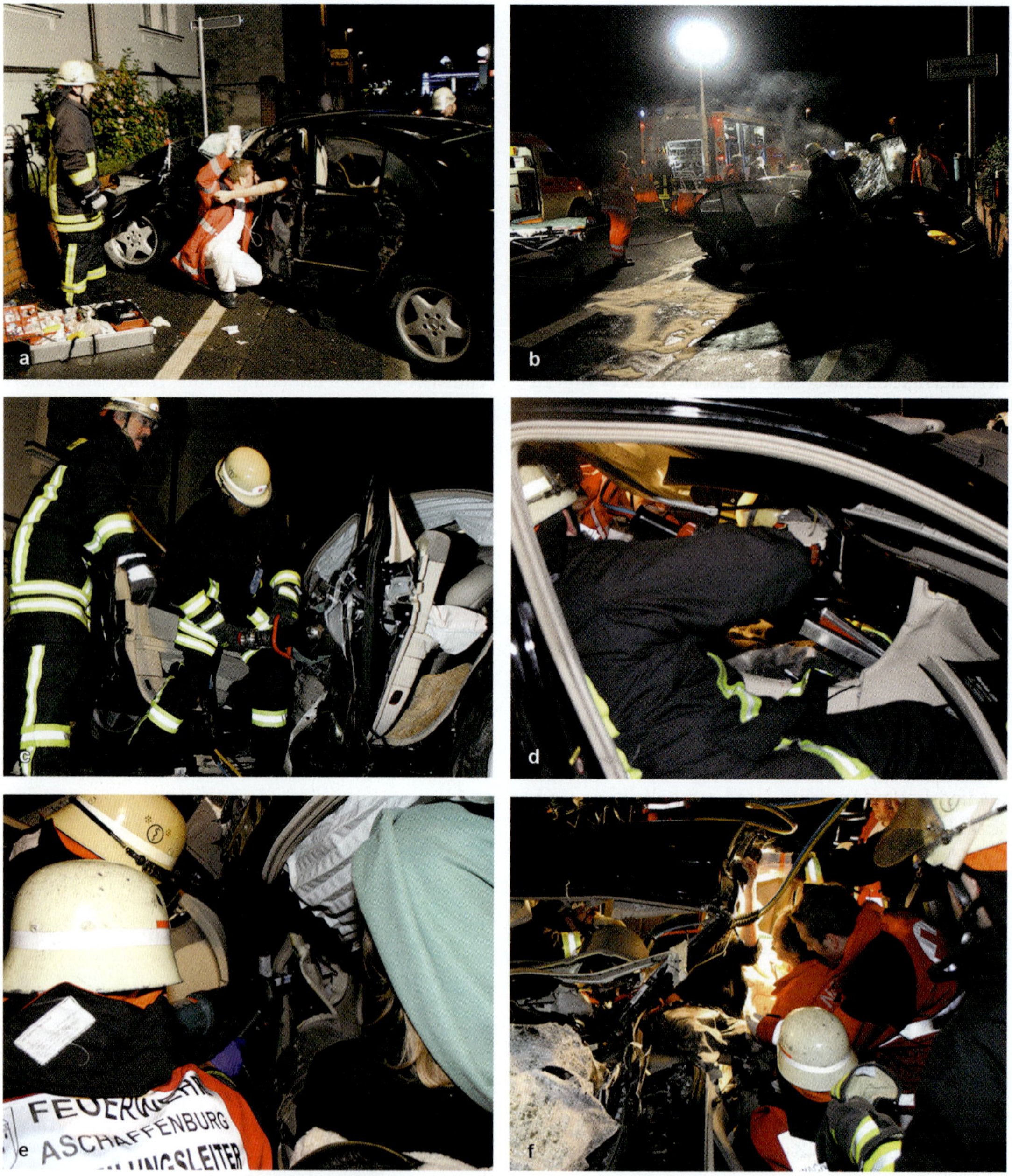

Abb. 18.32 Schonende Rettung ohne Zeitdruck. a) Betreuung des Patienten durch das zerstörte Seitenfenster (Zugangsöffnung); b) Entfernung der Frontscheibe (weitere Zugangsöffnung); c) Entfernung der Fahrertür (Versorgungsöffnung); d) + e) Erweiterung der Fahrgastzelle zur Beseitigung der Einklemmung (Befreiungsöffnung); f) freier Zugang zum Patienten (Rettungsöffnung) [O429]

tienten wird nach Herstellung der Befreiungsöffnung durch die Feuerwehr z. B. mit dem **Rautek-Rettungsgriff** (➤ Abb. 18.31) durchgeführt oder der Patient wird idealerweise so achsengerecht wie möglich durch die Rettungsöffnung auf ein Spineboard oder eine Schaufeltrage gezogen.

18.9 Spezielle traumatologische Notfallsituationen

Das Rettungsfachpersonal gerät immer wieder in Notfallsituationen, die den Helfer mit visuellen Eindrücken überfluten, deren Anblick auch für gestandenes Rettungsfachpersonal eine starke seelische Belastung darstellt. Diese Situationen stehen oftmals im Zusammenhang mit **Gewalttaten, Tötungsdelikten** oder **Suiziden.** Solche Einsätze erfordern eine besondere Vorgehensweise und Vorsicht des Personals. Die Abschätzung der Eigengefährdung, das Erfassen der Gesamtsituation und ein zielgerichtetes Arbeiten unter dem Eindruck stark belastender Anblicke und oft bizarrer Situationen stellen eine große Herausforderung dar.

18.9.1 Schussverletzungen

Auch wenn Schussverletzungen (➤ Abb. 18.33) im europäischen Raum weitaus seltener als z. B. in Nordamerika vorkommen, gehören sie mittlerweile doch auch in Europa zur rettungsdienstlichen Realität.

Das **Erscheinungsbild** einer Schussverletzung am Körper variiert in Abhängigkeit von Kaliber, Geschossart und Entfernung, aus der das Projektil abgefeuert wird. Der **Weg des Geschosses** lässt sich u. U. aus der Lage von Einschuss- und Austrittswunde nachvollziehen und ist zur Abschätzung von betroffenen Organen, die im Schusskanal liegen, von Bedeutung. Besonders tückisch sind hier **Kleinkalibergeschosse,** da sie auf ihrer Bahn durch den Körperstamm durch große Knochen von einer geraden Flugbahn abgelenkt werden können und anschließend ihren Weg quer durch den Körper fortsetzen. Dies hat erhebliche Verletzungen der inneren Organe zur Folge.

Die Sicherung und Wiederherstellung der **Vitalfunktionen** ist wie immer oberstes Prinzip. Die **Wundversorgung** und **Blutstillung** müssen mit großer Sorgfalt erfolgen. **Schockprophylaxe** und zügiger Transport sind selbstverständlich.

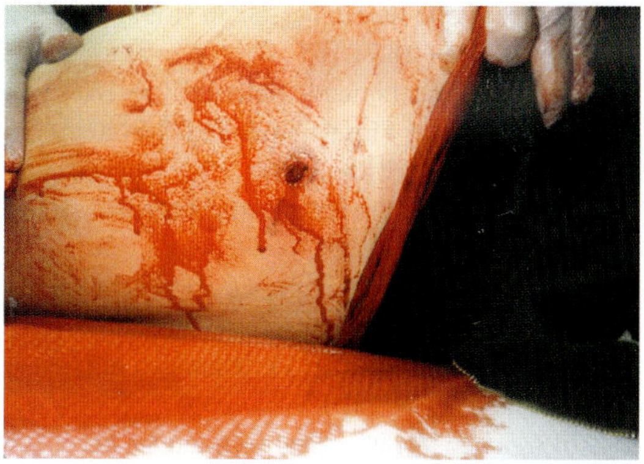

Abb. 18.33 Schussverletzung durch 9-mm-Projektil aus einer Polizeiwaffe, Einschuss Rücken unter Schulterblatt (Lungensteckschuss) [M235]

ACHTUNG

Beim Alarmierungsstichwort „Schussverletzung" ist vor dem Patientenkontakt auf Eigenschutz zu achten!

18.9.2 Stichverletzungen

Stichverletzungen (➤ Abb. 18.34) sind oft die Folge von Unfällen oder kriminellen Handlungen wie Tötungsdelikten oder Selbstverstümmelung. Sie dürfen in ihrem Ausmaß nie unterschätzt werden, da der Blutverlust oft nur schwer abzuschätzen ist. Stichverletzungen sind immer als **lebensbedrohlich** anzusehen.

ACHTUNG

Beim Alarmierungsstichwort „Stichverletzung" ist vor dem Patientenkontakt grundsätzlich auf Eigenschutz zu achten!

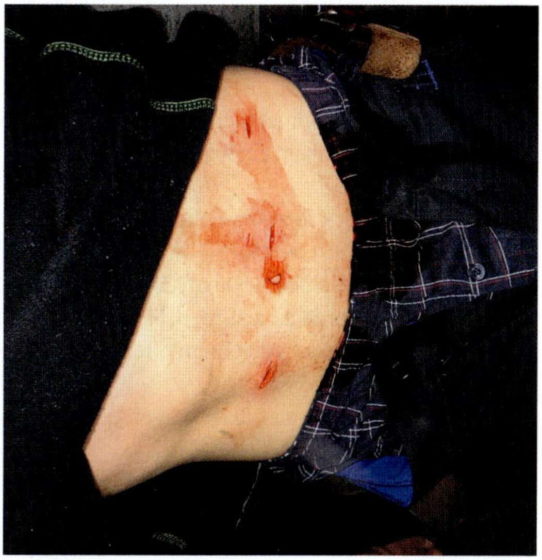

Abb. 18.34 Multiple Stichverletzungen im Bauchbereich [M235]

18

18.9.3 Verletzungen durch Erhängen oder Strangulation

Bei Erhängungs- oder Strangulationsverletzungen wirkt die Gewalt auf die **Halsregion.** Tödlich ist in der Regel nicht die **Fraktur** der Halswirbelsäule (sogenannte „Hangman Fracture"), sondern die oftmals erhebliche **Verletzung der großen Blutgefäße** des Halses durch Unterbindung (Aa. carotides, Vv. jugulares), die eine Störung der zerebralen Durchblutung mit Sauerstoffmangel zur Folge hat. Ebenso kann es zu **Verletzungen der Atemwege,** z. B. die Zerstörung des Larynx oder der Trachea, kommen, welche die regelrechte Atmung behindern oder unmöglich machen.

Wird eine erhängte oder strangulierte Person aufgefunden, die noch keine sicheren Todeszeichen aufweist (➤ 6.4.1), muss sie sofort aus der hängenden Lage befreit werden **(Abschneiden).** Dies sollte so gestaltet werden, dass der Betreffende dabei nicht zu Boden fällt und sich weitere Verletzungen zuzieht. Auf strenge **Immobilisation der HWS** muss geachtet werden. Diese darf die Rettung aus der Strangulation aber nicht verzögern. Ansonsten erfolgt die Sicherung bzw. Wiederherstellung der **Vitalfunktionen** nach den gültigen Vorgaben (**Basic Life Support,** ➤ 8.2.3).

Bei mutmaßlichen Selbstmord- bzw. Gewalttaten (insbesondere mit Todesfolge) sollte das Rettungsfachpersonal darauf bedacht sein, die Szenerie für spurensichernde Maßnahmen der Kriminalpolizei so wenig wie möglich zu verändern.

Wiederholungsfragen

1. Erläutern Sie die Grundsätze der Versorgung eines Traumapatienten. (➤ Kap. 18)
2. Welche Forderungen sind an einen adäquaten Wundverband zu stellen? (➤ 18.1.2)
3. Unter welchen Umständen ist das Abbinden einer Extremität zur Blutstillung statthaft? (➤ 18.1.3)
4. Warum müssen Fremdkörper unbedingt in der Wunde belassen werden? (➤ 18.1.4)
5. Was versteht man unter sicheren Frakturzeichen? (➤ 18.2.2)
6. Welche Grundsätze müssen Sie bei der Ruhigstellung von Frakturen beachten? (➤ 18.2.2)
7. Mit welchem Blutverlust muss bei einer Beckenfraktur gerechnet werden? (➤ 18.2.2)
8. Wann ist die Anlage einer HWS-Schiene angezeigt? (➤ 18.3)
9. Welche Formen intrakranieller Blutungen sind Ihnen bekannt? (➤ 18.4)
10. Wie lagern Sie einen bewusstseinsklaren Patienten mit Verdacht auf ein SHT? (➤ 18.4)
11. Wann spricht man von einem offenen SHT? (➤ 18.4)
12. Warum sollte das nasale Absaugen bei einem SHT unterbleiben? (➤ 18.4)
13. Welche Bedeutung hat die Kontrolle der Pupillen bei Patienten mit SHT? (➤ 18.4)
14. Welche Bedeutung kommt der „Glasgow Coma Scale" bei der Beurteilung von Patienten mit SHT zu? (➤ 18.4)
15. Wann spricht man von einer Rippenserienfraktur? (➤ 18.5)
16. Was ist ein Spannungspneumothorax? Wodurch ist er gekennzeichnet? (➤ 18.5)
17. Wie lagern Sie einen Patienten mit Verdacht auf eine Rippenserienfraktur? (➤ 18.5)
18. Welche Gefahren bestehen bei einem Abdominaltrauma? (➤ 18.6)
19. Was ist der Unterschied zwischen einer einzeitigen und einer zweizeitigen Milzruptur? (➤ 18.6)
20. Was ist ein Polytrauma? (➤ 18.7)
21. Was besagt die Idee der „Golden Hour of Trauma"? (➤ 18.7)
22. Was bedeutet schonende Rettung? (➤ 18.8)
23. Wann sollte der Einsatz eines KED®-Systems erwogen werden? (➤ 18.8)
24. Wann ist eine Crashrettung angebracht? (➤ 18.8)
25. Welche Maßnahmen ergreifen Sie bei einem Patienten mit einer Schussverletzung am Brustkorb? Mit welchen Verletzungen müssen Sie rechnen? (➤ 18.9)
26. Mit welchen Verletzungen rechnen Sie bei einem Patienten, der sich im Rahmen eines Suizidversuches erhängt hat? (➤ 18.9)

KAPITEL

19 Akutes Abdomen und metabolische Notfälle

Jürgen Luxem

Die im Bauchraum lokalisierten Organe stehen vielfach anatomisch und physiologisch in einer wechselseitigen Beziehung zueinander. Somit ist auch eine Vielzahl von Ursachen denkbar, die zu Erkrankungen führen, welche unter dem Sammelbegriff „akutes Abdomen“ zusammengefasst werden. Das akute Abdomen ist klinisch durch ein komplexes Notfallbild charakterisiert und lässt zahlreiche Differenzialdiagnosen zu. Zu den **Erkrankungen** des akuten Abdomens zählen Blutungen in den Verdauungskanal (gastrointestinale Blutungen), Passagehindernisse in Hohlorganen (Koliken), Entzündungen von Bauchorganen (z. B. Appendizitis) und Erkrankungen der im Abdomen gelegenen Gefäße (z. B. akuter Mesenterialarterieninfarkt). Kennzeichnend für das akute Abdomen sind die aus den Störungen resultierenden gemeinsamen **Komplikationen,** wie die Eröffnung von Hohlorganen infolge nekrotisch-entzündlicher Prozesse (Perforation, ➤ 19.1.2), die Entzündung des Bauchfells (Peritonitis, ➤ 19.1.2) und der Schock (vor allem Volumenmangelschock und septischer Schock, ➤ 9.3.1 und ➤ 9.3.5).

Für den Rettungsdienst relevante metabolische Notfälle betreffen vor allem die zentralen Stoffwechselorgane **Leber** und **Bauchspeicheldrüse.** Eine dauerhafte Erhöhung der Blutglukosekonzentration infolge absoluten oder relativen Insulinmangels wird Diabetes mellitus genannt. Neben chronischen Folgeerscheinungen des Diabetes mellitus kommt es auch zu akuten Stoffwechselentgleisungen (hypoglykämischer Schock). Die Leber ist das zentrale Stoffwechsel- und Entgiftungsorgan. Akute und chronische Leberschäden können dabei einen Ausfall der Leberfunktion verursachen. Dabei führt die Ansammlung neurotoxischer Substanzen im Gehirn infolge mangelnder Entgiftung zu einer Bewusstlosigkeit (Coma hepaticum).

19

19.1 Akutes Abdomen

Das akute Abdomen ist keine eigenständige Erkrankung, sondern ein Sammelbegriff verschiedener, plötzlich auftretender **Erkrankungen des Bauchraums.** Gemeinsam ist diesen Erkrankungen das Symptom des **Schmerzes** und dessen **plötzliches** Auftreten. Dafür können sowohl Erkrankungen als auch Verletzungen infrage kommen, die als potenziell lebensbedrohlich einzuschätzen sind (➤ Abb. 19.1). Das akute Abdomen erfordert akutes Handeln, d. h., es muss als Erkrankung frühzeitig erkannt werden, um eine rasche diagnostische Abklärung hinsichtlich einer definitiven, meist operativen Therapie einzuleiten.

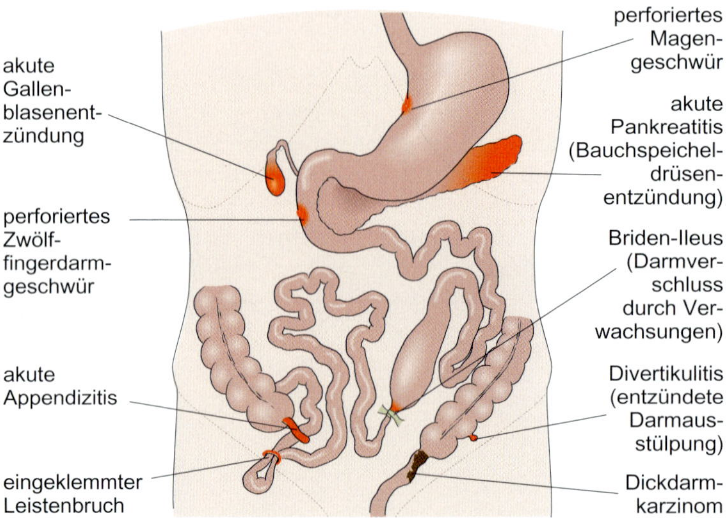

Abb. 19.1 Die häufigsten Ursachen des akuten Abdomens, Darstellung nach Lokalisation und Häufigkeit [L190]

19.1.1 Symptome des akuten Abdomens

Schmerzen

Die Erkrankungsursache für ein akutes Abdomen liegt nicht zwangsläufig im Abdomen selbst. Daher ist die Beurteilung des Symptoms **Schmerz im Bauchraum** wichtig, um Rückschlüsse auf die Krankheitsursache zu ziehen. Die Schmerzen werden beurteilt hinsichtlich

- des Schmerzbeginns
- der Schmerzdauer (Entwicklung)
- des Schmerzcharakters (Qualität)
- der Schmerzlokalisation
- der Schmerzausstrahlung (Verlagerung und Wanderung)

Schmerzbeginn und Schmerzdauer

Bauchschmerzen können plötzlich beginnen oder allmählich einsetzen. Außerdem treten sie häufig in Zeitbezug zur Nahrungsaufnahme auf: Oberbauchschmerzen bei der Nahrungsaufnahme oder direkt nach einer Mahlzeit weisen z. B. auf ein Magengeschwür hin. Treten die Oberbauchschmerzen hingegen als Nüchternschmerz auf und bessern sich möglicherweise nach der Nahrungsaufnahme, kann dies als Hinweis auf ein Zwölffingerdarmgeschwür gewertet werden. Typisch für das klinische Bild des akuten Abdomens sind drei verschiedene **Schmerztypen** unterschiedlicher Ursache:

Kolikschmerz

Als kolikartige Schmerzen werden plötzlich auftretende, wellenförmige und bewegungsunabhängige Leibschmerzen bezeichnet, die von Phasen relativer Beschwerdefreiheit unterbrochen werden (➤ Abb. 19.2). Häufig werden Koliken von vegetativen Symptomen wie Übelkeit, Erbrechen, Schweißausbruch und Kollaps begleitet. Kolikschmerzen entstehen infolge von Kontraktionen der glatten Muskulatur eines Hohlorgans. Für die Kontraktion der glatten Muskulatur intraabdominaler Hohlorgane ist die Peristaltik (Muskelbewegungen des Magen-Darm-Trakts) verantwortlich. Treffen die peristaltischen Wellen auf ein Passagehindernis, kommt es mit Zug am Mesenterium zu einer Reizung der dort verlaufenden sensiblen Nerven. Koliken sind typisch für **Verschlüsse** im Darm (mechanischer Ileus), in den Gallengängen (Gallenkolik) und in den Nieren mit ableitenden Harnwegen (Nieren- und Ureterkolik).

Entzündungsschmerz

Entzündungsschmerzen sind in ihrer Intensität kontinuierlich ansteigende, krampfartige und gut lokalisierbare **Dauerschmerzen,** die durch die Erregung spezialisierter Schmerzrezeptoren **(Nozizeptoren)** zustande kommen und durch chemische Entzündungs- und Schmerzmediatoren, wie sie bei jeder Organentzündung freigesetzt werden, gesteigert werden können (➤ Abb. 19.2). Eine plötzliche Verstärkung der Schmerzen mit nachfolgend schmerzfreiem Intervall kann auf einen Organdurchbruch hinweisen. Entzündungsschmerzen treten unter anderem bei Gallenblasen- und Gallengangsentzündungen, Appendizitis, Bauchspeicheldrüsenentzündung und Magenschleimhautentzündung auf.

Perforationsschmerz

Perforationsschmerzen beginnen mit einem akuten und heftigen Schmerzereignis (Zerreißungsschmerz, messerstichartig) an einem meist genau lokalisierbaren Punkt, bevor das Schmerzmaximum von einer plötzlichen Erleichterung abgelöst wird. Der maximale Schmerzpunkt kennzeichnet den Durchbruch der Organwand, was zu einem vorübergehenden Abklingen der Beschwerden führt. Nach einem kurzen schmerzfreien Intervall, in dem die entzündungsvermittelnden Stoffe das gesamte Bauchfell erfassen, treten mehr diffuse, wieder stärker werdende Schmerzen im Bauchraum auf (beginnende Peritonitis). Ursache für einen Perforationsschmerz sind **Organperforationen** infolge von Entzündungen (z. B. Gallenblasen- oder Gallengangsentzündungen, Appendizitis) oder Geschwüre der Magen-Darm-Wand (z. B. Ulcus ventriculi).

Schmerzcharakter

Bauchschmerzen entstehen infolge einer Reizung des die Bauchorgane überziehenden Bauchfells (**viszerales Peritoneum,** ➤ 3.6.2). Alle Bauchorgane sind mit Schmerz leitenden Nervenfasern versorgt. Über die Dehnung der betroffenen Bauchorgane, z. B. bei Entzündungen, Koliken oder Perforation,

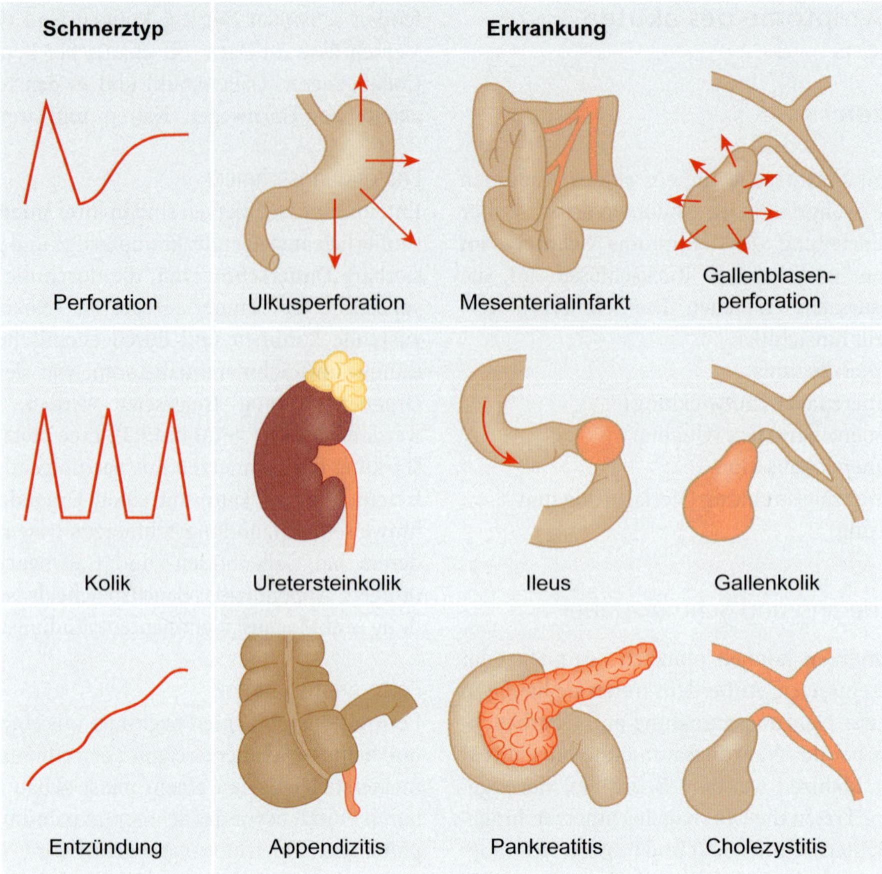

Abb. 19.2 Schmerztypen verschiedener akuter abdominaler Erkrankungen [L231]

werden die Schmerz leitenden Nervenfasern erregt. Dadurch entwickeln sich dumpfe, schlecht lokalisierbare **(diffuse)** Schmerzen. Der auftretende Schmerz wird als **viszeraler Schmerz** bezeichnet. Viszerale Schmerzen treten vor allem an Hohlorganen (z. B. Gallenkolik, Nierenkolik, Ileus, Mesenterialarterieninfarkt) auf und zeigen häufig eine **Schmerzausstrahlung.** Typisch für Eingeweideschmerzen sind begleitende **reflektorische Symptome,** wie Tachykardie, Hypotonie, Schwitzen, Übelkeit und Erbrechen. Auffällig ist auch das Patientenverhalten: Betroffene Patienten können nicht ruhig liegen, sondern krümmen und bewegen sich vor Schmerzen. Zur Schmerzerleichterung ziehen sie vielfach automatisch die Beine an.

Dehnt sich die Störung auf das die Bauch- und Beckenhöhle auskleidende äußere Blatt des Bauchfells **(parietales Peritoneum)** aus, werden die Schmerzen über segmentale Spinalnerven wahrgenommen **(somatische Schmerzen).** Somatische Schmerzen werden als spitz, scharf, brennend und zumeist gut lokalisierbar beschrieben, wie sie vor allem bei Entzündungen, z. B. Appendizitis, Pankreatitis, Peritonitis, vorkommen. Die Patienten versuchen, jede Bewegung zu vermeiden, um eine peritoneale Reizung zu verhindern. Sie liegen still und winkeln die Knie an; dabei atmen sie oberflächlich und schnell (Schonatmung).

Schmerzlokalisation und Schmerzausstrahlung

Angaben des Patienten über den **Ort des Schmerzes** und eine mögliche Schmerzausstrahlung weisen auf das erkrankte Organ hin (➤ Tab. 19.1). Dabei können die Schmerzen sowohl diffus als auch genau lokalisierbar auftreten (s. Schmerzcharakter) und möglicherweise auch provoziert und in ihrer Intensität gesteigert werden.

Druckschmerz
Auslösen oder Verstärken von Bauchschmerzen durch Eindrücken der Bauchdecke.

Loslassschmerz
Auslösen oder Verstärken von Bauchschmerzen beim Loslassen nach Eindrücken der Bauchdecke.

Die Schmerzausstrahlung entsteht durch die nervenbedingte Projektion der Schmerzen von dem betroffenen Organ auf andere Körperstellen (sogenannte „**Head-Zonen**").

Abwehrspannung

Normalerweise ist die Bauchdecke weich. Führt das Betasten (als Druck- oder Loslassschmerz) der Bauchdecke jedoch zu einem **reflektorischen Verkrampfen** der Bauchdeckenmuskulatur, liegt eine Abwehrspannung vor: Die Bauchdecke ist verhärtet („brettharter Bauch"). Eine Abwehrspannung entsteht insbesondere dann, wenn es zu entzündlichen oder nekrotischen Prozessen in der Bauchhöhle kommt. Tritt sie nur im Bereich der Störung auf, wird von einer lokalisierten Abwehrspannung gesprochen (z. B. lokalisierte Abwehrspannung bei Appendizitis). Überzieht sie allerdings die gesamte Bauchdecke, liegt eine generalisierte Abwehrspannung vor (z. B. Peritonitis).

Aszites

Ein Sonderfall der Bauchdeckenbeschaffenheit ist der **Aszites** (griech. askites = Bauchwassersucht). Durch unterschiedliche Ursachen hervorgerufen, sammeln sich beachtliche Mengen an Flüssigkeit in

Tab. 19.1 Häufige Erkrankungen im Bauchraum

Lokalisation	Erkrankung	Details im Buch
Oberbauch		
rechts	• Appendizitis • Ulkusperforation • Gallenkolik • Pankreatitis • Nierenkolik	• ➤ 19.1.6 • ➤ 19.1.4 • ➤ 19.1.5 • ➤ 19.1.6 • ➤ 20.2
Mitte	• Gedeckt perforiertes Bauchaortenaneurysma • Pankreatitis • Ulkusperforation • Mesenterialarterieninfarkt	• ➤ 19.1.7 • ➤ 19.1.6 • ➤ 19.1.4 • ➤ 19.1.7
links	• Nierenkolik • Ulkusperforation • Pankreatitis	• ➤ 20.2 • ➤ 19.1.4 • ➤ 19.1.6
Unterbauch		
rechts	• Appendizitis • Ileus • Nierenkolik • Extrauteringravidität (nur Frauen) • Entzündungen von Eierstock und Eileiter (nur Frauen)	• ➤ 19.1.6 • ➤ 19.1.5 • ➤ 20.2 • ➤ 21.2.1 • ➤ 21.1.1
Mitte	• Gedeckt perforiertes Bauchaortenaneurysma • Mesenterialarterieninfarkt • Ileus	• ➤ 19.1.7 • ➤ 19.1.7 • ➤ 19.1.5
links	• Nierenkolik • Ileus • Extrauteringravidität (nur Frauen) • Entzündungen von Eierstock und Eileiter (nur Frauen)	• ➤ 20.2 • ➤ 19.1.5 • ➤ 21.2.1 • ➤ 21.1.1

der Bauchhöhle an, die klinisch zu einem Auftreiben der Bauchdecke mit verstrichenem Nabel führen können. Wichtige **Ursachen** für den Aszites sind:

- Leberzirrhose
- Bauchfellentzündung (entzündlicher Aszites)
- Pfortaderhochdruck und Rechtsherzinsuffizienz (nichtentzündlicher Aszites)

Bei Pfortaderhochdruck können sich bis zu 15 Liter Transsudat in der Bauchhöhle sammeln. Begleitsymptome des Aszites sind Dyspnoe, Schmerzen, Fieber und Ikterus.

Peristaltik

Die Veränderung der Darmperistaltik mit pathologischen Darmgeräuschen ist ein weiteres Leitsymptom und damit kennzeichnend für ein akutes Abdomen. Allerdings darf nicht unerwähnt bleiben, dass die Auskultation der Peristaltik (➤ 3.6.1) oftmals schwierig ist (laute Geräuschkulisse, wenig Übung).

Verstärkte Darmgeräusche **(Hyperperistaltik),** wie plätscherndes Wasser, ergeben sich oft bei Magen-Darm-Infekten. Metallisch klingende Darmgeräusche **(Stenosegeräusche)** entwickeln sich bei einem mechanischen Darmverschluss. **Fehlende Darmgeräusche** („Grabesstille", „Totenstille") hingegen deuten auf eine vollständige Paralyse des Darms hin, wie sie beim paralytischen Darmverschluss oder reflektorisch, z. B. bei Entzündungen oder Koliken, vorzufinden ist.

19

Kreislaufreaktionen

Insbesondere der **hypovolämische** (➤ 9.3.1) und der **septische Schock** (➤ 9.3.5) sind sowohl Symptom als auch Komplikation eines akuten Abdomens. Ein **Volumenmangelschock** kann bei einem akuten Abdomen ausgelöst werden durch

- Intraabdominale und gastrointestinale Blutungen
- Organentzündung, Hohlorganverschluss und Geschwür mit nachfolgender Perforation
- Peritonitis

Besondere **Vorsicht** ist bei anfangs scheinbar kreislaufstabilen Patienten geboten: Durch innere, von außen nicht erkennbare Flüssigkeitsverluste kann sich nach Ausschöpfung aller Kompensationsmechanismen plötzlich eine manifeste Schocksymptomatik entwickeln.

Erbrechen

Übelkeit **(Nausea)** und Erbrechen **(Emesis/Vomitus)** sind unspezifische Symptome, die bei einer Vielzahl von Abdominalerkrankungen **(Abdominalaffektionen)** auftreten können und primär keine Anzeichen für spezifische abdominale Erkrankungen sind. Erbrechen ist die entgegen der natürlichen Richtung der Nahrungsaufnahme gerichtete, schwallartige Entleerung des Magens infolge einer unwillkürlichen Kontraktion von Magen- und Zwerchfellmuskulatur.

Der **Inhalt** des Erbrochenen ist für den Rettungsdienst insofern von Bedeutung, als er Hinweise auf die Ursache der gastrointestinalen Störung geben kann:

- **Galleerbrechen** bei Magen-Darm-Infektionen
- Koterbrechen **(Misere)** bei Darmverschluss als Überlauferbrechen
- Bluterbrechen **(Hämatemesis)** bei gastrointestinalen Blutungen

Hämatemesis

Bluterbrechen **(Hämatemesis)** kommt vor allem bei oberen gastrointestinalen Blutungen vor. Das verschluckte Blut sammelt sich im Magen und löst nachfolgend Erbrechen aus. Anhand der Farbe des erbrochenen Blutes kann auf die Aktivität der Blutung geschlossen werden. Kommt Blut über längere Zeit mit der Magensäure in Kontakt, wird der Blutfarbstoff Häm in Hämatin umgewandelt, wodurch sich das Blut braun-schwarz verfärbt und granuliert; erbrochenes Blut ähnelt in Konsistenz und Farbe **Kaffeesatz** (Kaffeesatzerbrechen).

Stuhlgang

Wie Übelkeit und Erbrechen ist die sich durch den Stuhlgang darstellende Symptomatik ebenfalls unspezifisch. Pathologische Stuhlabgänge sind:

- Durchfall **(Diarrhö)** meist infektiöser Ursache, z. B. Salmonellen-Erkrankung

- Verstopfung **(Obstipation)** oder **Stuhlverhalten,** z. B. Darmverschluss
- Auffällig **heller, lehmfarbener Stuhl** bei Galleabflussstörungen infolge Entfärbung des Stuhls von Gallenfarbstoff mit eingeschränkter oder fehlender Fettverdauung
- **Teerstuhl (Meläna)** bei oberen gastrointestinalen Blutungen
- Blutstuhl **(Hämatochezie)** bei unteren gastrointestinalen Blutungen

Teerstuhl

Als Teerstuhl wird das Absetzen von schwarzen, teerartig-klebrigen Stühlen mit glänzendem Aussehen bezeichnet. Diese Einfärbung des Stuhls entsteht durch die **bakterielle Zersetzung** von Blut während der Darmpassage. Typischerweise entsteht Teerstuhl infolge oberer gastrointestinaler Blutungen, wobei die eigentliche Blutung bis zu zehn Stunden zurückliegen kann.

Blutstuhl

Blutbeimengungen im Stuhl mit hell- oder dunkelroter Färbung, ohne Anzeichen einer säurebedingten oder bakteriellen Zersetzung, werden Blutstuhl genannt.

Hautfarbe

Meistens werden Patienten mit akutem Abdomen infolge eines Blutverlusts, Schocks oder sympathikoadrenerger Reaktionen bei Schmerzen ein **blasses Hautkolorit** (Hautfarbe) aufweisen.

Ikterus

Besonders auffällig ist eine gelbliche Verfärbung der Haut und der Schleimhäute (**Ikterus** oder Gelbsucht, ➤ Abb. 19.3). Sie entsteht durch den Übertritt von Bilirubin und Gallensäuren durch die Gefäßwand in die Haut, die Bindehaut des Auges und das übrige Körpergewebe. Zuerst macht sich ein Ikterus wegen der weißen Untergrundfärbung als sogenannter **Sklerenikterus** an der Bindehaut des Auges bemerkbar. Ein Ikterus kann z. B. bei Hämolyse,

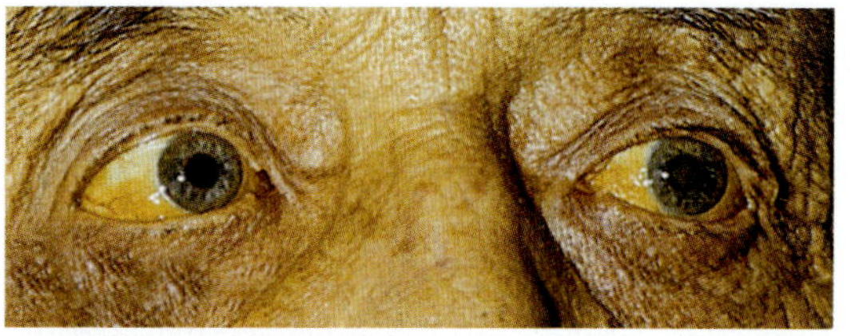

Abb. 19.3 Ikterus [T212]

Hepatitis, Leberzirrhose, Leberzellschädigung durch Medikamente (z. B. Paracetamol) und Gallensteinerkrankungen auftreten.

19.1.2 Gefahren und Komplikationen des akuten Abdomens

Den zahlreichen Ursachen für ein akutes Abdomen stehen einige Gefahren und Komplikationen gegenüber, denen der Rettungsdienst grundsätzlich Beachtung schenken muss:

- Perforation
- Peritonitis
- Exsikkose mit Störungen im Wasser-Elektrolyt- und Säure-Basen-Haushalt (➤ 3.9.2 und ➤ 3.9.3)
- Volumenmangelschock (➤ 9.3.1)
- Sepsis und septischer Schock (➤ 9.3.5)

Perforation

Bei einer Perforation verliert die Organwand eines Hohlorgans infolge der Grunderkrankung oder nach einer Verletzung ihre Stabilität und bricht auf. Folge ist, dass sich der meist hoch infektiöse oder chemisch-toxische Hohlorganinhalt in die freie Bauchhöhle ergießt. Bei der **gedeckten** Perforation wird die defekte Organwand durch benachbarte Organe noch teilweise abgedichtet, was die Symptome milder erscheinen lässt. Durchbricht das Hohlorgan direkt, liegt eine **freie** Perforation vor. Perforationsgefahr besteht insbesondere bei

- Magen- und Zwölffingerdarmgeschwüren
- akuter Appendizitis
- akuter Gallenblasenentzündung

Leitsymptom für eine stattgefundene Perforation ist der Perforationsschmerz mit freiem Intervall und erneut auftretenden Beschwerden als Zeichen einer beginnenden Peritonitis.

Peritonitis

Über eine lokale oder generalisierte Reizung des Bauchfells entwickelt sich eine Bauchfellentzündung **(Peritonitis),** die je nach Lokalisation eingeteilt wird:

- Die **lokale Peritonitis** ist auf das Gebiet der Infektionsquelle begrenzt. Sie äußert sich durch eine lokale Abwehrspannung und Schmerzen, die durch Druck- oder Loslassschmerz ausgelöst oder verstärkt werden können (z. B. akute Pankreatitis, akute Appendizitis).
- Die **diffuse Peritonitis** hingegen breitet sich z. B. nach Hohlorganperforation rasch über das gesamte Peritoneum aus. Dies zeigt sich hauptsächlich durch eine generalisierte Abwehrspannung, Volumenmangelschock bei Verlust von bis zu 6 Litern Flüssigkeit in die Bauchhöhle infolge Ödembildung, Ausfall von mit dem Bauchfell in Kontakt stehenden Organen (z. B. paralytischer Ileus) und septischem Schock mit Lungen- und Nierenversagen.

95 % aller Peritonitiden werden durch **Infektionen** verursacht, z. B. nach Perforation eines entzündeten Hohlorgans (z. B. perforierter Appendix) oder Kontamination von außen (z. B. durch Stichverletzungen). Die restlichen Peritonitiden entstehen durch Substanzen wie Galle, Urin, Verdauungsenzyme oder Blut, die durch ihre chemisch-toxischen Eigenschaften die Entzündung des Bauchfells bewirken (z. B. perforierte Gallenblase).

19.1.3 Therapie des akuten Abdomens

Zumeist wird im Rettungsdienst eine die Ursache des akuten Abdomens beseitigende Therapie nicht möglich sein. Sie bleibt in der Regel der operativen Versorgung vorbehalten. Im Rettungsdienst wird daher eine **symptomorientierte Behandlung** realisiert, die mit wenigen, aber effektiven Maßnahmen die Transportfähigkeit des Patienten möglichst schnell herstellen soll, um einen raschen und schonenden Transport in eine geeignete Zielklinik zu ermöglichen.

MERKE
Ein akutes Abdomen erfordert akutes Handeln.

Patientenuntersuchung

Der **Basischeck** folgt dem ABC-Schema (➤ 6.2.2). Lebensrettende Maßnahmen haben vor allen anderen diagnostischen und therapeutischen Maßnahmen Vorrang. Die **Basisdiagnostik** umfasst weiterhin das Ableiten eines EKGs (ggf. 12-Kanal-EKG) sowie das Messen des Blutdrucks, der Sauerstoffsättigung und des Blutzuckers (BZ) (➤ 5.2).

Die nachfolgende Abdominaluntersuchung konzentriert sich auf die Schwerpunkte Inspektion, Palpation und Auskultation. Im günstigsten Fall liegt der Patient in der für ihn angenehmsten Position flach auf dem Rücken, um folgende Untersuchungen durchführen zu lassen:

- Gründliche **Inspektion:** Gesamtzustand erfassen (z. B. Unruhe, Allgemeinzustand, Schonhaltung), Haut beurteilen (z. B. Kaltschweißigkeit, Ikterus, Hämatome), nach Narben (→ Voroperationen!) suchen, aufgetriebenes Abdomen (z. B. Aszites, Luft), Ausscheidungen (z. B. Hämatemesis, Teerstuhl, Blutstuhl, Durchfall) beachten.
- Behutsame **Palpation:** Beginnend im vom Schmerzpunkt am weitesten entfernten Quadranten, mit beiden Händen zuerst sanft palpieren, um eine Abwehrspannung von einer reflektorischen Muskelspannung bei zu festem Druck zu unterscheiden. Dann tiefer tasten (Druck- und Loslassschmerz, Darmsteife), Gesicht des Patienten währenddessen beobachten (Schmerzausdruck).
- Sorgfältige **Auskultation:** Auskultation der Lunge (z. B. Aspiration von Erbrochenem) und des Abdomens (Darmgeräusche: vorhanden/nicht vorhanden, lebhaft/spärlich/fehlend) vornehmen.

Basismaßnahmen

Neben den lebensrettenden Erstmaßnahmen (z. B. Absaugen von Blut bei gastrointestinalen Blutungen, stabile Seitenlage) umfassen die Basismaßnahmen

- ein kontinuierliches und engmaschiges **Monitoring** mit Verlaufsdokumentation,

- die **Sauerstoffgabe** (4 bis 6 l/min) über eine Sauerstoffsonde oder -brille,
- die Lagerung in leichter Oberkörperhochlage **(Aspirationsschutz)** und mit angewinkelten Knien (Knierolle), um die Bauchdecke zu entspannen und dadurch Schmerzen zu reduzieren, bzw. bei Blutdruckabfall in flacher Rückenlage und mit Knierolle,
- den **Wärmeerhalt** und
- die **Beruhigung** des Patienten.

Kriterien für die Alarmierung des **Notarztes** sind vor allem starke Schmerzen, Schockzeichen und drohender Bewusstseinsverlust. Selbstverständlich besteht für den Patienten Ess-, Trink- und Rauchverbot.

Erweiterte Maßnahmen

Bereits zu den erweiterten Maßnahmen zählen die Anlage mindestens eines sicheren intravenösen **Zugangs** und die Infusion von balancierten Vollelektrolytlösungen. Anzahl und Größe von Venenzugängen orientieren sich an den Kreislaufverhältnissen (z. B. mindestens zwei großlumige Venenzugänge bei Schock). Erlaubt es der klinische Zustand des Patienten, sollte noch vor Beginn der Maßnahmen Laborblut entnommen werden. Die medikamentöse Therapie durch den Notarzt richtet sich nach dem klinischen Bild und der Schwere der Erkrankung. Bei **Volumenmangelschock** erhält der Patient zusätzlich zu den Vollelektrolytlösungen auch kolloidale Infusionen. Zielwerte sind ein systolischer Blutdruck über 100 mmHg und eine Herzfrequenz unter 100/min. Bei gastrointestinalen Blutungen ist insbesondere darauf zu achten, dass der systolische Blutdruck im unteren Normbereich gehalten wird und 130 mmHg nicht übersteigt, um bestehende aktive Blutungen nicht länger zu unterhalten bzw. stehende Blutungen nicht zu reaktivieren. Führt die Volumentherapie nicht zum gewünschten Erfolg, kann der Notarzt auch Katecholamine (z. B. Adrenalin, Noradrenalin und Dobutamin, ➤ 11.2.2) einsetzen, um die Kreislaufsituation zu verbessern. Die **Analgesie** orientiert sich am Schmerztyp. Der Notarzt wird bei kolikartigen Schmerzen vor allem das peripher wirksame Medikament Metamizol (z. B. Novalgin®, ➤ 11.2.5) zur Analgesie einsetzen und es mit einem Spasmolytikum (z. B. Buscopan®) kombinieren.

ACHTUNG

Eine wesentliche Nebenwirkung von Opiaten ist die Tonuszunahme an glatter Muskulatur, sodass vor allem bei Kolikschmerzen beim Einsatz von Opiaten Vorsicht geboten ist.

Bei Entzündungs- und Perforationsschmerzen können sowohl peripher wirksame Analgetika (z. B. Novalgin®) als auch vorsichtig dosierte Opiate (z. B. Morphin, ➤ 11.2.5) zum Einsatz kommen.

19.1.4 Gastrointestinale Blutungen

Blutungen in den Verdauungskanal werden gastrointestinale Blutungen (GI-Blutungen) genannt. Die Blutungsquelle **oberer** GI-Blutungen liegt im Ösophagus, Magen oder Zwölffingerdarm, bei **unteren** GI-Blutungen ist der Ursprung der Blutung zwischen Ileum und Rektum zu finden. Die häufigsten **Ursachen** für eine obere GI-Blutung sind im Magen und Zwölffingerdarm lokalisierte Schleimhautdefekte **(Ulzerationen)** und Ösophagusvarizen. Für eine untere GI-Blutung kommen z. B. entzündliche Darmerkrankungen oder Darmtumoren infrage.

In der überwiegenden Zahl der Fälle (ca. 80 bis 90 %) treten im Rahmen einer oberen GI-Blutung **Bluterbrechen (Hämatemesis, „Kaffeesatzerbrechen") und Teerstühle (Meläna)** auf. Frisches, oral oder anal abgesetztes Blut weist dabei auf eine noch aktive Blutung hin, die lebensbedrohlich sein kann. Meist lässt sich die tatsächlich verloren gegangene Blutmenge vom Rettungsdienst nur ungenau abschätzen, weil nicht exakt festgestellt werden kann, wie viel Blut in den Darm geflossen ist und wie viel erbrochenes bzw. peranal abgesetztes Blut noch vor Eintreffen des Rettungsdienstes weggespült wurde.

Ösophagusvarizenblutung

Ösophagusvarizen sind krankhaft erweiterte Speiseröhrenvenen, die vor allem bei Pfortaderhochdruck im Rahmen einer alkoholbedingten Leberzirrhose entstehen. Als Folge der Leberzirrhose sind die Blut-

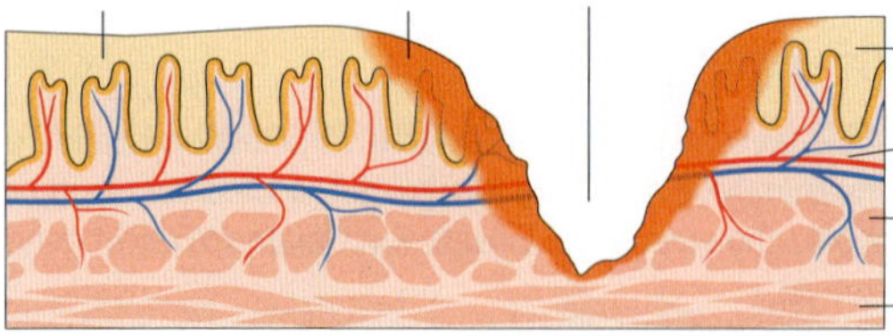

Abb. 19.4 Schematische Darstellung eines Ulkus. Der Substanzdefekt reicht bis in die Muskelschicht hinein. [L190]

gefäße in der Leber verengt und das Blut staut sich in der Pfortader, da nicht genügend Blut über die Leber zur unteren Hohlvene abfließen kann. Als Folge des Blutrückstaues in der Pfortader bilden sich Umgehungskreisläufe über die Venen der Speiseröhre und der Bauchwand **(Überdruckvarizen),** da das Blut versucht, an der Leber vorbei zum Herzen zu gelangen. Die **Hauptgefahr** besteht im Aufplatzen der erweiterten Speiseröhrenvenen mit einer unmittelbar auftretenden lebensbedrohlichen Blutung (Letalität von ca. 40 bis 60 % bei erstmaliger Blutung).

Gastrointestinale Ulzerationen

19

Ein Geschwür **(Ulkus)** ist durch einen umschriebenen Haut- oder Schleimhautdefekt gekennzeichnet, der bis in die Muskelschicht reicht (➤ Abb. 19.4). Im Bereich des Verdauungstrakts werden Ulzerationen im Magen **(Ulcus ventriculi)** und Zwölffingerdarm (**Ulcus duodeni,** ➤ Abb. 19.5) unterschieden. Duodenalulzera machen etwa 70 % aller gastrointestinalen Ulzerationen aus.

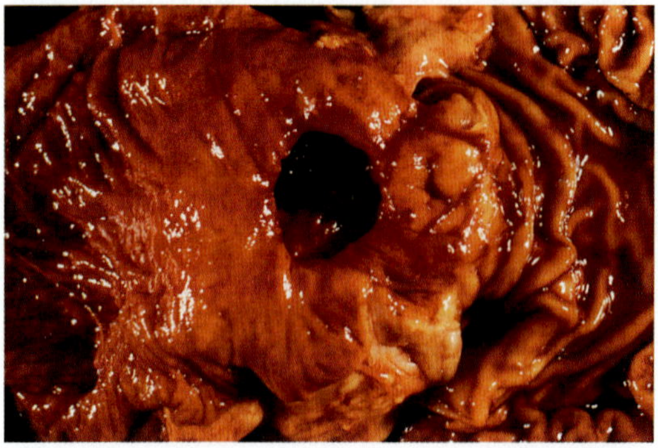

Abb. 19.5 Zwölffingerdarmgeschwür (Ulcus duodeni) [E353]

Ein Ulkus entsteht aufgrund der Zunahme aggressiver Schleimhaut schädigender Faktoren und/oder einer Abnahme Schleimhaut schützender Mechanismen. Normalerweise ist die intakte Schleimhaut von Magen und Zwölffingerdarm gegen das saure Milieu (HCl = Salzsäure) unempfindlich, wenn ausreichend viel Schleim gebildet wird, die Durchblutung der Schleimhaut erhalten ist und die Zellregeneration ungestört verläuft.

Die Schleimhaut schädigende **Faktoren** sind z. B.:

- Eine übermäßige Magensaftproduktion (Salzsäure und Pepsin)
- Infektionen mit dem Bakterium *Helicobacter pylori*
- Verdauungsenzyme (z. B. Pepsin)
- Medikamenteneinnahme (z. B. ASS, Diclofenac, Ibuprofen, Glukokortikoide)

Für die Entstehung eines **Magenulkus** ist vor allem das Nachlassen schützender Faktoren von Bedeutung. In bis zu 90 % der Fälle wird bei Ulkuspatienten eine Infektion mit dem Bakterium *Helicobacter pylori* gefunden, sodass eine erfolgreiche Therapie auch mit der Gabe von Antibiotika durchgeführt werden kann, sofern das Ulkus vor dem Entstehen von Komplikationen entdeckt wird.

Das Magengeschwür äußert sich durch diffuse Schmerzen im mittleren Oberbauch, Druck- und Völlegefühl meist direkt im Anschluss an eine Mahlzeit, mit Sodbrennen und Erbrechen von saurem Mageninhalt. Die Symptomatik des **Zwölffingerdarmulkus** ist dagegen häufig als punktförmiger Nüchtern- oder Hungerschmerz im Oberbauch (oft nachts) mit einem Schmerzmaximum zwischen Nabel und Mitte des rechten Rippenbogens gekennzeichnet.

19.1.5 Hohlorganverschlüsse (Koliken)

Gallenkolik

10 bis 15 % der Bevölkerung leiden an Gallensteinen. **Gallensteine** bilden sich bei fettreicher und ballaststoffarmer Ernährung auf der Grundlage eines Lösungsungleichgewichts der Gallebestandteile. Dabei fallen zu viele Substanzen (z. B. Cholesterin, Kalziumkarbonat, Bilirubin) an, die von dem Lösungsmittel, der **Gallensäure,** nicht mehr ausreichend gelöst werden können (Übersättigung der Galle). Die Folge ist, dass die zuvor gelösten Substanzen ausfallen und eine feste Masse – den Gallenstein – bilden (➤ Abb. 19.6).

Die typische **Gallenkolik** wird durch die Wanderung eines oder mehrerer Gallensteine ausgelöst, wenn die Gallengänge teilweise oder vollständig verlegt werden (➤ Abb. 19.7). Dadurch wird der Galleabfluss in den Zwölffingerdarm behindert oder kommt ganz zum Erliegen. Die Galle staut sich in der Gallenblase auf, obwohl diese nur ein begrenztes Fassungsvermögen hat. Durch Kontraktion der Gallenblase und der Gallengänge gegen den Widerstand der Gallensteine entsteht das klassische Bild der Gallenkolik mit kolikartigen Schmerzen im rechten Oberbauch, die sich auf Druck als Zeichen einer lokalen Abwehrspannung verstärken, sowie mit Schmerzausstrahlung in die rechte Schulter und den Rücken.

Nierenkolik

➤ 20.2 (Urologische Notfälle)

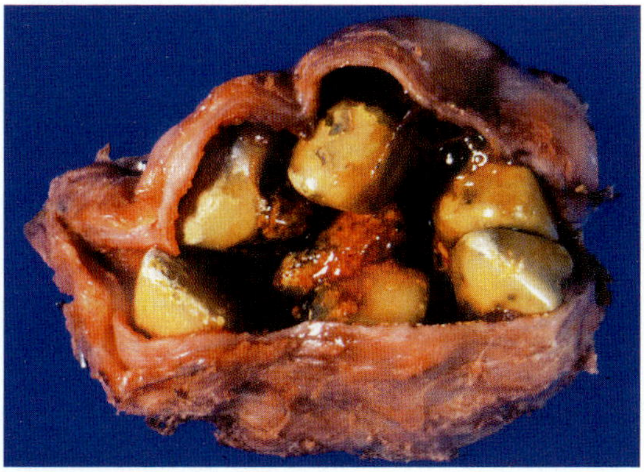

Abb. 19.6 Gallensteine [E350]

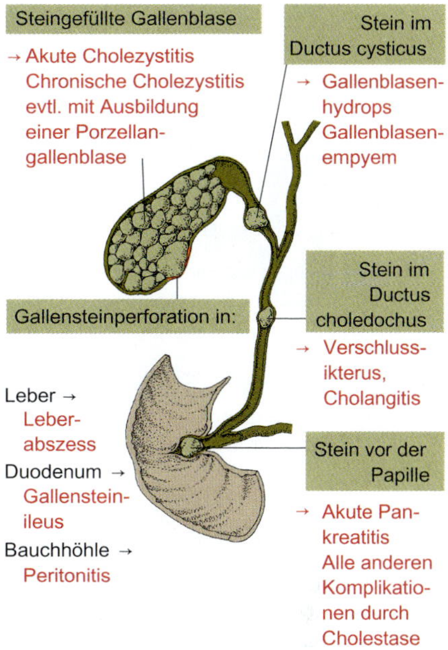

Abb. 19.7 Mögliche Komplikationen von Gallensteinen in Abhängigkeit von ihrer Lokalisation [L190]

Darmverschluss (Ileus)

Dem Darmverschluss oder **Ileus** (griech. eilein = einschließen, zusammendrängen) liegt eine Unterbrechung der Darmpassage zugrunde (➤ Abb. 19.8 und ➤ Abb. 19.9). Je nach Ursache werden zwei Formen des Darmverschlusses unterschieden: der mechanische und der paralytische Ileus.

Der **mechanische Ileus** entsteht durch eine mechanische Verlegung des Darmlumens, d. h. durch Kompression von außen oder Verstopfung von innen. Ursachen für einen mechanischen Ileus können Narbenverwachsungen (Briden), Tumoren und eingeklemmte Hernien sein. Der **paralytische Ileus** hingegen ist ein Darmverschluss, der von einer Lähmung der Darmperistaltik ausgeht, d. h., die Muskulatur, die den Darminhalt fortbewegen sollte, ist gelähmt **(paralysiert)** und kann diesen nicht mehr transportieren. Zumeist sind schwere entzündliche Prozesse für die Entwicklung eines paralytischen Ileus verantwortlich, z. B. Pankreatitis oder eine Gallenblasenperforation nach Cholezystitis.

19

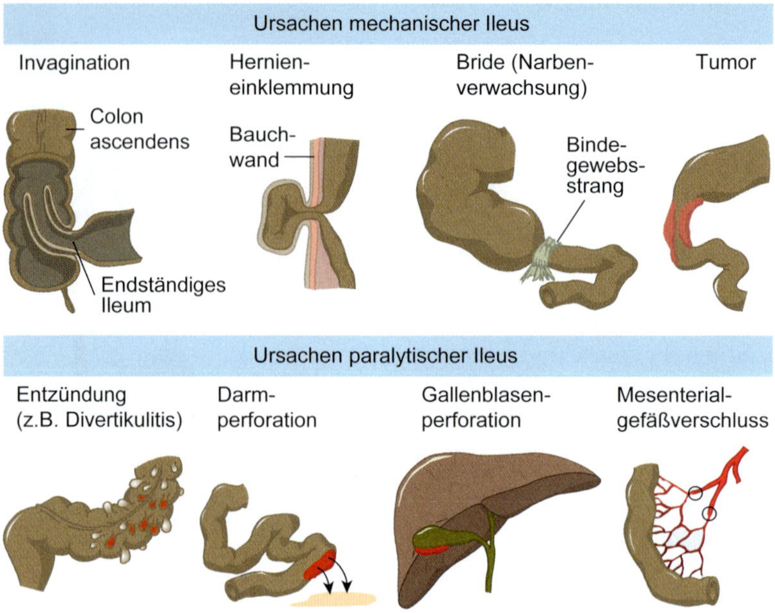

Abb. 19.8 Die häufigsten Ursachen für einen Darmverschluss (Ileus) [L138]

MERKE

Bleibt ein primär mechanischer Ileus unbeachtet, wird er mit zunehmender Dauer durch Erschöpfung und Erschlaffung des Darms in einen paralytischen Ileus übergehen.

Sowohl der mechanische Ileus als auch der paralytische Ileus führen zu einer zunehmenden Flussbehinderung **(Stase)** des Darminhalts. **Folge** dieser Stase ist eine Überdehnung der Darmwand mit

- Flüssigkeits- und Gasansammlung,
- Sauerstoffunterversorgung der Darmwand mit Ischämie, Perforation und Peritonitis sowie
- Eiweiß- und Flüssigkeitsverlusten mit intra- und extrazellulären Störungen des Wasser-Elektrolyt- und des Säure-Basen-Haushalts.

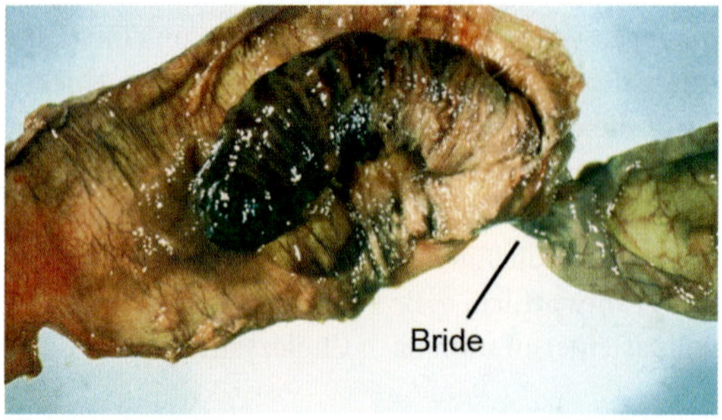

Abb. 19.9 Ileus [K107]

Ausgehend vom Darmverschluss, führt die Gesamtheit der daraus resultierenden Störungen zu massiven Auswirkungen auf den gesamten Organismus, was unbehandelt unaufhaltsam im Multiorganversagen und mit dem Tod endet.

MERKE

In der klinischen Praxis gilt: „Über einem Ileus darf die Sonne nicht untergehen."

19.1.6 Entzündungen

Akute Appendizitis

Eine Appendizitis ist die Entzündung des **Wurmfortsatzes** (➤ 3.6.1). Sie wird durch in die Appendixwand eingedrungene pathogene Keime hervorgerufen. Auslösend oder begünstigend wirken dabei häufig

- eine Verengung des Wurmfortsatzlumens durch Kotsteine, Abknickung oder Narbenstränge mit daraus folgender Entleerungsstörung und
- Darminfektionen.

Aufgrund der entzündlichen Veränderungen kann die Appendixwand perforieren, sodass die Krankheitskeime auf Nachbarorgane übergreifen können (**freie Per-**

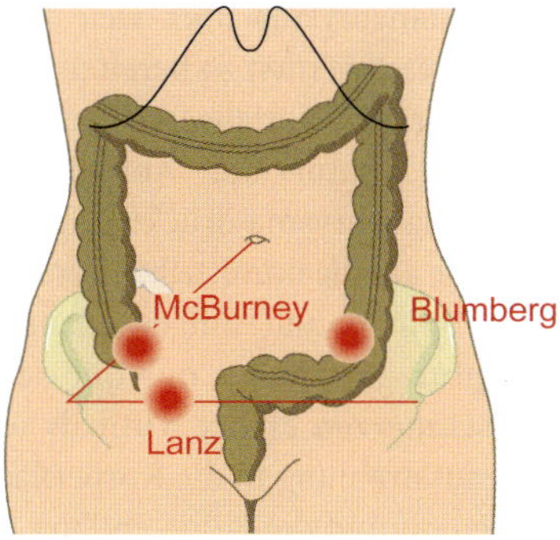

Abb. 19.10 Schmerzpunkte und Schmerz auslösende Manöver bei Appendizitis: **McBurney-Punkt:** Druckschmerz im rechten Unterbauch in einer gedachten Verbindungslinie zwischen Bauchnabel und rechtem vorderen oberen Darmbeinstachel; **Blumberg-Zeichen:** Loslassschmerz im linken Unterbauch mit gleichzeitiger Schmerzverstärkung im rechten Unterbauch (Kreuzungsschmerz); **Lanz-Punkt:** Druckschmerz über dem Drittel der Wegstrecke auf einer gedachten Verbindungslinie zwischen dem rechten vorderen oberen und dem linken vorderen oberen Darmbeinstachel (rechtsseitiger Drittelpunkt). [L138]

foration mit diffuser Peritonitis). Zu einer **gedeckten Perforation** mit begrenzter, lokaler Peritonitis kommt es, wenn sich durch vorherige Entzündungen Verwachsungen gebildet haben, die eine Verbreitung des eitrigen Sekrets im Abdomen verhindern, oder die Perforationsstelle vom großen Netz abgedeckt wird.

Die **Anzeichen** der akuten Appendizitis sind besonders zu Beginn der Entzündung eher unspezifisch. Plötzlich einsetzende, diffuse, viszerale Schmerzen im rechten Ober- und Mittelbauch mit Übelkeit und Erbrechen können auf die Appendizitis hinweisen. Erst nach Stunden, wenn bereits eine lokale peritoneale Reizung vorliegt, verlagern sich die Schmerzen in den rechten Unterbauch (somatischer Schmerz) mit lokaler Abwehrspannung. Mittels Schmerzprovokation an charakteristischen Stellen lässt sich der Verdacht auf eine akute Appendizitis erhärten (➤ Abb. 19.10). Neben den Schmerzen ist eine axillorektale Temperaturdifferenz von über 1 °C (physiologisch ~ 0,5 °C) ein weiteres wichtiges **Leitsymptom.**

Akute Pankreatitis

Eine **Entzündung** der Bauchspeicheldrüse (**Pankreas,** ➤ 3.6.2) wird Pankreatitis (➤ Abb. 19.11) genannt. Meistens wird die akute Pankreatitis durch **Gallensteine** verursacht, die den gemeinsamen Ausführungsgang des Pankreas (Ductus pancreaticus) und der Gallenblase (Ductus choledochus) verstopfen. Diese Blockade führt zu einem Rückstau des Pankreassekrets. Die vom Pankreas produzierten Verdauungsenzyme werden deshalb statt im Darm bereits im Pankreas wirksam und greifen das Pankreasgewebe an. Es kommt zur Selbstverdauung der Bauchspeicheldrüse. Eine weitere häufige Ursache ist der chronische Alkoholmissbrauch.

Anzeichen der akuten Pankreatitis sind Oberbauchschmerzen, die gürtelförmig in den Rücken ausstrahlen, und eine elastische Bauchdeckenspannung („Gummibauch"). Wegen der Oberbauchbeschwerden sowie bei Herzrhythmusstörungen und EKG-Veränderungen muss ein akutes Koronarsyndrom (➤ 13.2.1) ausgeschlossen werden.

19.1.7 Gefäßerkrankungen

Akuter Mesenterialarterieninfarkt

Ein akuter Mesenterialarterieninfarkt ist eine plötzliche, meist emboliebedingte **Durchblutungsstörung** darmversorgender Arterien **(Mesenterialarterien).** Verursacht wird diese Embolie durch Blutgerinnsel, meist aus dem linken Vorhof bei bestehendem Vorhofflimmern (➤ 7.5.1) oder Mitralklappenstörungen, z. B. nach Endokarditis (➤ 13.1.4). Der Embolus verschließt in der überwiegenden Zahl der Fälle die obere **Darmarterie,** sodass der betroffene Darmabschnitt nicht mehr ausreichend durchblutet wird und das Gewebe in eine Sauerstoffschuld gerät **(Isch-**

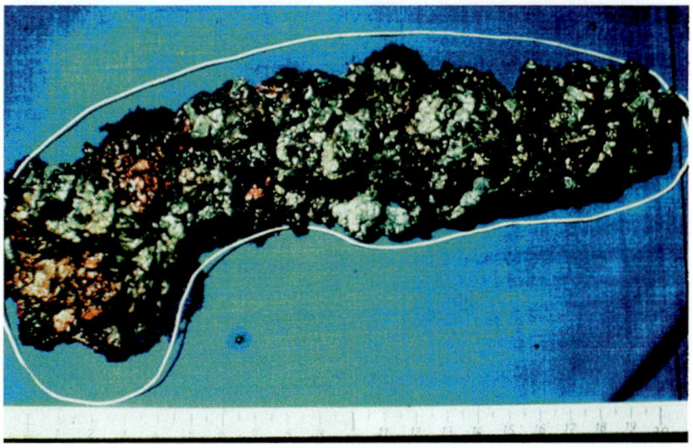

Abb. 19.11 Pankreatitis mit Selbstverdauung (Autodigestion) und Nekrose [F290]

19

ämie). Innerhalb weniger Stunden stirbt dann die Darmwand ab **(Nekrose).**

Zu Beginn der Erkrankung treten diffuse abdominale **Schmerzen** bei unauffälligem Bauchdeckenbefund ein, die in den Rücken ausstrahlen und einige Stunden anhalten können. Gelegentlich treten bereits in dieser Phase Schockzeichen auf. In Anschluss an die heftigen Schmerzen im Bauchraum folgt ein bis zu zwölf Stunden langes schmerzfreies Intervall mit relativer Beschwerdefreiheit („fauler Friede", beginnende Darmwandnekrose). Das beschwerdefreie Intervall mündet in das Vollbild des akuten Abdomens (Peritonitis) mit blutigen Stühlen (intestinale Blutung infolge Darmwandnekrose), paralytischem Ileus, Abwehrspannung, Schock und Organversagen. Die Mesenterialarterienembolie ist von einer **hohen Letalität** gekennzeichnet, da die Diagnose meist zu spät gestellt wird und die Ischämietoleranz des Darms äußerst kurz ist.

Bauchaortenaneurysma (BAA)

Das Bauchaortenaneurysma (griech. aneurysma = Ausweitung) ist eine erworbene oder angeborene krankhafte Erweiterung der Gefäßwand der Bauchschlagader **(Aorta abdominalis),** bei der mindestens eine Schicht der Blutgefäßwand (➤ 3.1.2) degeneriert ist. Ursachen für die zunehmende Wandschwäche und Erweiterung der Blutgefäßwand (➤ Abb. 19.12) im Alter sind Arteriosklerose, arterielle Hypertonie (➤ 13.2.3), Herzinsuffizienz und Diabetes mellitus (➤ 19.2.1). Häufig entwickelt sich

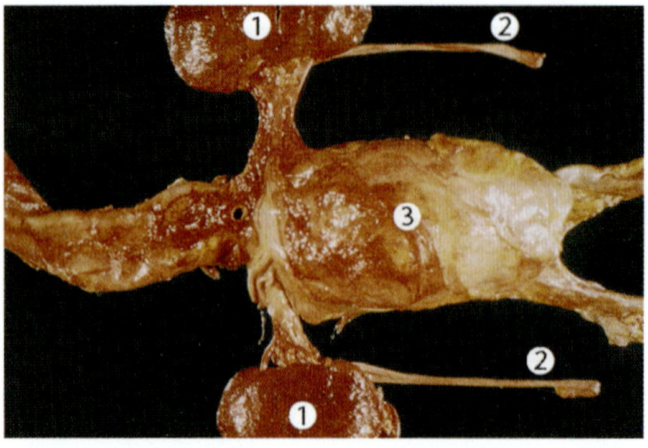

Abb. 19.12 Bauchaortenaneurysma. 1 = Nieren, 2 = Harnleiter, 3 = Bauchaortenaneurysma [K107]

ein Bauchaortenaneurysma über viele Jahre, ohne dem Patienten Beschwerden zu bereiten.

Ursächlich für ein Notfallgeschehen ist die lebensbedrohliche Ruptur des Aortenaneurysmas. Das Bauchaortenaneurysma drückt aufgrund seiner Größenzunahme auf die unmittelbar der Bauchaorta benachbarten Spinal- und Eingeweidenerven. Die **gedeckte Ruptur** geht daher mit diffusen Bauch- und **Rückenschmerzen** einher. Oftmals wird auch eine Schmerzausstrahlung in die Körperflanken, die Leiste, das Genital und die Beine entlang dem Versorgungsgebiet des Ischiasnervs **(Ischiasschmerz)** beschrieben. Die **freie Ruptur** des intraabdominalen Aneurysmas geht mit einem plötzlichen **Zerreißungsschmerz** in Rücken und Bauch einher und kann zum Verbluten des Patienten innerhalb von wenigen Minuten führen. Auslöser für die Ruptur sind plötzlicher Blutdruckanstieg, Pressen oder schwere körperliche Anstrengung.

Im Rahmen der **Untersuchung** des Patienten ist es daher wichtig, frühzeitig die Leistenpulse zu ertasten, da diese fehlen oder abgeschwächt sein können. Die Beine können sich im Vergleich zu den oberen Extremitäten auffallend kalt anfühlen. Viele Patienten klagen über ein Völlegefühl, über Übelkeit oder Erbrechen und empfinden einen starken Harndrang.

ACHTUNG

Aufgrund der diffusen Schmerzsymptomatik erfährt das Bauchaortenaneurysma häufig Fehldeutungen als Nierenkolik oder Wirbelsäulenaffektion (z. B. Bandscheibenvorfall, „Hexenschuss"). Daher muss bei über 50-jährigen männlichen Patienten, insbesondere bei kardiovaskulären Vorerkrankungen, bei plötzlich eintretendem Rückenschmerz an ein gedeckt rupturiertes Bauchaortenaneurysma gedacht werden.

19.2 Metabolische Notfälle

19.2.1 Diabetes mellitus

Der Begriff Diabetes mellitus wurde im Altertum geprägt und bedeutet wörtlich übersetzt „honigsüßer Durchfluss". Die Bezeichnung entstand, weil der „honigsüße" Geschmack des Urins im Altertum die einzige

Möglichkeit darstellte, die Erkrankung zu erkennen, und damals gleichbedeutend mit dem frühzeitigen Tod des Patienten war. Heutzutage wird im Volksmund der Begriff „Zuckerkrankheit" verwendet. Tatsächlich ist der Diabetes mellitus aber eine umfassende **Stoffwechselstörung** des Kohlenhydrat-, Fett- und Eiweißstoffwechsels, die sich durch einen erhöhten Blut- und Urinzuckergehalt manifestiert. **Ursache** der Erkrankung ist die unzureichende Insulinwirkung an Nerven-, Leber-, Fett- und Muskelzellen, die entweder durch einen Insulinmangel oder eine Unterempfindlichkeit der Gewebe auf Insulin ausgelöst wird.

Diabetes mellitus ist die in der Bevölkerung am häufigsten auftretende Stoffwechselstörung. Schätzungsweise leben in Deutschland acht Millionen Diabetiker. Insbesondere mit dem Ausmaß der Fehlernährung und des Bewegungsmangels steigt die Zahl der Diabetiker ständig an. Vor dem Hintergrund sich entwickelnder Spätfolgen und akuter Stoffwechselentgleisungen gehören Diabetiker zu den häufigsten Notfallpatienten im Rettungsdienst.

Krankheitsformen des Diabetes mellitus

Nach einem Übereinkommen zwischen verschiedenen internationalen diabetologischen Fachgesellschaften und der Weltgesundheitsorganisation (WHO) werden **vier Hauptgruppen** des Diabetes mellitus unterschieden (➤ Tab. 19.2). Typ-1- und Typ-2-Diabetes spielen unter allen Formen die zentrale Rolle und sollen nachfolgend näher betrachtet werden.

Typ-1-Diabetes

Dem Typ-1-Diabetes (➤ Tab. 19.3) liegt eine **Zerstörung der β-Zellen** in den Langerhans-Inseln des Pankreas zugrunde. Somit ist das Pankreas nicht mehr in der Lage, Insulin zu produzieren, woraus ein absoluter Insulinmangel resultiert. Die Patienten sind auf von außen zugeführtes Insulin angewiesen, was sich in dem früher gebräuchlichen Begriff „insulinabhängiger Diabetes mellitus" (IDDM = insulin dependent diabetes mellitus) ausdrückt.

Hauptursache für die Entwicklung eines Typ-1-Diabetes ist eine **autoimmunologische Reaktion** des Körpers: Vom Körper produzierte Antikörper richten sich gegen körpereigene Zellen und zerstören diese irreversibel (immunologisch bedingter Diabetes mellitus Typ 1). Als **Auslöser** für die Autoimmunreaktionen werden aufgrund einer genetischen Verankerung Virusinfektionen (z. B. Mumps, Röteln) und Giftstoffe diskutiert. In der **Folge** kommt es zu einer Entzündungsreaktion des Inselzellgewebes, die allmählich innerhalb von Wochen bis Jahren zu einer vollständigen Zerstörung der β-Zellen führt. Erst wenn etwa 80 % der β-Zellen zerstört sind, treten

Tab. 19.2 Einteilung des Diabetes mellitus nach Ursachen (WHO-Klassifikation)

I: Typ-1-Diabetes • **A: immunologisch bedingt** • **B: idiopathisch**	Zerstörung der β-Zellen; absoluter Insulinmangel
II: Typ-2-Diabetes	Insulinresistenz mit nachfolgender Insulinsekretionsstörung; relativer Insulinmangel
III: andere Ursachen	8 verschiedene Untergruppierungen
IV: Gestationsdiabetes	in der Schwangerschaft erstmals aufgetretener Diabetes mellitus; erhöhte Gefahr für Schwangerschaftskomplikationen (➤ Kap. 21); Diät halten bzw. Insulin spritzen

Tab. 19.3 Gegenüberstellung von typischen Merkmalen des Typ-1- und Typ-2-Diabetes

	Typ-1-Diabetes	Typ-2-Diabetes
Körperbau	schlank	adipös
Krankheitsbeginn	oft rasch	langsam
Manifestationsalter	< 40. Lebensjahr	> 40. Lebensjahr
Ätiologie	Zerstörung der β-Zellen	Insulinresistenz
Körpereigenes Insulin	niedrig bis fehlend	normal bis hoch
Stoffwechsellage	labil, hohe Ketoseneigung	stabil
Insulintherapie	erforderlich	nur bei Erschöpfung der Insulinreserven

19

klinisch bemerkbare Krankheitserscheinungen auf: Je geringer die Anzahl insulinproduzierender β-Zellen, desto geringer ist die verfügbare Insulinmenge, sodass der Blutzuckerspiegel nicht mehr im Normbereich gehalten werden kann. In manchen Fällen entwickelt sich ein insulinpflichtiger Diabetes mellitus, ohne dass Antikörper nachgewiesen werden können (idiopathischer Diabetes mellitus Typ 1).

Grundsätzlich kann ein Typ-1-Diabetes in jedem Lebensalter auftreten. Hauptsächlich entwickelt er sich aber im Kindes- und Jugendalter, was den ebenfalls gebräuchlichen Begriff **„juveniler“** oder „jugendlicher“ Diabetes mellitus erklärt. Etwa 10 % der Diabetiker leiden an einem Typ-1-Diabetes.

MERKE

Typ-1-Diabetes = absoluter Insulinmangel

Typ-2-Diabetes

Dem Typ-2-Diabetes (➤ Tab. 19.3) liegt eine verminderte Ansprechbarkeit der Insulinrezeptoren in den Geweben für Insulin zugrunde **(Insulinresistenz),** sodass der Glukoseeinstrom in die Zellen nachhaltig gestört ist und die Blutglukosekonzentration ansteigt. Wie in einem Teufelskreis erhöht sich die endogene Insulinsekretion aus den β-Zellen der Langerhans-Inseln, ohne dass die gesteigerte Sekretion zu einer verbesserten Insulinwirkung an den Zellen führt. Obwohl also ausreichend Insulin produziert werden kann, ist der Blutzuckerspiegel erhöht (relativer Insulinmangel). Der Typ-2-Diabetes ist folglich nicht insulinabhängig, was den früher gebräuchlichen Begriff NIDDM (non insulin dependent diabetes mellitus) geprägt hat. Insulinresistenz und Insulinsekretionsstörung können aber nach Jahren und Jahrzehnten zu einer vollständigen Erschöpfung der Insulinproduktion führen und damit eine Insulinabhängigkeit auslösen.

Es ist keine eindeutige **Ursache** für den Typ-2-Diabetes bekannt. Allerdings beeinflussen zwei Faktoren entscheidend die Entwicklung des Typ-2-Diabetes:

- **Überernährung:** Dauerhafte Überernährung bei einem Überangebot an Nahrung und missbräuchlicher Auswahl der Nahrungsmittel steigert erheblich die Insulinsekretion, was zu einer Insulinresistenz an den Rezeptoren führt. 90 % der Typ-2-Diabetiker sind übergewichtig.
- **Bewegungsmangel:** Infolge nicht ausreichender Bewegung sinkt die Glukoseaufnahme in die Muskelzellen, sodass die Blutzuckerkonzentration ansteigt. Folgen sind Fettleibigkeit (Adipositas) und Insulinresistenz.

Der Typ-2-Diabetes manifestiert sich in der Regel ab dem 40. Lebensjahr **(Altersdiabetes).** Durch Über- und Fehlernährung, Bewegungsmangel und Adipositas tritt der Typ-2-Diabetes zunehmend aber auch bei jüngeren Patienten und Kindern auf, sodass der Begriff „ernährungsbedingter Diabetes“ zutreffender ist. Etwa 90 % der Diabetiker leiden an einem Typ-2-Diabetes.

MERKE

Typ-2-Diabetes = relativer Insulinmangel

Über die Grundlagen der Langzeit-Diabetestherapie informiert ➤ Abb. 19.13.

Begleiterkrankungen des Diabetes mellitus

Vor dem Hintergrund einer vor allem an Blutgefäßen wirksamen Glukosetoxizität gehen mit dem Diabetes mellitus verschiedene Erkrankungen einher, die sich entweder durch den erhöhten Blutzuckerspiegel verschlimmern oder die erst nach langjähriger Diabeteserkrankung entstehen (➤ Abb. 19.14):

- **Typ-1-Diabetes:** Schäden an Kapillaren (Mikroangiopathien)
- **Typ-2-Diabetes:** Schäden an größeren Blutgefäßen im Sinne einer Arteriosklerose (Makroangiopathien)

Mikroangiopathien sind Schädigungen der Kapillaren. Formen der diabetischen Mikroangiopathie sind:

- **Diabetische Retinopathie:** Durchblutungsstörungen an der Netzhaut des Auges (➤ 3.4.2) mit Sehstörungen (Schleier, Verschwommensehen); häufigste Erblindungsursache bei Erwachsenen über 20 Jahre in den Industrienationen.
- **Diabetische Nephropathie** (diabetische Glomerulosklerose): Nierenfunktionsstörung mit der

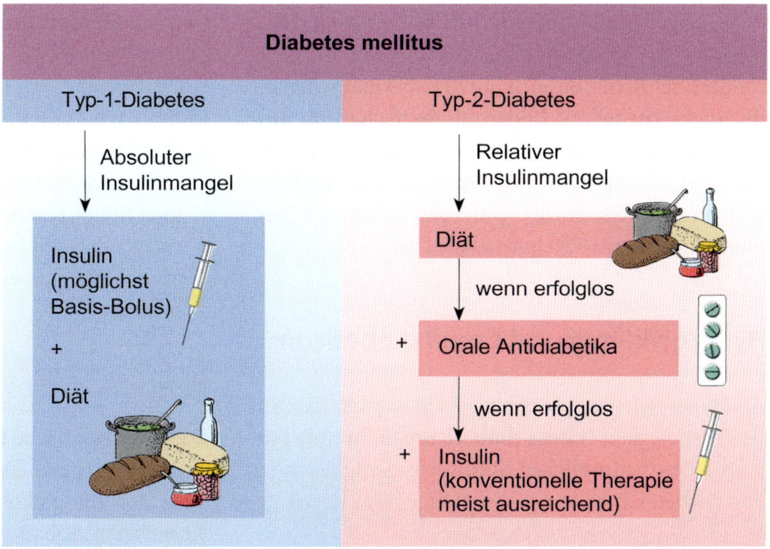

Abb. 19.13 Grundbausteine der Diabetestherapie [L190]

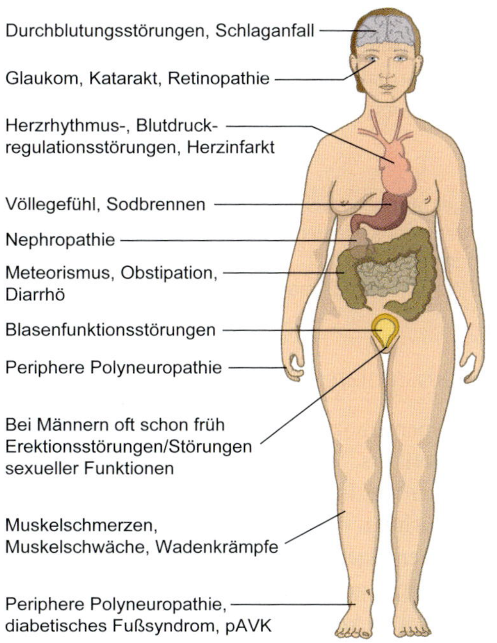

Abb. 19.14 Folgeerkrankungen des Diabetes mellitus [L190]

Hauptgefahr, eine dialysepflichtige Niereninsuffizienz zu entwickeln (➢ 20.4).

- **Diabetische Neuropathie:** Schädigung des Nervensystems mit vielfältigen sensiblen und motorischen Störungen sowohl des somatischen als auch des autonomen Nervensystems (➢ 3.3.2); hervorzuheben ist in diesem Zusammenhang, dass bei bestehender diabetischer Neuropathie myokardiale Nekroseschmerzen im Rahmen eines akuten Myokardinfarkts nicht oder nur abgeschwächt wahrgenommen werden **(„stummer Infarkt“).** Aus diesem Grund schließen fehlende Beschwerden beim Diabetiker einen Herzinfarkt nicht aus, wenn die übrigen klinischen Zeichen (➢ 13.2.1) ansonsten zutreffen.

Die **Makroangiopathie** entwickelt sich auf der Grundlage einer weitreichenden Stoffwechselstörung mit Hypertonie und Adipositas, zu der auch der Typ-2-Diabetes zählt (metabolisches Syndrom, Syndrom X). Der Makroangiopathie liegt eine Arteriosklerose (➢ 13.1.2) großer und mittlerer Arterien zugrunde. Derartige Veränderungen bestehen oftmals bereits, bevor erhöhte Blutzuckerwerte im Sinne eines Typ-2-Diabetes festzustellen sind. **Formen** der diabetischen Makroangiopathie sind:

- Koronare Herzkrankheit (➢ 13.1.3)
- Durchblutungsstörungen (➢ 13.1.2)
- Periphere arterielle Verschlusskrankheit (pAVK, ➢ 13.2.5)
- Diabetischer Fuß

Insbesondere im Krankentransport kommt es nicht selten vor, dass Diabetiker mit teilweise amputierten unteren Gliedmaßen (z. B. Vorderfuß) transportiert werden müssen. Die **Amputation** steht am Ende einer langen Kette von Komplikationen der Diabeteserkrankung.

19

Der sogenannte **„diabetische Fuß"** entsteht durch Schäden an den peripheren Nervenbahnen, insbesondere der Beine, die sich durch dauerhaft schlechte Blutzuckereinstellung bilden **(diabetische Polyneuropathie).** Dadurch werden kleine Verletzungen an den Füßen kaum noch wahrgenommen. In der Folge können sich Geschwüre mit sehr schlechter Heilungstendenz entwickeln (diabetischer Fuß).

Hyperglykämie und Coma diabeticum

Als Hyperglykämie (➤ Abb. 19.15) werden zwei zur Bewusstlosigkeit **(Coma diabeticum)** führende Formen lebensbedrohlicher Stoffwechselentgleisungen des Diabetes mellitus zusammengefasst, deren gemeinsames **Merkmal** ein erheblich erhöhter Blutzuckerspiegel im Blut mit Störungen im Wasser-Elektrolyt-Haushalt ist. Die Hyperglykämie kann ausgelöst werden durch:

- eine Unterbrechung der exogenen **Insulinzufuhr** (z. B. unzureichende oder unterlassene Insulininjektionen) oder
- einen erhöhten **Insulinbedarf,** ohne die Insulinmenge anzupassen (z. B. bei Infekten, Stress, Erbrechen).

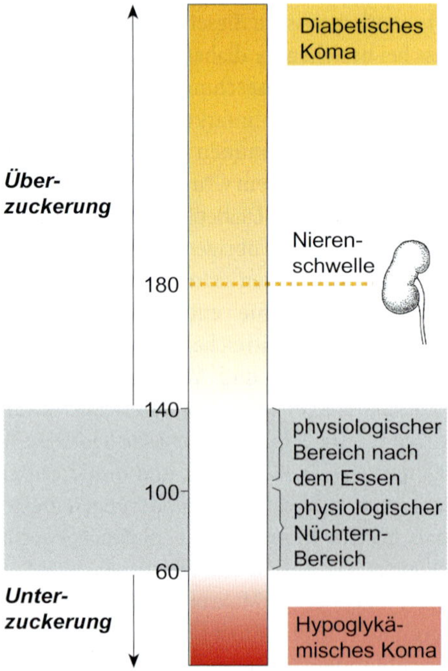

Abb. 19.15 Blutzuckerspiegel (alle Angaben in mg/dl und mmol/l). Unterhalb eines Wertes von 50 mg/dl (2,8 mmol/l) liegt eine Hypoglykämie (Unterzuckerung) vor, oberhalb von 120 bis 140 mg/dl (6,7 bis 7,8 mmol/l) eine Hyperglykämie (Überzuckerung). Ab einer Blutglukosekonzentration von etwa 180 mg/dl (10,0 mmol/l) ist die Nierenschwelle überschritten, d. h., die Niere schafft es nicht mehr, die filtrierte Glukose zu resorbieren und ins Blut zurückzuführen. Folglich wird Glukose über den Urin ausgeschieden (Glukosurie), was von einer verstärkten Wasserausscheidung begleitet wird (osmotische Diurese). [L190]

Ketoazidotisches Koma

Das ketoazidotische Koma tritt überwiegend bei Typ-1-Diabetikern auf. Der Insulinmangel führt zum Anstieg der Blutglukosekonzentration und zu einem vermehrten Abbau von Fett in Fettsäuren. Die Fettsäuren häufen sich dann im Körper an und werden nur noch unvollständig zu Ketonkörpern abgebaut, was eine Übersäuerung des Körpers zur Folge hat (**metabolische Azidose,** ➤ 3.9.3). Dies führt zu einer unnormal tiefen Atmung (Kußmaul-Atmung), um die überschüssigen Säuren abzuatmen.

MERKE

Die wichtigsten Warnzeichen einer Ketoazidose sind:
- Azetongeruch in der Atemluft (riecht nach Nagellack oder obstartig)
- Tiefes Atmen (Kußmaul-Atmung)

Hyperosmolares Koma

Das hyperosmolare Koma ist das Koma des **Typ-2-Diabetikers.** Wegen der noch bestehenden Restsekretion von Insulin ist der Fettstoffwechsel nicht beeinträchtigt, d. h., der Abbau der Fette wird noch ausreichend gehemmt. Daher werden auch keine Ketonkörper gebildet und es entwickelt sich keine metabolische Azidose.

Die Hauptgefahr liegt vielmehr in beträchtlichen Wasser- und Elektrolytverlusten, weil der erhöhte Blutzuckergehalt zu einer hohen Ausscheidung von Glukose mit dem Urin **(Glukosurie)** führt, der gleichzeitig große Volumenmengen an Wasser und Elektrolyten **(osmotische Diurese)** folgen. Es entwickelt sich ein Volumenmangel mit Exsikkose, der über die Verschiebung des Wasser- und Elektrolyt-Haushalts in die Bewusstseinstrübung einmündet.

Symptome

Eine Hyperglykämie entwickelt sich **langsam** über Stunden bis Tage zum Coma diabeticum. Dabei fehlen im Frühstadium oft spezifische klinische Zeichen. Beide Formen des Coma diabeticum verlaufen in **zwei Phasen** und unterscheiden sich in ihrer klinischen Manifestation kaum (➤ Tab. 19.4):

- Die Frühphase **(Präkoma)** ist von der beginnenden Hyperglykämie, Glukosurie mit osmotischer Diurese und Azidose (nur bei der ketoazidotischen Form!) gekennzeichnet. Die Patienten klagen über zunehmende Appetitlosigkeit oder Völlegefühl, ein gesteigertes Durstempfinden und eine Harnflut (Polyurie) mit wasserklarem Urin.
- Die Spätphase **(Koma)** umfasst zusätzlich die Zeichen eines ausgeprägten Volumenmangels, einer intrazellulären Austrocknung (Dehydratation) und Kußmaul-Atmung (nur beim ketoazidotischen Koma). Die Patienten sind bewusstseinsgetrübt (unruhig, verwirrt bis hin zu Apathie und Bewusstseinsverlust).

ACHTUNG

Das Ausmaß des intrazellulären Flüssigkeitsverlustes wird beim Coma diabeticum oft unterschätzt. Wegen des verstärkten Flüssigkeitseinstroms aus den Zellen in die Blutgefäße macht sich der Flüssigkeitsverlust, der bis zu 10 l betragen kann, in Form von ausgeprägten Schockzeichen nur selten bemerkbar. Leitsymptom bleibt daher bei hohen Blutzuckerwerten die Bewusstseinsstörung.

Tab. 19.4 Vergleich zwischen ketoazidotischem und hyperosmolarem Koma

	Ketoazidotisches Koma	Hyperosmolares Koma
Blutzucker	< 600 mg/dl (33 mmol/l)	> 600 mg/dl (33 mmol/l)
Letalität	5–20 %	40–60 %
Insulinmangel	absoluter Insulinmangel	relativer Insulinmangel
Metabolische Azidose (➤ 3.9.3)	• Azetongeruch in der Ausatemluft • Kußmaul-Atmung • Erbrechen	• Fehlende Kußmaul-Atmung • Fehlender Azetongeruch in der Ausatemluft

Basismaßnahmen

Zur Überwachung der Vitalfunktionen wird das übliche Monitoring (EKG, Blutdruck, Pulsoxymetrie) herangezogen und während der gesamten präklinischen Versorgung weitergeführt. Der **Blutzuckerbestimmung** mittels Teststreifen kommt eine besondere Bedeutung zu (➤ 5.2.2). Entscheidend ist, ob die komaauslösende Ursache eine Hyperglykämie ist. Wache Patienten werden kreislaufabhängig in Schock- oder Oberkörperhochlage gelagert. Die Sauerstoffgabe orientiert sich am Patientenzustand (z. B. 2 bis 4 l/min über eine Sauerstoffbrille bei wachen Patienten). Maßnahmen zum Wärmeerhalt und der beruhigende Zuspruch gehören ebenfalls zu den Basismaßnahmen. Sobald es der Patientenzustand zulässt, wird die **Anamnese** erhoben (v. a. bekannter Diabetiker, Typ, Diabetiker-Pass, Medikation). Die Indikation zur Notarztalarmierung ergibt sich aus dem Bewusstseinszustand des Patienten und dem Volumendefizit.

Bei den **erweiterten Maßnahmen** durch den Notarzt steht die Flüssigkeits- und Elektrolytsubstitution an erster Stelle. Dazu wird zunächst ein ausreichend großlumiger periphervenöser Zugang gelegt und Laborblut abgenommen. Daran schließt sich eine großzügige Flüssigkeitstherapie mit balancierten Vollelektrolytlösungen an. Richtwert bei der Infusionsbehandlung ist etwa ein Liter innerhalb der ersten Stunde. Bei älteren, evtl. herz- und niereninsuffizienten Patienten muss die Volumenbelastung kritisch durch den **Notarzt** abgewogen werden. Bei Verlust der Schutzreflexe muss der Patient zum Aspirationsschutz, ggf. nach Narkoseeinleitung, intubiert und beatmet werden (➤ Kap. 12).

Hypoglykämie und hypoglykämischer Schock („Zuckerschock")

Die Hypoglykämie ist die häufigste Nebenwirkung der Diabetestherapie durch Insulin und orale Antidiabetika und der häufigste stoffwechselbedingte **Notfall** im Rettungsdienst. Definitionsgemäß liegt eine Hypoglykämie bei einem Blutzuckerwert unter 50 mg/dl (2,8 mmol/l) vor (➤ Abb. 19.15). Als hypoglykämischer Schock wird eine schwere Hypoglykämie verstanden, die mit Anzeichen einer Schocksymptomatik (kaltschweißig; graue, fahle Haut) und Bewusstseinsverlust einhergeht. Insbesondere Patienten mit **Typ-1-Diabetes** neigen zu schweren Hypoglykämien, weil die normnahe Einstellung des Blutzuckers mit Insulin (intensivierte Insulintherapie, häufig auch durch am Körper getragene Insulinpumpen) schon bei kleinen Unachtsamkeiten zum hypoglykämischen Schock führt und im Gegensatz zum Typ-2-Diabetes keine Unterempfindlichkeit der Rezeptoren für Insulin besteht.

Ursachen der Unterzuckerung

Die **Überdosierung** von Insulin oder von oralen Antidiabetika (z. B. Metformin, Glibenclamid) ist die Hauptursache einer Hypoglykämie bei Diabetikern. Zum größten Teil erfolgt die Überdosierung unabsichtlich, z. B. bei

- fehlerhaftem Gebrauch von Pens oder Insulinpumpen,
- Verwechslung des Insulinpräparats oder
- Auslassen von Mahlzeiten **ohne** Anpassung der Insulindosis.

Symptome

Ein hypoglykämischer Schock kann sich innerhalb von Minuten entwickeln. Allerdings wird die körperliche Wirkung einer Hypoglykämie nicht nur von der absoluten Blutzuckerhöhe, sondern auch von der **Geschwindigkeit** des Blutzuckerabfalls bestimmt. So können Patienten mit einem zu hoch eingestellten Blutzuckerspiegel, der z. B. durchschnittliche BZ-Werte von über 250 mg/dl (13,9 mmol/l) aufweist, bereits bei einem Blutzuckerspiegel von etwa 100 mg/dl (5,5 mmol/l) Symptome der Unterzuckerung aufweisen. Andererseits können nahezu normoglykämisch eingestellte Diabetiker erst bei einem BZ-Wert von 30 bis 35 mg/dl (1,7 bis 1,9 mmol/l) Symptome bemerken oder sie nehmen diese angesichts des Gewöhnungseffekts gar nicht mehr wahr und werden ohne Warnsymptome sofort bewusstlos.

MERKE

Die Symptome einer Hypoglykämie hängen nicht nur von der absoluten Höhe des BZ-Wertes ab, sondern vielmehr auch von der Schnelligkeit des Blutzuckerabfalls.

Die Symptome ergeben sich aus den Mechanismen der Gegenregulation und durch den Glukosemangel im Gehirn, sodass drei unscharf verlaufende Phasen unterschieden werden können:

- **Parasympathische Reaktion:** Heißhunger, Müdigkeit, Schwächegefühl mit Kollapsneigung, Übelkeit und Erbrechen
- **Sympathische Reaktion:** Angst, Unruhe, Kaltschweißigkeit, Hautblässe, Tremor, Tachykardie, Mydriasis
- **Zentralnervöse Reaktion:** Kopfschmerzen, Schwindel, Koordinationsstörungen, Sehstörungen, Konzentrationsstörungen, Verhaltensauffälligkeiten (Apathie, Euphorie, Verstimmung, Verwirrtheit, Wutausbrüche, Aggression), Halbseitenlähmung, Sprachstörungen, Halluzinationen, primitive Automatismen (Schmatzen, ungezieltes Greifen, Grimassieren), zerebrale Krampfanfälle, Somnolenz, Koma, zentrale Atem- und Kreislaufregulationsstörungen

MERKE

Die Hypoglykämie ist das Chamäleon der Notfallmedizin. Es können alle neurologischen Störungen wie zerebrale Krampfanfälle, Lähmungen und psychische Auffälligkeiten vorkommen.

Basismaßnahmen

Die Höhe des Blutzuckerwertes ist besonders wichtig für die Diagnose. Neben dem **Blutzucker-Test** (➤ 5.2.2) mit Kapillarblut aus der Fingerbeere oder dem Ohrläppchen kann die Blutzuckerbestimmung auch mit venösem Blut aus dem Metallmandrin einer Venenverweilkanüle durchgeführt werden.

Besonders beim hypoglykämischen Schock ist die gewissenhafte und umfassende Notfalldiagnostik entscheidend: Neben der Kontrolle der **Vitalfunktionen** (ABC-Schema) dürfen der **erweiterte Basischeck** mit EKG-Anlage, Puls- und Blutdruckmessung, Bestimmung der Sauerstoffsättigung sowie die Suche nach Begleitverletzungen infolge Sturz nicht vernachlässigt werden, um andere Ursachen einer Bewusstseinsstörung oder Folgen der Hypoglykämie nicht zu übersehen. Das Monitoring wird kontinuierlich betrieben. Die in Abhängigkeit vom Patientenzustand gleichzeitig zu erhebende (Fremd-)**Anamnese** zielt speziell auf Fragen zu Vorerkrankungen (bekannter Diabetiker?), Dauermedikation (Insulin? Orale Antidiabetika?) und Dauer der Bewusstlosigkeit.

Bei **Bewusstseinsverlust** ist umgehend ein **Notarzt** anzufordern. Der Patient wird in stabiler Seitenlage gelagert und es werden weitere Maßnahmen zum Freimachen und Freihalten der Atemwege eingeleitet. Außerdem erhält er mindestens 2 bis 4 Liter Sauerstoff pro Minute über eine Nasenbrille. Bei Unterkühlung sind zusätzlich Maßnahmen gegen weiteren Wärmeverlust zu ergreifen (➤ 17.4.1).

Bei wachen, aber infolge der Hypoglykämie aggressiven Patienten steht der **Eigenschutz** mit einem primär zurückhaltenden Vorgehen und beruhigendem Zuspruch im Vordergrund. Sind die Patienten noch ausreichend wach und kooperativ, kann die Hypoglykämie relativ einfach und schnell kausal angegangen werden: Um der Gefahr von Hirnschädigungen durch eine länger anhaltende Unterzuckerung zu begegnen, ist dem wachen Patienten so früh wie möglich **Glukose** zuzuführen. Dafür kommen oral gereichte, rasch wirksame Kohlenhydrate, wie Traubenzucker oder Fruchtsäfte, infrage. Zusätzlich verabreichte, lang wirksame Kohlenhydrate wie eine Scheibe Brot verhindern das erneut schnelle Abfallen des Blutzuckers.

MERKE

Die orale Zuckerzufuhr ist nur bei wachen und kooperativen Patienten mit ausreichend erhaltenen Schutzreflexen (→ Aspirationsschutz) durchführbar.

Ist der Patient bewusstseinsgetrübt oder nicht kooperativ, muss durch den herbeigerufenen Notarzt **Glukose** über einen in einer möglichst großen Vene (Unterarm, Ellenbeuge) platzierten periphervenösen Zugang verabreicht werden. Auf diese Weise kann eine durch die Glukosegabe ausgelöste schmerzhafte Venenreizung abgemildert werden. Als Infusionslösungen dienen kristalloide Vollelektrolytlösungen.

MERKE

Die Glukosegabe muss streng intravenös erfolgen. Bei versehentlicher paravenöser Applikation drohen ansonsten schwere Gewebenekrosen bis zum Verlust der Extremität.

19.2.2 Coma hepaticum

Das Leberkoma **(Coma hepaticum)** kann sowohl Ausdruck eines akuten Leberversagens als auch einer chronischen Leberschädigung sein. Aufgrund einer verminderten oder fehlenden Entgiftungsfunktion kann die Leber das im Stoffwechsel anfallende **Ammoniak** (NH_3) nicht mehr effizient aus dem Blut entfernen, sodass das toxische Ammoniak in hoher Konzentration ins Gehirn gelangt und eine Schädigung des zentralen Nervensystems **(hepatische Enzephalopathie)** mit neuropsychiatrischen Symptomen bis zum Koma verursacht.

Bei den verschiedenen Erkrankungen der Leber können verhältnismäßig einheitliche und unspezifische pathophysiologische Reaktionsmuster beobachtet werden, die sich untereinander verstärken können:

- **Verfettung:** Fetteinlagerung in das Leberparenchym infolge Alkoholabhängigkeit, Typ-2-Diabetes, Fettstoffwechselstörungen, Übergewicht oder toxischer Medikamentenwirkungen
- **Cholestase:** Abflussstörung der Galle mit Retention gallepflichtiger Substanzen im Blut durch Entzündung, Verfettung, Zirrhose, Schock oder mechanische Hindernisse (z. B. Gallenstein)
- **Hepatopathien:** Leberentzündung durch virale Infektionen (Virushepatitis), Medikamente (z. B. Paracetamol) oder hepatotoxische Substanzen (z. B. Alkohol) mit akuter oder chronischer Verlaufsform
- **Zirrhose:** irreversible Bindegewebsvermehrung mit Leberzellnekrosen und Parenchymverlust infolge Verfettung, Cholestase oder Entzündung

MERKE

Der chronische Alkoholabusus ist in Mitteleuropa die häufigste Ursache für eine chronische Leberschädigung.

Das Leberkoma kann auf zwei Wegen verlaufen:

- **Leberausfallkoma:** reversible Funktionsstörung des zentralen Nervensystems bei vorbestehender chronischer Lebererkrankung (meistens Leberzirrhose)
- **Leberzerfallskoma:** akute Leberfunktionsstörung mit Bewusstseinsstörungen auf der Grundlage einer akuten Erkrankung (z. B. Intoxikationen mit Paracetamol oder Knollenblätterpilz, fulminant verlaufende Hepatitis, Schock)

Symptome

Das Leitsymptom des Leberkomas ist die **Bewusstseinsstörung,** die mit für Lebererkrankungen typischen Symptomen verbunden ist (➤ Abb. 19.16):

- Ikterus
- Aszites
- Foetor hepaticus (süßlich-fauliger Lebergeruch)
- Braun verfärbter Urin, entfärbter Stuhl, Fettstühle
- Kratzspuren bei starkem Juckreiz

Basismaßnahmen

Wegweisend sind die **Anamneseerhebung** und der **Basischeck.** Besonders Vorerkrankungen der Leber, bekannte leberschädigende Einflüsse (Alkohol) und Risikofaktoren **(Reiseanamnese)** müssen erfragt werden. Bei der körperlichen Untersuchung werden in erster Linie der Aszites, der Lebergeruch und die gelbe Hautfarbe auffallen.

Die Basismaßnahmen umfassen:

- Kontrolle und Sicherung der Vitalfunktionen
- Kontinuierliches Monitoring: EKG, Blutdruck, Pulsoxymetrie
- Bei erhaltenem Bewusstsein: Lagerung mit leicht erhöhtem Oberkörper
- Sauerstoffgabe in Abhängigkeit von der Sauerstoffsättigung (z. B. 4–8 l/min über Maske)

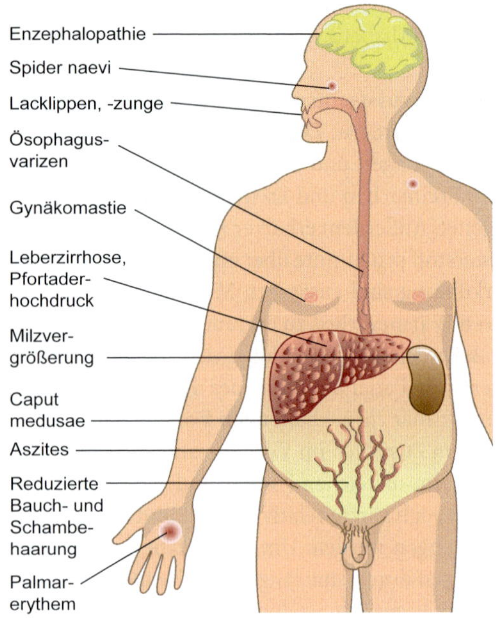

Abb. 19.16 Die wichtigsten Symptome bei Lebererkrankungen [L190]

Die Patienten werden engmaschig überwacht und zumeist in notärztlicher Begleitung einer intensivmedizinischen Betreuung zugeführt.

19

Wiederholungsfragen

1. Was wird unter dem Begriff „akutes Abdomen" verstanden? Nennen Sie Beispiele. (➤ 19.1.1)
2. Welche Schmerztypen können bei einem akuten Abdomen unterschieden werden und wie kommen sie zustande? (➤ 19.1.1)
3. Was bedeuten Druck- und Loslassschmerz? (➤ 19.1.1)
4. Was bedeutet „Abwehrspannung"? Differenzieren Sie zwischen lokaler und generalisierter Abwehrspannung. (➤ 19.1.1)
5. Was ist „Aszites" und bei welchen Erkrankungen kann er beobachtet werden? (➤ 19.1.1)
6. Wie kann sich die Peristaltik bei einem akuten Abdomen verändern? (➤ 19.1.1)
7. Bei welchen Erkrankungen des akuten Abdomens kann sich ein Volumenmangelschock entwickeln? (➤ 19.1.1)
8. Wann ist Erbrechen ein wichtiges klinisches Alarmsignal? (➤ 19.1.1)
9. Wie kommt Bluterbrechen zustande? Geben Sie Beispiele. (➤ 19.1.1)
10. Wie entstehen Teer- und Blutstuhl und wann treten sie auf? (➤ 19.1.1)
11. Was bedeutet „Pfortaderhochdruck"? Welche Ursachen gibt es? (➤ 19.1.1)
12. Was ist ein Ikterus und welche Ursachen kann er haben? (➤ 19.1.1)
13. Erläutern Sie die Bedeutung der Anamnese bei Patienten mit akutem Abdomen und nennen Sie Beispiele für anamnestische Zusammenhänge. (➤ 19.1.1)
14. Welche Gefahren und Komplikationen drohen bei einem akuten Abdomen? Erläutern Sie die Begriffe und geben Sie Beispiele. (➤ 19.1.2)

15. Welche diagnostischen Maßnahmen dienen bei einem akuten Abdomen im Rettungsdienst zur Befunderhebung? (> 19.1.3)
16. Welche Basismaßnahmen sind bei einem akuten Abdomen zu treffen? Was ist eine Knierolle? (> 19.1.3)
17. Welche erweiterten Maßnahmen werden üblicherweise bei einem akuten Abdomen getroffen? Nehmen Sie insbesondere Stellung zu Volumentherapie und Analgesie. (> 19.1.3)
18. Was ist ein Ulkus, wo sind Ulzerationen im Abdomen lokalisiert, welche Ursachen können einem Ulkus zugrunde liegen, welche Komplikationen drohen und welche Symptome können beobachtet werden? (> 19.1.4)
19. Was ist ein Ileus, welche beiden Hauptformen können unterschieden werden und welche Ursachen können diese haben? Welche pathophysiologischen Veränderungen treten auf und welche Leitsymptome sind charakteristisch? (> 19.1.5)
20. Worum handelt es sich bei einer Appendizitis, welche Auslöser führen sie herbei und welche Komplikationen drohen? Erläutern Sie die Leitsymptome und typischen Schmerzpunkte. (> 19.1.6)
21. Wie kann es zu einer Pankreatitis kommen und welche Komplikationen können eintreten? Beschreiben Sie die klinischen Leitsymptome. (> 19.1.6)
22. Worum handelt es sich bei einem Mesenterialinfarkt, welche Ursachen kommen infrage und wie entwickelt sich die klinische Symptomatik? Bei welchen Patienten muss insbesondere an einen Mesenterialinfarkt gedacht werden? (> 19.1.7)
23. Was ist ein Bauchaortenaneurysma? Welche Symptome treten bei einem (gedeckt) rupturierten Bauchaortenaneurysma auf und wie kommen diese zustande? (> 19.1.7)
24. Welche beiden Hauptformen werden bei Diabetes mellitus unterschieden? Worin bestehen die Unterschiede zwischen beiden Formen? Welche Langzeittherapie erwarten Sie bei Diabetikern? (> 19.2.1)
25. Mit welchen Sekundärerkrankungen müssen Sie bei Diabetes mellitus rechnen? Erläutern Sie ihre Bedeutung für die Notfall- und Rettungsmedizin. (> 19.2.1)
26. Was ist ein Coma diabeticum und welche Verlaufsformen kann es nehmen? Nennen Sie Ursachen für die Entwicklung eines Coma diabeticum und beschreiben Sie die auftretenden Symptome. Wie sieht die präklinische Therapie aus? (> 19.2.1)
27. Wann liegt eine klinisch relevante Hypoglykämie vor und aufgrund welcher Ursachen kann sie entstehen? Wie äußert sich eine Hypoglykämie und wie erklären sich die Symptome? Beschreiben Sie das therapeutische Vorgehen bei Hypoglykämie. (> 19.2.1)
28. Warum muss bei Glukoseinjektion darauf geachtet werden, dass sie streng intravenös gegeben wird? (> 19.2.1)
29. Welche klinischen Unterschiede bestehen zwischen Coma diabeticum und einem hypoglykämischen Schock? (> 19.2.1)

KAPITEL

20

Jürgen Luxem

Urologische und nephrologische Notfälle

Die **Urologie** ist das medizinische Fachgebiet, das sich mit Erkrankungen und Verletzungen des männlichen Urogenitalsystems und des weiblichen Harnsystems befasst.

Die **Nephrologie** ist ein Schwerpunktgebiet der Inneren Medizin und umfasst Erkrankungen der Nieren.

Urologische und nephrologische Notfälle sind seltene Einsatzindikationen im Rettungsdienst. Im Krankentransport werden häufig Patienten mit chronischen Nierenerkrankungen (z. B. Dialysepatienten) transportiert.

Die Ätiologien der wichtigsten **Erkrankungsbilder** sind:

- Störung der Hodendurchblutung aus mechanischer Ursache: **Hodentorsion**
- Störungen des Harnabflusses: **Nieren- und Harnleiterkolik**
- Störungen der Harnblasenentleerung: **Harnverhalt**
- Störungen der Harnbereitung: **Niereninsuffizienz**
- Verletzungen: **Trauma** des Urogenitaltrakts, z. B. im Rahmen eines Abdominaltraumas

20.1 Hodentorsion

Von einer Hodentorsion sind besonders **Jugendliche** und junge Erwachsene betroffen. Bisweilen kann sie auch bei Kleinkindern und erwachsenen Männern auftreten.

Unter einer Hodentorsion wird eine Drehung des Hodens und Samenleiters nebst zugehöriger Blutgefäße (➤ 3.7.3) um die Längsachse verstanden. Diese Drehung wird als **Stieldrehung** bezeichnet. In der Folge wird das betroffene Hodengewebe nicht mehr ausreichend durchblutet und der Blutabfluss aus dem Hoden ist gestört. Wartet man zu lange, kann es dadurch zum Absterben des Hodens kommen.

Ob der Hoden durch den Blutmangel bereits Schäden erlitten hat oder ob er sich wieder erholen kann, hängt entscheidend davon ab, wie lange die Torsion schon besteht. Eine frühzeitige Operation innerhalb der ersten sechs Stunden erhöht die Heilungschancen.

Symptome

Typische Symptome einer Hodentorsion sind plötzlich auftretende starke Schmerzen im Hodensack **(Skrotum).** Hinzu kommen oft eine Ausstrahlung der Schmerzen in Leiste und Unterbauch sowie eine Schwellung des Skrotums, z. T. mit Rötung. Der starke Schmerzreiz verursacht häufig **vegetative Symptome** wie Übelkeit, Erbrechen und Tachykardie.

Basismaßnahmen

Zunächst wird die Krankengeschichte durch Befragung des Patienten (bestehender Infekt, vorausgegangene Tätigkeiten, Schmerzanamnese) erhoben. Danach ist die **Inspektion** des Hodens (Rötung, Schwellung, ➤ Abb. 20.1) wegweisend für die Verdachtsdiagnose. Oft wird die Diagnose Hodentorsion aber schon allein anhand der typischen Beschwerden und des Alters gestellt werden können.

Zur **Überwachung** wird ein Monitoring, bestehend aus Puls- und Blutdrucküberwachung, Pulsoxymetrie und EKG, begonnen und bis zur Übergabe in der Klinik fortgeführt. Bei Entzündungszeichen sollte Fieber gemessen werden.

Der Patient wird mit leicht gespreizten Beinen flach auf dem Rücken gelagert, um möglichst keine Druckbelastung auf den Hoden zu geben. Dabei gilt, dass sich der Patient seine Schonhaltung nach Möglichkeit selbst wählen sollte. Bei Schockzeichen und

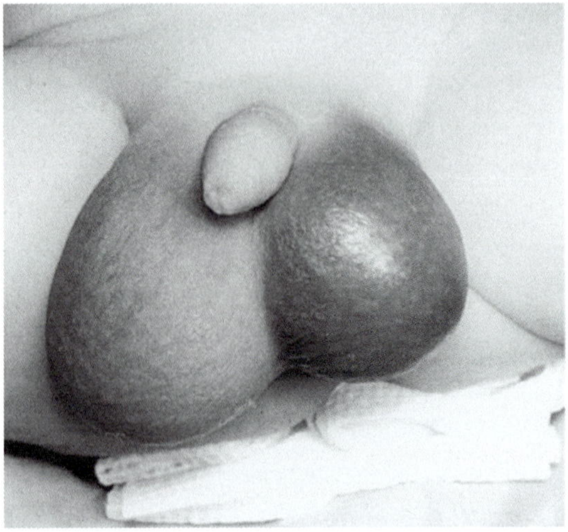

Abb. 20.1 Hodentorsion bei einem Jungen [E566]

zur wirkungsvollen Schmerzbekämpfung ist es notwendig, den **Notarzt** hinzuzuziehen.

Zu den erweiterten Maßnahmen zählen das Schaffen eines periphervenösen Zugangs mit Infusion von balancierten Vollelektrolytlösungen sowie eine durch den Notarzt durchgeführte Analgesie des Patienten.

20.2 Nieren- und Harnleiterkolik

Eine Nieren- oder Harnleiterkolik kann als Folge eines chronischen Harnsteinleidens **(Nephro- oder Urolithiasis)** auftreten. Das **Harnsteinleiden** ist in den wohlhabenden Industrienationen ein häufig anzutreffendes Krankheitsbild (ca. 4 bis 5 % der Bevölkerung).

Die **Ursachen** einer Harnsteinbildung sind vielfältig und nicht für alle Steinarten vollständig geklärt. Die Entstehung von Harnsteinen wird jedoch durch die Lebensweise, Stoffwechselerkrankungen und therapeutische Maßnahmen (Einnahme bestimmter Medikamente) begünstigt.

Grundprinzip der Harnsteinbildung ist die Übersättigung des Urins mit bestimmten Stoffen, aus denen ein Stein zusammengesetzt ist. Durch die erhöhte Konzentration fallen die zuvor gelösten Stoffe aus und bilden Kristalle, die später zu sichtbaren Steinen heranwachsen. Die meisten Harnsteine enthalten Kalzium als Kernbestandteil. Über zwei Drittel (ca. 70 %) der Steine bestehen aus Kalziumoxalat, jeweils rund 10 % aus Magnesiumammoniumphosphat, Kalziumphosphat und Harnsäure **(Urate).** Auch Mischsteine kommen häufig vor.

Die **Harnsteingröße** reicht von Reiskorn-, Erbsen- und Linsengröße bis zu einer Steingröße, die das ganze Nierenbecken ausfüllen kann (> Abb. 20.2). Führt ein Harnstein in Abhängigkeit von seiner Größe zu einer Verlegung der ableitenden Harnwege mit Abflussbehinderung und Harnaufstau, sind kolikartige Schmerzen die Folge.

Bevorzugte Stellen für eine Verlegung durch Harnsteine sind der Nierenkelchhals und die physiologischen **Engstellen** des Harnleiters am Abgang des Harnleiters aus dem Nierenbecken, am Übergang in das kleine Becken und am Durchtritt durch die Harnblasenwand.

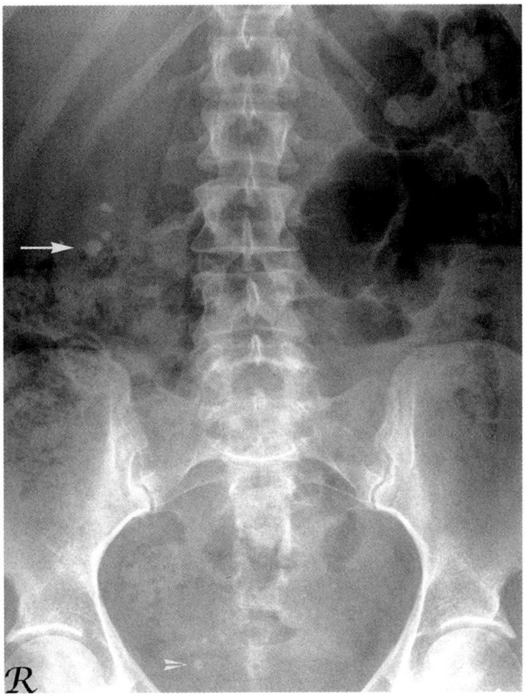

Abb. 20.2 Der Pfeil markiert drei Nierensteine, die Pfeilspitze markiert einen Harnleiterstein. [M500]

Symptome

Die Beschwerden sind abhängig von der Lage und der Beweglichkeit des Nierensteins. Bei fehlender Steineinklemmung treten häufig keine oder nur unbestimmte Symptome auf (z. B. dumpfer Druck im betroffenen Nierenlager oder unklare Schmerzen entlang des Ureters). Wenn es zur Steinwanderung mit Einklemmung kommt, entsteht der **Kolikschmerz.** Die Kolik zeichnet sich durch typisch wellenförmige Schmerzen an der betreffenden Flanke aus, die in Richtung Leiste und umliegende Organe ausstrahlen. Folglich sind Schmerzen das führende Symptom: Sie werden von den Patienten als schlagartig einsetzend, an- und abschwellend mit einem schmerzfreien Intervall von wenigen Minuten beschrieben. Oft sind die Schmerzen mit **vegetativen Begleitsymptomen,** wie Übelkeit und Erbrechen, Blässe, Kaltschweißigkeit, Frösteln oder Schüttelfrost, Unruhe, Tachykardie und Hypotonie, verbunden. Die Patienten suchen Schmerzlinderung durch Bewegung und laufen auf und ab bzw. nehmen eine gekrümmte Körperhaltung (Schonhaltung) ein.

Basismaßnahmen

Die Basismaßnahmen bestehen aus **Anamneseerhebung** (Fieber/Harnwegsinfekt, bekanntes Harnsteinleiden, familiäre Disposition) und **Untersuchung** (Palpation von Nierenlager und Bauchdecke).

Gleichzeitig wird ein **Basismonitoring** (Puls, Blutdruck, Pulsoxymetrie, EKG) durchgeführt. Insbesondere bei Hinweis auf einen Harnwegsinfekt (z. B. Fieber, Schüttelfrost) sollte die Körpertemperatur bestimmt werden. Der Patient wird mit angewinkelten Beinen, abhängig von seiner Kreislaufsituation, flach oder mit erhöhtem Oberkörper gelagert. Bei Blutdruckabfall und zur Analgesie ist es notwendig, einen **Notarzt** nachzufordern.

Die **erweiterten Maßnahmen** dienen nach Anlage eines periphervenösen Zugangs mit rascher Infusion balancierter Vollelektrolytlösungen der gezielt durchgeführten Analgesie und Spasmolyse. Als Analgetikum der ersten Wahl steht Metamizol (Novalgin®, ➤ 11.2.5) zur Verfügung, das nicht nur hervorragende direkte analgetische Eigenschaften am Harnleiter besitzt, sondern auch wirkungsvoll den erhöhten Druck in den gestauten Harnwegen senken kann. Als Spasmolytikum (Parasympatholytikum) eignet sich Butylscopolamin (z. B. Buscopan®). Die Gabe von Opiaten wird kontrovers diskutiert. Dennoch haben sie ihren festen Platz bei sehr starken Schmerzen. Diuretika sind kontraindiziert, weil sie die Harnmenge erhöhen und somit den Harnstau und die Schmerzen verstärken.

20

20.3 Harnverhalt

Bei einem Harnverhalt **(Ischurie)** handelt es sich um eine akute Harnblasenentleerungsstörung: Obwohl die Harnblase bis zur Grenze des Fassungsvermögens schmerzhaft gedehnt sein kann und der Patient quälenden Harndrang verspürt, ist es unmöglich, die Blase spontan zu entleeren **(Miktion).**

Die **Ursachen** für einen Harnverhalt sind vielfältig. In den meisten Fällen behindern mechanische Hindernisse oder funktionelle Störungen den Harnabfluss aus der Blase, z. B.:

- **Prostatahyperplasie:** Infolge der Lagebeziehung zwischen Prostata und Harnröhre ist ihre Vergrößerung die häufigste Ursache für eine Blasenentleerungsstörung bei Männern im fortgeschrittenen Alter.
- **Lageveränderungen** des Uterus mit Druck auf die Harnröhre.
- **Blasensteine** (Harnsteine) verschließen den Blasenausgang oder die Harnröhre (➤ 20.2).
- **Traumatisch:** Verletzungen der Harnröhre z. B. durch einen unsachgemäß entfernten Harnblasenkatheter oder Fremdkörper.

Bei **Frauen** sind Harnblasenentleerungsstörungen sehr viel seltener als bei Männern. Bei allen Patienten mit Harnverhalt müssen auch **neurologische** Ursachen, wie z. B. Querschnittslähmung oder Bandscheibenvorfall mit spastischer Parese, berücksichtigt werden.

Symptome

Leitsymptome des Harnverhalts sind quälender Harndrang bei fehlender Miktion, eine prallelastisch tastbare Blase über dem Schambein und stärkste Unterbauchschmerzen infolge der Überfüllung der Harnblase mit Erhöhung des Blaseninnendrucks. Die Patienten krümmen sich vor Schmerzen und sind sehr unruhig. Oft zeigen sich auch **vegetative Symptome,** wie Übelkeit und Erbrechen, Kaltschweißigkeit, Blässe, Tachykardie und Hypotonie mit Kollaps bzw. hypertone Kreislaufwerte infolge einer endogenen Katecholaminausschüttung bei sehr starken Schmerzen.

Basismaßnahmen

Der Patient wird beruhigt und nach Wunsch so gelagert, dass die Schmerzen nachlassen (z. B. Oberkörperhochlage mit Knierolle). Bei sehr starken Schmerzen muss der **Notarzt** zur Schmerztherapie nachgefordert werden.

Nach Anlage eines periphervenösen Zugangs sollte die Infusionsmenge möglichst gering gehalten werden, um die Blasenfüllung und damit den Harndrang nicht weiter zu verstärken. Zur medikamentösen Therapie durch den Notarzt gehören Analgesie mit Metamizol (z. B. Novalgin®, ➤ 11.2.5) bzw. bei stärksten Schmerzen auch Opiate (➤ 11.2.5) in Kombination mit einem Antiemetikum (➤ 11.2.10) und Spasmolyse mit Butylscopolamin (z. B. Buscopan®). Diuretika sind kontraindiziert. Bei einem liegenden, aber verstopften **Harnblasenkatheter** kann durch Anspülen mit Kochsalzlösung versucht werden, diesen wieder durchgängig zu machen und bei Erfolg die Harnblase dann langsam zu entleeren.

20.4 Niereninsuffizienz

Eine Beeinträchtigung der Filtrationsleistung der Nieren wird Niereninsuffizienz genannt. Die Funktionsweise der Nieren ist äußerst komplex und vielfältig (➤ 3.7). Zwei klinische Formen der Niereninsuffizienz werden unterschieden:

- **Akutes Nierenversagen** (ANV)
- **Chronische Niereninsuffizienz** (CNI)

Beide Formen haben zahlreiche **Ursachen,** die entweder primäre Nierenerkrankungen sein können oder als Folge einer Systemerkrankung auftreten.

Im Rettungsdienstalltag wird es äußerst selten vorkommen, einen Patienten mit akutem Nierenversagen anzutreffen. Dagegen wird das Rettungsdienstpersonal immer wieder Patienten vorfinden, die an einer chronischen Niereninsuffizienz leiden.

Akutes Nierenversagen

Das akute Nierenversagen (Synonyme: **Schockniere, akute Niereninsuffizienz**) ist durch einen teilweisen oder totalen Ausfall der Nierenfunktion mit Verminderung der Ausscheidung harnpflichtiger Substanzen (z. B. Kreatinin) gekennzeichnet. Die Harnsekretion ist nicht zwingend beeinträchtigt. Diese Form der Niereninsuffizienz entwickelt sich rasch über Stunden bis Tage und erholt sich meistens nach Ausheilen der Nierenschädigung innerhalb von mehreren Wochen oder Monaten.

Chronische Niereninsuffizienz

Unter dem Begriff der chronischen Niereninsuffizienz (CNI) wird eine **irreversible** Nierenfunktionsstörung verstanden, die im Gegensatz zum akuten Nierenversagen über Monate bis Jahre in Phasen schleichend fortschreitet. **Ursachen** für eine Niereninsuffizienz sind schwerwiegende Erkrankungen der Nieren oder systemische Erkrankungen, die zu einer chronischen Nierenschädigung führen, z. B.

- Diabetische Glomerulosklerose
- Harnsteinleiden
- Entzündliche Nierenerkrankungen
- Hypertensive Nierenschädigung

Symptome

Eine chronische Niereninsuffizienz verläuft in **vier klinischen Phasen,** die fließend ineinander übergehen können. Im fortgeschrittenen Stadium verlieren die Nieren zunehmend ihre Fähigkeit, die harnpflichtigen, stickstoffhaltigen Substanzen auszuscheiden. Es kommt zur renalen Hypertonie und aufgrund der mangelnden Flüssigkeitsausscheidung zu Ödemen. Weitere Symptome sind Juckreiz, Wadenkrämpfe und der Geruch der Betroffenen nach Urin, dem sogenannten Foetor uraemicus. Am Ende steht die terminale Niereninsuffizienz. Der Patient wird durch seinen eigenen Harn vergiftet **(Urämie)** und ist dialysepflichtig. Unbehandelt führt dieses Stadium zum Tod (➤ Tab. 20.1).

Das Rettungsfachpersonal kann Patienten mit chronischer Niereninsuffizienz prinzipiell in jedem Krankheitsstadium antreffen. Zum Alltag im Krankentransport gehört es, Dialysepatienten zu transportieren, die ohne diese Form der Nierenersatztherapie an den Folgen einer Harnvergiftung **(Urämie)** versterben würden.

Basismaßnahmen

Kernstrategie ist das frühzeitige Erkennen urämischer Komplikationen (➤ Tab. 20.1), die in Stadium IV eine absolute **Notarztindikation** sind.

Die Basismaßnahmen orientieren sich an den Symptomen und umfassen die Sicherung der Vitalfunktionen, die Lagerung des Patienten in leichter Oberkörperhochlagerung und die Sauerstoffgabe.

Die medikamentöse Therapie bleibt nach Sicherung eines Venenzugangs dem **Notarzt** vorbehalten. In Abhängigkeit von Krankheitsstadium, Restdiurese und Komplikationen können Diuretika (z. B. Lasix®, ➤ 11.2.14), Antihypertensiva (z. B. Ebrantil®, ➤ 11.2.7) und kaliumfreie Infusionen (z. B. 0,9-prozentige NaCl-Lösung) eingesetzt werden.

Tab. 20.1 Stadien der chronischen Niereninsuffizienz mit Folgen und klinischen Zeichen

Stadium	Folge	Symptome/Syndrome
I: Stadium der vollen Kompensation	Urin kann zunehmend nicht mehr konzentriert werden: Urämiegifte steigen an, obwohl die Urinmenge normal bis erhöht ist.	Urinmenge normal bis erhöht
II: Stadium der kompensierten Retention	• Renale Anämie • Störung der Blutdruckregulation	• Leistungsschwäche, rasche Ermüdbarkeit, Antriebsschwäche, Schlafstörungen, Kopfschmerzen • Hypertonie • Juckreiz, Knochenschmerzen
III: Stadium der dekompensierten Retention („Prä-Urämie")	• Retention von Urämietoxinen • Beginnende Natrium- und Wasserretention sowie Hyperkaliämie	• Urinmenge vermindert bis erloschen, harnartiger (urämischer) Foetor, schmutzig-braunes Hautkolorit („Café au lait") • Herzinsuffizienz, Beinödeme, (Belastungs-)Dyspnoe, Halsvenenstauung, Aszites • Übelkeit, Erbrechen, Diarrhö, Appetitlosigkeit, Hypoglykämie
IV: Stadium der terminalen Niereninsuffizienz („Urämie")	• Erhebliche Natrium- und Wasserretention sowie Hyperkaliämie • Metabolische Azidose • Urämische Enzephalopathie	• Gesteigerte Blutungsneigung (z. B. spontanes Nasenbluten, GI-Blutung) • Herzrhythmusstörungen bis zum Kammerflimmern, Lungenödem („Fluid Lung") • Kußmaul-Atmung • Atemabhängiger Thoraxschmerz • Konzentrationsschwäche, Verwirrtheitszustände, Wesensveränderung, Bewusstseinsstörungen (urämisches Koma), zerebrale Krämpfe

Wiederholungsfragen

1. Was passiert bei einer Hodentorsion, welche Patienten können davon betroffen sein und welche Hauptgefahr droht? Erläutern Sie die klinischen Zeichen und beschreiben Sie die rettungsmedizinischen Maßnahmen. (➤ 20.1)
2. Was sind Harnsteine, welche Risikofaktoren begünstigen ihre Entstehung und wie bilden sie sich? (➤ 20.2)
3. Was wird unter einer Nieren- bzw. Harnleiterkolik verstanden, welche Ursachen sind denkbar und wo kann die Okklusion typischerweise lokalisiert sein? (➤ 20.2)
4. Erläutern Sie die klinische Symptomatik und das therapeutische Vorgehen bei einer Nieren-/Harnleiterkolik. Warum müssen Opiate zurückhaltend eingesetzt werden? (➤ 20.2)
5. Was ist ein Harnverhalt? Beschreiben Sie Ursachen, Symptome, Komplikationen und Therapie. (➤ 20.3)
6. Wodurch ist eine chronische Niereninsuffizienz charakterisiert, welche Hauptursachen kann sie haben und welche Folgen resultieren aus einer CNI? (➤ 20.4)
7. Erläutern Sie die klinischen Phasen der CNI mit den entsprechenden Symptomen und Komplikationen. Welche besonderen Regeln gelten bei der präklinischen Versorgung chronisch niereninsuffizienter Patienten? (➤ 20.4)

KAPITEL

21 Gynäkologische Notfälle und Geburtshilfe

Jürgen Luxem

Für das Rettungspersonal sind Einsätze im Bereich der gynäkologischen Notfälle keine Routine. Sie gehören zu den zahlenmäßig kleinen Einsatzindikationen. Dies erfordert eine intensive theoretische Vorbereitung, um im Einsatz die Patientinnen adäquat versorgen zu können.

21.1 Erkrankungen und Verletzungen im Genitalbereich

21.1.1 Unterbauchschmerzen

Unterbauchschmerzen können durch verschiedene Krankheitsbilder hervorgerufen werden. Ist eine Schwangerschaft ausgeschlossen, sind häufig Entzündungen oder Tumoren die Auslöser.

Entzündung der Eileiter (Salpingitis)

Krankheitsursache für eine **Salpingitis** (➤ Abb. 21.1) ist eine aufsteigende **Infektion** der Eileiter durch Bakterien (z. B. Chlamydien) über den Muttermund. Ist durch die Infektion neben dem Eileiter auch der Eierstock (Ovar) betroffen, wird dies als **Adnexitis** bezeichnet.

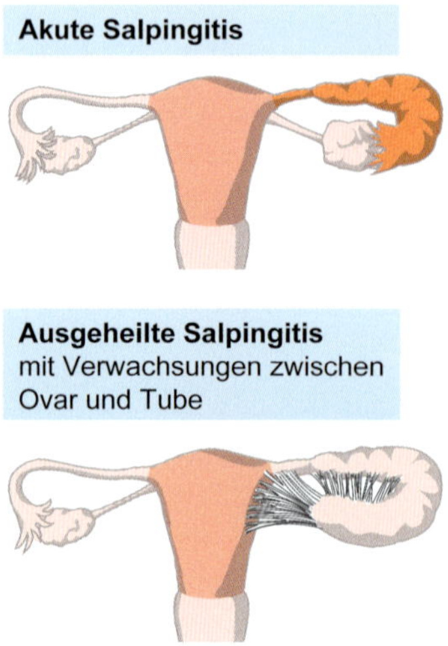

Abb. 21.1 Salpingitis [L138]

Die Entzündung entsteht innerhalb einiger Tage und geht mit akut auftretenden, meist seitenbetonten Unterbauchschmerzen sowie mit Fieber und Übelkeit einher. In den meisten Fällen tritt die Entzündung zwar beidseitig auf, der Schmerz wird aber von den Patientinnen meist seitenbetont wahrgenommen. Bei einseitigen Schmerzen, insbesondere bei rechtsseitig auftretenden Schmerzen im Unterbauch, muss jedoch differenzialdiagnostisch auch an eine Blinddarmentzündung **(Appendizitis)** gedacht werden.

Durch die Infektion der Eileiter besteht die Gefahr, dass die Erreger weiter in die Bauchhöhle vordringen und dort zu einer lebensgefährlichen Bauchfellentzündung **(Peritonitis)** führen.

Stieldrehungen

Eine plötzliche Schmerzsymptomatik im Unterbauch kann auch eine mechanische Ursache haben. Schnelle Drehbewegungen, wie sie beim Tanzen vorkommen, können durch das Drehmoment zu **Verdrehungen** von gestielten **Tumoren,** eines Eierstocks **(Ovar)** oder einer Zyste im Bereich der Eierstöcke **(Ovarialzyste)** führen. Bedingt durch die Verdrehung, folgt die Einengung bzw. der komplette Verschluss der venösen Gefäße, während der arterielle Zufluss erhalten bleibt. Folge sind ein Blutstau und eine Gewebehypoxie durch Minderperfusion im betroffenen Organ, die zur Nekrose führen kann. Leitsymptom ist der akut einsetzende Zerreißungsschmerz im Unterbauch.

Basismaßnahmen

Die Basismaßnahmen erfolgen symptombezogen und konzentrieren sich auf die Sicherung der **Vitalparameter.** Sie umfassen neben der für die Patientin bequemen Lagerung, ggf. mit erhöhtem Oberkörper und der Unterlage einer Knierolle zur Entlastung der eventuell vorhandenen Bauchdeckenspannung, die Gabe von Sauerstoff und Durchführung eines engmaschigen **Monitorings** (RR, EKG und SpO_2). Die **erweiterten Maßnahmen** bestehen aus einer adäquaten Schmerzbekämpfung (Analgesie) durch den **Notarzt.**

21.1.2 Vaginale Blutungen

Die vaginalen Blutungen sind als **Symptom** unterschiedlicher Krankheitsbilder aufzufassen. Dazu gehören mehrtägige Blutungen außerhalb der Regel, eine verlängerte Menstruation und plötzlich auftretende Blutungen nach den Wechseljahren. Eine Klärung der Blutungsursache ist außerhalb der Klinik meist nicht möglich.

Gelegentlich sind vaginale Blutungen aber auch ein Symptom lebensgefährlicher Tumorerkrankungen oder Komplikationen in der Schwangerschaft (➢ 21.2), die zu nicht sichtbaren, gefährlichen Blutungen nach innen führen, sich nach außen (aus der Scheide) aber lediglich als Schmierblutungen darstellen.

Hypermenorrhoe

Die Hypermenorrhoe zählt zu den **Menstruationsstörungen** und bezeichnet eine übermäßig starke, meist mit starken Schmerzen **(Dysmenorrhoe)** einhergehende Regelblutung. Dies kann in einigen Fällen zu einer Anämie und zu Kollapsneigung der Patientinnen führen und sollte durch einen Gynäkologen abgeklärt werden.

Tumorerkrankungen im Unterbauch

Im fortgeschrittenen Krankheitsstadium können **Tumoren** jederzeit zu unterschiedlich starken Blutungen führen. In den meisten Fällen ist der Patientin die Tumorerkrankung bereits bekannt. Unterschieden werden **gutartige** (z. B. Schleimhautpolypen, Myome) und **bösartige** Tumoren (z. B. Zervixkarzinom, Endometriumkarzinom, ➢ Abb. 21.2).

Die **Myomblutungen** sind äußerst selten und bedingen nur minimale Blutverluste. Das Gebärmutterhalskarzinom **(Zervixkarzinom)** dagegen zerstört das Gewebe des Gebärmutterhalses und dringt anschließend in das benachbarte Gewebe, das Parametrium, ein. In diesem Gewebe verlaufen größere arterielle und venöse Gefäße. Durch den Zerfall des fortschreitenden Tumors werden diese Gefäße eröffnet, was zu stärksten Blutungen führen kann.

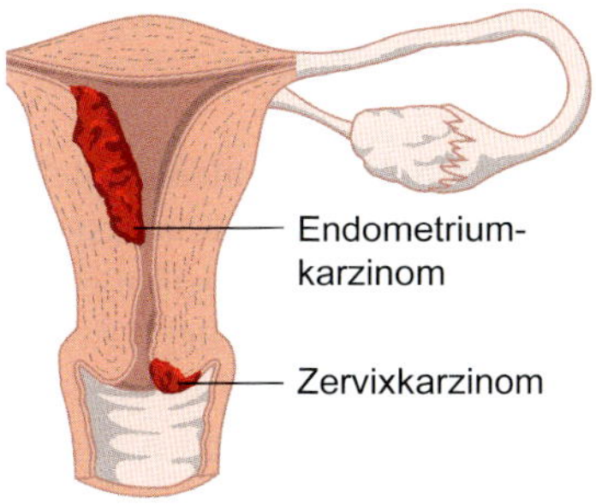

Abb. 21.2 Typische Lokalisationen von Zervixkarzinom und Endometriumkarzinom [L138]

Traumata

Verletzungen im Genitalbereich können durch stumpfe oder spitze Gewalteinwirkungen entstehen. Die meisten Verletzungen treten im Rahmen von Stürzen oder Verkehrsunfällen auf.

Verletzungen im Rahmen des **Geschlechtsverkehrs,** insbesondere Einrisse im Bereich der Schwellkörper, können bei jungen Mädchen durch die noch nicht ausgereiften Genitalorgane hervorgerufen werden.

Pfählungsverletzungen der äußeren oder inneren Genitalien sind besonders gefährliche Verletzungen, da sie neben der Verletzung des äußeren Genitales mit Einriss im Bereich der Scheide auch innere Organstrukturen, z. B. Uterus, Harnblase und Darm, betreffen können.

Basismaßnahmen

Im Vordergrund steht in allen Fällen die **Blutstillung** bei größeren Verletzungen. Diese erfolgt durch Vorlage einer oder mehrerer steriler Kompressen. Anschließend werden die Beine der Patientin auf Höhe des Sprunggelenks überkreuzt (Fritsch-Lagerung, ➢ Abb. 21.3). Eine Tamponade wird nicht durchgeführt, weil weitere Gewebestrukturen (z. B. Tumorgefäße) verletzt werden könnten, wodurch die Blutung verstärkt wird. Da die sich dem Rettungspersonal darstellende Blutung nicht unbedingt mit dem tatsächlichen Blutverlust einhergehen muss (z. B. Blutung nach innen), ist zur Beurteilung des Blutverlustes eine Überwachung der **Vitalparame-**

ter mittels eines kontinuierlichen **Monitorings** (RR, HF und SpO_2) erforderlich, um frühzeitig Schockzeichen zu erkennen.

Die **erweiterten Maßnahmen** richten sich nach den Kreislaufwerten. Sind Schocksymptome erkennbar (➤ 9.1), wird die Patientin in eine Kombination aus Schocklage und der Fritsch-Lagerung (➤ Abb. 21.3) gelagert und es erfolgt umgehend der Notarztruf. Der **Notarzt** legt sofort mindestens zwei periphervenöse Zugänge zur Durchführung einer adäquaten Schocktherapie (➤ 9.2.3). Anschließend erfolgt ein zügiger Transport in die nächstgelegene gynäkologische **Klinik.**

21.2 Komplikationen während der Schwangerschaft

21.2.1 Frühschwangerschaft

Schmerzen und Blutungen

Unterbauchschmerzen im **ersten Drittel** der Schwangerschaft sind verhältnismäßig häufig und, wenn sie nicht mit einem Trauma oder einer Blutung einhergehen, meist auch relativ harmlos. Ursächlich für die Schmerzen ist häufig der **Dehnungsschmerz** durch Zug an den Mutterbändern, der in die Leistenregion ausstrahlt. Die oben beschriebenen Eileiterentzündungen oder Stieldrehungen treten in der Frühschwangerschaft praktisch nicht auf.

ACHTUNG

Differenzialdiagnostisch müssen eine Eileiterschwangerschaft oder eine Blinddarmentzündung ausgeschlossen werden. Daher gilt bei allen Schmerzzuständen und Blutungen im Rahmen einer Schwangerschaft, dass die Frau einem Gynäkologen vorgestellt werden **muss.**

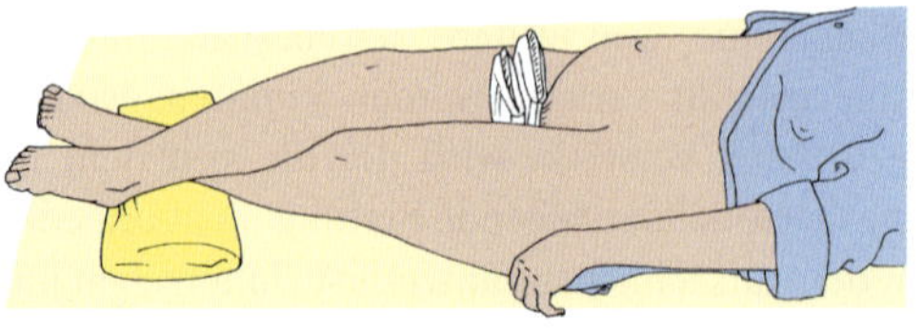

Abb. 21.3 Lagerung nach Fritsch [L215]

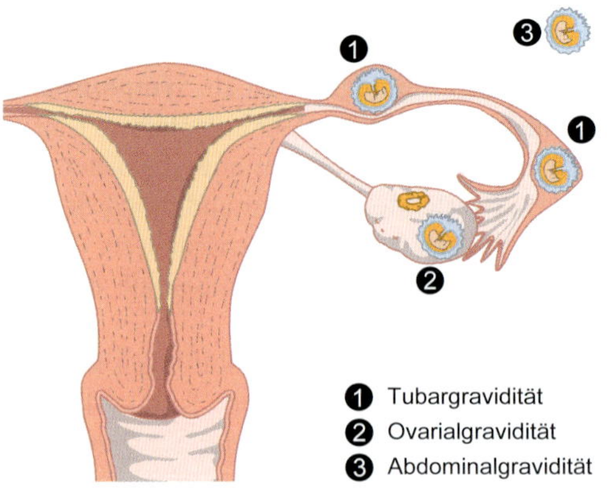

Abb. 21.4 Mögliche Lokalisationen einer Extrauteringravidität [L138]

Eileiterschwangerschaft (Extrauteringravidität, EUG)

Die befruchtete Eizelle nistet sich normalerweise in der Gebärmutterhöhle ein **(intrauterin).** Wird ihr Transport auf dem Weg vom Ovar zum Uterus behindert (z. B. durch stattgehabte Eileiterentzündungen), so wird sie sich am Ort der Behinderung einnisten (➤ Abb. 21.4). Ein in der Tube eingenistetes Ei zerreißt durch die wachsende Frucht den Eileiter. Dieses geschieht um die 7. SSW, d. h. vier bis fünf Wochen nach Ausbleiben der letzten Regelblutung. Häufig entsteht eine anhaltende **Sickerblutung** in die Bauchhöhle, die nicht spontan sistiert, sodass Blutverluste von mehreren Litern drohen.

Fehlgeburt (Abort)

Als Fehlgeburt wird die **ungewollte Schwangerschaftsbeendigung** bis zur 28. Schwangerschaftswoche (SSW) bezeichnet. Bis zur 16. SSW spricht man von einem **Frühabort** und danach von einem **Spätabort.** Zur Fehlgeburt kommt es meist durch Fehlbildungen der Gebärmutter oder Fehlentwicklungen des Fetus. Vermuten lässt sich ein Abort, wenn in der Frühphase der Schwangerschaft plötzlich Blutungen mit Abgang von Blutklumpen oder leberartigem Gewebe auftreten.

Basismaßnahmen

Bei den genannten Notfällen werden die Patientinnen schonend transportiert und bei offensichtlichen Blutungen sofort immobilisiert. Neben dem obligaten **Monitoring** von Blutdruck, EKG und SpO_2 wird auf Änderungen des Bewusstseins geachtet. Für die adäquate Schockprophylaxe und Analgesie ist es notwendig, den **Notarzt** nachzufordern.

21.2.2 Fortgeschrittene Schwangerschaft

Die Trennung zwischen der Früh- (1. Drittel) und der fortgeschrittenen Schwangerschaft (2.–3. Drittel) erfolgt, da sich die Häufigkeit und die Art der Erkrankung stark verändern. So sind Fehlgeburten in der fortgeschrittenen Schwangerschaft nur noch selten und eine Eileiterschwangerschaft nicht mehr relevant. In der Spätschwangerschaft treten Blutdruckerhöhung, Kreislaufprobleme, vorzeitige Wehen oder auch Minderleistungen des Mutterkuchens **(Plazenta)** in den Vordergrund.

Plazentainsuffizienz

Die **Plazenta** entsteht im Bereich der Gebärmutterschleimhaut an der Stelle, an der sich die befruchtete Eizelle eingenistet hat. Dieses geschieht in den meisten Fällen an der Vorder- oder Hinterwand der Gebärmutter. Die **Aufgabe** der Plazenta ist die Versorgung des Fetus mit Nährstoffen über den mütterlichen Blutkreislauf. Je größer der Fetus wird, umso mehr Sauerstoff und Nährstoffe braucht er. Um die Erhöhung des Bedarfs zu decken, wächst die Plazenta mit der Gebärmutter und erhöht so die Austauschfläche zwischen dem fetalen und dem mütterlichen Kreislauf.

Reicht die Leistung der mütterlichen Plazenta nicht aus, den Nähr- und Sauerstoffbedarf des Fetus zu decken, spricht man von einer Plazentainsuffizienz. Sie führt zunächst zu einer **Unterversorgung des Fetus.** Im Rahmen der Plazentainsuffizienz kann es durch Sauerstoffmangel zu einem Absterben des Fetus im Mutterleib kommen.

Vorzeitige Plazentalösung

Eine für Mutter und Kind besonders gefährliche Situation stellt die vorzeitige Lösung der Plazenta von der Gebärmutterwand dar. Ursächlich dafür sind **vorbestehende Erkrankungen der Mutter** (z. B. Diabetes mellitus oder ein Bluthochdruck) oder eine stumpfe **Gewalteinwirkung** auf den Bauch (z. B. im Rahmen eines Verkehrsunfalls). Die vorzeitige Plazentalösung vermindert einerseits die Versorgungsfläche für den Fetus mit der Gefahr des Absterbens, andererseits erleidet die Mutter durch das retroplazentare Hämatom einen z. T. lebensbedrohlichen Blutverlust (➤ Abb. 21.5). Beim Vorliegen einer vorzeitigen Plazentalösung ist allerhöchste **Eile** geboten. Die Patientinnen klagen in den meisten Fällen über einen heftigen Schmerz im Bereich der Ablösung. Vaginale Blutungen fallen eher gering aus oder werden gar nicht sichtbar. Die Schmerzen resultieren aus dem Einsetzen einer Dauerkontraktion

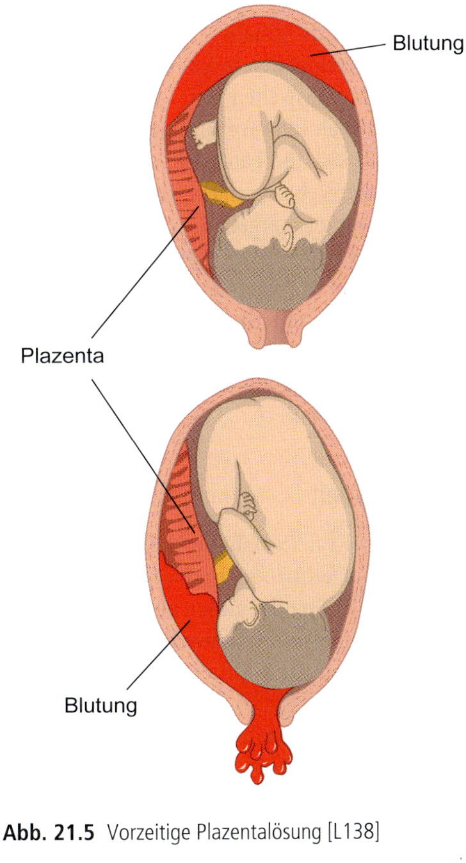

Abb. 21.5 Vorzeitige Plazentalösung [L138]

des Uterus. Von außen lässt sich nur ein schmerzhaft angespannter Bauch tasten. Die Kindsbewegungen können im Verlauf abnehmen oder auch ganz ausbleiben. Es kommt zum Auftreten einer Schocksymptomatik als Ausdruck für den erheblichen intraabdominellen **Blutverlust.**

Placenta praevia

Der normale Sitz der Plazenta an der Gebärmuttervorder- bzw. -hinterwand gewährleistet, dass es unter der Geburt zu keiner Funktionsstörung oder Behinderung kommt. Bei einer sehr tiefen Einnistung der befruchteten Eizelle in der Gebärmutter versperrt die sich vergrößernde Plazenta den Geburtskanal. Unterschieden werden **drei Grade,** die sich nach der Beziehung der Plazenta zum inneren Muttermund richten:

- Placenta praevia totalis – der innere Muttermund ist vollständig bedeckt (geburtsunmögliche Situation).
- Placenta praevia partialis – der innere Muttermund ist teilbedeckt.
- Placenta praevia marginalis – der untere Rand der Plazenta erreicht den inneren Muttermund.

Setzen die Eröffnungswehen ein, löst sich die Plazenta und es drohen schwere Blutungen. Besonders bedrohlich wirkt sich die Tatsache aus, dass sich die Blutung mit jeder Wehe verstärkt. Hinweise auf eine solche Placenta praevia ergeben sich aus dem **Mutterpass** und dem **Anamnesegespräch** mit der Mutter, die in der Regel von ihrem betreuenden Gynäkologen auf dieses Problem hingewiesen wurde. Zu sehen sind in den meisten Fällen plötzlich einsetzende, leichte oder sogar starke Blutungen im letzten Drittel der Schwangerschaft.

Basismaßnahmen

Im Rahmen der Krankheitsbilder mit einer Beteiligung der Plazenta können mehr oder weniger starke Blutungen nach innen oder außen auftreten. Die Basismaßnahmen umfassen eine **modifizierte Schocklage** in Kombination aus Kopftief- und Fritsch-Lagerung.

Die erweiterten Maßnahmen richten sich nach dem Ausmaß der Blutung. Generell erfolgen die Anlage eines möglichst großlumigen periphervenösen Zugangs und die Gabe einer balancierten Vollelektrolytlösung, die zügig laufen sollte. Bei Anzeichen einer Schocksymptomatik werden zwei großlumige periphervenöse Zugänge und die Durchführung einer adäquaten **Volumentherapie** erforderlich. Um die kindliche Versorgung aufrechtzuerhalten, ist ein mütterlicher Blutdruck von mindestens 120 $mmHg_{syst}$ anzustreben. Da eine definitive Therapie nur in der geburtshilflichen Klinik (operative Blutstillung, Sectio) möglich ist, muss die Patientin nach der Stabilisierung der **Vitalparameter** so schnell wie möglich dorthin transportiert werden.

Schwangerschaftsinduzierte Hypertonie (SIH) und Eklampsie

Die früher als **EPH-Gestose** bezeichnete schwangerschaftsinduzierte Hypertonie gehört zu den **bedrohlichsten Komplikationen** einer fortgeschrittenen Schwangerschaft. Die Hypertonie geht in vielen Fällen mit **Ödemen** einher, die im Bereich der Unterschenkel gut tastbar sind. Die Hypertonie bestimmt den Schweregrad der Erkrankung, weshalb sie auch das **Leitsymptom** darstellt. In schweren Fällen steigen die Blutdruckwerte systolisch über 160 mmHg und diastolisch über 110 mmHg an. Die Patientinnen klagen oft über Kopfschmerzen und Ohrensausen. Neben der vorzeitigen Plazentaablösung drohen gefährliche Krampfanfälle, sogenannte **Eklampsien.** Der eklamptische **Krampfanfall** ist einem epileptischen Anfall sehr ähnlich. Warnzeichen sind stark erhöhte Blutdruckwerte, kombiniert mit neurologischen Symptomen, z. B. Übelkeit und Erbrechen, Kopfschmerzen, Flimmern vor den Augen und motorische Unruhe.

Basismaßnahmen

Eine Therapie der Krankheitsursache der schwangerschaftsinduzierten Hypertonie mit ihren Folgen ist nicht möglich. Die Basismaßnahmen orientieren sich an den **Krankheitssymptomen.**

Primär erfolgen die Überwachung der **Vitalparameter** mittels eines **Monitorings** (RR, HF und SpO_2), **Sauerstoffgabe,** die bequeme Lagerung der Patientin, meist in Oberkörperhochlagerung, und die Reizabschirmung der Patientin während des Transports.

Die **erweiterten Maßnahmen** umfassen neben der Anlage eines periphervenösen Zugangs die medikamentöse Therapie durch den **Notarzt.** Diese richtet sich nach den jeweiligen aktuellen Befunden. Erforderlich werden kann die Gabe eines **Antikonvulsivums** wie z. B. Rivotril® (> 11.2.1) zur Vermeidung der eklamptischen Anfälle und die Gabe eines **Antihypertonikums** (z. B. Ebrantil®) zur Senkung der exzessiv erhöhten Blutdruckwerte.

Vena-cava-Kompressionssyndrom

Die Gebärmutter der Schwangeren besitzt im letzten Drittel der Schwangerschaft ein hohes Gewicht. In der Rückenlage drückt der schwere Uterus dann die untere Hohlvene **(V. cava inferior)** gegen die links darunter verlaufende Wirbelsäule (> Abb. 21.6). Durch die Kompression dieser Vene droht eine drastische Abnahme des venösen Rückflusses zum Herzen. Folge ist ein **Blutdruckabfall,** der z. T. mit kurzeitigen **Bewusstseinsstörungen** einhergeht. Um ein solches Vena-cava-Kompressionssyndrom zu vermeiden, sollten Schwangere schon ab dem zweiten Schwangerschaftsdrittel in der Linksseitenlage (10–15°) gelagert werden. Dabei wird der Rücken durch ein Kissen oder eine Decke unterstützt (> Abb. 21.7).

21.2.3 Vorzeitiges Einsetzen der Geburt

Vorzeitige Wehen

Treten bei der Schwangeren trotz des noch nicht reifen Kindes vorzeitig Wehen auf, besteht die Gefahr der **Frühgeburt.** Wehen können gut ertastet werden, wenn man die Hände auf den Bauch der Schwangeren legt. Hier ist dann, je nach Abstand der Wehen, eine starke Anspannung der Gebärmutter zu fühlen. Der Bauch wird dabei nach ca. 20 Sekunden sehr fest und dann langsam wieder weicher. Diese Wehen müssen nicht, wie oft angenommen, mit starken Schmerzen wie bei den Presswehen einhergehen.

Basismaßnahmen

Präklinisch steht für das ungeborene Kind bei mangelnder Überwachungsmöglichkeit die sog. intrauterine Reanimation, d. h. ausreichendes Sauerstoffan-

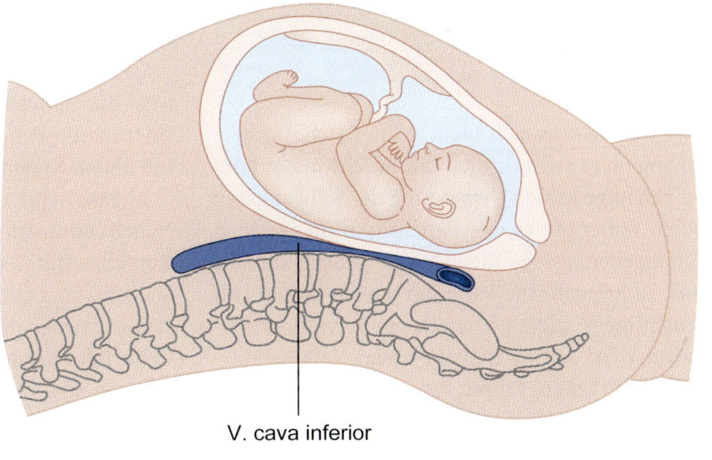

Abb. 21.6 Vena-cava-Kompressionssyndrom [L231]

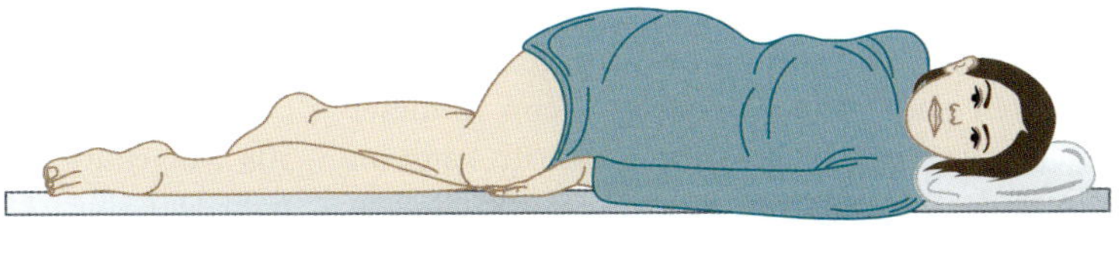

Abb. 21.7 Lagerung bei Vena-cava-Kompression [L231]

21

gebot und die Wehenlosigkeit (in der Wehe reduzierte Durchblutung der uteroplazentaren Einheit), an erster Stelle.

Für die Mutter dagegen stehen die hämodynamische Stabilität (syst. RR > 100 mmHg) sowie der schonende, angstfreie und zügige Transport in Linksseitenlagerung im Vordergrund.

Besteht keine akute Gefährdung durch eine Blutung oder einen Nabelschnurvorfall (siehe unten), kann die Patientin bequem in Linksseitenlage (➤ Abb. 21.7) gelagert und zur nächsten geburtshilflichen **Klinik** transportiert werden.

Vorzeitiger Blasensprung

Häufig auftretende Infektionen während der Schwangerschaft sind **Pilzbefall** der Vaginalschleimhaut sowie **bakterielle Entzündungen,** die ebenfalls die Scheide befallen. Werden diese Infektionen nicht rechtzeitig behandelt, können sie die Schwangerschaft gefährden. Sobald die Erreger zur Fruchtblase aufsteigen, lösen sie entzündliche Prozesse in der Eihaut (Hülle der Fruchtblase) aus, die zu einem frühzeitigen **Fruchtblasensprung** führen können. Durch die Eröffnung der Fruchtblase besteht die Gefahr einer weiteren **Keimbesiedlung** der Fruchthöhle.

Basismaßnahmen

Präklinisch lässt es sich nicht immer sicher unterscheiden, ob es sich wirklich um Fruchtwasser oder um einen ungewollten Urinabgang der Schwangeren handelt. Daher gilt es, die Patientin immer liegend in Linksseitenlage in die nächste geburtshilfliche **Klinik** zu bringen. Die Patientin darf in diesen Fällen nicht mehr selbst laufen, da ein vorzeitiger Blasensprung vor der 36. SSW zu einem Nabelschnurvorfall (siehe unten) führen kann.

Nabelschnurvorfall

Vor der 36. SSW hat sich die Geburtslage des Kindes im Becken noch nicht eingestellt. Wenn in dieser Zeit ein vorzeitiger **Blasensprung** eintritt, kann im Rahmen des Abgangs von Fruchtwasser in einigen

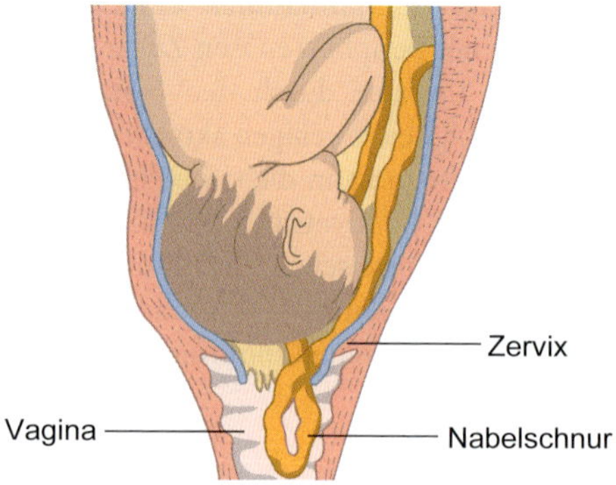

Abb. 21.8 Nabelschnurvorfall [L138]

Fällen die im Fruchtwasser treibende Nabelschnur im Geburtskanal vor den Kopf des Kindes rutschen. Bei Einsetzen der Wehentätigkeit droht die vorgefallene Nabelschnur durch den Kopf des Kindes gegen das Becken der Mutter gedrückt und dadurch komprimiert zu werden (➤ Abb. 21.8). Folge ist eine **Sauerstoffunterversorgung.** Das Kind läuft Gefahr zu ersticken.

Basismaßnahmen

Jede Patientin mit einem vorzeitigen Blasensprung muss liegend transportiert werden, damit nicht beim Gehen der Patientin die Nabelschnur vor das Kind rutscht.

Ist die Nabelschnur im Geburtskanal sichtbar, wird die Schwangere in **Beckenhochlage** verbracht (hierfür die Patientin flach lagern und das Becken mit einem Kissen unterpolstern).

Ebenso wird die **manuelle Dekompression** der Nabelschnur erforderlich. Dazu wird das kindliche Köpfchen mit dem Zeige- und Ringfinger durch die Scheide vorsichtig hochgedrückt, bis die Nabelschnur wieder pulsiert. Diese Position muss bis zur Geburt des Kindes während des Kaiserschnitts **(Sectio)** aufrechterhalten werden.

21.3 Notgeburt

Als Notgeburt wird die ungeplante Geburt außerhalb der Geburtsklinik bezeichnet.

21.3.1 Assistenz bei der Notgeburt

Die **ungeplante Geburt** außerhalb der Geburtsklinik stellt immer eine erhöhte Gefahr für Mutter und Kind dar. Es sollte daher versucht werden, in diesen Situationen einen **Geburtshelfer** hinzuzuziehen, da z. B. bei Fehllagen Manipulationen erforderlich werden, die nur erfahrene Geburtshelfer beherrschen. Entscheidend bei rasch einsetzenden Geburten (**Sturzgeburten,** ➤ Abb. 21.9) ist, ob noch die Zeit für einen Transport in die Geburtsklinik gegeben ist oder nicht.

Wichtiges Zeichen ist der einsetzende Pressdrang **(Wehen)** der Schwangeren. Hat dieser bereits eingesetzt, muss nachgesehen werden, ob das kindliche Köpfchen schon zwischen den Schamlippen zu sehen ist. Ist dies nicht der Fall, sollte versucht werden, die Patientin in die nächste Geburtsklinik zu transportieren. Zu diesem Zweck wird die Patientin in Beckenhochlagerung auf die Trage gelegt und aufgefordert, während der Wehentätigkeit zu hecheln. Durch die schnelle Ein- und vor allem die Ausatmung entsteht eine muskuläre Entspannung und damit eine kurzzeitige Verzögerung der aktiven Weiterleitung des Kindes im Geburtskanal (Veratmen der Wehe). Anschließend erfolgen das übliche **Monitoring** (RR, HF und SpO_2), die **Sauerstoffgabe** und das Anlegen eines periphervenösen **Zugangs,** um jederzeit Medikamente durch den Notarzt (z. B. zur Wehenhemmung) applizieren zu können. Der Transport der Schwangeren sollte im RTW mit den Füßen voran durchgeführt werden, d. h., die Trage muss verkehrt herum in den RTW geschoben werden, um so bei Bedarf mehr Platz zu erhalten.

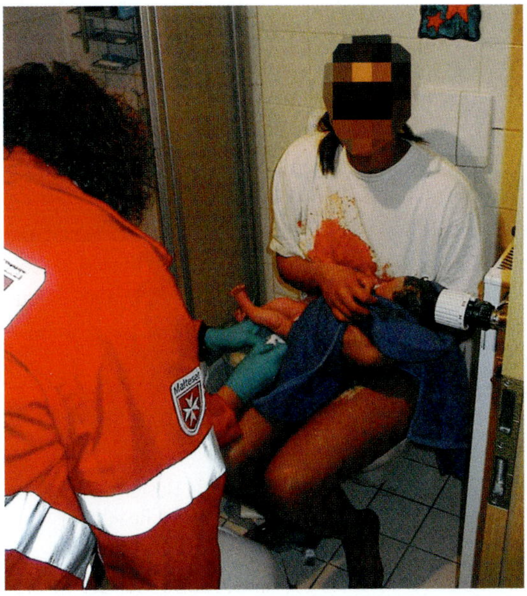

Abb. 21.9 Sturzgeburt auf Toilette [M235]

Ist das kindliche Köpfchen bereits sichtbar, muss die **Geburt vor Ort** durchgeführt werden. Hierbei ist die Wohnung dem RTW vorzuziehen. Zum einen wird hier ein größeres Platzangebot vorzufinden sein, zum anderen wird sich die Patientin in dieser Ausnahmesituation in einer bekannten Umgebung sicherer fühlen und damit ruhiger werden. Wenn es die Situation zulässt, sollte die Frau aufgefordert werden, die nächsten Wehen zu verhecheln, um so etwas Zeit für die Vorbereitungen zu erhalten. Anschließend erfolgt die Alarmierung eines **Notarztes** und eventuell zusätzlich eines **Geburtshelfers.**

Die Patientin wird mit erhöhtem Oberkörper gelagert. Neben dem **Monitoring** (RR, HF und SpO_2) erhält sie einen periphervenösen Zugang. Zudem sollte Folgendes bereitgelegt werden: mehrere trockene, möglichst warme Tücher zum Trockenreiben des Kindes, zwei sterile Nabelklemmen und eine sterile Schere zum Abnabeln, mehrere sterile Vorlagen für den Dammschutz und ein Orosauger, um das Kind abzusaugen.

Sind die Vorbereitungen getroffen, beginnt die **aktive Phase** der Geburt (➤ Abb. 21.11). Die werdende Mutter wird aufgefordert, den Kopf auf die Brust zu legen und mit den Händen die Kniekehlen zu umgreifen und diese anzuziehen. Bei jeder Wehe muss sie jetzt zweimal aktiv mitpressen. Ein Helfer wird nun mit einer der sterilen Vorlagen versuchen, den **Dammschutz** durchzuführen. Hierbei reguliert der Helfer mit der einen Hand die Geschwindigkeit, mit der sich das Köpfchen des Kindes entwickelt. Mit der anderen Hand versucht er, den Damm (dieses bezeichnet den Bereich unterhalb und seitlich der Scheide) zu stabilisieren (➤ Abb. 21.10). Der Dammschutz soll nicht nur den **Dammriss** und damit eine Verletzung der Mutter vermeiden, sondern auch ein zu schnelles Entwickeln des kindlichen Kopfes verhindern, wodurch Halswirbelsäulenverletzungen des Neugeborenen drohen.

Ist der kindliche **Kopf** vollständig geboren (➤ Abb. 21.11c), muss die Seitwärtsdrehung des

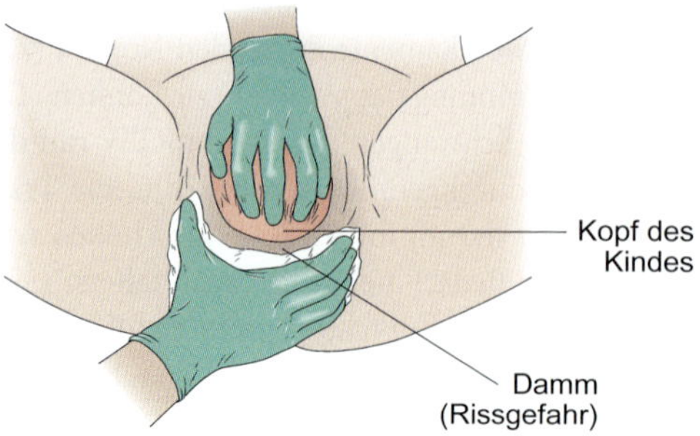

Abb. 21.10 Dammschutz [L190]

Körpers, erkennbar an der Drehung des Kopfes, abgewartet werden. Hat dieser sich gedreht, wird der Kopf des Kindes vorsichtig zwischen die Hände genommen und behutsam mit Beginn der nächsten Wehe abgesenkt (➤ Abb. 21.11d). Jetzt entwickelt sich die **vordere Schulter** (➤ Abb. 21.11e). Danach wird der Kopf vorsichtig angehoben und es entwickelt sich die **hintere Schulter.** Der **restliche Körper** folgt danach von allein, auch ohne Pressen der Mutter (➤ Abb. 21.11f).

ACHTUNG

Nicht am Kopf des Kindes ziehen! Mit dem Umfassen des kindlichen Kopfes ist nur ein sehr vorsichtiges „Führen" des Kopfes gemeint, da schwere Verletzungen der kindlichen Halswirbelsäule drohen. Ist das Kind vollständig entwickelt, wird es versorgt und der Mutter auf den Bauch gelegt.

In der nun folgenden **Nachgeburtsperiode** verkleinern die Nachgeburtswehen den Uterus, wodurch sich die Haftflächen der Eihäute und der Plazenta verringern und diese ausgestoßen werden (➤ Abb. 21.11h). Dieser Vorgang kann bis zu einer Stunde dauern, weshalb man die Beendigung dieses Vorgangs nicht vor Ort abwarten wird.

Ein Blutverlust von ca. 500 ml in dieser Nachgeburtsperiode ist normal. Die **Plazenta** muss zur weiteren Beurteilung mit in die Klinik genommen werden.

21.3.2 Versorgung des Neugeborenen

(Zur Reanimation des Neugeborenen siehe ➤ 8.4.3) Das gesunde Neugeborene wird meist sofort durchatmen und schreien. Seine Versorgung kann daher zumeist in aller Ruhe erfolgen. Eine Absaugung wird nur bei übermäßiger Verschleimung erforderlich. Auf eine routinemäßige Absaugung muss aufgrund des fehlenden Nutzens und der Gefahr, die Schleimhäute des Neugeborenen zu verletzen, verzichtet werden. Anschließend sollte das Kind **abgenabelt** werden. Hierfür wird die Nabelschnur ca. 10–15 cm vom Kind entfernt mit den beiden bereitliegenden **Nabelklemmen** abgeklemmt. Die Nabelschnur wird dann mit der sterilen Schere zwischen ihnen durchtrennt (➤ Abb. 21.12). Da alle Neugeborenen von Auskühlung bedroht sind, wird das noch nasse Kind

Tab. 21.1 APGAR-Schema [A400]

Beurteilungskriterium	Bewertung		
	0 Punkte	1 Punkt	2 Punkte
Atembewegungen	keine (Apnoe)	flach, unregelmäßig, Schnappatmung	regelmäßige Atmung, kräftiges Schreien
Puls	nicht wahrnehmbar	< 100/min	> 100/min
Grundtonus (Muskeltonus, Aktivität)	schlaffer Tonus, keine Bewegungen	geringer Tonus, wenig Bewegungen	guter Tonus, aktive Bewegungen
Aussehen (Hautfarbe)	blau (zyanotisch), weiß/blass	Stamm rosa, Extremitäten blau	vollständig rosa
Reflexerregbarkeit (Reaktion auf Hautreiz oder Absaugen)	keine Reaktion	Grimassieren, geringe Reaktion	Schreien, Husten, Niesen, abwehrende Reaktion

Beurteilung anhand der Gesamtpunktzahl:
7–10: unauffällig; 4–6: mäßige Depression; < 4: schwere Depression, akute Gefährdung

21

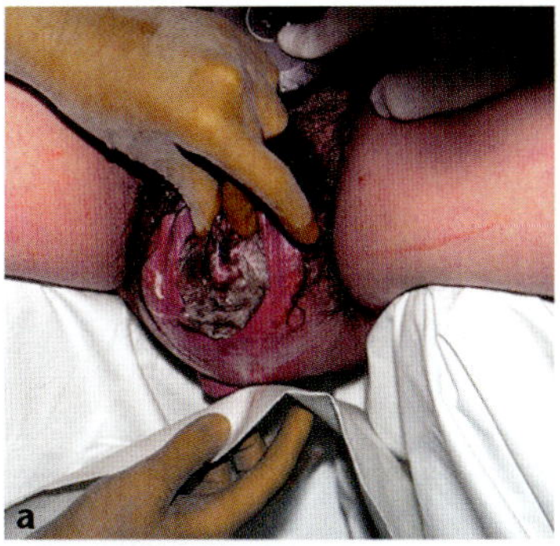

a) Der Kopf des Kindes beim Durchschneiden. Die Hebamme ertastet die gerade stehende Pfeilnaht.

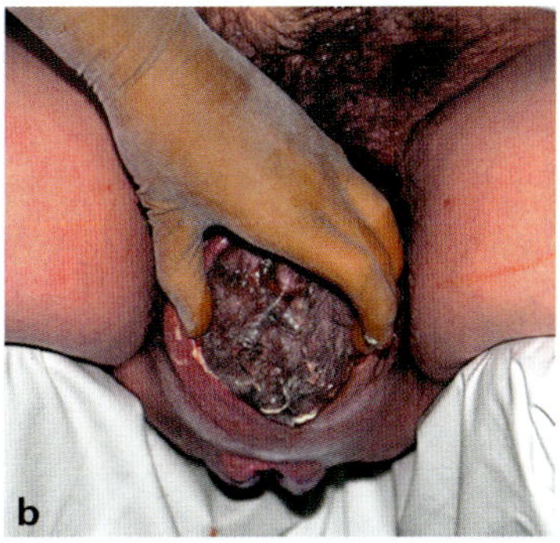

b) Bei der nächsten Wehe tritt der Kopf weiter hervor. Der Anus der Gebärenden klafft weit, da die Weichteile im Beckenboden dem kindlichen Kopf weichen müssen.

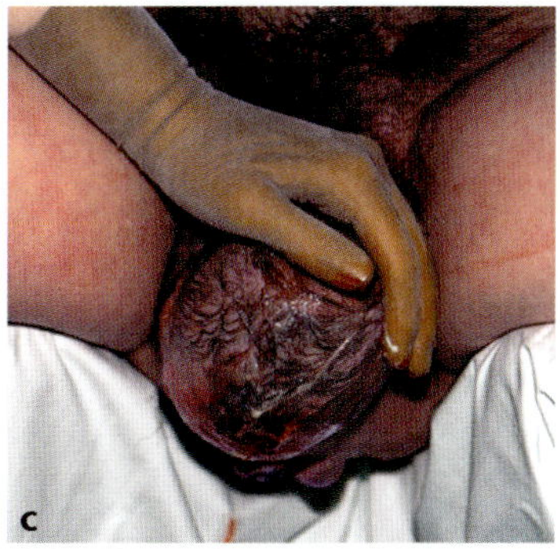

c) Das Gesicht ist geboren, Kopf und Schultern drehen sich um 90°, damit die Schultern geboren werden können.

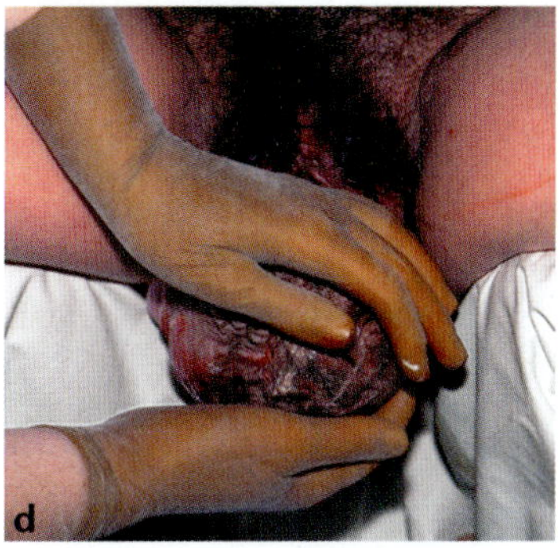

d) Die Hebamme fasst den Kopf, der zur Seite blickt, und führt ihn nach unten, damit die vordere Schulter unter der Symphyse hervorgleiten kann.

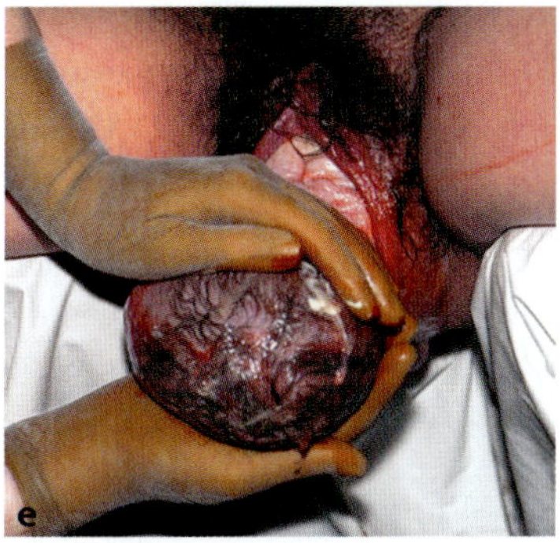

e) Die vordere Schulter ist an der Symphyse vorbeigeglitten und steckt nur noch in der Vulva. Die Hebamme führt in der nächsten Wehe zur Geburt der hinteren Schulter den Kopf nach oben.

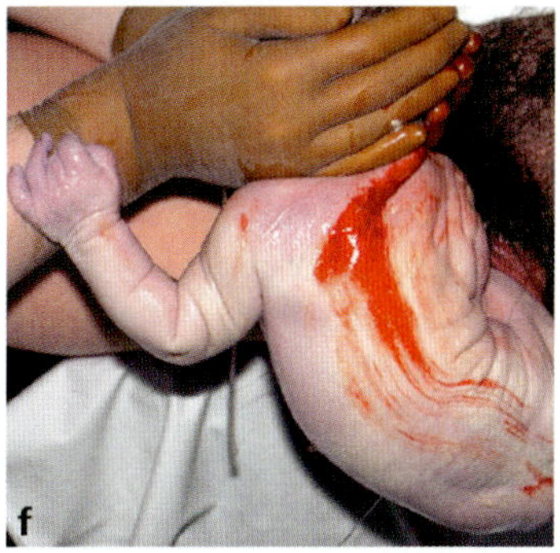

f) Ist die zweite Schulter geboren, folgt oft der restliche Körper in einer Wehe nach.

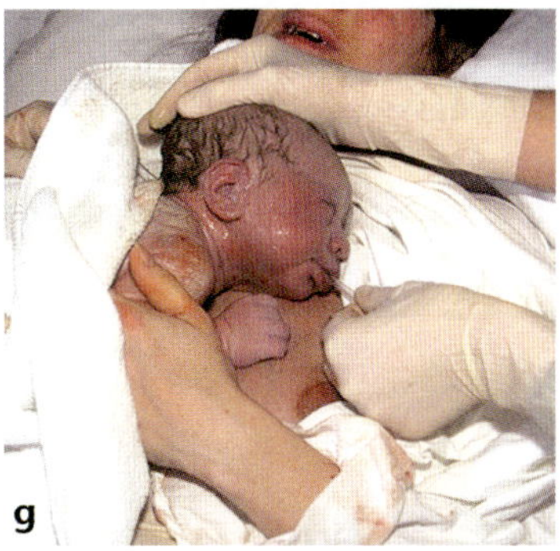

g) Dieses Neugeborene wurde unmittelbar nach der Geburt in ein Tuch gepackt und der Mutter auf den Bauch gelegt. Die Hebamme saugt mit einem speziellen Absaugset Schleim und Fruchtwasserreste aus Mund, Rachen und Nase. Anschließend erfolgt die Abnabelung.

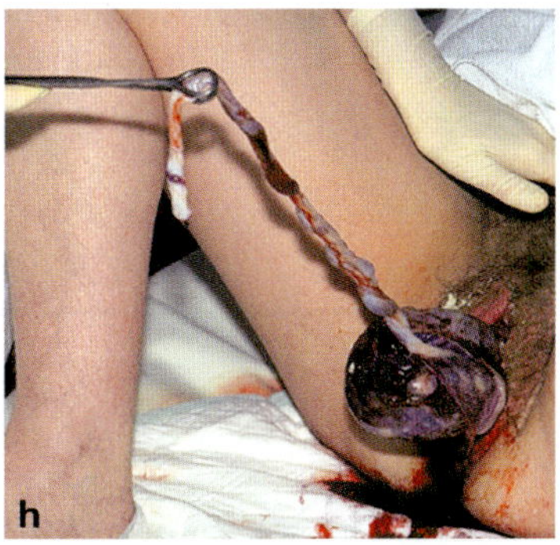

h) Die Geburt der Plazenta wird von der Hebamme unterstützt durch leichten Zug an der Nabelschnur und gleichzeitigen Druck von außen auf den Uterus in Richtung Vulva.

Abb. 21.11 a–h Geburt [K206]

21

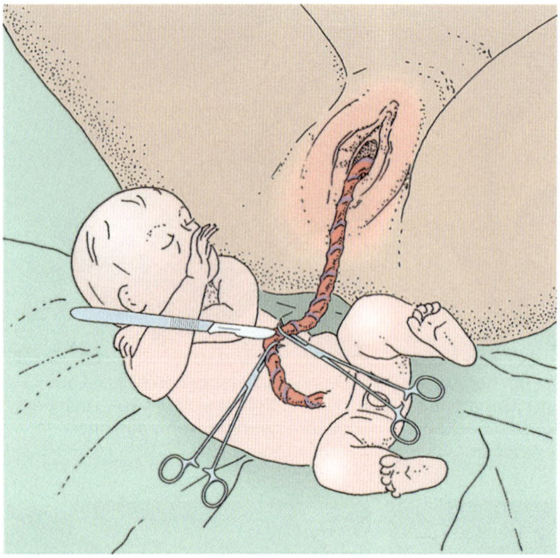

Abb. 21.12 Durchtrennung der Nabelschnur [L190]

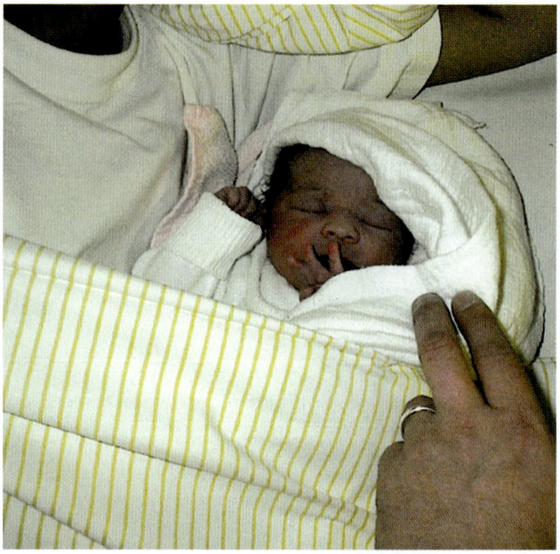

Abb. 21.13 Lagerung des Neugeborenen [M235]

abgetrocknet, in trockene Tücher eingewickelt und neben die Mutter gelegt (➤ Abb. 21.13).

Die Erhebung des **Neugeborenenstatus** nach dem **APGAR-Schema** (➤ Tab. 21.1) erfolgt im Anschluss an die Geburt und wird nach 5 und 10 Minuten wiederholt. Der APGAR-Score dient der Einschätzung der Gefährdung des Kindes und ist Grundlage für das weitere diagnostische und therapeutische Vorgehen.

Wiederholungsfragen

1. Nennen Sie Ursachen für eine pathologische vaginale Blutung bei einer nicht schwangeren Patientin. (➤ 21.1.2)
2. Welche Lagerung sollte bei einer Patientin mit vaginaler Blutung durchgeführt werden? (➤ 21.1.2)
3. Wie entsteht eine Eileiterschwangerschaft? (➤ 21.2.1)
4. Nennen Sie Ursachen für eine vorzeitige Plazentalösung. (➤ 21.2.2)
5. Welche Gefahren drohen bei einer vorzeitigen Plazentalösung? (➤ 21.2.2)
6. Was ist eine Placenta praevia? (➤ 21.2.2)
7. Was sind eklamptische Anfälle? (➤ 21.2.2)
8. Was wird mit SIH abgekürzt? (➤ 21.2.2)
9. Wie lagert man eine Patientin mit einem Vena-cava-Kompressionssyndrom und warum? (➤ 21.2.2)
10. Welche Maßnahmen ergreifen Sie bei einem Nabelschnurvorfall? (➤ 21.2.3)

KAPITEL

22

Jürgen Luxem

Pädiatrische Notfälle

Die Pädiatrie (Kinderheilkunde) befasst sich mit der Medizin des Kindes- und Jugendalters. Pädiatrische Notfälle, die zur Alarmierung des Rettungsdienstes führen, sind seltene Ereignisse: Etwa 4 bis 5 % aller Einsätze betreffen Notfallsituationen im Kindesalter. Jedoch sind **Kindernotfälle** in mehrerlei Hinsicht besondere Ereignisse:

- Kinder sind zwar kleiner als Erwachsene, jedoch sind sie **keine kleinen Erwachsenen!** Die medizinische Versorgung erfordert daher besondere Kenntnisse über die Vital- und Basisfunktionen in Abhängigkeit vom Alter des Kindes.
- Eltern reagieren oftmals instinktiv und nicht vernunftgesteuert und stellen sich gegenüber dem Rettungsdienst schützend vor das eigene Kind, obwohl der Rettungsdienst Hilfe leisten will.
- Kindernotfälle sind eine psychische Belastung für die Retter.
- Wer kranken oder verletzten Kindern hilft, hat in der Regel **drei Patienten:** Kind, Mutter und Vater.

Daher muss das Rettungsfachpersonal trotz der Sonderrolle kindlicher Notfälle gegenüber Kindern und ihren Angehörigen ein Vertrauensverhältnis schaffen, indem es seine eigenen Gefühle kontrolliert, keine Hektik aufkommen lässt, Ruhe ausstrahlt, emotionales Einfühlungsvermögen beweist und durch fachliche und menschliche Kompetenz auffällt. Dazu gehört vor allem die kritische Analyse des eigenen Verhaltens. Die Grenzen der Versorgungsmöglichkeiten durch das Rettungsfachpersonal müssen bekannt sein.

22.1 Entwicklung und Altersperioden

Körpergröße, Gestalt und Verhaltensweisen unterliegen im **Kindesalter** stetigen Veränderungen. Verschiedene Entwicklungsstufen können einer **Altersperiode** (➤ Tab. 22.1) im Kindes- und Jugendalter zugeordnet werden (➤ Tab. 22.2), sodass es möglich ist, das Alter eines Kindes einzuschätzen.

Tab. 22.1 Altersperioden

Altersperiode	Lebensalter
Neugeborenes	≤ 28. Lebenstag
Säugling	≤ 1 Jahr
Kleinkind	1–6 Jahre
Schulkind	6–14 Jahre
Jugendliche(r)	14–18 Jahre
Erwachsene(r)	> 18 Jahre

Tab. 22.2 Kindesentwicklung und Alter

Entwicklungsstufe	Ungefähres Alter
Lächeln bei Sichtkontakt	≥ 6 Wochen
Greifen	≥ 5 Monate
Gebiss ohne Zähne	≤ 6 Monate
erster Milchzahn	6–8 Monate
Sitzen	6–9 Monate
erste Schritte	11–13 Monate
vollständige Schneidezähne (Milchzähne)	12–15 Monate
freies Laufen	≥ 18 Monate
kennt Vor- und Nachnamen	≥ 3 Jahre
fährt Fahrrad ohne Stützräder	> 4–5 Jahre
Zahnwechsel (Lücken im Milchgebiss)	> 6 Jahre
kennt Tag, Monat, Jahr und Uhr	8–10 Jahre

22.2 Anatomische und physiologische Besonderheiten

22.2.1 Atmung

Die anatomischen Strukturen der **Atemwege** (➤ 3.2.1) sind bei Kindern im Vergleich zu denen des Erwachsenen teilweise unterschiedlich (➤ Abb. 22.1). Die Besonderheiten der kindlichen Atemwege sind:

- Die kindliche **Luftröhre** ist extrem kurz und sehr eng.
- Der **Kehlkopf** liegt höher (auf Höhe zwischen dem dritten und vierten Halswirbel) und ist zusätzlich nach vorn gekippt.

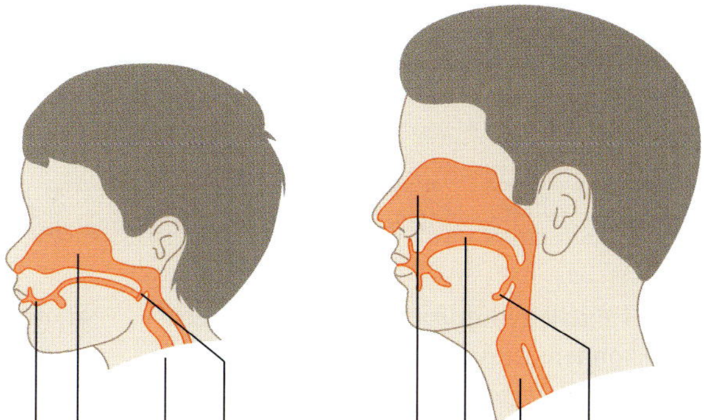

Abb. 22.1 Anatomie des Rachenraums von Erwachsenen und Säuglingen im Vergleich [L231]

- Die **engste Stelle** der kindlichen Atemwege ist nicht, wie bei Erwachsenen, die Stimmbandebene, sondern sie liegt bis etwa zum sechsten Lebensjahr darunter auf Höhe des Ringknorpels (subglottisch). Bei Auswahl eines zu großen Endotrachealtubus kann der Tubus daher diese Stelle nicht passieren.
- Die Überstreckung des Kopfes führt zu einer Verlegung der Atemwege.

Der kindliche Organismus hat eine höhere Stoffwechselrate und einen höheren **Sauerstoffverbrauch** als der eines Erwachsenen. Die **Atemfrequenz** ist höher als bei Erwachsenen (➤ Tab. 22.3) und unterliegt einer altersabhängigen Schwankungsbreite. Außerdem ist das **Residualvolumen** (➤ 3.2.2) deutlich kleiner, was zu kleineren Sauerstoffreserven in der Lunge führt.

MERKE

Kinder haben bedeutend kleinere Sauerstoffreserven als Erwachsene.

Kinder atmen typischerweise nur über die Nase ein und aus **(Nasen-Atmer).** So können schon leichte Reize der Nasenschleimhaut, Verletzungen der Nase oder Infektionen die Atmung behindern.

22.2.2 Herz und Kreislauf

Das **Herzminutenvolumen** (HMV) im Säuglingsalter wird fast ausschließlich über die Herzfrequenz reguliert. Da die Dehnbarkeit der Herzhöhlen noch zu gering ist, kann durch eine verstärkte Blutfüllung der Herzhohlräume das Schlagvolumen (➤ 3.1.1) kaum gesteigert werden. Um den hohen Sauerstoffbedarf des Organismus befriedigen zu können, muss die Herzauswurfleistung daher hauptsächlich über die Herzfrequenz reguliert werden. Somit ist der **höhere Pulsschlag** bei Säuglingen und Kindern vollkommen physiologisch.

ACHTUNG

Eine langsame Herzfrequenz bei Säuglingen und Kindern ist ein lebensbedrohlicher Zustand.

➤ Tab. 22.4 zeigt Herzfrequenz, Blutdruck, Schlagvolumen und Blutvolumen von Neugeborenen, Säuglingen, Schulkindern und Erwachsenen.

Tab. 22.3 Normwerte Atmung

Alter	Atemfrequenz	Totraumvolumen	Atemzugvolumen
Neugeborene	ca. 50/min	2 ml/kg KG	8–10 ml/kg KG
Säuglinge	ca. 35/min	2 ml/kg KG	8–10 ml/kg KG
Schulkinder	ca. 20/min	2 ml/kg KG	8–10 ml/kg KG
Erwachsene	ca. 12/min	2 ml/kg KG	8–10 ml/kg KG

22

Tab. 22.4 Normwerte Herz-Kreislauf-Funktion (Mittelwerte)

Alter	Herzfrequenz	Blutdruck	Schlagvolumen	Blutvolumen
Neugeborene	ca. 140/min	ca. 70/50 mmHg	10 ml	90 ml/kg KG
Säuglinge	ca. 120/min	ca. 100/60 mmHg	15 ml	85 ml/kg KG
Schulkinder	ca. 90/min	ca. 110/85 mmHg	50 ml	75 ml/kg KG
Erwachsene	ca. 70/min	ca. 120/80 mmHg	70 ml	70 ml/kg KG

Um den arteriellen Blutdruck (➤ 3.1.3) aufrechterhalten zu können, ist der periphere Widerstand in den Blutgefäßen dauerhaft erhöht, d. h., die Blutgefäße sind verengt. Daher kann ein **Blutdruckabfall** bei scheinbar kleinen Blutverlusten durch eine weitere Vasokonstriktion kaum noch kompensiert werden.

22.2.3 Wasser- und Wärmehaushalt

Kinder verfügen im Verhältnis zum Körpergewicht über eine etwa 2- bis 3-mal größere **Körperoberfläche** und besitzen einen wesentlich höheren Körperwasseranteil als Erwachsene. Folglich ist auch der **Erhaltungsbedarf** des Wasser-Elektrolyt-Haushalts deutlich höher als bei Erwachsenen (➤ 22.4). Säuglinge z. B. nehmen täglich ein Sechstel ihres Körpergewichts an Wasser auf (Erwachsene weniger als ein Zwanzigstel).

Die **Wärmeregulation** (➤ 17.1) ist bei Kindern weniger weit entwickelt und anfälliger für Anpassungsstörungen an die Umgebungstemperatur. Zur Wärmeproduktion durch Muskelzittern sind insbesondere Neugeborene und Säuglinge nicht befähigt. Daher ist die Wärmeabgabe aufgrund der ungünstigen Oberflächen-Volumen-Verhältnisse gegenüber der Wärmeproduktion und Wärmeisolierung begünstigt, sodass Kinder wesentlich schneller auskühlen als Erwachsene.

22.3 Respiratorische Notfälle

22.3.1 Anzeichen respiratorischer Störungen

Infektionen der oberen Atemwege mit Schnupfen und Husten sind neben der Mittelohrentzündung die häufigsten **akuten Erkrankungen** im Kindesalter, die jedoch nicht zur Alarmierung des Rettungsdienstes führen sollten. Laut schreiende und umherlaufende Kinder sind in der Regel nicht schwer krank und haben eine ausreichende Spontanatmung, denn „wer schreit, der atmet“.

Zu beachten sind jedoch **Anzeichen schwerer Atemnot,** bei denen die Kinder viel zu ruhig, teilweise sogar apathisch sind und folgende Symptome aufweisen:

- Atemabhängige Hauteinziehungen zwischen den Rippen und am Rippenbogen
- Fahlgraue/blasse Haut (insbesondere bei Säuglingen kann eine Zyanose fehlen)
- Nasenflügeln mit Schwitzen
- Anfangs Tachypnoe, später jedoch bei zunehmender Erschöpfung Bradypnoe und Abflachen der Atmung
- Pathologische Atemgeräusche (z. B. Stridor, Giemen)

22.3.2 Fremdkörperaspiration

Insbesondere Kleinkinder entdecken ihre Umwelt mit den Händen und dem Mund: Sie nehmen alles in den Mund, was sie erreichen können. Aus diesem Grund treten die meisten Fremdkörperaspirationen (➤ 14.2.1) im Kindesalter zwischen dem zweiten und dritten Lebensjahr auf. Säuglinge sind in der Regel nur dann betroffen, wenn sie mit ungeeigneten Nahrungsmitteln oder zu schnell gefüttert werden.

Der überwiegende Teil der **Fremdkörper** ist so klein, dass er in den Bronchialbaum gelangt (z. B. Erdnüsse). Eine vollständige oder teilweise Verlegung der Atemwege durch größere Fremdkörper (z. B. unzerkleinerte Nahrung) ist vergleichsweise selten. Jeder Verdacht auf eine Fremdkörperaspiration ist zunächst als ein unmittelbar lebensbedrohliches Ereignis einzuordnen.

Symptome

Die Symptome treten nicht einheitlich auf, da sie von Größe und Konsistenz des aspirierten Materials abhängen. **Leitsymptom** ist ein plötzlicher und heftiger **Hustenanfall** ohne wegweisende Vorerkrankung (z. B. Erkältung). Oft ist die Atmung dabei beschleunigt. Primär sind die Kinder sehr unruhig und haben Angst. Pathologische **Atemgeräusche** können sein:

- Keuchen
- Inspiratorischer Stridor bei Teilverlegung der oberen Atemwege
- Giemen bei Teilverlegungen der unteren Atemwege mit verlängerter Ausatmung
- Fehlende oder nachhängende Brustkorbbewegungen
- Abgeschwächtes oder aufgehobenes Atemgeräusch des betroffenen Lungenabschnitts

Basismaßnahmen

Die Behandlungsstrategie dient in erster Linie der Sicherung der Atemfunktion, ohne dem Kind durch die Hilfsmaßnahmen zu schaden, denn sowohl durch Husten, Schläge auf den Rücken, durch Kompressionen des Brustkorbs oder des Oberbauchs lässt sich der intrathorakale Druck steigern, um Fremdkörper aus den Atemwegen wieder auszustoßen. Es muss deshalb die notwendige Basismaßnahme nach dem Prinzip der Verhältnismäßigkeit ausgewählt werden (➤ Abb. 22.2).

Ist der Zustand des kleinen Patienten stabil und ist er in der Lage zu husten, so wird er mit erhöhtem Oberkörper, z. B. auf dem Schoß der Mutter, gelagert. Solange das Kind bei **milden Atemwegsbehinderungen** atmen und husten kann, werden die kleinen Patienten nur zum **Husten** aufgefordert. Die Sauerstoffgabe über eine vorgehaltene Insufflationsmaske kann dabei die Atemfunktion verbessern. Jede weitere Manipulation, die die Lage des Fremdkörpers verändern und die Atemwege vollständig verlegen kann, hat zu unterbleiben.

Bei **schweren Atemwegsbehinderungen,** wenn das versuchte Abhusten des Fremdkörpers wirkungslos bleibt und das Kind noch **bei Bewusstsein** ist, werden Rückenschläge verabreicht. Säuglinge und Kleinkinder werden dazu kopfüber über ein aufgestelltes Bein gelegt und es wird fünfmal sanft zwischen die Schulterblätter geklopft (➤ Abb. 22.3). Falls die Rückenschläge nicht zum gewünschten Erfolg führen und der Fremdkörper weiterhin die Atemwege verlegt, wird bei **Säuglingen fünfmal eine Thoraxkom-**

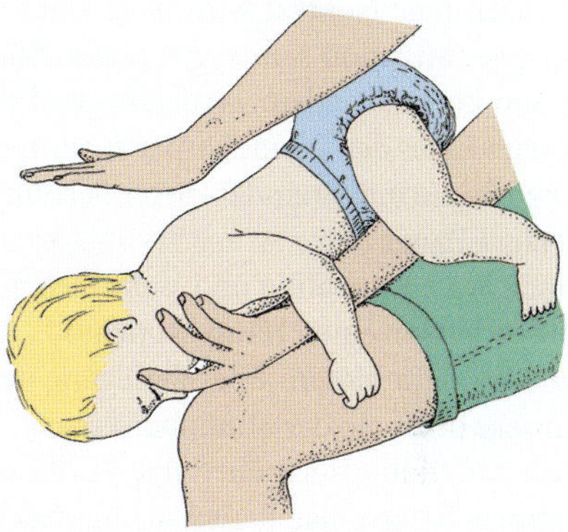

Abb. 22.3 Fremdkörperentfernung beim Kind [L190]

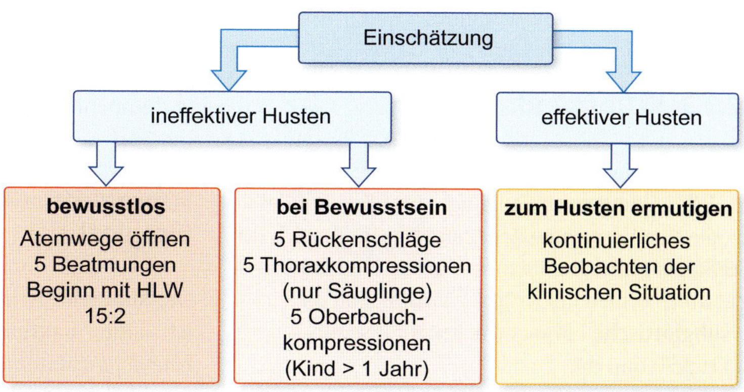

Abb. 22.2 Behandlung einer Fremdkörperverlegung der Atemwege beim Kind [L143]

22

pression und bei **Kindern fünfmal eine Oberbauchkompression** durchgeführt. Der Unterschied zum Erwachsenenalgorithmus besteht darin, dass bei Säuglingen keine Oberbauchkompressionen angewendet werden dürfen, da bei ihnen die Verletzungsgefahr durch die Oberbauchkompression zu hoch ist.

Ist das Kind allerdings **bewusstlos** und droht aufgrund der **schweren Atemwegsbehinderung** zu ersticken, muss versucht werden, den **Fremdkörper aktiv zu entfernen.** Dazu stehen folgende Methoden zur Verfügung:

- Freimachen der Atemwege und Entfernen sichtbarer Fremdkörper mit einem Finger
- Kein blindes Auswischen der Mundhöhle
- Gegebenenfalls Absaugen bei flüssigen Fremdkörpern
- Atemspende (fünfmal); wenn daraufhin keine Reaktion (Spontanatmung, Husten etc.) erkennbar ist, erfolgt die kardiopulmonale Reanimation im Verhältnis 15:2 (➤ 8.4.2)

Der hinzugerufene **Notarzt** wird nach eigener Einschätzung der Situation seinerseits Maßnahmen ergreifen, um bei drohendem Erstickungstod des bewusstlosen Kindes den Fremdkörper zu entfernen:

- Laryngoskopie und Fremdkörperentfernung mit der Magill-Zange
- Endotracheale Intubation und Vorschieben des Fremdkörpers in einen Hauptbronchus
- Ultima Ratio: Koniotomie bei Verlegung der Atemwege oberhalb der Stimmbandebene

Lässt sich das Kind jedoch über eine Maske **suffizient beatmen,** ist es unter Berücksichtigung der Gefahren und Komplikationen zweckmäßiger, auf invasive Methoden der Fremdkörperentfernung zu verzichten und das Kind dringlich in die nächste Kinderklinik oder HNO-Abteilung zu transportieren.

22.3.3 Kruppsyndrom

Das Kruppsyndrom umfasst eine Gruppe verschiedener Erkrankungen im Säuglings- und Kleinkindesalter, die eine Verengung der Atemwege im Bereich des Kehlkopfs gemeinsam haben. Für die Notfallmedizin relevante Formen des Kruppsyndroms sind die

- **subglottische** Laryngotracheitis („Pseudokrupp") und die
- **supraglottische** Laryngotracheitis (Epiglottitis).

Subglottische Laryngotracheitis (Pseudokrupp)

Die subglottische Laryngotracheitis (Pseudokrupp) ist eine durch **Viren** verursachte, seltener allergische Erkrankung des Kehlkopfs und des oberen Anteils der Luftröhre. Sie führt meistens im Alter zwischen sechs Monaten und drei Jahren über eine Schleimhautschwellung zur Einengung **(Stenose)** der Atemwege im Bereich der Stimmbandebene und darunter. Wesentliche Folge ist die Luftnot bei der Einatmung mit einem deutlichen inspiratorischen Stridor und dem typischen bellenden Husten. Im Gegensatz zur Auffassung vieler Laien handelt es sich um eine normalerweise **harmlos** verlaufende Erkrankung.

Symptome

Wegen der nahen Verwandtschaft zu anderen Formen des Kruppsyndroms – vor allem der Epiglottitis – sind die Symptome in ➤ Tab. 22.5 im Überblick zusammengestellt.

Basismaßnahmen

Die Basismaßnahmen orientieren sich am Schweregrad der Symptomatik. Eine intensive notfallmedizinische Versorgung ist aber zumeist nicht notwendig. Entscheidend ist, dass nicht übereilt und hastig gehandelt wird. Oberste Priorität muss bleiben, dass Aufregung und Angst von Kind und Eltern abnehmen. Dies gelingt durch **beruhigenden Zuspruch** und Belassen des Kindes auf dem Arm der Mutter in Oberkörperhochlage (z. B. Sitzen auf dem Schoß). Zur Abgrenzung gegenüber anderen Erkrankungen mit einhergehender Atemnot und einer medikamentösen Therapie (z. B. Prednison-Zäpfchen) ist grundsätzlich der **Notarzt** hinzuzuziehen. Die Körpertemperatur muss gemessen werden.

Supraglottische Laryngotracheitis (Epiglottitis)

Die supraglottische Laryngotracheitis (Epiglottitis) ist eine **bakterielle Infektion** (Haupterreger: *Haemophilus influenzae* Typ B) des Kehldeckels mit erheblicher Schwellung bis zur vollständigen Verle-

Tab. 22.5 Differenzialdiagnose zwischen Pseudokrupp und Epiglottitis

	Pseudokrupp	Epiglottitis
Ätiologie und Epidemiologie		
Ursachen	Viren (Influenza), Umwelteinflüsse	Bakterien (*Haemophilus influenzae* Typ B)
Lokalisation	subglottisch	supraglottisch
Alter	0,5 bis 3 Jahre	2 bis 6 Jahre
Letalität	< 1 %	10 bis 20 %
Symptome		
Beginn	langsam	aus völliger Gesundheit heraus
Allgemeinzustand	gut, nur gering beeinträchtigt, unruhig	schwer krank, still
Gesichtsausdruck	Mund geschlossen, Nasenflügeln	Mund offen, ängstlich, Nasenflügeln, vorgeschobener Unterkiefer
Aussehen	normal, eher blass	rotes, fiebriges Gesicht
Atemnot	mäßig	erheblich
Husten	bellend	keiner
Schlucken	normal	erhebliche Schluckstörungen
Speichelfluss	normal	verstärkt
Stridor	bei Ein- und Ausatmung	bei Einatmung
Körpertemperatur	Körpertemperatur < 38 °C	hohes Fieber, > 38 °C

gung der Atemwege. Sie tritt typischerweise aus völliger Gesundheit heraus auf, verläuft hochfiebrig und betrifft vor allem Klein- und Schulkinder zwischen dem zweiten und sechsten Lebensjahr. Seitdem gegen den häufigsten Erreger *Haemophilus influenzae* Typ B eine **Impfmöglichkeit** existiert, ist die Epiglottitis sehr selten geworden. Allerdings kann in den letzten Jahren wieder ein Anstieg der Krankheitsfälle beobachtet werden. Vermutet werden vor allem Infektionen bei nicht geimpften Einwanderern aus osteuropäischen Ländern.

Symptome

➤ Tab. 22.5 stellt die Befunde der subglottischen und supraglottischen Laryngotracheitis vergleichend gegenüber.

Basismaßnahmen

Das **Erhalten der Atemfunktion** ist das wichtigste Ziel aller medizinischen Maßnahmen. Angesichts der Seltenheit und hohen Komplikationsrate dieses Krankheitsbildes hat sich im Rettungsdienst ein minimalinvasives Vorgehen etabliert. Um eine vollständige Verlegung der Atemwege durch weiteres Anschwellen der Epiglottis oder einen Laryngospasmus nicht zu provozieren, verbietet sich jede Racheninspektion. Der **Notarzt** ist zwingend an der Einsatzstelle erforderlich.

Vor allem die ängstlichen Eltern müssen **beruhigenden Zuspruch** erfahren. Die Kinder sind wegen der Schwere des Krankheitsbildes in der Regel besorgniserregend still, erkennen jedoch die Angst ihrer Angehörigen, sodass eine Übertragung der Angst auf die Kinder wahrscheinlich ist. Wegen der erhöhten Aspirationsgefahr darf den Kindern nichts zu trinken gegeben werden.

Der kleine Patient wird nach Möglichkeit mit erhöhtem Oberkörper auf dem Arm der Mutter oder eines anderen Angehörigen gelagert und erhält hochdosiert Sauerstoff. Basischeck und kontinuierliche Überwachung der **Vitalfunktion** (Pulsoxymeter) sind weitere wichtige Basismaßnahmen. Häufig wird wegen starker Erschöpfung und Ateminsuffizienz eine Maskenbeatmung erforderlich sein. Die Rettungskräfte müssen in ständiger Intubationsbereitschaft stehen.

Auch die **notärztliche Versorgung** wird sich am Grundsatz eines minimalinvasiven Vorgehens orientieren. Hohes Fieber kann mit antipyretisch wirkenden Zäpfchen (z. B. Ben-u-ron®, ➤ 11.2.5) gesenkt werden. Inhaliertes Adrenalin über einen Vernebler und Kortison-Zäpfchen (z. B. Rectodelt®, ➢ 11.2.16) bewirken ein Abschwellen der Epiglottis.

22.4 Exsikkose

Eine **Exsikkose** oder **Dehydratation** (➢ 3.9.2) kann auch im Kindesalter vorkommen. Typische Ursachen sind:

- Zu geringe Trinkmengen (z. B. Verweigerung, Schmerzen beim Schlucken durch Erkrankungen)
- Starkes Erbrechen (z. B. Gastroenteritis)
- Heftiger Durchfall (z. B. Gastroenteritis)
- Massives Schwitzen (z. B. Hitzestörungen, ➢ 17.2)
- Hohes Fieber (z. B. Infekte)
- Vernachlässigung durch die Eltern (➢ 22.7)

Symptome

Die Kinder sind körperlich schwach und klagen oft über Muskelschmerzen; ihr Allgemeinzustand ist reduziert. Die Symptome variieren je nach Schwere der Exsikkose:

- Tief liegende, glasige Augen mit seltenem Lidschlag
- Blass-graue Hautfarbe
- Trockene Lippen und Zunge, trockene Schleimhäute
- Stehende Hautfalten, greisenhaftes Aussehen
- Eingesunkene, große Fontanelle

Außerdem ist die Nierenfunktion herabgesetzt **(Oligurie)** und bei Säuglingen der Saugreflex schwächer; ältere Kinder klagen über ein starkes Durstgefühl. Bei **Infektionen** kann meistens eine erhöhte Körpertemperatur gemessen werden. Überdies wirken die betroffenen Kinder häufig teilnahmslos.

Basismaßnahmen

Die Basismaßnahmen richten sich nach dem klinischen Bild und der Schwere der Exsikkose. Nach erfolgtem Basischeck schließen sich Blutzuckerkontrolle, Temperaturmessung und kontinuierliches **Monitoring** (Pulsoxymeter reicht aus) an. Bei schwerer Exsikkose muss der Notarzt nachalarmiert werden. Im Vordergrund der Therapie steht der Flüssigkeitsersatz (oral oder als Infusion).

22.5 Fieberkrampf

Fieberkrämpfe sind zerebrale Krampfanfälle (➢ 15.4), die zur sogenannten Gruppe der Gelegenheits- oder **Okkasionskrämpfe** (symptomatische Epilepsie) gehören. Im Kindesalter sind Fieberkrämpfe die **häufigste Ursache** für Krampfanfälle. **Auslöser** sind meist vorausgehende banale virale Infektionen, wie Atemwegsinfekte, Mittelohrentzündung, gastrointestinale oder Harnwegsinfekte.

Der Fieberkrampf wird ausgelöst, wenn die Körpertemperatur zu Beginn eines fieberhaften Infekts innerhalb kurzer Zeit auf über 38,5 °C ansteigt. Oft führt bereits der erste Fieberanstieg zum Fieberkrampf, ohne dass der Infekt oder das Fieber schon von den Eltern bemerkt wurden.

MERKE
Nicht die absolute Körpertemperatur, sondern der rasche Fieberanstieg innerhalb kurzer Zeit kann einen Fieberkrampf auslösen.

Fieberkrämpfe sind angesichts des klinischen Bildes aus Sicht der **Eltern** ein in besonderer Weise schockierendes und emotionales Ereignis. Gelegentlich treffen die Rettungskräfte auf Eltern, die ihre Kinder reanimieren, obwohl dies in keiner Weise notwendig wäre.

Angehörige von Kindern mit **häufigen Fieberkrämpfen** oder positiver Familienanamnese sind über ihre Kinderärzte in der Regel ausreichend aufgeklärt und in adäquaten Maßnahmen der Ersten Hilfe geschult. Oft haben sie bereits selbstständig vom Kinderarzt verschriebene, antikonvulsiv wirkende Medikamente (z. B. Diazepam-Rektiole, ➢ 11.2.1) verabreicht. Erst wenn sich der Krampfanfall über viele Minuten hinzieht oder die krampflösenden Medikamente nicht zu wirken scheinen, wird von ihnen der Rettungsdienst hinzugerufen.

Symptome

Fieberkrämpfe sind generalisierte, tonisch-klonische Krampfanfälle mit **Bewusstseinsverlust,** die von anderen zerebralen Krampfanfällen nicht sofort zu unterscheiden sind. Sie dauern meistens nur wenige Minuten (2–10 Minuten) und enden spontan. Seltenere Anzeichen sind ein starrer Blick bzw. Blickabweichungen nach einer Seite und Schmatzen. Ansonsten finden sich alle **typischen Symptome eines Krampfanfalls** (➤ 15.4).

In etwa 75 % der Fälle ist der Krampf bereits vorüber, wenn der Rettungsdienst eintrifft. Das Kind liegt zumeist schlaff auf dem Arm bzw. Schoß der Mutter. Es befindet sich dann schon in der Nachschlafphase des Krampfanfalls. Dabei ist es erweckbar, desorientiert und wird zunehmend motorisch unruhig.

ACHTUNG

Differenzialdiagnostisch müssen beachtet werden:
- Krampfanfall anderer Ursache (z. B. Hypoxie, SHT, Intoxikationen, Hypoglykämie, Enzephalitis)
- Säuglingstoxikose/Exsikkose (hohe Volumenverluste durch Erbrechen oder Diarrhö)
- Affektkrampf (kein zerebraler Krampfanfall, sondern kurzzeitige Bewusstlosigkeit bei Schmerz, Wut bzw. starkem Schreien)

Basismaßnahmen

Bei Fieberkrämpfen ist meist keine spezielle **Therapie** mehr erforderlich. Jedoch müssen meistens die Eltern beruhigt werden, indem ihnen die Situation erklärt und sie von der Ungefährlichkeit des Fieberkrampfes überzeugt werden.

Die Vitalfunktionen werden kontinuierlich überwacht. Der **Notarzt** ist an die Einsatzstelle nachzufordern. Zum Monitoring wird das Pulsoxymeter angeschlossen. Eine wichtige diagnostische Maßnahme ist die Temperaturmessung. Bei Fieber muss versucht werden, die Körpertemperatur **moderat** zu senken, um einen zweiten Fieberkrampf zu vermeiden. Dafür kommen zunächst physikalische Maßnahmen, wie die Entfernung zu warmer Kleidung und kalte Umschläge (Waden- und Bauchwickel), infrage.

Sollten die Kinder beim Eintreffen des Rettungsfachpersonals noch krampfen, werden sie so gelagert, dass sie vor Verletzungen geschützt und die Atemwege frei sind (z. B. Seitenlage). Begleitverletzungen werden nach dem Krampfanfall versorgt. Sauerstoffgabe gleicht die während des Krampfanfalls auftretende **Hypoxie** aus. Speziell Kinder sind in besonderer Weise von einer **Hypoglykämie** während des Krampfanfalls bedroht. Diese muss daher mittels Blutzuckerkontrolle immer ausgeschlossen werden.

Dem **Notarzt** stehen krampflösende Medikamente (z. B. Clonazepam oder Diazepam, ➤ 11.2.1) zur Verfügung. In den meisten Fällen wird er keinen intravenösen Zugang anlegen, da alle notwendigen Medikamente auch rektal verabreicht werden können. So kommen bei hohem Fieber auch Temperatur senkende Zäpfchen (z. B. ben-u-ron®, ➤ 11.2.5) in altersgerechter Dosierung zum Einsatz.

22.6 Beinahe-Kindstod und plötzlicher Kindstod

22.6.1 Beinahe-Kindstod (ALTE)

Der Beinahe-Kindstod (ALTE: Apparent Life-Threatening Event, anscheinend lebensbedrohliches Ereignis) tritt im Säuglingsalter auf und ist gekennzeichnet durch plötzliches und unerwartetes Auftreten von:
- Atemstillstand
- Leblosigkeit
- Blässe oder (im weiteren Verlauf) Zyanose

Durchbrochen werden kann dieser Zustand mit Stimulation des Säuglings und, wenn dies nicht den gewünschten Erfolg hat, mit Reanimationsmaßnahmen (➤ 8.4).

22.6.2 Plötzlicher Kindstod (SIDS)

Der plötzliche Kindstod (SIDS: Sudden Infant Death Syndrome, plötzlicher Säuglingstod) ist als der plötzliche und unerwartete Tod aus scheinbarer Gesundheit heraus definiert, für den trotz einer sorgfältigen postmortalen Untersuchung (z. B. Obduktion) kein Nachweis einer Todesursache erbracht werden kann. Das SIDS stellt somit eine **Ausschlussdiagnose** dar.

Der plötzliche Kindstod ereignet sich meist während des Schlafs und betrifft vor allem **Säuglinge im**

ersten Lebensjahr. Wissenschaftliche Untersuchungen haben als auffälligste Risikofaktoren Schlafen in Bauchlage, Rauchen der Mutter während der Schwangerschaft und Stillverzicht ergeben.

Auffindesituation und Symptome

Die meisten Kinder werden in den frühen Morgenstunden oder nach dem Mittagsschlaf von den Eltern im Bett aufgefunden. Die Symptome entsprechen einem **Herz-Kreislauf-Stillstand.** Das Kind ist bewusstlos, blass bis leicht bläulich verfärbt und hat einen Atemstillstand. Mehr als drei Viertel aller Kinder werden in Bauchlage liegend mit dem Kopf unter der Decke vorgefunden. In den meisten Fällen wird der Tod zu spät bemerkt. Es finden sich oft schon sichere Todeszeichen (➤ 6.4.1).

Basismaßnahmen

Solange **keine sicheren Todeszeichen** erkennbar sind, muss mit der Reanimation (➤ 8.4) begonnen werden. Allerdings bleiben die Bemühungen um die Wiederbelebung zumeist erfolglos, zumal der Herz-Kreislauf-Stillstand in den meisten Fällen unbeobachtet eintrat.

Liegen bereits **sichere Todeszeichen** vor, werden keine Reanimationsmaßnahmen mehr durchgeführt. Das Rettungsfachpersonal sollte den Angehörigen ermöglichen, sich von ihrem Kind zu verabschieden. Bei Bedarf kann ihnen die Notfallseelsorge angeboten werden. Da der plötzliche Kindstod definitionsgemäß eine **ungeklärte Todesursache** (➤ 6.4.2) ist, muss die Polizei zur Todesursachenermittlung eingeschaltet werden, da insbesondere bei Kindern neben möglichen natürlichen Ursachen des Todes immer auch ein Tod aus nicht natürlicher Ursache (Fremdverschulden) zu bedenken ist.

22.7 Kindesmisshandlung

Kindesmisshandlung ist eine von Erwachsenen oder Jugendlichen an Kindern oder Jugendlichen ausgeübte körperliche oder psychische Gewaltanwendung. Sie ist als kriminelle Handlung strafbar. Unterschieden werden:

- **Vernachlässigung:**
  - Körperliche Vernachlässigung (z. B. einseitige oder mangelhafte Ernährung)
  - Emotionale Vernachlässigung (z. B. Alkohol- oder Drogenprobleme der Eltern)
- **Körperliche Kindesmisshandlung:** direkte, nicht unfallbedingte Gewaltanwendung auf das Kind (z. B. schlagen, schütteln, brennen, stechen)
- **Sexueller Kindesmissbrauch:** sexuelle Handlungen mit Kindern oder Jugendlichen, denen diese nicht zustimmen, weil sie deren Tragweite nicht erfassen, vor allem unter Ausnutzung von Abhängigkeitsverhältnissen

Alle Formen der Kindesmisshandlung sind in allen Alterstufen vertreten. Mädchen wie Jungen sind gleichermaßen betroffen.

Hinweise und Symptome

Misshandelte Kinder (➤ Abb. 22.4) lassen sich nicht an einem Leitsymptom erkennen. Vielmehr

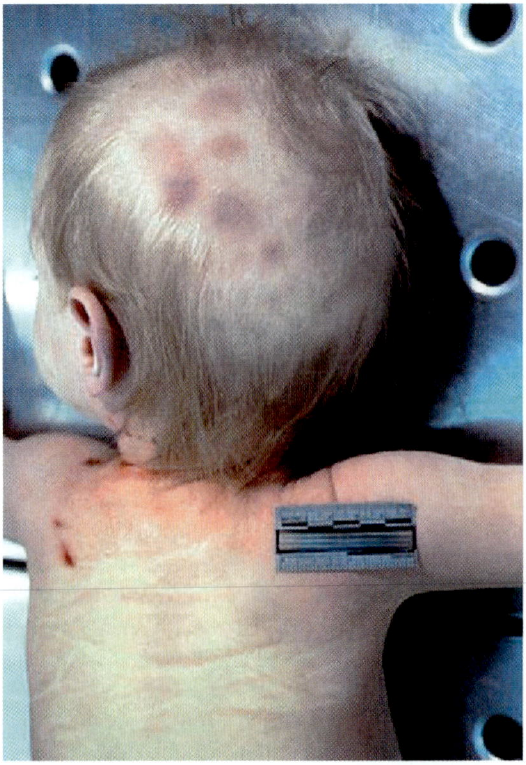

Abb. 22.4 Leiche eines misshandelten Kindes [E471]

Tab. 22.6 Merkmale einer Kindesmisshandlung

Körperliche Symptome
• Anzeichen von körperlicher Misshandlung – Verletzungen unterschiedlichen Alters nebeneinander, Frakturen bei Kleinkindern unter drei Jahren – Unterblutungen hinter dem Ohr – Untypische Stellen für Verletzungen (z. B. Mund, Mundschleimhaut, Streckseiten der Unterarme, Genitale, Innenflächen der Oberschenkel) • Anzeichen von körperlicher Misshandlung, z. B.: – Bisswunden – Striemen – Zigarettenabdrücke – Griffmarken – Verbrennungen durch Herdplatte oder Bügeleisen • Anzeichen der körperlichen Vernachlässigung – Verfilzte Haare, Kotspuren, Kratzspuren • Anzeichen emotionaler Vernachlässigung – Bekleidung schmutzig, nicht an das Alter und an die Kultur angepasst, zu groß oder zu klein – Mangelnde Ernährung (z. B. Abmagerung, Minderwuchs)

zeigt sich eine Vielzahl von oft **versteckten** Hinweisen (➢ Tab. 22.6). Von Bedeutung ist auch die **Reaktion** von Eltern und Kind:

- Umstände des Aufsuchens medizinischer Hilfe (z. B. keine oder verspätete Leistung von Erster Hilfe, verzögerter Notruf)?
- Verhaltensbesonderheiten bei Eltern und Kind (z. B. angemessene Sorge der Eltern in Bezug zur Schwere der Verletzung)?
- Plausibilität der Ereignisse:
  - Stimmen Vorgeschichte und Befund glaubhaft überein (z. B. Art und Verteilung der Verletzungen)?
  - Kann der Unfall so abgelaufen sein, wie er beschrieben wird (z. B. fehlende oder widersprüchliche Erklärungen)?

MERKE

Spielen, wildes Umhertoben oder der Sturz aus geringen Höhen führen bei Kindern in der Regel nicht zu schweren Verletzungen!

Vorgehensweise bei Verdacht auf eine Kindesmisshandlung

Der erste und wesentliche Schritt für das Rettungsfachpersonal ist es, eine **Kindesmisshandlung** überhaupt in Betracht zu ziehen. Die weitere Vorgehensweise am Einsatzort sollte umsichtig sein und sich nicht von Emotionen gegen den vermeintlichen Verursacher der Kindesmisshandlung leiten lassen, um das Kind nicht weiterer Gefahr auszusetzen oder einen unberechtigten Verdacht auszusprechen. Das Rettungsfachpersonal darf daher nicht überstürzt reagieren oder vorschnell handeln, sondern muss seine Gefühle beherrschen und Ruhe bewahren. Gefordert sind lediglich Maßnahmen, die dem **Wohl des Kindes** dienen. Verletzungen werden medizinisch versorgt und, wie auch Anzeichen für eine Vernachlässigung des Kindes, genauestens dokumentiert.

Alle Kinder mit Verdacht auf Kindesmisshandlung müssen in eine Kinderklinik transportiert werden.

Wiederholungsfragen

1. Bis zu welchem Lebensalter wird von einem Säugling gesprochen? (➤ 22.1)
2. Nennen Sie anatomische und physiologische Besonderheiten der Atemwege und erläutern Sie ihre Bedeutung bei der Versorgung pädiatrischer Patienten. (➤ 22.2.1)
3. Beschreiben Sie anatomische und physiologische Besonderheiten im Herz-Kreislauf-System des Kindes. (➤ 22.2.2)
4. Wie oft schlägt das Herz eines Neugeborenen pro Minute? (➤ 22.2.2)
5. Welche Symptome kennzeichnen die kindliche Atemnot? (➤ 22.3.1)
6. Welche Fremdkörper werden häufig von Kindern aspiriert? (➤ 22.3.2)
7. Wie äußern sich Fremdkörperaspirationen im Kindesalter? (➤ 22.3.2)
8. Auf welche Weise können Fremdkörper sinnvoll entfernt werden und welche weiteren Maßnahmen müssen ergriffen werden? (➤ 22.3.2)
9. Was wird unter dem Kruppsyndrom verstanden? (➤ 22.3.3)
10. Worin unterscheiden sich sub- und supraglottische Laryngotracheitis? Nennen Sie die Symptome. (➤ 22.3.3)
11. Beschreiben Sie die Maßnahmen bei sub- und supraglottischer Laryngotracheitis. Warum ist die Racheninspektion kontraindiziert? (➤ 22.3.3)
12. Welche Ursachen können im Kindesalter zu einer Exsikkose führen? (➤ 22.4)
13. Welche Krankheitszeichen sind bei einer Exsikkose im Kindesalter zu erwarten? Erläutern Sie das therapeutische Vorgehen. (➤ 22.4)
14. Was ist die häufigste Ursache für Krampfanfälle im Kindesalter und wie sieht das klinische Bild aus? Erklären Sie die Maßnahmen. (➤ 22.5)
15. In welchem Lebensabschnitt treten Fieberkrämpfe zumeist auf? (➤ 22.5)
16. Wie ist der plötzliche Kindstod definiert? Erläutern Sie das Vorgehen bei SIDS. (➤ 22.6)
17. Welche Symptome, Hinweise und Konstellationen weisen auf Kindesmisshandlung hin? (➤ 22.7)
18. Beschreiben Sie das Vorgehen des Rettungsdienstes bei Verdacht auf Kindesmisshandlung. (➤ 22.7)

KAPITEL

23 Augen- und HNO-Notfälle

Jürgen Luxem

Isolierte Erkrankungen oder Verletzungen unter Mitbeteiligung der Augen und aus dem Hals-Nasen-Ohren-(HNO-)Bereich sind im Rettungsdienstalltag selten. Am häufigsten sind sie als Epistaxis, als Symptom Schwindel oder im Rahmen von Unfallereignissen anzutreffen. Grundsätzlich werden hier Unfälle, die auf das Auge mit seinen Anhangsgebilden und den Gesichtsschädel beschränkt sind, und solche, die im Zusammenhang mit Polytraumata (➤ 18.7) mehrere Körperregionen betreffen, unterschieden.

Bei Augennotfällen dominieren die Verletzungen. Bei isolierten Erkrankungen oder Verletzungen der Augen ist zu bedenken, dass zwar Auge und Sehkraft unmittelbar bedroht sind, sie aber praktisch nie innerhalb kurzer Zeit zu einer Lebensgefahr werden. Dahingegen sind Blutungen innerhalb der Hals-, Rachen- und Nasenregion, als Teil der Atemwege aufgrund der im Vordergrund stehenden Symptome Blutung und Luftnot, als potenziell lebensbedrohlich anzusehen.

23.1 Augennotfälle

Augennotfälle **(ophthalmologische Notfälle)** werden als Erkrankungen und Verletzungen der **Augen** definiert, die eine umgehende augenärztliche Therapie notwendig machen, um die Funktion der Augen zu erhalten. Obwohl Augennotfälle nie lebensbedrohlich sind, führen sie jedoch bei unsachgerechter Behandlung zu einer erheblichen Beeinträchtigung der Lebensqualität.

23.1.1 Verletzungen am Auge

Die Mitbeteiligung der Augen bei **Schädel-Hirn-Verletzungen** ist seit Einführung der Anschnallpflicht im Straßenverkehr kontinuierlich gesunken. Bei gewerblichen **Arbeitsunfällen** jedoch ist der Anteil der Augenverletzungen mit 10 bis 20 % unverändert hoch, was auf die verbreitete Missachtung der Unfallverhütungsvorschriften (DGUV, ➤ 4.6.1) bei industrieller oder gewerblicher Arbeit zurückzuführen ist. Tatsächlich könnte ein Großteil der Augenverletzungen durch das Tragen von Schutzbrillen vermieden werden. Dagegen sind die **Unfälle im privaten Bereich** bei Kindern (z. B. Spiel mit Pfeil und Bogen, Schleuder oder Knallkörper) schwer zu vermeiden.

Augenverletzungen können prinzipiell in **Verletzungen mit und ohne Eröffnung der Augen** unterteilt werden. Die offenen Augenverletzungen sind die schwerwiegenderen Verletzungen und bedürfen einer operativen Versorgung.

Prinzipiell können alle Strukturen des Auges von Verletzungen betroffen sein. Die häufigsten augenärztlichen **Notfälle** sind:

- **Verätzungen** (➤ Abb. 23.1) sind durch Säuren oder Laugen hervorgerufene Wunden, die das Eintrüben der Hornhaut bis zum Verlust des Auges verursachen können. Weiterhin werden Verletzungen der Augen durch ungelöschten Kalk, Lösungs- und Reinigungsmittel, Benzin oder Tränengas den Verätzungen zugeordnet. **Laugenverätzungen** können eine Hornhautperforation in weniger als einer Minute bewirken, indem sich das geschädigte Gewebe verflüssigt **(Kolliquationsnekrose).** Verätzungen mit **Säuren** hingegen führen über eine Ausfällung von Eiweißen zu einer Verschorfung am betroffenen Auge, die ihm einen weiteren Schutz vor der Säureeinwirkung bietet **(Koagulationsnekrose).**

MERKE
Je konzentrierter die Lösung und je länger die Einwirkzeit, desto schwerwiegender ist die Verätzung.

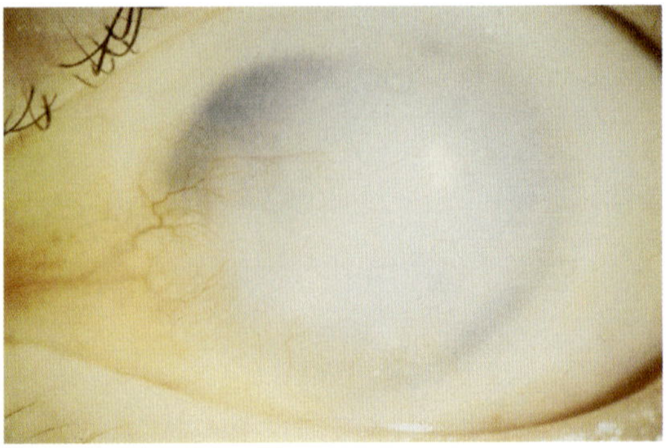

Abb. 23.1 Auge mit getrübter Hornhaut nach Verätzung [M233]

- **Stumpfe Gewalteinwirkungen** (➤ Abb. 23.2) auf die Augen **(Augenprellung)** sind wesentlich verbreiteter als offene Verletzungen. Häufige Unfallmechanismen sind der Aufprall auf das Lenkrad bei einem Verkehrsunfall, Faustschläge oder Sportverletzungen (Ball auf das Auge). Größere Objekte schädigen eher den Augenrand mit Frakturen des Orbitabodens. Kleinere Gegenstände hingegen verwunden das Auge direkt durch Erschütterung oder Quetschung des Augapfels mit Verletzungen wie Hornhautabschürfung, Blutungen, Luxation der Linse sowie Verletzungen der Ader- und Netzhaut.
- **Fremdkörperverletzungen** und **perforierende Augenverletzungen** (➤ Abb. 23.3): Kleinere Fremdkörper, die meistens durch den Wind in die Augen getrieben werden, lassen sich oft durch Tränenfluss oder Reiben selbstständig entfernen. Fremdkörper, die mit hoher Geschwindigkeit in die Augen eindringen (z. B. beim Bohren, Schleifen), verletzen auch tiefer gelegene Strukturen. Tief eingedrungene Fremdkörper, wie ein im Auge steckender Bohrer, verursachen schwere Verletzungen der Horn- oder Lederhaut und gehen häufig mit Begleitverletzungen der Augenlider einher.
- **Hornhautabschürfungen** können durch in die Augen schlagende Äste oder zu langes Tragen von Kontaktlinsen verursacht werden. Die **Verblitzung** ist eine Sonderform der Hornhautverletzung, die durch Schweißarbeiten ohne Schutzbrille, ungeschützten Aufenthalt im Schnee (Schneeblindheit) oder unter der Sonnenbank ausgelöst werden kann.

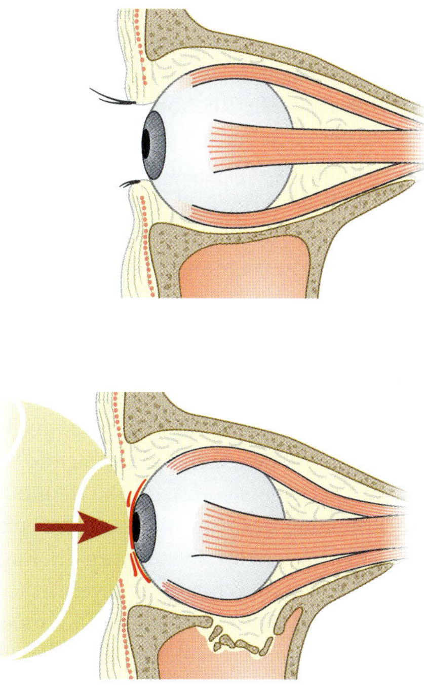

Abb. 23.2 Stumpfe Gewalt auf das Auge durch einen Tennisball [L231]

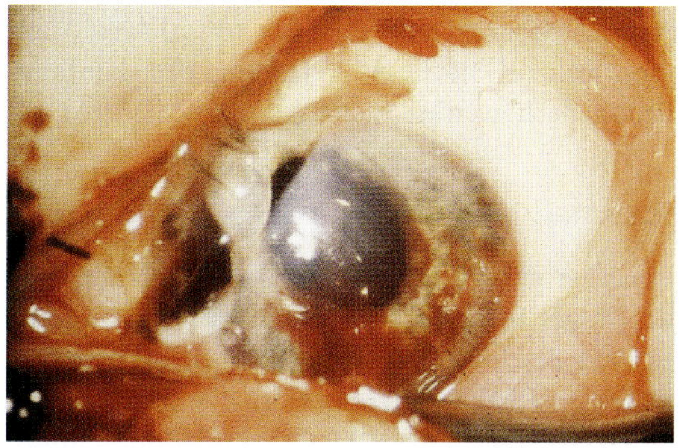

Abb. 23.3 Perforierende Augenverletzung [M233]

Symptome

Lidkrampf und ein geschwollenes Augenlid weisen auf eine Verletzung des Auges hin (➤ Abb. 23.4). Symptome einer Verletzung ohne Eröffnung des Auges sind Rötung, Tränenfluss, Lichtscheue, Sehstörungen und (brennende) Schmerzen. Bei Verblitzung können die Schmerzen mit einer Verzögerung von bis zu zwölf Stunden auftreten. Kleine **Fremdkörper** sind oft nicht zu erkennen, jedoch äußern die Patienten häufig ein Fremdkörpergefühl (Sandkorngefühl).

Blutungen aus dem verletzten Auge deuten auf perforierende Augenverletzungen oder stumpfe Gewalteinwirkung mit großen Fremdkörpern hin. Steht das betroffene Auge z. B. nach einer stumpfen

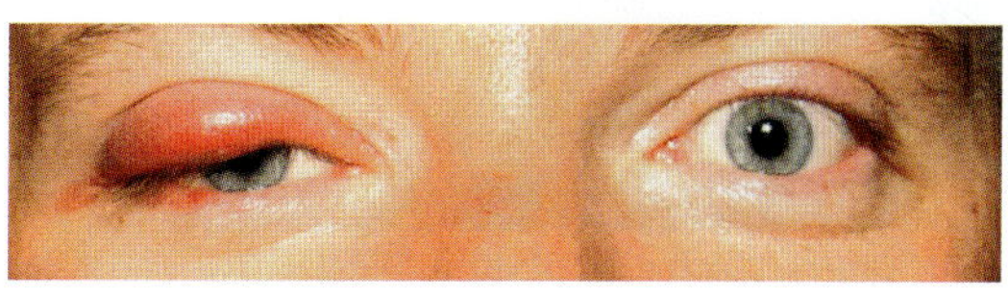

Abb. 23.4 Geschwollenes Augenlid [O429]

Augenverletzung tiefer als das unverletzte Auge, muss an eine knöcherne Verletzung des **Orbitabodens** gedacht werden.

Basismaßnahmen

Zunächst muss erfragt werden, wie die Verletzung des Auges erfolgte (Unfallmechanismus) und wie sich die Beschwerden äußern. Die wichtigste Basismaßnahme bei **Verätzungen** ist das sofortige und ausgiebige Spülen des Auges für mindestens 30 Minuten mit Isogutt®-Spüllösung, 0,9-prozentiger Kochsalzinfusion oder Leitungswasser (➤ Abb. 23.5). Zum Spülen muss das Auge weit geöffnet sein. Dies ist aber in der Regel aufgrund des Lidkrampfes nicht möglich. In diesem Fall ist ein Notarzt frühzeitig zu alarmieren, um den Lidkrampf mit **Novesine®-Augentropfen** (Lokalanästhetikum) zu durchbrechen.

ACHTUNG

Ungelöschter Kalk darf auf keinen Fall mit Flüssigkeit in Kontakt geraten. Dadurch wird die Ätzwirkung verstärkt. Durch Oxidationsprozesse entstehen Temperaturen von über 100 °C, die das Auge zusätzlich schädigen. Daher wird ungelöschter Kalk trocken, z. B. mit einem Wattestab, aus dem Auge entfernt. Bei einem Blick unter das Oberlid kann auch von dort Kalk durch Ausstreichen entfernt werden.

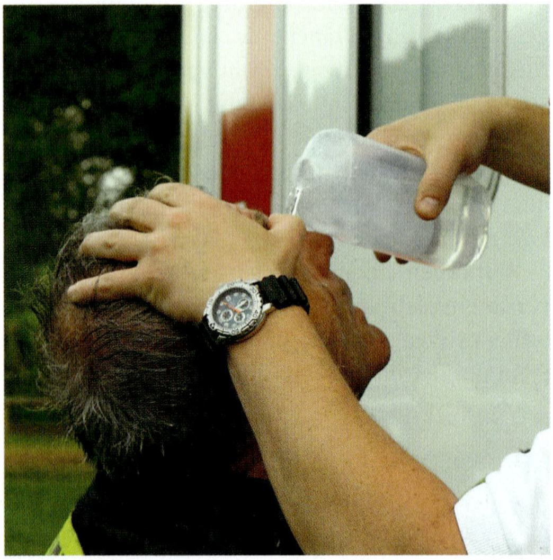

Abb. 23.5 Augenspülung von medial nach lateral, um eine Kontamination des anderen Auges zu vermeiden [M235]

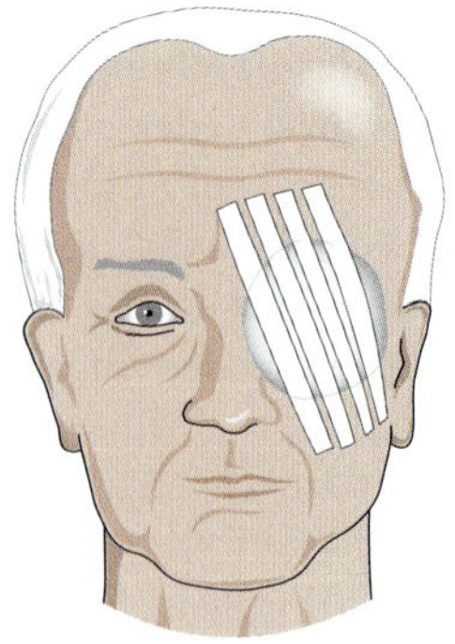

Abb. 23.6 Anlegen eines Augenverbandes. Das betroffene Auge wird steril abgedeckt. Anschließend werden beide Augen verdunkelt. [L157]

MERKE

Große Fremdkörper müssen ohne weitere Inspektion im Auge belassen werden.

Stumpfe Augenverletzungen sollten mit einem Eisbeutel gekühlt werden, um eine stärkere Schwellung zu vermeiden.

Im Anschluss an die Erstmaßnahmen werden alle Augenverletzungen verbunden (➤ Abb. 23.6). Dazu wird das betroffene Auge **steril abgedeckt,** ohne dabei Druck auszuüben. Anschließend werden beide Augen verdunkelt. Die Verdunklung der Augen soll vermeiden, dass sich beide Augen gemeinsam in die gleiche Richtung bewegen. Zu diesem Zweck sollten auf jedem RTW zwei Augenklappen vorhanden sein. Alternativ können auch Mullbinden oder Zellstoffmullkompressen herangezogen werden.

23.1.2 Glaukomanfall

Das **Glaukom (grüner Star)** ist ein Sammelbegriff für Erkrankungen, denen eine zunehmende Schädigung des Sehnervs gemeinsam ist. Die Hauptursache ist eine Erhöhung des Augeninnendrucks, der den Sehnerv langsam zerstört. Der Anstieg des Augeninnendrucks erfolgt durch ein Missverhältnis zwischen Kammerwasserproduktion und Kammerwasserabfluss. Bei einem Glaukomanfall, der akuten Form des Glaukoms, steigt der Augeninnendruck aufgrund eines totalen Verschlusses des Abflusses binnen weniger Minuten auf ein Mehrfaches des Normalwertes an.

Symptome

Bei der Beurteilung der Augen fällt häufig ein einseitig **gerötetes Auge** (> Abb. 23.7) mit stumpfer Hornhaut auf. Die Pupille des betroffenen Auges ist oft weit und lichtstarr. Bei Betasten des Augapfels imponiert ein hartes, pralles Auge (steinharter Bulbus). Die Betroffenen geben eine Sehverschlechterung mit Regenbogenringen und Schmerzen beim Blick in Licht (Lichtscheue) an. Begleitsymptome, wie Übelkeit und Erbrechen, Kopfschmerzen, Hypertonie und Tachykardie, stehen dabei für den Patienten manchmal im Vordergrund seiner Beschwerden.

Basismaßnahmen

Wie bei den Augenverletzungen wird das betroffene Auge steril abgedeckt und beide Augen werden mit Augenklappen verdunkelt. Die Allgemeinsymptome werden symptomatisch behandelt. Der Transport erfolgt in eine Augenklinik oder zu einem niedergelassenen Augenarzt. Die kausale Therapie wird von einem **Augenarzt** durchgeführt.

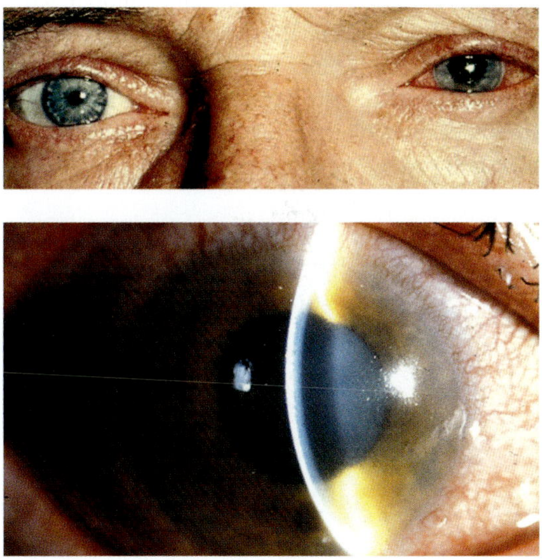

Abb. 23.7 Akuter Glaukomanfall. Patient mit einseitigem akutem Visusverlust und starken Schmerzen. Es fallen ein einseitiges rotes Auge, eine weite, reaktionslose Pupille und eine glanzlose, matte Hornhaut auf. Im Tastbefund fühlt sich der Augapfel steinhart an. [T416]

23.1.3 Plötzlicher Sehverlust

Der plötzliche Sehverlust ist durch eine plötzliche, schmerzlose **Sehverschlechterung** (Sehen von Blitzen, verzerrte Umrisse) oder Gesichtsfeldausfälle gekennzeichnet, die eine sofortige augenärztliche Behandlung notwendig machen. Häufigste Ursache ist eine **Netzhautablösung,** bei der sich die Netzhaut vom darunter liegenden Pigmentepithel ablöst. **Auslöser** können vorausgegangene Operationen, Verletzungen, diabetische Spätschäden oder ein Glaukom sein. Zum Transport in eine Augenklinik oder zu einem niedergelassenen Augenarzt wird das betroffene Auge steril abgedeckt und beide Augen werden mit Augenklappen verdunkelt.

Andere **Ursachen** für einen plötzlichen Sehverlust sind neben der Netzhautablösung

- ein Zentralarterien- oder Zentralvenenverschluss,
- eine Glaskörperblutung,
- Entzündungen der Ader- oder Netzhaut,
- Entzündungen des Sehnervs oder
- neurologische Ursachen (> 15.2).

23.2 HNO-Notfälle

Verletzungen und Erkrankungen im Hals-Nasen-Ohren-(HNO-)Bereich können potenziell lebensbedrohlich sein. Da der Hals und die Nase zum Bereich der oberen Atemwege gehören, können dort lokalisierte Erkrankungen oder Blutungen zu akuter Atemnot oder massivem Blutverlust führen.

23.2.1 Blutungen

Blutung aus der Nase (Epistaxis)

Nasenbluten **(Epistaxis)** beschreibt das **spontane** Auftreten einer Blutung aus der Nase. Häufig sind hiervon ältere Patienten mit bekanntem Bluthochdruck betroffen. Aufgrund des hohen Blutdrucks reißt ein kleines Gefäß der Nasenscheidewand. Als weitere Ursache der Nasenblutung kommt eine Therapie mit blutgerinnungshemmenden Medikamenten (z. B. Marcumar®) in Betracht. Seltener sind Blutungsquellen im Rachen für eine Blutung aus der Nase verantwortlich.

Basismaßnahmen

Die **Blutdruckmessung** ist obligat, um eine Hypertonie oder eine bedrohliche Blutung mit beginnendem Volumenmangelschock (➤ 9.3.1) erkennen zu können. Die Lagerung des Patienten erfolgt nach Möglichkeit mit erhöhtem Oberkörper und nach vorne gebeugtem Kopf. Der Patient ist darauf hinzuweisen, Blut nicht herunterzuschlucken, sondern in eine bereitzuhaltende Schale zu spucken.

Eine **Kompression** der Nasenflügel an das Septum für mehrere Minuten kann die Blutung zum Stillstand bringen. Ergänzend kann eine Kühlung mit einer Nackenkompresse erfolgen.

Ist die Blutung nicht zu stillen, ist der Notarzt hinzuzuziehen. Der **Notarzt** kann eine Tamponade mit Adrenalin-Lösung (1 : 10 000) oder Otriven®-Nasentropfen anlegen, um die Blutung lokal zu stoppen. Zusätzlich besteht für ihn die Möglichkeit, nach Anlage eines periphervenösen Zugangs einen erhöhten Blutdruck durch blutdrucksenkende Medikamente (z. B. Ebrantil®, ➤ 11.2.7) zu normalisieren.

Blutungen aus dem Mund

Bei Blutungen aus dem Mund findet sich die Blutungsquelle in der Mundhöhle oder im Rachenbereich. Häufigste **Ursache** sind Epistaxis und Nachblutungen im Anschluss an Operationen zur Entfernung von Tumoren oder Rachenmandeln. Auch der Zungenbiss nach einem zerebralen Krampfanfall kann eine beachtliche Blutung aus dem Mund verursachen.

Basismaßnahmen

Eine direkte **Blutstillung** durch Kompression der Wunde gestaltet sich schwierig und ist präklinisch praktisch nicht möglich. Daher ist die wichtigste Basismaßnahme der **Aspirationsschutz** bei bewusstseinsklaren Patienten durch Lagerung mit aufrechtem Oberkörper sowie Freimachen und Freihalten der Atemwege. Das Einlegen eines Absaugkatheters in den Mund mit leichtem Sog kann bei den Betroffenen zu einer erheblichen Erleichterung ihrer Beeinträchtigung führen. Bewusstseinsgetrübte Patienten werden in stabiler Seitenlage gelagert.

Blutung aus dem Ohr

Blutungen aus dem Ohr (➤ Abb. 23.8 und ➤ Abb. 23.9) sind meistens die Folge einer direkten **Gewalteinwirkung** auf das Trommelfell (Knalltrauma, Manipulationen am äußeren Gehörgang). Aber auch Entzündungen am Ohr oder ein Barotrauma (➤ 24.2.2) können gelegentlich Blutungen hervorrufen.

ACHTUNG
Eine Blutung aus dem Ohr kann Hinweis auf eine Schädelbasisfraktur sein (➤ 18.4).

Verletzungen oder entzündliche Prozesse am Trommelfell führen zu einer einseitigen **Schwerhörigkeit.** Schwindel weist auf eine Mitbeteiligung des Innenohrs hin. Ohne Tamponade oder eine Säuberung des Ohrs wird der äußere Hörgang locker und keinesfalls luftdicht mit einer sterilen Zellstoffmullkompresse abgedeckt. Selbstverständlich müssen im Ohr steckende Fremdkörper bis zur Vorstellung bei einem HNO-Arzt dort belassen werden.

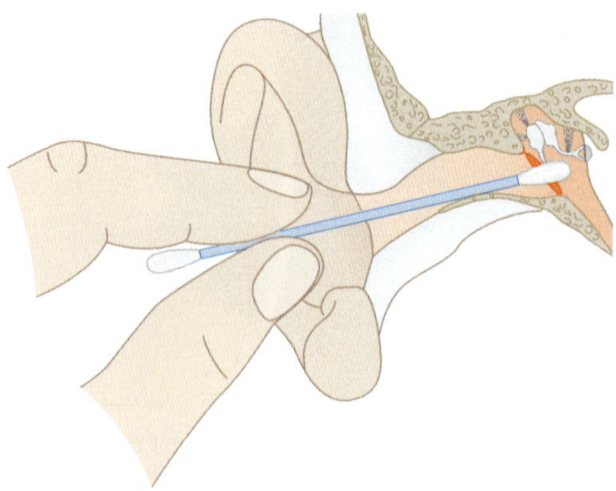

Abb. 23.8 Penetrierende Verletzung von Gehörgang und Trommelfell [L231]

23

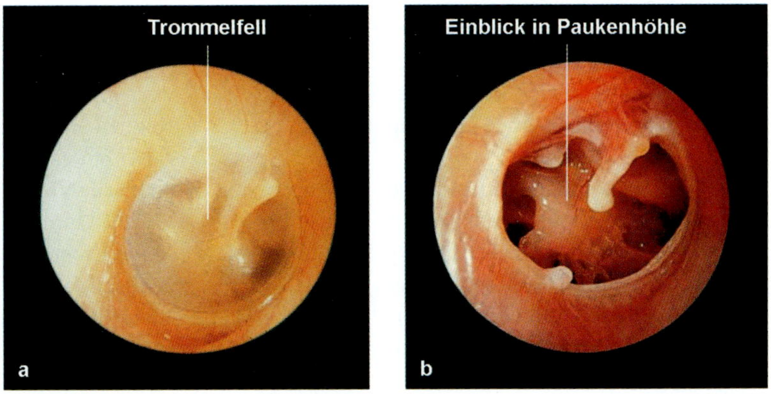

Abb. 23.9 a) Trommelfell unverletzt, b) Trommelfellperforation [E539]

23.2.2 Tinnitus

Der Tinnitus beschreibt Ohrgeräusche, die zusätzlich zur Wahrnehmung der Umgebungsgeräusche (Schallwellen) wahrgenommen werden. Der Tinnitus ist ein **Symptom.** Die Ohrgeräusche werden als Pfeifen, Rauschen, Zischen oder Brummen erlebt und haben ihre Ursache in einer Störung der Hörfunktion. Die häufigste **Ursache** sind Innenohrschäden durch Einwirkung von zu lautem Schall (z. B. Knalltrauma, Lärmarbeit, Diskothekenlärm). Aber auch eine Reihe anderer Erkrankungen des äußeren, Mittel- und Innenohrs sowie Erkrankungen der zentralen Hörbahn können einen Tinnitus auslösen (z. B. Ohrenschmalzpfropf, Erkrankung des Hörnervs). Seltener findet sich der Tinnitus bei Herz-, Kreislauf- und Stoffwechselerkrankungen. Er kann aber durch sein ständiges Vorhandensein ein psychosomatisches Krankheitsbild entwickeln, das häufig durch allgemeinen Stress verursacht wird.

23.2.3 Vertigo (Schwindel)

Vertigo (lat: vertere = hin und her wenden) ist ein subjektiv empfundenes **Dreh- oder Schwankgefühl** des Körpers. Es werden Dreh-, Schwank- und Bewegungsschwindel unterschieden. **Symptome** sind Übelkeit, Erbrechen, Gangunsicherheit und Angstgefühle. Vertigo entsteht aufgrund widersprüchlicher Reizimpulse des Gleichgewichtssinnes und tritt auf bei:

- Störungen im Gleichgewichtssystem (z. B. akuter Drehschwindelanfall mit Übelkeit und Erbrechen, Tinnitus und Schwerhörigkeit: Morbus Menière)
- Augenerkrankungen
- Neurologischen Erkrankungen (z. B. zerebrale Ischämie, ➤ 15.2)
- Intoxikationen (z. B. Alkohol, ➤ 25.3.2)

Die **Therapie** orientiert sich an der Grunderkrankung und wird von der symptomatischen Behandlung von Übelkeit und Erbrechen mit Antiemetika (z. B. Vomex A®) begleitet.

23.2.4 Hörsturz (Sudden Deafness)

Ein Hörsturz ist ein plötzlich auftretender, meistens einseitiger **Hörverlust** aus völligem Wohlbefinden heraus. Begleitet wird der Hörsturz von Ohrensausen unterschiedlicher Intensität und einem dumpfen Gefühl im Ohr, das von den Betroffenen auch als Druckgefühl beschrieben wird.

Die **Ursachen** sind noch nicht vollständig geklärt. Diskutiert wird ein multifaktorielles Geschehen. Neben Durchblutungsstörungen des Innenohrs (Innenohrembolie) werden Virusinfektionen oder Stoffwechselstörungen in Erwägung gezogen. Stress in Form einer psychosomatischen Reaktion kommt als Auslöser ebenfalls infrage. Die Patienten sollten kurzfristig einen **HNO-Arzt** aufsuchen. Ein weiterführendes rettungsdienstliches Eingreifen ist in der Regel nicht notwendig.

Wiederholungsfragen

1. Welche Formen von Verletzungen können am Auge unterschieden werden? Nennen Sie die Ursachen und wichtige Leitsymptome. (➢ 23.1.1)
2. Welche Basismaßnahmen müssen bei Augenverletzungen immer erfolgen? (➢ 23.1.1)
3. Beschreiben Sie speziell das Vorgehen bei Verätzungen am Auge. Warum ist ein rasches Handeln so wichtig? (➢ 23.1.1)
4. Wie gehen Sie mit im Auge steckenden Fremdkörpern um? (➢ 23.1.1)
5. Wie kommt ein Glaukomanfall zustande, welche Symptome erwarten Sie und welche therapeutischen Maßnahmen müssen ergriffen werden? (➢ 23.1.2)
6. Nennen Sie Ursachen für das Auftreten von Nasenbluten und beschreiben Sie das therapeutische Vorgehen. (➢ 23.2.1)
7. Welche Gründe können Blutungen aus dem Mund haben? Erläutern Sie rettungsdienstliche Maßnahmen. (➢ 23.2.1)
8. Wie können Blutungen aus dem Ohr entstehen? Nennen Sie Begleitsymptome und beschreiben Sie die Therapie. (➢ 23.2.1)
9. Was ist ein Tinnitus und welche Ursachen kann er haben? (➢ 23.2.2)

KAPITEL

24 Wasserkotfälle

Jürgen Luxem

Wasser übt von jeher auf die Menschen eine besondere Faszination aus. Baden, Schwimmen, Tauchen, Segeln und andere Freizeitbeschäftigungen am Wasser erfreuen sich einer zunehmenden Beliebtheit. Daher sieht sich auch der Rettungsdienst immer wieder mit Notfallsituationen wie dem Ertrinkungs- oder Tauchunfall konfrontiert.

24.1 Ertrinkungsunfälle

Ertrinken wird als akuter Erstickungstod infolge Untertauchens in einer Flüssigkeit verstanden (➤ Tab. 24.1). Im Rahmen der Ertrinkungsunfälle wird zwischen dem Tod durch Ertrinken und dem Beinahe-Ertrinken unterschieden. Beim Tod durch **Ertrinken** führt die Schädigung der Lunge und des Gehirns innerhalb der ersten 24 Stunden zum Tod des Patienten. Wird die Asphyxie (Sauerstoffmangel mit Atemstillstand durch Verlegung der Atemwege) mindestens 24 Stunden überlebt und damit einer Behandlung zugänglich, spricht man von **Beinahe-Ertrinken.**

Tab. 24.1 Unfallursachen des Ertrinkens

Ursache	Beispiele
Allgemein	• Unterschätzen der Gefahren (z. B. Hochwasser, Strömung, Wellengang), Selbstüberschätzung • Erschöpfung • Ungeeignete Schwimmhilfen bei Nichtschwimmern (z. B. Autoreifen, Luftmatratze) • Verzicht auf Sicherheitsausrüstung bei Bootsfahrten, Segeltouren (z. B. Schwimmweste) • Missachtung einfacher Baderegeln, Schwimmen unter Alkoholeinfluss
Traumatisch	• Eiseinbruch • Sprung in Gewässer unbekannter Tiefe (Halswirbelfraktur, ➤ 18.3)
Internistisch	• Lebensbedrohliche Herzrhythmusstörungen (➤ 7.5) • Apoplex (➤ 15.2) • Akutes Koronarsyndrom (➤ 13.2.1) • Hypoglykämie (➤ 19.2.1) • Zerebrale Krampfanfälle (➤ 15.4) • Unterkühlung (➤ 17.4.1)

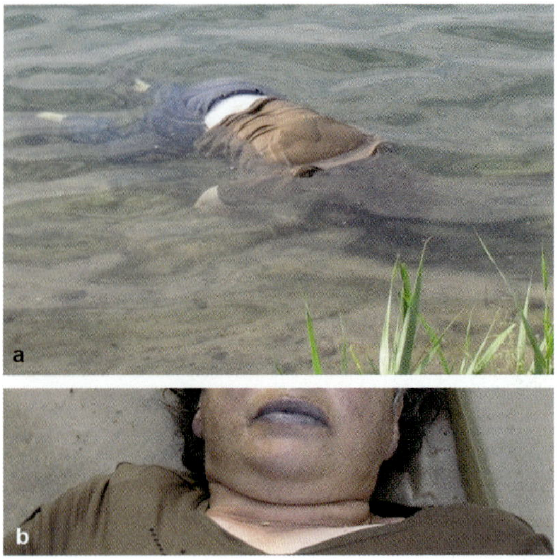

Abb. 24.1 Ertrunkene Person mit erheblicher Zyanose [M235]

Die Wahrscheinlichkeit, einen Ertrinkungsunfall zu erleiden, ist nicht abhängig von der Wassertiefe oder der Fähigkeit, schwimmen zu können. Etwa 60 bis 70 % der Ertrinkungsopfer sind Schwimmer, und bereits wenige Zentimeter Wassertiefe (z. B. Pfütze) reichen aus, damit Personen unter ungünstigen Umständen ertrinken. Im Mittel sterben in Deutschland jährlich 400 Menschen durch Ertrinken. Die Anzahl Beinahe-Ertrunkener ist um ein Vielfaches höher.

Die hohe **Gefährdung** besteht im Kindesalter (< 15 Jahre). In Deutschland ist, nach tätlicher Gewalt, Ersticken und Stürzen, der Ertrinkungstod die vierthäufigste Todesursache durch Verletzungen im Kindesalter (< 15 Jahre). Die zweithäufigste Todesursache bei Säuglingen (< 1 Jahr) im Heim- und Freizeitbereich ist das Ertrinken. Die Daten der Todesursachenstatistik zeigen, dass die tödlichen Ertrinkungsunfälle von Kindern unter einem Jahr überwiegend zu Hause durch Untergehen in der Badewanne bedingt sind. Erst ab dem 4. Lebensjahr zeigt die Statistik, dass die Ertrinkungsunfälle außerhalb der Wohnung stattfinden.

Demgegenüber ist die Ursache des Ertrinkungstodes bei den 15- bis 44-Jährigen eindeutig der Alkohol, der zur Selbstüberschätzung, Enthemmung und schnelleren Erschöpfung führt. Internistische und neurologische Auslöser sind die häufigsten Unfallursachen bei den über 45-Jährigen. Nicht unbeachtet bleiben dürfen die in suizidaler Absicht herbeigeführten Ertrinkungstode.

24.1.1 Pathomechanismus

Taucht der Kopf unerwartet und ungewollt unter Wasser, hält der Betroffene instinktiv die Luft an. Diese Phase dauert jedoch nicht länger als zwei Minuten an und ist durch Panik und heftige körperliche Bewegungen gekennzeichnet, die zu Erschöpfung und raschem Wärmeverlust führen. Mit zunehmender Erschöpfung kommt es zur Inspiration von Wasser. Bereits durch Aspiration kleinster Mengen Flüssigkeit entwickelt sich ein Laryngospasmus (Stimmritzenkrampf). Der Ertrinkende verschluckt in der Panik zunehmende Mengen an Wasser und erbricht. Bleibt der Laryngospasmus nach dem Verlust des Bewusstseins bestehen, wird kein weiteres Wasser oder Erbrochenes aspiriert. In der Terminologie wird dieser Umstand als **trockenes Ertrinken** bezeichnet.

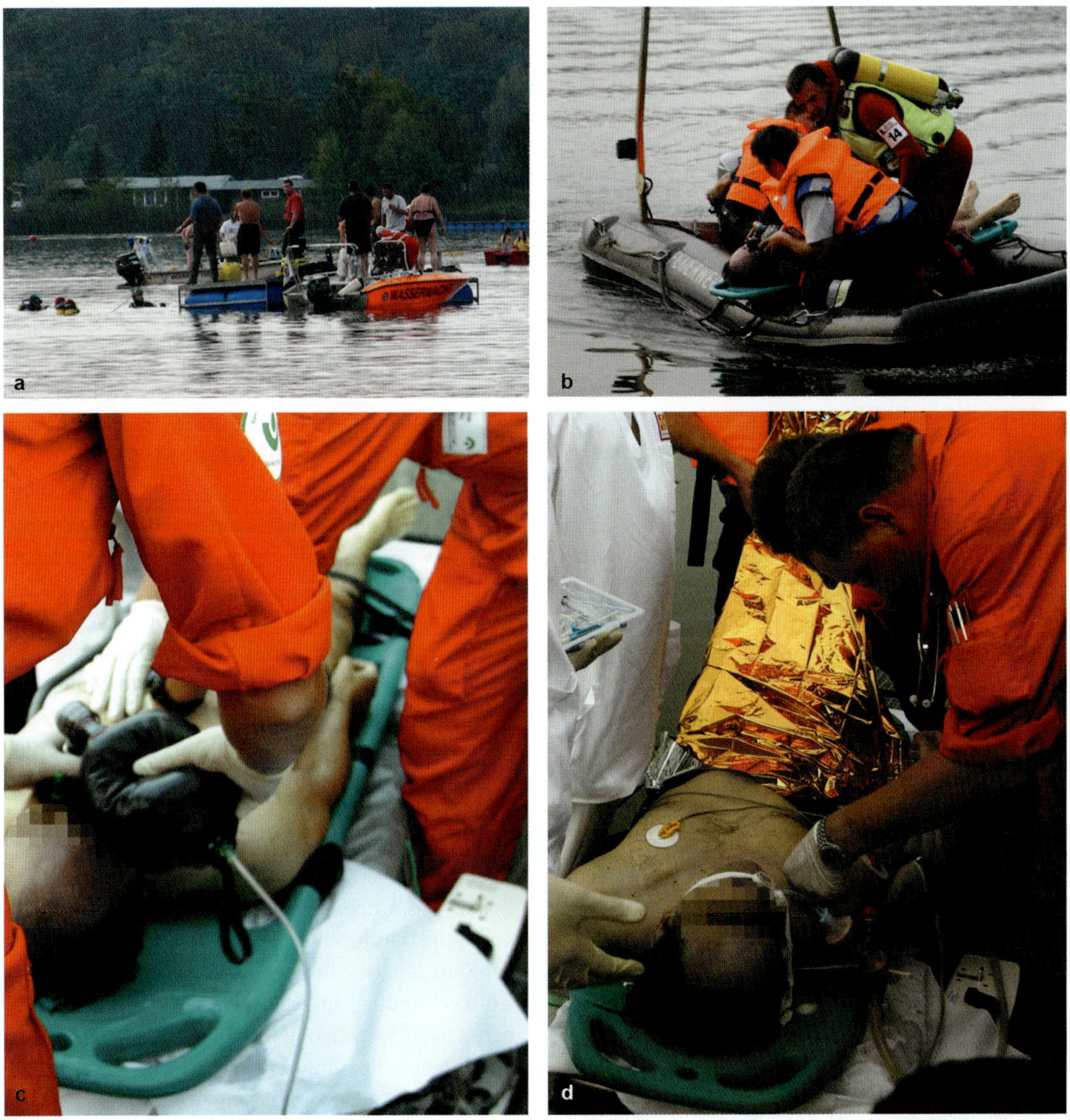

Abb. 24.2 Rettung einer Person nach Beinahe-Ertrinken. a) Schwimmer wurde von Tauchern vom Boden des Sees gerettet; b) gerettete Person wird unter CPR und Maskenbeatmung an Land gebracht; c) Notarzt und Rettungsfachpersonal setzen CPR fort; d) gerettete Person mit stabilem Kreislauf, beatmet, wird vom Notarzt medizinisch weiterversorgt (Anlage eines ZVK). [O429]

Bei **nassem Ertrinken** löst sich der initiale Laryngospasmus und der Ertrinkende aspiriert erneut Wasser und Erbrochenes. Es folgt eine Vermischung von Wasser und Sekret in den Atemwegen mit typischer Schaumbildung, die den Gasaustausch in der Lunge stark behindert.

24.1.2 Symptome und Maßnahmen

Symptome

Das Leitsymptom des Ertrinkungsunfalls ist die **Zyanose** (➤ Abb. 24.1b) als Zeichen einer ausgeprägten Hypoxie. Sie zu vermeiden bzw. zu bekämpfen, ist daher Ziel jeder therapeutischen Maßnahme. In allen Fällen wirkt die Hypoxie allein auf den Patienten schädigend, weshalb das Überleben nach einem Ertrinkungsunfall weitgehend von der Schnelligkeit und der Effektivität der Wiederbelebungsmaßnahmen abhängt (➤ Abb. 24.2).

Basismaßnahmen

Die **Rettung** der Patienten aus Wasser ist ausdrücklich speziellen Einsatzgruppen (z. B. Wasserwacht, DLRG) vorbehalten (➤ Abb. 24.3), da ein unüberlegter Rettungsversuch leicht den Tod des Retters nach sich ziehen kann. Daher darf die Rettung aus dem Wasser durch Nichtfachpersonal nur nach besonderer Abwägung und unter Berücksichtigung des Eigenschutzes durchgeführt werden.

Die **Erstuntersuchung** im Anschluss an die Rettung umfasst die Registrierung des Bewusstseins,

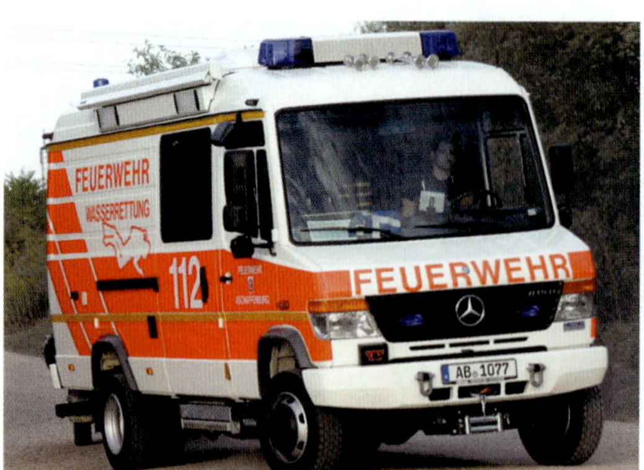

Abb. 24.3 Wasserrettungsfahrzeug [O429]

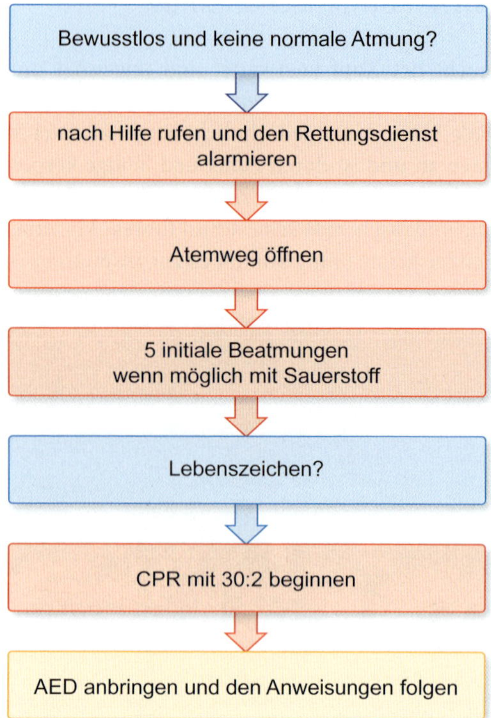

Abb. 24.4 BLS-Ablauf bei Ertrinkungsopfern [L143]

der Atmung und der Kreislaufsituation. Der wache Patient wird mit aufrechtem Oberkörper gelagert und psychisch betreut, nachdem ihm die nasse Kleidung ausgezogen und er vorsichtig abgetrocknet wurde. Um einer weiteren Kälteeinwirkung entgegenzuwirken, wird der Patient in eine isolierende Rettungsdecke eingewickelt. Ein vollständiges und fortlaufendes **Monitoring** mit EKG, Blutdruckmessung und Pulsoxymetrie wird abgeleitet. Besondere Beachtung gilt einer möglichst genauen Erfassung der Körpertemperatur mit einem Spezialthermometer für niedrige Temperaturbereiche.

Für die Überlebensprognose des bewusstlosen und ateminsuffizienten Patienten (➤ Abb. 24.2) ist der Zeitraum bis zum Beginn einer effektiven Sauerstoffversorgung ausschlaggebend. Die Basismaßnahmen entsprechen in der Regel denen der kardiopulmonalen Reanimation (BLS) mit dem Unterschied, dass die Reanimation in Abweichung des Standardalgorithmus initial mit 5 Beatmungen begonnen wird (➤ Abb. 24.4). Bei einer isolierten Ateminsuffizienz wird der **Notarzt** eine Narkose einleiten, den Patienten endotracheal intubieren und mit 100 % Sauerstoff kontrolliert beatmen.

MERKE

Auch bei einer Unterkühlung im Rahmen von Ertrinkungsunfällen gilt: „No one is dead until he is warm and dead" (➤ 17.4.1).

Die Wirksamkeit von Medikamenten und der Defibrillation ist bei einer Körperkerntemperatur unter 30 °C nicht gesichert.

24.2 Tauchnotfälle

In Deutschland wird **Tauchsport** vor allem in Bergseen, Stauseen, Flüssen und Schwimmbädern betrieben. Der Tauchsport kann als Apnoetauchen, Schnorcheltauchen oder Gerätetauchen ausgeübt werden:

- Beim **Apnoetauchen** hält der Taucher den Atem an und verwendet keine Hilfsmittel.
- **Schnorcheltauchen** funktioniert mit einem 30 bis 35 cm langen Rohr und einem angeschlossenen Mundstück, das den Taucher mit Umgebungsluft von der Wasseroberfläche versorgt.
- **Gerätetauchen** ermöglicht dem Taucher das Absteigen in größere Tiefen. Er atmet Pressluft oder Atemgas unterschiedlicher Zusammensetzung (z. B. Stickstoff-Sauerstoff-Gemisch) ein. Über den sogenannten Lungenautomaten wird der Druck der Atemluft aus der Atemgasflasche dem Druck der Tauchtiefe angepasst.

Zu den Tauchnotfällen zählen alle körperlichen Schäden, die sich während der Abtauchphase **(Kompressionsphase),** des Tauchens in gleicher Wassertiefe **(Isopressionsphase)** oder der Auftauchphase **(Dekompressionsphase)** ereignen.

24.2.1 Physikalische und physiologische Gesetzmäßigkeiten

Phasen des Tauchgangs

Ein Tauchgang wird entsprechend seinem Verlauf in drei Phasen eingeteilt:

Abtauchen (Kompression)

Mit zunehmender Wassertiefe nimmt der Umgebungsdruck zu und das Volumen der geatmeten Gase sowie der luftgefüllten Hohlräume im Körper verringert sich (Gesetz von Boyle-Mariotte). An der Wasseroberfläche herrscht ein Luftdruck von etwa 1 bar. Pro 10 m Wassertiefe nimmt der Umgebungsdruck um etwa ein weiteres bar zu. Daher wirkt in 10 m Tiefe ein Druck von 2 bar auf den Taucher. Gleichzeitig hat sich das Gasvolumen halbiert.

Tauchen in gleicher Wassertiefe (Isopression)

Druckänderungen treten nicht auf. Jedoch reichern sich unter dem höheren Umgebungsdruck und mit zunehmender Tauchzeit Atemgase (Sauerstoff und Stickstoff) in den Körpergeweben an (Gesetze von Henry und Dalton). Von besonderer Bedeutung ist hierbei das reaktionsträge Gas **(Inertgas)** Stickstoff, das im Gegensatz zum Sauerstoff nicht metabolisiert wird und sich im Körpergewebe anreichert.

Auftauchen (Dekompression)

Beim Auftauchen sinkt der Umgebungsdruck wieder ab und alle Gase dehnen sich aus. Der nicht metabolisierte, reaktionsträge Stickstoff dehnt sich ebenfalls aus, sodass sich Stickstoff-Gasbläschen in den Körperflüssigkeiten – vor allem im Blut – und in den Geweben, z. B. Knochen, Haut, Muskulatur, bilden **(Ausperlen).** Um ein unbeschadetes Auftauchen aus größeren Tiefen zu ermöglichen, müssen die Gasbläschen aus den Geweben austreten und über die Lunge abgeatmet werden. Weiterhin müssen die entstehenden Druckunterschiede beim Auftauchen ausgeglichen werden. Daher regulieren Taucher ihre Auftauchgeschwindigkeiten und Auftauchzeiten, indem sie in regelmäßigen Abständen sogenannte Dekompressionspausen einlegen und dem Körper die Gelegenheit geben, sich den veränderten Bedingungen anzupassen.

Gefahren des Tauchens

In Abhängigkeit von der gewählten Form des Tauchens ist der Taucher von unterschiedlichen Gefahren bedroht:

Apnoetauchen

Hyperventilation (➤ 14.2.2) vor dem Tauchgang bewirkt keine verstärkte Aufnahme von Sauerstoff, sondern beschleunigt das Abatmen von Kohlenstoffdioxid mit Reduzierung des Atemantriebs (➤ 3.2.7). Während des Tauchvorgangs kann sich dann eine Hypoxämie mit nachfolgendem Bewusstseinsverlust noch vor Erreichen der Wasseroberfläche einstellen und ggf. der Atemreiz noch unter Wasser einsetzen. In beiden Fällen droht der Tod durch Ertrinken.

Schnorcheltauchen

Werden Tauchtiefen erreicht, welche die Atemluftzufuhr von der Wasseroberfläche über einen Schnorchel nicht mehr ermöglichen, ist der Schnorcheltaucher von den gleichen Gefahren bedroht wie der Apnoetaucher. Diese Gefahr besteht bei der Verwendung eines zu langen (> 35 cm) Schnorchels, weil durch den Wasserdruck der Thorax bereits in einem Meter Wassertiefe derart stark komprimiert wird, dass eine effektive aktive Einatmung kaum mehr möglich ist. Gefährdet sind besonders Kinder bei Nutzung eines Erwachsenenschnorchels. Eine weitere Gefahr besteht in einer Totraumatmung (➤ 3.2.2). Folgen sind eine Pendelatmung mit Anstieg des Kohlenstoffdioxidgehalts, Sauerstoffunterversorgung, Bewusstlosigkeit unter Wasser und Tod durch Ertrinken.

Gerätetauchen

Gerätetaucher sind vor allem durch zwei Krankheitsbilder bedroht, das Barotrauma und die Dekompressionskrankheit.

24.2.2 Barotrauma

Der Begriff Barotrauma ist ein Sammelbegriff für Verletzungen im Körper, die durch physikalische Druckdifferenzen in luftgefüllten Hohlräumen entstehen und die benachbarte Gewebestrukturen verletzen. Ein Barotrauma kann sowohl beim Abtauchen als **Unterdruckbarotrauma** als auch beim Auftauchen als **Überdruckbarotrauma** auftreten. Normalerweise erfolgt das Ab- und Auftauchen unter **Ausgleich der Druckdifferenzen** – ähnlich wie beim Steig- oder Sinkflug im Flugzeug – über die Atemwege. Fehlt die Möglichkeit zu einem aktiven Druckausgleich durch eine Verlegung der natürlichen Belüftungsmöglichkeiten (z. B. bei Asthmaanfall, Bronchitis, Erkältung, Atemanhalten beim Apnoetauchen), erfolgt der Druckausgleich zu langsam oder gar nicht. Folgen sind Verletzungen der

- Lunge
- Ohren
- Nasennebenhöhlen

Basismaßnahmen

An erster Stelle stehen die Maßnahmen zur Sicherung der **Vitalfunktionen.** Die Symptome eines Lungenrisses durch Barotrauma sind Schmerzen in der Brust, Atemnot, Zyanose sowie Abhusten von blutigem, schaumigem Sekret. Oft ist eine Luftansammlung im Unterhautgewebe zu tasten (Hautemphysem). Eine begleitende Unterkühlung wird entsprechend therapiert. Die Therapie durch den **Notarzt** umfasst nach Anlage eines periphervenösen Zugangs Sedierung, Analgesie, Stabilisierung der Kreislauffunktionen mit Katecholaminen und/oder Infusionen. Die Indikation zur Narkoseeinleitung, Intubation und Beatmung muss großzügig gestellt werden. Ein eventuell unter Beatmung drohender Spannungspneumothorax muss durch eine Thoraxdrainage entlastet werden. Sämtliches Tauchgerät muss zur Untersuchung sichergestellt werden.

24.2.3 Dekompressionskrankheit (Caisson-Krankheit)

Von einem Senkkasten bzw. einer Taucherglocke (franz. Caisson) leitet sich die Bezeichnung für eine beim Auftauchvorgang drohende Dekompressionskrankheit ab. Taucht der Taucher (➤ Abb. 24.5) zu schnell auf (z. B. durch Panik oder Nichteinhalten der Dekompressionspausen), kann sich das stickstoffhaltige Gewebe nicht schnell genug entsättigen, d. h., der **Stickstoff** kann nicht langsam in das Blut abgegeben und über die Lungen abgeatmet werden (Gesetze von Henry und Dalton). Wie beim Öffnen einer unter Druck stehenden Sprudelflasche perlt der Stickstoff aus und bildet Mikrogasblasen im Blut und dem Körpergewebe.

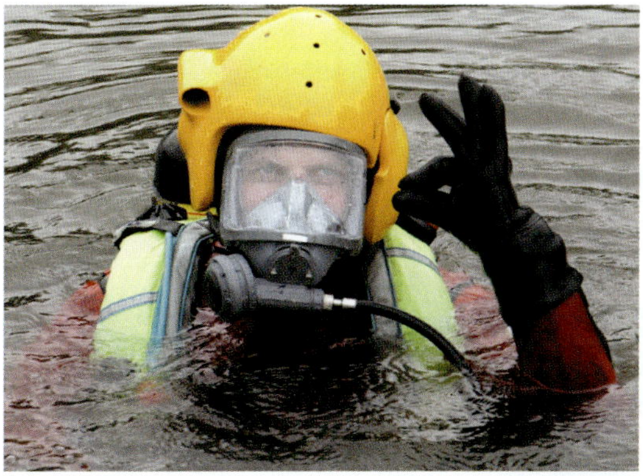

Abb. 24.5 Rettungstaucher [O429]

Symptome

Alle Symptome, die durch das Ausperlen von Gasen während des Auftauchvorgangs verursacht werden, sind unter dem Begriff der Dekompressionskrankheit zusammengefasst. Sie sind breit gefächert (➤ Tab. 24.2) und reichen von Hautsymptomen (Juckreiz, rote oder livide Verfärbung, Ödeme), Muskel- und Knochenschmerzen über unspezifische Beschwerden (Krankheitsgefühl, Müdigkeit) bis zu schwerwiegenden Störungen am zentralen und peripheren Nervensystem. Die sogenannten **„Taucherflöhe"** sind das bekannteste Symptom bei der Dekompressionskrankheit. Sie treten als juckende, gerötete und geschwollene Flecken auf. Die Ausprägung der Symptome wird durch die Lokalisation der Gasbläschen bestimmt.

Die Krankheitszeichen sind Ausdruck von Schmerzreaktionen, Entzündungszeichen und Embolien in den unterschiedlichen Körpergeweben. Innerhalb weniger Stunden nach dem Auftauchvorgang treten die Beschwerden auf, in der Hälfte aller Fälle sogar innerhalb der ersten Stunde. Jedoch sind auch längere Latenzzeiten – z. B. nach Flugreisen – möglich. Schwierigkeiten bereitet es dann, den Zusammenhang zu einem Tauchgang herzustellen.

Basismaßnahmen

Primär stehen die Kontrolle und die Aufrechterhaltung der **Vitalfunktionen** im Vordergrund. Wache Patienten werden beruhigt und flach gelagert, bewusstlose Patienten werden in der stabilen Seitenlage gelagert. **Alle Patienten erhalten die maximal mögliche Sauerstoffkonzentration** (15 Liter über dichtsitzende Maske mit Reservoirbeutel), um das Abatmen von Stickstoff zu steigern und eine bessere Oxygenierung des Gewebes zu erreichen.

Tab. 24.2 Symptome der Dekompressionskrankheit

Symptomkomplex	Symptome
Allgemeine Krankheitszeichen	• Anhaltende Müdigkeit • Außergewöhnliche Abgeschlagenheit
Haut, Muskulatur, Knochen, Gelenke	• Hautjucken und -rötung („Taucherflöhe") • Schwellung • Muskel-, Knochen- und Gelenkschmerzen („Bends") • Beuge-Schonhaltung der Extremitäten
Ohr	• Schmerzen • Schwindel • Übelkeit, Erbrechen • Hörminderung • Tinnitus
Nervensystem	• Bewusstseinsstörungen • Seh- und Sprachstörungen • Kribbeln, Taubheitsgefühl (Gefühlsstörungen) • Halbseitenlähmung, Querschnittslähmung
Lunge	Atemabhängige Thoraxschmerzen mit Reizhusten („Chokes")

ACHTUNG
So früh wie möglich – so viel Sauerstoff wie möglich!

Zum fortlaufenden Monitoring dienen EKG, Blutdruckmessung und Pulsoxymetrie. Falls möglich, wird das gesamte **Tauchgerät** einschließlich des Tauchcomputers sichergestellt. Die Tauchtiefe, die Länge des Tauchgangs, die Aufstiegsgeschwindigkeit und die Dekompressionspausen müssen ermittelt werden.

Der hinzugezogene **Notarzt** platziert einen periphervenösen Zugang und infundiert innerhalb der ersten zwei Stunden 1 bis 2 Liter balancierte Vollelektrolytlösungen zur Rehydration (➤ 11.2.17). Die Indikation zur Frühbeatmung mit 100 % Sauerstoff und PEEP (5 bis 10 cm H_2O) muss großzügig gestellt werden. Bei ausreichendem Bewusstseinsgrad des Patienten ist die **Masken-CPAP/NIV** einer

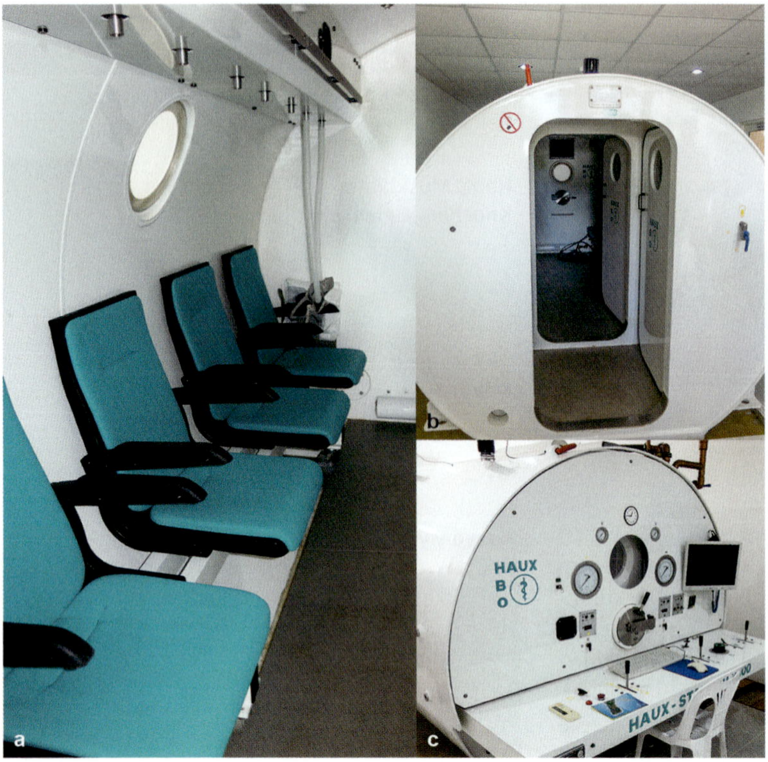

Abb. 24.6 Druckkammer: a) Behandlungsplätze für sitzende Patienten, b) Vorkammer und Hauptkammer (Druckschleuse), c) Leitstand [P100]

Intubation mit nachfolgender Beatmung vorzuziehen, da die neurologischen Symptome des verunfallten Tauchers fortlaufend beurteilt werden können.

Die einzige Therapieoption, um den Stickstoff wirkungsvoll eliminieren zu können, ist die Rekompression des Tauchers in einer Druckkammer unter Zuführung hoher Sauerstoffkonzentrationen und unter intensivmedizinischen Bedingungen (**hyperbare Oxygenierung,** HBO). Auch wenn bereits konventionelle Maßnahmen wie die Sauerstoffgabe eine vollständige Remission erreicht haben, sollte eine HBO-Therapie angestrebt werden, um ein Spätödem zu verhindern und neurologische Spätfolgen zu reduzieren. Um Patienten einer HBO-Therapie zuführen zu können, müssen unter Umständen längere Transportwege in Kauf genommen werden. Daher sollte der Patient in einem Rettungshubschrauber transportiert werden, der möglichst früh alarmiert werden muss. Da jedoch der Luftdruck mit zunehmender Höhe abnimmt und infolgedessen die Dekompression schneller voranschreitet, muss der Transport unterhalb einer Flughöhe von 300 m erfolgen. Verschiedene Kliniken oder Spezialzentren halten Druckkammern (➤ Abb. 24.6) vor, die zwar nicht immer die notwendige intensivmedizinische Betreuung ermöglichen, aber zur Überbrückung bis zu einem Transportbeginn dienlich sein können.

Wiederholungsfragen

1. Definieren Sie den Begriff „Ertrinken“. (➤ 24.1)
2. Was wird unter Beinahe-Ertrinken verstanden? (➤ 24.1)
3. Nennen Sie typische Ursachen für Ertrinkungsunfälle. (➤ 24.1)
4. Erläutern Sie den Unterschied zwischen trockenem und nassem Ertrinken. (➤ 24.1.1)
5. Welche Symptome prägen den Ertrinkungsunfall? (➤ 24.1.2)
6. Schildern Sie die präklinische Therapie beim Ertrinkungsunfall. Worauf müssen Sie besonders achten? (➤ 24.1.2)
7. Was ist ein Tauchunfall? (➤ 24.2)
8. Welche Phasen werden beim Tauchen unterschieden und welche physikalischen Gesetzmäßigkeiten müssen berücksichtigt werden? (➤ 24.2.1)
9. Welche Verletzungen erwarten Sie bei einem Barotrauma und wie gehen Sie gegen diese vor? (➤ 24.2.2)
10. Was ist die Caisson-Krankheit, wie entsteht sie und welche Gefahren drohen? (➤ 24.2.3)
11. Welche Symptome sind typisch für einen Dekompressionsunfall und wie erfolgt das therapeutische Vorgehen? (➤ 24.2.3)

KAPITEL

25 Intoxikationen

Jürgen Luxem

25

Jede chemische Substanz kann allein oder in Kombination zu Funktionsbeeinträchtigungen des Körpers führen. Ob sie eine Giftwirkung entfalten kann, ist abhängig von der Substanzmenge **(Dosis).** Wird eine Grenzdosis überschritten, schädigt die Substanz den Körper. Dieser Vorgang wird als Vergiftung **(Intoxikation)** bezeichnet.

MERKE

„Alle Dinge sind Gift und nichts ist ohne Giftigkeit. Allein die Dosis macht, dass ein Ding kein Gift ist."
(Paracelsus, 1493–1541)

Bei **endogenen Vergiftungen** wirken körpereigene Substanzen als Gift. Sie entstehen als Folge von Stoffwechselentgleisungen im Körper. **Exogene Vergiftungen** werden durch die Aufnahme körperfremder Gifte verursacht.

25.1 Allgemeine Toxikologie

Giftaufnahme

Bei Vergiftungen werden verschiedene **Aufnahmewege** (➤ Abb. 25.1) unterschieden. Gifte können über Magen oder Darm, die Atemwege oder über die Haut aufgenommen werden. Auf allen drei Wegen gelangen sie ins Blut und können den Körper schädigen.

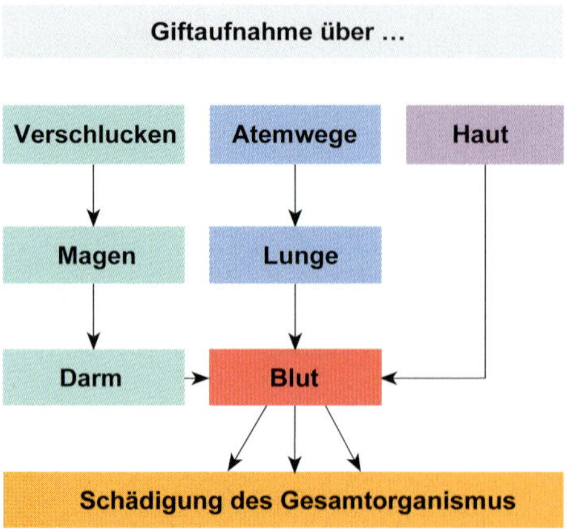

Abb. 25.1 Möglichkeiten der Giftaufnahme [A400]

Giftwirkung

Nach der Aufnahme in den Körper können Gifte den Organismus auf unterschiedliche Weise schädigen:

- Direkte Schädigung des Körpers **(Primärschaden)** durch
  - **Unmittelbare** Giftwirkung am Zielorgan: direkte und akute Beeinträchtigung von Vitalfunktionen (z. B. führt eine Opiatintoxikation zu einer Blockierung der Opiatrezeptoren, wodurch Atemstillstand und Bradykardie verursacht werden können)
  - **Mittelbare** Giftwirkung am Zielorgan: direkte, aber chronische Beeinträchtigung von Organen (z. B. beeinträchtigt langjähriger Alkoholabusus die Leberfunktion, was zu einer Leberzirrhose führen kann)
- Indirekte Schädigung des Körpers **(Sekundärschaden)** durch Ausfall von Schutzreflexen und Bewusstseinsstörungen infolge der Gifteinwirkung auf andere Organsysteme (z. B. führt eine Überdosierung mit Benzodiazepinen zum Koma; dadurch kommt es zum Verlust der Schutzreflexe; es droht Aspiration bei Erbrechen, gefolgt von Hypoxie und Atemstillstand)

Entgiftung

Um das Gift wieder aus dem Körper zu entfernen, werden je nach Giftstoff folgende Methoden der Entgiftung angewandt:

Dekontamination

Die Maßnahmen der Dekontamination zielen auf die **Verhinderung** der Giftaufnahme durch Unterbrechung des Kontakts zwischen Patient und Gift. Die Dekontaminationsverfahren orientieren sich am Aufnahmeweg des Giftes.

- Für Vergiftete mit oral aufgenommenen Giftstoffen ist die Magenentleerung mithilfe der Magenspülung möglich. Aufgrund der hohen Komplikationsrate wird die Indikation zur Magenspülung jedoch sehr zurückhaltend gestellt, wenn seit der Giftaufnahme bereits mehr als eine Stunde vergangen ist.

- Durch **Inhalationsgifte** bedrohte Personen müssen so schnell wie möglich aus der toxischen Umgebung an die frische Luft gebracht werden.
- Über die **Haut** eingedrungene Toxine (Kontaktgifte) werden durch Reinigungsmaßnahmen von der Haut entfernt.

Neutralisation

Als Neutralisation wird die **Umwandlung** der giftigen Substanz in nicht resorbierbare oder weniger giftige Substanzen **(Giftinaktivierung)** verstanden.

- **Aktivkohle** kann große Mengen an oral aufgenommenen Giften im Magen binden und die Resorption der Gifte verhindern.
- **Oleum paraffinum** (Paraffinöl) bindet organische Lösungsmittel (fettlösliche Substanzen) wie Benzin und Petroleum und kann die weitere Resorption verhindern.
- Bei Einnahme von Schaum bildenden Substanzen (Tenside) kommen **Entschäumer** (z. B. Sab simplex®) zum Einsatz. Durch Verringerung der Oberflächenspannung werden die Schaumblasen zerstört.

Elimination

Die Elimination fördert die **beschleunigte Giftausscheidung** aus dem Körper über

- die natürlichen Ausscheidungswege Blase, Darm, Niere (forcierte Diurese) und Lunge oder
- Hämodialyse oder Hämofiltration.

In der Regel ist das Eliminationsverfahren der weiterbehandelnden Klinik vorbehalten.

Antidottherapie

Gegengifte **(Antidote)** zielen auf die **Inaktivierung** der Giftwirkung durch direkte chemische und physikalische Reaktionen am Giftstoff selbst oder durch Verminderung der pharmakologischen Wirkung am Organ oder Rezeptor.

25.2 Elementar- und Basismaßnahmen im Vergiftungsnotfall

Elementarmaßnahmen

Bei jedem Verdacht auf eine Vergiftung müssen Faktoren berücksichtigt werden, die eine **Einschätzung** der Gefährlichkeit des mutmaßlichen Giftstoffes und seiner Wirkung auf den Organismus ermöglichen:

- Liegt eine Gefährdung für das Rettungsfachpersonal vor? Wenn ja, in welcher Weise und in welchem Umfang? Welche Vorkehrungen sind zu treffen (Eigenschutz)?
- Liegt überhaupt eine Vergiftung vor?
- Welcher Art und Menge ist das aufgenommene Gift?
- Besteht die Möglichkeit einer speziellen Antidottherapie oder muss symptomatisch behandelt werden?

Die Beantwortung der ersten Frage ist von entscheidender Bedeutung, denn die Behandlung von Vergifteten beginnt erst dann, wenn die Gefahren an der Einsatzstelle unter Kontrolle oder beseitigt sind bzw. sich der Betroffene außerhalb des Gefahrenbereichs befindet.

MERKE

Die Eigensicherung ist die wichtigste Elementarmaßnahme! Kontaktgifte, z. B. E605, können bei ungeschütztem Patientenkontakt auf das Rettungsfachpersonal übertragen werden und dieses lebensgefährlich vergiften.

Die beiden nächsten Fragen sind meistens nur schwer zu beantworten, da die ersten Vergiftungssymptome oft sehr uncharakteristisch sind und überwiegend aus Übelkeit, Erbrechen, Durchfall und/oder Schwindel bestehen. Daher ist grundsätzlich bei jedem Verdacht auf einen toxikologischen Notfall der **Notarzt** zu alarmieren. In dieser Situation ist die genaue und gezielte **Anamneseerhebung** von entscheidender Bedeutung, um für die medizinische Versorgung möglichst viele und genaue Informationen über die Vergiftung zu erhalten.

Durch gezielte Fragen an den Patienten (Eigenanamnese) und seine Angehörigen (Fremdanamnese) sollten folgende Fragen beantwortet werden:

- **Wer** hat das Gift eingenommen (Alter, Gewicht, Vorerkrankungen)?

25

- **Wann** begann die Giftexposition?
- **Warum** kam es zu der Vergiftung (Suizidabsichten, Arbeitsunfall, Unfall)?
- **Welche(s)** Gift(e) hat/haben die Intoxikation herbeigeführt (möglichst genaue Identifizierung)?
- **Wie viel** wurde aufgenommen (Dosis, möglichst genaue Menge, ggf. potenzielle Maximalmenge)?
- **Worüber** wurde das Gift aufgenommen (Aufnahmeweg in den Körper)?

MERKE
Die Früherkennung einer Vergiftung und das Einleiten einer zielgerichteten Therapie können lebensrettend sein.

Basismaßnahmen

Die medizinischen Basismaßnahmen zielen auf die Erhaltung und Wiederherstellung der **Vitalfunktionen** des Patienten. Verlegte Atemwege werden freigemacht und freigehalten, ggf. werden die Patienten unter Zuhilfenahme eines Beatmungsbeutels beatmet. Reanimationsmaßnahmen werden nach den Standardverfahren durchgeführt. Bewusstlose werden in die stabile Seitenlage gebracht, die bei vorliegendem Kreislaufschock mit der Schocklage kombiniert werden kann. Alle Vergifteten erhalten, in Abhängigkeit von ihrem klinischen Zustand, eine ausreichende Menge an Sauerstoff. Wenn die Möglichkeit einer speziellen Antidottherapie besteht, wird diese **frühzeitig** durchgeführt.

MERKE
Kein Patientenkontakt ohne Schutzhandschuhe! Keine Mund-zu-Mund-Beatmung!

25.3 Spezielle Vergiftungen

25.3.1 Intoxikationen mit Arzneimitteln

Vergiftungen mit Arzneimitteln nehmen mit etwa 60 bis 90 % den größten Anteil unter den Vergiftungen ein. Drei Viertel aller Suizidversuche werden mit Arzneimitteln unternommen (➤ Abb. 25.2). Bei etwa 40 % liegt eine Mischintoxikation mit Alkohol vor, die meistens die Arzneimittelwirkung verstärkt. Am häufigsten sind Vergiftungen mit rezeptpflichtigen Schlaf- bzw. Beruhigungsmitteln und Psychopharmaka (Neuroleptika, Antidepressiva). Darunter haben die Benzodiazepine die zahlenmäßig größte Bedeutung.

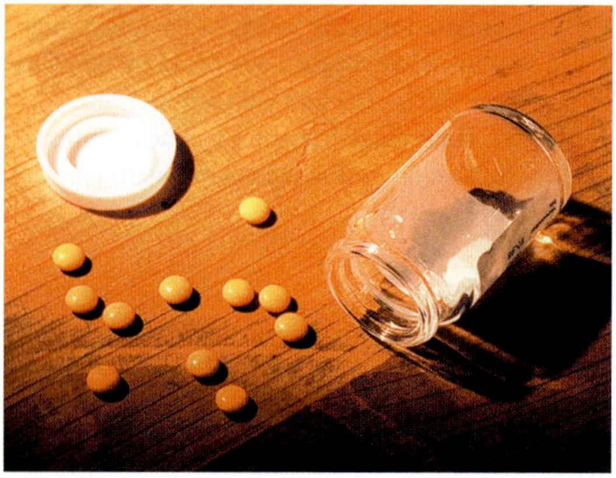

Abb. 25.2 Suizidversuch mit Tabletten [K183]

Aber auch rezeptfreie Substanzen wie Paracetamol, Aspirin® oder Antihistaminika können lebensbedrohliche Störungen hervorrufen. Vor diesem Hintergrund ist festzuhalten, dass Intoxikationen mit **nahezu allen Medikamenten** – verschreibungspflichtigen wie verschreibungsfreien – möglich sind (➤ Tab. 25.1).

MERKE
„Was im Haus ist, wird genommen."

25.3.2 Drogenintoxikationen

Suchtmittel **(Drogen)** sind körperfremde Substanzen, die im Organismus differenzierte Wirkungsweisen entfalten (z. B. Stimulation, Rausch, Euphorie, Sedierung) und zu Toleranzentwicklung und Abhängigkeit führen.

Folgende Stoffe können **Abhängigkeiten** entwickeln und den Körper schädigen:

- Alkohol
- Opiate (➤ Abb. 25.3)
- Cannabisprodukte (➤ Abb. 25.4)
- Halluzinogene, z. B. LSD
- Nikotin
- Lösungsmittel/Inhalantien, z. B. Verdünner, Fleckenwasser, Benzin
- Designerdrogen

Tab. 25.1 Überblick über Intoxikationen mit Arzneimitteln

Substanzgruppe	Beispiele für Handelsnamen	Spezielle Symptome	Spezielle Therapie	Bemerkungen
Barbiturate („Schlafmittel")	Luminal®	• Narkoseähnlicher Schlaf • Blasenbildung auf der Haut (Auflagestellen)	symptomatisch	• Hohe Sterblichkeit • Wirkungsverstärkung in Kombination mit Alkohol
Psychopharmaka • **Benzodiazepine**	• Valium® • Tavor®	• Narkoseähnlicher Schlaf	• Antidot Flumazenil (z. B. Anexate®) i. v.	Benzodiazepine: • Verwendung auch als Schlafmittel (haben Barbiturate verdrängt) • Flumazenil hat eine kürzere Halbwertszeit als die Benzodiazepinwirkung; daher ist mit erneuter Eintrübung zu rechnen.
• **Neuroleptika**	• Haldol®	• Extrapyramidal-motorisches Syndrom	• Symptomatisch	
• **Antidepressiva**	• Aponal®	• Anticholinerges Syndrom		
Kardiaka • **Betablocker** • **Kalzium-antagonisten** • **Antiarrhythmika** • **ACE-Hemmer** • **Herzglykoside** • **Parasympatholytika** • **Antihypertonika**	• Beloc® • Dilzem® • Rytmonorm® • Delix® • Novodigal® • Atropin® • Amlopidin®	sehr unterschiedlich; je nach der Wirkungsweise der Medikamente: • *Neurotoxisch:* Sehstörungen, Kopfschmerzen, Schwindel, Ohrensausen, Bewusstseinsstörungen • *Gastrointestinal:* Übelkeit, Erbrechen, Diarrhö • *Kardiovaskulär:* Herzrhythmusstörungen aller Art (➤ 7.5), Blutdruckabfall, Tachykardie/Bradykardie • *Respiratorisch:* Dyspnoe, respiratorische Insuffizienz bis Apnoe	symptomatisch	• Hohe Letalität • Alle Antiarrhythmika können neue Herzrhythmusstörungen auslösen.

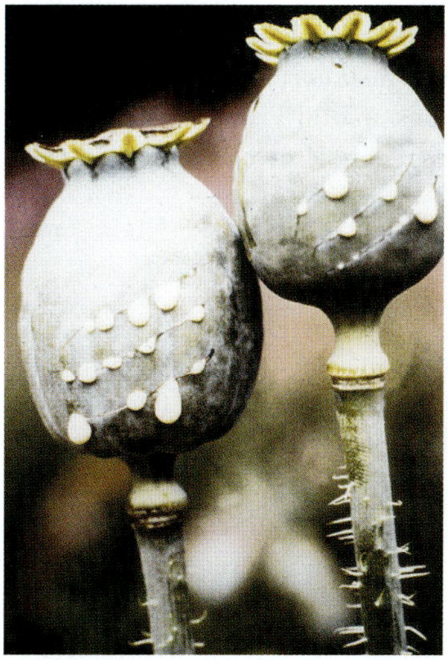

Abb. 25.3 Angeritzte Mohnkapsel [W170]

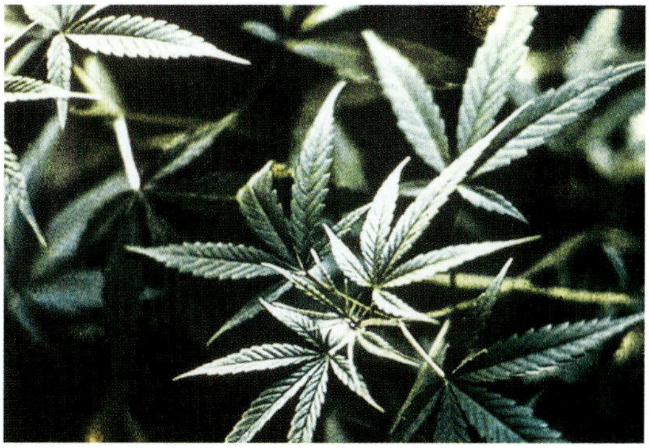

Abb. 25.4 Cannabisstaude [W170]

Alkohol

Der missbräuchliche Konsum von Alkohol ist das größte und wichtigste Drogenproblem. Der Anteil an alkoholbedingten Todesfällen an allen Todesfällen im Alter zwischen 35 und 65 Jahren beträgt bei Männern 25 % und bei Frauen 13 % (insges. 21 %). Alkoholkonsum führt vielfach zu körperlichen, geistigen und sozialen Problemen.

Symptome

Es werden in Abhängigkeit von der Blutalkoholkonzentration im Körper (BAK in Promille [‰]) unterschieden (durch eine individuelle Gewöhnung der Patienten können sich die Promilleangaben der einzelnen Stadien nach oben verschieben):

- Exzitation (= euphorisches Stadium, 1–2 ‰)
  Euphorie, Aggressivität, Unruhe, Enthemmung, Rausch, Hyperventilation, gerötete Augen, Gleichgewichtsstörungen, lallende Sprache, Erbrechen, Foetor, Tachykardie
- Hypnose (= Rauschstadium, 2–2,5 ‰)
  Bewusstseinsstörung (aus Schlaf erweckbar), eingeschränkte Schmerzwahrnehmung, Pupillen eng bis mittelweit, Amnesie, Haut heiß und trocken, Muskelerschlaffung, Hypoglykämie
- Narkose (2,5–4 ‰)
  Bewusstlosigkeit, Blutdruckabfall, Tachykardie, Maschinenatmung, Mydriasis, träge Lichtreaktion, Stuhl- und Harnabgang (Inkontinenz)
- Asphyxie (> 4 ‰)
  Koma, Aufhebung der Schutzreflexe, abnehmende Spontanatmung, Hypoxie, Zyanose, Hypothermie, Schock, Herz-Kreislauf-Versagen, Atemlähmung bis zum Tod

Basismaßnahmen

Die Therapie der Alkoholvergiftung erfolgt symptomatisch. Die Vitalfunktion Bewusstsein ist beim alkoholisierten Patienten grundsätzlich beeinträchtigt. Durch Bewusstseinsverlust kann es bereits bei niedrigen Blutalkoholkonzentrationen zu Beeinträchtigungen der Schutzreflexe (Zurückgleiten der Zunge) und bei höheren Alkoholkonzentrationen zur direkten Beeinträchtigung kommen (Koma). Die weitere Sicherung der **Vitalfunktionen** Atmung und Kreislauf, die Sauerstoffgabe und die gesonderte Lagerung des Patienten in stabiler Seitenlage werden durch regelmäßige Blutdruckmessung und Blutzuckerkontrolle (Gefahr der Hypoglykämie) ergänzt. Da Alkohol die Blutgefäße erweitert und die Patienten daher schneller auskühlen und oft auch bei schlechter Witterung im Freien aufgefunden werden, sind Maßnahmen zur Vermeidung einer **Unterkühlung** zu ergreifen (z. B. nasse Kleidung entfernen).

Opiate

Die Leitsubstanz der Opiate ist das **Morphium.** Es ist der Hauptbestandteil des Opiums, einer Substanz, die aus dem Schlafmohn gewonnen wird. Durch chemische Umwandlung des Morphiums entsteht Heroin. **Heroin** ist seit den 1970er-Jahren eine der dominierenden Drogen auf dem internationalen Markt; die Zahl der Heroinkonsumenten hat jedoch in den letzten Jahren nachgelassen.

Symptome

Im zentralen Nervensystem bewirken Opiate eine ausgeprägte Engstellung der Pupillen (Miosis) sowie eine Dämpfung des Atemzentrums. Die sofort auffallenden „stecknadelkopfgroßen Pupillen" sind neben der respiratorischen Insuffizienz (Bradypnoe, Apnoe) das **Leitsymptom** der Opiatvergiftung. Einstichstellen früherer Injektionen und das Vorhandensein von Fixerutensilien in unmittelbarer Nähe geben Hinweise auf eine Heroinvergiftung.

Basismaßnahmen

Die Basismaßnahmen zielen auf die Aufrechterhaltung der **Vitalfunktionen.** Zur gezielten Therapie der Opiatvergiftung steht dem **Notarzt** das spezifische **Antidot** Naloxon (Narcanti®) zur Verfügung. Bleibt die einmalige intravenöse Gabe ohne Erfolg, so kann die Injektion zwei- bis dreimal wiederholt werden. Bei der Anwendung von Naloxon ist zu beachten, dass dieses Antidot eine kürzere Halbwertszeit als die meisten Opiate besitzt. Daher ist nach

Abklingen der Antidotwirkung mit einer erneuten Ateminsuffizienz und Bradykardie zu rechnen (sog. „Rebound-Effekt“).

25.3.3 Kohlenoxidintoxikationen

Vergiftungen mit Kohlenoxiden treten in der Regel in Kombination bei Bränden oder im Rahmen einer unvollständigen Verbrennung (z. B. defekter Kamin/Ofen, Motorabgase) auf und können in ihrer Toxizität stark variieren.

Kohlenmonoxid

Kohlenmonoxid (CO) ist ein farb-, geruch- und geschmackloses **Gas** mit einer sehr hohen Affinität zum Hämoglobinmolekül nach Einatmung über die Lunge. Diese Affinität liegt 200–300-mal höher als die des Sauerstoffs, d. h., das Hämoglobinmolekül im Blut nimmt Kohlenmonoxid eher auf als Sauerstoff. Außerdem ist das Kohlenmonoxid fester an das Hämoglobin gebunden als Sauerstoff. Dies führt zu einer **Sauerstoffverarmung** des Körpers. Bereits ein CO-Gehalt der Raumluft von 0,1 Vol.-% führt zu einer Blockierung von 50 % des Hämoglobins mit Kohlenmonoxid. Steigt der CO-Gehalt auf nur 0,5 Vol.-% an, sind bereits 90 % des Hämoglobins für das Sauerstoffmolekül nicht mehr zugänglich.

Symptome

Die Symptome der Kohlenmonoxidvergiftungen **variieren stark** und sind **abhängig von der Konzentration** des mit Kohlenmonoxid beladenen Hämoglobinanteils im Blutkreislauf (HbCO). Sie sind eher unspezifisch und reichen von Kopfschmerzen, Augenflimmern, Schwindelgefühl über Übelkeit und Erbrechen bis hin zur Atemnot und Bewusstlosigkeit. Eine Rosafärbung der Haut (durch das HbCO) ist meist erst bei an dieser Vergiftung verstorbenen Patienten zu erkennen (➤ Abb. 25.5).

Basismaßnahmen

Die Therapie der Kohlenmonoxidvergiftung besteht in einer möglichst frühen Inhalation von **Sauerstoff.** Die Eliminationshalbwertszeit von Kohlenmonoxid beträgt bei Atmung in Raumluft etwa 4 Stunden, bei Atmung von 100 % Sauerstoff etwa 60 Minuten und bei Beatmung mit 100 % Sauerstoff etwa noch 20 Minuten. Da die Ausscheidung des Kohlenmonoxids nur über die Lunge möglich ist, ist unter **normalen** klinischen Bedingungen die längerfristige Beatmung mit 100 % Sauerstoff die einzi-

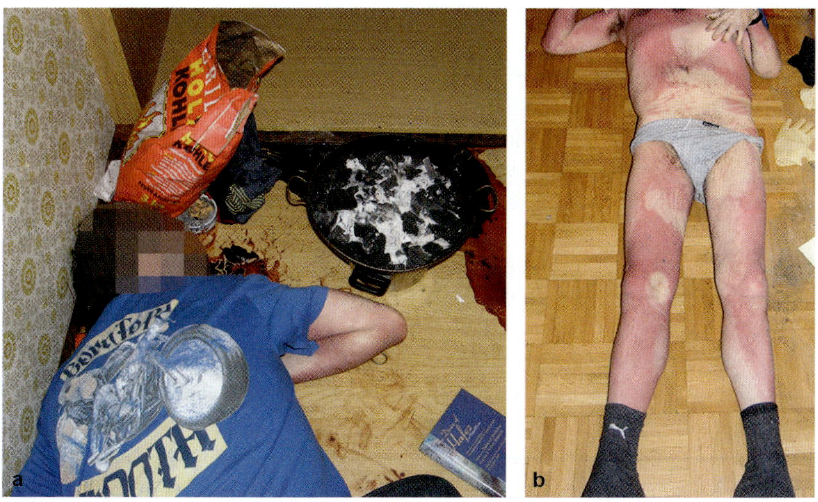

Abb. 25.5 a) Kohlenmonoxidvergiftung durch Holzkohlenfeuer im geschlossenen Raum; b) Rosafärbung der Haut durch Kohlenmonoxidvergiftung [M235]

ge Möglichkeit, den HbCO-Gehalt im Blut beschleunigt abzubauen.

Den Königsweg stellt allerdings die Anwendung einer **hyperbaren Sauerstofftherapie** in einer Druckkammer dar. Bei erhöhtem Umgebungsluftdruck atmen die Patienten in einer Druckkammer (hier unter Beatmung) reinen Sauerstoff ein. Der Sauerstoff kann das Kohlenmonoxid vom Hämoglobin noch schneller verdrängen.

Kohlendioxid

Kohlendioxid (CO_2) ist ein farb- und geruchloses **Gas.** Es findet sich bei der vollständigen **Verbrennung** von kohlenstoffhaltigen Substanzen sowie – und dort ist es besonders gefährlich – immer dort, wo **organische Abbauprozesse,** z. B. Gärung oder Verwesung, stattfinden. Dies geschieht meist in geschlossenen Räumen wie Weinkellern, Silos oder Biogasanlagen. Das an und für sich ungiftige Kohlendioxid wird durch sein hohes spezifisches Gewicht von 1,5 (Luft = 1) insbesondere am Boden angereichert, wodurch es den Sauerstoff verdrängt. Bei hohen Kohlendioxidkonzentrationen bilden sich sauerstofflose Kohlendioxidseen bis in Kopfhöhe aus, sodass eine Einatmung von Sauerstoff nicht mehr möglich ist.

Symptome

Die Symptome der Kohlendioxidvergiftung sind sehr **unspezifisch.** Sie äußern sich in Kopfschmerzen, Herzklopfen, Blutdruckanstieg, Atemnot, Krämpfen, Bewusstlosigkeit bis hin zum Atemstillstand. Bei hohen Konzentrationen allerdings können die Vergifteten wie vom Schlage getroffen plötzlich bewusstlos zusammenbrechen. Aufgrund der hohen Eigengefährdung dürfen zur Rettung der Patienten aus diesen Räumen nur **Fachkräfte** mit umluftunabhängigen Atemschutzgeräten eingesetzt werden.

Basismaßnahmen

Die Therapie der Wahl ist bei der Kohlendioxidvergiftung ebenfalls die Gabe (ggf. auch mittels Beatmung) von **Sauerstoff.**

Wiederholungsfragen

1. Erläutern Sie den Begriff Intoxikation. (➤ Kap. 25)
2. Welche Aufnahmewege kommen für Intoxikationen infrage? Erläutern Sie die Resorptionsmechanismen und geben Sie Beispiele. (➤ 25.1)
3. Auf welche Arten können Gifte den Organismus schädigen? (➤ 25.1)
4. Welche Bedeutung hat Aktivkohle bei der Behandlung von Vergifteten? (➤ 25.1)
5. Nennen Sie Dekontaminationsverfahren bei Intoxikationen. (➤ 25.1)
6. Welche Substanzen sind Schaumbildner? Wie kann die Schaumbildung unterdrückt werden? (➤ 25.1)
7. Worauf müssen Sie achten, wenn Sie sich bei Intoxikationen einen Überblick über die Einsatzsituation verschaffen? (➤ 25.2)
8. Nennen Sie Elementar- und Basismaßnahmen bei Intoxikationen. (➤ 25.2)
9. Beschreiben Sie die Bedeutung von Intoxikationen mit Arzneimitteln im Rettungsdienst. (➤ 25.3.1)
10. Welche Arzneimittelvergiftung erzeugt Blasen an den Aufliegeflächen? (➤ 25.3.1)
11. Bei welcher Vergiftung wird Anexate® eingesetzt? Was muss dabei beachtet werden? (➤ 25.3.1)
12. Welche Substanzen zählen zu den Psychopharmaka? Welche Vergiftungssymptome erwarten Sie? (➤ 25.3.1)
13. Nennen Sie Beispiele für Kardiaka. Beschreiben Sie die Vergiftungssymptome. (➤ 25.3.1)
14. Wie ist der Begriff „Droge“ definiert? Nennen Sie Beispiele für wichtige Drogen. (➤ 25.3.2)

D Organisation und Einsatztaktik

D

KAPITEL

26 Organisation des Rettungsdienstes

Dennis Lentz, Jürgen Luxem (Kap. 26.1, Kap. 26.3)

Zentraler Leitgedanke des deutschen Rettungsdienstes ist die Forderung des Heidelberger Chirurgieprofessors Kirschner aus dem Jahre 1938, dass in medizinischen Notfällen nicht der Patient schnellstmöglich zum Arzt, sondern der Arzt schnellstmöglich zum Patienten kommen soll. Anhand dieses Leitgedankens entwickelte sich der Rettungsdienst in Deutschland. Er ist heute eine **öffentliche Aufgabe der Gesundheitsvorsorge und Gefahrenabwehr** und bildet einen wesentlichen Bestandteil des Gesundheitswesens. Der Rettungsdienst gliedert sich in Notfallrettung und qualifizierten Krankentransport. Die Bundesländer regeln die Organisation des Rettungsdienstes in **Rettungsdienstgesetzen.**

26.1 Geschichte des Rettungsdienstes

Die Geschichte des Rettungsdienstes (➤ Tab. 26.1) und der Notfallmedizin ist eng mit der Entwicklung der Medizin verbunden. Herausragende wissenschaftliche Errungenschaften führten auch immer zu Veränderungen in der Notfallmedizin.

Bereits aus dem antiken Griechenland und aus römischer Zeit gibt es Berichte über medizinische Maßnahmen, die Ansätze einer notfallmedizinischen Versorgung, wenn auch nicht im heutigen Sinne, erkennen lassen. Von einer strukturierten Versorgung zur Rettung einzelner Menschen kann aber nicht die Rede sein. Gleiches gilt auch für die Zeit des Mittelalters, in der Krankheit und Tod als Gottes Strafe verstanden und das Leben als der Weg zur ewigen Glückseligkeit betrachtet wurden.

Bis zum Ende des 17. Jahrhunderts war es in vielen Ländern Europas durch die Obrigkeit streng untersagt, bei einem Verunglückten Hilfsmaßnahmen einzuleiten, ehe der Helfer nicht von der zuständigen Gerichtsbarkeit dazu autorisiert worden war. Die Ideen und wissenschaftlichen Erkenntnisse der Aufklärung gingen jedoch nicht spurlos an den Menschen vorbei. Sie brachten eine neue Wertschätzung des Individuums und eine neue Einschätzung seines Nutzens für die Gesellschaft.

Die **Ursprünge** der Notfallmedizin im heutigen Sinne gehen auf die Gründung der „Maatschappij tot Redding van Drenkelingen“ (Gesellschaft zur Rettung Ertrunkener) in Amsterdam im Jahre 1767 zurück. Der Leibarzt der österreichischen Kaiserin Maria Theresia, der Niederländer van Swieten (1700–1772), griff deren Empfehlungen auf. Dies führte 1769 zu einer kaiserlichen Verordnung „zur Rettung ins Wasser Gefallener und darin Ertrunkener und in andere Unglücksfälle Verwickelter“. Darin forderte van Swieten die aktive Beatmung durch „Einblasung von Luft mit starker und durchhaltender Wirkung“. Es dauerte jedoch noch viele Jahrzehnte, bis sich dieser revolutionäre Gedanke durchsetzte.

Im 19. Jahrhundert wurde die Versorgung verunglückter oder erkrankter Personen im Zuge der Einrichtung eines öffentlichen Gesundheitswesens mehrheitlich den Krankenhäusern übertragen. Der Transport der Patienten in die Krankenhäuser blieb aber mehr oder weniger diesen selbst und/oder ihren Angehörigen überlassen.

Zentraler **Leitgedanke** des deutschen Rettungsdienstes ist bis heute das Postulat des Heidelberger Chirurgen Prof. Martin Kirschner (1879–1942) von 1938: „Nicht der Verletzte muss so schnell wie möglich zum Arzt kommen, sondern der Arzt zum Verletzten, da die Lebensgefahr in unmittelbarer Nähe des Ereignisses am größten ist.“ Bereits 1937 forderte der Ungar Körmöczy eine breite Erste-Hilfe-Ausbildung der Bevölkerung und die aktive Teilnahme von Ärzten und Medizinstudenten am Rettungsdienst. So wurde der erste Notarztwagen Europas 1954 in Budapest in Betrieb genommen.

In der Bundesrepublik Deutschland rückte 1957 der erste Notarztwagen heutiger Prägung in Köln aus. Das erste Notarzteinsatzfahrzeug rückte 1964 in Heidelberg aus und der erste Rettungswagen 1965, ebenfalls in Heidelberg. Bis Mitte der 1980er-Jahre war der Aufbau eines flächendeckenden Leitstellen- und Notarztnetzes abgeschlossen.

Durch den Erlass von Rettungsdienstgesetzen Mitte der 1970er-Jahre haben die meisten Bundesländer erstmals eine gesetzliche Grundlage für den Rettungsdienst im heutigen Sinne geschaffen. Seit 1977 gibt es mit den „Grundsätzen zur Ausbildung des Personals im Rettungsdienst“ („520-Stunden-Programm“) des damaligen Bund-Länder-Ausschusses „Rettungswesen“ eine bundeseinheitliche, wenn auch rechtsunverbindliche Grundlage zur Ausbildung von Rettungssanitätern. Mit dem 1989

Tab. 26.1 Geschichte des Rettungsdienstes ab 1900

Jahr	Errungenschaft
1906	organisierter Rettungsdienst in Salzburg durch die Freiwillige Feuerwehr
1910	Dr. Lukas (Korpsarzt der Münchener Feuerwehr): Forderungen nach einer Ausbildung für das Sanitätspersonal
1910	Transport liegender Verwundeter mit Militärflugzeugen
1938	Prof. Kirschner, Tagung der Deutschen Gesellschaft für Chirurgie: „Der Arzt muss zum Patienten kommen!"
1942	systematischer Einsatz der Infusionstherapie durch amerikanische Streitkräfte im Zweiten Weltkrieg
1945	Reorganisation des Krankentransportwesens durch die Besatzungsmächte
1950	betriebsärztlicher Unfallwagen der Bergbauindustrie in Bochum
1954	erster Notarztwagen Europas für den öffentlichen Rettungsdienst in Budapest (IFA-Phänomen)
1957	erster Notarztwagen heutiger Prägung (Ford Lkw FK 2500) rückt in Köln aus
1958	erstmalige Beschreibung der eigentlichen Herz-Lungen-Wiederbelebung (Beatmung, externe Thoraxkompression und Defibrillation)
1964	Beginn des Rendezvous-Systems durch Installation des ersten Notarzteinsatzfahrzeuges Deutschlands in Heidelberg: „Heidelberg 10"
1965	Vietnamkrieg: erstmaliger Einsatz von Antischockhosen in Verbindung mit Infusionen
1965	erster Prototyp eines klassischen Rettungswagens (Citroen HY 1500) ohne Arzt in Heidelberg (liebevoller Spitzname: „Wellblechbomber")
1966	gemeinsamer Notarztdienst der Landeshauptstadt und des Landkreises München
1967	erste Versuche einer organisierten Luftrettung in Deutschland (Mittelfranken und Frankfurt)
1969	kombiniertes Stations- und NEF-System in Köln
1970	Rettungshubschrauber „Christoph 1" in München nimmt dauerhaft Betrieb auf
1975	Erlass von Rettungsdienstgesetzen durch die meisten Bundesländer Mitte der 1970er-Jahre
1977	unverbindliche Vereinbarung über eine bundeseinheitliche Ausbildung zum Rettungssanitäter („520-Stunden-Programm")
1987	erstes, aus einem Großraumbus entwickeltes Spezialfahrzeug für Intensivpatienten („Intensivmobil") in Köln
1988	Beginn der Einführung von organisierten Ersthelfersystemen
1989	Gesetz über den Beruf des Rettungsassistenten (RettAssG)
1990	Beginn der Etablierung der Frühdefibrillation durch Rettungsfachpersonal und ausgebildete Laienhelfer
1990	Beginn einer systematischen seelsorgerischen Betreuung von Betroffenen, Angehörigen, Helfern und Dritten (Psychosoziale Notfallversorgung [PSNV], u. a.: Notfallseelsorge, Krisenintervention, Mediatorenmodell)
1991	erster speziell für Intensivtransporte ausgestatteter Hubschrauber (Intensivtransporthubschrauber, ITH) wird in München in Dienst gestellt
2013	12-Kanal-EKG, externer Schrittmacher, Kapnometrie und Lyse inzwischen weitgehend präklinischer Standard, teilweise bereits Telemetrie, präklinischer Ultraschall und nach Reanimationen präklinische Hypothermie; zunehmend spezielle Transportfahrzeuge für schwergewichtige Patienten und bodengebundene Intensivverlegungen
2014	Gesetz über den Beruf der Notfallsanitäterin und des Notfallsanitäters

in Kraft getretenen Rettungsassistentengesetz (RettAssG) wurde die zweijährige Ausbildung des Rettungsfachpersonals erstmals bundesweit gesetzlich geregelt und das Berufsbild des Rettungsassistenten geschaffen. Die bereits in den 1970er-Jahren von Prof. Friedrich-Wilhelm Ahnefeld (1924–2012) geforderte dreijährige Berufsausbildung für das Rettungsfachpersonal wird erst seit 2014 durch die Ausbildung zum Notfallsanitäter (NotSanG) umgesetzt und liegt eine Qualifikationsstufe über dem des Rettungsassistenten. Das Rettungsassistentengesetz wurde zum 31.12.2015 außer Kraft gesetzt, sodass in Deutschland zukünftig nur noch die dreijährige Berufsausbildung zum Notfallsanitäter möglich ist.

In der ehemaligen Deutschen Demokratischen Republik (DDR) war zuerst das Deutsche Rote Kreuz (DRK) der DDR für den gesamten Rettungsdienst zuständig. Mitte der 1970er-Jahre begann die Umstrukturierung des Rettungswesens. Während der Krankentransport beim DRK der DDR verblieb, wurde die Notfallrettung unter der Bezeichnung „Dringliche Medizinische Hilfe" (DMH) verstaatlicht und Teil der „Schnellen Medizinischen Hilfe" (SMH). Außer der DMH waren noch der „Dringliche Hausbesuchsdienst" (DHD), der dem heutigen (Kassen-)Ärztlichen Notdienst/Bereitschaftsdienst ähnlich war, und in einigen Gegenden der „Dringliche kinderärztliche Hausbesuchsdienst" (DkHD) Bestandteil der SMH. Besetzt waren die Fahrzeuge der DMH mit einem Arzt, einem Fachkrankenpfleger für Anästhesiologie und einem Krankentransporteur als Fahrer.

In der Bundesrepublik wurde 1967 mit ersten Versuchen der Luftrettung begonnen. Der erste Rettungshubschrauber (RTH) wurde 1970 in München dauerhaft in Dienst gestellt. Seitdem wurde das Luftrettungsnetz kontinuierlich ausgebaut. Eine der letzten Lücken des deutschen Luftrettungsnetzes wurde im September 2015 mit der Inbetriebnahme der Luftrettungsstation im bayerischen Dinkelsbühl geschlossen.

26.2 Organisation des Rettungsdienstes in Deutschland

26.2.1 Definitionen

Der Begriff **Rettungsdienst** umfasst die beiden Bereiche Notfallrettung und qualifizierter Krankentransport.

Gegenstand der Notfallrettung ist es, bei Notfallpatienten am Einsatzort Maßnahmen zur Lebensrettung und zur Verhinderung von weiteren schweren gesundheitlichen Schäden durchzuführen, ihre Transportfähigkeit herzustellen und sie unter fachgerechter Betreuung in ein für die weitere medizinische Versorgung geeignetes Krankenhaus zu befördern. **Notfallpatienten** sind Kranke oder Verletzte, die sich in unmittelbarer Lebensgefahr befinden oder bei denen schwere gesundheitliche Schäden zu befürchten sind, wenn sie nicht unverzüglich medizinische Hilfe erhalten.

Gegenstand des qualifizierten Krankentransports ist es, Kranken, Verletzten oder sonstigen hilfsbedürftigen Personen, die **keine** Notfallpatienten sind, sofern erforderlich, professionelle Erste Hilfe zu leisten und sie unter fachgerechter Betreuung zu befördern, wenn sie während der Fahrt einer medizinisch-fachlichen Betreuung oder der besonderen Einrichtungen eines Krankentransportwagens (➤ 26.3.1) bedürfen oder dies aufgrund ihres Zustands zu erwarten ist. Es wird dabei zwischen dringlichen und zeitlich disponiblen Krankentransporten unterschieden. Im Rahmen qualifizierter Krankentransporte sind auch Patienten mit schweren, ansteckenden Krankheiten zu befördern, wenn dadurch die Übertragung vermieden werden kann.

Zu den Aufgaben des Rettungsdienstes gehört ebenfalls die medizinisch notwendige Verlegung von Patienten in spezialisierte weiterbehandelnde Einrichtungen, falls erforderlich, unter intensivmedizinischen Bedingungen **(Intensivtransporte),** sowie in Notfällen auch der Transport von Arzneimitteln, Blutkonserven, Organen für Transplantationen, medizinischen Geräten und die Beförderung von medizinischem Personal (z. B. Explantationsteams).

Dagegen gehört die Beförderung von Kranken, Verletzten oder sonst hilfsbedürftigen Personen, z. B. von körperlich Behinderten oder Rollstuhlfahrern, die während der Fahrt weder eine medizinisch-fachliche Betreuung noch die besonderen Einrichtungen eines Krankentransportwagens benötigen und bei denen dies aufgrund ihres Zustands auch nicht zu erwarten ist **(unqualifizierter Krankentransport), nicht** zu den Aufgaben des Rettungsdienstes. Diese sogenannten **Krankenfahrten,** die auch als **Liegendtaxifahrten** bezeichnet werden, unterliegen nicht den strengeren Vorgaben der Landesrettungsdienstgesetze, sondern allein denen des **Personenbeförderungsgesetzes (PBefG).** Daher muss das hierfür eingesetzte Personal keinerlei rettungsdienstliche Qualifikation aufweisen und die hierfür eingesetzten Fahrzeuge müssen nicht (notfall-)medizinisch ausgestattet sein.

26.2.2 Organisation

Der öffentliche Rettungsdienst ist in Deutschland ein wesentlicher Bestandteil des Gesundheitssystems. Als Teil der durch den Staat zu gewährleistenden Daseinsvorsorge stellt er eine **öffentliche Aufgabe der Gesundheitsvorsorge und (gesundheitlichen) Gefahrenabwehr** dar.

Das Grundgesetz weist die **Gesetzgebungskompetenz** für die Organisation des Rettungsdienstes den Bundesländern zu. Diese erlassen Landesrettungsdienstgesetze, Verordnungen, Rettungsdienstpläne und Verwaltungsvorschriften, sog. (Rund-)Erlasse.

Die Umsetzung dieser landesrechtlichen Rettungsdienstvorschriften ist mit Ausnahme der Luftrettung (➤ 26.3.2) eine Aufgabe der **kommunalen Selbstverwaltung. Träger des Rettungsdienstes** sind daher – außer in Baden-Württemberg – Landkreise, kreisfreie Städte oder sog. Zweckverbände, die mehrere Gebietskörperschaften umfassen. Die Rettungsdienstträger sind verpflichtet, die flächendeckende, bedarfs- und fachgerechte Versorgung der Bevölkerung mit Leistungen der Notfallrettung einschließlich einer notärztlichen Versorgung und des qualifizierten Krankentransports sicherzustellen. In der Notfallrettung sind dabei vorgegebene **Hilfsfristen** einzuhalten, die je nach Bundesland 8–15 Minuten betragen. In manchen Bundesländern ist auch für den qualifizierten Krankentransport eine maximale **Wartezeit** vorgegeben, z. B. in Rheinland-Pfalz von maximal 40 Minuten für dringliche Krankentransporte.

Für die einzelnen **Rettungsdienstbereiche,** die das Gebiet eines oder mehrerer Rettungsdienstträger umfassen, werden in **Rettungsdienstbereichsplänen** die Anzahl und Standorte der **Rettungswachen** sowie die Art und Anzahl der dort jeweils vorzuhaltenden **Rettungsdienstfahrzeuge** (➤ 26.3) festgelegt. Dabei sind die Bevölkerungsdichte und -entwicklung, vorhandene Verkehrserschließung, Einsatzschwerpunkte und insbesondere die Einsatzzahlen der Vergangenheit zu berücksichtigen.

Die Rettungsdienstträger müssen die Rettungsdienstbereichspläne kontinuierlich überprüfen und, falls erforderlich, an veränderte Gegebenheiten anpassen, insbesondere wenn die vorgegebene Hilfsfrist nicht mehr eingehalten werden kann. Aufgrund insgesamt deutlich gestiegener Einsatzzahlen gibt es derzeit in einigen Bundesländern bzw. Rettungsdienstbereichen massive Probleme bei der Einhaltung der Hilfsfristen, z. B. in Berlin und Hamburg. Hauptsächlich aus Kostengründen werden die Rettungsdienstkapazitäten dennoch nicht überall in dem Umfang und mit der zeitlichen Dringlichkeit erweitert, wie es erforderlich wäre.

Für jeden Rettungsdienstbereich oder für mehrere Rettungsdienstbereiche zusammen richten die Rettungsdienstträger **Rettungsleitstellen** (➤ 28.3) oder gemeinsam mit der Feuerwehr **Integrierte Leitstellen** ein. Aus Kostengründen geht der Trend dabei zur Einrichtung von sog. **Integrierten Regionalleitstellen,** die jeweils für eine ganze Region, also für mehrere Rettungsdienstbereiche, zuständig sind.

Die **Durchführung des Rettungsdienstes** können die Rettungsdienstträger übertragen. Nach dem Zweiten Weltkrieg wurde das Krankentransportwesen innerhalb der britischen Besatzungszone an die (Berufs-)Feuerwehren delegiert. Innerhalb der amerikanischen und französischen Besatzungszone wurde das Deutsche Rote Kreuz mit der Durchführung der Krankentransporte beauftragt. Beim Aufbau der flächendeckenden Notfallrettung ab den 1960er-Jahren wurde diese Aufgabenzuweisung beibehalten. Bis heute hat sich diese historisch gewachsene Struktur kaum geändert: So betreiben die **Rettungsdienstträger** selbst Rettungswachen (Berufsfeuerwehren, städtische bzw. kommunale Rettungsdienste) oder beziehen **Leistungserbringer** – z. B. gemeinnützige Hilfsorganisationen wie ASB, DRK, JUH und MHD oder private Unternehmen wie Falck, Promedica, G.A.R.D. oder MKT – ein (➤ Tab. 26.2).

Falls erforderlich, wird der reguläre Rettungsdienst durch – meist ehrenamtlich tätige – Spezialisten für **Wasser-, Höhen- und Bergrettung** sowie **Rettungshundestaffeln** (➤ Tab. 26.2) unterstützt. Die **(technische) Hilfeleistung** zur Personenrettung bei Not- und Unglücksfällen, z. B. bei Verkehrsunfällen, brennenden Gebäuden, Austritt von giftigen Gasen oder Flüssigkeiten sowie Wohnungsöffnungen, fällt in den Aufgabenbereich der Feuerwehren und des THW, die hierfür speziell ausgebildet und ausgestattet sind.

Zur Unterstützung des regulär vorgehaltenen Rettungsdienstes bei einem Massenanfall an Verletzten oder Erkrankten (MANV) (➤ 28.2) werden von den gemeinnützigen Hilfsorganisationen ASB, DRK,

Tab. 26.2 Beteiligte Organisationen (Auswahl) im deutschen Rettungsdienst und ihre Aufgaben

Organisation	Aufgaben
ADAC Luftrettung (ADAC)	Luftrettung (Maschine und Pilot), weltweite Patientenrückholung
Arbeiter-Samariter-Bund (ASB)	bodengebundene Notfallrettung und qualifizierter Krankentransport, Luftrettung (medizinisches Personal), Schnelleinsatzgruppen, Wasser-, Höhen- und Bergrettung, Rettungshundestaffeln, weltweite Patientenrückholung
Bergwacht	Bergrettung
Bundespolizei (BPol)	Luftrettung (Maschine und Pilot)
Bundesverband Rettungshunde (BRH)	Rettungshundestaffeln (RHS) zur Flächen-, Trümmer- und Lawinensuche sowie zum Mantrailing und zur Wasserortung
Bundeswehr (BW)	Luftrettung (medizinisches Personal), „Search and Rescue" (SAR), bodengebundene Notfallrettung
Deutsche Gesellschaft zur Rettung Schiffbrüchiger (DGzRS)	Seenotrettung an der deutschen Nord- und Ostseeküste
Deutsche Lebensrettungs-Gesellschaft (DLRG)	Wasserrettung an Binnengewässern, Rettungstauchen
DRF Luftrettung (DRF)	Luftrettung (gesamte Crew), weltweite Patientenrückholung
Deutsches Rotes Kreuz (DRK)	bodengebundene Notfallrettung und qualifizierter Krankentransport, Luftrettung (medizinisches Personal), Schnelleinsatzgruppen, Wasser-, Höhen- und Bergrettung, Rettungshundestaffeln, weltweite Patientenrückholung
Feuerwehren	„Retten, Löschen, Bergen, Schützen", u. a.: Brand- und Feuerbekämpfung, Bekämpfung von und Schutz vor chemischen, biologischen und atomaren Gefahren, Personenrettung aus Gefahrenzonen, technische Hilfeleistungen, bodengebundene Notfallrettung und qualifizierter Krankentransport, Luftrettung (medizinisches Personal), Wasser- und Höhenrettung, Rettungstauchen
Johanniter-Unfall-Hilfe (JUH)	bodengebundene Notfallrettung und qualifizierter Krankentransport, Luftrettung (medizinisches Personal), Schnelleinsatzgruppen, Wasser- und Höhenrettung, Rettungshundestaffeln, weltweite Patientenrückholung
Malteser Hilfsdienst (MHD)	bodengebundene Notfallrettung und qualifizierter Krankentransport, Luftrettung (medizinisches Personal), Schnelleinsatzgruppen, Rettungshundestaffeln, weltweite Patientenrückholung
Private Leistungserbringer	bodengebundener Krankentransport und Notfallrettung
Technisches Hilfswerk (THW)	technische Hilfeleistungen
Falck	bodengebundene Notfallrettung und qualifizierter Krankentransport, gewerblicher Rettungsdienst und Krankentransport, Offshore-Rettung, rettungsdienstliche Aus-, Fort- und Weiterbildung, „Rettung, Löschen, Bergen, Schützen" im Bereich von Werk- und Industriefeuerwehren, Feuerwehr- und Safetytraining, weltweite Patientenrückholung

JUH und MHD sowie von privaten Organisationen wie Falck oder MHW ehrenamtliche **Schnelleinsatzgruppen (SEGen)** vorgehalten (➢ 26.5.1), die bei Bedarf alarmiert werden können.

Die laufenden **Kosten des Rettungsdienstes,** z. B. für Personal, Verbrauchsmaterialien, Treibstoff, Fahrzeugunterhaltung sowie Ersatzbeschaffungen, werden durch die gesetzlichen und privaten Krankenversicherungen sowie die gesetzlichen Unfallversicherungen **(Kostenträger)** – je nach Bundesland – über Benutzungsentgelte oder Benutzungsgebühren finanziert, die für die einzelnen Einsätze erhoben werden. Daneben werden die Kosten für die rettungsdienstliche Infrastruktur, z. B. für die Errichtung von Rettungswachen, Luftrettungszentren und Leitstellen, z. T. von den Rettungsdienstträgern und/ oder Bundesländern getragen.

Schon lange spielen im Rettungsdienst wirtschaftliche Aspekte und eine effektive Leistungserbringung eine große Rolle. Die **Sparmaßnahmen** im deutschen Gesundheitswesen nehmen den Rettungsdienst nicht aus. Soweit es einzelne Bundesländer durch entsprechende Gesetzesregelungen im Zusammenhang mit der Organisation des Rettungsdienstes zulassen, versuchen Rettungsdienstträger und Krankenkassen zunehmend, die Kosten des Rettungsdienstes durch **Ausschreibungen** zu senken und die Qualität zu verbessern. Zunehmend spielen bei Ausschreibungen neben Qualitätskriterien auch Aspekte der Verzahnung des Regelrettungsdienstes mit dem erweiterten Rettungsdienst (z. B. Spitzen- und Sonderbedarfsfahrzeuge, SEGen) und des Katastrophenschutzes eine wichtige Rolle, um entsprechende Aufwuchs- und Spezialkapazitäten beispielsweise für die Bewältigung von Massenanfällen von Verletzten (MANV) besser und zuverlässiger sicherstellen zu können. Aufgrund vielfältiger Diskussionen über die Vor- und Nachteile solcher Ausschreibungen gibt es bei einigen Rettungsdienstträgern den deutlichen Trend zur (Re-) Kommunalisierung, d. h. zur (Rück-)Verstaatlichung des Rettungsdienstes.

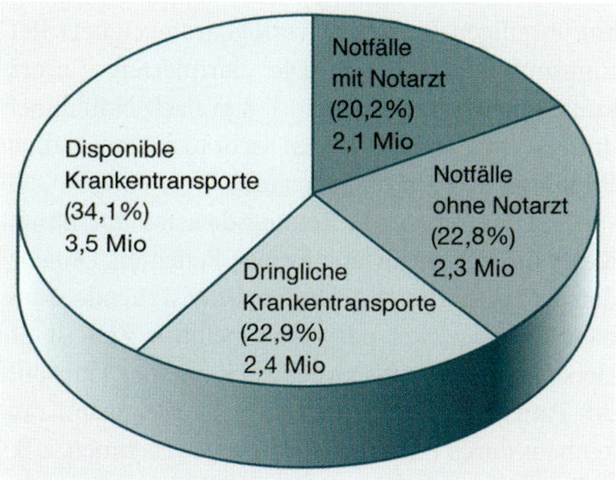

Abb. 26.1 Verteilung der Rettungsdiensteinsätze nach Einsatzart; Angaben in Prozent und absoluter Anzahl in Millionen. Quelle: Leistungen des Rettungsdienstes 2012/2013, Berichte der Bundesanstalt für Straßenwesen (BAST), Mensch und Sicherheit, Heft M 260, Juni 2015 [L108]

Die **rettungsdienstlichen Organisationseinheiten** Notfallrettung und qualifizierter Krankentransport absolvieren jährlich mehr als zwölf Millionen Einsätze (➤ Abb. 26.1).

Eine Hauptforderung an den Rettungsdienst ist die **Ergebnisorientierung.** Durch die frühzeitige Abwendung der unmittelbaren und mittelbaren Lebensgefahr noch am Einsatzort sollen insgesamt mehr Patienten überleben, die stationäre Behandlungsdauer gesenkt, die Invalidität bzw. gesundheitlichen Folgeschäden reduziert und letztlich die Lebensqualität der Patienten gesteigert werden.

26.2.3 Rettungskette

Die erstmals von Prof. Friedrich W. Ahnefeld beschriebene **Rettungskette** (➤ Abb. 26.2) veranschaulicht den Ablauf einer optimalen Rettung. Der Rettungsdienst wirkt dabei als ein Glied dieser Kette mit. Die Rettungskette verdeutlicht, dass eine bestmögliche Notfallversorgung das harmonische Zusammenwirken aller an der Rettungskette beteiligten Glieder erfordert. Denn wie jede Kette ist auch die Rettungskette nur so stark wie ihr schwächstes Glied.

Absichern und Eigenschutz

Am Anfang der Rettungskette steht der **Laien- oder Ersthelfer.** Dies sind Personen, die in unmittelbarer Nähe zum Notfallort und Notfallpatienten bereit sind, Erste Hilfe zu leisten, häufig unter großem persönlichem Einsatz. Sie sind während ihrer Hilfeleistung hinsichtlich Gesundheitsschäden und Tod über die gesetzliche Unfallversicherung abgesichert.

Der Laien- oder Ersthelfer muss erkennen, dass ein Notfallereignis und welches Notfallereignis vorliegt. Weiterhin muss er überlegen, welche Gefahren

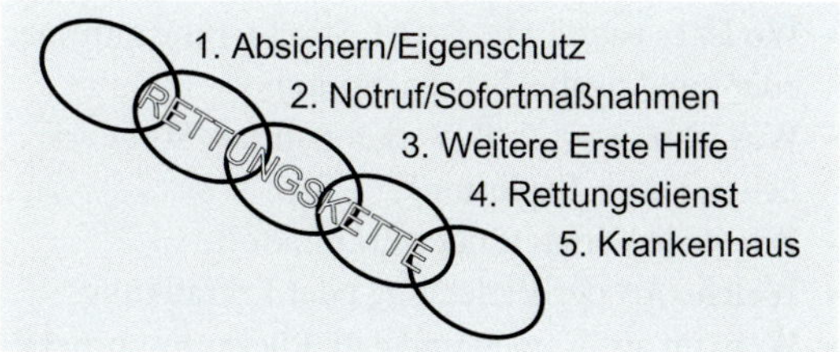

Abb. 26.2 Rettungskette [L108]

für ihn als Helfer und für den Patienten bestehen oder drohen (z. B. Straßen- oder Schienenverkehr, Explosionsgefahr, giftige Gase oder Dämpfe, Einsturzgefahr). Gegebenenfalls muss er erforderliche Maßnahmen zum **Eigenschutz** ergreifen. Hierbei geht der Eigenschutz immer vor!

MERKE

Nur ein unverletzter Helfer ist ein guter Helfer! Eigenschutz geht daher stets vor!

Falls erforderlich, ist eine **Notfallstelle abzusichern,** z. B. ein Verkehrsunfall durch Aufstellen eines Warndreiecks in ausreichender Entfernung.

Notruf und lebensrettende Sofortmaßnahmen

An das Absichern einer Notfallstelle und sonstige Maßnahmen zum Eigenschutz schließen sich die **lebensrettenden Sofortmaßnahmen** an. Die Sofortmaßnahmen sollen die lebenswichtigen Funktionen des Verletzten oder Erkrankten aufrechterhalten oder wiederherstellen sowie zusätzliche Gesundheitsschäden vermeiden. Zu den Sofortmaßnahmen gehören:

- Retten des Verletzten aus einer Gefahrenzone (z. B. Verkehrsweg, Brand- oder Explosionsgefahr)
- Stillung lebensbedrohlicher Blutungen
- Atemwegssicherung, stabile Seitenlage
- Reanimation

Ein frühzeitiger Notruf ist stets anzustreben, z. B. per Handy während des Aufstellens eines Warndreiecks. Der **Notruf** ist das Hilfeersuchen des Laien- oder Ersthelfers, das bei der Leitstelle (➤ 28.3) eingeht. Auf seiner Grundlage trifft der Disponent in der **Leitstelle** eine Entscheidung über die erforderlichen Rettungsmittel (➤ 26.3). Damit er die notwendigen Rettungsmittel entsenden kann, muss ein Notruf folgende **Informationen** enthalten (die fünf „Ws"):

- **Wo** ist es passiert (z. B. Ort, Straße, Hausnummer oder km-Angabe, Fahrtrichtung)?
- **Was** ist passiert (z. B. Verkehrsunfall, Sturz von Leiter, Feuer, Explosion)?
- **Wie viele** Verletzte oder Erkrankte?
- **Welche** Art der Verletzung oder Erkrankung?
- **Wer** ruft an (Namen und evtl. Rückrufnummer)?
- **Warten** auf Rückfragen der Leitstelle!

„Warten auf Rückfragen" bedeutet, dass das Gespräch grundsätzlich von der Leitstelle beendet wird und nicht vom Anrufer. Die Leitstelle organisiert und leitet anschließend den Rettungsdiensteinsatz.

Inzwischen sind der Rettungsdienst und die Feuerwehr in allen 27 EU-Ländern über die **einheitliche Notrufnummer 112** zu erreichen.

Weitere Erste Hilfe

An den Notruf schließen sich weitere Maßnahmen der **Ersten Hilfe** an, die einer Verschlimmerung der Situation vorbeugen bzw. diese verbessern sollen, z. B. das Fortsetzen einer Reanimation oder Verbinden nicht lebensbedrohlicher Wunden und Ruhigstellen von Frakturen. Eine zentrale Stellung nimmt bei ansprechbaren Patienten das beruhigende Gespräch mit diesen ein.

Soweit es sich um einen lebensbedrohlichen Notfall handelt, können in diesem Glied der Rettungskette auf Veranlassung der Leitstelle **organisierte Ersthelfer** (➤ 26.5.2) zum Einsatz kommen, um die Zeit bis zum Eintreffen des Rettungsdienstes mit Maßnahmen der erweiterten Ersten Hilfe, insbesondere mit Reanimationsmaßnahmen einschließlich einer Frühdefibrillation, zu überbrücken.

Rettungsdienst

Die Leitstelle muss grundsätzlich das am schnellsten am jeweiligen Einsatzort verfügbare geeignete Rettungsmittel alarmieren. Die alarmierten Einsatzkräfte suchen den Einsatzort – je nach Notfallmeldung – mit oder ohne den Gebrauch von blauem Blinklicht und Einsatzhorn auf.

Nach Eintreffen des Rettungsdienstes übernimmt dieser die Verantwortung für den Patienten. Ohne jeden zeitlichen Verzug werden lebensrettende Maßnahmen eingeleitet oder weitergeführt. **Ziel** ist die Herstellung der Transportfähigkeit und der Transport des Patienten in das nächstgelegene geeignete Krankenhaus durch rettungsdienstliche Maßnahmen, z. B.:

- Rettung aus Gefahrenzonen (z. B. Feuer, Strom) unter strenger Beachtung des Eigenschutzes
- Schnellstmögliche notfallmedizinische Untersuchung und Versorgung
- Psychische Betreuung

Krankenhaus

Krankenhäuser dienen der weiterführenden und endgültigen medizinischen Behandlung der Patienten. Dabei ist es Aufgabe des Rettungsdienstes, das für die konkrete Erkrankung bzw. Verletzung nächstgelegene **geeignete** Krankenhaus auszuwählen. In Abhängigkeit von den örtlichen Gegebenheiten ist eine vorherige Anmeldung sämtlicher Notfallpatienten oder jedenfalls von Patienten mit schweren Erkrankungen oder Verletzungen durch die Leitstelle erforderlich. Die Notaufnahmen und Schockräume der Krankenhäuser stellen die **Schnittstelle** zwischen präklinischer und klinischer notfallmedizinischer Versorgung dar (zur Übergabe von Patienten an weiterbehandelnde Einrichtungen ausführlich ➤ 6.3).

26.3 Rettungsdienstfahrzeuge

Rettungsdienstfahrzeuge sind die im Rettungsdienst eingesetzten Verkehrsmittel zu Land, zu Wasser und in der Luft. Sie dienen der Versorgung und dem Transport der Patienten (➤ Abb. 26.3 und ➤ Abb. 26.4).

Im **bodengebundenen Rettungsdienst** werden Krankentransportwagen (KTW), Rettungswagen (RTW), Notarztwagen (NAW), Intensivtransportwagen (ITW) und Notarzteinsatzfahrzeuge (NEF) eingesetzt. Auf Binnengewässern (Seen und Flüsse) werden Wasser- bzw. Motorrettungsboote, auf hoher See Seenotrettungsboote (SRB) sowie Seenot(rettungs)kreuzer (SRK bzw. SK) verwendet. Im **Luftrettungsdienst** gibt es Rettungshubschrauber (RTH), Intensivtransporthubschrauber (ITH) und Dual-Use-Hubschrauber.

Sämtliche dieser Rettungsdienstfahrzeuge sind mit Rettungsgeräten und Rettungsmaterial ausgestattet, die meisten auch mit Transportgeräten:

Rettungsgeräte wie etwa Schaufeltrage, Spineboard oder KED®-System dienen der Durchführung der technischen Rettung. **Transportgeräte,** z. B. Fahrgestell für Krankentragen, Krankentrage und Tragesessel (➤ 27.3.2), ermöglichen die Lagerung und den Transport von Verletzten oder Erkrankten. **Rettungsmaterial** ist die Gesamtheit aller Ge- und Verbrauchsmaterialien, die für die Rettung, die Erste Hilfe und die Herstellung der Transportfähigkeit erforderlich sind, z. B. medizinisches Gerät (➤ Kap. 5), Arzneimittel (➤ 11.2) und Verbandmittel. Unter **Rettungsmittel** versteht man die Rettungsdienstfahrzeuge einschließlich aller Rettungs- und Transportgeräte sowie des Rettungsmaterials.

Auch für Rettungsmittel werden in **DIN-Normen** des Deutschen Instituts für Normung e. V. die Mindestanforderungen an Konstruktion, Prüfmethoden, Betriebsverhalten und Ausrüstungen zusammengefasst. Entgegen einem weitverbreiteten Irrtum sind DIN-Normen jedoch nicht per se verbindlich, sondern nur unverbindliche Empfehlungen. Sie werden erst dann unmittelbar verbindlich, wenn der Gesetzgeber ausdrücklich auf sie verweist. Wenn die Er-

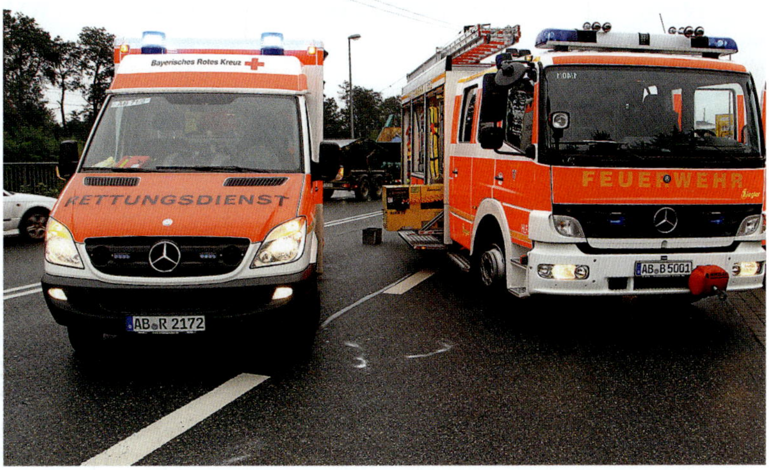

Abb. 26.3 Rettungsfahrzeuge an der Einsatzstelle [O429]

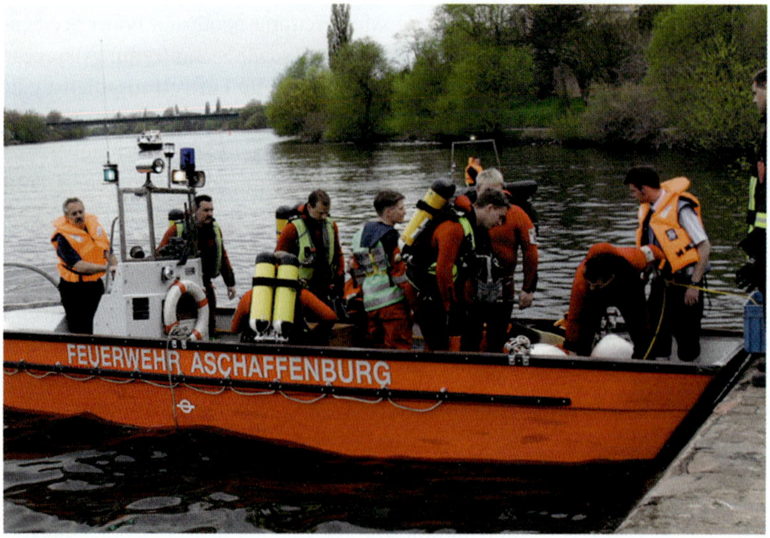

Abb. 26.4 Wasserrettungsboot im Einsatz [O429]

stellung einer DIN-Norm noch nicht zu lange her ist, gibt diese aber in der Regel den aktuellen, **allgemein anerkannten Stand der Technik und Notfallmedizin** wieder. Soweit die eingesetzten Rettungsmittel – je nach den unterschiedlichen Qualitätsanforderungen in den landesrechtlichen Rettungsdienstvorschriften – jederzeit oder jedenfalls zum Zeitpunkt ihrer Anschaffung dem aktuellen Stand der allgemein anerkannten Regeln der Technik und der medizinischen Wissenschaft entsprechen müssen, sind daher die Vorgaben der einschlägigen DIN-Normen **als Mindeststandard** einzuhalten. Somit gelten DIN-Normen im Rettungsdienst zwar nicht unmittelbar, aber – abgesehen von einzelnen Ausnahmen – zumindest mittelbar und geben so den einzuhaltenden Mindeststandard vor.

26.3.1 Bodengebundene Rettungsdienstfahrzeuge

Die DIN EN 1789 „Rettungsdienstfahrzeuge und deren Ausrüstung – Krankenkraftwagen“ unterscheidet drei Kategorien von Krankenkraftwagen:

- Typ A (Patient Transport Ambulance, PTA): **Krankentransportwagen (KTW)** sind konstruiert und ausgerüstet für Patienten, die nicht vorhersehbar Notfallpatienten sind.
  - Krankentransportwagen vom Typ A1 sind für einen Patienten geeignet.
  - Krankentransportwagen vom Typ A2 dienen dem Transport eines oder mehrerer Patienten auf Trage(n) oder Sessel(n).
- Typ B (Emergency Ambulance, EA): **Notfallkrankenwagen** sind zur Erstversorgung, zum Transport und zur Überwachung eines Patienten konstruiert und ausgerüstet.
- Typ C (Mobile Intensive Care Unit, MICU): **Rettungswagen (RTW)** sind für die erweiterte Behandlung, den Transport und die Überwachung von Patienten konstruiert und ausgerüstet. Dabei dienen RTW der Herstellung und Aufrechterhaltung der Transportfähigkeit von Notfallpatienten vor und während der Beförderung.

Nach der DIN EN 1789 muss ein **Krankentransportwagen (KTW)** heute an medizinischen Geräten (➤ Kap. 5) eine Sauerstoffeinheit, ein Absauggerät und einen halbautomatischen Defibrillator (AED) als Mindestausstattung haben. Qualitätsbewusste Leistungserbringer statten ihre KTW darüber hinaus u. a. zusätzlich mit Notgeburtset, Pulsoxymeter, Blutzuckermessgerät, Schaufeltrage, Vakuummatratze sowie Schienungsmaterial zur Ruhigstellung von Frakturen und Halswirbelsäule aus.

Heutige **Rettungswagen (RTW)** müssen über die Pflichtausstattung eines KTW hinaus an medizinischen Geräten u. a. ein EKG-Gerät, einen externen Herzschrittmacher, ein automatisches Notfall-Beatmungsgerät, ein Kapnometer, ein Pulsoxymeter, eine Spritzenpumpe, ein Thermometer und eine elektrisch betriebene Absaugeinheit aufweisen. Zudem müssen RTW zwingend mit Schaufeltrage, Vakuummatratze sowie Schienungsmaterial zur Ruhigstellung von Frakturen und Halswirbelsäule ausgerüstet sein. Ein umfangreiches Sortiment an Notfallmedikamenten und Verbandmaterial gehört ebenso selbstverständlich zur zeitgemäßen Ausstattung eines RTW wie ein Notgeburtset, ein Notfallkoffer für Säuglinge und Kleinkinder sowie ein chirurgisches Set (Thorax-Drainagen, Notkoniotomieset, Notamputationsset etc.).

Intensivtransportwagen (ITW) sind Krankenkraftwagen zur Durchführung von Patiententransporten unter intensivmedizinischen Bedingungen. Die Ausstattung eines ITW geht noch einmal deutlich über die eines RTW/NAW hinaus. Ein ITW hat u. a. zusätzlich ein Intensiv-Beatmungsgerät, zahlreiche Spritzenpumpen, eine Infusionspumpe, eine spezielle Intensivtransporttrage und einen deutlich größeren Vorrat an medizinischem Sauerstoff an Bord. ITW sind meist geräumiger als RTW und haben mit einer zulässigen Gesamtmasse von – je nach Modell – bis zu 7,5 t eine größere Zulademöglichkeit. Mit manchen ITW können sogar Intensivbetten transportiert werden, sodass keine Umlagerung der Patienten erforderlich ist.

Ein **Notarzteinsatzfahrzeug (NEF)** dient der schnellen Heranführung des Notarztes und der medizinisch-technischen Ausrüstung an den Einsatzort. Die Anforderungen an ein NEF und dessen Mindestausstattung sind in der DIN 75 079 „Notarzt-Einsatzfahrzeuge (NEF) – Begriffe, Anforderungen, Prüfung“ zusammengefasst. Mit Rettungsmaterial ist ein NEF nahezu identisch ausgestattet wie ein RTW.

Aufgrund des in den letzten Jahren überproportional gestiegenen Bedarfs werden in größeren Städten zunehmend **Spezialfahrzeuge für den Transport von schwergewichtigen Patienten** vorgehalten. Dadurch lassen sich die menschenunwürdigen, sonst für schwergewichtige Patienten erforderlichen Transporte auf Lkw-Ladeflächen vermeiden. Die Spezialfahrzeuge sind im Unterschied zu normalen RTW insbesondere mit speziellen Fahrtragen, Tragetüchern und Schleifkorbtragen für schwergewichtige Patienten ausgestattet.

In einigen Rettungsdienstbereichen gibt es spezielle **Baby-Notarztwagen (Baby-NAW)** oder **Kinder-Notarzteinsatzfahrzeuge (Kinder-NEF).** Das sind Rettungsdienstfahrzeuge, die speziell für Frühgeborenen-, Baby- und (Klein-)Kindernotfälle sowie -transporte deutlich umfangreicher ausgestattet sind als die regulären Rettungsmittel. Üblicherweise sind Kinder-NEF mit einem früh- und neugeborenenintensivmedizinisch (neonatologisch) erfahrenen Kinderfacharzt und einem Rettungsassistenten besetzt, Baby-NAW zusätzlich mit einem intensivmedizinisch erfahrenen Kinderkrankenpfleger.

26.3.2 Luftfahrzeuge und Luftrettung

Deutschland verfügt über ein beinahe flächendeckendes Luftrettungsnetz. **Ziele** und **Aufgaben** der Luftrettung sind:

- Ermöglichung schneller notärztlicher Versorgung bei allen Notfällen (schneller Notarztzubringer)
- Primärtransport des Patienten in das nächste geeignete Krankenhaus
- Dringliche Sekundärtransporte (qualifizierte und dringliche Intensivtransporte)
- Dringender Transport von Blutkonserven, Medikamenten und Transplantaten
- Suchflüge und ggf. Rettung mit spezieller Ausrüstung

In der **Primärluftrettung,** für Notfalleinsätze, werden heute (Stand: 2016) 55 **Rettungshubschrauber (RTH)** eingesetzt. Diese unterstützen und ergänzen den bodengebundenen Rettungsdienst (➤ Abb. 26.5). **Luftrettungsstützpunkte** (➤ Abb. 26.6) liegen meist an leistungsfähigen Kliniken und werden von unterschiedlichen Organisationen (➤ Tab. 26.2) betrieben. Die beiden größten Leistungserbringer sind die ADAC-Luftrettung und die DRF-Luftrettung. RTH sind mit einem Piloten, einem Rettungsassistenten/Notfallsanitäter, der zusätzlich eine spezielle flugtechnische und -medizinische Ausbildung vorweisen muss, und einem erfahrenen Notarzt besetzt. Mit Rettungsmaterial sind RTH ähnlich ausgestattet wie ein RTW/NAW.

Rettungshubschrauber sind in der Regel von sieben Uhr morgens bzw. Sonnenaufgang bis Sonnenuntergang einsatzbereit. Der reguläre Einsatzradius eines RTH beträgt etwa 60 km. Heutige Rettungshubschrauber haben eine Reisegeschwindigkeit von ca. 240 km/h.

Für die **Sekundärluftrettung,** für dringliche intensivmedizinische Transporte in spezialisierte weiterbe-

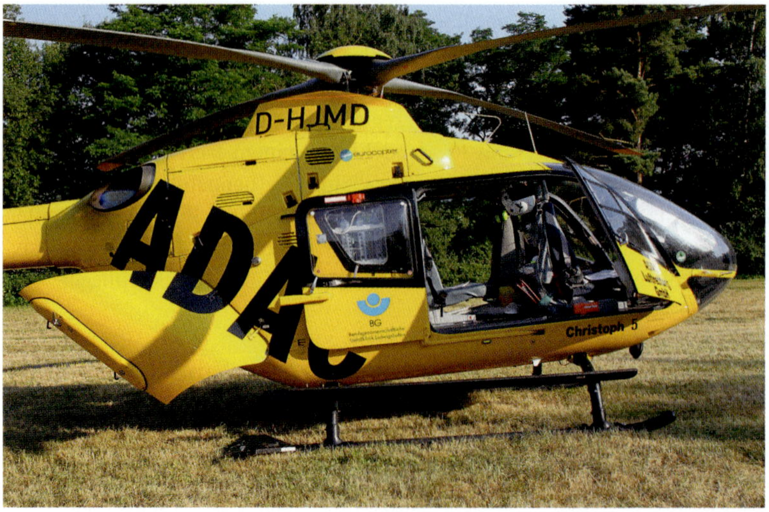

Abb. 26.5 Rettungshubschrauber EC 135 [O429]

handelnde Kliniken, stehen **Intensivtransporthubschrauber (ITH)** zur Verfügung. Derzeit (Stand: 2016) sind über das Bundesgebiet 14 Intensivhubschrauber verteilt. Ein Teil dieser Maschinen ist nachtflugtauglich. ITH sind meist größer als RTH. Über die Ausstattung eines Rettungshubschraubers hinaus verfügen sie u. a. über ein Intensiv-Beatmungsgerät, zahlreiche Spritzenpumpen und zunehmend über Laborgeräte zur fortlaufenden Analyse von Blut(gas)werten.

Seit Ende der 1990er-Jahre werden intensivmedizinisch ausgestattete Hubschrauber regulär je nach Bedarf als RTH oder ITH eingesetzt **(Dual-Use-Hubschrauber).** Seit 2004 verfügen auch erste Dual-Use-Hubschrauber über Nachtfluggenehmigungen.

Der einzige **Notarzteinsatzhubschrauber (NEH)** Deutschlands ist in Bad Doberan, Mecklenburg-Vorpommern, stationiert. Er hat die Funktion eines schnellen Notarztzubringers und kann keine Patienten transportieren.

26.4 Rettungsdienstpersonal

Das Personal im Rettungsdienst wird in **ärztliches Rettungsdienstpersonal** (Notärzte) und **Rettungsfachpersonal** unterteilt. Letzteres übernimmt dabei die tragende Rolle im Rettungsdienst, da Notärzte nur an ca. 23 % aller Einsätze beteiligt sind.

26.4.1 Rettungsfachpersonal

Ausführungen zur rechtlichen Stellung des Rettungsfachpersonals finden sich in ➤ 31.1, speziell zu den Kompetenzen des Rettungsfachpersonals in ➤ 31.1.3.

Die Tätigkeit des Fachpersonals im Rettungsdienst kann haupt- oder nebenberuflich, ehrenamtlich oder als Freiwilliger im Rahmen eines sozialen Jahres oder des Bundesfreiwilligendienstes stattfinden. Der Einsatz kann auf allen boden- und luftgebundenen Rettungsdienstfahrzeugen erfolgen und ist ausschließlich von der erworbenen Qualifikation abhängig.

Die **Ausbildung des Rettungsfachpersonals** umfasst folgende Qualifikationsstufen:

- Rettungshelfer (RettHelf)
- Rettungssanitäter (RettSan)
- Rettungsassistent (RettAss)
- Notfallsanitäter (NotSan)

MERKE

Rettungshelfer, Rettungssanitäter, Rettungsassistenten und Notfallsanitäter sind Rettungsfachpersonal.

Für die Ausbildung zum Rettungshelfer und Rettungssanitäter haben die Hilfsorganisationen **Ausbildungsrichtlinien** und einige Bundesländer **Ausbildungsvorschriften** erlassen. Nur die Ausbildung zum Notfallsanitäter ist bundesgesetzlich geregelt; die Ausbildung zum Rettungsassistenten war bis Ende 2014 bundesgesetzlich geregelt.

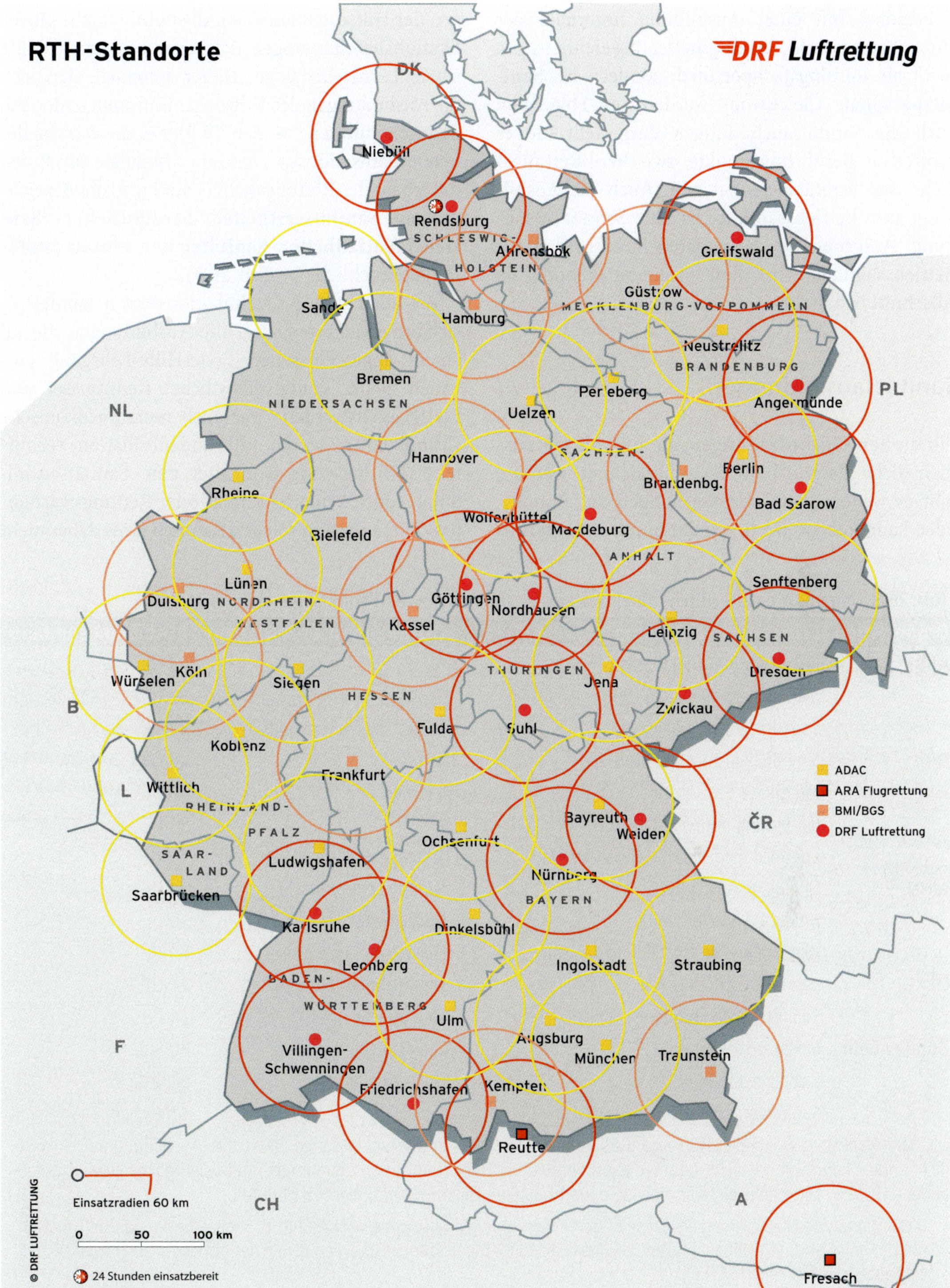

Abb. 26.6 Stützpunkte der Luftrettung in Deutschland [W947]

Personal mit einer Ausbildung unterhalb der Qualifikationsstufe Rettungshelfer bezeichnet man nicht als Rettungsfachpersonal, sondern als **Sanitätspersonal.** Gleichwohl werden im Folgenden auch die Sanitätsausbildungen dargestellt, da es zahlreiche Berührungspunkte zwischen Rettungsfach- und Sanitätspersonal gibt. Auch die Ausbildung zum Betriebssanitäter ist eine Sanitätsausbildung. Aufgrund der besonderen Vorschriften für Betriebssanitäter wird diese in einem gesonderten Abschnitt behandelt.

Sanitätsausbildungen

Für die **Sanitätsausbildungen,** die auch als sanitätsdienstliche Fachausbildungen bezeichnet werden, gibt es weder gesetzliche Regelungen auf Bundes- oder Länderebene noch gemeinsame Vereinbarungen der Hilfsorganisationen über einheitliche Qualifikationsbezeichnungen, Ausbildungsdauer, -inhalte sowie Lernzielkataloge. Daher unterscheiden sich die Ausbildungen der Hilfsorganisationen in den genannten Punkten (➤ Tab. 26.3). Für die verschiedenen organisationsspezifischen Qualifikationsstufen unterhalb des Rettungshelfers sind u. a. die Bezeichnungen **Sanitätsersthelfer, Sanitätshelfer (SanHelf), Notfallhelfer, Sanitäter** und **Einsatzsanitäter** gebräuchlich (➤ Tab. 26.3).

Bei allen diesen Qualifikationsstufen handelt es sich um erweiterte Erste-Hilfe-Ausbildungen, die auf einem abgeschlossenen Erste-Hilfe-Lehrgang aufbauen. Neben sanitätsdienstlichen Kenntnissen und Fertigkeiten werden zwar auch notfallmedizinische Grundkenntnisse, u. a. in Frühdefibrillation, vermittelt. Üblicherweise beinhaltet eine Sanitätsausbildung jedoch keinerlei Klinik- oder Rettungswachenpraktika. In einem solchen Rahmen ist es daher nicht

Tab. 26.3 Organisationsspezifische Qualifikationsbezeichnungen des Sanitätspersonals

Organisation	Lehrgangsbezeichnung	Qualifikationsbezeichnung	Ausbildungsumfang
ASB	Erste-Hilfe-Aufbaulehrgang (EHA)	---	24 UE
	Sanitätshelferlehrgang (SHL)	Sanitätsersthelfer	22 UE
	Sanitätsdienstlehrgang (SDL)	Sanitätshelfer (SanHelf)	32 UE
DRK	Sanitätsdienstausbildung[1]	Sanitäter	48 UE
JUH	Integrierte Basisausbildung Sanität/Betreuung	Sanitätshelfer der JUH	48 UE
	Einführung in den Sanitätsdienst	---	33 UE
	Spezielle medizinische Gerätekunde	Sanitätshelfer der JUH im KatS	20 UE
MHD	Modul Sanitätshelfer	Sanitätshelfer (SanHelf)	24 UE
	Modul Frühdefibrillation	Notfallhelfer	10 UE
	Allgemeine Fachausbildung Sanität[2]	Einsatzsanitäter	80 UE
DLRG	Sanitätsausbildung A	Sanitätshelfer (SanHelf)	24 UE
	Sanitätsausbildung B	Sanitäter	24 UE
Bundeswehr	Einsatzersthelfer A	Einsatzersthelfer A	30 Std.
	Einsatzersthelfer B	Einsatzersthelfer B	50 Std.
	Sanitätsgrundlagenausbildung	---	4 Wochen

Die Sanitätsausbildungen aller Hilfsorganisationen bauen auf einer abgeschlossenen Erste-Hilfe-Ausbildung auf. Soweit nicht anders kenntlich gemacht, bauen die innerhalb einer Hilfsorganisation genannten Sanitätslehrgänge jeweils aufeinander auf. UE = Unterrichtseinheit; eine UE dauert bei allen Hilfsorganisationen 45 Minuten.

1 Diese Sanitätsdienstausbildung ersetzt seit 2009 die zuvor in die Abschnitte SAN A (24 UE, Sanitätshelfer, SanHelf), SAN B (24 UE) und SAN C (14 UE) aufgeteilte Sanitätsausbildung. Die Inhalte entsprechen denen des bisherigen SAN A und B mit Elementen des bisherigen SAN C.

2 Dieser Lehrgang baut nicht auf den vorgenannten Modulen auf. Er entspricht dem Theorieteil des „Rettungshelfer NRW" und umfasst die Grundausbildung zum Betriebssanitäter. Die abgeschlossene Ausbildung als Einsatzsanitäter beinhaltet zusätzlich zu den 80 UE Lehrgang ein 20-stündiges Praktikum in der Notfallrettung, ersatzweise im Sanitätsdienst.

möglich, den heutigen Stand der Notfallmedizin theoretisch und praktisch in dem Umfang zu erlernen, der für die anspruchsvolle Tätigkeit im Rettungsdienst erforderlich ist. Daher zählen die Qualifikationsstufen unterhalb des Rettungshelfers nicht zum Rettungsfachpersonal, sondern werden als **Sanitätspersonal** bezeichnet. Sanitätspersonal darf nur noch in wenigen Bundesländern als zweites Besatzungsmitglied in der Notfallrettung oder im qualifizierten Krankentransport eingesetzt werden (➤ Tab. 26.6).

MERKE

Personal mit einer Sanitätsausbildung ist kein Rettungsfachpersonal, sondern Sanitätspersonal.

Sanitätspersonal übernimmt mit der Versorgung und Betreuung von Nichtnotfallpatienten sowie der Erstversorgung von Notfallpatienten, z. B. im Sanitätsdienst bei (Groß-)Veranstaltungen (➤ 31.5.6), in Schnelleinsatzgruppen (➤ 26.5.1) oder im Katastrophenschutz (➤ 26.5.3), wichtige Aufgaben. Es unterstützt und entlastet so das Rettungsfachpersonal. In der Regel arbeitet Sanitätspersonal eng mit Rettungsfachpersonal zusammen.

In manchen Bundesländern können die Sanitätsausbildungen im Umfang ihrer Gleichwertigkeit auf die Ausbildung zum Rettungshelfer oder -sanitäter angerechnet werden, soweit sie nicht zu lange zurückliegen.

Betriebssanitäterausbildung

Betriebssanitäter ist eine Qualifikation aus dem betrieblichen Sanitätswesen, jedoch kein Ausbildungsberuf. Es handelt sich ebenfalls um eine Sanitätsausbildung. Sie ist in § 27 der Unfallverhütungsvorschrift „Grundsätze der Prävention" (BGV A1) in Grundzügen geregelt und in dem BG-Grundsatz 949 (BGG/GUV-G 949) „Aus- und Fortbildung für den betrieblichen Sanitätsdienst" präzisiert. Sie umfasst:

- 63 Unterrichtseinheiten Grundausbildung für den betrieblichen Sanitätsdienst
- 32 Unterrichtseinheiten Aufbaulehrgang für den betrieblichen Sanitätsdienst

Mindestens ein Betriebssanitäter muss vor Ort sein (§ 27 Abs. 1 BGV A1), wenn

- in einer Betriebsstätte mehr als 1.500 Mitarbeiter anwesend sind,
- in einer Betriebsstätte 1.500 oder weniger, aber mehr als 250 Mitarbeiter anwesend sind und Art, Schwere und Zahl der Unfälle den Einsatz von Sanitätspersonal erfordern,
- auf einer Baustelle mehr als 100 arbeitende Personen anwesend sind.

Hierdurch soll bei Arbeitsunfällen eine effektive Erstversorgung der Verletzten durch Maßnahmen der erweiterten Ersten Hilfe sichergestellt werden. Kleinere Verletzungen können Betriebssanitäter eigenverantwortlich versorgen.

Aktive Betriebssanitäter sind verpflichtet, mindestens alle drei Jahre einen 16 Unterrichtseinheiten umfassenden Fortbildungslehrgang zu besuchen (§ 27 Abs. 6 BGV A1).

Rettungshelferausbildung

Rettungshelfer (RettHelf) ist keine Berufsbezeichnung, sondern eine Qualifikationsbezeichnung. Mangels gesetzlicher Regelung haben die Hilfsorganisationen ASB, DRK, JUH und MHD im August 1995 gemeinsame Grundsätze für eine Mindestausbildung von Rettungshelfern festgelegt („Grundsätze der Hilfsorganisationen zur Ausbildung von Rettungshelfern"). Hiernach umfasst die Ausbildung zum Rettungshelfer mindestens 320 Stunden **(„320-Stunden-Programm"):**

- 160 Stunden theoretische und praktische Ausbildung (Lehrgang) mit schriftlicher und praktischer Abschlussprüfung
- 80 Stunden klinisch-praktische Ausbildung (z. B. Notaufnahme, Anästhesie/Operationsbereich, Intensivstation, Kreißsaal)
- 80 Stunden praktische Ausbildung in der Notfallrettung (RTW/NAW/NEF) an einer anerkannten Lehrrettungswache

Lediglich in **Nordrhein-Westfalen** ist die Rettungshelferausbildung landesgesetzlich geregelt, und zwar in der **Ausbildungs- und Prüfungsordnung für Rettungssanitäterinnen und Rettungssanitäter und Rettungshelferinnen und Rettungshelfer** (**RettAPO NRW,** ➤ Tab. 26.4). Allerdings umfasst diese Ausbildung insgesamt nur 160 Stunden, davon 80 Stunden theoretische Ausbildung einschließlich Prüfung und 80 Stunden praktische Ausbildung an einer Lehrrettungswache („160-Stunden-Programm"). **In Hessen** wird eine Ausbildung von 240 Stunden (160 Stunden theoretische Ausbildung und 80 Stunden Rettungswachenpraktikum), in **Rheinland-Pfalz** nach der Richtlinie für die Rettungssanitäter-Ausbildung eine Ausbildung von 260 Stunden (80 Stunden Theorie, 80 Stunden klinisch-praktische Ausbildung und 100 Stunden Rettungswachenpraktikum) als Rettungshelferausbildung anerkannt. Wegen der jeweils deutlich kürzeren Ausbildungsdauer im Vergleich zur Rettungshelferausbildung nach dem 320-Stunden-Programm werden diese Ausbildungen in allen anderen Bundesländern jedoch nicht als Rettungshelferausbildung, sondern nur als Sanitätsausbildung anerkannt. Zur Verdeutlichung des Qualifikationsunterschiedes werden sie in den anderen Bundesländern als **„Rettungshelfer Hessen"**, **„Rettungshelfer NRW"** und **„Rettungshelfer Rheinland-Pfalz"** bezeichnet.

Nach dem **320-Stunden-Programm** erfolgt die Ausbildung im **Rettungshelfer-Lehrgang** in Anlehnung an den Lernzielkatalog der Rettungssanitäterausbildung. Dabei erhält ein Rettungshelfer die theoretische und praktische Ausbildung, die ein Rettungssanitäter im Rahmen des 160 Stunden umfassenden Rettungssanitäter-Grundlehrgangs vermittelt bekommt. Die Rettungshelferausbildung muss die fachlichen Voraussetzungen und praktischen Fertigkeiten vermitteln, die für eine notfallmedizinische Tätigkeit unter Aufsicht und Anleitung von höher qualifiziertem Rettungsdienstpersonal (Rettungssanitäter, Rettungsassistenten, Notfallsanitäter oder Notärzte) erforderlich sind. Es besteht Einigkeit, dass ein Rettungshelfer insbesondere wegen der kurzen praktischen Ausbildung nicht eigenverantwortlich notfallmedizinisch tätig werden kann (➤ 31.1.3). Daher sollte ein Rettungshelfer – abgesehen von einer Frühdefibrillation mit einem AED – aus straf- und haftungsrechtlichen Gründen (Übernahmeverschulden, ➤ 31.2.1 und ➤ 31.3.2) keine invasiven Maßnahmen an Patienten durchführen.

Rettungshelfer ist die unterste Qualifikationsstufe des Rettungsfachpersonals. Die Ausbildung richtet sich heute hauptsächlich an Freiwillige im Rahmen eines sozialen Jahres und des Bundesfreiwilligendienstes. Zudem ermöglicht sie ehrenamtlich Engagierten den Einstieg in den Rettungsdienst. Nach den landesrechtlichen Vorschriften können Rettungshelfer in einigen Bundesländern als Fahrer im qualifizierten Krankentransport sowie in einigen wenigen Bundesländern noch als Fahrer in der Notfallrettung (➤ Tab. 26.6) tätig sein.

Eine abgeschlossene Ausbildung zum Rettungshelfer ermöglicht eine Weiterbildung zum Rettungssanitäter. Sie kann dabei regelmäßig in vollem Umfang angerechnet werden.

Rettungssanitäterausbildung

Rettungssanitäter (RettSan) ist eine Qualifikationsbezeichnung und – ebenso wie Krankenpflegehelfer und Altenpflegehelfer – ein **Gesundheitshilfsberuf.** Die Ausbildung zum Rettungssanitäter ist bis heute auf Bundesebene nicht gesetzlich geregelt. Nachdem eine bundesgesetzliche Regelung in den 1970er-Jahren aus Kostengründen scheiterte, wurden im Jahr 1977 vom Bund-Länder-Ausschuss „Rettungswesen" (heute Ausschuss „Rettungswesen") „Grundsätze zur Ausbildung des Personals im Rettungsdienst" **(„520-Stunden-Programm")** einschließlich eines Lernzielkataloges festgelegt. Diese sind allerdings rechtlich unverbindlich. Dennoch werden Rettungssanitäter bis heute von allen Leistungserbringern des Rettungsdienstes nach diesen Grundsätzen ausgebildet. Die Ausbildung umfasst mindestens:

- 160 Stunden theoretische und praktische Ausbildung (Grundlehrgang)
- 160 Stunden klinisch-praktische Ausbildung (z. B. Notaufnahme, Anästhesie/Operationsbereich, Intensivstation, Kreißsaal)
- 160 Stunden praktische Ausbildung in der Notfallrettung (RTW/NAW/NEF) an einer anerkannten Lehrrettungswache
- 40 Stunden Abschlusslehrgang mit schriftlicher, mündlicher und praktischer Prüfung

Für die **Bewertung der Prüfungsleistungen** gelten die sechs Notenstufen „sehr gut" (1), „gut" (2), „befriedigend" (3), „ausreichend" (4), „mangelhaft" (5) und „ungenügend" (6). Zum Bestehen der Abschlussprüfung ist für jeden der drei Prüfungsteile (schriftlich, mündlich und praktisch) mindestens die Note „ausreichend" erforderlich. Die gesamte Prüfung oder einzelne Prüfungsteile können höchstens zweimal wiederholt werden.

In Anlehnung an das 520-Stunden-Programm (13 Wochen à 40 Stunden) wurde die Ausbildung zum Rettungssanitäter inzwischen in zahlreichen

Bundesländern in landesrechtlichen Vorschriften rechtsverbindlich geregelt, in Rheinland-Pfalz in einer „Richtlinie“ (➤ Tab. 26.4).

Aus diesen Ausbildungsvorschriften und aus der Möglichkeit, Rettungssanitäter in den meisten Bundesländern als Fahrer in der Notfallrettung oder als Transportführer im qualifizierten Krankentransport einzusetzen (➤ Tab. 26.6), ergeben sich die **Ausbildungsziele** und **Aufgaben** eines Rettungssanitäters:

- Unterstützung des Notarztes und des Rettungsassistenten/Notfallsanitäters bei der Durchführung lebensrettender Maßnahmen und bei der Herstellung der Transportfähigkeit von Notfallpatienten
- Bis zur Übernahme der Behandlung durch einen Notarzt oder bis zum Tätigwerden eines Rettungsassistenten/Notfallsanitäters selbstständige Durchführung von lebensrettenden Maßnahmen (z. B. Reanimation)
- Gewährleistung einer fachgerechten Betreuung beim qualifizierten Krankentransport

Auch dürfen Rettungssanitäter in einigen Bundesländern immer noch als Leitstellendisponenten und Fahrer von Notarzteinsatzfahrzeugen (➤ Tab. 26.6) eingesetzt werden.

Einige Bundesländer schreiben in ihren Ausbildungs- und Prüfungsordnungen für den (mittleren) feuerwehrtechnischen Dienst vor, dass angehende Feuerwehrbeamte auch eine Ausbildung zum Rettungssanitäter absolvieren müssen.

Bei der Bundeswehr wurde 2006 die Ausbildung zu Einsatzsanitätern (**„Einsatzsanitäter BW“**) neu eingeführt. Sie dauert insgesamt 17 Wochen und beinhaltet die zivile Rettungssanitäterausbildung nach dem 520-Stunden-Programm. In den zusätzlichen vier Wochen erlernen die angehenden Einsatzsanitäter der Bundeswehr bundeswehrspezifische Inhalte, z. B. Rettungs- und Bergemaßnahmen im Gelände.

Im September 2008 hat der Ausschuss „Rettungswesen“ nach 31 Jahren neue „Empfehlungen für die Ausbildung von Rettungssanitäterinnen und Rettungssanitätern“ beschlossen. Diese ersetzen das sog. 520-Stunden-Programm von 1977. Auch nach diesen neuen Empfehlungen umfasst die Rettungssanitäterausbildung weiterhin 520 Stunden, aufgeteilt in 160 Stunden Grundlehrgang, jeweils 160 Stunden Klinik- und Rettungswachenpraktikum sowie 40 Stunden Abschlusslehrgang mit Prüfun-

Tab. 26.4 Bundesländer, in denen die Rettungssanitäterausbildung landesrechtlich geregelt ist

Bundesland	Bezeichnung der Ausbildungsvorschrift
Bayern	Bayerische Rettungssanitäterverordung (BayRettSanV) vom 23.4.2015
Hamburg	Hamburgische Ausbildungs- und Prüfungsordnung für Rettungssanitäterinnen und Rettungssanitäter (HmbRettSanAPO) vom 5.2.2008
Hessen	Hessische Ausbildungs- und Prüfungsordnung für Rettungssanitäterinnen und Rettungssanitäter (APO-RettSan) vom 5.5.2011, zuletzt geändert am 11.12.2012
Mecklenburg-Vorpommern	Verordnung über die Ausbildung und Prüfung von Rettungssanitätern (Rettungssanitäterausbildungsverordnung – RettSanAPrV) vom 19.12.1995, zuletzt geändert durch Verordnung vom 19.2.2010
Niedersachsen	Verordnung über die Ausbildung und Prüfung für Rettungssanitäterinnen und Rettungssanitäter (APVO-RettSan) vom 17.12.2013, zuletzt geändert am21.2.2014
Nordrhein-Westfalen	Ausbildungs- und Prüfungsverordnung für Rettungssanitäterinnen und Rettungssanitäter und Rettungshelferinnen und Rettungshelfer (RettAPO) vom 30.6.2012
Rheinland-Pfalz	Richtlinie für die Ausbildung und Prüfung von Rettungssanitäterinnen und Rettungssanitätern in Rheinland-Pfalz vom 10.1.1995 (Hinweis: Diese Richtlinie ist eine Verwaltungsvorschrift und hat nicht den Rechtsstatus einer Verordnung.)
Saarland	Verordnung über die Ausbildung und Prüfung von Rettungssanitäterinnen und Rettungssanitätern vom 7.7.1995, zuletzt geändert durch Verordnung vom 24.11.2015
Sachsen-Anhalt	Ausbildungs- und Prüfungsordnung für Rettungssanitäterinnen und Rettungssanitäter im Land Sachsen-Anhalt (APORettSan LSA) vom 14.7.2014
Schleswig-Holstein	Landesverordnung über die Ausbildung und Prüfung von Rettungssanitäterinnen und Rettungssanitäter (RettSan-APVO) vom 22.2.2012

gen. Allerdings sind die Beschlüsse des Ausschusses „Rettungswesen" rechtlich unverbindlich. Daher ist es derzeit noch nicht absehbar, wann bundesweit – soweit vorhanden – die landesrechtlichen Rettungssanitäter-Ausbildungsvorschriften an die neuen Ausbildungsempfehlungen des Ausschusses „Rettungswesen" angepasst und ab wann die Leistungserbringer des Rettungsdienstes und Feuerwehren in den Bundesländern, in denen es (noch) keine landesrechtlichen Regelungen gibt, Rettungssanitäter nach den neuen Empfehlungen ausbilden werden. Bisher haben nur die Bundesländer Bayern, Hessen, Niedersachsen, Sachsen-Anhalt und Schleswig-Holstein diese neuen Ausbildungsempfehlungen umgesetzt.

Eine abgeschlossene Ausbildung zum Rettungssanitäter hatte eine verkürzte weiterqualifizierende Ausbildung zum Rettungsassistenten ermöglicht. Dagegen verkürzt eine vorhandene Ausbildung zum Rettungssanitäter nicht die Ausbildung zum Notfallsanitäter.

Rettungsassistentenausbildung

Rettungsassistent (RettAss) ist ein als **Gesundheitsfachberuf** anerkannter Ausbildungsberuf. Das Berufsbild des Rettungsassistenten wurde 1989 vom Bundesgesetzgeber durch das **Rettungsassistentengesetz** (RettAssG) geschaffen. Die Ausbildung zum Rettungsassistenten war bis zum 31.12.2014 im RettAssG und der dazugehörigen Ausbildungs- und Prüfungsverordnung (RettAssAPrV) geregelt. Allerdings sind das RettAssG und die RettAssAPrV infolge des Notfallsanitätergesetzes (NotSanG) mit Ablauf des 31.12.2014 außer Kraft getreten.

Die **Berufsbezeichnung „Rettungsassistent/in"** darf nur mit behördlicher Erlaubnis geführt werden. Wer diese Erlaubnis nach den Vorschriften des RettAssG erworben hat, darf diese auch nach dem Inkrafttreten des NotSanG weiterführen (§§ 30, 32 Abs. 1 S. 2 NotSanG). Diese hat erhalten, wer neben der Erfüllung von bestimmten persönlichen Voraussetzungen (z. B. gesundheitliche Eignung und grundsätzlich keine Vorstrafen) die Regelausbildung erfolgreich abgeschlossen hatte.

Die **Regelausbildung** dauerte zwei Jahre (2.800 Stunden) und gliederte sich in:

- Ein Jahr (1.200 Stunden) theoretische und praktische Ausbildung an einer staatlich anerkannten Berufsfachschule für Rettungsassistenten (Rettungsassistentenschule) mit
  - 780 Stunden schulischem Unterricht
  - 14 Wochen (420 Zeitstunden) theoretische und praktische Ausbildung im Krankenhaus (Allgemeine Pflegestation, Notaufnahme, Anästhesie/Operationsbereich, Intensivstation)
  - 3 Wochen (120 Zeitstunden) Einführungspraktikum im Rettungsdienst,
  - Staatliche Abschlussprüfung (schriftlich, mündlich und praktisch)
- Ein Jahr (1.600 Zeitstunden) praktische Ausbildung an einer Lehrrettungswache als **Rettungsassistent im Praktikum (RettAss i. P.)**
- Abschlussgespräch

Bei **Vorkenntnissen,** etwa der Ausbildung als Rettungssanitäter oder Gesundheits- und Krankenpfleger, war eine verkürzte Ausbildung möglich.

Die Ausbildung soll den Rettungsassistenten insbesondere dazu befähigen (§ 3 RettAssG),

- am Notfallort bis zur Übernahme der Behandlung durch den Notarzt lebensrettende Maßnahmen bei Notfallpatienten durchzuführen,
- die Transportfähigkeit solcher Patienten herzustellen,
- die lebenswichtigen Vitalfunktionen während des Transports zum Krankenhaus zu beobachten und aufrechtzuerhalten sowie
- kranke, verletzte und sonst hilfsbedürftige Personen, auch wenn sie nicht Notfallpatienten sind, unter sachgerechter Betreuung zu befördern.

Aus diesen **Ausbildungszielen** und aus der bisherigen (vor Schaffung des neuen Berufsbildes des Notfallsanitäters) **Funktion** des Rettungsassistenten als Transportführer in der Notfallrettung (RTW/NAW/ITW), als Fahrer von Notarzteinsatzfahrzeugen (➤ Tab. 26.6), als Besatzungsmitglied von Rettungs- und Intensivtransporthubschraubern sowie als Leitstellendisponent ergeben sich dessen Aufgaben.

Allerdings sind die notfallmedizinischen Befugnisse der Rettungsassistenten bis zum Außerkrafttreten des RettAssG nie ausdrücklich gesetzlich geregelt worden (zu den Kompetenzen des Rettungsfachpersonals ➤ 31.1.3).

Notfallsanitäterausbildung

Aufgrund der nicht geregelten notfallmedizinischen Befugnisse der Rettungsassistenten und zahlreicher Defizite bei der Rettungsassistentenausbildung war man sich in Fachkreisen seit Mitte der 1990er-Jahre einig, dass die Ausbildung dringend reformiert werden muss. Es wurde gefordert, diese auf drei Jahre auszudehnen und eigene Fachkompetenzen der Rettungsassistenten zu schaffen. Das Bundesgesundheitsministerium hatte die Vorlage eines entsprechenden Gesetzesentwurfs bereits für das Jahr 2005 angekündigt, doch diese Zusage nicht eingehalten.

Im Mai 2012 hat das Bundesgesundheitsministerium dann einen ersten Entwurf, einen sog. Referentenentwurf, eines neuen **Gesetzes über den Beruf der Notfallsanitäterin und des Notfallsanitäters** (Notfallsanitätergesetz – NotSanG) und im Oktober 2012 einen sog. Regierungsentwurf vorgelegt. Am 28.2.2013 wurde das NotSanG durch den Bundestag verabschiedet, am 22.3.2013 stimmte der Bundesrat zu. Das NotSanG trat zum 1.1.2014 in Kraft. Mit diesem Gesetz wurde das neue Berufsbild des Notfallsanitäters geschaffen.

Die **Berufsbezeichnung „Notfallsanitäter/in" (NotSan)** darf nur mit behördlicher Erlaubnis geführt werden (§ 1 Abs. 1 NotSanG). Diese Erlaubnis erhält, wer neben der Erfüllung von bestimmten persönlichen Voraussetzungen (z. B. gesundheitliche Eignung zur Ausübung des Berufs, grundsätzlich keine Vorstrafen, zur Berufsausübung erforderliche Deutschkenntnisse) die vorgeschriebene Ausbildungszeit abgeleistet und die staatliche Prüfung bestanden hat (§ 2 Abs. 1 NotSanG).

Für die Ausbildung gelten folgende Eckpunkte:

- Die Ausbildung zum Notfallsanitäter dauert in Vollzeit drei Jahre, in Teilzeit höchstens fünf Jahre (§ 5 Abs. 1 NotSanG).
- Zugangsvoraussetzung zur Ausbildung ist grundsätzlich ein mittlerer Schulabschluss (§ 8 NotSanG).
- Es gibt kein Mindestzugangsalter.
- Zwischen dem Träger der Ausbildung (Hilfsorganisation, Feuerwehr, privates Rettungsdienstunternehmen) und dem Notfallsanitäterschüler muss ein schriftlicher Ausbildungsvertrag mit gesetzlich vorgeschriebenem Mindestinhalt geschlossen werden (§ 12 NotSanG).
- Notfallsanitäterschüler müssen eine Ausbildungsvergütung erhalten und Ausbildungsmittel (z. B. Fachbücher) kostenlos zur Verfügung gestellt bekommen (§§ 13 Abs. 1 Nr. 2, 15 NotSanG).
- Die Ausbildung besteht aus theoretischem und praktischem Unterricht und einer praktischen Ausbildung. Sie schließt mit einer staatlichen Prüfung ab (§ 5 Abs. 1 NotSanG).
- Der theoretische und praktische Unterricht wird in staatlich anerkannten Schulen durchgeführt (§ 5 Abs. 2 NotSanG).
- Die Qualitätsanforderungen an Notfallsanitäterschulen sind deutlich strenger als bisher an Rettungsassistentenschulen (vgl. § 6 Abs. 2 NotSanG).
- Die Notfallsanitäterschulen tragen die Gesamtverantwortung für die Ausbildung (§ 5 Abs. 3 NotSanG).
- Die praktische Ausbildung wird nicht nur an Lehrrettungswachen, sondern auch in geeigneten Krankenhäusern durchgeführt (§ 5 Abs. 2 S. 3 NotSanG).
- Die Ausbildungsziele sind sehr ausführlich in § 4 NotSanG (➤ Tab. 26.5) geregelt. Hierbei wird u. a. ausdrücklich unterschieden zwischen (invasiven) medizinischen Maßnahmen, die Notfallsanitäter im Rahmen der Erstversorgung bis zur Verfügbarkeit eines (Not-)Arztes durchführen (§ 4 Abs. 2 Nr. 1 Buchstabe c NotSanG), und heilkundlichen Maßnahmen, die Notfallsanitäter unter bestimmten weiteren Voraussetzungen eigenständig durchführen (vgl. § 4 Abs. 2 Nr. 2 Buchstabe c NotSanG).

Weitere Einzelheiten zur Notfallsanitäterausbildung und -prüfung sind in der **Ausbildungs- und Prüfungsverordnung für Notfallsanitäterinnen und Notfallsanitäter (NotSan-APrV)** geregelt, die ebenfalls zum 1.1.2014 in Kraft getreten ist. Hier ist auch die zeitliche Gliederung der Ausbildung im Einzelnen festgelegt (§ 1 Abs. 1 NotSan-APrV sowie Anlagen 1–3). Zur Umsetzung dieser bundesrechtlichen Vorgaben gibt es auf Länderebene weitere Regelungen wie Ausführungsbestimmungen, Lehrpläne etc. Diese unterscheiden sich von Bundesland zu Bundesland.

Aus den Ausbildungszielen (➤ Tab. 26.5) ergeben sich die Aufgaben der Notfallsanitäter. Notfallsanitäter werden Rettungsassistenten in der Notfallrettung (RTW/NAW/ITW) nach längeren, noch nicht in allen Bundesländern landesrechtlich geregelten Übergangszeiträumen als Transportführer ersetzen (➤ Tab. 26.5).

Auch langjährig tätige Rettungsassistenten werden nicht automatisch als Notfallsanitäter anerkannt. Rettungsassistenten mit mindestens fünfjähriger nachgewiesener Berufstätigkeit können jedoch bis Ende des Jahres 2020 eine staatliche Ergänzungsprüfung ablegen (§ 32 Abs. 2 S. 1 NotSanG). Rettungsassistenten mit mindestens dreijähriger nachgewiesener Berufstätigkeit können bis Ende des Jahres 2020 eine staatliche Ergänzungsprüfung nach einer Vorbereitungsausbildung von 480 Stunden ablegen. Rettungsassistenten ohne oder mit kürzerer Berufstätigkeit können bis Ende des Jahres 2020 eine stattliche Ergänzungsprüfung nach einer Vorbereitungsausbildung von 960 Stunden ablegen (§ 32 Abs. 2 S. 2 NotSanG).

Für Rettungssanitäter und/oder Gesundheits- und Krankenpfleger ist keine verkürzte Ausbildung zum Notfallsanitäter möglich.

Die Kompetenzen von Notfallsanitätern werden in ➤ 31.1.3 dargestellt.

Tab. 26.5 § 4 NotSanG Ausbildungsziel

§ 4 NotSanG Ausbildungsziel
(1) Die Ausbildung zur Notfallsanitäterin oder zum Notfallsanitäter soll entsprechend dem allgemein anerkannten Stand rettungsdienstlicher, medizinischer und weiterer bezugswissenschaftlicher Erkenntnisse fachliche, personale, soziale und methodische Kompetenzen zur eigenverantwortlichen Durchführung und teamorientierten Mitwirkung insbesondere bei der notfallmedizinischen Versorgung und dem Transport von Patientinnen und Patienten vermitteln. Dabei sind die unterschiedlichen situativen Einsatzbedingungen zu berücksichtigen. Die Ausbildung soll die Notfallsanitäterinnen und Notfallsanitäter außerdem in die Lage versetzen, die Lebenssituation und die jeweilige Lebensphase der Erkrankten und Verletzten und sonstigen Beteiligten sowie deren Selbstständigkeit und Selbstbestimmung in ihr Handeln mit einzubeziehen. (2) Die Ausbildung nach Absatz 1 soll insbesondere dazu befähigen, 1. die folgenden Aufgaben eigenverantwortlich auszuführen: a. Feststellen und Erfassen der Lage am Einsatzort und unverzügliche Einleitung notwendiger allgemeiner Maßnahmen zur Gefahrenabwehr, b. Beurteilen des Gesundheitszustands von erkrankten und verletzten Personen, insbesondere Erkennen einer vitalen Bedrohung, Entscheiden über die Notwendigkeit, eine Notärztin oder einen Notarzt, weiteres Personal, weitere Rettungsmittel oder sonstige ärztliche Hilfe nachzufordern, sowie Umsetzen der erforderlichen Maßnahmen, c. Durchführen medizinischer Maßnahmen der Erstversorgung bei Patientinnen und Patienten im Notfalleinsatz und dabei Anwenden von in der Ausbildung erlernten und beherrschten, auch invasiven Maßnahmen, um einer Verschlechterung der Situation der Patientinnen und Patienten bis zum Eintreffen der Notärztin oder des Notarztes oder dem Beginn einer weiteren ärztlichen Versorgung vorzubeugen, wenn ein lebensgefährlicher Zustand vorliegt oder wesentliche Folgeschäden zu erwarten sind, d. angemessenes Umgehen mit Menschen in Notfall- und Krisensituationen, e. Herstellen und Sichern der Transportfähigkeit der Patientinnen und Patienten im Notfalleinsatz, f. Auswählen des geeigneten Transportzielortes sowie Überwachen des medizinischen Zustands der Patientinnen und Patienten und seiner Entwicklung während des Transports, g. sachgerechtes Übergeben der Patientinnen und Patienten in die ärztliche Weiterbehandlung einschließlich Beschreiben und Dokumentieren ihres medizinischen Zustands und seiner Entwicklung, h. Kommunizieren mit am Einsatz beteiligten oder zu beteiligenden Personen, Institutionen oder Behörden, i. Durchführen von qualitätssichernden und organisatorischen Maßnahmen im Rettungsdienst sowie Dokumentieren der angewendeten notfallmedizinischen und einsatztaktischen Maßnahmen und j. Sicherstellen der Einsatz- und Betriebsfähigkeit der Rettungsmittel einschließlich Beachten sowie Einhalten der Hygienevorschriften und rechtlichen Arbeits- und Unfallschutzvorschriften, 2. die folgenden Aufgaben im Rahmen der Mitwirkung auszuführen: a. Assistieren bei der ärztlichen Notfall- und Akutversorgung von Patientinnen und Patienten im Notfalleinsatz, b. eigenständiges Durchführen ärztlich veranlasster Maßnahmen bei Patientinnen und Patienten im Notfalleinsatz und c. eigenständiges Durchführen von heilkundlichen Maßnahmen, die vom Ärztlichen Leiter Rettungsdienst oder entsprechend verantwortlichen Ärztinnen oder Ärzten bei bestimmten notfallmedizinischen Zustandsbildern und -situationen standardmäßig vorgegeben, überprüft und verantwortet werden, 3. mit anderen Berufsgruppen und Menschen am Einsatzort, beim Transport und bei der Übergabe unter angemessener Berücksichtigung der Gesamtlage vom individual-medizinischen Einzelfall bis zum Großschadens- und Katastrophenfall patientenorientiert zusammenzuarbeiten.

Fachliche Mindestqualifikation der Fahrzeugbesatzungen

Von besonderer Bedeutung für das Rettungsfachpersonal sind die landesrechtlichen Regelungen, welche die **fachliche Mindestqualifikation der Fahrzeugbesatzungen** vorschreiben. Inzwischen ist in den meisten Bundesländern vorgeschrieben, dass bodengebundene Rettungsdienstfahrzeuge in der Notfallrettung (RTW/NAW/ITW) mit mindestens einem Rettungsassistenten oder Notfallsanitäter und einem Rettungssanitäter, im qualifizierten Krankentransport mit mindestens je einem Rettungssanitäter und Rettungshelfer besetzt sein müssen (➤ Tab. 26.6). Notfallsanitäter werden Rettungsassistenten in der Notfallrettung (RTW/NAW/ITW) nach längeren, noch nicht in allen Bundesländern geregelten Übergangszeiträumen als Transportführer ersetzen. Soweit der Beifahrer (= sog. Transportführer bzw. Patientenbetreuer) höher qualifiziert sein muss als der Fahrer, sind die Patienten während des Transportes zwingend vom Beifahrer zu betreuen.

26.4.2 Ärztliches Rettungsdienstpersonal

Wesentlicher Bestandteil des deutschen Rettungsdienstsystems ist die Einbeziehung von Ärzten in die Notfallrettung bei vitaler Bedrohung. Dies ermöglicht eine frühzeitige differenzierte Diagnostik und Therapie. Die im Rettungsdienst eingesetzten Ärzte bezeichnet man als **Notärzte.** Um als solche tätig sein zu dürfen, müssen Ärzte je nach Bundesland den

Tab. 26.6 Mindestqualifikation der Fahrzeugbesatzungen

Bundesland	Krankentransport (KTW)		Notfallrettung (RTW/NAW)		NEF
	Fahrer	Patientenbetreuer	Fahrer	Patientenbetreuer	Fahrer
Baden-Württemberg	g. P.	RettSan	RettSan	RettAss[1]/NotSan	RettAss/NotSan
Bayern	g. P.	RettSan	g. P.	RettAss[2]/NotSan	RettSan
Berlin	San60[3]	RettSan	RettSan	RettAss	g. P.
Brandenburg	RettSan	RettSan	RettSan	RettAss[4]/NotSan	RettAss/NotSan
Bremen	RettHelf	RettSan	RettSan	RettAss	RettAss
Hamburg	RettSan	RettSan	RettSan	RettAss	k. R.
Hessen	San48[5]	RettSan	RettSan/NotSan i. A.[6]	RettAss[7]/NotSan/ NotSan i. A.[8]	RettAss/RettSan[9]
Mecklenburg-Vorpommern	RettSan	RettSan	RettSan/NotSan i. A.	RettAss[10]/NotSan	RettAss/NotSan
Niedersachsen	g. P.	RettSan	g. P.	RettAss	g. P.
Nordrhein-Westfalen	RettHelf NRW[11]	RettSan	RettSan/RettAss i. P.	RettAss[12]/NotSan	RettAss[12]/NotSan
Rheinland-Pfalz	RettHelf Rh.-Pf.[13]	RettAss i. P./ RettSan[14]	RettAss i. P./ RettSan[14]	RettAss	RettAss i. P./ RettSan[14]
Saarland	San[15]	RettSan	San[15]	RettAss	RettAss
Sachsen	RettHelf	RettSan	RettSan	RettAss[16]/NotSan	RettAss/NotSan
Sachsen-Anhalt	RettSan	RettSan	RettSan	RettAss	RettSan
Schleswig-Holstein	RettSan/NotSan i. A.[17]	RettSan200[18]	RettSan200[18/]	RettAss[19]/NotSan	RettAss/NotSan
Thüringen	g. P.	g. P.[20]	g. P.	RettAss[21]/NotSan	RettAss[21]/NotSan

g. P. = geeignete Person: Die landesrechtlichen Vorschriften enthalten keine konkreten Vorgaben zur Qualifikation.
i. A. = in Ausbildung; soweit nicht anders angegeben, mindestens gleichwertiger Ausbildungsstand wie RettSan.
k. R. = keine Regelung: Es existiert keine landesrechtliche Regelung.

Tab. 26.6 Mindestqualifikation der Fahrzeugbesatzungen *(Forts.)*

[1] RettAss nur bis 31.12.2020, bei Vorliegen besonderer Gründe im Einzelfall bis spätestens 31.12.2025.
[2] RettAss nur bis 31.12.2023.
[3] Sanitätsausbildung mit mindestens 60 Stunden.
[4] RettAss nur bis 31.12.2020.
[5] Sanitätsausbildung mit mindestens 48 Stunden (Lehrgangsinhalt ist im Einzelnen vorgegeben).
[6] Mindestens im zweiten Ausbildungsjahr.
[7] RettAss bis 31.12.2021, wenn sie im Rahmen der jährlichen Fortbildung gezeigt haben, dass sie in der Lage sind, eigenständig erweiterte Versorgungsmaßnahmen nach Weisung der Ärztlichen Leitung Rettungsdienst durchzuführen.
[8] Im dritten Ausbildungsjahr, sofern das Fahrzeug daneben mit einem NotSan oder bis 31.12.2017 mit einem RettAss mit mehr als fünf Jahren Berufserfahrung besetzt ist.
[9] Nur RettSan mit mindestens zwei Jahren Berufserfahrung in der Notfallversorgung.
[10] RettAss nur bis 30.4.2015.
[11] „Rettungshelfer Nordrhein-Westfalen": 80 Stunden theoretische Ausbildung und 80 Stunden Rettungswachenp raktikum (keine klinisch-praktische Ausbildung).
[12] RettAss nur bis 31.12.2026.
[13] „Rettungshelfer Rheinland-Pfalz": 80 Stunden theoretische Ausbildung, 80 Stunden klinisch-praktische Ausbildung und 100 Stunden Rettungswachenpraktikum.
[14] Fahrer von RTW/NAW/NEF und Patientenbetreuer von KTW müssen „in der Regel" Rettungsassistent im Praktikum (abgeschlossener RA-Lehrgang und bestandene staatliche Prüfung), „mindestens aber" Rettungssanitäter sein.
[15] Zumindest „eine abgeschlossene Sanitätsausbildung" (ohne nähere Stundenangaben).
[16] RettAss auf RTW nur bis 31.12.2023, auf NAW auch darüber hinaus.
[17] Mindestens im zweiten Ausbildungsjahr.
[18] RettSan mit mindestens 200 nach Abschluss der Ausbildung absolvierten Einsätzen, wovon mindestens 100 in der Notfallrettung absolviert sein müssen.
[19] RettAss nur bis 31.12.2023.
[20] Bis 30.6.2009 „sollte" nach dem früheren Thüringer Rettungsdienstgesetz (ThürRettG) mindestens ein RA den Patienten betreuen! Die aktuelle Regelung ist damit im Vergleich zur früheren eine qualitative Verschlechterung.
[21] RettAss nur bis 31.12.2022.

Fachkundenachweis „Rettungsdienst" oder die weiterqualifizierende Zusatz- bzw. Bereichsbezeichnung „Notfallmedizin" vorweisen. Um die Qualifikation der eingesetzten Notärzte zu erhöhen, reicht mittlerweile in manchen Bundesländern der bisherige Fachkundenachweis „Rettungsdienst" nicht mehr aus.

MERKE

Die notärztliche Versorgung im Rettungsdienst ist fester Bestandteil des medizinischen Gesamtversorgungskonzepts.

Für die Einbindung der Notärzte in die Notfallrettung gibt es zwei Systeme:

- **Rendezvous-System:** Ein Notarzteinsatzfahrzeug (NEF) transportiert den Notarzt zur Einsatzstelle (Notarztzubringerfunktion). Rettungswagen (RTW) und NEF treffen sich am Notfallort. Dort erfolgt gemeinsam die medizinische Versorgung. Gegebenenfalls kann der Notarzt den Patienten im RTW begleiten. Sollte keine Transportbegleitung erforderlich sein, steht das NEF sofort für einen neuen Einsatz zur Verfügung.
- **Stationssystem/NAW-System:** Der Notarzt ist einem RTW fest zugeordnet; Notarzt und Rettungswagen bilden somit eine organisatorische Einheit **(Notarztwagen, NAW).** Zusätzliche Unterhaltungskosten für ein NEF entfallen, jedoch ist der Notarzt immer an dieses Fahrzeug gebunden und damit wenig flexibel einsetzbar. Zudem ist der räumliche Einsatzbereich, den ein NAW innerhalb der Hilfsfrist abdecken kann, geringer als bei einem NEF, da ein NAW nicht so dynamische Fahreigenschaften hat.

Welches Notarztsystem in den einzelnen Rettungsdienstbereichen eingerichtet ist, hängt von verschiedenen Gründen ab. Es existieren auch Mischformen innerhalb eines Rettungsdienstbereichs. Aufgrund der größeren Flexibilität und der damit verbundenen Vorteile überwiegt das Rendezvous-System (ca. 96,6 %) deutlich gegenüber dem Stationssystem. Insbesondere aus Effizienz- und Kostengründen haben in den letzten Jahren einige jahrzehntelange Anhänger des Stationssystems auf das Rendezvous-System umgestellt, z. B. Düsseldorf, Frankfurt a. M., Hamburg und Berlin.

Bei Ereignissen mit einer Vielzahl oder einem Massenanfall von Verletzten oder Erkrankten (MANV bzw. Großschadensereignis, ➤ 28.2) wird die rettungsdienstliche Versorgung durch einen **Leitenden Notarzt (LNA)** – je nach landesrechtlichen Vorschriften in Zusammenarbeit mit einem **Organisatorischen Leiter Rettungsdienst (OrgL)** – geleitet und koordiniert. Im Einsatz ist ein LNA allen eingesetzten rettungsdienstlichen Kräften weisungsbefugt.

Zur Qualitätssicherung sehen die meisten Rettungsdienstgesetze einen **Ärztlichen Leiter Rettungsdienst (ÄLRD)** vor. Dies ist ein langjährig erfahrener Notarzt mit spezieller Weiterbildung. Er führt im jeweiligen Rettungsdienstbereich die medizinische Aufsicht über die Notärzte und das Rettungsfachpersonal. In manchen Bundesländern ist der ÄLRD diesen in medizinischen Angelegenheiten weisungsbefugt und kann insbesondere einheitliche Behandlungsleitlinien aufstellen (siehe auch § 4 Abs. 2 Nr. 2 Buchstabe c NotSanG).

26.5 Schnelleinsatzgruppen, Ersthelfergruppen und Katastrophenschutz

26.5.1 Schnelleinsatzgruppen

Zu den Aufgaben des Rettungsdienstes gehört auch die Bewältigung von Notfallereignissen unterhalb der Katastrophenschwelle mit einer größeren Anzahl von Verletzten oder Erkrankten (z. B. Bus- oder Zugunfälle). Man spricht auch von einem **Massenanfall an Verletzten bzw. Erkrankten (MANV)** bzw. einem **Großschadensereignis** (➤ 28.2).

Da ein MANV nicht allein von den regulär vorgehaltenen Rettungskräften und -mitteln bewältigt werden kann, müssen die Rettungsdienstträger entsprechende Planungen und Vorkehrungen zur Bewältigung eines solchen treffen. Hierfür werden zur Unterstützung des regulären Rettungsdienstes im Auftrag der Rettungsdienstträger von den gemeinnützigen Hilfsorganisationen sowie privaten Rettungsdienstorganisationen wie Falck, Promedica oder MKT üblicherweise ehrenamtliche Kräfte und zusätzliche Rettungsmittel vorgehalten. Diese können ähnlich den Helfern der Freiwilligen Feuerwehren im Bedarfsfall zu Hause oder bei der Arbeit alarmiert werden und bilden sogenannte **Schnelleinsatzgruppen (SEGen).**

Anhand der Aufgaben kann man u. a. Schnelleinsatzgruppen unterscheiden, die

- primär auf die Behandlung und Versorgung von Patienten oder
- primär auf den Transport von Patienten oder
- primär auf die Betreuung und Verpflegung von Leicht- und Unverletzten

spezialisiert und entsprechend ausgebildet und ausgestattet sind.

Je nach Ausbildungsstand kann man u. a. **rettungsdienstliche** (alle Mitglieder haben eine rettungsdienstliche Ausbildung, also mindestens eine Rettungshelferausbildung) und **sanitätsdienstliche Schnelleinsatzgruppen** (alle Helfer haben mindestens eine sanitätsdienstliche Ausbildung) unterscheiden. Die Bezeichnung, Qualifikation, Ausstattung, Spezialisierung sowie Größe der Schnelleinsatzgruppen variiert dabei teilweise von Rettungsdienstbereich zu Rettungsdienstbereich und erst recht von Bundesland zu Bundesland. Manche Schnelleinsatzgruppen bestehen aus Teileinheiten des Katastrophenschutzes.

26.5.2 Ersthelfergruppen

Ersthelfergruppen sind örtliche Einrichtungen Organisierter Erster Hilfe. Für deren Mitglieder sind auch die Bezeichnungen **Helfer vor Ort (HvO), Voraus-Helfer, Sanitäter vor Ort (SavO)** oder **First Responder (FR)** gebräuchlich.

Ersthelfergruppen dienen besonders in ländlichen Gegenden dazu, nach der Alarmierung von ein oder zwei ihrer Mitglieder durch die Leitstelle als notfallortnahe Ersthelfer das sog. therapiefreie Intervall zwischen dem Notfallereignis und dem Eintreffen des Rettungsdienstes durch Maßnahmen der **erweiterten Ersten Hilfe** zu verkürzen. In manchen Rettungsdienstbereichen existieren inzwischen nahezu flächendeckende Ersthelfersysteme. Durch das außergewöhnliche Engagement organisierter Ersthelfer konnten in den vergangenen Jahren zahlreiche Menschenleben gerettet werden, insbesondere durch erfolgreiche Reanimationen.

Die Einrichtung von Ersthelfersystemen erfolgt in der Regel auf freiwilliger, meist ehrenamtlicher Basis durch die Hilfsorganisationen oder (Freiwilligen) Feuerwehren. Ihre Einrichtung zählt **nicht zu den Pflichten der Rettungsdienstträger. Ersthelfersysteme sind weder organisatorisch noch rechtlich Bestandteil des Rettungsdienstes.** Sie haben keinen Einfluss auf die vom Rettungsdienst einzuhaltenden Hilfsfristen. Daher stehen organisierten Ersthelfern (abgesehen von einer Ausnahmeregelung in Bayern) auch keine Sonderrechte zu (➤ 31.4.1).

Die Empfehlungen des Ausschusses „Rettungswesen" halten für organisierte Ersthelfer **als Mindeststandard** eine **Ausbildung** von 48 Unterrichtsstunden, einschließlich einer Ausbildung in der Durchführung der **Frühdefibrillation** mit automatisierten externen Defibrillatoren (AED), zwingend für erforderlich; mindestens 80 Unterrichtsstunden werden empfohlen. Eine **regelmäßige Fortbildung** mit Praxistraining von mindestens vier Stunden pro Halbjahr sollte gewährleistet sein.

Rechtsfragen, die speziell organisierte Ersthelfer betreffen, werden in ➤ 31.5.7 behandelt.

26.5.3 Katastrophenschutz

Der **Katastrophenschutz (KatS)** ist nicht Teil des Rettungsdienstes, sondern für die Bewältigung eines **Katastrophenfalls** zuständig. Unter einer **Katastrophe** in diesem Sinne versteht man ein Geschehen, das Leben oder Gesundheit zahlreicher Menschen oder Tiere, die Umwelt, erhebliche Sachwerte oder die lebensnotwendige Versorgung der Bevölkerung in so ungewöhnlichem Maße gefährdet oder schädigt, dass es geboten erscheint, ein zu seiner Abwehr und Bekämpfung erforderliches Zusammenwirken von Behörden, Stellen und Organisationen unter die einheitliche Leitung der Katastrophenschutzbehörde zu stellen.

Die Gesetzgebungszuständigkeit für den Katastrophenschutz liegt bei den Bundesländern (Art. 70 Abs. 1 GG). Daher gibt es auch hier eine Vielzahl von unterschiedlichen gesetzlichen Regelungen. Der Katastrophenschutz ist teilweise im selben Gesetz wie die Feuerwehr (z. B. Brandenburg, Hessen, Nordrhein-Westfalen, Rheinland-Pfalz, Thüringen) oder die Feuerwehr und der Rettungsdienst (z. B. Bremen und Sachsen) oder in gesonderten Katastrophenschutzgesetzen (in den restlichen Bundesländern) geregelt.

Wiederholungsfragen

1. Welche Epochen haben zur Entwicklung des Rettungsdienstes entscheidend beigetragen? (➤ 26.1)
2. Welcher zentrale Leitgedanke prägt auch noch heute den Rettungsdienst? (➤ 26.1)
3. Welche Städte gelten als Motoren der rettungsdienstlichen Entwicklung im Nachkriegsdeutschland? (➤ 26.1 und ➤ Tab. 26.1)
4. Welche zwei zentralen Aufgaben hat der Rettungsdienst? (➤ 26.2.1)
5. Welche Aufgaben haben die Bundesländer bei der Organisation des Rettungsdienstes? (➤ 26.2.2)
6. Wer sind die Träger des Rettungsdienstes und welche Aufgaben haben sie? (➤ 26.2.2)
7. Wer sind die Leistungserbringer im Rettungsdienst? (➤ 26.2.2 und ➤ Tab. 26.2)
8. Wer trägt die Kosten des Rettungsdienstes? (➤ 26.2.2)
9. Nennen Sie die fünf Glieder der Rettungskette. (➤ 26.2.3)
10. Was sind Laienhelfer und welche Aufgaben haben sie? (➤ 26.2.3)
11. Woraus besteht ein strukturierter Notruf und welchem Hauptzweck dient er? (➤ 26.2.3)
12. Nennen Sie die Aufgaben des Rettungsdienstes im Rahmen der Rettungskette. (➤ 26.2.3)
13. Welche Rettungsdienstfahrzeuge können unterschieden werden? (➤ 26.3)
14. Wie unterscheiden sich Krankentransportwagen und Rettungswagen in ihrer Ausstattung? (➤ 26.3.1)
15. Beschreiben Sie das System der Luftrettung in Deutschland. (➤ 26.3.2)
16. Nennen Sie die fünf Hauptaufgaben der Luftrettung. (➤ 26.3.2)
17. Beschreiben Sie die Ausbildung zum Rettungshelfer. Welche Tätigkeitsschwerpunkte haben Rettungshelfer? (➤ 26.4.1)
18. Beschreiben Sie die Ausbildung zum Rettungssanitäter. Welche Tätigkeitsschwerpunkte haben Rettungssanitäter? (➤ 26.4.1)

19. Beschreiben Sie die Ausbildung zum Rettungsassistenten. Welche Tätigkeitsschwerpunkte haben Rettungsassistenten? (➤ 26.4.1)
20. Nennen Sie die gesetzlich vorgeschriebenen fachlichen Mindestqualifikationen der Fahrzeugbesatzungen für Notfallrettung, Krankentransport und NEF in Ihrem Bundesland. (➤ Tab. 26.6)
21. Wie heißt in Ihrem Bundesland das Gesetz, in dem der Katastrophenschutz geregelt ist? (➤ 26.5.3)

KAPITEL

27

Tobias Sambale

Krankentransport

Neben der Notfallrettung bildet der qualifizierte Krankentransport den zweiten und gleichzeitig größten Aufgabenbereich des Rettungsdienstes. Etwa **60 % aller Einsätze** des öffentlichen Rettungsdienstes entfallen auf Krankentransporte (➤ Abb. 26.1). Hinzu kommen zahlreiche Krankentransporte, die von gewerblichen Unternehmen außerhalb des öffentlichen Rettungsdienstes auf Konzessions- oder Genehmigungsbasis durchgeführt werden. Krankentransporte stellen eine verhältnismäßig junge Leistung im medizinischen Versorgungsbereich dar. Die begriffliche Trennung zwischen Notfallrettung und Krankentransport erfolgte erst in der zweiten Hälfte des 20. Jahrhunderts. Seither stiegen die Transportzahlen allerdings beträchtlich. Vor dem Hintergrund des **demografischen Wandels** und der Veränderungen der Versorgungsangebote der Krankenhäuser ist der Krankentransport ein nicht mehr wegzudenkendes Element der öffentlichen **Daseinsvorsorge** geworden.

27.1 Grundlagen des Krankentransportes

27.1.1 Definition

Ein Krankentransport ist ein medizinisch indizierter Transport eines erkrankten oder verletzten Patienten in einem Kraftfahrzeug. Im Normblatt **DIN 13050:2015–04** („Begriffe im Rettungswesen") erfolgt eine genaue Definition. Häufig wird, in Abgrenzung zur „Krankenfahrt" (unqualifizierter Krankentransport), auch vom **„qualifizierten Krankentransport"** gesprochen. Dies liegt in den höheren Anforderungen an die technische Ausstattung des Einsatzfahrzeugs und der Qualifikation des eingesetzten Personals begründet. Synonym zum Begriff „Krankentransport" wird gelegentlich auch der Begriff **„Krankenbeförderung (KBF)"** verwendet. Daneben existieren noch weitere Unterteilungen, die sich nach den jeweiligen Abfahrts- bzw. Zielorten richten (➤ Tab. 27.1).

27.1.2 Transportverordnungen und Transportanlässe

Die Verordnung von Krankentransporten erfolgt auf der Grundlage der **Richtlinien des Gemeinsamen Bundesausschusses** (G-BA) über die Verordnung von Krankenfahrten, Krankentransportleistungen und Rettungsfahrten nach § 92 Abs. 1 Satz 2 Nr. 12 SGB V (auch: Krankentransport-Richtlinien). Diese regeln die gesetzlichen Rahmenbedingungen für die Transportanordnungen und die Transportdurchführung. So kann eine Transportverordnung erfolgen, *„wenn der Versicherte während der Fahrt einer fachlichen Betreuung oder der besonderen Einrichtungen des Krankentransportwagens (KTW) bedarf oder deren Erforderlichkeit aufgrund seines Zustands zu erwarten ist"*.
Mögliche Transportanlässe können dabei sein:

- Eingeschränkte Mobilität
- Reduzierter Allgemeinzustand
- Bestimmte Infektionskrankheiten
- Desorientierung, Verwirrung
- Risikoschwangerschaft
- Bevorstehende Geburt

Für die Abrechnung des Transportes wird ein Transportschein benötigt, der vom behandelnden Arzt unterschrieben werden muss (➤ Abb. 27.1).

Tab. 27.1 Formen des Krankentransportes

Einweisungstransport	Transport in ein Krankenhaus aufgrund einer Einweisung durch den behandelnden Arzt.
Konsiliartransport	Transport von einem Krankenhaus zur ambulanten Vorstellung in einer Spezialabteilung einer anderen Klinik bzw. bei einem niedergelassenen Arzt.
Verlegungstransport	Transport von einem Krankenhaus zu einem anderen Krankenhaus.
Entlassungstransport	Transport von einem Krankenhaus zum Wohnort des Patienten.
Transport in Hospizeinrichtungen	Meist eine spezielle Form des Entlassungstransportes in eine Hospizeinrichtung. Es kann sich allerdings auch um einen Transport ausgehend von der Patientenwohnung handeln.

Gebühr frei | Krankenkasse bzw. Kostenträger

Freigabe 09.04.2008

Gebühr pflicht. | Name, Vorname des Versicherten

geb. am

Kassen-Nr. | Versicherten-Nr. | Status

Betriebsstätten-Nr. | Arzt-Nr. | Datum

Verordnung einer Krankenbeförderung 4

Mitteilung von Krankheiten und drittverursachten Gesundheitsschäden gemäß § 294a SGB V

☐ Unfall, Unfallfolgen ☐ Arbeitsunfall, Berufskrankheit ☐ Versorgungsleiden (BVG u.a.) ☐ sonstiger Schaden

1. Hauptleistung

A) im Krankenhaus

☐ Krankenhausbehandlung voll- oder teilstationär

☐ Krankenhaus-behandlung vor- oder nachstationär

Behandlungsdaten

B) ambulante Operation

☐ ambulante Operation gem. § 115b SGB V

☐ Vor- oder Nach-behandlung bei ambulanter Operation

Datum T T M M J J

Behandlungsdaten

C) ambulante Behandlung (von der Krankenkasse zu genehmigen)

☐ beim Vertragsarzt ☐ im Krankenhaus ☐ sonstige

Begründung des Ausnahmefalls gemäß § 60 Abs. 1 SGB V:

Hochfrequente Behandlung

☐ gemäß Anlage 2 der Krankentransport-Richtlinien (Dialyse, onkologische Chemo- oder Strahlentherapie)

☐ vergleichbarer Ausnahmefall wegen

Dauerhafte Mobilitätseinschränkung

☐ Merkzeichen „aG", „Bl", „H" oder Pflegestufe 2 bzw. 3 vorgelegt

☐ vergleichbarer Grund wegen (ggf. Angabe ICD-10)

voraussichtliche Behandlungsfrequenz: ☐ X pro Woche über ☐☐ Monate

voraussichtliche Behandlungsdauer:

ggf. Zeitraum der Serienverordnung

2. Beförderungsmittel ☐ Taxi, Mietwagen ☐ Krankentransportwagen ☐ Rettungswagen ☐ Notarztwagen ☐ andere

Begründung des Beförderungsmittels (ggf. Angabe ICD-10)

Medizinisch-technische Ausstattung erforderlich: ☐ nein ☐ Tragestuhl ☐ Nicht umsetzbar aus Rollstuhl ☐ liegend ☐ andere

Von Nach

☐ ☐ Wohnung ☐ Hinfahrt ☐ Rückfahrt

☐ ☐ Arztpraxis ☐ Wartezeit (Dauer):

☐ ☐ Krankenhaus ☐ Gemeinschaftsfahrt (Anzahl Mitfahrer):

☐ ☐ andere Beförderungswege

Medizinisch-fachliche Betreuung notwendig: ☐ nein ☐ ja, folgende:

Verbindliches Muster

Unterschrift und Stempel des Vertragsarztes

Muster 4 (7.2008)

Genehmigung der Krankenkasse

☐ Die Fahrt / Serienverordnung wird genehmigt

☐ Die Fahrt wird wie folgt genehmigt:

☐ Die verordnete Fahrt / Serienverordnung wird **nicht** genehmigt

Begründung

Freigabe 09.04.2008

Datum T T M M J J

Verbindliches Muster

Unterschrift und Stempel der Krankenkasse

Bitte die Fahrt immer durch den Versicherten quittieren lassen!

Empfangsbestätigung durch den Versicherten

Ich bestätige die Durchführung der im Folgenden aufgeführten Fahrten

Datum	Fahrtstrecke	Hinfahrt	Rückfahrt	Unterschrift des Versicherten

Die Krankenbeförderung wurde gemäß der obigen Empfangsbestätigung durchgeführt.

Gültiger Zuzahlungsbefreiungsausweis vom T T M M J J lag vor.

Datum und Unterschrift des Leistungserbringers

Abrechnungsdaten des Leistungserbringers

IK des Leistungserbringers | Zuzahlung | Gesamt-Brutto | Positionsnummer | Faktor | km | Positionsnummer | Faktor | km

Rechnungsnummer | Positionsnummer | Faktor | km | Positionsnummer | Faktor | km

Belegnummer

Abb. 27.1 Muster eines Transportscheins [W181]

27.1.3 Technische Ausstattung

Üblicherweise werden qualifizierte Krankentransporte in Krankentransportwagen oder Notfallkrankenwagen durchgeführt (➤ Kap. 26; ➤ Abb. 27.2). Dabei kann der Transport **sitzend oder liegend** erfolgen. Beide Fahrzeugtypen enthalten regelhaft eine Krankentrage und einen Tragestuhl. Daneben verfügen die Fahrzeuge mindestens über ein tragbares Sauerstoffgerät, ein mobiles Absauggerät und einen Defibrillator, zumeist in Form eines AED.

27.1.4 Kommunikation im Krankentransport

Im Rahmen von Krankentransporten ist eine gelungene Kommunikation von ebenso entscheidender Bedeutung, wie sie es im Rahmen von Notfalleinsätzen ist. Dabei sind die Gespräche während eines Krankentransportes jedoch häufig deutlich persönlicher und weniger zweckorientiert als in einem Notfallgeschehen. Nicht selten kommt es zu Gesprächen, die dem Fachpersonal Einblicke in private Gedanken, Erlebnisse und Gefühle des Patienten bieten (➤ Abb. 27.3). Neben Erlebnissen des Alltags stehen dabei gelegentlich auch angst- oder wutbesetzte Themen wie Krankheit oder Behinderung im Fokus. Welche kommunikativen Bedürfnisse die Patienten haben, ist zum einen von den jeweiligen Patientenbiografien abhängig und wird zum anderen durch die gegenwärtigen Umstände im Leben des Patienten bedingt. Insofern kann eine angemessene Kommunikation mit dem Patienten zu einer größeren Herausforderung werden.

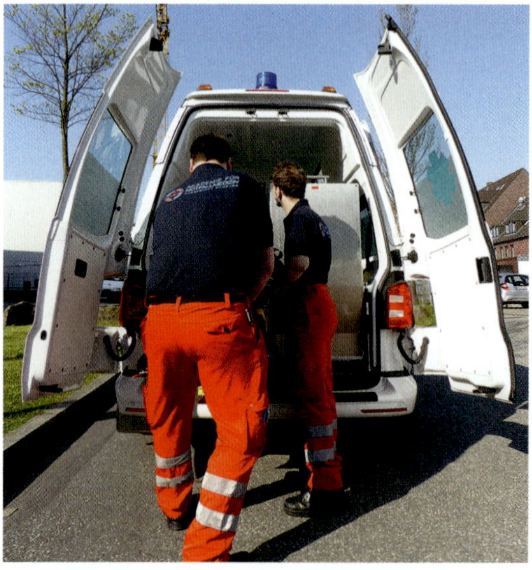

Abb. 27.2 Ausladen eines Patienten aus einem KTW in Heckansicht [P284]

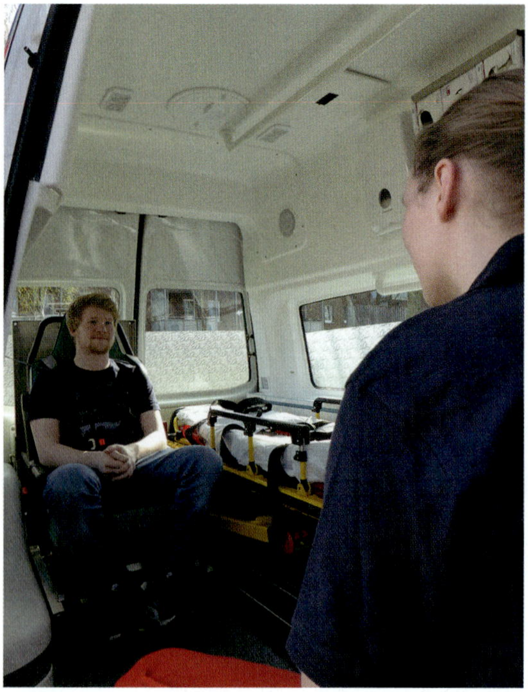

Abb. 27.3 Krankentransporte bieten oftmals eine Vielzahl an Gesprächsanlässen [P284]

Gelungene Kommunikation mit Erkrankten und Verletzten

Wichtigster Faktor für die angemessene Kommunikation im Krankentransport ist die innere **Haltung** des Rettungsfachpersonals. Wenn ernsthaftes Interesse am Patienten und dessen Empfinden besteht, wird dieser dies in den meisten Fällen auch so wahrnehmen. Allerdings muss bedacht werden, dass es selbst bei einer sehr zugewandten und empathischen Haltung zu Störungen des Kommunikationsvorgangs kommen kann. Insofern ist auch die richtige **Technik,** also die Fähigkeit, nach bestimmten kommunikativen Regeln und Prinzipien vorzugehen, von entscheidender Bedeutung für das Gelingen eines Interaktionsprozesses.

Technische Aspekte gelungener Kommunikation

Gespräche mit Patienten geschehen stets **kontextabhängig.** Ein unheilbar erkrankter Palliativpatient hat andere Bedürfnisse und Sorgen als ein junger Mensch, der nach einer Sportverletzung eine Operation am Unterschenkel erhalten hat. Gleichzeitig aber sollte vermieden werden, in **stereotype Denkmuster** zu verfallen. So ist es möglich, dass der Palliativpatient seinen anstehenden Tod bereits akzeptiert hat, dankbar für ein langes erfülltes Leben ist und sich darauf freut, nach Hause zu seiner Familie entlassen zu werden, während sich der junge Sportler mit dem Ende seiner Karriere konfrontiert sieht. Das Vermeiden dieser Denkmuster und der situative Kontext spielen daher eine bedeutende Rolle in der Patientenkommunikation. Hierfür gilt es, ein sensibles **Gespür** zu entwickeln.

Die Erwartungen von Patienten an die Interaktion mit dem Rettungsfachpersonal wurden vom amerikanischen Institute for Health Care Communication vereinfachend in der Merkhilfe **Die 4 Es der therapeutischen Kommunikation** zusammengefasst (➤ Tab. 27.2).

Häufig kann bereits beim ersten Kontakt mit dem Patienten dessen Gemütszustand abgeschätzt werden. Infolgedessen kann das Rettungsfachpersonal das eigene Kommunikationsverhalten darauf abstimmen. So kann es sinnvoll sein, **geschlossene Fragen** zu **vermeiden,** um die Dynamik des Gespräches zur erhalten. Die **Themenwahl** sollte möglichst durch die Patienten erfolgen und vom Team des Krankentransportes aufgegriffen werden. Auf diesem Wege können unangenehme Themen zumeist vermieden werden. Ebenfalls von großer Bedeutung ist die sogenannte **kommunikative Passung** zwischen Patient und Rettungsfachpersonal. Diese bezieht sich z. B. auf Sprachstil, Vokabular und Sprachniveau. Ziel der kommunikativen Passung ist es, eine Art des Kommunizierens zu finden, die der Gesprächspartner versteht und mit der er sich identifiziert. Vermieden werden sollte allerdings eine – womöglich sogar als beleidigend empfundene – Imitation des Kommunikationsstils des Patienten. Im Idealfall gelingt es dem Team, sich auf diesem Wege auf die Bedürfnisse des Patienten einzustellen.

Tab. 27.2 Die vier Es der therapeutischen Kommunikation

E	**Engagement**	Patienten profitieren von Fachkräften, die sich ernsthaft um ihr Wohlbefinden bemühen.
E	**Empathie**	Patienten profitieren von Fachkräften, die sich bemühen, ihre Gefühlslagen und Empfindungen nachzuvollziehen.
E	**Edukation**	Patienten profitieren von Aufklärungen über ihre gesundheitlichen Leiden und Erklärungen der nächsten Schritte im Transportablauf.
E	**Einbeziehung**	Patienten profitieren von Selbstwirksamkeitserfahrungen, welche durch die Einbeziehung in Entscheidungen und Handlungen ermöglicht werden können.

ACHTUNG

Wenn sich Patienten nicht unterhalten möchten, ist es ratsam, dies zu akzeptieren. Schweigen oder Einsilbigkeit sollten vom Rettungsfachpersonal nicht pauschal als Angriff oder Beleidigung verstanden werden. Oftmals benötigen Erkrankte oder Verletzte auch Phasen, in denen sie ungestört sein können. Eine solche Situation auszuhalten, ist eine große Herausforderung, zeichnet allerdings den professionellen Umgang mit diesem Bedürfnis des Patienten aus.

27.2 Phasen des Krankentransportes

Ähnlich dem Notfalleinsatz lassen sich Krankentransporte in **einzelne Phasen** aufteilen (➤ Tab. 27.3). Die Kenntnis dieser Phasen ermöglicht es dem Rettungsfachpersonal, das eigene Handeln anhaltend kritisch zu reflektieren und den Einsatz auf diese Weise bewusst zu lenken.

1. Transportvorbereitung
2. Patientenübernahme
3. Transportdurchführung
4. Patientenübergabe
5. Transportabschluss

Allerdings ist zu betonen, dass die einzelnen Phasen **nicht immer trennscharf** sind. Im realen Einsatz laufen bestimmte Prozesse häufig parallel. Bei vielen Handlungen bieten sich jedoch feste Abläufe an. So

27

Tab. 27.3 Phasen des Krankentransportes

Phase 1	**Transportvorbereitung**	• Einsatzübernahme • Dringlichkeitsüberprüfung • Vorhandensein benötigten Materials klären • Besonderheiten (z. B. Infektionstransport) bedenken • Anfahrts- und Transportweg einschätzen
Phase 2	**Patientenübernahme**	• Vorstellung bei Patient und Angehörigen • Übergabegespräch • Einschätzung des Gesundheitszustands • Erfragen pflegerischer Besonderheiten • Entgegennehmen der benötigten Unterlagen • Übernahme von Gepäckstücken, Pflegehilfsmitteln und Wertsachen • Treffen der notwendigen Transportentscheidungen • Transfer des Patienten
Phase 3	**Transportdurchführung**	• Sichern des mitgeführten Gepäcks • Selbstkontrolle vor Transportaufnahme • Überwachung des Patientenzustands • Anfertigung der Einsatzdokumentation • Psychische und pflegerische Betreuung des Patienten • Reaktion auf besondere Ereignisse
Phase 4	**Patientenübergabe**	• Übergabegespräch • Betonung medizinischer und pflegerischer Besonderheiten • Übergabe der mitgeführten Unterlagen • Dokumentation der Übergabe von Patientengepäck und Wertsachen • Transfer des Patienten
Phase 5	**Transportabschluss**	• Auffüllen des verbrauchten Materials • Überprüfung der Sauerstoffvorräte • Desinfektionsmaßnahmen • Einsatznachbesprechung bzw. Feedback • Kontrolle des Patientenraums auf vergessenes Patienteneigentum • Überprüfung der Transportunterlagen auf Vollständigkeit

wird es z. B. von den meisten Patienten als unhöflich empfunden, wenn sie erst nach dem Übergabegespräch vom Rettungsfachpersonal persönlich begrüßt werden. Dem kann entgegengewirkt werden, wenn darauf geachtet wird, dass immer zuerst der Patient begrüßt und erst dann auf die Notwendigkeit der Übergabe hingewiesen wird.

27.2.1 Transportvorbereitung

Diese Phase beginnt mit der Übernahme des Einsatzes, der durch die Leitstelle zugeteilt wird. Dabei ist zu unterscheiden, ob es sich um einen dringlichen bzw. termingebundenen oder einen regulären Krankentransport handelt. So sind viele Patienten auf die Einhaltung von Terminen, z. B. für eine Dialysebehandlung oder im Rahmen einer Verlegung, angewiesen. Zudem sollte überdacht werden, ob alle für den Einsatz **erforderlichen Ausrüstungsgegenstände** vorhanden sind. Dies bezieht sich insbesondere auf das Bereithalten von Infektionsschutzbekleidung. Eine weitere Rolle spielt die **Kenntnis von Einsatz- und Zielort.** Diese sollten ggf. auf einer Karte herausgesucht werden.

MERKE

Auch bei nicht dringlichen Krankentransporten sollte der Transport ohne größere Verzögerungen aufgenommen werden, damit die Disponenten der Leitstelle nicht in ihrer Ablaufplanung behindert werden.

27.2.2 Patientenübernahme

Die Patientenübernahme stellt einen entscheidenden Zeitpunkt im Ablauf eines Krankentransportes dar.

Verschiedene Aspekte müssen hier berücksichtigt werden. In Pflegeeinrichtungen, Krankenhäusern oder Arztpraxen sollte eine **strukturierte Übergabe** durch die betreuenden Personen erfolgen. Anhand dieser kann ein erster Einblick in den Patientenzustand und den Hintergrund des anstehenden Krankentransportes erhalten werden. **Notwendige Unterlagen,** z. B. der Transportschein, ein Pflege- oder Arztbericht oder die Versichertenkarte, sollten entgegengenommen werden. Das Übergabegespräch ersetzt jedoch keinesfalls den **persönlichen Kontakt** zum Patienten und dessen Angehörigen. So sollte auch hier eine angemessene Form der Übergabe und Übernahme etabliert werden. Nach einer persönlichen Vorstellung und der Frage nach dem Transportanlass sollte hier eine kurze Einschätzung des **Gesundheitszustands** erfolgen. Wichtigster Aspekt ist hier, ob ein Notfallereignis vorliegt, auf das reagiert werden muss. Daneben sollten die **pflegerischen Bedürfnisse** des Patienten aktiv erfragt werden. So sind etwa die persönliche Belastungsfähigkeit, die Möglichkeiten zur Mobilisation, das Hautbild in Bezug auf das Verletzungsrisiko oder das etwaige Vorhandensein chronischer Wunden für das Rettungsfachpersonal von grundlegender Bedeutung. Anhand dieser Informationen können die entsprechenden **Transfer- und Transportentscheidungen** getroffen werden.

PRAXISTIPP

Beispiele für Transfer- und Transportentscheidungen sind:

- Entscheidung zur Nachforderung weiterer Kräfte bei Vorliegen eines Notfalls
- Entscheidung für die richtige Transfertechnik
- Entscheidung, ob ein Infektionsschutz für das Personal notwendig ist
- Entscheidung, ob Sauerstoff benötigt wird
- Entscheidung, welche Pflegehilfsmittel (z. B. CPAP-Gerät, Rollator etc.) mitgenommen werden sollten
- Entscheidung, ob eine besondere Lagerung (z. B. Fersenfreilagerung) benötigt wird

Die geplante **Transferart** sollte dem Patienten zunächst erläutert werden. Dies ermöglicht eine bessere Mithilfe durch ihn und baut Ängste (z. B. vor einem Sturz) ab. Im Rahmen des rückenschonenden Arbeitens sollten alle zur Verfügung stehenden Personen mobilisiert werden. So gelingt eine Überlagerung mit vier Personen deutlich leichter, als wenn sie nur von zweien durchgeführt werden würde. Unerfahrene Helfer (z. B. Angehörige) sollten instruiert werden, welche Bewegungen sie dabei auszuführen haben. Zu bedenken ist jedoch, dass Angehörige, insbesondere im höheren Alter, nicht selten ebenfalls unter Beeinträchtigungen ihres Gesundheitszustands leiden und von daher nicht immer zur Unterstützung herangezogen werden können. Notwendige **Lagerungstechniken** sollten bereits an dieser Stelle durchgeführt werden.

Ebenso von Bedeutung ist die Überprüfung, ob die **Transportunterlagen** den formellen Ansprüchen genügen. Insbesondere eine korrekt ausgefüllte Transportverordnung ist von wesentlicher Bedeutung, um nachträgliche Arbeit für das abrechnende Personal zu vermeiden.

27.2.3 Transportdurchführung

Das **Gepäck** des Patienten sollte – soweit möglich – direkt mitgenommen werden. Dabei darf die Rolltrage aber nicht überladen werden. Auch sind die Beine des Patienten nicht als Ablagefläche für Gepäckstücke anzusehen. Nötigenfalls muss das Gepäck durch den Fahrer des Krankentransportwagens abgeholt werden, wenn Patient und Patientenbetreuer im Fahrzeug sind. Die Mitnahme von **Pflegehilfsmitteln** sollte, soweit möglich, ebenfalls erfolgen. So ist z. B. eine Gehhilfe von entscheidender Bedeutung für die Mobilität und das Selbstwirksamkeitsgefühl von körperlich eingeschränkten Patienten. Sollte ein Mitführen aus Platzgründen nicht möglich sein, kann der Transport mit den Angehörigen oder der Pflegeeinrichtung abgesprochen werden. Vor der Abfahrt sollten sowohl der Patientenbetreuer als auch der Fahrzeugführer den **bisherigen Einsatzablauf überprüfen.** Auf diesem Wege kann verhindert werden, dass wichtige Arbeitsschritte vergessen werden.

MERKE

Zur Selbstüberprüfung eignen sich feste Vorgehensweisen in Form von Checklisten oder Ablaufschemata. Als Beispiel kann hier ➤ Tab. 27.6 dienen.

Auf dem Transport ist deutlich mehr Zeit vorhanden als bei Notfalleinsätzen. Diese kann für ein Gespräch mit dem Patienten genutzt werden. Oftmals baut dies Ängste und Unsicherheiten, etwa vor einer Krankenhausbehandlung, ab. Auch sollte an dieser Stelle die **Einsatzdokumentation** angefertigt werden. Neben den relevanten Daten und Befunden des Patienten ist darauf zu achten, die übernommenen **Gepäckstücke, Wertgegenstände** und **Dokumente** zu notieren und diese für die Übergabe am Zielort bereitzuhalten.

Des Weiteren ist eine ständige **Überprüfung des Patientenzustands** notwendig. Zumeist reicht hier eine kontinuierliche Beobachtung. Im Zweifel sollte eine strukturierte Patientenbeurteilung (z. B. mithilfe des ABCDE-Schemas) durchgeführt werden. Daneben ist auf **transportbedingte Störungen,** wie Schwindel oder Übelkeit, zu achten. Diesen kann oft schon durch eine Anpassung der Fahrweise und eine angemessene Betreuung entgegengewirkt werden.

27.2.4 Patientenübergabe

Der **Übergabe** des Patienten kommt eine ähnlich große Bedeutung zu wie der Patientenübernahme. Sie ist dabei den Erfordernissen der Zieleinrichtung anzupassen und sollte neben den relevanten Vorbefunden in jedem Falle auch den Transportverlauf sowie mögliche medizinische und pflegerische Besonderheiten enthalten. Bei der Übergabe persönlicher Informationen ist stets im Vorfeld das Einverständnis des Patienten einzuholen. Dies gilt insbesondere, wenn sich der Patient dem Rettungsfachpersonal gegenüber vertraulich zu privaten Angelegenheiten geäußert hat. Bei Patienten, die häufiger in die Zieleinrichtungen transportiert werden (z. B. zur Dialysebehandlung oder zur Tagesklinik), kann die Übergabe auf die nötigsten Eckdaten und aktuelle Besonderheiten verkürzt werden, um die Abläufe der entgegennehmenden Einrichtung nicht zu verzögern.

Außerdem werden die **Patientenunterlagen,** die angefertigte **Dokumentation,** verwahrte **Wertsachen** und weiteres **Gepäck** übergeben. Die Übergabe von Patienteneigentum sollte per Unterschrift durch die übernehmende Person bestätigt werden. Der geplante **Patiententransfer** kann auch hier mit dem Patienten abgesprochen und ggf. mit Unterstützung anderer Personen durchgeführt werden.

ACHTUNG

Keinesfalls darf ein Patient ohne die Gewissheit, dass das anwesende Personal entsprechend über seine Ankunft informiert ist, transferiert und zurückgelassen werden.

27.2.5 Transportabschluss

Die Länge des Transportabschlusses ist abhängig vom Aufwand des Transportes. Das **verbrauchte Material** sollte nachgerüstet bzw. dessen Fehlen für die Aufrüstung an der Wache notiert werden. Wurde Sauerstoff appliziert, ist es ratsam, den **Vorrat** zu überprüfen. Die Patiententrage bzw. der Tragestuhl sollten **desinfiziert** und neu bezogen werden. Im Falle eines Infektionstransportes ist nach den Vorgaben im Desinfektionshandbuch (Hygiene- bzw. Desinfektionsplan) vorzugehen. Eine gegenseitige **Feedback-Kultur** im Team hilft dabei, aus Unklarheiten im Einsatz zu lernen und diese zukünftig zu vermeiden. Auch sollte überprüft werden, ob die **Transportunterlagen** für die Einsatzabrechnung vollständig und korrekt ausgefüllt sind. Erst danach ist die Einsatzbereitschaft an die Leitstelle zu melden.

PRAXISTIPP

Insbesondere die Krankenversichertenkarte, Uhren oder Brillen gehen aufgrund ihrer geringen Größe leicht verloren. Bevor man den Zielort verlässt, sollte immer eine Kontrolle des Patientenraums auf zurückgelassenes Patienteneigentum erfolgen.

27.3 Transfer und Transport

Neben den medizinisch-pflegerischen und den sozial-betreuerischen Aufgaben des Rettungsfachpersonals ist das grundsätzliche Ziel eines Krankentransportes immer die Beförderung eines Patienten vom Einsatzort zum Zielort. Dazu sind die richtigen Arbeitstechniken von herausragender Bedeutung. Während der Transport wahlweise den gesamten Beförderungsvorgang oder aber den Beförderungsabschnitt, bei dem sogenannte Transportmittel eingesetzt werden, meint, stellt der Patiententransfer stets einen spezifischen Abschnitt der Patientenbeförderung dar, bei dem der Patient von einem Ausgangsort zu einem Transportmittel transferiert wird. Dabei umfasst der Begriff sowohl das klassische passive Umlagern von Patienten als auch einen vom Patienten selbst gesteuerten aktiven Bewegungsvorgang.

27.3.1 Physikalische Grundlagen der Rückenbelastung

Dem rückenschonenden Heben und Tragen von Patienten im Rettungsdienst wird in den letzten Jahren

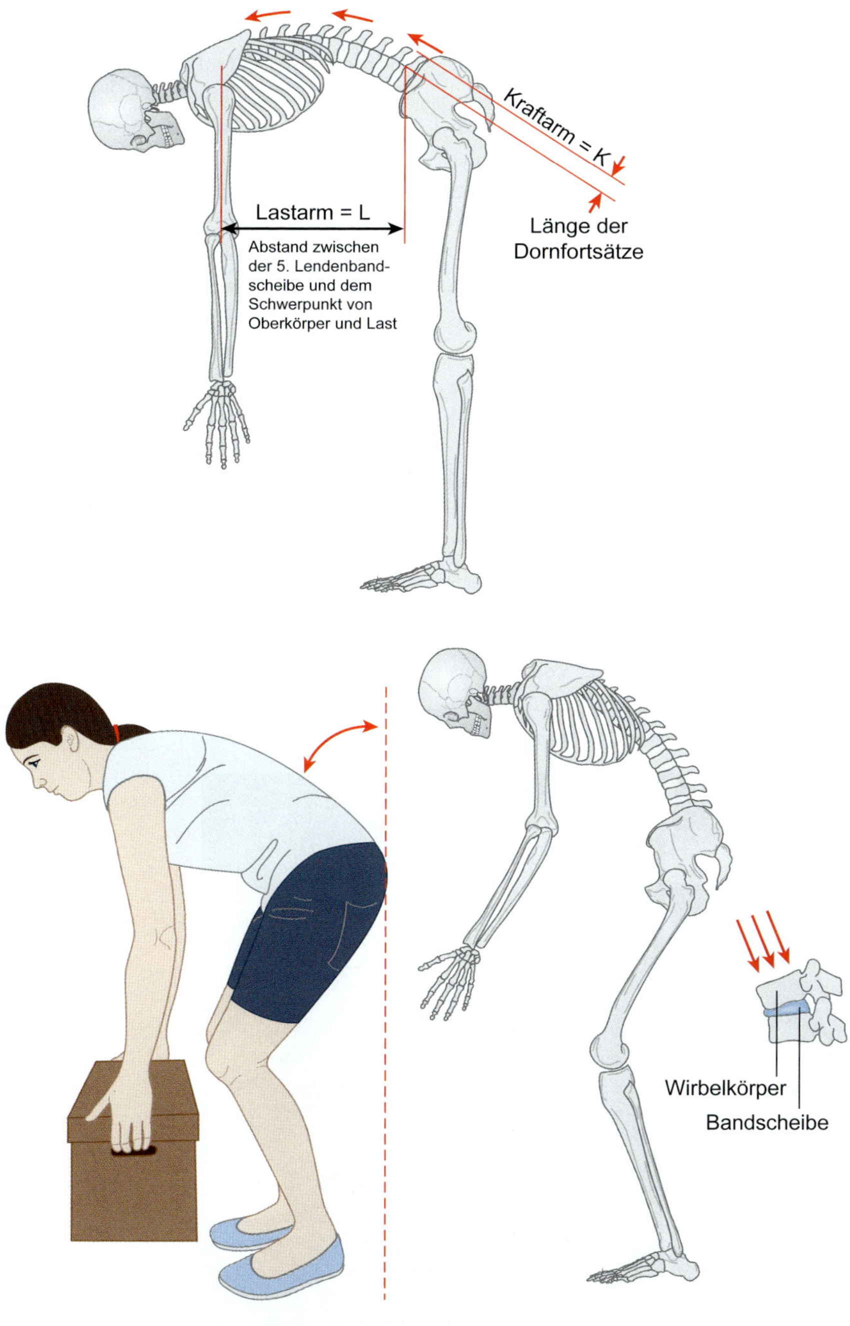

Abb. 27.4 Vergleich der Wirbelsäule bei Belastung und Überlastung [L231]

in Aus- und Fortbildung vermehrt Beachtung geschenkt. In der Praxis wird allerdings oftmals noch mit fehlerhaften Techniken gearbeitet, obwohl diese Bewegungsabläufe über Jahre wiederholt zu ernsthaften Schäden des Rückens führen können. Die Berufsgenossenschaften in Deutschland haben ermittelt, dass etwa ein Drittel aller Arbeitsunfähigkeitstage auf Erkrankungen des Muskel-Skelett-Systems zurückzuführen ist.

Besonders gefährdet sind Beschäftigte in Gesundheitsfachberufen. Das Risiko, eine Erkrankung des Bewegungsapparates, insbesondere der Wirbelsäule, zu erleiden, liegt für Angehörige der Gesundheitsfachberufe entschieden höher als in anderen Berufsgruppen. Ungünstige Körperhaltungen und das Heben und Tragen von schweren Patienten werden als mögliche Ursachen bei der Entstehung von **Verschleißerkrankungen** der Wirbelsäule, Bandscheiben und Gelenke angesehen. Hinzu kommt, dass Stress und unregelmäßige Arbeitszeiten begünstigend auf die Ausbildung von Rückenbeschwerden wirken.

Während des Anhebens oder des Tragens eines Patienten wirkt dessen Gewicht über einen Hebel als Kraft auf die Wirbelsäule des hebenden Mitarbeiters. Zusätzlich tritt während des Hebevorgangs bei gebeugtem Rücken eine keilförmige Verformung der **Bandscheiben** auf und es kommt an den Wirbelkörperkanten zu einer Überbelastung (➤ Abb. 27.4). In der Folge kann dies zu einer Gewebeschwächung der Bandscheiben führen, die bei einer ungünstigen, auch schon geringen Belastung einreißen können. Tritt dabei der gallertartige Kern aus und drückt gegen das Rückenmark oder seitlich verlaufende Spinalnerven, wird dieser Vorgang als **Bandscheibenvorfall** (➤ 15.5) bezeichnet.

Um die besagte **Hebelwirkung** zu minimieren und einer Schädigung der Wirbelsäule vorzubeugen, sind folgende **Vorgehensweisen** zu beachten (➤ Abb. 27.5):

- So nahe wie möglich an die zu hebende Last stellen.
- Mit geradem Rücken in die Knie gehen.
- Last aus der Hocke (Füße etwa hüftbreit auseinander) aufnehmen.
- Last mit gestreckten Armen körpernah halten.
- Last durch Streckung im Kniegelenk bei gerade aufgerichtetem Oberkörper langsam anheben.
- Bei mehreren Helfern müssen alle Helfer gleichzeitig anheben (der Helfer am Kopf gibt das Kommando).
- Ruckartiges Hochreißen oder schwungvolle Bewegungen vermeiden.
- Gleichzeitiges Heben und Verdrehen der Wirbelsäule vermeiden.

Zusätzlich sollte jeder Mitarbeiter im Rettungsdienst, der regelmäßig Patienten anheben und tragen muss, seine Rumpfmuskulatur durch gezieltes **Training** kräftigen.

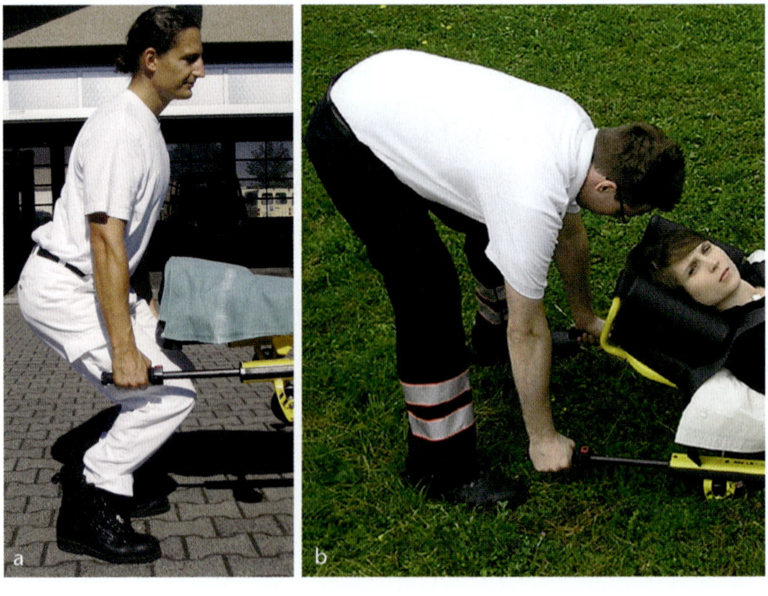

Abb. 27.5 a) Rückenschonendes Anheben, b) rückenbelastendes Anheben [M302]

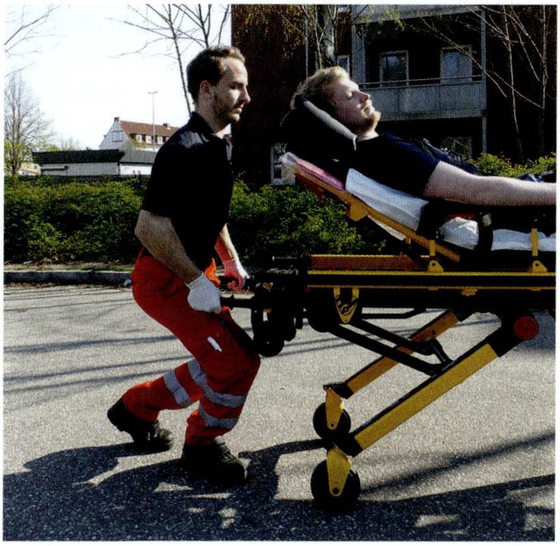

Abb. 27.6 Das Anheben von Patienten mit geradem Rücken ist selbstverständlich [P284]

MERKE
Lasten immer körpernah und mit geradem Rücken heben und tragen (➤ Abb. 27.6).

27.3.2 Patiententransport

Für die Arbeit im Rettungsdienst sind die beiden Transportmittel Krankentrage (auch: Fahrtrage) und Tragestuhl (auch: Tragesessel) von besonderer Bedeutung. Ein weiteres an dieser Stelle nicht näher beschriebenes Transportmittel stellt das genutzte Kraftfahrzeug (➤ Kap. 26) dar.

Fahrtrage

Die Fahrtrage besteht aus einem **Fahruntergestell** und der **aufliegenden Patiententrage.** Durch die Verwendung des Fahruntergestells kann der Patient schonend und für die Helfer kraftsparend auf ebenem Untergrund transportiert werden. Die Höhenverstellung ermöglicht die Wahl einer optimalen Arbeitshöhe, um den Patienten umzulagern. Diese orientiert sich an der Größe des umlagernden Personals und sollte ein bequemes Überlagern mit gradem Rücken ermöglichen. Mit den **lenkbaren Rädern** des Fahrgestells kann man die Krankentrage direkt neben das Bett fahren.

Für einen Patiententransport in unebenem Gelände oder einem Treppenraum wird das Fahruntergestell von der Patiententrage getrennt, um das Gesamtgewicht zu reduzieren (➤ Abb. 27.7).

Tragestuhl

Der Tragestuhl findet beim Transport von **sitzenden Patienten** seine Anwendung. Er kann, ähnlich wie ein Rollstuhl, kraftsparend auf ebenem Untergrund gerollt werden, besitzt aber integrierte, ausklappbare Griffe, die ein Tragen z. B. über Treppenstufen ermöglichen. Spezielle Arretierungen und Sicherheitsgurte im Krankenwagen erlauben den Transport des Patienten ohne weitere Umlagerung, sitzend im Tragestuhl (➤ Abb. 27.8).

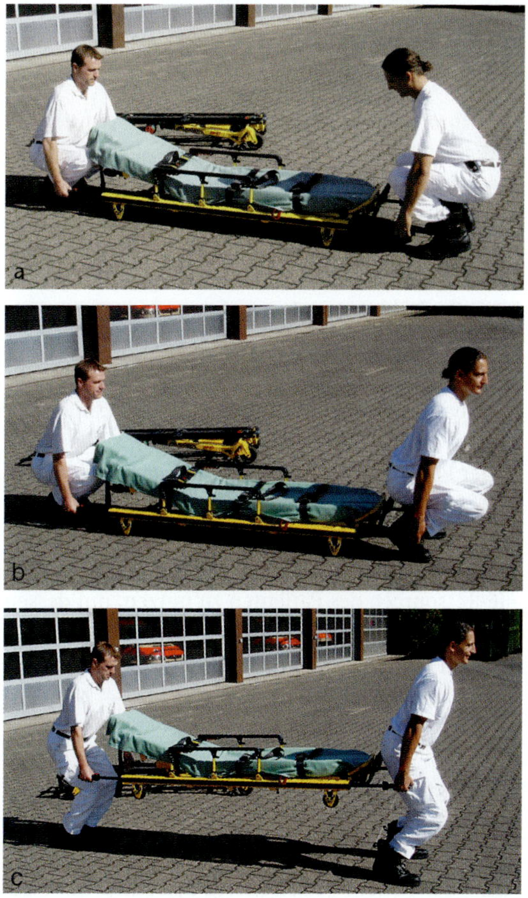

a
b
c

Abb. 27.7 Anheben der Krankentrage ohne Fahrgestell [M302]

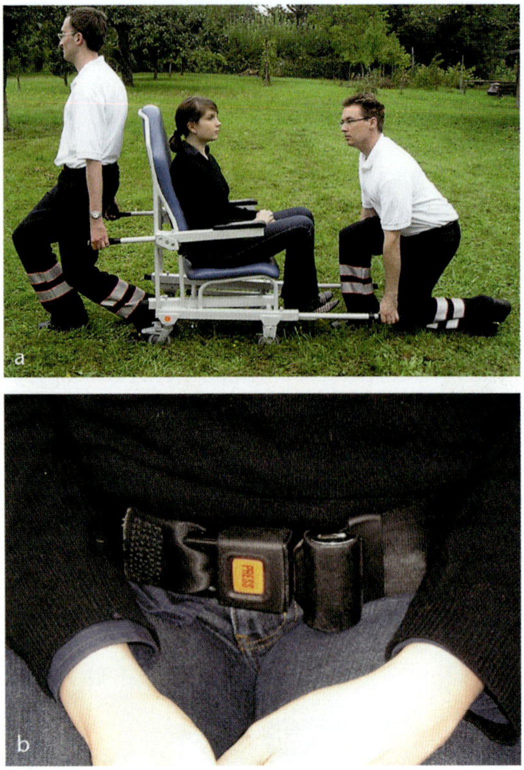

Abb. 27.8 a) Anheben eines Patienten auf dem Tragestuhl, b) Verriegelung des Beckengurtes [M302]

27.3.3 Patiententransfer

Für den Patiententransfer können drei grundsätzliche Ausgangslagen unterschieden werden:

1. Der Patient ist selbstständig gehfähig.
2. Der Patient ist mit Unterstützung mobilisierbar.
3. Der Patient ist nicht oder nur minimal mobilisierbar (➤ 27.3.4).

Ziel eines gelungenen Transfers sollte es immer sein, alle Ressourcen des Patienten zu nutzen, um dessen Selbstständigkeit zu erhalten und zu fördern. Bei immobilen Patienten kommen zumeist **Transferhilfsmittel** zum Einsatz.

Unterstützung des selbstständig gehfähigen Patienten

Kann der Patient selbstständig aufstehen bzw. gehen, sollte er ggf. geführt werden, um einen Sturz während des Transfervorgangs zu vermeiden. Zu bedenken ist jedoch, dass einige Patienten dies nicht wünschen. Hierauf sollte nach Möglichkeit Rücksicht genommen werden.

Der Helfer ergreift dabei mit seinen Händen Unter- und Oberarm des Patienten seitlich an dessen Körper und stabilisiert das Gehverhalten des Patienten. Der zweite Helfer geht zusätzlich hinter dem Patienten, um im Falle eines Sturzes sofort eingreifen zu können. Während des Treppensteigens muss sich der Patient selbst am Treppengeländer festhalten können. Beim Hinabsteigen sollte der zweite Helfer ausnahmsweise vor dem Patienten gehen, um zu verhindern, dass der Patient im Falle eines Sturzes die Treppen hinabfällt (➤ Abb. 27.9). Es bietet sich dabei an, den Patienten im Falle von Gangunsicherheit oder Schwindel aktiv aufzufordern, sich hinzusetzen und sich nicht nach vorne fallen zu lassen.

Bestehen vonseiten der Helfer Bedenken oder fällt eine Gangunsicherheit des Patienten auf, kann der Patient getragen werden, sofern er darin einwilligt.

Grundsätzliche Unterstützung bei der Mobilisation

Viele Patienten sind zwar nicht uneingeschränkt mobil, können aber mit der **richtigen Technik** möglichst aktiv transferiert werden. So kann z. B. das Aufstehen eines Patienten erleichtert werden, indem sich der Helfer neben ihn stellt und seinen Fuß quer vor die Füße des Patienten setzt. So wird ein Wegrutschen der Patientenfüße verhindert.

In den Pflegeberufen und der rehabilitativen Medizin werden verschiedene Methoden zur Mobilisationsunterstützung, wie das **Bobath-Konzept** oder die **Kinästhetik,** eingesetzt. Das Rettungsfachpersonal kann sich diese Vorgehensweisen ebenfalls zunutze machen.

Grundsätzlich können viele Techniken zur Patientenmobilisation allerdings auch ohne genaue Kenntnis dieser Verfahren angewendet werden (➤ Abb. 27.10):

- Zum Aufstehen das Patientenbett auf die richtige Höhe hinabfahren, sodass die Füße des Patienten vollständig den Boden berühren.

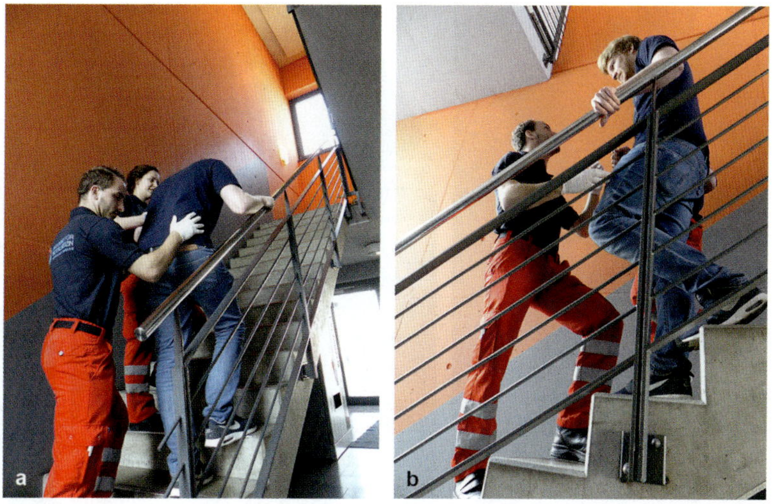

Abb. 27.9 a) Führen eines Patienten eine Treppe hinauf, b) Führen eines Patienten eine Treppe hinab [P284]

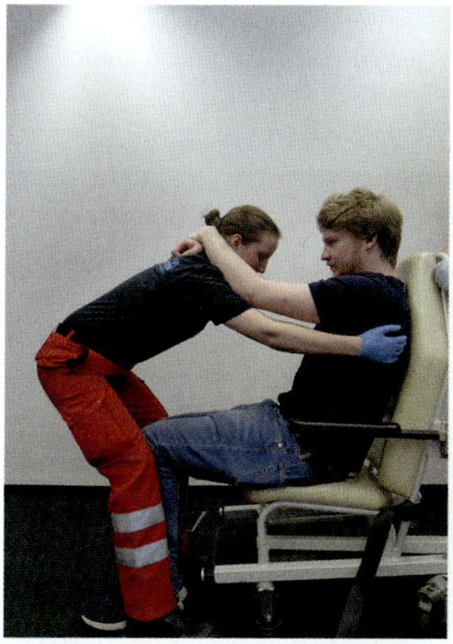

a) Dem Patienten wird ermöglicht, sich beim Aufrichten festzuhalten. Gleichzeitig muss der Rücken von Helfer I gerade gehalten werden.

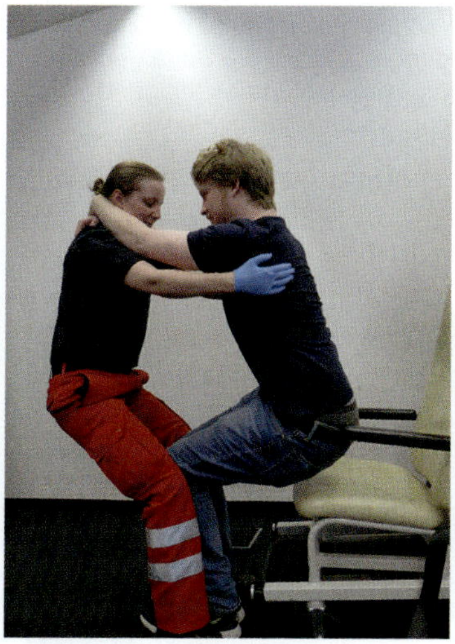

b) Helfer I verlagert sein Gewicht nach hinten und ermöglicht dem Patienten auf diese Weise mit Unterstützung aufzustehen.

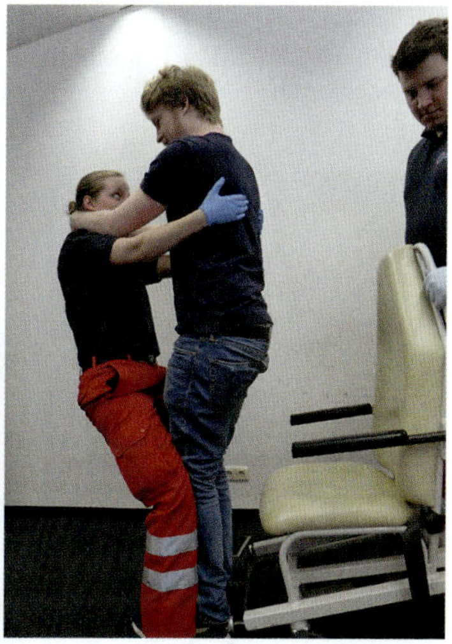

c) Stehen Helfer I und der Patient, wird durch Helfer II der Tragestuhl entfernt.

Abb. 27.10 Patiententransfer [P284]

- Die Fahrtrage ebenfalls auf eine für den Patienten angenehme Höhe hinablassen, bevor dieser sich auf sie setzt.
- Patienten aktiv über die nächsten geplanten Bewegungsabläufe informieren und in die Bewegungsplanung einbeziehen.
- Nach dem Aufstehen können Patienten bei Bedarf aufgefordert werden, die Knie durchzudrücken, um einen stabilen Stand einnehmen zu können.
- Das Drehen auf kleinem Raum im Stand ist für viele Patienten mit Mobilitätseinschränkungen schwierig. Hierbei hilft es, sie an den Massen des Körpers, z. B. an der Hüfte, zu führen.
- Patienten nicht an den Armen oder Händen hochziehen.
- Darauf achten, dass der Patient geeignetes Schuhwerk trägt, damit ein Wegrutschen verhindert wird.

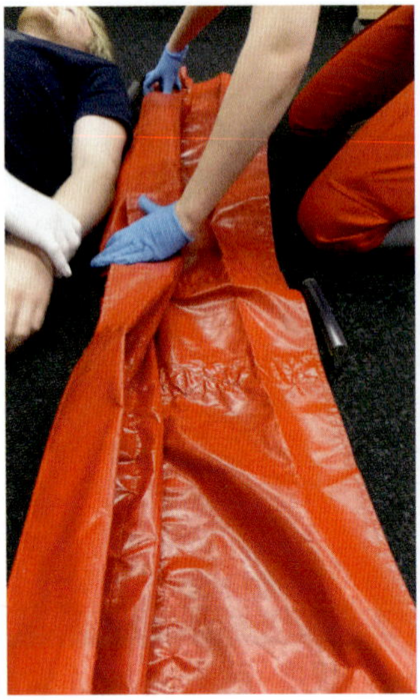

a) Bevor der Patient auf die Seite gedreht wird, wird das Tragetuch umgeschlagen.

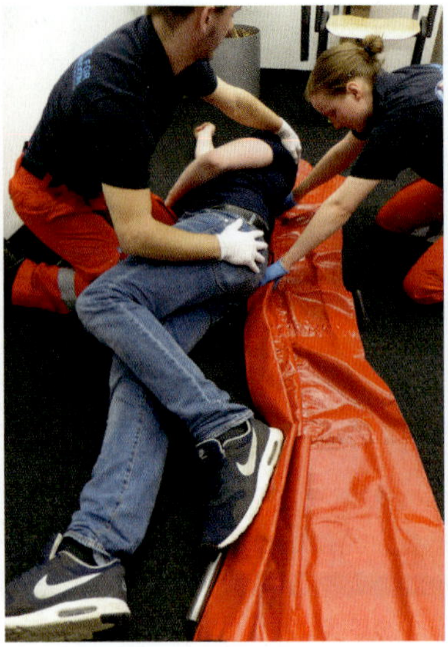

b) Nachdem der Patient möglichst achsengerecht auf die Seite gedreht wurde, wird das umgeschlagene Tragetuch untergeschoben.

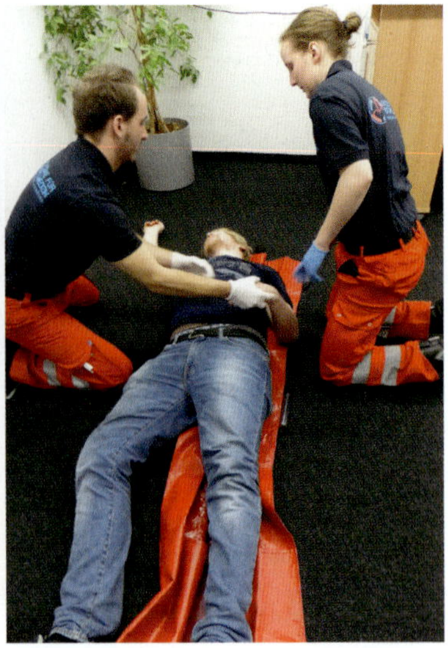

c) Der Patient kann nun auf das umgeschlagene Tragetuch zurück gelagert werden.

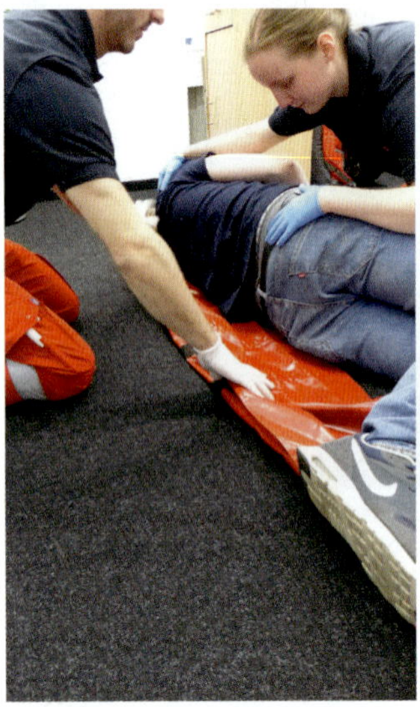

d) Im Anschluss daran erfolgt eine Drehung zur gegenüberliegenden Seite, damit das Tragetuch wieder entfaltet werden kann.

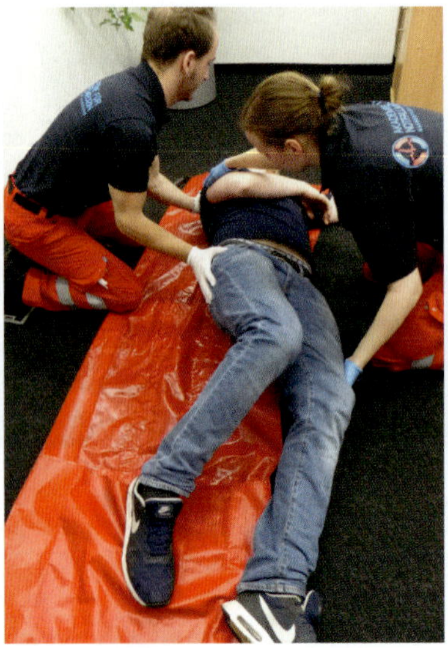

e) Der Patient kann nun auf das entfaltete Tragetuch gelagert werden.

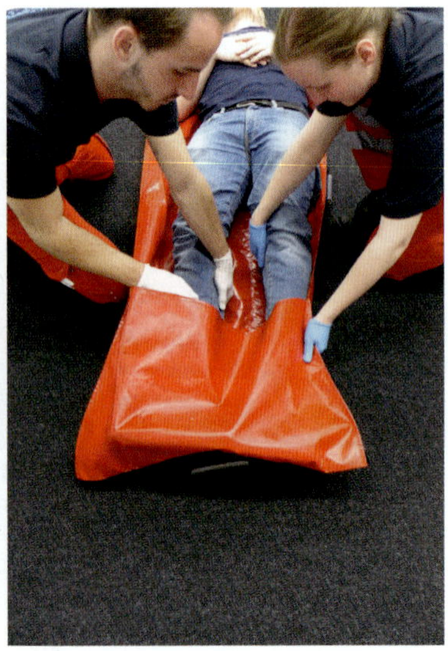

f) Zur Transportsicherung muss, insbesondere bei der Überwindung von Treppen, eine Lagerung der Patientenunterschenkel in den Transportsack erfolgen.

Abb. 27.11 Transfervorbereitung mit einem Tragetuch [P284]

Mobilisation und Umlagerung des sitzenden Patienten

Kann der Patient mit Unterstützung kurzzeitig stehen, so stellt sich ein Helfer vor den Patienten. Er setzt seine Füße vor die Füße des Patienten und stützt ggf. mit seinen Knien dessen Knie. Der Patient umfasst anschließend den Hals des Helfers und verschränkt seine Hände in dessen Nacken. Der Helfer greift mit beiden Armen unter den Achselhöhlen hindurch bis an die **Schulterblätter** des Patienten und zieht ihn langsam und gerade hoch. Der zweite Helfer kann nun, nachdem ein sicherer Stand gewährleistet ist, den Rollstuhl wegziehen und gegen den Tragestuhl austauschen. Das Absetzen des Patienten in den Tragestuhl erfolgt in umgekehrter Reihenfolge.

Kann der Patient auch mit Unterstützung nicht kurzzeitig stehen, so können an Rollstuhl oder Tragestuhl die **Seitenteile abgebaut** oder die **Armlehnen hochgeklappt** werden, um den Patienten anschließend auf gleicher Höhe auf den andern Stuhl herüberzuziehen.

Es ist zu beachten, dass die Anwendung des **Rautek-Rettungsgriffs** nur in der Notfallrettung, also zur unmittelbaren Rettung aus einem Gefahrenbereich, zugelassen ist. Im Krankentransport darf er nicht angewendet werden, da bei seiner Durchführung Verletzungen des Patienten nicht ausgeschlossen werden können.

27.3.4 Transferhilfsmittel

Muss ein **nicht gehfähiger** Patient auf die Krankentrage umgelagert werden, so stehen unterschiedliche technische Tragehilfen zur Verfügung. Einige Transferhilfsmittel können auch gleichzeitig zur Wirbelsäulenimmobilisation genutzt werden (➤ Kap. 5).

Tragetuch

Zur Umlagerung des Patienten auf ein Tragetuch muss er zuerst auf die Seite gedreht werden (➤ Abb. 27.11). Das Tragetuch wird der Länge nach zweimal gefaltet, sodass die Griffschlaufen nach außen weisen. Die Griffschlaufen sind umlaufend an der Liegefläche angebracht, um ein Anheben des Patienten, auch mit mehreren Personen, zu erleichtern. Anschließend wird das längs gefaltete Tragetuch direkt an den Rücken des Patienten geschoben. Der Patient wird in die Gegenrichtung gedreht, sodass das Tuch unter ihm ausgebreitet werden kann. Durch diese Drehtechnik wird die körperliche Be-

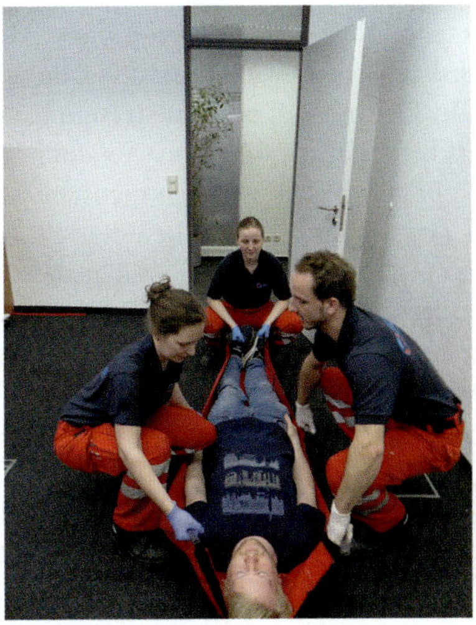

a) Für ein rückenschonendes Transferieren mit dem Tragetuch werden mindestens drei Helfer benötigt. Alle drei sollten vor dem Anheben in die Knie gehen.

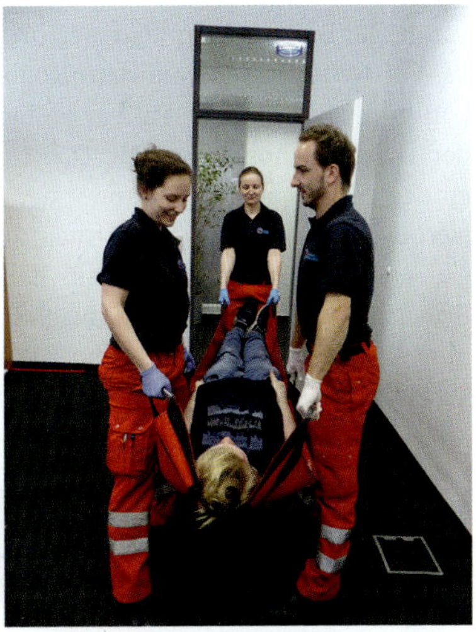

b) Das Anheben erfolgt mit geradem Rücken. Getragen wird der Patient immer mit möglichst gestreckten Armen.

Abb. 27.12 Anheben eines Patienten mit dem Tragetuch [P284]

lastung des Lagerungsvorgangs für den Patienten auf ein Minimum reduziert. Es ist ebenfalls möglich, einen sitzenden Patienten kurz anzuheben und das vorbereitete Tragetuch unter ihn zu legen. Dies erlaubt auch das sitzende Tragen bei unter Umständen sehr engen Zimmerverhältnissen. Zum anschließenden Überheben des Patienten auf die Krankentrage sind mindestens drei Helfer erforderlich (➤ Abb. 27.12).

PRAXISTIPP

Sollte ein Transfer des Patienten mit zwei Helfern nicht möglich sein, sollte zusätzliche Tragehilfe nachgefordert werden.

Rollboards und Gleitmatten

Das Rollboard (➤ Abb. 27.13) dient der Überlagerung eines Patienten von einer Liegefläche zu einer anderen. Als Beispiel kann hierbei die Überlagerung aus dem Patientenbett auf die Fahrtrage dienen. Dafür werden Bett und Trage zunächst nebeneinandergestellt und auf dieselbe Arbeitshöhe gebracht. Im Anschluss daran stellen sich die überlagernden Personen am Bettrand und am Rand der Fahrtrage auf. Der Patient wird auf die äußere Körperhälfte gedreht, sodass das Rollboard untergeschoben werden kann. Danach wird der Patient zurückgedreht, sodass er weitestgehend auf dem Rollboard zu liegen kommt. Nun kann der Patient einfach in Richtung der Trage geschoben werden. Dabei darf keinesfalls an den Armen, den Beinen oder dem Kopf gezogen werden. Stattdessen sollten Druck und Zug an den großen Massepunkten, wie dem Becken oder dem Brustkorb, ausgeübt werden. Nachdem der Patient umgelagert ist, wird das Rollboard auf dem umgekehrten Weg, wie es untergelegt wurde, wieder entfernt. Gleitmatten werden ähnlich verwendet wie Rollboards. Sie haben jedoch keinen harten Kern, sondern bestehen lediglich aus dünnen Stoffschichten.

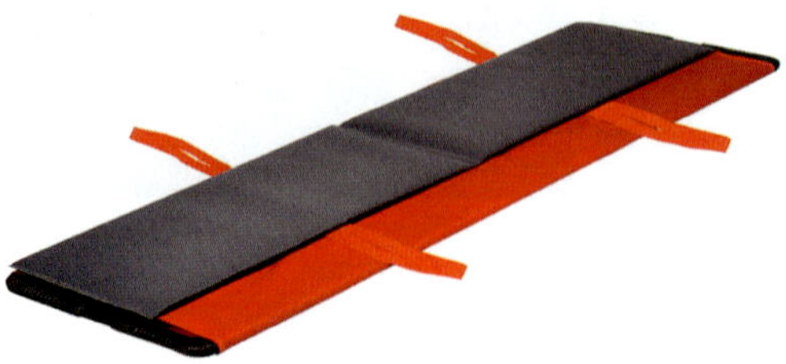

Abb. 27.13 Handelsübliches Rollboard [V331]

Rutschbretter

Rutschbretter dienen dem Transfer eines Patienten von einem Sitz auf einen anderen. So wird es z. B. für Rollstuhlfahrer vereinfacht, in ein Auto zu steigen. Rutschbretter werden ähnlich verwendet wie Rollboards, bestehen aber vollständig aus festem Material. Viele Patienten mit Mobilitätseinschränkungen nutzen Rutschbretter vollständig ohne fremde Hilfe.

27.3.5 Kinästhetik

Unter dem Begriff **Kinästhetik** wird ein Mobilisationskonzept verstanden, bei dem die Bewegungen von Patienten schonend unterstützt werden. Dabei werden im Wesentlichen folgende Ziele verfolgt:

- Aktivierung der Bewegungsressourcen des Patienten
- Vereinfachung der Patientenmobilisation
- Erhaltung der Gesundheit der Pflegenden und anderen an der Mobilisation beteiligten Personen

Typische kinästhetische Bewegungen sind **körpernah, anstrengungslos** und **langsam.** Sie basieren auf den Abläufen natürlicher Bewegungen. Dazu wird der menschliche Körper in zwei grundsätzliche Bereiche unterteilt. Als **Massen** werden stabile und feste Bereiche bezeichnet. Die sogenannten **Zwischenräume** sind maßgeblich muskulär aufgebaute, instabile und bewegliche Körperbereiche. So stellen alle Gelenke Zwischenräume dar, während der Brustkorb oder das Becken Beispiele für Massen sind. Die Zwischenräume verbinden die Massen und ermöglichen so die Bewegung. Wenn die Zwischenräume blockiert werden, hemmt dies die selbstständige Bewegung des Patienten.

Wenn sich z. B. ein Patient im Krankentransport selbstständig an den Armlehnen eines Stuhls hochdrücken möchte, ist es nicht ratsam, ihm unter die Arme zu greifen. Dies führt lediglich dazu, dass der Patient nicht mehr in der Lage sein wird, den Druck aufrechtzuerhalten. Die Belastung für beide Seiten verstärkt sich.

MERKE

Kinästhetischer Leitsatz: „Die Massen fassen, die Zwischenräume spielen lassen."

Es wird angenommen, dass die Art und Weise, wie Menschen ihre Alltagsmotorik gestalten, einen Einfluss auf ihre Gesundheitsentwicklung hat. In vielen Teilaspekten wurde dies auch wissenschaftlich bestätigt. Beispielsweise hängen Mobilität und Verdauungstätigkeit maßgeblich zusammen. Auch die soziale Teilhabe pflegebedürftiger Menschen wird durch aktivierende Techniken deutlich erhöht.

Da das Ziel eines Krankentransportes immer eine Veränderung des Aufenthaltsortes eines Patienten ist, ist eine zunehmende Einbindung kinästhetischer Techniken in dieses Arbeitsfeld wünschenswert. Diese werden am besten unter praktischer Anleitung erlernt.

27.4 Pflegerische Versorgung

27.4.1 Grundlagen und pflegerische Arbeitstechniken

Im Rettungsdienst und vor allem im Krankentransport nimmt die pflegerische Betreuung einen hohen Stellenwert ein. Im Folgenden werden Techniken betrachtet, die einer **Prophylaxe** zur Verhinderung bestimmter Störungen oder der **Vermeidung einer Verschlimmerung** des Krankheitszustands dienen. Ein weiterer Bestandteil dieses Abschnitts ist der Umgang mit Patienten, die einen besonderen medizinisch-pflegerischen Anspruch an das Rettungsfachpersonal stellen.

Pflegeverständnis im Krankentransport

Das Pflegeverständnis im Krankentransport basiert auf mehreren Säulen. Dabei sind sowohl das Menschenbild des eingesetzten Personals als auch die Bedürfnisse des Gepflegten von entscheidender Bedeutung. Monika Krohwinkels Modell der **Aktivitäten, Beziehungen und existentiellen Erfahrungen des Lebens** sieht „Sich bewegen können" als eine von 13 Grundaktivitäten (➤ Tab. 27.4). Da Bewegung das entscheidende Merkmal eines Krankentransportes ist, wird schnell klar, welche Parallelen zwischen pflegerischer Arbeit und der Durchführung von Krankentransporten bestehen. Auch darf nicht vergessen werden, dass weitere Aktivitäten des täglichen Lebens wie „Für Sicherheit in der Umgebung sorgen" oder „Kommunizieren können" maßgeblich vom Rettungsfachpersonal im Sinne der beförderten Patienten beeinflusst werden können.

Tab. 27.4 Die 13 Aktivitäten, Beziehungen und existentiellen Erfahrungen des Lebens (ABEDL) nach Monika Krohwinkel

1. Kommunizieren können
2. Sich bewegen können
3. Vitale Funktionen des Körpers aufrechterhalten können
4. Sich pflegen können
5. Essen und trinken können
6. Ausscheiden können
7. Sich kleiden können
8. Ruhen und schlafen können
9. Sich beschäftigen können
10. Sich als Mann/Frau fühlen können
11. Für Sicherheit in der Umgebung sorgen können
12. Soziale Bereiche des Lebens sichern können
13. Mit existentiellen Erfahrungen des Lebens umgegen können

Lagerungstechniken

Lagerungstechniken kommt sowohl im Rahmen der präventiven Versorgung als auch im Bereich der Behandlung chronischer Störungen eine maßgebliche Rolle zu. Dabei können sowohl **lokale** (Verhinderung eines Dekubitus durch regelmäßigen Positionswechsel) als auch **systemische Prozesse** (Verringerung der kardialen Vorlast durch Oberkörperhochlagerung) beeinflusst werden.

Allgemeine Lagerungsarten

Als allgemeine Lagerungsarten im Krankentransport gelten z. B.:

- Die Oberkörperhochlagerung bei Störungen von Atmung oder Herz-Kreislauf-System
- Die bauchdeckenentlastende Lagerung bei abdominalen Schmerzen oder Rückenbeschwerden
- Die Extremitätentieflagerung bei arteriellen Verschlüssen
- Die Extremitätenunterpolsterung bei venösen Verschlüssen
- Die Linksseitenlage bei Schwangeren

Zu bedenken ist jedoch, dass die meisten Patienten ein sensibles Gespür für angenehme und unangenehme Positionen ihres Körpers haben. Dementsprechend sollte ihnen ein großer Einfluss auf die Auswahl der Lagerungsart ermöglicht werden.

Hinsichtlich der allgemeinen Lagerungstechniken muss insbesondere bei speziellen Patientengruppen darauf geachtet werden, dass bestimmte Formen der Körperwahrnehmungen nicht mehr angemessen funktionieren könnten. So versteht es sich von selbst, dass ein Patient mit einer Armparese nicht direkt auf dem betroffenen Arm gelagert werden darf.

Dekubitusprophylaxe

Ein Dekubitus ist eine **Wunde,** die von den oberflächlichen Hautschichten über die tiefer liegenden Bindegewebsschichten bis zum Knochen reichen kann. Schon die Benennung „Dekubitus" (lat. decumbere = sich niederlegen) und der deutsche Begriff **Wundliegen** weisen auf die häufigste Ursache des Dekubitus hin – langes Liegen. Bei der Entstehung der Wundfläche treffen unterschiedliche Aspekte zusammen.

Drei **Faktoren** spielen bei der Entstehung eines Dekubitus eine Rolle:

- Druck (Auflagedruck)
- Zeit (Druckverweildauer)
- Gewebetoleranz (beeinflussende Faktoren)

MERKE

Es gilt immer: Ohne Druck kein Wundliegen!

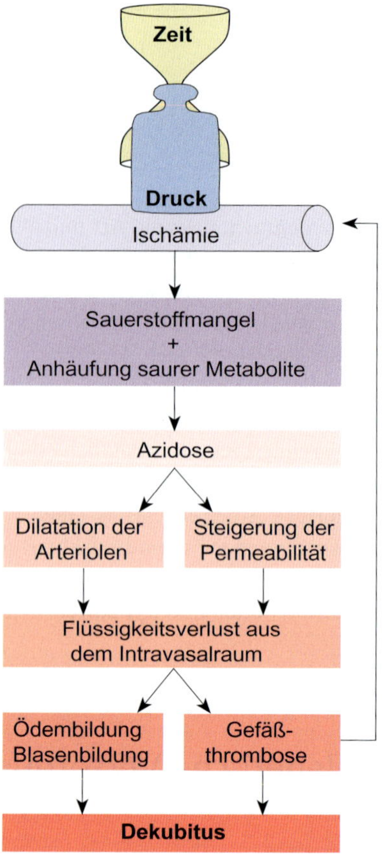

Abb. 27.14 Schritte von der andauernden Druckeinwirkung bis zur Dekubitusentstehung [A400]

Das Zusammenspiel dieser Faktoren kann zu den gefürchteten Hautschädigungen führen (➤ Abb. 27.14). Auf intakter, gesunder Haut kann ein Auflagedruck ungefähr zwei Stunden ohne bleibende Schäden toleriert werden. Deutlich gefährdeter sind Patienten mit vorgeschädigter oder schlecht durchbluteter Haut. **Beeinflussende Faktoren** für eine erhöhte Dekubitusgefährdung können sein: Fieber, Inkontinenz, Fettleibigkeit, Diabetes mellitus, Scherkräfte sowie Abwehrschwächen, allgemeine Durchblutungsstörungen und ein reduzierter Allgemeinzustand. Besonders gefährdet sind die Körperstellen, an denen sich zwischen Haut und darunter liegenden Knochen nur wenig Muskulatur befindet (➤ Abb. 27.15).

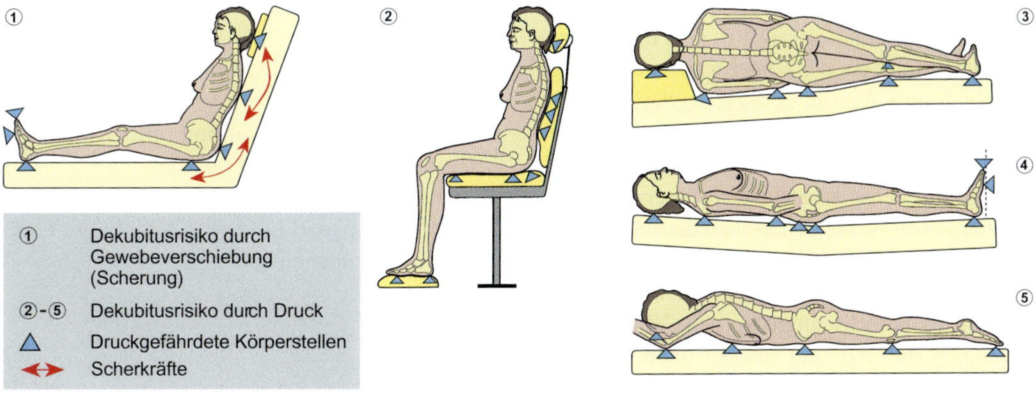

Abb. 27.15 Dekubitusrisiko durch Scherung und Druck [L157]

Zur **Vermeidung** eines Druckgeschwürs bei längeren Transport- oder Liegezeiten, insbesondere auf langen Verlegungsfahrten, muss auf die richtige Lagerung und ein regelmäßiges Umlagern des Patienten während des Transportes geachtet werden. Soweit er dazu imstande ist, sollte der Patient möglichst viele Bewegungen eigenständig durchführen. Wenn umgelagert wird, ist darauf zu achten, dass Umlagerungshilfen wie Schlingen oder Manschetten nicht unter dem Patienten liegen bleiben. Der Patient sollte auch nicht in 90°-Seitenlagerung **(Halbseitenlagerung)** gelagert werden, denn dabei wird die Hautdurchblutung eher verschlechtert. 30°-Lagerungen **(Schräglage)** sind dagegen erlaubt, da sich der Druck hier auf eine größere Auflagefläche verteilt.

Grundsätzlich sollte der Einsatz von Materialien wie Plastik- oder Kunststofffolien vermieden werden, weil sie die Hautatmung einschränken und zur Feuchtigkeitsansammlung durch Schwitzen führen. Sie erhöhen die Gefahr der Dekubitusentstehung deutlich. **Atmungsaktive und aufsaugende Unterlagen** sind besser geeignet.

Lagerung bei Kontrakturen

Wenn sich Patienten aus eigener Kraft nicht oder kaum mehr bewegen können, besteht die Gefahr, dass Gelenke in ihrer Funktion und ihrer Beweglichkeit eingeschränkt werden. Ein Muskel, der nicht mehr bewegt wird, schrumpft. Dies führt zur Verkürzung der Bänder, die den Muskel mit der Gelenkkapsel verbinden. Auch die Produktion der Gelenkflüssigkeit ist von der Bewegung abhängig. Sie bildet die sogenannte „Gelenkschmiere" und ist unter anderem zur Erhaltung der Geschmeidigkeit der Gelenkkapsel notwendig. Wenn diese Schmierung ausbleibt, kommt es zu einer Schrumpfung der Kapsel und somit zur weiteren Versteifung des Gelenks. Diese Funktionseinschränkung durch **Verkürzung von Muskeln, Sehnen und Bändern** entsteht nach tage- oder wochenlangem Bewegungsmangel und ist als **Kontraktur** definiert. Durch die Kontraktur entsteht eine **Zwangshaltung,** die vom Patienten nicht aufgehoben werden kann (➤ Abb. 27.16).

Die möglichen Ursachen sind vielfältig:

- Bettlägerigkeit mit Mobilisationseinschränkung
- Inaktivität (auch therapiebedingt durch Ruhigstellung)
- Lähmungen
- Schonhaltungen bei chronischen Schmerzen
- Großflächige Narben

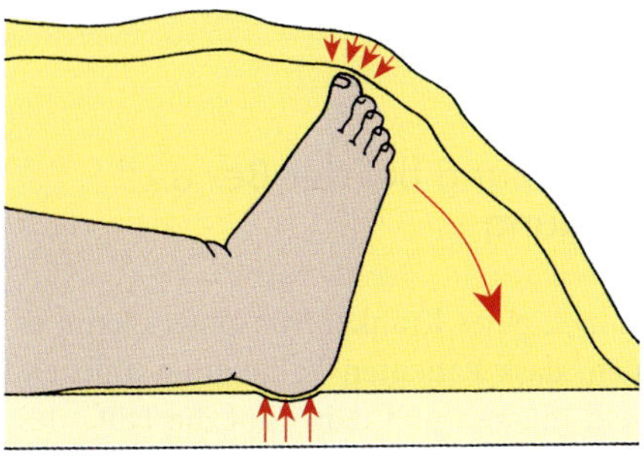

Abb. 27.16 Entstehung eines Spitzfußes [L157]

Die prophylaktischen Maßnahmen nehmen im Rettungsdienst und Krankentransport eine untergeordnete Rolle ein, da sie der länger währenden Pflege zuzuordnen sind. Allerdings muss bei Patienten mit bestehenden Kontrakturen während des Transportes darauf hingewirkt werden, eine Verschlimmerung wie auch eine zusätzliche Schmerzbelastung des Patienten zu vermeiden. Neben dem Aspekt der Dekubitusprophylaxe auf Langstreckenfahrten sollte auch die **schonende Lagerung** bei bestehenden Kontrakturen berücksichtigt werden. Wichtige Informationen zur Lagerung von betroffenen Patienten sollten beim Übergabegespräch mit dem Pflegedienstpersonal ausgetauscht werden.

Grundsätzlich sollen alle kontrakturgefährdeten Gelenke in **physiologischer Mittelstellung** gelagert und nicht durch zusätzlichen Druck belastet werden. Diese zeichnet sich dadurch aus, dass die Lage der Gelenke bei einer etwaigen Versteifung die größtmögliche Arbeitsverrichtung gestattet. Beim Fuß wäre dies z. B. die Möglichkeit des Stehens. Bei bestehenden Kontrakturen müssen die Gelenke so gelagert werden, wie es dem Wunsch des Patienten entspricht, um größtmögliche Schmerzfreiheit zu erreichen. Zur Umlagerung und zum Transport von Patienten mit Kontrakturen sollte ggf. im Vorfeld über eine geeignete **Schmerzmedikation** nachgedacht werden. Meist verursacht die Lagerung eine zusätzliche Mobilisation und damit verbundene Schmerzen. Häufig ist es bei Patienten mit Kontrakturen schwierig, sie auf der beengten Trage geeignet zu lagern und zu sichern.

PRAXISTIPP

Achten Sie darauf, dass die Bettdecke locker über das Fußende hängt, und stecken Sie sie auf keinen Fall am Fußende fest. So haben die Füße mehr Bewegungsfreiheit.

Unterstützung bei der Be- und Entkleidung

Im Rahmen eines Krankentransportes kann es vorkommen, dass Patienten Bekleidung anlegen oder wechseln müssen und dabei auf die Hilfe des Rettungsfachpersonals angewiesen sind. Hierfür gelten einige grundsätzliche Regeln:

- Die Patienten sollten möglichst aktiv mit einbezogen werden.
- Es erfolgt immer eine Absprache, welche Maßnahmen geplant sind.
- Bekleidung sollte niemals mit roher Kraft angelegt oder ausgezogen werden.
- Sollten bestimmte Kleidungsstücke beim Transfer oder Transport hinderlich sein, ist der Patient sachlich darüber aufzuklären.

Ein Oberteil wechseln

Zunächst wird der Patient im Bett aufgerichtet. Idealerweise wird er dazu von hinten gestützt. Im Anschluss daran wird das alte Oberteil soweit möglich hochgerafft und über den Kopf hinweg ausgezogen. Auf diesem Wege kann das alte Oberteil über die Arme gestreift werden. Ein Ärmel des neuen Oberteils wird aufgerafft, was es dem Patienten ermöglicht, seinen Arm hindurchzustecken. Danach wird das neue Oberteil über den Kopf gezogen und der zweite Arm durch den anderen Ärmel durchgeführt.

ACHTUNG

Sollte einer der beiden Arme des Patienten verletzt oder gelähmt sein, wird dieser zuerst angezogen, um Verletzungen vorzubeugen.

Eine Hose wechseln

Hierfür legt sich der Patient auf eine Körperseite. Das oben liegende Hosenbein wird möglichst weit nach unten gezogen. Danach dreht sich der Patient auf die andere Körperseite, woraufhin das verbliebene Hosenbein nach unten gezogen werden kann. Nachdem die alte Hose ausgezogen ist, wird die neue mit derselben Technik, nur in umgekehrter Reihenfolge, angezogen. Das Verschließen der Hose erfolgt in Rückenlage.

Verabreichung von Getränken und Speisen bei Kranken und Verletzten

Die Verabreichung von Speisen und Getränken kann auf Langstreckentransporten zu Schwierigkeiten führen, wenn die orale Nahrungsaufnahme des Patienten krankheitsbedingt behindert ist. Grundsätzlich sollte das Fahrzeug zur Aufnahme von Speisen angehalten werden. Zur Unterstützung gibt es verschiedene **Hilfsmittel,** die auch dem liegenden Patienten die Nahrungsaufnahme erleichtern. Hier zu nennen sind z. B. Schnabelbecher, Schnabeltassen, mit Saugfuß an einem Tablett fixierte Teller oder Becher. Es ist zu beachten, dass für den Patienten in liegender Position eine deutlich größere Gefahr des „Verschluckens" und damit des Eindringens von Fremdkörpern in die Luftwege **(Aspiration)** besteht. Daher sind nur kleine Schlucke und Nahrungsportionen zu verabreichen. Für die Nahrungsaufnahme sollte der Oberkörper des Patienten leicht angehoben werden.

MERKE
Soweit es möglich und aus medizinischer Sicht erlaubt ist, sollte der Patient die Nahrungsaufnahme selbstständig durchführen.

Umgang mit Ausscheidungen

Im Umgang mit Ausscheidungen sind viele Rettungsdienst- und Krankentransportmitarbeiter ungeübt. Gerade aber bei **längeren Transportwegen** oder der Einnahme bestimmter **Medikamente** durch die Patienten sind Grundlagenkenntnisse in diesem Bereich notwendig. Daneben sollte immer darauf geachtet werden, dass Patienten, die Schutzhosen oder Vorlagen tragen, bei Bedarf vor Transportaufnahme von Angehörigen oder Pflegekräften gesäubert werden. Es verbietet sich kategorisch, einen Patienten in einem solchen Zustand zu transportieren.

Umgang mit Steckbecken und Urinflasche

Steckbecken und Urinflasche sollten sich auf jedem in der Notfallrettung und im Krankentransport eingesetzten Fahrzeug befinden. Der Transport von Patienten, die aus Krankheitsgründen nicht in der Lage sind, Harn und/oder Stuhl zu halten (Inkontinenz), kommt im Krankentransport häufig vor. In den meisten Fällen wird der männliche Patient, der **Harndrang** verspürt, selbst in der Lage sein, die Urinflasche (➤ Abb. 27.17) zu verwenden. Ist er dazu nicht imstande, ist ihm Hilfe anzubieten. Die gefüllte Urinflasche ist in einer entsprechenden **Haltevorrichtung** zu fixieren und mit einem Verschlussdeckel zu versehen. Bei weiblichen Patienten wird das Steckbecken benutzt.

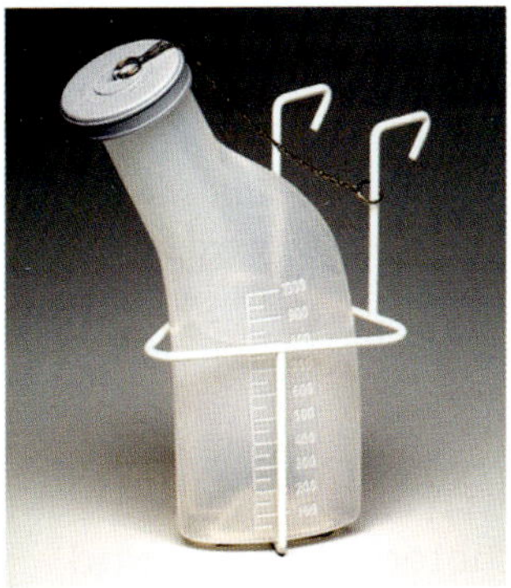

Abb. 27.17 Urinflasche [K183]

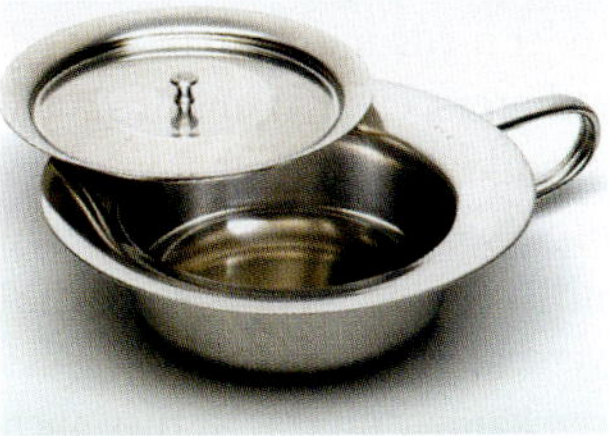

Abb. 27.18 Steckbecken [K183]

Das Steckbecken (Bettpfanne, ➤ Abb. 27.18) ist als **Hilfsmittel zur Stuhl- und Urinausscheidung** bei bettlägerigen Patienten anzuwenden. Der Patient muss die Beine anwinkeln und das Gesäß anheben, sodass ein Unterschieben des Steckbeckens möglich ist. Eine seitliche Drehung des Patienten ist aufgrund der beengten Verhältnisse auf der Trage meist schwierig. Grundsätzlich ist die richtige Position des Steckbeckens auf der Trage zu prüfen. Die **Reinigung** der Ausscheidungsorgane ist von vorne nach hinten vorzunehmen, um einer Verschleppung von Fäkalkeimen in das Urogenitalsystem vorzubeugen. Das gefüllte Steckbecken ist in einer entsprechenden Haltevorrichtung zu fixieren und mit einem Verschlussdeckel zu versehen.

MERKE
Beim Umgang mit Ausscheidungen sind grundsätzlich Einmalhandschuhe zu tragen.

Einsatz von Einwegartikeln

Neben den beiden beschriebenen Hilfsmitteln existieren inzwischen Einwegurinale, die sowohl für Männer als auch für Frauen genutzt werden können. Diese binden den Urin in einem gelartigen Substrat, was die Entsorgung der Ausscheidungen deutlich erleichtert.

Umgang mit Kathetern, Sonden und Drainagen

Einige Patienten im Krankentransport bedürfen bestimmter pflegerischer oder medizinischer Hilfsmittel, wie etwa eines **Blasenkatheters,** einer **Wunddrainage** oder einer **Ernährungssonde.** Nicht selten kommt es bei Transfer- und Transportvorgängen zu Zugkräften auf die sensiblen Schlauchverbindungen, was zu Schäden an ihnen oder zur versehentlichen Entfernung des gesamten Systems führen kann. Zumeist ist dies auch mit Schmerzen für den Patienten verbunden. Als wichtigste Regel im Umgang mit diesen Hilfsmitteln gilt daher, dass sie sorgfältig beachtet und schonend behandelt werden müssen. Auch sollten etwaig vorhandene Schutzverbände gepflegt und sauber sein. Die **Auffangbeutel** (➤ Abb. 27.19) sollten vor dem Transport, soweit möglich, entleert werden.

Insbesondere bei Blasenkathetern ist es von größter Wichtigkeit, dass ein Rückfluss des Urins verhindert wird, wenn der Auffangbeutel höher liegt als die Harnblase des Patienten. Dies kann mithilfe einer kleinen Klemme am ableitenden Schlauch verhindert werden. Daneben sollte auch das Abknicken der Schläuche während des Transfers oder des Transports verhindert werden.

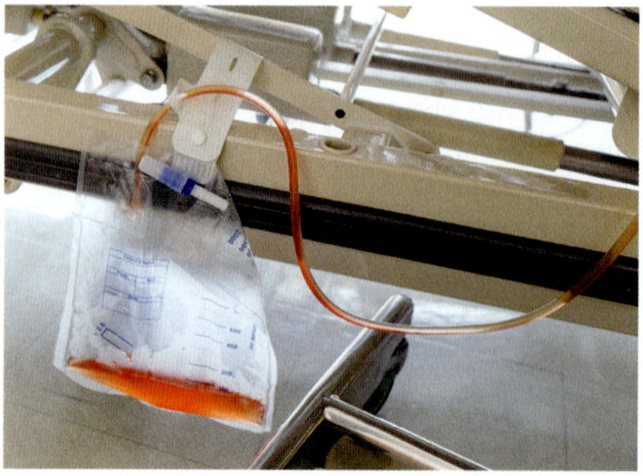

Abb. 27.19 Auffangbeutel eines Dauerkatheters [J787]

ACHTUNG

Fließt Urin zurück in die Harnblase des Patienten, wird das Auftreten einer Infektion begünstigt.

27.4.2 Besondere Pflegesituationen

Die meisten Patienten, die vom Rettungsfachpersonal befördert werden, leiden unter Störungen bestimmter Funktionssysteme des menschlichen Körpers. Im Folgenden wird auf einige Besonderheiten bei bestimmten Patientengruppen eingegangen. Zu bedenken ist dabei allerdings immer, dass auch Erkrankungen mehrerer Funktionssysteme bestehen können, die ggf. eine Kombination verschiedener Maßnahmen erforderlich machen.

Patienten mit Beeinträchtigungen von Atemweg und Atmung

Atemnot wird von den meisten Menschen als ungemein bedrohlich empfunden. Dies liegt zum einen in der verminderten Leistungsfähigkeit begründet, die durch den Sauerstoffmangel verursacht wird. Zum anderen geht Atemnot immer mit dem Gefühl des Erstickens und der damit verbundenen **Angst** einher. Dabei ist zu beachten, dass Angst eine bereits bestehende Atemnot durch eine Aktivierung des vegetativen Nervensystems noch zusätzlich verstärkt. Dies führt oftmals dazu, dass Patienten mit chronischen Erkrankungen der Atemwege hektisch, fahrig oder sehr fordernd auf das Rettungsfachpersonal wirken. Die allererste pflegerische Maßnahme bei diesen Patienten ist es daher, für eine Atmosphäre zu sorgen, die es den Patienten ermöglicht, zur Ruhe zu kommen und zu entspannen. Daneben existiert eine Vielzahl spezieller pflegerischer Maßnahmen, die in Abhängigkeit von der Situation auszuwählen und durchzuführen sind. Siehe hierzu auch ➤ Kap. 14.

Lagerung

Die Lagerung der Wahl bei Patienten mit chronischer Atemnot ist die **Oberkörperhochlage.** Beim kontaktfähigen Patienten sollte dieser die für ihn am besten geeignete Position selbst auswählen. Die Möglichkeit, selbstbestimmt zu entscheiden, kann hier mit einer Reduzierung von Angst und damit der Atemnot einhergehen.

Fortsetzung einer Heimsauerstofftherapie

Viele Patienten mit chronischen Atemwegserkrankungen verfügen über **Heimsauerstoffgeräte.** Die Sauerstofftherapie sollte durch das Rettungsfachpersonal fortgesetzt werden. Dabei gilt es zu bedenken, dass körperliche Anstrengungen, wie der Patiententransfer, den Sauerstoffbedarf des Patienten steigern. Dem kann mit einer kurzfristigen Erhöhung des Sauerstoffflusses vor der entsprechenden Belastung entgegengewirkt werden.

ACHTUNG

Patienten mit chronischen Atemwegserkrankungen können eine Umstellung des Atemantriebs aufweisen, die mit Bewusstseinsstörungen bei höher dosierten Sauerstoffgaben einhergehen kann. Bei jeder Sauerstofftherapie gilt daher, dass regelmäßige Atmungs- und Bewusstseinskontrollen erfolgen müssen.

Tracheostomaversorgung

Eine Verlegung des Atemwegs auf einem Krankentransport ist selten. Sie kann jedoch insbesondere bei Tracheostomaträgern auftreten. Eine **Tracheostomie** ist ein operativ angelegter **Zugang** zur Luftröhre, der zur Langzeitbeatmung oder im Vorfeld großer Operationen im Bereich von Kopf und Hals angelegt wird. Er gewährleistet eine Verbindung der Luftwege nach außen. Die Haut wird an der eröffneten Trachea angenäht **(Tracheostoma).** So entsteht ein Kanal aus Haut und Schleimhaut für die Trachealkanüle (➤ Abb. 27.20).

Dieser Kanal muss sehr gründlich gepflegt werden, vor allem vor dem Hintergrund, dass die Atemluft bei einem tracheotomierten Patienten nicht durch die Nase, sondern unter vollständiger Umgehung der oberen Atemwege durch die Trachealkanüle direkt in die unteren Atemwege gelangt. Der Körper kann die Atemluft nicht ausreichend aufbereiten. Bei Patienten mit einem Tracheostoma (➤ Abb. 27.21) oder einer Trachealkanüle kann es

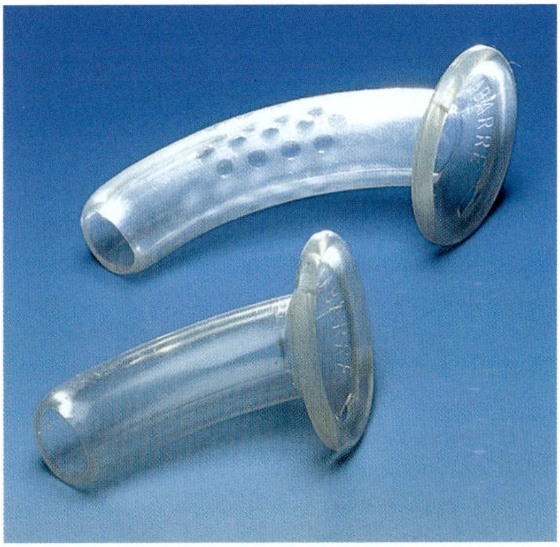

Abb. 27.20 Trachealkanülen aus Silikon [V156]

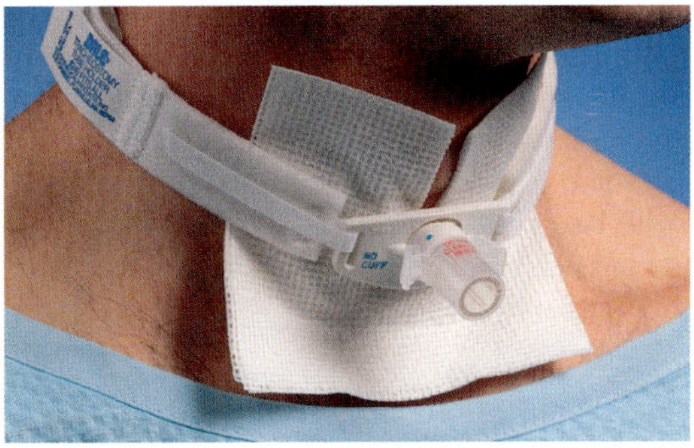

Abb. 27.21 Patient mit Tracheostoma [E384]

notwendig sein, gehäuft endotracheal abzusaugen. Die **Absaugeinheit** ist vorzubereiten. **Wärme- und Feuchtigkeitsaustauscher,** sogenannte künstliche Nasen, die sowohl einen grob reinigenden Effekt haben als auch eine Befeuchtung der Atemluft sicherstellen, sind ebenfalls häufig genutzte Hilfsmittel. Sie müssen in jedem Falle bereitliegen, um eine vorhandene feuchte Nase bei Verunreinigung sofort austauschen zu können. Falls sie nicht auf dem Krankentransportfahrzeug vorhanden sind, sollten patienteneigene verwendet werden.

Die Sicherstellung und Erhaltung der respiratorischen Funktion des Patienten ist im Rettungsdienst eine Kernaufgabe. Dies gilt in gleichem Maße für Tracheostomapatienten. Von daher muss ein blockierter Luftweg (z. B. durch Sekret, Schleim) bei einem Tracheostomapatienten sofort wieder eröffnet werden. Gelingt dies durch eine ausschließliche **Sekretabsaugung** nicht, so ist die Kanüle zu entfernen und zu reinigen. Gegebenenfalls muss eine Ersatzkanüle bzw. notfalls auch ein gekürzter oder nur einige Zentimeter vorgeschobener Endotrachealtubus eingesetzt werden. Hierbei ist darauf zu achten, dass es beim Kanülenwechsel zu Verletzungen mit Blutungen in die Atemwege kommen kann. Dem Rettungsfachpersonal sollte bekannt sein, ob die Trachealkanüle fast immer problemlos gewechselt werden kann. Oftmals kann bei guter Durchlässigkeit auf das Einsetzen einer Ersatzkanüle bis zum Erreichen des Transportzieles verzichtet werden. Grundsätzlich kann über ein sauberes Tracheostoma genauso beatmet werden wie über einen intakten Luftweg. Eine sterile **Wundversorgung** ist obligat.

Patienteneigene Hilfsmittel

Viele Patienten mit chronischen Störungen der Atemfunktionen sind auf Hilfsmittel wie CPAP-Geräte oder mobilen Sauerstoff angewiesen. Nach diesen sollte gezielt gefragt werden. Dabei ist auf spezielle Lagerungsvorschriften zu achten. So dürfen die meisten mobilen Sauerstoffgeräte nur aufrecht transportiert werden.

Heimbeatmete Patienten

Bei heimbeatmeten Patienten sollte vor Transportantritt immer überprüft werden, ob der KTW das richtige Transportmittel für sie darstellt. Oftmals existieren bei professionellen Krankentransportanbietern interne Vorschriften, die den Transport dieser speziellen Patientengruppe regeln.

Patienten mit Beeinträchtigungen von Herz-Kreislauf- und Gefäßsystem

Bei dieser Patientengruppe stehen zwei Problemstellungen im Vordergrund. Zum einen sind Patienten mit chronischen Herzerkrankungen in der Regel vermindert belastbar, zum anderen ist mit lokalen Durchblutungsstörungen und Veränderungen der Blutgerinnung zu rechnen. Siehe hierzu auch ➤ Kap. 13.

Allgemeine Besonderheiten bei Transfer und Transport

Eine verminderte Belastbarkeit erfordert oftmals einen sehr kleinschrittigen und gut strukturierten Patiententransfer. Die Patienten sollten bei jedem Arbeitsschritt aktiv mit einbezogen werden. Oftmals wissen sie am besten, welche Belastungen möglich sind und bei welchen sie Unterstützung benötigen. Regelmäßig erhalten Patienten mit kardial bedingten Belastungseinschränkungen Medikamente aus der Gruppe der **Diuretika,** die **harntreibend** wirken. Gerade bei längeren Fahrtstrecken sollte ein Toilettengang vor dem Transport ermöglicht werden.

Herzunterstützungssysteme

In seltenen Fällen werden Patienten mit schwerster Herzinsuffizienz mit **Herzunterstützungssystemen** versorgt (➤ Abb. 27.22). Diese bestehen aus einer implantierten Pumpe, die über ein Kabel mit einer Batterieeinheit verbunden ist. Dabei durchtritt das Kabel die Rumpfwand und stellt somit eine potenzielle Eintrittsstelle für **Krankheitserreger** in den Körper des Patienten dar. Ein gepflegter und sauberer Verband ist hier von großer Bedeutung. Außerdem ist es möglich, dass sich der Blutfluss in Abhängigkeit von der Funktionsweise der Pumpe

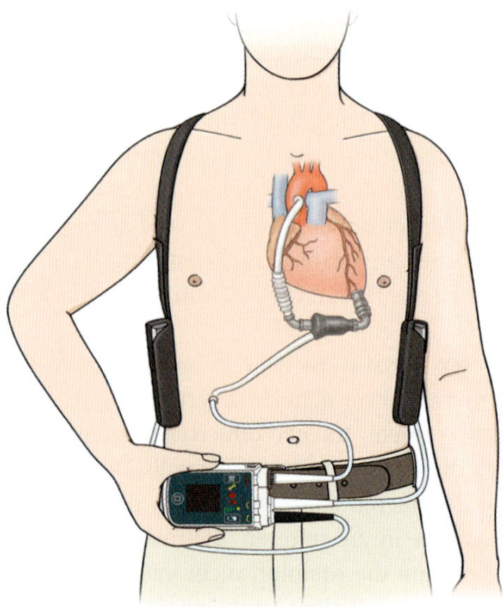

Abb. 27.22 Herzunterstützungssystem (LVAD) [T864]

verändert. Gegebenenfalls ist er so verfälscht, dass trotz vorhandener Herzarbeit **kein Puls** getastet werden kann. Dies sollte im Vorfeld mit dem Patienten besprochen werden. Auch ist an eine ausreichende Anzahl **Ersatzakkus** und das entsprechende Ladegerät zu denken, bevor der Transport eingeleitet wird.

Lagerung bei Störungen der Blutgerinnung und Gefäßverschlüssen

Gerinnungsstörungen sind im Krankentransport zumeist in Form einer herabgesetzten Gerinnungsfähigkeit des Blutes von Bedeutung. Patienten mit chronischen Herzerkrankungen, die regelhaft mit **gerinnungshemmenden Medikamenten** behandelt werden, und Patienten mit angeborenen Blutgerinnungsstörungen neigen zur schnellen Ausbildung von Hämatomen und sind entsprechend vorsichtig zu transportieren und zu lagern.

Lokale Durchblutungsstörungen können als arterielle oder als venöse Verschlüsse vorliegen. Bei Patienten mit chronischer arterieller Verschlusskrankheit sollten die betroffenen Extremitäten tief gelagert werden, um eine Restdurchblutung zu ermöglichen. Bei venösen Verschlüssen gilt, dass die Patienten nur dann mobilisiert werden dürfen, wenn dies ausdrücklich von einem Arzt bestätigt wurde. Andernfalls besteht das Risiko für ein sekundäres Auftreten einer **Lungenembolie.** Die betroffene Extremität sollte unterpolstert gelagert werden.

MERKE

Bei Unklarheiten im Umgang mit Patienten, die eine Venenthrombose aufweisen, ist es ratsam, sich gegen eine Mobilisation zu entscheiden, um das Risiko für den Patienten entsprechend gering zu halten.

Patienten mit Beeinträchtigungen der Sinne und der neurologischen Funktionen

Da der gesamte menschliche Organismus neurologischen Steuerungsprozessen unterliegt, ist diese Patientengruppe entsprechend vielfältig. So können z. B. Störungen von Bewegung, Wahrnehmung, Handlungsplanung, logischen Denkprozessen, Orientierung oder vegetativen Funktionen vorliegen und die Patientenversorgung bzw. -betreuung entsprechend aufwendig gestalten. Siehe hierzu auch ➢ Kap. 15 und ➢ Kap. 23.

Störungen der Wahrnehmung und Motorik

Die menschliche Wahrnehmung ist vielfältig. Neben dem **Tastsinn,** über den der Mensch Druck, Vibrationen oder Berührungen wahrnimmt, existiert eine Vielzahl anderer Sinne. Der **Gleichgewichtssinn** z. B. ermöglicht es dem menschlichen Organismus, die Stellung des Körpers im Raum wahrzunehmen. Mithilfe des **Sehsinns** können Licht und die damit transportierten Informationen visuell wahrgenommen werden. Nicht immer sind Störungen dieser Sinne neurologische Prozesse. Dennoch gelten bei allen Wahrnehmungsstörungen ähnliche pflegerische Prinzipien.

Störungen der **Motorik** können ebenfalls in einer Vielzahl möglicher Formen und Ausprägungen vorliegen. So steht bei einer Parkinson-Erkrankung die Störung des **Bewegungsantriebs** im Vordergrund, während bei Patienten mit einem Querschnittssyndrom die Bereiche des Körpers unterhalb einer Rückenmarksläsion anteilig oder vollständig **gelähmt** sind. Zudem sollte nicht vergessen werden, dass auch das Sprechen ein motorisch bedingter Vorgang ist.

Oftmals sind diese Erkrankungen von Dauer. Betroffene Patienten benötigen daher auf der einen Seite Unterstützung bei der Kompensation dieser Störungen, während sie auf der anderen Seite von einem möglichst umfassenden Erhalt ihrer Selbstständigkeit bei Transfer und Transport profitieren (➢ Tab. 27.5). Das Rettungsfachpersonal steht vor der Schwierigkeit, einen Kompromiss zwischen diesen beiden Aspekten zu finden. Es bietet sich an, den Unterstützungsbedarf während der Patientenübernahme aktiv zu erfragen. Dabei sollte stets zunächst der Patient angehört werden. Angehörige oder Pflegekräfte können weitere Informationen beitragen.

Störungen von Orientierung und Denken

Neben Veränderungen von Wahrnehmung und Motorik liegen bei vielen neurologischen Patienten Störungen **kognitiver und emotionaler Verarbei-**

Tab. 27.5 Unterstützung von Patienten mit Störungen von Wahrnehmung und Motorik

Gestörte Funktion	Beispiele	Mögliche Unterstützung
Sehen	• Grauer Star • Makuladegeneration • Diabetische Retinopathie	• Patienten, soweit gewünscht, bei Gehtransfer führen • Berührungen nur mit vorheriger Ansage bzw. Erlaubnis • Hindernisse im Weg des Patienten beiseite räumen • Dem Patienten durch Erklärungen ein „inneres Bild" der Gehstrecke vermitteln
Hören und Sprechen	• Gehörlosigkeit • Schwerhörigkeit • Aphasie • Z. n. Kehlkopfentfernung	• Alternative Kommunikationswege (Schrift, Handzeichen o. Ä.) nutzen • Bei Lippenlesern nicht langsamer oder betonter sprechen als gewöhnlich • Patienten kognitiv nicht unterschätzen • Ehrlich sein, wenn etwas nicht verstanden wurde
Motorik und/oder Sensibilität	• Halbseitenlähmung (Hemiparese) • Querschnittssyndrom • Parkinson-Erkrankung	• Patienteneigene Hilfsmittel (Gehstock, Rollator) nutzen • Unterstützung beim Transfer gewährleisten • Geduldiges Mobilisieren (insbesondere bei Parkinson-Patienten) • Keine Lagerung mit Einklemmung von Extremitäten durchführen • Kontrakturprophylaxe • Dekubitusprophylaxe
Gleichgewichtssinn	• Vestibulärer Schwindel • Gleichgewichtsstörungen aufgrund anderer Erkrankungen	• Langsame Mobilisation ermöglichen • Spuckbeutel bereithalten • Fahrweise an Patientenbedürfnisse anpassen • Gegebenenfalls Nachforderung eines RTW/NEF bei massiven Beschwerden
Aufmerksamkeit	• Neglect (Patienten nehmen eine Hälfte ihres Körpers und ihrer Umgebung nicht oder nur eingeschränkt wahr)	• Entsprechend angepasste und zugewandte Kommunikation • Kein Erzwingen einer Störungseinsicht • Ähnliches Vorgehen wie bei Patienten mit Hemiparese

tungsprozesse vor. Diese reichen von Demenzerkrankungen mit Veränderungen der Gedächtnisfunktionen bis hin zu Denkstörungen, die sich z. B. durch das Auftreten von Zwangsgedanken bemerkbar machen können. Mit Veränderungen im Denken und Erinnern geht meist auch eine nachlassende Toleranz für neue Umwelteinflüsse einher. Daraus folgt, dass für solche Patienten ein Krankentransport nicht selten eine größere **emotionale Belastung** darstellt. Kern der pflegerischen Arbeit mit diesen Patienten ist es daher, möglichst viel Ruhe in die Situation zu bringen und dem Patienten Zeit zu lassen. Die eigene Sprechweise sollte an die Bedürfnisse des Gegenübers angepasst werden. Dabei sollten die Betroffenen jedoch keinesfalls wie Kinder behandelt werden.

Insbesondere im Umgang mit dementen Patienten kann es zu **kommunikativen Missverständnissen** kommen. Diese können oftmals nicht durch Logik oder Versachlichung behoben werden. Sinnvoller ist es hier zu akzeptieren, dass die Betroffenen Situationen anders wahrnehmen und über sie denken als gesunde Patienten. Beide Seiten profitieren am meisten von einer zugewandten, wertschätzenden und entspannenden Kommunikationsstrategie des Rettungsfachpersonals.

Patienten mit Beeinträchtigungen des Bewegungsapparates

Im Krankentransport kommt es regelmäßig zum Kontakt mit Menschen, die unter Einschränkungen ihrer Mobilität durch Störungen des Bewegungsapparates leiden (➤ Kap. 18). Aufgrund der Vielzahl möglicher Ursachen ist zu unterscheiden, welche den vorliegenden Störungen zugrunde liegt.

Bei immobilen Patienten gilt generell, dass sie für das Auftreten bestimmter Störungen anfälliger sind als mobile Patienten:

- Infekte (z. B. Pneumonien)
- Verdauungsstörungen
- Thrombosen
- Kontrakturen
- Dekubiti

Dementsprechend ist es eine wesentliche Aufgabe von Pflegenden, die entsprechenden Prophylaxen durchzuführen und den Patientenzustand regelmäßig zu überwachen. Da im Rahmen eines Krankentransportes nur ein kurzer Zeitraum abgedeckt ist, sollte sich das Rettungsfachpersonal lediglich auf die Durchführung einer **Dekubitus-** und ggf. einer **Kontrakturenprophylaxe** konzentrieren. Bei teilmobilen Patienten sollte darauf geachtet werden, dass sie ihre verordneten Hilfsmittel, wie etwa Unterarmgehstützen, mitführen können. Regelmäßige Mobilisation sorgt bei diesen Patienten für eine Reduzierung des Risikos zur Entwicklung der genannten Störungen.

Gelegentlich kommt es vor, dass Patienten mit bestimmten Extremitätenverletzungen operativ mit einem sogenannten **Fixateur externe** versorgt werden (➢ Abb. 27.23). Diese Haltevorrichtung besteht aus in den Knochen gebohrten Metallstangen, die aus der Haut herausragen und untereinander verbunden sind. Der Umgang mit diesen Systemen ist in der Regel unkompliziert. Es sollte jedoch bedacht werden, dass ein erhöhtes **Infektionsrisiko** für diese Patienten vorliegt und dass sich das Gestänge beim Transfer irgendwo verhaken könnte. Insofern ist hier mit besonderer Vorsicht vorzugehen.

Patienten mit Schmerzen

Schmerzen stellen sowohl psychisch als auch physisch eine hohe Belastung des Organismus dar. Sie können dabei als **Symptom** einer Erkrankung bzw. Verletzung oder als eigenständige Störung **(Schmerzsyndrom)** vorliegen.

Zunächst muss festgestellt werden, ob es sich um chronische oder akute Schmerzen handelt. Beim Auftreten akuter Schmerzen gilt es zu entscheiden, ob diese Situation durch die Fahrzeugbesatzung bewältigt werden kann oder ob ein **Notfall** vorliegt, aus dem die entsprechenden Schlüsse gezogen werden müssen. Oftmals hängen die Schmerzen mit dem Transportanlass zusammen und können durch einfache Maßnahmen wie der Applikation von **Wärme** (z. B. durch eine vom Patienten mitgeführte Wärmflasche) oder durch eine Veränderung der **Lagerung** (z. B. Knierolle bei Patienten mit Schmerzen im Abdomen) gelindert werden. Daneben ist eine angemessene und zugewandte psychische Betreuung unumgänglich.

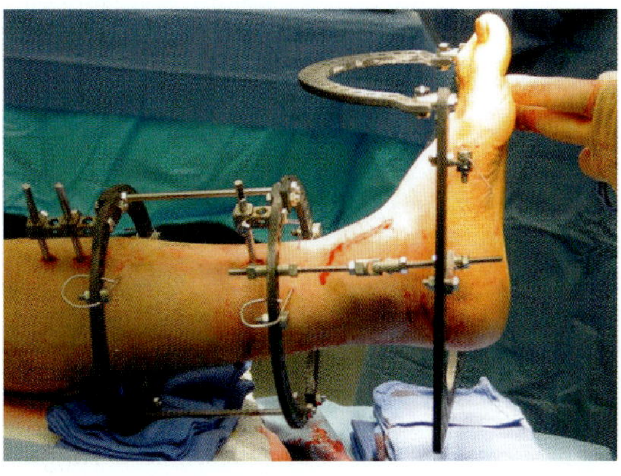

Abb. 27.23 Patient mit Fixateur externe [G591]

PRAXISTIPP

Bei chronischen Schmerzen erhalten die Patienten im Regelfall bereits Medikamente. Für das Auftreten sogenannter Schmerzspitzen ist oftmals eine Bedarfsmedikation angeordnet. Bei deren Einnahme kann das Rettungsfachpersonal Hilfestellung geben.

Patienten mit Infektionserkrankungen und Fieber

Die Körperkerntemperatur wird durch das Zusammenspiel von Wärmebildung und Wärmeabgabe konstant gehalten. **Fieber** ist als eine krankhafte Sollwertverstellung im Temperaturzentrum des Hypothalamus mit **Anstieg der Körperkerntemperatur auf über 38 °C** definiert (➢ 17.1). Viele Erkrankungen gehen mit Fieber einher. Fieber ist keine eigenständige Erkrankung, sondern eine Reaktion des Körpers auf äußere (z. B. Infektionen) oder innere (z. B. Tumoren) Einflüsse und zeigt lediglich an, dass der Organismus mit **Abwehraufgaben** belastet ist. Grundsätzlich sollten daher die Höhe und, wenn möglich, die Ursache jedes Fiebers geklärt werden.

ACHTUNG

Bei bestimmten Infektionen oder auch Fieber unklarer Herkunft sind ggf. Eigenschutzmaßnahmen des Personals erforderlich, um sich vor einer Ansteckung zu schützen und um die Krankheit nicht weiterzuverbreiten.

Weitere **Symptome** bei fiebernden Patienten sind:

- Müdigkeit und Schwäche
- Glieder- und Gelenkschmerzen
- Appetitlosigkeit

- Frösteln und Schüttelfrost
- Warme, gerötete Haut, trockene Lippen und Mundschleimhaut
- Herzrasen
- Schnelle, flache Atmung
- Schwitzen, z. T. mit starkem Flüssigkeitsverlust verbunden

Daher sollten diese Patienten zunächst vor weiterer Auskühlung geschützt werden. Bei fiebernden Patienten ist auf einen adäquaten **Flüssigkeitsersatz,** der häufig oral nicht zu gewährleisten ist, zu achten. Eine großzügige intravenöse Gabe balancierter Vollelektrolytlösungen ist in vielen Fällen angezeigt. Die **Überwachung des Temperaturverlaufs** während des Transportes ist durchzuführen. Blendende Lichtreize, die störend für den Patienten sind, sollten vermieden werden.

27.5 Fehlervorbeugung und besondere Situationen

27.5.1 Allgemeine Fehlervorbeugung

Fehler gehören sowohl im privaten als auch im beruflichen Alltag zur Normalität. Sie reichen von einfachen Kleinigkeiten, wie einer vergessenen Brille, die beim Transportabschluss gefunden wird und dem Patienten ohne großen Zeitverzug gebracht werden kann, bis hin zu einem möglichen Schaden für die Gesundheit des Patienten, weil eine leere Sauerstoffflasche übersehen wurde. Um Fehler zu vermeiden, bieten sich sowohl schriftliche Notizen als auch gedankliche **Ablaufschemata** an. Diese sollten idealerweise selbst erstellt und auf die jeweiligen Besonderheiten im eigenen Arbeitsumfeld angepasst werden. Da Krankentransporte zumeist ohne Zeitdruck geschehen, sollte das Team sich zwischenzeitlich aktiv auf die Anwendung von **Merkhilfen** und **Checklisten** konzentrieren. Eine schriftliche Fixierung der Merkhilfen kann helfen, diese auch in unübersichtlichen Situationen anwenden zu können (➤ Tab. 27.6).

27.5.2 Gepäcksicherung

Ein oftmals vernachlässigtes Thema ist die sachgerechte **Sicherung** von Gepäckstücken während des Patiententransportes. **§ 22 (1) der Straßenverkehrsordnung** regelt hierzu Folgendes:

„Die Ladung einschließlich Geräte zur Ladungssicherung sowie Ladeeinrichtungen sind so zu verstauen

Tab. 27.6 Beispiel einer modifizierten ABCDE-Anwendung zur Überprüfung der notwendigen Maßnahmen im Krankentransport

Kürzel	Mögliche Fragen
A (Airway)	• Ist der Atemweg potenziell bedroht (z. B. bei Tracheostomaträgern)? • Werden benötigte Hilfsmittel, wie etwa eine „künstliche Nase", für diese Patientengruppen mitgeführt? • Wird eine Absaugeinheit benötigt?
B (Breathing)	• Wird Sauerstoff benötigt? • Sind die Bordsauerstoffflaschen aufgedreht? • Sollte eine Pulsoxymetrie erfolgen? • Muss eine spezielle Lagerung erfolgen?
C (Circulation)	• Ist der Patient für die gewählte Transfertechnik ausreichend belastbar? • Muss eine spezielle Lagerung erfolgen?
D (Disability)	• Weist der Patient neurologische Einschränkungen auf? • Müssen Kommunikationshilfsmittel mitgeführt oder eingesetzt werden? • Müssen andere Hilfsmittel mitgeführt oder eingesetzt werden? • Muss eine spezielle Lagerung erfolgen?
E (Exposure/ Environment)	• Ist die Fahrzeugtemperatur angemessen? • Ist der Patient zugedeckt? • Sind etwaig vorhandene Katheter und Drainagen korrekt versorgt? • Ist das Transportmittel geeignet für den Patienten (z. B. bei stark adipösen Patienten)?

und zu sichern, dass sie selbst bei Vollbremsung oder plötzlicher Ausweichbewegung nicht verrutschen, umfallen, hin- und herrollen, herabfallen oder vermeidbaren Lärm erzeugen können. Dabei sind die anerkannten Regeln der Technik zu beachten."

Hierzu stehen in der Praxis verschiedene Systeme zur Verfügung. Mitarbeiter im Krankentransport sollten entsprechend in die Systeme eingewiesen sein und diese aktiv im Einsatzalltag anwenden. Wenn Patienten mehr Gepäck mitnehmen möchten, als gesichert werden kann, muss eine Alternativlösung für die Verbringung des Gepäcks zum Zielort gefunden werden. Dabei gilt, dass wichtigen Gepäckstücken, wie CPAP-Geräten oder Ersatzbatterien für Herzunterstützungssysteme, Vorrang vor anderem Gepäck einzuräumen ist. Oftmals gelingt hier eine Absprache mit dem Patienten und dessen Angehörigen.

27.5.3 Transportunterlagen

Die Transportunterlagen sind sowohl für den **Transportverlauf** als auch für die **Weiterbehandlung** des Patienten und die abschließende **Leistungsabrechnung** notwendig. Unbedingt sollte aktiv darauf geachtet werden, dass sie korrekt und vollständig ausgefüllt sind. Insbesondere bei Transportverordnungen ist dies wichtig, da sie fehlerhaft ausgefüllt von den Krankenkassen nicht akzeptiert werden müssen. Daneben kann es vorkommen, dass die **Wohnortangabe** auf dem Transportschein nicht mit dem tatsächlichen Wohnort übereinstimmt, z. B. in dem Fall, dass der Patient umgezogen ist, die Krankenkasse aber noch keine neue Versichertenkarte ausgestellt hat. Vorbeugend sollte bei Entlassungstransporten immer erfragt werden, ob die Zieladresse auch mit der tatsächlichen Anschrift übereinstimmt. Außerdem gehen insbesondere Versichertenkarten aufgrund ihrer Größe leicht verloren. Die Beschaffung von Ersatz ist für den Patienten oder dessen Angehörige mit Aufwand und Kosten verbunden. Durch aktives Ansprechen der Patientenunterlagen und ein **persönliches Übergeben** der Versichertenkarte während der Patientenübergabe kann dieses Risiko reduziert werden.

27.5.4 Begleitung durch andere Fachkräfte

Gelegentlich wird ein Krankentransport in bestimmten Einsatzsituationen durch andere Fachkräfte begleitet. Dies kann z. B. die betreuende **Hebamme** einer schwangeren Patientin oder aber eine **Bezugspflegekraft** der ambulanten Intensivpflege sein. Diese Situationen können äußert schwierig werden, denn nicht immer haben Mitarbeiter im Krankentransport und die erwähnten Fachkräfte dieselben Zielvorstellungen. Ziel von ambulanter Bezugspflege und Geburtsbegleitung ist neben der medizinischen Versorgung oftmals auch eine intensive **Bindungsarbeit,** die in einer großen Nähe zwischen der Fachkraft und ihren Patienten resultieren kann. Dies ist auf der einen Seite förderlich, kann aber auf der anderen Seite vom Rettungsfachpersonal als störend wahrgenommen werden, da sich dieses in seinem Arbeitsbereich nicht ernst genommen fühlen könnte. Unbedingt zu vermeiden sind Konkurrenzsituationen – sie haben im Regelfall einen nachteiligen Effekt auf die Qualität der Patientenversorgung. Es hilft, im Vorfeld gemeinsame Absprachen über die Versorgung während des Transportes zu treffen. Diese könnten sein:

- Die begleitende Fachkraft bleibt primärer Ansprechpartner des Patienten, die Transportverantwortung trägt allerdings das Rettungsfachpersonal.
- Entsprechend sollte die Fachkraft in der Nähe des Patienten sitzen dürfen.
- Die begleitende Fachkraft führt eine fundierte Übergabe durch, damit die fachliche Einschätzung des Patienten auf beiden Seiten möglichst identisch ist.
- Im Rahmen eines Notfalls tragen die Mitarbeiter des Krankentransportes die Handlungsverantwortung, da sie ihre Arbeitsmittel kennen und auf die Medizinprodukte eingewiesen sind. Der begleitenden Fachkraft kommt eine beratende Funktion zu.
- Die Mitarbeiter des Krankentransportes sagen zu, die Hilfe der Fachkraft bei Notfällen, die sich in ihrem Kompetenzbereich ereignen, in Anspruch zu nehmen. So ist z. B. die Hebamme während einer plötzlichen Geburt die kompetentere Ansprechpartnerin.

27.5.5 Begleitung durch Angehörige

Angehörigen sollte stets die Begleitung des Transportes ermöglicht werden. Dabei gilt es zu klären, ob diese auf dem **Beifahrersitz** oder einem **Begleiterstuhl** im Patientenraum befördert werden. Oftmals existieren hierfür bei den jeweiligen Krankentransportanbietern interne Richtlinien. Es sollte bedacht werden, dass Angehörige in der Interaktion mit den beförderten Patienten nicht selten für Unruhe sorgen, die ein Zeichen von Überforderung oder großer Sorge darstellt. Zumeist werden sie daher auf dem Beifahrersitz befördert. In bestimmten Fällen bietet sich eine unmittelbare Nähe zwischen Patient und Angehörigen allerdings auch an:

- Kinder sind ohne ihre Eltern zumeist verängstigt.
- Sehr unruhige Patienten können durch Angehörige oft effektiv beruhigt werden.
- Bei Patienten mit Kommunikationsbarrieren können Angehörige als Vermittler dienen.
- Bei Palliativpatienten können Angehörige Sorgen und Schmerzen durch ihre bloße Anwesenheit unter Umständen erträglicher machen.

27.5.6 Spezielle Patientengruppen im Krankentransport

Neben Techniken zur pflegerischen Versorgung bestimmter Erkrankungsbilder im Krankentransport sollte das betreuende Team des Krankentransportes außerdem erweiterte Kenntnisse in Bezug auf einige spezielle Patientengruppen haben.

Dialysepatienten

Insbesondere in Städten werden Dialysepatienten regelmäßig im Rahmen von Krankentransporten angetroffen, da sie mehrfach in der Woche zur Dialysebehandlung befördert werden müssen. Sie stellen je nach Schwere der Grunderkrankung eine sehr heterogene Patientengruppe dar. Zu einigen Dialysepatienten entsteht mit der Zeit ein sehr persönliches und vertrautes Verhältnis. Bei anderen wiederum kann die starke **Abhängigkeit,** in der sie sich befinden, zu Stimmungsschwankungen und Missmut führen, was von den Mitarbeitern des Krankentransportes zwar ernst genommen, jedoch nicht persönlich aufgefasst werden sollte. Nach einer Dialysebehandlung ist auf die Kreislaufsituation des Patienten zu achten, da ihr **Wasser-Elektrolyt-Haushalt** während der Dialyse beeinflusst wird.

Psychiatrische Patienten

Psychiatrische Patienten stellen eine ebenfalls häufige Patientengruppe im Krankentransport dar. Es gilt zu unterscheiden, ob die psychiatrische Erkrankung auch der **Anlass des Transportes** ist oder lediglich als **Nebenbefund** vorliegt.

Menschen mit psychiatrischen Erkrankungen werden häufig mit **Vorurteilen** und **Stigmatisierungen** konfrontiert, die im Krankentransport nicht zum Tragen kommen dürfen. Der Kontakt sollte stets zugewandt und freundlich sein. Irritierendes Verhalten der Patienten sollte von den betreuenden Fachkräften wahrgenommen, aber nicht verurteilt werden. In den seltensten Fällen erwächst durch dieses Verhalten eine Gefahr für das Personal. Sollte es dennoch dazu kommen, können Methoden der Deeskalation angewendet werden. Weitere Kräfte sollten bei Bedarf nachgefordert werden.

Schwangere Patientinnen

Die meisten Schwangeren werden durch ihre Angehörigen in die Klinik gebracht. Im Rahmen eines Krankentransportes werden Schwangere befördert, bei denen mit **Komplikationen** zu rechnen ist oder bei denen die **Geburt bereits eingesetzt** hat. Dies kann mit Ängsten und Sorgen aufseiten der Patientin und ihres Lebenspartners einhergehen, die beachtet werden sollten. Oftmals hilft es, im Vorfeld im Zielkreißsaal anzurufen, die Ankunft voranzumelden und etwaige **Besonderheiten** zu erfragen. Einen Überblick bietet auch der **Mutterpass,** an den unbedingt gedacht werden sollte. Im Falle eines Not- oder Zwischenfalls während des Transportes sollten weitere Kräfte nachgefordert werden.

Onkologische Patienten

Patienten mit Krebserkrankungen stellen eine weitere heterogene Gruppe in der Krankenbeförderung dar. Sie alle haben gemeinsam, dass sie von einer Erkrankung betroffen sind, die mit großen **Ängsten** verbunden ist. Eine angemessene sozial-emotionale Betreuung ist obligat. Tumorerkrankungen können mit verschiedensten körperlichen Beschwerden einhergehen. So sind **Anämien** und **Muskelabbau,** die mit einer verminderten Belastungsfähigkeit einhergehen, keine Seltenheit. Auch können, insbesondere im Zusammenhang mit ambulanten Chemo- oder Strahlentherapien, starke **vegetative Symptome** wie Übelkeit, Erbrechen oder Durchfälle auftreten, auf die das Rettungsfachpersonal vorbereitet sein sollte. Daneben kann es bei diesen Therapieformen zu Schäden an den **Schleimhäuten** kommen, die als sehr unangenehm empfunden werden. Ein weiterer zentraler Aspekt in der Betreuung von onkologischen Patienten sind **Schmerzen.** Diese sind entsprechend ernst zu nehmen.

Adipöse Patienten

Die Zahl der adipösen Patienten nimmt in Deutschland in den letzten Jahrzehnten stark zu. So wiesen bei der **Mikrozensus-Zusatzerhebung** in Deutschland im Jahr 2009 15,7 % der Männer und 13,8 % der Frauen einen BMI von 30 oder höher auf.

Oftmals werden diese Menschen mit starken Vorurteilen konfrontiert. Inzwischen weiß man jedoch, dass die Ursachen für Übergewicht nicht nur in einem fehlerhaften Ess- und Bewegungsverhalten, sondern auch in einer Vielzahl anderer Ursachen, wie genetischen oder hormonellen Faktoren, begründet liegen.

Bei adipösen Patienten sind insbesondere Transfer und Transport erschwert, da konventionelle Transport- und Transferhilfsmittel nicht immer für die entsprechenden Gewichtsbelastungen ausgelegt sind. Zu diesem Zweck werden in immer mehr Regionen Deutschlands spezielle Transportmittel mit einer entsprechenden Zusatzausstattung vorgehalten. Beim Transport in regulären KTW ist die Fahrweise entsprechend anzupassen, da viele Patienten gewichtsbedingt verstärkt Probleme durch die Krafteinwirkungen bei Kurvenfahrten oder Bremsmanövern bekommen. Daneben leiden adipöse Patienten oftmals unter begleitenden Erkrankungen, die bei ihrer Beförderung berücksichtigt werden müssen.

Frisch operierte Patienten

Die Anzahl ambulant operierter Patienten nimmt stetig zu. Bei diesen Patienten bestehen grundsätzlich dieselben Risiken wie bei jedem anderen operierten Patienten. Zu nennen sind hier eine erhöhte **Thrombose-, Embolie-, Blutungs- und Infektionsgefahr.** Daher ist eine ausführliche Patientenübergabe bei Übernahme des Patienten erforderlich. Neben dem Krankheitsbild sowie einer Information über den durchgeführten Eingriff müssen dem Rettungsfachpersonal sowohl die potenziellen Risiken als auch notwendige **Verhaltensregeln** erläutert werden. Vor allem die **Medikation** während der Operation und möglicherweise im Anschluss daran sollte vor Beginn des Transportes geklärt werden. Treten während des Transportes Komplikationen auf, so muss als mögliche Ursache immer der durchgeführte operative Eingriff in Betracht gezogen und umgehend geeignete Hilfe, z. B. durch eine Notarztnachalarmierung, angefordert werden.

ACHTUNG

Patienten, die nach einer ambulanten Operation noch nicht ausreichend wach und kontaktfähig sind, sollten erst transportiert werden, wenn dieser Zustand überwunden ist.

27.5.7 Umgang mit Notfällen im Krankentransport

Notfälle im Krankentransport sind nicht alltäglich, kommen aber in regelmäßigen Abständen vor. Oftmals hängen sie mit der Grunderkrankung des Patienten oder dem Transportanlass zusammen. Zunächst gilt hier zu entscheiden, ob die Situation durch das anwesende Personal bewältigt werden kann oder ob weitere Hilfe benötigt wird.

Viele Krankentransportanbieter haben Verfahrensanweisungen für Notfallsituationen erstellt, die zurate gezogen werden können. Einige grundsätzliche Verhaltensregeln sind jedoch immer zu bedenken.

Zunächst erfolgt initial eine Untersuchung nach dem **ABCDE-Schema** mit einhergehender Behandlung bestimmter Störungen. Viele Patienten profitieren schon von einfachen Techniken, wie der Applikation von **Sauerstoff** oder der Anpassung der **Lagerung.** Sollte die Fahrt unterbrochen werden, ist darauf zu achten, den KTW so abzustellen, dass keine **Gefahr** für die Insassen durch den fließenden Verkehr besteht. Nachrückenden Kräften muss der genaue **Standort** des Fahrzeugs mitgeteilt werden, damit eine reibungslose Patientenübernahme gewährleistet werden kann. Bis dahin sollte eine engmaschige **Überwachung** der Vitalzeichen durchgeführt werden. Kommt es zu einem Herz-Kreislauf-Stillstand, muss an den Einsatz des **AED** sowie adäquate und unterbrechungsarme **Thoraxkompressionen** gedacht werden. Basismaßnahmen haben wegen der begrenzten Ressourcen im Krankentransportwagen den absoluten Vorrang vor einer weitergehenden Therapie.

Wiederholungsfragen

1. Nennen Sie die möglichen Formen des Krankentransportes. (➢ 27.1.1)
2. Beschreiben Sie, auf welcher Grundlage die Verordnung von Krankentransporten erfolgt. (➢ 27.1.1)
3. Erläutern Sie die „4 Es der therapeutischen Kommunikation". (➢ 27.1.4)
4. Beschreiben Sie den Ablauf eines Krankentransportes anhand der einzelnen Einsatzphasen. (➢ 27.2)
5. Worauf ist bei einem rückenschonenden Anheben eines Patienten zu achten? (➢ 27.3.1)
6. Wann dürfen Sie den Rautek-Griff nicht anwenden? (➢ 27.3.3)
7. Nennen Sie mindestens drei Transferhilfsmittel und erläutern Sie den Umgang mit ihnen. (➢ 27.3.4)
8. Nennen Sie die Ursachen, die zur Entstehung eines Dekubitus führen. (➢ 27.4.1)
9. Welche Maßnahmen ergreifen Sie zur Vermeidung von Dekubiti auf einem Langzeittransport? (➢ 27.4.1)
10. Wie sollten die betroffenen Gelenke eines Patienten mit Kontrakturen möglichst gelagert werden? (➢ 27.4.1)
11. Welche Gefahr ist beim liegenden Patienten bei der Verabreichung von Nahrung und Flüssigkeit deutlich erhöht? (➢ 27.4.1)
12. Erläutern Sie den Umgang mit einem Dauerkatheter während eines Krankentransportes. (➢ 27.4.1)
13. Welche Maßnahmen müssen bei einem verschlossenen Tracheostoma ergriffen werden? (➢ 27.4.2)
14. Nennen Sie die Besonderheiten im Umgang mit Herzunterstützungssystemen. (➢ 27.4.2)
15. Erläutern Sie zwei mögliche Wege, um Fehlern im Verlauf eines Krankentransportes vorzubeugen. (➢ 27.5.1)
16. Mit welchen Komplikationen müssen Sie beim Transport ambulant operierter Patienten rechnen? (➢ 27.5.6)

KAPITEL

28

Sinan Özmen

Einsatztaktik und Einsatzorganisation

Die Tätigkeit im Rettungsdienst verlangt ein hohes Maß an medizinischem Fachwissen und die Fähigkeit, komplexe Einsatzsituationen unter hohem Entscheidungs- und Handlungsdruck zu erfassen. Aus dieser ersten Situationserfassung muss eine sinnvolle Vorgehensweise abgeleitet werden. Dazu sind Kenntnisse in Einsatztaktik und Einsatzorganisation vor allem in besonderen Einsatzlagen, z. B. Großschadensereignisse oder Massenanfall von Verletzten, unerlässlich.

Im alltäglichen Einsatzgeschehen sind insbesondere bei der **Fahrzeugaufstellung** an der Einsatzstelle grundlegende Punkte zu beachten. Das Rettungsmittel muss so positioniert werden, dass es nachrückenden Kräften möglich ist, die Einsatzstelle ebenfalls zu erreichen oder zu passieren. Die Fahrzeugaufstellung ist so zu wählen, dass die Einsatzkräfte in Gefahrensituationen den Einsatzort schnellstmöglich verlassen können.

Bei Einsätzen mit der Feuerwehr, z. B. bei Wohnungsbränden, ist darauf zu achten, dass ausreichend Fläche für den Löschzug vorhanden ist. Insbesondere bei der Rettung von Menschen über Hubrettungsfahrzeuge (z. B. Drehleiter) der Feuerwehr muss eine ausreichende Stellfläche vorhanden sein. Bei Hilfeleistungseinsätzen, bei denen Patienten durch die Feuerwehr mit hydraulischem Rettungsgerät aus dem Fahrzeug befreit werden müssen, muss ausreichend Raum um das verunfallte Fahrzeug verfügbar sein, da dort die Gerätschaften der Feuerwehr direkt zum Einsatz gebracht werden und der Brandschutz sichergestellt werden muss.

28.1 Führung im rettungsdienstlichen Einsatz

Die sinnvolle, speziell auf die Lage im rettungsdienstlichen Einsatz abgestimmte Vorgehensweise im Rahmen eines Gesamtkonzepts zur Einsatzabwicklung wird in der Führungslehre als **Taktik** bezeichnet.

MERKE

Rettungstaktik ist der zielgerichtete Einsatz von Menschen und Material in einem Rettungsdiensteinsatz, wobei Aufwand und Nutzen in einem vernünftigen Verhältnis zueinander stehen müssen.

Taktisches Ziel jedes Rettungsdiensteinsatzes ist die Abwendung einer Lebensgefahr von den Betroffenen, wobei die **Einsatzführung** häufig unter Zeit- und Öffentlichkeitsdruck in einer ungeklärten Situation stattfinden muss. Viele unterschiedliche Einflussgrößen erschweren die Entscheidungsfindung und damit die Führung der Einsatzkräfte. **Entscheidungsfindung** unter Stress ist nur möglich, wenn die Einflussgrößen, wie in ➤ Abb. 28.1 dargestellt, systematisch analysiert und verarbeitet werden.

Der Führende muss **umgehend** und **absolut** entscheiden. Das verlangt klare **Regeln** und von jedem am Einsatz Beteiligten nachvollziehbare **Führungsmechanismen.** Da Führung im Einsatz trotz unterschiedlicher Einsatzsituationen wiederkehrenden Gesetzmäßigkeiten unterliegt, kann man diese in ei-

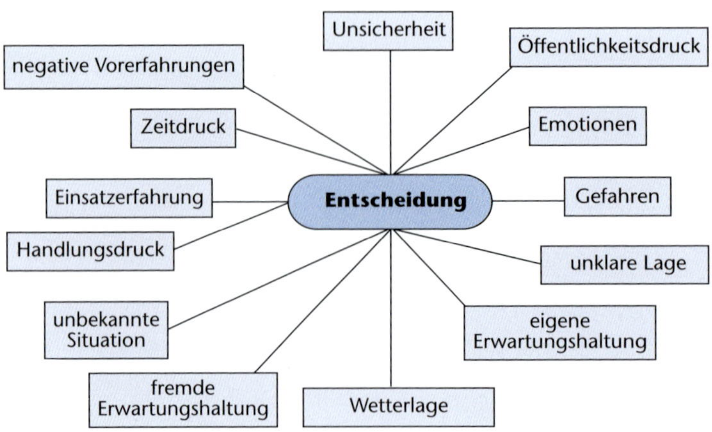

Abb. 28.1 Entscheidungsfindung [L157]

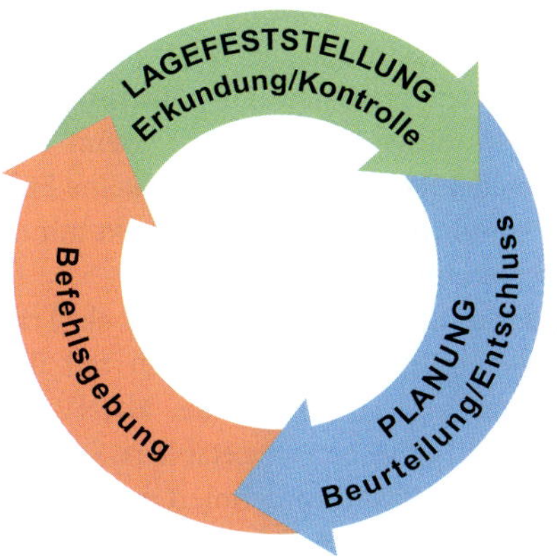

Abb. 28.2 Führungskreis [L231]

nem **Algorithmus** bzw. einem Regelkreis darstellen. Der Algorithmus zur taktischen Einsatzführung wird als **Führungskreis** (➤ Abb. 28.2) bezeichnet.

Führungskreis

Der Führungskreis macht Einsatzabläufe vergleichbar und vereinfacht die Informationsbeschaffung, Informationsbeurteilung und Entscheidungsfindung. Durch seine Anwendung wird verhindert, dass vorschnell Entschlüsse in die Tat bzw. in einen Befehl oder eine Anweisung umgesetzt werden. Bei systematischer Vorgehensweise anhand des Führungskreises werden z. B. im Rahmen der **Lagefeststellung** ausschließlich Informationen zur Schadenslage gesammelt.

Die **eigene Lage,** als Bestandteil der Lagefeststellung, ergibt sich u. a.

- aus der momentan zur Verfügung stehenden Menge an Rettungsmitteln,
- aus der Anzahl und Qualifikation des Rettungsfachpersonals und
- den zur Verfügung stehenden Ressourcen im Einsatzbereich.

Erkundung

Das Mittel zur systematischen und umfassenden **Informationssammlung,** die der Entscheidungsfindung dient, ist die Erkundung.

MERKE

Aus rettungsdienstlicher Sicht erforderliche Informationen zur Erkundung:
- Art und Umfang des Geschehens
- Besondere Gefahren
- Anzahl der Verletzten
- Schweregrad der Verletzungen
- Zugänglichkeit der Verletzten

Ist die Lageerkundung abgeschlossen, werden die Erkundungsergebnisse beurteilt. Mit in die **Lagebeurteilung** sollen das Wetter an der Einsatzstelle, der Einsatzort und die Einsatzzeit einfließen. Aus der Beurteilung der Lage resultiert die **Entscheidung** für oder gegen eine oder mehrere Maßnahmen. So könnte z. B. eine Entscheidung sein, zunächst nicht zu behandeln, sondern mit dem Feuerlöscher des RTW den Entstehungsbrand eines Pkw zu bekämpfen. Eine weitere Entscheidung könnte sich auf die Ordnung des Einsatzraums, also auf die Fahrzeugaufstellung, und den Einsatz weiterer Rettungskräfte beziehen.

Rückmeldung

Spätestens nach Beurteilung der Lage muss eine Rückmeldung an die **Leitstelle** erfolgen, falls dies erforderlich ist. Dem **Disponenten** in der Leitstelle ist es oftmals bis zu dieser ersten Rückmeldung nicht möglich, die Lage vor Ort klar einzuschätzen.

MERKE

Die Rückmeldung an die Leitstelle enthält mindestens folgende Informationen:
- Funkkennung und Einsatzort
- Art und Umfang des Geschehens
- Besondere Gefahren
- Anzahl schwer verletzter und leicht verletzter Patienten
- Zugänglichkeit der Patienten
- Nachforderung
- Bereitstellungsraum Rettungsmittel

Die **Einsatzentscheidung** wird in eine Anweisung oder einen Befehl umgesetzt und an die Einsatzkräfte weitergegeben. Grundsätzlich ist der Führungskreis in jedem Rettungsdiensteinsatz nutzbar und sollte vor jeder Entscheidungsfindung durchlaufen werden. Durch die Form „Kreis" soll dargestellt werden, dass der Führungskreis immer wieder durchlaufen werden muss. Erkundung, Beurteilung, Befehlsgebung und Kontrolle sind **kontinuierliche Aufgaben** des Führenden. Nur so sind rettungsdienstliche Lagen in ihrer gesamten Dynamik und Komplexität zu erfassen und zu beherrschen.

Vor allem bei sehr komplexen Einsatzlagen ist es notwendig, den Führungskreislauf kontinuierlich zu durchlaufen, um Befehle und daraus folgende Maßnahmen zielgerichtet beurteilen zu können.

28.2 Massenanfall von Verletzten und Erkrankten

Eine besondere rettungsdienstliche Lage ist der Massenanfall von Verletzten und/oder Erkrankten (MANV, ➤ Abb. 28.3). Innerhalb kürzester Zeit sieht sich der einzelne Rettungssanitäter und Rettungsassistent mit einer nicht mehr durch ihn allein zu versorgenden Anzahl von Patienten konfrontiert. Rettungsdienstliche **Großschadenslagen** treten mit zunehmender Industrialisierung und Technisierung unseres Lebens gehäuft auf. Eine zusätzliche, konkrete Gefährdungslage besteht seit einigen Jahren durch **Terrorakte,** die zu Großschadenslagen mit einem nicht mehr kalkulierbaren Umfang führen können.

Trotz etablierter Führungsstrukturen im Rettungsdienst, z. B. durch die Einrichtung Leitender-Notarzt-Systeme, entsteht ein **„führungsfreies Intervall"** an diesen Einsatzstellen, wenn die zuerst eintreffenden Rettungsdienstkräfte keine Führungsaufgaben wahrnehmen, sondern direkt mit der Patientenversorgung beginnen.

Die Kreise und kreisfreien Städte als Träger des Rettungsdienstes haben zusammen mit den Leistungserbringern entsprechende MANV-Konzepte für die Versorgungsbereiche etabliert. So werden bestimmte Einsatzlagen vordefiniert und nach MANV-Stufen klassifiziert (➤ Tab. 28.1 als Beispiel). Den Stufen wird eine Anzahl von verletzten Personen zugeordnet und in den Leitstellen werden die MANV-Stufen mit zugeordneten Rettungsmitteln hinterlegt. Diese Konzepte ermöglichen die bedarfsgerechte Vorplanung und Strukturierung bei Großschadenslagen.

Die Anzahl der Patienten, die den MANV-Stufen zugeordnet werden, ist regional unterschiedlich. Maßgeblicher Faktor sind die potenziellen Gefahren

Tab. 28.1 MANV-Stufen

MANV-Stufe	Anzahl verletzter Patienten
MANV I	5–10 verletzte/erkrankte Personen
MANV II	11–20 verletzte/erkrankte Personen
MANV III	20–50 verletzte/erkrankte Personen
MANV IV/ ÜMANV	> 50 verletzte/erkrankte Personen

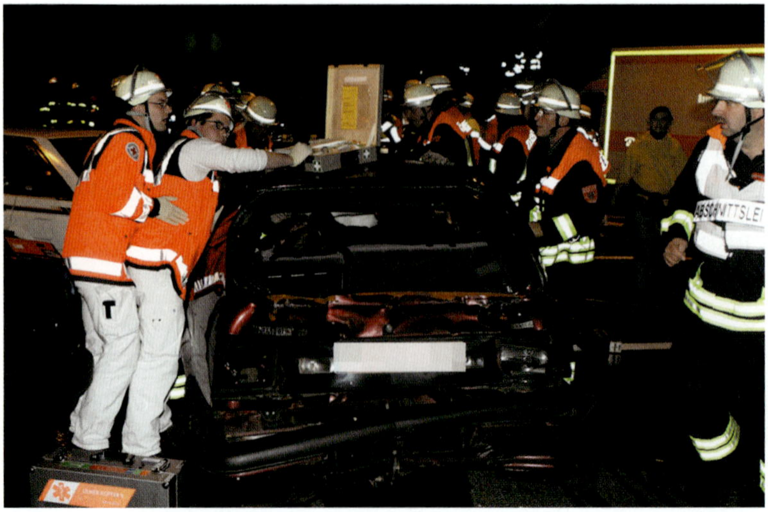

Abb. 28.3 Massenanfall von Verletzten in einem Autobahntunnel [U133]

im Rettungsdienstbereich (z. B. Industrieanlagen, Infrastruktur, hohe Verkehrsströme). In ländlich geprägten Versorgungsbereichen können Einsätze zügiger zu einem MANV-Einsatz erhöht werden, da eine hohe Anzahl von Verletzten die Rettungsmittel aus dem Regelrettungsdienst stark fordert.

Ersteintreffende rettungsdienstliche Kräfte

Der Erfolg der Abwicklung eines Massenanfalls von Verletzten hängt in hohem Maße von der **Qualität** der Einsatzführung, der **Disziplin** der ersteintreffenden rettungsdienstlichen Einsatzkräfte (➤ Abb. 28.4) und den klaren **Strukturen** im Einsatzraum ab. Selbstverständlich ergeben sich viele Entscheidungen im täglichen Rettungseinsatz aus der Einsatzerfahrung der täglichen Routine heraus. Die Entscheidungsprozesse laufen zu einem großen Teil unbewusst ab. Das ersteintreffende Rettungsmittel legt den Grundstein für den Einsatzerfolg und übernimmt organisatorische und einsatztaktische Aufgaben.

Wird die Situation aber komplexer und unübersichtlicher, z. B. bei einem Massenanfall von Verletzten, greifen die in der täglichen Einsatzpraxis erworbenen Führungserfahrungen nur noch bedingt. Aufgrund der geringen Häufigkeit dieser Einsätze fehlen den Mitarbeitern im Rettungsdienst meist bewährte Handlungsmuster für diese Situationen, sodass hier jeder einzelne Schritt zur Einsatzabwicklung neu überlegt und geplant werden muss. Gerade dann kommt es auf eine **klare und eindeutige Führung** an, um in dieser für alle Einsatzkräfte neuen, unübersichtlichen und umso beschwerlicheren Situation das rettungsdienstliche Ziel zu erreichen.

MERKE

Der Massenanfall von Verletzten führt zu einem Missverhältnis zwischen benötigten und tatsächlich vorhandenen Einsatzkräften und Einsatzmitteln.

Dieser Fall tritt schon bei allen Einsatzlagen auf, innerhalb derer z. B. die Besatzung eines Notarzteinsatzfahrzeuges oder Rettungswagens mit mehreren Verletzten im Rahmen eines Verkehrsunfalls konfrontiert wird. Führung in einer solchen Situation wird dadurch erschwert, dass der überwiegende Anteil rettungsdienstlicher Arbeit in der Regel **individualmedizinisch** geprägt ist. Taktische und medizinische Maßnahmen sowie strategische Ziele sind auf einen Patienten ausgerichtet. In der Lage „Massenanfall von Verletzten“ aber trifft das Rettungsfachpersonal auf eine Vielzahl Verletzter in einer nicht überschaubaren Szene. Das **rettungsdienstliche Ziel** besteht jetzt darin, einer möglichst großen Anzahl von Betroffenen das Überleben zu sichern und sich nicht nur auf einen Patienten zu konzentrieren. Dazu ist eine von der individualmedizinischen Versorgungs- und Einsatzstrategie abweichende Vorgehensweise erforderlich.

Grundsätzliche Vorgehensweise

Bei Massenanfällen von Verletzten sind Unterschiede in den Unfallmechanismen, den Betroffenen und

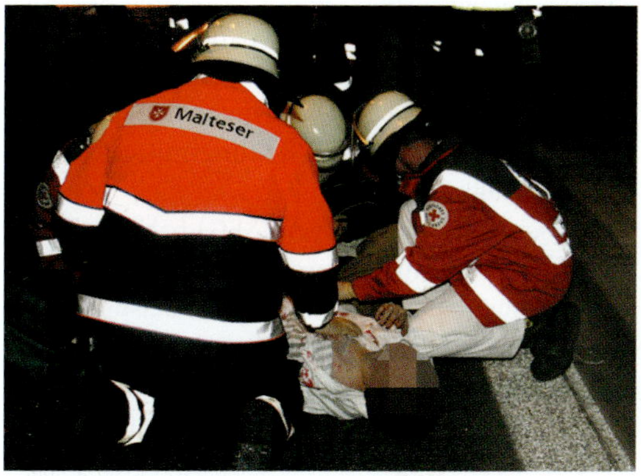

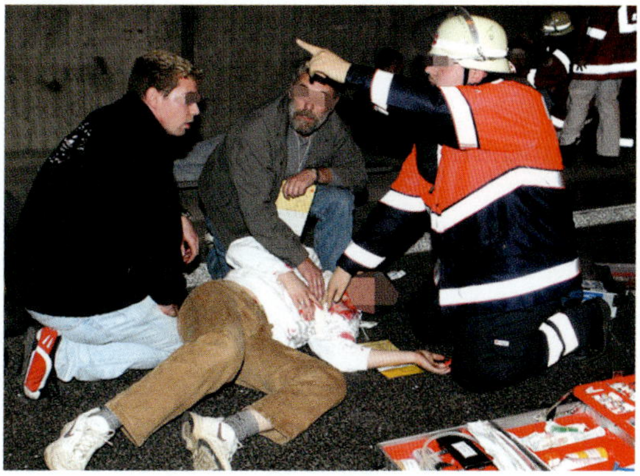

Abb. 28.4 Ersteintreffende Einsatzkräfte [O429]

den Rahmenbedingungen festzustellen. Für ersteintreffende Rettungsdienstkräfte lässt sich jedoch eine **grundsätzliche Vorgehensweise** bestimmen, die taktisch sinnvoll erscheint.

MERKE

Regeln für ersteintreffende Rettungsdienstkräfte

- Lage auf Sicht an die Leitstelle
- Keine Individualmedizin, keine Patientenversorgung
- Sichtbar die Einsatzleitung übernehmen
- Einsatzstellen-/Lageerkundung
- Besondere Gefahren beachten
- Rückmeldung an die Leitstelle
- Vorhandene Kräfte einteilen
- Raumordnung für nachrückende Kräfte planen
- Sichtung aller Patienten, z. B. durch den ersten Notarzt
- Delegation der Patientenversorgung
- Übergabe an Einsatzleitung, wenn vor Ort eingetroffen

Abhängig vom Umfang der Einsatzlage wird eine **Einsatzleitung** gebildet, die den bisher führenden Rettungsdienstmitarbeiter aus der Führungsverantwortung nimmt. In den meisten Bundesländern regeln die **Rettungsdienstgesetze** (➤ 26.2.2) die Zusammensetzung der Einsatzleitung bei einem Massenanfall von Verletzten. Die **Gesamteinsatzleitung** liegt jedoch immer bei einem Gesamteinsatzleiter, der als **Technischer/Örtlicher Einsatzleiter** (TEL/ÖEL) bezeichnet wird. Der Gesamteinsatzleiter kann bei einer Berufsfeuerwehr ein Beamter des höheren Dienstes, ein Mitglied der Kreis- oder Stadtbrandinspektionen oder eine Führungskraft der zuständigen Verwaltungsbehörde sein. Allen ist gemeinsam, dass sie bereits im Vorfeld eines Schadensereignisses von der zuständigen Gebietskörperschaft (Stadt oder Landkreis) für ihre Führungsaufgabe bestellt worden sind.

Führungsstrukturen Rettungsdienst

Der **Einsatzleiter der Feuerwehr** arbeitet bei Großschadensereignissen eng mit der **Sanitätseinsatzleitung** (SanEL) zusammen (➤ Abb. 28.5). Die Sanitätseinsatzleitung umfasst den **Leitenden Notarzt** (LNA) und den **Organisatorischen Leiter Rettungsdienst** (OrgL).

Die **Sanitätseinsatzleitung** wird in die gesamte Führungskonstellation der Gesamt- oder örtlichen

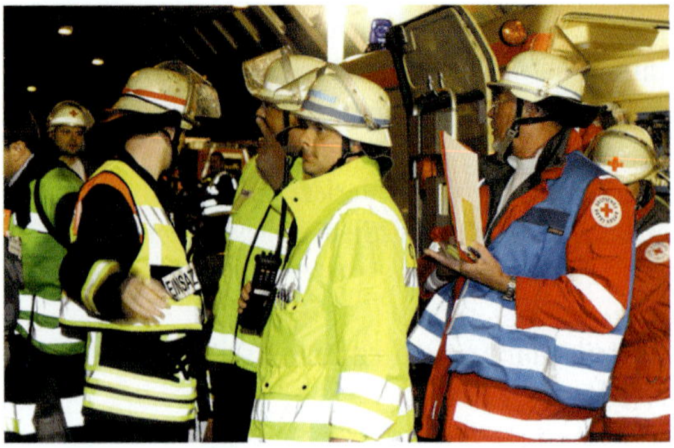

Abb. 28.5 Einsatzleiter Feuerwehr und Sanitätseinsatzleitung (SanEL) [U133]

Einsatzleitung integriert. Aufgaben des **Leitenden Notarztes** sind die Führung und Lenkung der medizinischen Einsatzkräfte, wobei er v. a. den medizinischen Einsatz leitet und in medizinisch-organisatorischen Aufgaben tätig wird. Der **Organisatorische Leiter Rettungsdienst** leitet den Einsatz im taktisch-organisatorischen Bereich, z. B. Sicherstellung der Kommunikation, Anlage und Betrieb von Behandlungs- und Krankenwagenhalteplätzen, Nachforderung weiterer Rettungsmittel, Kommunikation mit der Leitstelle über die Verfügbarkeit von Krankenhausbetten und Führung des Rettungsfachpersonals.

Ergänzend kommen, je nach Struktur des Landkreises oder der kreisfreien Stadt, rettungsdienstliche **Schnelleinsatzgruppen** (SEG) zum Einsatz (➤ 26.5.1). Diese verfügen über Personal- und Materialressourcen, mit denen die Leistungsfähigkeit des Rettungsdienstes optimiert werden kann. Gleichzeitig werden durch ihren Einsatz die Versorgung und/oder der Transport einer größeren Anzahl von Verletzten sichergestellt. Neben der direkten Unterstützung am Schadensort können Schnelleinsatzgruppen auch als Reserve eingesetzt werden, um den Regelrettungsdienst zu unterstützen, sofern qualifiziertes Personal und Rettungsmittel zur Verfügung stehen.

Die Schnelleinsatzgruppen (SEG) haben z. T. unterschiedliche Aufgabenschwerpunkte (➤ Tab. 28.2). Neben den unten aufgeführten Beispielen gibt es weitere Schnelleinsatzgruppen mit spezieller Aufgabenprägung. Die Kräfte der Schnelleinsatzgruppen sind überwiegend ehrenamtlich organisiert; sie werden aber z. T. auch durch dienstfreies hauptamtliches Personal ergänzt.

Tab. 28.2 Schnelleinsatzgruppen

SEG	Aufgabenschwerpunkt
Sanität	Behandlung von Patienten, Einrichtung einer Patientenablage. Errichtung von Behandlungsplätzen (BHP 25, BHP 50)
Transport	Beförderung von Patienten von dem Behandlungsplatz in ein Krankenhaus
Betreuung und Verpflegung	Betreuung von unverletzten Patienten und Versorgung mit Verpflegung
Führungsunterstützung	Unterstützung der örtlichen oder technischen Einsatzleitung mit Personal und materiellen Ressourcen

Tab. 28.3 Sichtungskategorien

Sichtungskategorie	Kennfarbe	Vitaler Bedrohungsgrad
SK I	Rot	vital bedroht, sofortige Behandlung
SK II	Gelb	schwer verletzt, dringende Behandlung
SK III	Grün	leicht verletzt, spätere oder ambulante Behandlung
SK IV	Blau	hoffnungslos, Betreuung und Analgesie unerlässlich

Sichtung

Da bei einem Massenanfall von Verletzten die zeitgleiche Versorgung aller Patienten nicht möglich ist, müssen **Kriterien** geschaffen werden, die eine **Versorgungsreihenfolge** festlegen. Diese Sortierung der Patienten unter medizinischen Gesichtspunkten bezeichnet man als Sichtung (➤ Abb. 28.6).

Neben der Erkundung zur Feststellung der Gesamtlage gehört die Sichtung der Patienten zu einer der **wichtigsten rettungsdienstlichen Aufgaben** im Rahmen eines Massenanfalls von Verletzten. Die Sichtung ist eine rein ärztliche Maßnahme und wird entweder durch den ersteintreffenden Notarzt oder den Leitenden Notarzt durchgeführt. Der Rettungsdienst kann den Notarzt bei der Sichtung unterstützen. Durch die „Sichtung“ aller Patienten wird deren vitaler Bedrohungsgrad festgestellt und gleichzeitig, mit Zuordnung des Patienten in eine der vier folgenden **Sichtungskategorien** (SK), dessen **Behandlungspriorität** festgelegt. Die Kennfarbe entspricht der Farbkennzeichnung auf der **Verletztenanhängekarte** (➤ Tab. 28.3).

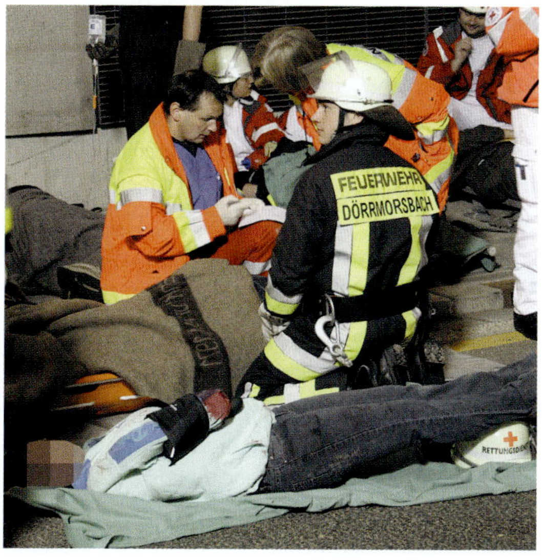

Abb. 28.6 Sichtung der Patienten [O429]

Um alle Patienten in einem vertretbaren Zeitrahmen sichten zu können, soll die Sichtung pro Patient maximal zwei Minuten in Anspruch nehmen und ohne diagnostische Hilfsmittel erfolgen. Anschließend wird das **Sichtungsergebnis** auf einer geeigneten Verletztenanhängekarte dokumentiert und diese am Patienten befestigt. Die Versorgung der so gekennzeichneten, gesichteten und registrierten Patienten erfolgt dann an hierfür speziell z. B. durch eine SEG eingerichteten Plätzen.

Damit bei der Sichtung die schwer verletzten Patienten möglichst schnell identifiziert und markiert werden können, kommen Algorithmen zur Anwendung. Nach dem **PRIOR-Algorithmus** (primäres Ranking zur initialen Orientierung im Rettungsdienst) untersucht der Notarzt mit Unterstützung des Rettungsdienstes die Patienten und vergibt nach den Untersuchungsergebnissen die Verletztenanhängekarte mit der Sichtungskategorie.

28.3 Leitstelle

Nicht nur im Rahmen eines Massenanfalls von Verletzten oder Erkrankten, sondern auch im täglichen Rettungsdienst- und Krankentransporteinsatz obliegt die Führung aller Rettungsmittel der Leitstelle eines Landkreises oder einer kreisfreien Stadt.

Leitstellentypen

Aufgrund unterschiedlicher geschichtlicher Entwicklungen und politischer Entscheidungen haben sich in den Bundesländern verschiedene **Leitstellenformen** mit unterschiedlichen Aufgabenstellungen etabliert:

- Rettungsleitstellen
- Feuerwehrleitstellen oder Feuerwehreinsatzzentralen
- Integrierte Leitstellen
- Kooperative Leitstellen

Rettungsleitstellen, die ausschließlich im Rahmen der rettungsdienstlichen Gesetzgebung tätig werden, koordinieren die Einsätze des Rettungsdienstes und Krankentransporteinsätze. Unter Umständen nehmen sie über die **Notrufnummer 112** auch Einsatzlagen der Feuerwehr an und geben diese nach Alarmierung der Feuerwehr an die zuständige Feuerwehreinsatzzentrale oder Feuerwehrleitstelle weiter.

Da durch die Auftrennung der Leitstellen für Rettungsdienst und Feuerwehr viele Synergieeffekte verloren gehen, werden zukünftig in der **Integrierten Leitstelle** beide Dienste zusammengefasst. Die Mitarbeiter der Integrierten Leitstellen verfügen sowohl über eine feuerwehrtechnische als auch eine rettungsdienstliche Ausbildung. Diese wird durch eine leitstellenspezifische Weiterbildung ergänzt.

Seit einigen Jahren gibt es auch in Deutschland **kooperative Leitstellen.** Diese sind für alle Notrufe von Rettungsdienst, Feuerwehr und Polizei zuständig und entsprechend sind Feuerwehr, Rettungsdienst und Polizei auch gemeinsam in einer Leitstelle tätig. Formal und technisch sind dabei die beiden Bereiche der polizeilichen und nichtpolizeilichen Gefahrenabwehr zwar noch getrennt, aber durch räumliche und organisatorische Maßnahmen (z. B. „Tisch an Tisch" bzw. Glaswände mit Verbindungstüren) ist ein gemeinsames und engeres Zusammenarbeiten aller drei Bereiche möglich, wodurch Hilfeersuchen und Einsatzabwicklung besser und integrierend bearbeitet werden können. Aufgrund der unterschiedlichen Farben von Polizei, Feuerwehr und Rettungsdienst spricht man auch von „bunten" Leitstellen.

Leitstellenaufgaben

Das Personal der Leitstelle nimmt die Notrufe entgegen, bewertet die Notrufmeldung und alarmiert geeignete Einsatzkräfte. Im Rettungsdienst ist die Leitstelle den eingesetzten Rettungskräften **weisungsbefugt;** ausgenommen davon sind lediglich medizinische Entscheidungen. Demgegenüber fungiert die **Leitstelle der Feuerwehr** als reine Alarmierungs- und Unterstützungszentrale. Der Feuerwehreinsatz wird vor Ort vom Einsatzleiter der Feuerwehr geführt, die Leitstelle wird lediglich unterstützend tätig.

Neben den typischen Leitstellenaufgaben, wie Notrufabfrage, Alarmierung der Einsatzkräfte, Heranführung der Kräfte an die Einsatzstelle, Durchführung der Nachalarmierungen und Verständigung anderer Dienststellen, werden von den meisten Leitstellen auch **„sonstige Leitstellenaufgaben"** wahrgenommen, wie:

- Entgegennahme Hausnotruf
- Bereitschaftsdienst Ärzte und Apotheken
- Handwerkernotdienste
- Telefonvermittlung

Eine weitere Aufgabe der Disponenten in der Leitstelle ist die Anleitung einer Reanimation über das Telefon. Stellt sich im Rahmen des strukturierten Abfrageschemas in einem Notrufgespräch heraus, dass es sich am Einsatzort um eine reanimationspflichtige Person handelt, wird neben der Disponierung der Rettungsmittel parallel die **Telefonreanimation** angeleitet. Dabei erklärt der Disponent dem Anrufer genau, welche Schritte dieser einzuleiten hat, und ist dabei ein durchgehender Ansprechpartner. Die Telefonreanimation wird fortgeführt, bis die alarmierten Rettungsmittel am Einsatzort eintreffen und die Reanimation übernehmen.

Leitstellenausstattung

Die Leitstelle ist 24 Stunden an 365 Tagen im Jahr besetzt und über verschiedene Kommunikationswege an die Außenwelt angebunden. Zunächst finden sich die drahtgebundenen **Kommunikationsmittel** wie Telefon und Fax, darüber hinaus das drahtlose Kommunikationsmittel Funk. Etwa 90 % der Leitstellen in Rettungsdienst und Feuerwehr arbeiten EDV-gestützt mit einem **Einsatzleitrechner.** Über diesen werden alle Alarmierungen durchgeführt. Die Datenbanken unterstützen den Disponenten weiterhin bei der Zuordnung der Rettungsmittel zu den Einsätzen mithilfe einer **Alarm- und Ausrückordnung.** Hierin wird über ein **Einsatzstichwort,** z. B. „Hausunfall", eine bereits im Vorfeld festgelegte **Rettungsmittelkette** zur Alarmierung, z. B. auch in Abhängigkeit vom Einsatzort und der Tageszeit, vorgeschlagen. Die letztendliche Entscheidung zur Alarmierung trifft jedoch immer der Disponent.

Wiederholungsfragen

1. Was verstehen Sie unter dem Begriff „Taktik?" (➤ 28.1)
2. Wozu dient der Führungskreis und welche Stationen beinhaltet er? (➤ 28.1)
3. Welche Bedeutung kommt der Führung durch ersteintreffende Kräfte beim Massenanfall von Verletzten zu? (➤ 28.2)
4. Welche Regeln gelten für ersteintreffende Kräfte bei einem Massenanfall von Verletzten? (➤ 28.2)
5. Was verstehen Sie unter einer Integrierten Leitstelle? (➤ 28.3)

KAPITEL

29 Gefahrenlehre, Brandbekämpfung, Gefahrgutunfälle

Sinan Özmen

Neben der Behandlung und vor allem der Beförderung von Patienten sind im Rettungsdienst viele weitere Aufgaben zu bewältigen. Dabei bildet das Themengebiet der Gefahrenlehre einen großen Teil der Aus- und Weiterbildung zur Schaffung eines ausgeprägten Gefahrenbewusstseins, zur Sensibilisierung für die Wahrnehmung und Auswertung von Gefahrensignalen und zur Bildung von Verhaltensmustern für gefährliche Situationen. Ziel der Gefahrenlehre ist es, Gefahren zu erkennen, Gefahren zu bewältigen und Gefahren zu vermeiden.

29.1 Gefahren der Einsatzstelle

Der größte Teil rettungsdienstlicher Einsätze hat ausschließlich die Abwendung einer akuten Lebensgefahr für den Notfallpatienten zum Ziel. In der Regel ist der Patient frei zugänglich. Jedoch kommt es immer wieder zu Einsatzlagen, die zunächst der **technischen Rettung** des Patienten bedürfen. An diesen Einsatzstellen sind besondere Gefahren zu erwarten. Hier steht zunächst nicht die medizinische Versorgung im Vordergrund, sondern die Abwägung, ob eine Annäherung an den Patienten für das Rettungsfachpersonal überhaupt möglich ist. Unter subjektiv empfundenem Zeit- und Handlungsdruck ist es schwierig, zunächst eine **Risikoanalyse** zu erstellen und nicht dem Handlungsdruck nachzugeben. Eine Möglichkeit der systematischen Erfassung möglicher Gefahren der Einsatzstelle stellt das **Gefahrenschema** dar.

MERKE

Gefahrenschema (4A-1C-4E-Regel)

A temgifte
A usbreitung
A tomare Gefahren
A ngstreaktionen
C hemische Gefahren
E lektrizität
E xplosion
E insturz
E rkrankung/Verletzung

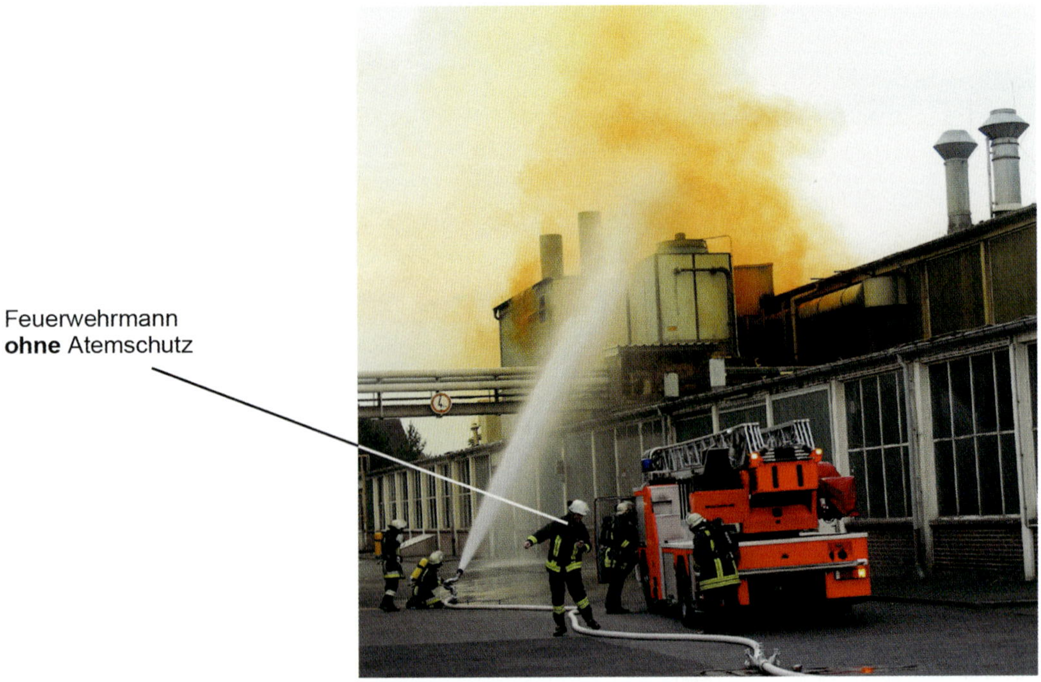

Abb. 29.1 Giftgasunfall mit Austritt von Nitrose-Gasen [O429]

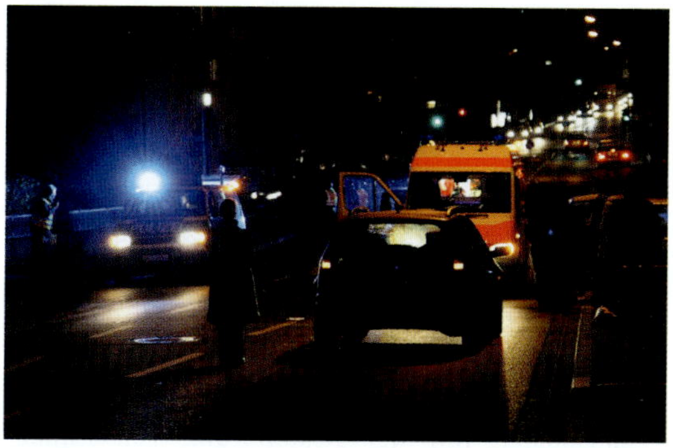

Abb. 29.2 Einsatzstelle bei Nacht – Person im Bereich der nicht abgesicherten Einsatzstelle [O429]

Je nach Literatur wird die 4A-1C-4E-Regel durch Hinzufügen von

- **A** bsturz
- **B** iologische Gefahren
- **E** rtrinken/Wassergefahren

zur 5A-1B-1C-5E-Regel erweitert. Das Gefahrenschema hilft bei konsequenter Anwendung, mögliche Gefahren der Einsatzstelle zu erkennen und, falls der Rettungsdienst über entsprechende Möglichkeiten verfügt, sich davor zu schützen. Im Folgenden sind beispielhafte **Einsatzsituationen** aufgeführt, um zu verdeutlichen, wie das Gefahrenschema eingesetzt werden kann (➤ Abb. 29.1, ➤ Abb. 29.2, ➤ Abb. 29.3).

BEISPIEL

Beispiele für Gefahren an Einsatzstellen

- **Atemgifte:** Wohnungsbrände, Fahrzeugbrände, Unfälle in Schwimmbädern
- **Ausbreitung:** alle Brandeinsätze, auslaufende Flüssigkeiten, Infektionskrankheiten
- **Atomare Gefahren:** Straßenverkehr, radiologische Arztpraxen, Industriegebäude
- **Angstreaktionen:** Verkehrsunfälle, Massenveranstaltungen
- **Absturz:** Höhenrettung, Absturzsicherung
- **Biologische Gefahren:** Infektionserkrankungen, Tiere
- **Chemische Gefahren:** Unfälle auf den Verkehrsträgern, Industrieanlagen, Lagerhallen
- **Elektrizität:** Bahnunfälle, Betriebsunfälle, Hausunfälle
- **Explosion:** Gasausströmung, Brandeinsätze, Unfälle mit gefährlichen Stoffen
- **Einsturz:** Unfälle auf Baustellen, Gebäudeeinstürze, Hochbauunfälle
- **Erkrankung/Verletzung:** bei allen vorstehenden Beispielen möglich
- **Ertrinken/Wassergefahren:** Tauch- und Wassersport

Die Gefahren der Einsatzstelle wirken sowohl auf die **Einsatzkräfte** als auch auf die **betroffenen Personen.** An jeder Einsatzstelle ist abzuwägen, ob das Gefährdungspotenzial ein Risiko für die Einsatzkräfte darstellt oder der Zugang zum Patienten ohne Eigengefährdung möglich ist. Im Zweifelsfall ist das Eintreffen der **Feuerwehr** abzuwarten.

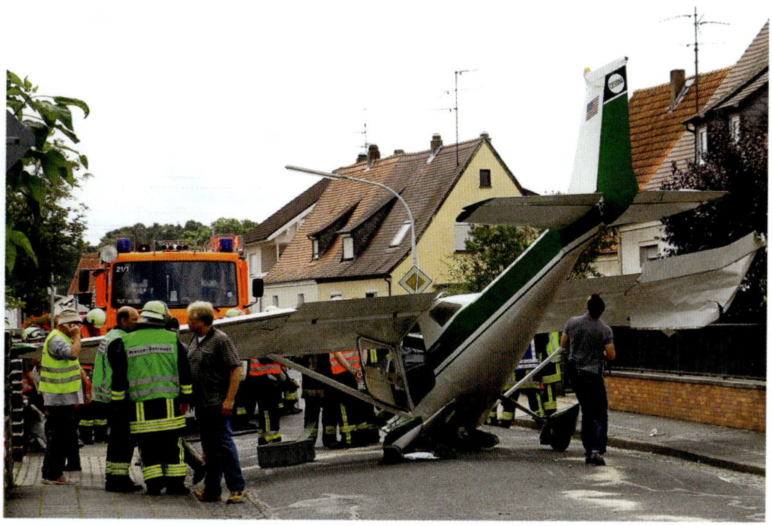

Abb. 29.3 Person unter nicht gesichertem Heck (Spaltbildung) [O429]

29

29.2 Zusammenarbeit an der Einsatzstelle

Besonders im Bereich der **technischen Rettung** ist die Zusammenarbeit mit der **Feuerwehr** erforderlich. Hier kann es unter Umständen zu Konflikten kommen, wenn Rettungsdienst und Feuerwehr voneinander abweichende Vorstellungen zur Einsatzabwicklung haben und in unterschiedlichen Führungsstrukturen agieren. Grundsätzlich ist der **Einsatzleiter der Feuerwehr** im Bereich der Einsätze mit technischer Rettung auch **Gesamteinsatzleiter** und trägt somit die Verantwortung für alle Entscheidungen im Einsatzverlauf. Um die Zusammenarbeit möglichst reibungslos zu gestalten, sollten folgende **Regeln** beachtet werden:

- Nach Eintreffen umgehend beim Einsatzleiter melden
- Gemeinsame Lagefeststellung/Lagebeurteilung
- Ablauf der rettungsdienstlichen Versorgung festlegen
- Ablauf der technischen Rettung festlegen
- Festlegung der Raumstrukturen an der Einsatzstelle

Immer wieder stellt sich die **Fahrzeugaufstellung** an gemeinsamen Einsatzstellen als problematisch dar. Grundsätzlich müssen die Fahrzeuge der Feuerwehr direkt an die Einsatzstelle heranfahren können und verlassen die Einsatzstelle erst nach Einsatzende. Für die **Fahrzeuge des Rettungsdienstes** gilt daher der Grundsatz, die Fahrzeuge in ausreichendem Abstand zur Einsatzstelle zu positionieren. Diese Vorgehensweise stellt sicher, dass alle Rettungsmittel auch während des Einsatzes mit Patienten die Einsatzstelle ungehindert verlassen können.

29.3 Brandbekämpfung

Wie kaum eine andere Gefahr an der Einsatzstelle erfordert ein **Entstehungsbrand** (➤ Abb. 29.4 und ➤ Abb. 29.5) sofortiges und entschlossenes Eingreifen des Rettungsfachpersonals. Gerade wenn Personen durch das Feuer gefährdet und nur durch Eigengefährdung zu befreien sind, kann das Eintreffen der Feuerwehr nicht abgewartet werden. Das dem Rettungsfachpersonal immer zur Verfügung stehende Löschgerät ist der **Feuerlöscher,** ein sogenanntes **Kleinlöschgerät.**

Nach DIN EN 1789 befindet sich auf jedem Rettungswagen ein **Pulverlöscher** mit 8 kg Löschpulvervorrat. Das Löschmittel Pulver wird durch gespeicherte oder bei Inbetriebnahme erzeugte Druckenergie ausgestoßen. Feuerlöscher dienen grundsätzlich nur der Bekämpfung von Entstehungsbränden. Aufgrund des begrenzten Vorrats an Löschmittel haben sie nur eine Löschdauer von wenigen Sekunden. Diese Tatsache bedingt die Einhaltung einiger weniger taktischer **Grundregeln,** um den größtmöglichen Löscherfolg zu erzielen.

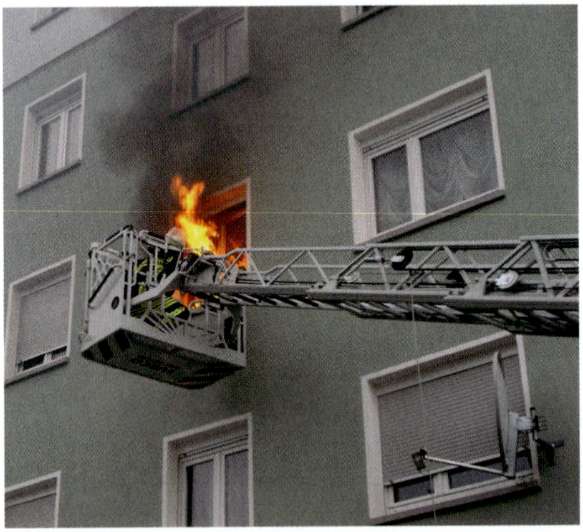

Abb. 29.4 Zimmerbrand [O429]

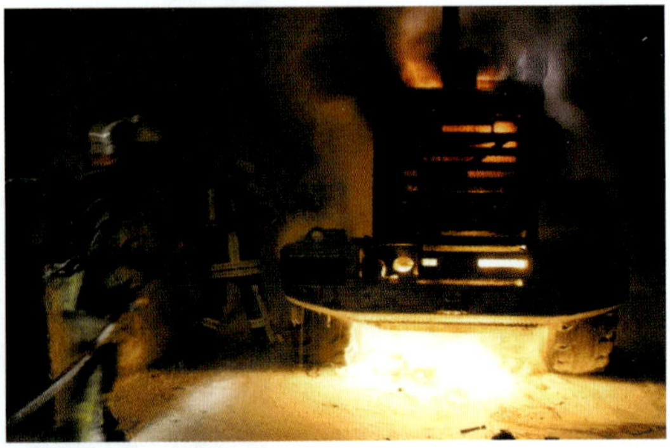

Abb. 29.5 Radladerbrand [O429]

MERKE

Taktische Regeln für die Brandbekämpfung

- Immer mit der Windrichtung vorgehen!
- Löschmittel von vorne und unten beginnend in die Flammen einbringen!
- Löschmittel gezielt auf den Brandherd geben!
- Löschmittel stoßweise aufbringen!
- Löschmittelreserven für Rückzündungen bereithalten!

Neben dem Pulverlöscher in verschiedenen Größen kommen, je nach Brandklasse, auch Kohlendioxidlöscher, Wasserlöscher und Schaumlöscher sowie Löscher mit speziellen Löschmitteln für besondere Gefährdungspotenziale zum Einsatz. Um die Löschmittel den verschiedenen Brandgeschehen eindeutig zuordnen zu können, wurden alle brennbaren Stoffe verschiedenen **Brandklassen** zugeteilt.

MERKE

Brandklasseneinteilung

- Brandklasse A: brennbare feste Stoffe
- Brandklasse B: brennbare flüssige/flüssig werdende Stoffe
- Brandklasse C: brennbare Gase
- Brandklasse D: brennbare Leichtmetalle
- Brandklasse F: Fettbrände

Das **Ablöschen von Personen** ist bei allen aufgeführten Löschmitteln unbedenklich; die zur Anwendung kommenden Löschmittel sind nicht gesundheitsschädlich. Sie sollten jedoch nicht direkt im Gesichtsbereich eingesetzt werden. Sowohl die mechanische als auch die löschmittelspezifische Wirkung (es könnte z. B. feinkörniges Löschpulver ins Auge gelangen) können nachteilige Folgen in Form von Reizungen der Schleimhäute und der Augen für den Patienten haben. Das Einatmen der Brandgase oder die thermischen Verletzungen durch das Feuer sind als höhere Gefahr für den Patienten einzuordnen. Durch rasches und überlegtes Handeln lässt sich jeder Entstehungsbrand unter Kontrolle bringen. Dazu ist der sichere Umgang mit dem Feuerlöscher, neben dem taktischen Wissen zur Brandbekämpfung, Voraussetzung für den Erfolg.

29.4 Gefahrgutunfälle und Rettungsdienst

Im Rettungsdienst kommt es immer wieder zu Einsätzen, bei denen die Vorgehensweise im **Umgang mit gefährlichen Stoffen und Gütern** bekannt sein muss, z. B. im Rahmen von Unfällen im Straßenverkehr oder in gewerblichen Bereichen. Da diese Einsätze selten sind, fehlen dem Rettungsdienstpersonal oftmals entsprechende Bewältigungsstrategien. Hinzu kommen Gefahren, die nicht direkt erkennbar sind und daher übersehen werden können.

Es sind Situationen denkbar, in denen Patienten mit gefährlichen Stoffen in Berührung gekommen sind. Patienten können eingeklemmt und/oder schwer verletzt, aber für den Rettungsdienst, bedingt durch die Gefährlichkeit der transportierten Güter, nicht zugänglich sein. In diesen Einsatzlagen sind die enge Zusammenarbeit mit der Feuerwehr, Basiswissen im Umgang mit gefährlichen Stoffen und Gütern sowie eine klar strukturierte Vorgehensweise von entscheidender Bedeutung für den rettungsdienstlichen Einsatzerfolg.

Unter dem Kürzel CBRN lassen sich die in ➤ Tab. 29.1 aufgeführten Gefahrstoffgruppen klassifizieren.

29.4.1 Kennzeichnung gefährlicher Stoffe und Güter

Gefährliche Stoffe und Güter begegnen dem Rettungsdienst im Bereich nahezu aller Verkehrsträger, insbesondere aber auf der Schiene und der Straße. Etwa 60 % aller gefährlichen Stoffe und Güter werden auf der Straße transportiert. Der übrige Teil er-

Tab. 29.1 Gefahrstoffe

Buchstabe	Gefahrstoffe
C	chemisch
B	biologisch
R	radioaktiv
N	nuklear

folgt über Bahn und Seewege. Der **Transport** erfolgt grundsätzlich in zwei Formen:

- als **Stückgut** (flüssig, fest oder gasförmig) auf entsprechenden Lastkraftwagen oder
- als **Flüssigkeit** oder **Gas** in Tankfahrzeugen.

Unter bestimmten Bedingungen unterliegen Transporte gefährlicher Stoffe und Güter einer **Kennzeichnungspflicht.** Die Kennzeichnung wurde mittlerweile EU-weit vereinheitlicht, sodass auch das von Fahrzeugen aus Anrainerstaaten ausgehende Gefahrenpotenzial eindeutig klassifizierbar ist. In der Praxis bleibt die Stoffidentifikation dennoch ein großes Problem, da die Kennzeichnung durch Spediteure und Fahrer nicht in jedem Fall konsequent eingehalten wird.

Kennzeichnung an der Verpackung

Die Kennzeichnung eines Gefahrgutes erfolgt an der Verpackung mittels eines **Gefahrenzettels.** Hierbei handelt es sich um ein auf die Spitze gestelltes Quadrat. Darauf findet sich ein meist eindeutiges Symbol, das die vom Stoff ausgehende Gefahr beschreibt (➤ Abb. 29.6). Bei Tankfahrzeugen oder Aufsetztanks sind ein oder mehrere Gefahrenzettel auch am Tank angebracht.

Kennzeichnung am Transportfahrzeug

Unter bestimmten Voraussetzungen ist auch eine Kennzeichnung des Transportfahrzeuges erforderlich. Diese erfolgt über eine in zwei Hälften geteilte orangefarbene **Warntafel.** In der oberen Hälfte steht die Nummer zur Kennzeichnung der Gefahr und in der unteren Hälfte die Nummer zur Kennzeichnung des Stoffes (➤ Abb. 29.7).

Gefahrkennzeichnung

Die Nummer zur Kennzeichnung der Gefahr besteht aus zwei oder drei Ziffern. Die Verdopplung einer Ziffer weist auf die Zunahme der Gefahr hin. Die erste Ziffer beschreibt die **Hauptgefahr,** die zweite Ziffer die **Nebengefahr.** Wenn die Gefahr eines Stoffes ausreichend von einer einzigen Ziffer angegeben werden kann, wird dieser Ziffer eine Null angefügt.

Das **„X“** vor der Gefahrnummer weist darauf hin, dass der Stoff in gefährlicher Weise mit **Wasser** reagiert. Die Kennzeichnung mit dem Buchstaben „X“ hat auch rettungsdienstliche Bedeutung: Kontaminierte Patienten dürfen nicht mit Wasser dekontaminiert werden. Ist ein Patient mit einer so gekennzeichneten Substanz kontaminiert, ist er auch schnellstmöglich gegen Regen zu schützen.

Findet sich an einem **Stückgutfahrzeug** oder einem **Tanklastzug** eine leere, aber sichtbare orange Warntafel, werden auf diesem Fahrzeug unterschiedliche gefährliche Stoffe und Güter transportiert. Soweit es sich um Fahrzeuge mit mehreren Kammern handelt, ist an Tanklastzügen seitlich an jeder Kammer eine weitere Warntafel mit der Kennzeichnung des Stoffes in der jeweiligen Kammer montiert. Bei Stückgutfahrzeugen findet sich die Stoffkennzeichnung am Stückgut auf der Ladefläche.

MERKE

Bedeutung der Warntafel-Kennziffern

2: Entweichen von Gas durch Druck oder durch chemische Reaktion
3: Entzündbarkeit von flüssigen Stoffen (Dämpfen) und Gasen
4: Entzündbarkeit fester Stoffe
5: oxydierende (brandfördernde) Wirkung
6: Giftigkeit
7: Radioaktivität
8: Ätzwirkung
9: Gefahr einer spontanen heftigen Reaktion
0: ohne Bedeutung

Stoffkennzeichnung

Die Nummer zur Kennzeichnung des Stoffes besteht immer aus vier Ziffern, mit Ausnahme der Kennzeichnung von Explosivstoffen und explosionsfähigen Stoffen, die lediglich mit drei Ziffern dargestellt werden. Die **Identifikation** des Stoffes erfolgt mithilfe von **Datenbanken** oder in **Nachschlagewerken,** die jeweils in den Leitstellen vorgehalten werden.

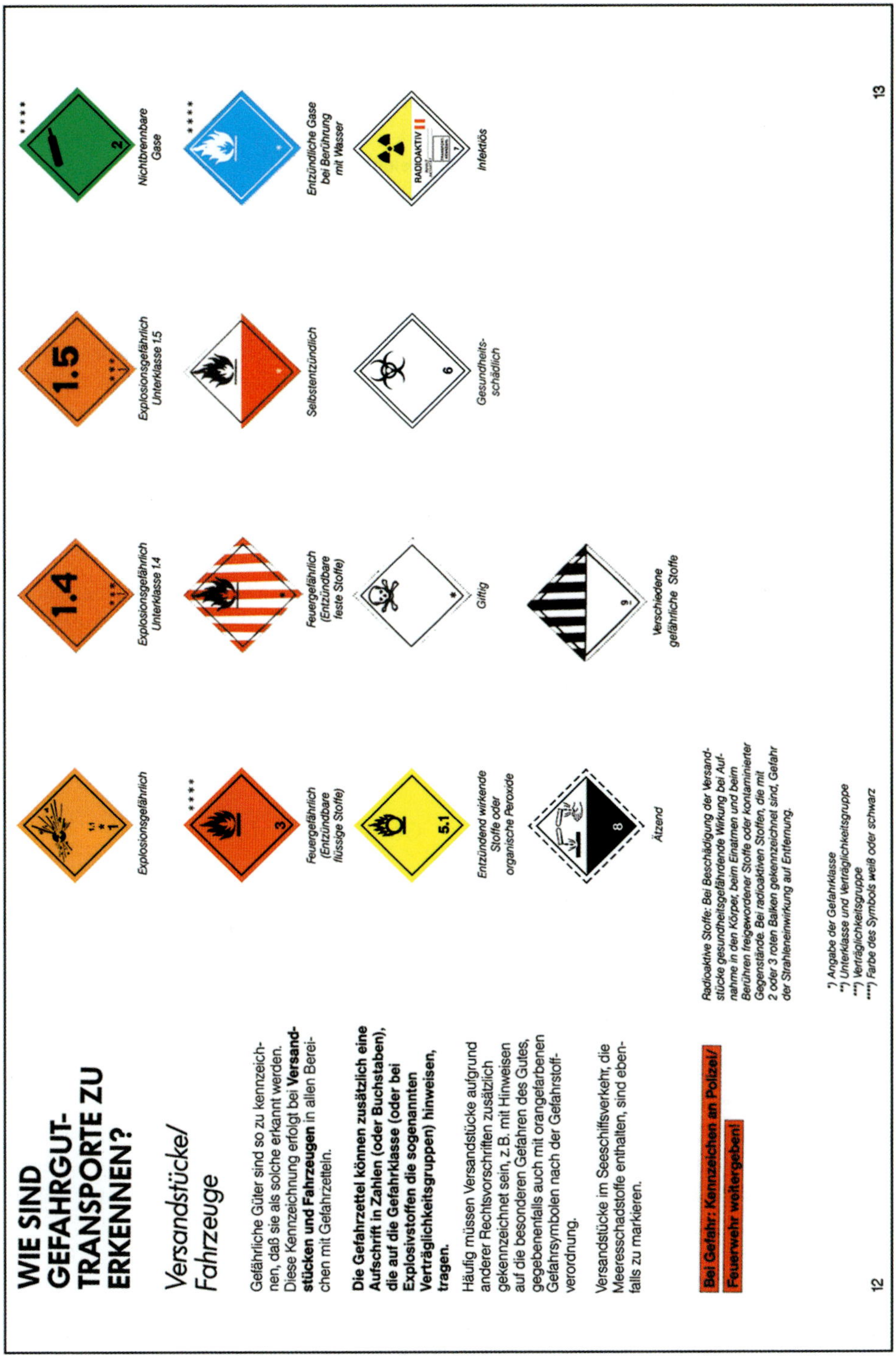

Abb. 29.6 Beispiele für Gefahrenklassen [E243]

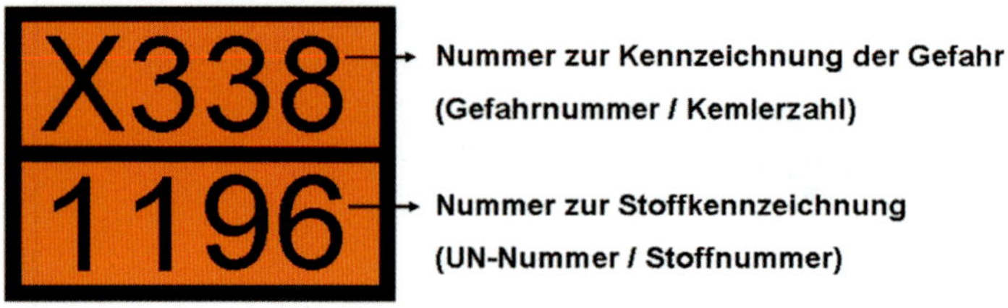
X338
1196
Nummer zur Kennzeichnung der Gefahr
(Gefahrnummer / Kemlerzahl)
Nummer zur Stoffkennzeichnung
(UN-Nummer / Stoffnummer)

Abb. 29.7 Warntafel [A400]

BEISPIEL

Beispiele für Nachschlagewerke

- Hommel G. (Hrsg.): Handbuch der gefährlichen Güter, 30. Auflage. Springer-Verlag, Heidelberg 2016
- Six: Schnellinformation Gefahrgut. Medienverlag, Karlsruhe 1988
- Nüßler HD: Gefahrgut-Ersteinsatz, 8. Auflage. Storck Verlag, Hamburg 2013
- Kühn R., Birett K.: Gefahrgut-Schlüssel. ecomed Verlagsgesellschaft, Landsberg 2016
- Birett K., Ridder K.: Gefahrgut-Merkblätter. ecomed Verlagsgesellschaft, Landsberg 2015

Dazu kommen zahlreiche **EDV-Anwendungen,** entweder in entsprechende Leitstellenrechner integriert oder als transportable Geräte zur Direktinformation an der Schadenstelle.

Transportunfall-, Informations- und Hilfeleistungssystem

Eine zusätzliche Informations- und Beratungsquelle bei Unfällen mit gefährlichen Stoffen und Gütern ist das von der chemischen Industrie ins Leben gerufene **Transportunfall-, Informations- und Hilfeleistungssystem (TUIS).** Ziel dieses Informationssystems ist eine Regelung der Zusammenarbeit zwischen öffentlichen Feuerwehren und den Experten der chemischen Industrie bei Transportunfällen auf allen Verkehrswegen. Die Hilfe erfolgt auf Anforderung durch die zuständige **Leitstelle** in drei Stufen:

- Fachberatung am Telefon
- Beratung am Unfallort
- Beratung und aktive Hilfe mit Firmenausrüstung am Unfallort

Weitere Informationen über TUIS und die angeschlossenen Firmen sind zu erhalten beim Verband der Chemischen Industrie e. V. in Frankfurt/Main, Telefon: 069/2556–0, Homepage: www.vci.de.

Neben möglicher Unterstützung der Feuerwehr in technischen Fragen kann auch der Rettungsdienst über dieses Informationssystem **stoffspezifische und medizinische Versorgungsinformationen** erhalten.

29.4.2 Taktische Vorgehensweise

Aufgrund der Gefahrenvielfalt, die von vielen gefährlichen Stoffen und Gütern ausgeht, hängt der Einsatzerfolg stark von der Vorgehensweise ab. Hier sind grundsätzlich zwei Szenarien für den Rettungsdienst denkbar, in denen unterschiedliche taktische Vorgehensweisen gefordert sind.

Gefahrgutunfall bekannt

Wird der Rettungsdienst zu einem bei der Alarmierung bekannten Gefahrgutunfall nachgefordert, befindet sich die Feuerwehr unter Umständen bereits an der Einsatzstelle. In diesem Fall ist das Fahrzeug mit ausreichendem Abstand zur Einsatzstelle aufzustellen. Anschließend meldet sich der Fahrzeugführer des RTW oder NEF beim **Einsatzleiter der Feuerwehr.** Das weitere Vorgehen wird hier festgelegt, eigenmächtige Entscheidungen sind zu unterlassen. Befindet sich die schon alarmierte Feuerwehr noch nicht vor Ort, ist deren Eintreffen vor weiteren Maßnahmen abzuwarten.

Gefahrgutunfall nicht bekannt

Wesentlich komplizierter stellt sich die Lage dar, wenn die Einsatzmeldung der Leitstelle nicht auf einen Gefahrgutunfall schließen ließ bzw. dieser durch die Leitstelle nicht als ein solcher erkannt wurde. Die Besatzung des eintreffenden Rettungsmittels sollte daher bei Verkehrsunfällen, Eisenbahnunfällen oder rettungsdienstlichen Lagen auf Lastschiffen oder im Bereich von Lagerhallen immer auf folgende **Hinweise** achten:

MERKE

Mögliche Hinweise auf einen Gefahrgutunfall

- Sind Lastkraftwagen, Tanklastfahrzeuge, Kesselwaggons, Tankschiffe oder Lagerhallen beteiligt?
- Ist Qualm- oder Rauchentwicklung erkennbar?
- Sind ausgetretene Substanzen erkennbar?
- Sind besondere Gerüche/Geräusche wahrnehmbar?
- Stehen Personen mit auffälligen Verhaltensweisen (z. B. Reizhusten) an der Einsatzstelle?

Diese Aufzählung ist nicht vollständig. Durch Beachtung vorstehender Hinweise wird aber zumindest die Gefahr reduziert, unbedacht in eine Einsatzsituation zu geraten, die auch für die Einsatzkräfte ein hohes **Gefahrenpotenzial** birgt.

Können eine oder mehrere der vorstehenden Fragen positiv beantwortet werden, ist abzuwägen, ob eine weitere Erkundung ohne Selbstgefährdung überhaupt durchführbar ist. Die Einsatzstelle sollte dann weiträumig umgangen und von mehreren Seiten erkundet werden, bevor eine sorglose Annäherung erfolgt (➤ Abb. 29.8). Im Rahmen der **Erkundung** sind folgende Fragestellungen für die weitere Einsatzentwicklung wichtig:

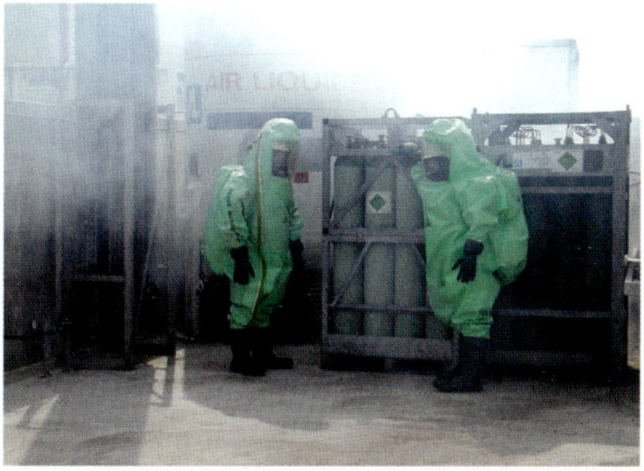

Abb. 29.8 Auf Erkundung bei einem Gefahrgutunfall [W254]

MERKE

Erkundung Gefahrgutunfall

- Art und Umfang des Geschehens?
- Sind Personen betroffen und/oder kontaminiert?
- Sind Personen eingeklemmt?
- Kennzeichnung des/der Fahrzeuge sichtbar?
- Tritt Substanz aus und in welcher (geschätzten) Menge?
- Sind sonstige Gefahren erkennbar?

Insbesondere bei **Gefahrgutunfällen** muss nach der Erkundung sofort eine **Rückmeldung** an die Leitstelle erfolgen. Die Rückmeldung sollte das Erkundungsergebnis wiedergeben und so abgefasst sein, dass sich der **Leitstellendisponent** ein Bild von der Lage vor Ort machen kann. Je schneller und präziser die Rückmeldung abgesetzt wird, umso exakter kann der Leitstellendisponent die notwendigen Einsatzkräfte auswählen und alarmieren.

Sind **Patienten** mit dem frei gewordenen Gefahrgut in Berührung gekommen und/oder mit dem Stoff kontaminiert, muss vor der Versorgung immer eine **Dekontamination** des Patienten in geeigneten mobilen Einrichtungen erfolgen (➤ Abb. 29.9). Dekontaminationseinrichtungen werden, abhängig von den regionalen Gegebenheiten, durch die Feuerwehren oder die Hilfsorganisationen vorgehalten.

Bei der Einrichtung einer Notdekontamination erfolgt eine strikte Aufteilung in einen weißen und einen schwarzen Bereich. Kontaminierte Patienten werden durch Einsatzkräfte dekontaminiert, der Gefahrstoff wird entfernt und sämtliche Patientenkleidung gesichert. Diese Maßnahmen geschehen im schwarzen Bereich. Nach Abschluss der Dekontamination dürfen die Patienten den weißen Bereich betreten. Auch Einsatzkräfte, die sich im Gefahrenbereich aufgehalten oder gearbeitet haben, durchlaufen die Dekontamination und dürfen erst dann den weißen Bereich betreten. So wird sichergestellt, dass es zu keiner Kontaminationsverschleppung kommt.

Die **Gesamteinsatzleitung** liegt in diesen Fällen aufgrund der zentralen Bedeutung der Eindämmung von speziellen Gefahrenpotenzialen ebenfalls bei der Feuerwehr. Schwerpunktaufgabe des Rettungsdienstes ist **nur** die Versorgung der durch die Feuerwehr geretteten Personen **außerhalb** des Gefahrenbereichs. Dieser wird durch die Feuerwehr festgelegt. Ihr stehen für die Festlegung der Fläche des

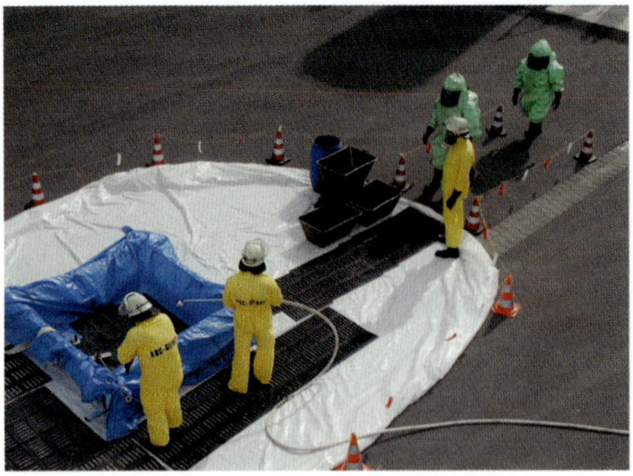
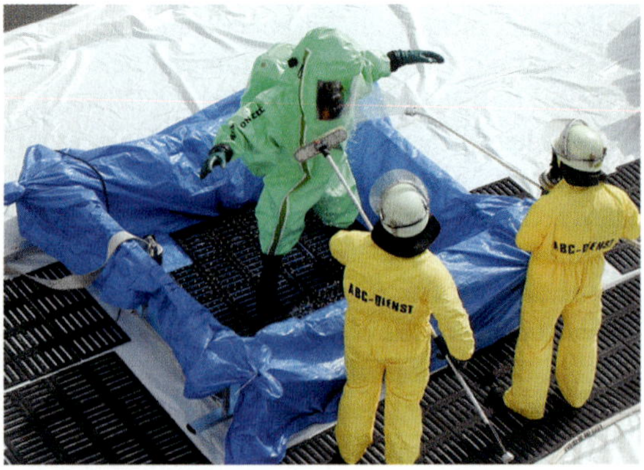

Abb. 29.9 Dekontaminationsstelle [W254]

Gefahrenbereichs besondere Erkenntnisse, z. B. Messungen der Konzentration einer Substanz in der Umluft, zur Verfügung. Zwischen dem Einsatzleiter der Feuerwehr und den Rettungskräften besteht ein hoher **Abstimmungsbedarf,** um eigene Einsatzkräfte nicht zu gefährden. Grundsätzlich gilt die **GAMS-Regel:**

MERKE

GAMS-Regel

G efahr erkennen
A bsperren
M enschenrettung, wenn möglich
S pezialkräfte nachfordern

Wiederholungsfragen

1. In welchen Bereichen kann der Rettungsdienst mit gefährlichen Stoffen und Gütern konfrontiert werden und wo liegen die besonderen Gefahren? (➤ 29.1)
2. Welche Umstände können an Einsatzstellen auf einen Gefahrgutunfall hinweisen? (➤ 29.4.1, ➤ 29.4.2)
3. Was bedeuten die oberen/unteren Ziffern auf einer orangefarbenen Warntafel? (➤ 29.4.1)
4. Welche Fakten sind bei einem Gefahrgutunfall zu erkunden? (➤ 29.4.2)
5. Was verstehen Sie unter den Begriffen Kontamination/Dekontamination? (➤ 29.4.2)
6. Wofür stehen die Buchstaben GAMS in der Merkregel? (➤ 29.4.2)

KAPITEL

30 Funk im Rettungsdienst

Tobias Gruber

Der Rettungsdienst, die Polizei und die Feuerwehr müssen mobil und flexibel einsetzbar sein. Als Kommunikationsmittel kommen daher nur drahtlose Technologien infrage. Seit mehr als 45 Jahren finden Einsatzführung und Einsatzlenkung aus diesem Grund fast ausschließlich über das Medium „Funk" statt. Unter dem Begriff **„BOS-Funk"** versteht man den nichtöffentlichen Landfunkdienst der polizeilichen und nichtpolizeilichen **B**ehörden und **O**rganisationen mit **S**icherheitsaufgaben.

Funk besteht aus elektromagnetischen Wellen, wie sie aus Natur und Technik bereits bekannt sind, z. B. der öffentliche Rundfunk, der Mobilfunk oder das Licht (➤ Abb. 30.1, ➤ Abb. 30.2). Räumlich gedachte hohe Wellen wäre z. B. das Licht aus einer Lampe. Auch das Sonnenlicht, das wir **sehen** können, erreicht unsere Erde in hohen Wellen. Niedrige Wellen sind Schallwellen wie das Sprechen, das wir **hören** können. Schallwellen sind allerdings keine elektromagnetischen Wellen. Der Bereich zwischen den Wellen, die wir sehen, und den Wellen, die wir hören können, ist – stark vereinfacht – der Funk. Weshalb der menschliche Organismus den Funk nicht wahrnimmt, ist schlichtweg das fehlende Organ dafür.

30

30.1 Funkarten

Im Rettungsdienst wird zwischen dem lange Zeit genutzen **analogen Funk** und dem **digitalen Funk,** der seit 2016 die analoge Technik ablöst, unterschieden. Es wird noch einige Zeit dauern, bis der analoge Funkverkehr gänzlich verschwunden ist.

Ein wesentlicher Unterschied in der Funktionsweise beider Funkarten ist, dass der analoge Funk mit gleichbleibenden Wellen arbeitet, ähnlich dem stetig gleich hellen Licht. Hingegen schickt der digitale Funk gepulste Wellen, vergleichbar mit einem Blitzlicht des Fotoapparates oder dem Pulsieren des Herzrhythmus.

Weitere Funkwellen begegnen uns in unserem Alltag z. B. beim klassischen Mobilfunk (Handy), bei Schnurlostelefonen, beim Babyfon, WLAN, Bluetooth, bei schnurlosen Kopfhörern oder Controllern von Spielgeräten, beim Radar (Flugzeuge), bei Satelliten, Fernsehtürmen oder dem Radio. Wir sind also einem wahren Strahlenmix im normalen Haushalt ausgesetzt.

30.2 Analoges Funkmeldesystem

Bedingt durch die stetig steigende Belegung der Funkkanäle aufgrund ständig wiederkehrender Routinemeldungen, wurde Anfang der 1980er-Jahre für die BOS-Dienste das **Funkmeldesystem** (FMS) entwickelt. Ziel war es, Standardmeldungen wie z. B. „Am Einsatzort eingetroffen" oder „Einsatzbereit über Funk" in einer übertragungstechnisch komprimierteren und damit schnelleren Form zu übertragen. Gleichzeitig sollten aber auch Informationen zur BOS-Zugehörigkeit der Funkstelle (DRK, Feuerwehr usw.), der Funkverkehrskreis, Funkrufname und sonstige fahrzeug- oder besatzungsrelevante Daten übertragen werden.

Mittels eines **digitalen Kurztelegramms** wird nun eine **achtstellige Ziffernkombination** an das FMS-Gerät der Leitstelle übermittelt. Diese Ziffern enthalten alle Routineinformationen, die zur Identifizierung einer Funkstelle (Fahrzeug) nötig sind (Kennung). Gleichzeitig kann hier auch eine **Standardmeldung** in Form einer Zahl abgegeben werden. FMS-Datentelegramme werden durch Drücken der entsprechenden Zifferntaste am FMS-Fahrzeuggerät (Hörer oder Einbaugerät) abgeschickt. Die Übermittlung eines solchen Kurztelegramms dauert zwischen 80 und 160 ms.

MERKE

Statusziffern und ihre Bedeutung

- **0:** Notruf (Taste gedrückt halten, bis kurzer Signalton ertönt – Gerät schaltet auf Sendung)
- **1:** Einsatzbereit über Funk
- **2:** Einsatzbereit an Wache
- **3:** Auftrag übernommen, unterwegs zum Einsatzort
- **4:** Am Einsatzort eingetroffen
- **5:** Sprechwunschanmeldung
- **6:** Nicht einsatzbereit, außer Dienst
- **7:** Abfahrt vom Einsatzort zum Zielort (mit Patient)
- **8:** Am Zielort (z. B. Krankenhaus)
- **9:** Frei durch Leitstelle belegbar, z. B. Handquittung/Anmeldung

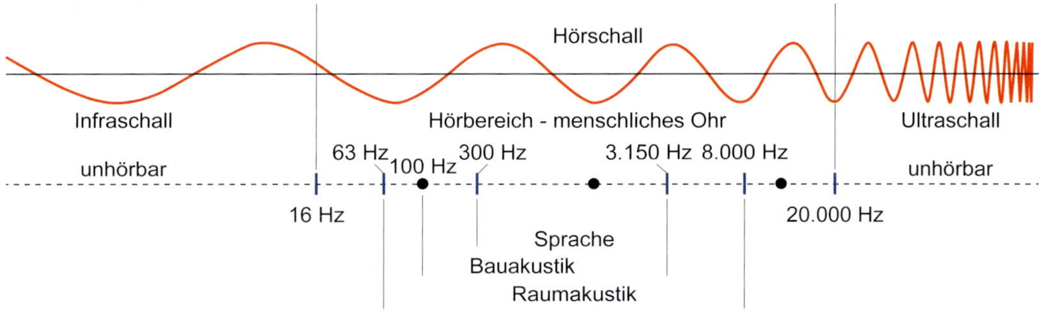

Abb. 30.1 Frequenzbereich von Schall. Die für das menschliche Ohr hörbare Frequenz liegt zwischen 16 und 20.000 Hz. [L143]

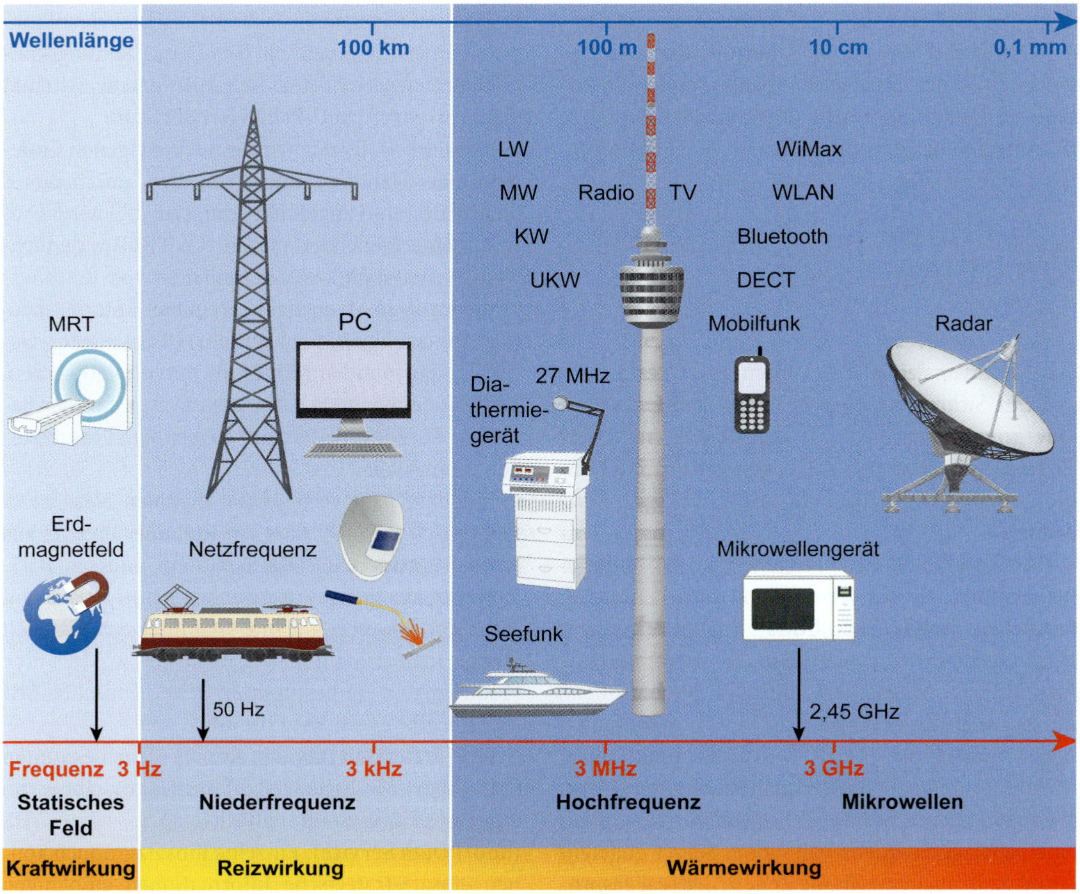

Abb. 30.2 Wellenlängen, Frequenzen, Wirkungen und Anwendungen elektromagnetischer Wellen [L231]

Ist eine Statusmeldung abgegeben, erscheint die jeweilige Ziffer im Display des Fahrzeuggeräts. Im Rahmen der Baustufe II des Funkmeldesystems ist auch die Leitstelle in der Lage, dem Fahrzeug definierte Nachrichten zu übermitteln, z. B. „Wache anfahren" oder „Lagemeldung geben". Diese **Fernanweisungen** werden mittels Buchstaben an die betreffenden Fahrzeuge weitergegeben. Der Buchstabe erscheint im Display des FMS-Fahrzeuggeräts.

MERKE

Fernanweisungen

C: Einsatzannahme melden
H: Standort anfahren
E: Einrücken
J: Sprechaufforderung
F: Über Telefon melden
L: Lagemeldung

Ergänzt wird das Funkmeldesystem durch die Weiterentwicklung zur Übertragung von Kurztexten aus dem EDV-Leitstellensystem an das Rettungsmittel. Diese **Kurztexte** können die Einsatzstelle, den Anfahrtsweg oder besondere Gefahrenhinweise beinhalten. Umgekehrt ist auch die **Übermittlung von Daten** an die Leitstelle möglich. Ebenso können Datensätze an die Rettungswache übertragen werden, z. B. zur Abrechnung der rettungsdienstlichen Leistungen.

30.3 TETRA

Das Netz, mit dem alle Behörden und Organisationen mit Sicherheitsaufgaben (BOS) heute und zukünftig arbeiten sollen, ist das digitale Funknetz **TETRA.** TETRA steht für **„Terrestrial Trunked Radio",** zu Deutsch sinngemäß „erdgebundener Bündelfunk".

Das Gegenteil von Bündelfunk wäre der einfache Betriebsfunk, der in Deutschland auch **„nichtöffentlicher mobiler Landfunk"** (nÖmL) genannt wird. Nutzer eines nÖmL sind z. B. Taxiunternehmen, die eine eigene, fest zugeteilte Funkfrequenz nutzen, oder Kurierdienste.

Der Bündelfunk (TETRA) dagegen funktioniert wie ein Handynetz. Funkfrequenzen werden geteilt. Wenn ein Gesprächswunsch besteht, wird erst dann eine beliebige Frequenz von einem Server zugeteilt – und dann auch nur für die Zeit, in der real gesprochen wird. Nach der Nutzung wird die Frequenz wieder einem Pool mit vielen anderen Frequenzen zugefügt und steht erneut zur freien Verfügung. Die **TETRA-Netzstruktur** ähnelt der Infrastruktur des Handynetzes und wurde zur gleichen Zeit wie das Handynetz in den 1990er-Jahren entwickelt. Daher erklärt sich die ähnliche Funktionsweise. Während des Rufaufbaus wählt sich das sendende Gerät in eine Verbindung ein und nach dem Auflegen kann jeder x-beliebige Nutzer diese Frequenz erneut nutzen. Die Netzinfrastruktur besteht aus sogenannten **Funkzellen** und **Vermittlungszellen,** die wie Bienenwaben in einem Bienenstock über das ganze Land verteilt sind (➤ Abb. 30.3). Jede Zelle besitzt eine Basisstation (Funkmast). Je nach Topografie (Berge und Täler) und Gebäudestruktur kann der Radius der Reichweite einer Zelle 5–30 km betragen.

Für die Umsetzung der Struktur sind die Länder verantwortlich. Die aufsichtsführende Behörde des Bundeslandes Bayern z. B. setzte das Ziel, dass in jedem Keller eines Familienhaushalts ein digitales Handfunkgerät betrieben werden soll. Hamburger Rettungskräfte kommunizieren bereits seit 2015 uneingeschränkt digital im gesamten U-Bahn-Netz der Stadt.

Jedes der Endgeräte wird mit einer eigenen **Code-Nummer** (Handynummer) versehen, durch die es identifiziert und angefunkt („angerufen") wird. Dies ist ein entscheidender Vorteil von TETRA, da nicht wie im Analogfunk ganze Einheiten von Rettungskräften auf einer einzigen Frequenz kommunizieren. Im analogen Funkverkehr konnte jedes Gespräch von fremden Mithörern mitverfolgt werden. Teilweise entstanden Gesprächsstaus, wenn der Bedarf an Kommunikation mit steigendem Einsatzaufkommen wuchs.

Mit dem jetzt verfügbaren digitalen Netz ist es theoretisch möglich, dass ein Rettungsfahrzeug aus Stuttgart mittels TETRA-Funk ein anderes BOS-Fahrzeug aus Flensburg anfunken kann. Dies ist ein Indiz der Souveränität und Stabilität des digitalen Funks. Im Analogfunk war es bisher so, dass eine Frequenz nur ein bestimmtes Gebiet abdeckte. **Mit TETRA gibt es ein Netz für alle.**

Eine Datenübertragung ähnlich dem bekannten SMS (Short Message Service) am Handy gibt es im digitalen Funksystem natürlich auch – den **SDS (Short Data Service).** Einzelne Einsatzgruppen können einsatzstrategische Informationen empfangen und versenden, ohne die direkte verbale Kommunikation aufzunehmen. Der zu Informierende kann im Verlauf beliebig oft diese Information abrufen. Zum Beispiel informiert die Einsatzzentrale via SDS Rettungsmittel über die Sperrung einer Notaufnahme im Einsatzgebiet. Nun ist klar, dass ein Alternativkrankenhaus gefunden werden muss.

30.3.1 Infrastruktur

Damit der Behördenfunk flächendeckend funktioniert, bedarf es einiger baulicher Maßnahmen. Die Kosten teilen sich Bund und Länder. In Zahlen:

- 4 500 Basisstationen/Sendestationen an 4 300 Standorten sind für ganz Deutschland geplant
- August 2015: bereits 97 % der Fläche der BRD ist funkversorgt → 4 338 Basisstationen sind in Betrieb
- 500 000 Teilnehmer (Polizei, Zoll, THW, Feuerwehr, BKA, Bundespolizei, Rettungsdienst und Katastrophenschutz)

Die Sendestationen senden permanent 24 Stunden am Tag an 365 Tagen im Jahr, auch wenn keine Kommunikation stattfindet. Dies ist notwendig, damit eine Funkzelle aktiv wahrnimmt, ob ein Gerät eingeschaltet wird. Dann nämlich registriert das Netz den Nutzer.

30.3.2 Sicherheit

Datenschutz spielt an allen Schnittstellen unseres Lebens eine übergeordnete Rolle. Ständig müssen Rettungskräfte darüber nachdenken, welche Informationen sie an wen weitergeben und welche Person was gefragt wird. Im Funk ist es ebenfalls sehr wichtig, dass sensible Daten nicht in fremde Hände geraten. Daher gibt es eine Reihe von Sicherheitsschleusen, die das digitale Funken sicherer machen als das analoge Modell:

- **Abhörsicherheit:** Im Standard-TETRA-Netz wurde eine Funkschnittstellenverschlüsselung installiert. Dazu werden abzugebende gebündelte Datenpakete nach einem komplizierten Algorithmus verschlüsselt, den der empfangende Gesprächspartner wieder decodiert. Diese Methode nennt sich **Ende-zu-Ende-Verschlüsselung.** Bedacht werden muss jedoch, dass eine 100-prozentige Abhörsicherheit nicht gewährleistet werden kann.
- Endgeräte sind nur mit einer SIM-Karten-ähnlichen **Sicherheitskarte** bedienbar, welche die Bundesanstalt für den Digitalfunk der Behörden und Organisationen mit Sicherheitsaufgaben gesondert auf Antrag und nach sorgfältiger Prüfung ausgibt.

30.3.3 Endgerätenutzung

Verbreitet sind digitale Funkgeräte des Anbieters Sepura (➤ Abb. 30.4). Jedes Endgerät verfügt über eine eigene Endgeräte-Adresse (die Telefonnummer), die als **operativ taktische Adresse (OPTA)**

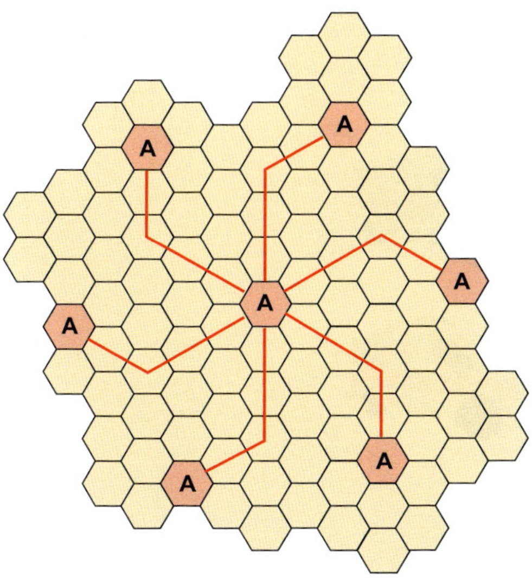

Abb. 30.3 Einzelne Funkzellen [L143]

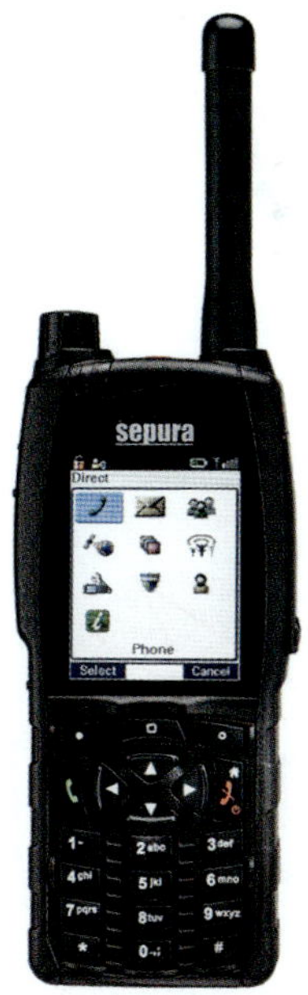

Abb. 30.4 Digitales Handfunkgerät der Firma Sepura [V470]

<table>
<tr><th colspan="24">Zeichen</th></tr>
<tr><td>01</td><td>02</td><td>03</td><td>04</td><td>05</td><td>06</td><td>07</td><td>08</td><td>09</td><td>10</td><td>11</td><td>12</td><td>13</td><td>14</td><td>15</td><td>16</td><td>17</td><td>18</td><td>19</td><td>20</td><td>21</td><td>22</td><td>23</td><td>24</td></tr>
<tr><th colspan="24">Blöcke</th></tr>
<tr><td colspan="2">1</td><td colspan="3">2</td><td colspan="3">3</td><td colspan="5">4.1</td><td colspan="8">4.2</td><td colspan="2">4.3</td><td>5</td></tr>
<tr><td colspan="2">Bundes-land</td><td colspan="3">Behörden- und Organi-sationskenn-zeichnung</td><td colspan="3">regionale Zuordnung</td><td colspan="5">örtliche Zuordnung</td><td colspan="8">Funktionszuordnung</td><td colspan="2">Ordnungs-kennung</td><td>Ergänzung</td></tr>
</table>

Abb. 30.5 Operativ taktische Adresse (OPTA; Endgeräteadresse – „Telefonnummer") [L143]

bezeichnet wird. Diese besteht aus 24 Zeichen und ist auf der Gerätekarte gespeichert (➤ Abb. 30.5).

30.3.4 Betriebsmodus DMO und TMO

Im analogen Funksystem gab es zwei Betriebsverfahren, das 4-m-Band und das 2-m-Band. Tatsächlich bezeichnete der metrische Bereich die Größe der Funkamplitude. Auch im digitalen Funksystem wird zwischen zwei Hauptmodi unterschieden, dem TMO-Betrieb und dem DMO-Betrieb.

TMO (Trunked Mode Operation) stellt eine Verbindung zwischen zwei oder mehreren Teilnehmern über eine Basisstation her und ist der Standard des Bündelfunks. Dabei wird weiter unterschieden zwischen dem **„Direct Call"** (➤ Abb. 30.6), der vergleichbar mit der Telefonie eines Handys zu einem

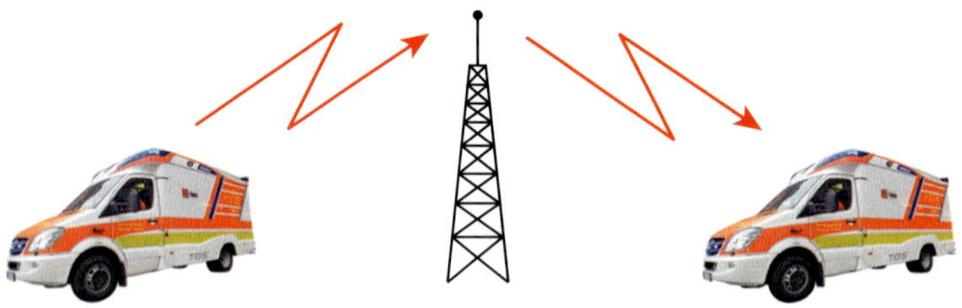

Abb. 30.6 Direct Call im TMO-Betrieb [L143][W925]

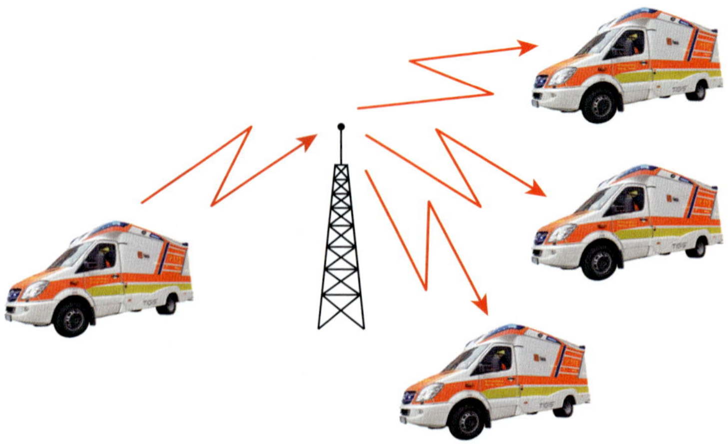

Abb. 30.7 Group Call im TMO-Betrieb [L143] [W925]

Handy ist, und dem **„Group Call“** (➤ Abb. 30.7). Dieser ist im Einsatzdienst der geläufigste. Eine Gruppe von Einsatzkräften kann einem einzelnen Einsatz, in dem sie kommunizieren muss, organisationsübergreifend direkt zugeordnet werden. Endgeräte können einer statischen und einer dynamischen Rufgruppe zugeordnet werden, vergleichbar mit einer Telefonkonferenz im Mobilfunknetz.

DMO (Direct Mode Operation): Neben der bekannten Kommunikation über die Sendemasten ist mit digitalen Funkgeräten auch der direkte Kontakt zu Einsatzkräften möglich. Im analogen Bereich nannte sich diese Art der Funkkommunikation „2-m-Band“. Im DMO kann wie mit einem Walkie-Talkie von Gerät zu Gerät gesprochen werden, ohne die Netzinfrastruktur über Basisstationen und Sendemasten zu nutzen, z. B. in Gegenden, in denen das Netz schwach ist oder gar nicht gebraucht wird. Auch hier wird in den „Direct Call“ und den „Group Call“ unterschieden, wie bereits oben beschrieben (➤ Abb. 30.8).

Es gibt einzelne Funkgeräte, mit denen gleichzeitig über TMO der Kontakt mit der Leitstelle aufrechterhalten und über DMO mit lokalen Einsatzkräften kommuniziert werden kann (➤ Abb. 30.9). Um mit einem Kommunikationspartner außerhalb der Reichweite in Kontakt zu treten, wird ein weiteres Funkgerät als **„Direct Mode Repeater“** eingesetzt (➤ Abb. 30.10). Es ist überdies möglich, aus dem DMO-Betrieb über einen Verstärker (Repeater) mit einem TMO-Betrieb Kontakt aufzunehmen

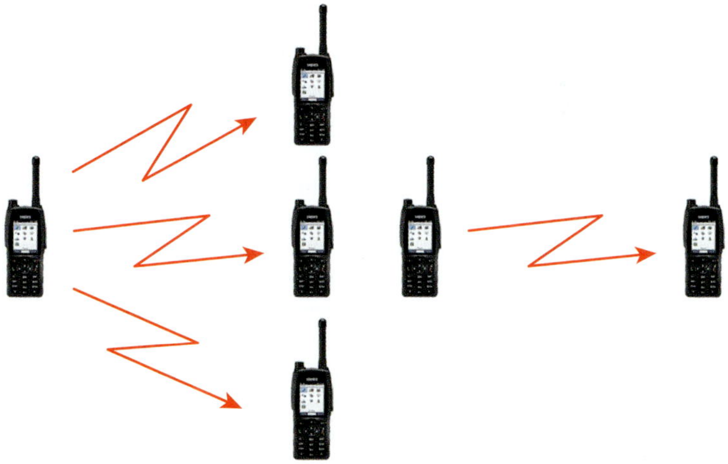

Abb. 30.8 Group Call und Direct Call im DMO-Betrieb [L143] [V470]

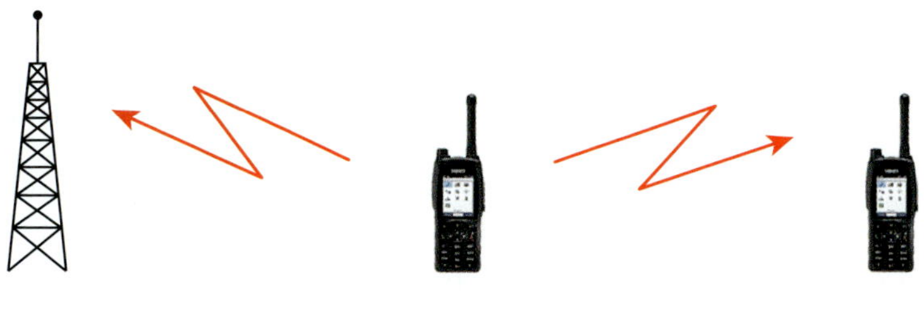

Abb. 30.9 Zeitgleiche Nutzung des TMO- und des DMO-Verfahrens [L143] [V470]

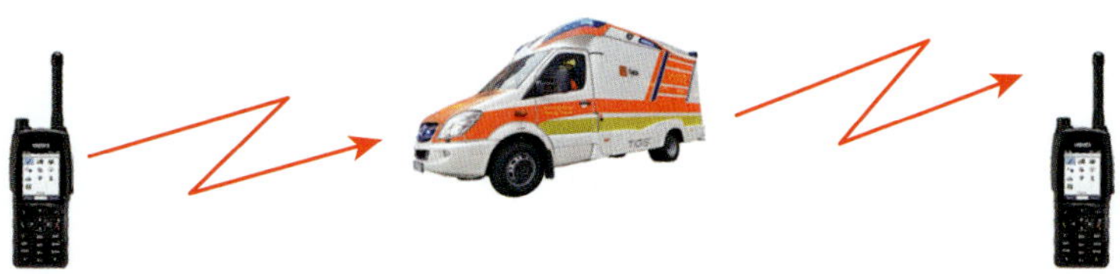

Abb. 30.10 Direct Mode Repeater [L143] [W925] [V470]

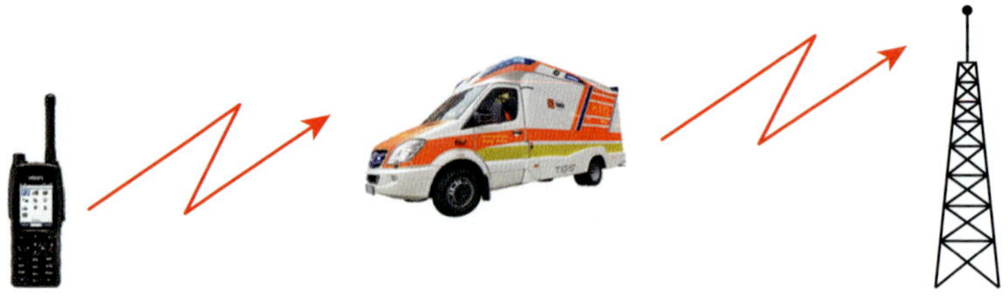

Abb. 30.11 Fahrzeug wird als Verstärker (Repeater) eingesetzt [L143] [W925] [V470]

(➤ Abb. 30.11). Über die Einsatzzentrale kann sogar eine Verbindung in ein Telefonnetz aufgebaut werden. Nähere Informationen finden sich unter www.digitaler-bos-funk.de/tetra/tetra.htm.

30.3.5 Relaisfunkstellen im analogen Funk

Analoge Funkgeräte besitzen eine **begrenzte Reichweite,** die durch die Sendeleistung, topografische Besonderheiten (Berge, Täler, Häuserschluchten) oder große Versorgungsflächen bedingt ist. Um die Reichweite zu vergrößern, werden Relaisfunkstellen auf erhöhten Punkten im Versorgungsbereich installiert. Ihr Einsatz ermöglicht die **gleichmäßige Funkversorgung** eines bestimmten Gebietes. Bei diesen Relaisstellen handelt es sich um gegensprechfähige Funkgeräte mit Relaisstellenzusätzen. Diese verbinden zur **Nachrichtenübermittlung** die Sender und Empfänger der Funkgeräte miteinander. Eine ankommende Nachricht wird vom Empfänger der Relaisfunkstelle aufgenommen, direkt auf ihren Sender weitergeleitet und abgestrahlt. Durch die höhere Position der Relaisfunkstelle wird die Reichweite des einzelnen Teilnehmers (Funkgeräts) erhöht und die Verständigung in einem Versorgungsgebiet sichergestellt.

30.4 Gesprächsabwicklung

Das Funkgespräch ist ein definierter, unmittelbarer Informationsaustausch. Alle Regelungen zum Funksprechverkehr stehen in der Feuerwehrdienstvorschrift DV 810.3. Diese regelt, dass jeder Teilnehmer am Sprechfunkverkehr entsprechend unterwiesen werden muss und gemäß den rechtlichen Bestimmungen auf seine Verschwiegenheitspflicht hingewiesen wird. Die Unterweisung wird dokumentiert und nachweisbar archiviert.

Der Sprechfunkverkehr ist so lang wie nötig und so aussagekräftig wie möglich durchzuführen. Kurze präzise Informationen, die für den Teilnehmer zwingend notwendig sind, müssen deutlich, aber nicht zu schnell gesprochen werden, um unnötige Rückfragen zu vermeiden. Übermäßig lautes Sprechen kann die Sprechqualität beeinflussen, deshalb sollte mit normal lauter Stimme gesprochen werden. Abkürzungen sollten ebenfalls vermieden werden, da diese unter Umständen zu Missverständnissen führen könnten. Zahlen sind unverwechselbar auszusprechen, d. h., die Ziffern null bis neun werden deutlich betont (➤ Tab. 30.1).

Teilnehmer sind förmlich mit „Sie" anzureden. Personennamen oder Amtsbezeichnungen usw. sind nur in begründeten Ausnahmefällen zu nennen. Schwer verständliche Wörter und Eigennamen (Medikamente, Chemikalien o. Ä.) sollten bei Bedarf buchstabiert werden (➤ Tab. 30.2). Im Funkverkehr ist jede Frage mit dem Wort „Frage" und jede Wiederholung mit den Worten „Ich wiederhole" anzukündigen.

Tab. 30.1 Zifferntafel (Aussprache)

Ziffer	Aussprache
1	einss
2	zwoh
3	dreiii
4	fieärr
5	fünneff
6	sechss
7	siebähnn
8	achtt
9	noihn
0	null

Tab. 30.2 Buchstabiertafel (Deutschland DIN 5009)

Buchstabe	Deutschland	Schweiz	Österreich	International
A	Anton	Anna	Anton	Alfa
Ä	Ärger	Äsch (Aesch)	Ärger	Alfa-Echo
B	Berta	Berta	Berta	Bravo
C	Cäsar	Cäsar	Cäsar	Charlie
Ch	Charlotte	–	Christine (nicht gebräuchlich)	–
D	Dora	Daniel	Dora	Delta
E	Emil	Emil	Emil	Echo
F	Friedrich	Friedrich	Friedrich	Foxtrot
G	Gustav	Gustav	Gustav	Golf
H	Heinrich	Heinrich	Heinrich	Hotel
I	Ida	Ida	Ida	India
J	Julius	Jakob	Julius	Juliett
K	Kaufmann	Kaiser	Konrad	Kilo
L	Ludwig	Leopold	Ludwig	Lima
M	Martha	Marie	Martha	Mike
N	Nordpol	Niklaus	Nordpol	November
O	Otto	Otto	Otto	Oscar
Ö	Ökonom	Örlikon (Oerlikon)	Österreich	Oscar-Echo
P	Paula	Peter	Paula	Papa
Q	Quelle	Quasi	Quelle	Quebec
R	Richard	Rosa	Richard	Romeo
S	Samuel (ungebräuchlich); Siegfried (nicht amtlich, aber allgemein üblich)	Sophie	Siegfried	Sierra
Sch	Schule	–	Schule	–
ß	Eszett	–	scharfes S	–
T	Theodor	Theodor	Theodor	Tango
U	Ulrich	Ulrich	Ulrich	Uniform
Ü	Übermut; Übel (nicht amtlich)	Übermut	Übel	Uniform-Echo
V	Viktor	Viktor	Viktor	Victor
W	Wilhelm	Wilhelm	Wilhelm	Whiskey
X	Xanthippe	Xaver	Xaver (früher: Xanthippe)	X-Ray
Y	Ypsilon	Yverdon	Ypsilon	Yankee
Z	Zacharias (aktuell DIN seit 2005)	Zürich	Zürich (früher: Zeppelin)	Zulu

Das Funkgespräch beinhaltet **feste Gesprächsbestandteile,** die im Wortlaut immer gleich sind und im Rahmen der DV 810.3 genau definiert wurden. Anruf (das Ansprechen) und Anrufantwort (die Reaktion) gehören zur Gesprächseröffnung. Durch den Anruf wird ein Funkgespräch eröffnet. Im früheren und z. T. heute noch angewandten analogen Funk wurden den einzelnen Institutionen Funkrufnamen (Organisationskennwörter) zugeordnet, die im digitalen Funk aufgrund der oben beschriebenen operativ taktischen Adresse zwar entfallen könnten, jedoch weiter genutzt werden (➤ Tab. 30.3).

Die **Gesprächseröffnung** findet wie folgt statt: Der Anruf trägt die Zieladresse der Gegenseite, z. B.

Tab. 30.3 Organisationskennwörter (Funkrufnamen)

Organisation	Rufnamen (4-m-Band)	2-m-Band
Feuerwehr	Florian	Florentine
Johanniter-Unfallhilfe (JUH)	Akkon	Jonas
Deutsches Rotes Kreuz (DRK)	Rotkreuz	Äskulap
Malteser Hilfsdienst (MHD)	Johannes	Malta
Arbeiter-Samariter-Bund (ASB)	Sama	Samuel
Technisches Hilfswerk (THW)	Heros	Heros
Deutsche Lebens-rettungs-Gesellschaft (DLRG)	Pelikan	Pelikan (Betriebsfunk Adler)
Rettungshubschrauber (RTH)	Christoph	---
Katastrophenschutz-einheiten (KatS)	Kater	Katharina
Deutsche Gesellschaft zur Rettung Schiff-brüchiger (DGzRS)	Triton	Triton
Wasserwacht	Wasserwacht	Wasserwacht
Private	Rettung	Rettung
Falck	Sophus	Sophus

den Rufnamen, dann das Wort „von …"; es folgt der eigene Rufname und die Aufforderung zur Antwort „kommen".

BEISPIEL

Zieladresse bzw. Rufname | von | eigener Rufname | Aufforderung zur Antwort
„Leitstelle Kamshorn | von | Akkon Elbsdorf 1/83–1 | kommen."

Hierauf folgt in der Regel die Anrufantwort. Inhaltlich enthält die Antwort das Wort „Hier …", den eigenen Rufnamen und die Aufforderung zur Antwort „kommen".

BEISPIEL

Hier | eigener Rufname | Aufforderung zur Antwort
„Hier | Leitstelle Kamshorn | kommen."

Jetzt ist die Gesprächseröffnung beendet. Nun kann die Übermittlung der Nachricht beginnen. Hier folgen z. B. Einsatzinformationen, Lagemeldungen, Nachforderungen und Auftragsübernahme.

BEISPIEL

„Rückmeldung von Northeimer Landstraße, VU, drei Personen eingeklemmt, Feuerwehr und weitere Rettungsmittel erforderlich – kommen."

Wichtig ist, dass jede übermittelte Nachricht mit dem Wort „kommen" abgeschlossen wird. Alle Informationen müssen unmissverständlich formuliert werden. Negierungen wie „Wir brauchen **keine** Drehleiter" sind möglichst zu vermeiden, da auch verstanden werden könnte: „Wir brauchen **eine** Drehleiter." Unwichtige Informationen sollten weggelassen werden. Nach Beendigung des Informationsaustausches wird das Funkgespräch mit dem Wort „Ende" unmissverständlich beendet.

BEISPIEL

„Hier Leitstelle Kamshorn, verstanden, Ende."

In Deutschland fordert die Aufsichtsbehörde für den Funk der BOS für jede Funkstelle eine eindeutige und unverwechselbare **Funkrufkennung,** die von den meisten Bundesländern übernommen wurde. Die Funkrufkennung besteht aus drei Teilkennzahlen. Im Rettungsdienst bezeichnet die erste Teilkennzahl den Standort der jeweiligen Funkstelle (Fahrzeug), die zweite die Art des Fahrzeuges und die dritte Teilkennzahl gibt die laufende Nummer der Fahrzeuge gleicher Bauart an einer Wache (an einem Standort) an.

MERKE

Fahrzeugkennungen

Fahrzeug	Kürzel	Zahl
Notarztwagen	NAW	81
Notarzteinsatzfahrzeug	NEF	82
Rettungswagen	RTW	83
Rettungshubschrauber	RTH	84
Krankentransportwagen	KTW	85

Tab. 30.4 Funkrufkennungen eines Musterlandkreises

Kennung	Standort	Rettungsmittelart	Nummer
1/82–1	Rudolphstadt	NEF	1
1/83–1	Rudolphstadt	RTW	1
1/83–2	Rudolphstadt	RTW	2
2/83–1	Strahlfeld	RTW	1
2/85–1	Strahlfeld	KTW	1
2/85–2	Strahlfeld	KTW	2
2/85–3	Strahlfeld	KTW	3

In ➤ Tab. 30.4 sind beispielhaft die Fahrzeuge in einem gedachten Landkreis aufgeführt. Die Benutzung der zugelassenen Funkrufnamen hat neben der Eindeutigkeit des Fahrzeuges auch eine taktische Bedeutung für den Einsatzleiter vor Ort.

30.5 Alarmierung per Funk

30.5.1 Analoge Alarmierung

Die Alarmierung der Einsatzkräfte im Rettungsdienst erfolgt überwiegend mittels **Funkmeldeempfänger** (FME). Den Funkmeldeempfängern werden **fünfstellige Kennziffern** zugewiesen. Verschiedene Funkmeldeempfänger können mit gleichen Kennziffern versehen und einer **Alarmierungsschleife** zugeordnet werden. Zur Alarmierung gibt der Leitstellenmitarbeiter eine Ziffer in einen Alarmgeber ein oder steuert den Alarmgeber mittels EDV-System an.

Sobald der Alarmgeber aktiviert wird, sendet er die fünfstellige Rufnummer in Form von Tönen (verschiedene Frequenzen) aus (Fünf-Ton-Folge). Nach der Alarmierung prüft ein Tonfolgeauswerter im Funkmeldeempfänger die gesendete Tonfolge. Ist diese mit der hinterlegten fünfstelligen Rufnummer identisch, wird der Lautsprecher des Geräts aktiviert. Der von der **Leitstelle** ausgestrahlte Weckruf sowie die anschließende Sprachdurchsage werden übertragen. Die beschriebene Form der analogen Alarmierung erfolgt im 4-m-Band.

30.5.2 Digitale Alarmierung

Zwischenzeitlich wurde die digitale Alarmierung entwickelt. Diese Alarmierungsform benötigt jedoch eine eigene technologische Infrastruktur, bestehend aus einem digitalen Alarmgeber **(DAG),** mehreren digitalen Alarmumsetzern **(DAU)** und den digitalen **Meldeempfängern** als Alarmierungsgeräte. Die digitale Alarmierung hat bereits zum größten Teil die analoge Variante abgelöst, da sie wesentlich übertragungssicherer ist, die Sprechfunkkanäle im 4-m-Band nicht belastet und weitreichendere Funktionalitäten bietet. Neben dem Signalton können im digitalen Bereich auch **Textinformationen** auf das Display des Meldeempfängers übertragen werden. So ist eine umfassende und sichere Information der Einsatzkräfte schon in der Alarmierungsphase möglich.

30.6 Vergleich von digitalem und analogem Funk

In ➤ Tab. 30.5 sind die Vor- und Nachteile des digitalen und des analogen Funks aufgeführt.

Tab. 30.5 Vergleich des digitalen und des analogen Funks

	Analoger Funk	Digitaler Funk
Notruftaste	• Selbst ehemalige Taste 6 in den 4-m-Bereich war keine Notruftaste im eigentlichen Sinne • Handgeräte besaßen keine	• Alle Geräte mit Notruftaste • Kartografische Ortung des Hilfesuchenden möglich, wenn Geräte zusätzlich über einen GPS-Sensor verfügen
Datenübertragung	sehr eingeschränkt	SDS ähnlich der SMS im Mobilfunkbereich

30

Tab. 30.5 Vergleich des digitalen und des analogen Funks *(Forts.)*

	Analoger Funk	Digitaler Funk
Kapazität	für Einsatzbereich feste Frequenz – bei höherem Einsatzaufkommen Funkstau – drohende Überlastung	• Duplexfrequenzen im TMO-Bereich • Allein für DMO-Verkehr 156 Frequenzen zur Verfügung • Frequenzen nur dann belegt, wenn sie reell genutzt werden
Einzelkommunikation	offener Kanal für alle Nutzer mithörbar	Ende-zu-Ende-Verschlüsselung und direkter Anruf auf einzelne Geräte
Gruppenkommunikation	zentrale Steuerung nicht möglich	BOS-übergreifend und großräumig zuschaltbar
Abhörsicherheit	nicht abhörsicher	Verschlüsselungsebenen verschiedenster Art
Sprachqualität	• Häufiges Rauschen • Umgebungslautstärke nicht regulierbar • Netzabhängigkeit in Übertragung	deutlich verbesserte Sprachqualität durch digitale Filterung von störendem Lärm
Telefonie	nicht gegeben	Möglichkeit, aus dem BOS-Funk in das öffentliche Telefonnetz zu kommunizieren
Netz	verschiedene BOS mit verschiedenen Netzen mit unterschiedlichen Frequenzen und eigenen Funkkanälen mit begrenzter Reichweite	einheitliches und flächendeckendes Netz für übergreifende Kommunikationsmöglichkeiten

30.7 Funk in der Telemedizin

In einigen Teilen Deutschlands wird der **Telenotarzt** (> Abb. 30.12) erprobt. Darunter wird ein System verstanden, das ärztliches Handeln in Akutsituationen zulässt, in denen eventuell ein Arzt direkt vor Ort fehlt. Für diese Spezialaufgaben gewinnt der Funk an besonderer Bedeutung, denn über verschiedenste Mobilfunkanbieter wird mit dem Notarzt gesprochen, Live-Bilder und -Videos werden transportiert und Echtzeitparameter übermittelt. Sogar eine erste apparative Diagnostik wie ein 12-Kanal-EKG verlässt die Einsatzstelle und gelangt über den digitalen Funk zum Notarzt und in das Zielkrankenhaus. Die sogenannte **peeqBOX** sendet große Datenmengen gebündelt und verpackt über die unterschiedlichsten Kanäle. Aktuell geschieht dies überwiegend über kommerzielle Mobilfunkanbieter.

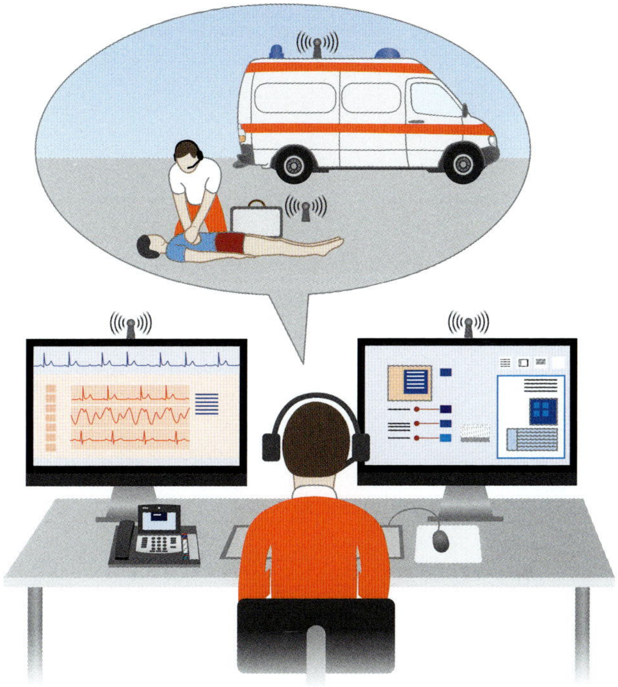

Abb. 30.12 Telemedizin: Das Rettungsteam am Einsatzort hält Kontakt mit einem Experten am Telefon und PC [L231]

Wiederholungsfragen

1. Was ist Funk? (➤ Kap. 30)
2. Wo begegnen uns im Alltag sonst noch Funkwellen? (➤ 30.1)
3. Was bedeutet die Abkürzung „TMO" und welche Funktion wird ausgeübt? (➤ 30.2.4)
4. Mit welcher Technik ist das TETRA-Netz vergleichbar und weshalb? (➤ 30.3)
5. Was macht das digitale System sicher? (➤ 30.3.2)
6. Nennen Sie die BOS-Kennwörter der am Rettungsdienst beteiligten Organisationen. (➤ 30.4)
7. Wofür steht die Kennung „SAMA Drussel 12/85–23"? (➤ 30.4)
8. Welche Vorteile bietet der digitale Sprech- und Datenfunk allgemein? (➤ 30.6)

E

Berufskunde

KAPITEL

31

Dennis Lentz

Rechtliche Grundlagen im Rettungsdienst

Zur Vermeidung von straf-, haftungs- und arbeitsrechtlichen Risiken kommt das Rettungsfachpersonal nicht umhin, die rechtlichen Grundlagen des Rettungsdienstes zu kennen. Diese werden als **„Rettungsdienstrecht“** bezeichnet. Das Rettungsdienstrecht umfasst alle Rechtsvorschriften, die für Organisation, Durchführung und Finanzierung des Rettungsdienstes, für die Aus- und Fortbildung sowie für die Tätigkeit des Rettungsfachpersonals wichtig sind. Dieses Kapitel beschränkt sich auf die für Rettungssanitäter und Rettungshelfer wesentlichen Aspekte.

Auf den Abdruck von Gesetzesvorschriften wird in diesem Kapitel weitgehend verzichtet, da diese heute stets mit aktuellstem Stand im Internet abgerufen werden können. Bundesrechtliche Gesetze sind unter www.gesetze-im-internet.de abrufbar. Auch die meisten Bundesländer haben inzwischen ähnliche Internet-Gesetzesportale.

31.1 Rechtliche Stellung des Rettungsfachpersonals

31.1.1 Rechtsstellung der Mitarbeiter im Rettungsdienst

31

Rettungsfachpersonal kann **hauptberuflich, nebenberuflich, ehrenamtlich** oder **freiwillig** im Rahmen eines **freiwilligen sozialen Jahres** oder des **Bundesfreiwilligendienstes** tätig sein. Bis zum Jahr 2011 gab es im Rettungsdienst auch **Zivildienstleistende.** Die rechtliche Stellung des Rettungsfachpersonals ist für dienstliche Pflichten sowie straf- und haftungsrechtliche Konsequenzen grundsätzlich unerheblich. Einzelne Ausnahmen bestehen bei Beamten, Ehrenamtlichen und ehemaligen Zivildienstleistenden. In den folgenden Abschnitten wird stellvertretend für die unterschiedlichen Stellungen des Rettungsfachpersonals von Mitarbeitern, Dienstverhältnissen und Dienstpflichten gesprochen.

Haupt- und nebenberufliche Mitarbeiter

Die Rechte und Pflichten von haupt- und nebenberuflichen Mitarbeitern ergeben sich aus den einschlägigen Rechtsvorschriften, dem jeweiligen **Arbeitsvertrag** und, soweit vorhanden, aus **tarifvertraglichen und/oder betrieblichen Vereinbarungen** sowie aus **Dienstanweisungen.** Verstoßen haupt- oder nebenberufliche Mitarbeiter gegen gesetzliche oder vertragliche Dienstpflichten, können sie – je nach Einzelfall – abgemahnt oder aus wichtigem Grund außerordentlich (fristlos) gekündigt werden.

Ist die **Berufsfeuerwehr** im Rettungsdienst tätig, kommen in der Regel Beamte zum Einsatz. Für sie gilt das **Beamtenrecht** ihres jeweiligen Bundeslandes. Dienstvergehen können mit Disziplinarmaßnahmen, in schwerwiegenden Fällen mit der Entlassung aus dem Beamtenverhältnis geahndet werden.

Auf allgemeine arbeits- und beamtenrechtliche Fragen wird in diesem Kapitel nicht näher eingegangen.

Ehrenamtliche Mitarbeiter

Die rechtliche Stellung von Ehrenamtlichen ergibt sich aus der **Satzung** der jeweiligen Organisation bzw. Verein, in der das Mitgliedschaftsverhältnis geregelt ist, und aus **Dienstanweisungen.** Verstoßen ehrenamtliche Mitarbeiter gegen die Satzung, dienstliche Weisungen oder gesetzliche Bestimmungen, können sie von der Rettungsdiensttätigkeit oder in schwerwiegenden Fällen aus der Organisation bzw. Verein ausgeschlossen werden.

Zivildienstleistende

Über Jahrzehnte hinweg waren **Zivildienstleistende (ZDL)** eine wichtige personelle Stütze im Rettungsdienst. Sie trugen in der Bundesrepublik Deutschland maßgeblich zum Auf- und Ausbau eines flächendeckenden, professionellen Rettungsdienstes bei. Vielerorts waren Rettungswagen/Notarztwagen regulär – neben einem hauptamtlichen Mitarbeiter – mit einem Zivildienstleistenden besetzt, mancherorts bis in die 1990er-Jahre hinein sogar nur mit Zivildienstleistenden. Krankentransportwagen waren teilweise bis zuletzt mit zwei Zivildienstleistenden besetzt. Ein Großteil des haupt-, neben- und ehrenamtlichen Rettungsfachpersonals hatte den Einstieg in den Rettungsdienst in der Vergangenheit über den

Zivildienst gefunden. Mit der faktischen Abschaffung des Grundwehrdienstes (offizieller Wortlaut: „Aussetzung des Grundwehrdienstes") zum Juli 2011 wurde auch der Zivildienst abgeschafft (offizieller Wortlaut „Aussetzung des Zivildienstes außerhalb des Spannungs- oder Verteidigungsfalles", § 1a Zivildienstgesetz). Am 31.12.2011 wurden die letzten Zivildienstleistenden aus dem Dienst entlassen. Damit ist im Rettungsdienst eine Ära zu Ende gegangen.

Die Rechtsstellung der zivildienstleistenden Mitarbeiter war im **Gesetz über den Zivildienst der Kriegsdienstverweigerer (Zivildienstgesetz – ZDG)** geregelt. Aufgrund der Abschaffung des Zivildienstes wird hierauf an dieser Stelle nicht mehr näher eingegangen. Interessierte seien auf die 2. Auflage (dort ➢ 32.1.1) verwiesen.

Leistende eines freiwilligen sozialen Jahres

Seit ca. 15 Jahren bieten die Leistungserbringer des Rettungsdienstes auch im Rettungsdienst Stellen für **Freiwillige** zur Leistung eines **freiwilligen sozialen Jahres (FSJ)** an. Die rechtliche Stellung der Freiwilligen ergibt sich aus dem **Gesetz zur Förderung von Jugendfreiwilligendiensten (Jugendfreiwilligendienstegesetz – JFDG).**

Vor Beginn des freiwilligen sozialen Jahres ist zwischen dem Freiwilligen und dem Träger des freiwilligen sozialen Jahres eine schriftliche Vereinbarung zu schließen, die u. a. nähere Angaben über den konkreten Freiwilligendienst enthalten muss (§ 11 Abs. 1 JFDG). Das freiwillige soziale Jahr dauert im Inland normalerweise 12 Monate und kann um bis zu 6 Monate verlängert werden (§ 5 Abs. 1 JFDG). Die Freiwilligen erhalten ein angemessenes Taschengeld sowie unentgeltliche Unterkunft, Verpflegung und Arbeitskleidung oder entsprechende Geldersatzleistungen (§ 2 Abs. 1 Nr. 3 u. § 11 Abs. 1 Nr. 6 JFDG). Das freiwillige soziale Jahr muss zwingend pädagogisch begleitet werden (§ 5 Abs. 2 JFDG), u. a. durch Seminare – zusätzlich zur rettungsdienstlichen Ausbildung. Seit Juni 2008 ist es möglich, einen Jugendfreiwilligendienst auch kombiniert im In- und Ausland zu leisten (§ 7 JFDG), z. B. 12 Monate im deutschen Rettungsdienst und anschließend 3–6 Monate in der (medizinischen) Entwicklungshilfe.

Bei Missachtung von dienstlichen Pflichten kann das Dienstverhältnis vom Träger unter denselben Voraussetzungen beendet werden wie ein Arbeitsverhältnis.

Freiwillige können sich nach Beendigung ihres Dienstes ein **qualifiziertes Zeugnis** über Art und Dauer ihres Dienstes sowie über ihre Leistungen und Führung im Dienst erteilen lassen (§ 11 Abs. 4 JFDG). In dieses sind berufsqualifizierende Merkmale des Freiwilligendienstes aufzunehmen. In Anbetracht der verantwortungsvollen Tätigkeit im Rettungsdienst ist es jedem Freiwilligen zu empfehlen, von dieser Möglichkeit Gebrauch zu machen, um im weiteren Berufsleben ggf. davon zu profitieren.

Leistende eines Bundesfreiwilligendienstes

Zum Juli 2011 wurde sehr kurzfristig der **Bundesfreiwilligendienst (BFD)** eingeführt. Dieser soll die bestehenden Freiwilligendienste (freiwilliges soziales Jahr, freiwilliges ökologisches Jahr) ergänzen und die Folgen der kurzfristigen Abschaffung des Zivildienstes zumindest teilweise kompensieren.

Die Einzelheiten des Bundesfreiwilligendienstes sind im **Gesetz über den Bundesfreiwilligendienst (Bundesfreiwilligendienstgesetz – BFDG)** geregelt. Mit der Abschaffung des Zivildienstes wurde das bisherige „Bundesamt für den Zivildienst" (BAZ) in „Bundesamt für Familie und zivilgesellschaftliche Aufgaben" (BAFzA) umbenannt. Dieses ist von staatlicher Seite aus für die Verwaltung des Bundesfreiwilligendienstes zuständig.

Der Bundesfreiwilligendienst kann nur in **anerkannten Einsatzstellen** geleistet werden (§ 6 Abs. 1 u. 2 BFDG). Alle nach dem Zivildienstgesetz anerkannten früheren Zivildienststellen und -plätze wurden automatisch als Einsatzstellen und -plätze des Bundesfreiwilligendienstes anerkannt (§ 6 Abs. 3 BFDG).

Der Bundesfreiwilligendienst dauert in der Regel 12 Monate, mindestens jedoch 6 und höchstens 18 Monate, in Ausnahmefällen 24 Monate (§ 3 Abs. 2 BFDG). Einer der Unterschiede zum freiwilligen sozialen Jahr ist, dass es für den Bundesfreiwilligendienst keine Altersgrenze nach oben gibt. Der Bundesfreiwilligendienst ist grundsätzlich **ver-**

gleichbar einer Vollzeitbeschäftigung zu leisten (§ 2 Nr. 2 BFDG). Bei Freiwilligen, die älter als 27 Jahre sind, ist auch eine Ableistung in Teilzeit von mehr als 20 Wochenstunden möglich.

Vor Beginn des Dienstes ist zwischen der Bundesrepublik Deutschland und dem Freiwilligen auf gemeinsamen Vorschlag des Freiwilligen und der Einsatzstelle eine schriftliche Vereinbarung abzuschließen, deren Mindestbestandteile gesetzlich vorgegeben sind (§ 8 Abs. 1 BFDG). Die gegenseitigen Rechte und Pflichten der Einsatzstelle und des Freiwilligen ergeben sich aus dem BFDG, den allgemeinen Gesetzen und aus dieser Vereinbarung.

In der Regel ist eine **Probezeit** von sechs Wochen vorgesehen. Bei Verstoß gegen dienstliche Pflichten kann das Freiwilligendienstverhältnis unter denselben Voraussetzungen aus wichtigem Grund außerordentlich (fristlos) gekündigt werden wie ein Arbeitsverhältnis.

Der Bundesfreiwilligendienst ist als freiwilliges Engagement ein unentgeltlicher Dienst. Freiwillige erhalten ein Taschengeld sowie ggf., je nach Einsatzstelle, unentgeltliche Unterkunft, Verpflegung und Arbeitskleidung oder entsprechende Geldersatzleistungen (§ 2 Nr. 4 BFDG). Der Bundesfreiwilligendienst ist zwingend pädagogisch zu begleiten (§ 4 BFDG).

Nach dem Abschluss des Dienstes stellt die Einsatzstelle dem Freiwilligen eine **Bescheinigung** über den geleisteten Dienst aus (§ 11 Abs. 1 BFDG). Außerdem hat der Freiwillige ein **qualifiziertes Zeugnis** über Art und Dauer des Dienstes sowie über seine Leistungen und Führung während des Dienstes zu erhalten, in das auch die berufsqualifizierenden Merkmale des Dienstes aufzunehmen sind (§ 11 Abs. 2 BFDG).

Weitere Informationen zum Bundesfreiwilligendienst finden sich u. a. auf der offiziellen Webseite des Bundes (www.bundesfreiwilligendienst.de) und auf den Webseiten der Hilfsorganisationen.

31.1.2 Pflichten des Rettungsfachpersonals

Alle Rettungsdienstmitarbeiter sind verpflichtet, Patienten entsprechend ihrer jeweiligen **Qualifikation** nach aktuellen rettungsdienstlichen und (notfall-)medizinischen Standards und Erkenntnissen, ggf. in Zusammenarbeit mit einem Notarzt, bestmöglich zu untersuchen, zu versorgen, zu betreuen und zu transportieren. Dabei haben sie sämtliche gesetzlichen, vertraglichen und dienstlichen Vorgaben zu beachten.

Rettungsdienstmitarbeiter müssen alle generellen und individuellen **Dienstanweisungen** befolgen. **Generell weisungsbefugt** ist der Vorgesetzte, z. B. für Schichteinteilung, Reinigungspläne, Desinfektionsvorgaben u. Ä. Im Einsatzfall ist die Leitstelle für die Einsatzdisposition **organisatorisch** und der Notarzt **medizinisch weisungsbefugt.** Ist kein Notarzt zugegen, ist der am höchsten qualifizierte Mitarbeiter des Rettungsfachpersonals, der sich am Einsatzort befindet, den anderen Rettungsdienstmitarbeitern medizinisch weisungsbefugt.

Allerdings bestehen diese Weisungsbefugnisse nur in den Grenzen des jeweiligen Dienstverhältnisses (z. B. des Arbeitsvertrages) und des höherrangigen Rechtes (Gesetze, sonstige Rechtsvorschriften, Tarifvertrag und Betriebsvereinbarungen). Dienstanweisungen dürfen insbesondere nicht straf- oder öffentlich-rechtlichen Bestimmungen (z. B. der strafrechtlich sanktionierten Garanten- und allgemeinen Hilfeleistungspflicht oder den landesrechtlichen Rettungsdienstvorschriften) zuwiderlaufen. Dienstanweisungen, die diese Grenzen überschreiten, sind rechtswidrig. **Rechtswidrige Dienstanweisungen** sind unwirksam und müssen – im Gegensatz zu rechtmäßigen Dienstanweisungen – nicht befolgt werden. Um straf- und haftungsrechtliche Risiken zu vermeiden, sollten sie auch keinesfalls beachtet werden.

Wer eine medizinische Maßnahme anordnet (z. B. ein Notarzt oder ein Notfallsanitäter/Rettungsassistent) und delegiert, hat stets die Verantwortung für die richtige Anordnung (**Anordnungsverantwortung**). Dagegen ist derjenige, der die Maßnahme ausführt (z. B. ein Rettungssanitäter oder Rettungshelfer bei Anordnung durch einen Notarzt, Notfallsanitäter oder Rettungsassistenten), für die korrekte Ausführung verantwortlich (**Ausführungsverantwortung**). Zur Vermeidung eines **Übernahmeverschuldens** (➤ 31.2.1, ➤ 31.3.2) muss daher derjenige, der eine Maßnahme ausführen soll, dem Anordnenden ungefragt mitteilen, wenn er die Ausführung nicht sicher beherrscht.

Fortbildungspflichten des Rettungsfachpersonals ergeben sich nicht nur aus den jeweiligen

Dienstverhältnissen, z. B. für haupt- und nebenberufliche Mitarbeiter aus dem Arbeitsvertrag und für Ehrenamtliche aus dem ehrenamtlichen Dienstverhältnis, sondern auch aus den Rettungsdienstvorschriften der meisten Bundesländer. Meist umfasst die Fortbildungspflicht, unabhängig von der konkreten Qualifikation, **mindestens 30 Stunden** jährlich. Wird die Fortbildungspflicht missachtet, kann dies straf-, haftungs- und arbeitsrechtliche Konsequenzen nach sich ziehen.

PRAXISTIPP

Jede Teilnahme an einer Fortbildung sollte man sich schriftlich bestätigen lassen, um die Einhaltung der Fortbildungspflicht lückenlos belegen zu können.

Darüber hinaus sind in den Rettungsdienstgesetzen der meisten Bundesländer spezielle **Datenschutz- und/oder Dokumentationspflichten** geregelt, die vom Rettungsfachpersonal zu beachten sind. Die Pflicht zur **Dokumentation** der Untersuchung, der Versorgung und des Transportes eines Patienten ergibt sich auch als **Nebenpflicht** aus dem Rechtsverhältnis zum Patienten und ist im neuen Patientenrechtegesetz (§ 630 f. BGB) geregelt. Wird das Rettungsfachpersonal ohne Notarzt tätig, hat es die Dokumentation des Einsatzes (➤ 6.2.3) selbstständig und unaufgefordert anzufertigen. Um späteren Streitigkeiten vorzubeugen, empfiehlt es sich, insbesondere bei bewusstlosen, alkoholisierten, dementen und sonst hilflosen Patienten, zusätzlich die Übergabe von Wertsachen der Patienten (z. B. Geldbeutel, Ausweise, Krankenversicherungskarte/elektronische Gesundheitskarte [eGK], Uhr/Schmuck, Brille, Zahn- oder sonstige Prothesen) an die weiterbehandelnde Einrichtung im **Einsatzprotokoll** zu vermerken. Eine unvollständige, mangelhafte oder unterlassene Dokumentation kann für das Rettungsfachpersonal u. a. haftungsrechtliche Konsequenzen haben (➤ 31.3.3).

PRAXISTIPP

Die Übergabe von Wertsachen des Patienten an die weiterbehandelnde Einrichtung immer im Einsatzprotokoll vermerken und von einem Mitarbeiter der weiterbehandelnden Einrichtung bestätigen lassen, insbesondere bei bewusstlosen, alkoholisierten, dementen oder sonst hilflosen Patienten.

Weiterhin besteht die dienstliche **Nebenpflicht,** in Rettungsdienstfahrzeugen und im Einsatz nicht zu rauchen. Das Rettungsfachpersonal darf während des Dienstes oder der Dienstbereitschaft weder den Dienst oder die Dienstbereitschaft beeinträchtigende Mittel (z. B. Alkohol, Drogen, bestimmte Medikamente) zu sich nehmen noch den Dienst unter der Wirkung solcher Mittel antreten.

Ferner muss sich die Fahrzeugbesatzung bei jedem Schichtbeginn von der **Fahrtüchtigkeit** des Rettungsdienstfahrzeugs (z. B. Bremsen, Bereifung, lichttechnische Einrichtungen) sowie der **Vollständigkeit** und **Funktionsfähigkeit** der Ausrüstung und Ausstattung, insbesondere der Rettungs- und Transportgeräte sowie des Rettungsmaterials, überzeugen. Die fachgerechte Reinigung und Desinfektion der Rettungsdienstfahrzeuge und medizinischen Geräte (➤ 4.4, ➤ 4.5) gehört ebenfalls zu den wichtigen Pflichten des Rettungsfachpersonals.

Auf die Schweigepflicht und die sich aus dem Medizinprodukterecht ergebenden Pflichten wird gesondert eingegangen (➤ 31.2.3, ➤ 5.1), ebenso auf die Garanten- und allgemeine Hilfeleistungspflicht des Rettungsfachpersonals (➤ 31.2.1, ➤ 31.2.2).

31.1.3 Kompetenzen des Rettungsfachpersonals

In der täglichen Einsatzpraxis, insbesondere in ländlichen Gebieten, kommt es regelmäßig – in den Einsatzbereichen mancher Rettungswachen aufgrund der Entfernung zum nächstgelegenen Notarztstandort immer – vor, dass das Rettungsfachpersonal deutlich früher am Einsatzort ist als ein Notarzt. Daher ist es wichtig zu wissen, welche medizinischen Maßnahmen das Rettungsfachpersonal ohne Anwesenheit eines Arztes und ohne konkrete Anordnung durch einen Arzt **eigenverantwortlich** und eigenständig durchführen darf, d. h., welche Befugnisse bzw. Kompetenzen das Rettungsfachpersonal hat.

Kompetenzen des gesamten Rettungsfachpersonals

Heute ist allgemein anerkannt, dass das Rettungsfachpersonal sämtliche medizinischen Maßnahmen eigenständig durchführen darf, die **nichtinvasiv** sind, d. h. nicht in die Körperintegrität des Patienten eingreifen. Hierzu zählen z. B. die fachgerechte Lagerung des Patienten, die Wundversorgung, die Ruhigstellung von Frakturen, die Durchführung von Basismaßnahmen der Reanimation (Herzdruckmassage, Beatmung mit Beatmungsbeutel, O_2-Gabe), die (nichtinvasive) Erhebung und Überwachung der Vitalparameter sowie das nur minimalinvasive Stechen zur Blutzuckermessung. Darüber hinaus darf das Rettungsfachpersonal – ebenso wie Laien, organisierte Ersthelfer und Sanitätspersonal – auch die Defibrillation mit automatisierten externen Defibrillatoren (AED) durchführen; denn bei AED entscheiden nicht die anwendenden Personen, sondern eine vorprogrammierte Elektronik eigenständig über die Indikation zur Defibrillation.

Notkompetenz von Rettungssanitätern, Rettungsassistenten und Notfallsanitätern

31

Allerdings ist bis heute **nicht ausdrücklich** gesetzlich geregelt, zu welchen **invasiven** medizinischen Maßnahmen (hierunter fallen z. B. die Venenpunktion, – unabhängig vom Applikationsweg – die Medikamentenapplikation, die Intubation, aber auch die Koniotomie, das Legen einer Thorax-Drainage oder eines zentralen Venenkatheters) das Rettungsfachpersonal befugt ist. Für Rettungsassistenten ergibt sich diesbezüglich nichts Konkretes aus dem Rettungsassistentengesetz (RettAssG), für Notfallsanitäter nichts Konkretes aus dem Notfallsanitätergesetz (NotSanG). Im RettAssG waren lediglich die Ausbildungsziele angehender Rettungsassistenten ausdrücklich geregelt (§ 3 RettAssG). Auch im Notfallsanitätergesetz sind lediglich die Ausbildungsziele geregelt (vgl. § 4 Abs. 2 Nr. 1 Buchstabe c NotSanG).

Deshalb könnte man annehmen, dass die eigenverantwortliche Durchführung invasiver medizinischer Maßnahmen durch das Rettungsfachpersonal grundsätzlich als unerlaubte Ausübung der Heilkunde strafbar wäre (§ 5 Heilpraktikergesetz). Doch bereits vor dem Inkrafttreten des NotSanG überwog unter den auf Rettungsdienstrecht spezialisierten Juristen bei Weitem die Auffassung, dass das **Heilpraktikergesetz (HeilprG)** aus den verschiedensten Gründen keine Anwendung findet, **wenn** Rettungsfachpersonal bis zum Eintreffen eines (Not-)Arztes (oder, falls im Einzelfall in absehbarer Zeit kein Notarzt verfügbar ist, bis zum Erreichen eines Krankenhauses) **überbrückend** invasive Maßnahmen durchführt, die ohne das konkrete Risiko einer Verschlechterung des Patientenzustands nicht aufschiebbar sind.

Jedoch gibt es zur Unanwendbarkeit des HeilprG auf die Tätigkeit des Rettungsfachpersonals noch keine (höchst-)richterliche, strafrechtliche Rechtsprechung. Daher sollte das Rettungsfachpersonal sicherheitshalber von der grundsätzlichen Anwendbarkeit des HeilprG ausgehen, bis diese Frage (höchst-)richterlich entschieden oder eindeutig gesetzlich geregelt ist. Letzteres ist leider auch nicht durch das NotSanG geschehen. Einen entsprechenden Vorschlag des Bundesrates hat der Bundestag nicht aufgegriffen.

Im Falle der Anwendbarkeit wäre die eigenverantwortliche Durchführung invasiver Maßnahmen durch Rettungssanitäter, Rettungsassistenten und Notfallsanitäter zwar grundsätzlich wegen unerlaubter Ausübung der Heilkunde strafbar (§ 5 HeilprG), jedoch **bei Vorliegen der nachfolgend genannten Voraussetzungen** aufgrund **rechtfertigenden Notstandes** (§ 34 StGB) gerechtfertigt und damit im Ergebnis ebenfalls straffrei. Diese Rechtsauffassung findet sich nun auch in der Gesetzesbegründung zum Notfallsanitätergesetz (Bundestagsdrucksache 17/11689, S. 21, zu § 4 Abs. 2 Nr. 1 Buchstabe c NotSanG).

Daher besteht – unabhängig von der rechtlichen Begründung im Detail – Einigkeit, dass **Rettungssanitäter, Rettungsassistenten und Notfallsanitäter** unter den folgenden Voraussetzungen bestimmte invasive medizinische, d. h. heilkundliche Maßnahmen eigenverantwortlich und eigenständig durchführen dürfen (sogenannte **„Notkompetenz"**):

- Die konkrete Maßnahme ist medizinisch indiziert.
- Eine ausdrückliche oder mutmaßliche Einwilligung des Patienten in die konkrete Maßnahme liegt vor.
- Die konkrete Maßnahme wird fachgerecht durchgeführt.
- (Not-)Ärztliche Hilfe ist trotz An- oder Nachforderung nicht oder nicht rechtzeitig verfügbar oder erreichbar.

- Die konkrete Maßnahme ist zur unmittelbaren Abwehr von Gefahren für das Leben des Patienten oder von wesentlichen Folgeschäden dringend erforderlich.
- Das gleiche Ziel kann allein durch weniger invasive Maßnahmen, z. B. Basismaßnahmen, nicht ebenso sicher erreicht werden.
- Die Durchführung der konkreten Maßnahme, die damit verbundenen Gefahren und möglicherweise auftretenden Komplikationen werden grundsätzlich sicher beherrscht.

Liegen die genannten Voraussetzungen vor, sind Notfallsanitäter und Rettungsassistenten (wegen der deutlich kürzeren Ausbildungsdauer jedoch nicht Rettungssanitäter und Rettungshelfer) aufgrund ihrer Garanten- und allgemeinen Hilfeleistungspflicht (➤ 31.2.1, ➤ 31.2.2) sogar dazu verpflichtet, die indizierten invasiven Maßnahmen zu ergreifen.

Die ersten drei der genannten Voraussetzungen müssen vorliegen, damit die Durchführung einer invasiven medizinischen Maßnahme nicht als Körperverletzung strafbar ist (hierzu noch ausführlicher in ➤ 31.2.1). Das Vorliegen einer mutmaßlichen Einwilligung ist bei bewusstlosen Patienten in Lebensgefahr, insbesondere bei reanimationspflichtigen oder polytraumatisierten Patienten, unproblematisch. Dagegen ist bei ansprechbaren Patienten für eine wirksame Einwilligung grundsätzlich eine sehr kurze Aufklärung über die geplante Maßnahme (z. B. bei Venenpunktion oder Schmerzmittelgabe), zumindest deren Ankündigung **einschließlich** des Hinweises, dass man kein Arzt ist, erforderlich.

Hinsichtlich der **Dringlichkeit** einer invasiven Maßnahme ist es wichtig, zwischen akuter Lebensgefahr und „bloßer" Gesundheitsgefahr/latenter Lebensgefahr zu unterscheiden. So ist die algorithmengerechte Gabe von Medikamenten im Rahmen einer Reanimation, die Gabe von Glukose bei einem hypoglykämischen Schock, die Gabe von Medikamenten bei einem anaphylaktischen Schock sowie die Gabe von Antikonvulsiva bei einem anhaltenden Krampfanfall im Regelfall weit dringlicher als die Gabe von Schmerzmitteln bei einem (isolierten) Extremitätentrauma.

Als **Notkompetenzmaßnahmen** kommen für **Rettungsassistenten** z. B. die Intubation ohne Relaxanzien, die Venenpunktion, die Applikation kristalloider Infusionen und ausgewählter Medikamente und die Frühdefibrillation (auch ohne AED) in Betracht.

Welche **Notkompetenzmaßnahmen** (im Sinne des § 4 Abs. 2 Nr. 1 Buchstabe c NotSanG) darüber hinaus für **Notfallsanitäter** in Betracht kommen, muss sich im Einzelnen noch herausbilden. Hierzu gibt es derzeit zahlreiche verschiedene Übersichten über invasive Techniken und Medikamente.

Rettungssanitäter haben im Vergleich zu Rettungsassistenten und Notfallsanitätern eine deutlich kürzere Ausbildungsdauer (➤ 26.4.1). Daher kommen als Notkompetenzmaßnahmen für Rettungssanitäter in der Regel nur das Legen eines periphervenösen Zugangs, die Verabreichung von kristalloiden Infusionen und **im Einzelfall** die Applikation von Medikamenten-Sprays (z. B. Nitroglyzerin-, β_2-Sympathomimetikum- und Kortikoid-Spray; **Achtung: Nitroglyzerin ist arzneimittelrechtlich nicht zur Blutdrucksenkung bei einer hypertensiven Krise zugelassen!**) in Betracht. Bei Rettungssanitätern kann grundsätzlich nicht davon ausgegangen werden, dass sie die Intubation und die intravenöse Applikation von Medikamenten **hinreichend sicher** in Theorie und Praxis beherrschen. Hierbei wird oft übersehen, dass keinesfalls allein die Beherrschung einer Maßnahme unter klinischen Idealbedingungen ausreicht. Vielmehr ist für die sichere Beherrschung einer Maßnahme auch die Kenntnis und mögliche Bewältigung der mit dieser Maßnahme verbundenen, notfallmedizinisch relevanten Gefahren und Komplikationen (bei Medikamentengabe: Kontraindikationen, Wechselwirkungen, Nebenwirkungen, insbesondere anaphylaktische Reaktionen bis hin zum anaphylaktischen Schock!) **zwingend erforderlich.** Hierfür reicht der Umfang der Rettungssanitäter-Ausbildung hinsichtlich der Intubation und intravenösen Verabreichung von Medikamenten kaum aus, sodass diesbezüglich durch Rettungssanitäter allergrößte Zurückhaltung geboten ist. Anders mag dies im Einzelfall bei sehr erfahrenen und überdurchschnittlich fortgebildeten Rettungssanitätern sein, die langjährig in der Notfallrettung tätig sind.

Für **Rettungshelfer** wird aufgrund der noch einmal deutlich kürzeren Ausbildungsdauer im Vergleich zu Rettungssanitätern eine hinreichend sichere Beherrschung aller invasiven medizinischen Maßnahmen in Theorie und Praxis grundsätzlich verneint. Somit sollten Rettungshelfer (erst recht Rettungshelfer Hessen, NRW und Rheinland-Pfalz, die nicht nach dem 320-Stunden-Programm ausgebildet sind, sondern eine noch deutlich kürzere Ausbildung haben) auch in Notsituationen **grundsätzlich keine** invasiven medizinischen Maßnahmen eigenverantwortlich an Patienten durchführen (Ausnahme: Defibrillation mit AED und ggf. Anwendung von Larynxtuben). Da in allen Bundesländern Krankentransportwagen mit mindestens einem Rettungssanitäter besetzt sein müssen, stellt dies in der täglichen Einsatzpraxis kein Problem dar.

Das Rettungsfachpersonal trägt die **straf- und haftungsrechtliche Verantwortung** für die Indikation und fachgerechte Durchführung von Notkompetenzmaßnahmen. Deren Durchführung ist stets zu dokumentieren. Werden durch das Rettungsfachpersonal medizinische invasive Maßnahmen vorgenommen, ohne dass die genannten Voraussetzungen vorliegen, können straf- und haftungsrechtliche sowie arbeitsrechtliche Konsequenzen bis hin zur Kündigung drohen.

Eigenständiges Durchführen heilkundlicher Maßnahmen durch Notfallsanitäter

Unabhängig von einer Notkompetenzsituation sieht das NotSanG vor, dass Notfallsanitäter bestimmte heilkundliche Maßnahmen ohne Anwesenheit eines Arztes eigenständig durchführen, die vom Ärztlichen Leiter Rettungsdienst oder – in den Bundesländern, in denen es einen solchen nicht gibt – von entsprechend verantwortlichen Ärzten bei bestimmten notfallmedizinischen Zustandsbildern und -situationen standardmäßig vorgegeben, überprüft und verantwortet werden (§ 4 Abs. 2 Nr. 2 Buchstabe c NotSanG). Dies führt dazu, dass Notfallsanitäter in einem Rettungsdienstbereich bestimmte heilkundliche Maßnahmen eigenständig durchführen dürfen, während diese Maßnahmen in anderen Rettungsdienstbereichen nur unter die Notkompetenzmaßnahmen fallen oder auch als solche nicht vorgesehen sind.

31.1.4 Zusammenarbeit mit Ärzten

Die Zusammenarbeit des Rettungsfachpersonals mit (Not-)Ärzten kann sich bei Anwesenheit eines (Not-)Arztes im **Assistieren** bei der ärztlichen Notfallversorgung erschöpfen.

Im Rahmen der **Delegation** kann Rettungsfachpersonal – im Beisein eines (Not-)Arztes – ärztlich angeordnete Maßnahmen eigenständig ausführen, z. B. die Gabe eines Medikaments. Im Fall von Komplikationen bei der Ausführung einer solchen Maßnahme durch das Rettungsfachpersonal kann der anwesende Arzt jederzeit eingreifen. Dies ändert nichts daran, dass der Arzt für eine solche Maßnahme zwar die Anordnungsverantwortung hat, das Rettungsfachpersonal aber die Ausführungsverantwortung (➤ 31.1.2).

31.2 Strafrechtliche Verantwortung

Die für Rettungsfachpersonal und Notärzte wichtigsten Strafvorschriften finden sich im **Strafgesetzbuch (StGB).** Daneben gibt es spezielle Strafvorschriften, die z. B. im **Medizinproduktegesetz (MPG), Arzneimittelgesetz (AMG), Betäubungsmittelgesetz (BtMG)** und **Infektionsschutzgesetz (InfSG)** enthalten sind.

31.2.1 Tötung und Körperverletzung

Vorsätzliche Tötung und Körperverletzung

Die Tötung eines anderen Menschen durch aktives Tun ist als **Totschlag** strafbar (§ 212 StGB).

Bedeutung für das Rettungsfachpersonal hat die **vorsätzliche Körperverletzung,** die mit Freiheitsstrafe bis zu fünf Jahren geahndet wird (§ 223 StGB).

Körperverletzung bedeutet die körperliche Misshandlung oder Gesundheitsschädigung einer anderen Person. Hierunter fällt etwa das Ohrfeigen eines Alkoholisierten zur Feststellung der Bewusstseinslage.

Auch jede **invasive,** d. h. in die Körperintegrität des Patienten eingreifende, **medizinische Maßnahme** fällt darunter, und zwar auch dann, wenn sie in diagnostischer und therapeutischer Absicht durchgeführt wird. Somit erfüllen z. B. das Stechen mit einer Lanzette zur Blutzuckerbestimmung, die Venenpunktion, die Verabreichung von Medikamenten – unabhängig vom Applikationsweg –, die Intubation und Defibrillation den Straftatbestand der Körperverletzung. Für die **Strafbarkeit** als Körperverletzung spielt es keine Rolle, ob die Maßnahme von einem Arzt oder von Rettungsfachpersonal vorgenommen wurde. Ebenfalls unerheblich ist, ob die Maßnahme medizinisch indiziert war, zur Linderung oder Heilung beigetragen hat oder fachgerecht (lege artis), d. h. nach den anerkannten Regeln der ärztlichen Kunst, ausgeführt wurde.

Jedoch entfällt die Strafbarkeit, wenn ein Patient **ausdrücklich in die konkrete Maßnahme einwilligt** oder sich eine **Einwilligung aus den Umständen** (z. B. wortloses Hinstrecken eines Armes zum Legen eines venösen Zugangs) ergibt. Straffreiheit ist auch gegeben, wenn mangels anderer Anhaltspunkte davon ausgegangen werden kann, dass der bewusstlose oder sonst einwilligungs**un**fähige Patient (z. B. durch Alkohol, Drogen oder Demenz) in die entsprechende Maßnahme einwilligen würde, wenn er dazu in der Lage wäre **(mutmaßliche Einwilligung).**

Beim **einwilligungsfähigen Patienten** setzt eine wirksame Einwilligung grundsätzlich die Erläuterung der Maßnahme, der damit verbundenen Risiken und ggf. das Aufzeigen möglicher Behandlungsalternativen voraus **(Aufklärung).** Freilich darf die Aufklärung umso geringer ausfallen, je dringlicher die Maßnahme ist. So reicht beim Notfallpatienten in der Regel eine pauschale Aufklärung – ohne das Eingehen auf alternative Behandlungsmethoden – aus, bei akuter Lebensgefahr kann eine Aufklärung ausnahmsweise komplett entfallen. Doch sollte eine bevorstehende Maßnahme bei einem nicht bewusstlosen Patienten zumindest kurz angekündigt werden. **Einwilligungsfähig** ist ein Patient, wenn er die Bedeutung und Tragweite seiner Entscheidung vollständig erfassen kann und entsprechende Verstandesreife und Urteilsfähigkeit hat. Dies kann auch bei einem Jugendlichen ab ca. 14–16 Jahren der Fall sein. Ein Patient muss also nicht zwingend geschäftsfähig, d. h. mindestens 18 Jahre alt sein, um einwilligungsfähig zu sein.

Diese von der straf- und zivilrechtlichen Rechtsprechung entwickelten Grundsätze zu Aufklärung und Einwilligung bei invasiven medizinischen Maßnahmen sind jetzt im zivilrechtlichen Patientenrechtegesetz (§§ 630d und 630e BGB) geregelt worden.

MERKE

Die Durchführung einer invasiven medizinischen Maßnahme, die nicht indiziert ist, nicht fachgerecht oder ohne (mutmaßliche) Einwilligung vorgenommen wird, ist stets als Körperverletzung strafbar!

Körperverletzung mit Todesfolge

Körperverletzung mit Todesfolge wird mit Freiheitsstrafe nicht unter drei Jahren geahndet (§ 227 StGB).

BEISPIEL

Ein Patient stirbt an den Folgen einer Körperverletzung, z. B. an einem anaphylaktischen Schock oder an einer nicht beherrschbaren Herzrhythmusstörung nach der Applikation eines **nicht indizierten** Medikaments. Da die Applikation eines nicht indizierten Medikaments – unabhängig von der Einwilligung des Patienten – immer eine Körperverletzung darstellt, ist dies als Körperverletzung mit Todesfolge (§ 227 StGB) strafbar.

Fahrlässige Körperverletzung und Tötung

Fahrlässige Körperverletzung ist mit Freiheitsstrafe bis zu drei Jahren (§ 229 StGB) und **fahrlässige Tötung** mit Freiheitsstrafe bis zu fünf Jahren (§ 222 StGB) strafbar. Rettungsfachpersonal handelt fahrlässig, wenn es die **Sorgfalt** außer Acht lässt, zu der es nach den Umständen und seinen persönlichen Verhältnissen verpflichtet und fähig ist (subjektiver Sorgfaltsmaßstab). Paradebeispiele hierfür sind Unachtsamkeit und Nachlässigkeit.

BEISPIELE

- Ein Rettungssanitäter bemerkt aus Unachtsamkeit bei Schichtbeginn nicht, dass im RTW Medikamente, medizinische Geräte oder sonstige Medizinprodukte fehlen bzw. nicht einsatzbereit sind. Bei einem Einsatz verstirbt infolgedessen ein Patient. Der Rettungssanitäter hat sich einer fahrlässigen Tötung (§ 222 StGB) strafbar gemacht.
- Ein nicht fachgerecht auf der Trage im RTW gesicherter Patient rutscht bei einem plötzlichen Bremsmanöver von der Trage und schlägt mit dem Kopf so unglücklich gegen die eingebaute Schrankwand, dass er verstirbt. Die RTW-Besatzung hat sich wegen der nicht ordnungsgemäßen Sicherung des Patienten einer fahrlässigen Tötung (§ 229 StGB) strafbar gemacht.

31

Körperverletzung und Tötung durch Unterlassen

Ferner kann sich Rettungsfachpersonal durch eine unzureichende oder unterlassene Versorgung eines Patienten einer **Tötung oder Körperverletzung durch Unterlassen** (§ 212 bzw. § 223 i. V. m. § 13 StGB) strafbar machen.

Eine Strafbarkeit durch Unterlassen erfordert (§ 13 StGB), dass eine Pflicht besteht, gesundheitliche Schäden oder den Tod des Patienten durch aktives Tun abzuwenden **(Garantenpflicht).** Eine solche Garantenpflicht des Rettungsfachpersonals ergibt sich gegenüber den einzelnen Patienten aus der Übernahme der konkreten Einsätze, außerdem aus den Rettungsdienstgesetzen **(Garantenstellung).** Das Rettungsfachpersonal ist daher im Rahmen seiner Möglichkeiten verpflichtet, sämtliche geeigneten, erforderlichen und zumutbaren Maßnahmen vorzunehmen, um eine drohende Gefahr für die Gesundheit oder das Leben des Patienten abzuwenden sowie weitere (Gesundheits-)Schäden zu verhindern.

31

BEISPIEL

Eine KTW-Besatzung, die trotz starker Schmerzen des Patienten keinen Notarzt zur Analgesie nachfordert, macht sich einer Körperverletzung durch Unterlassen strafbar (§ 223 i. V. m. § 13 StGB).

Übernahmeverschulden

Besitzt jemand die für Notfallrettung, Krankentransport, Sanitätsdienst oder Durchführung einer einzelnen medizinischen Maßnahme erforderlichen Kenntnisse, Fähigkeiten und Erfahrungen **nicht,** übernimmt aber dennoch die entsprechende Tätigkeit oder die Ausführung der entsprechenden Maßnahme, kommt eine Strafbarkeit wegen (fahrlässiger) Körperverletzung bzw. Tötung aufgrund eines **Übernahmeverschuldens** in Betracht.

ACHTUNG

Zur Vermeidung einer Strafbarkeit wegen Übernahmeverschuldens darf man Tätigkeiten in Notfallrettung, Krankentransport oder Sanitätsdienst sowie die Ausführung von einzelnen Maßnahmen nur übernehmen, wenn man die dafür erforderlichen Kenntnisse, Fähigkeiten und Erfahrungen besitzt.

31.2.2 Unterlassene Hilfeleistung

Unterlassene Hilfeleistung ist nach § 323c StGB (➤ Kasten 31.1) für jedermann strafbar **(Allgemeine Hilfeleistungspflicht).**

MERKE

31.1 § 323c StGB Unterlassene Hilfeleistung

(Hervorhebungen vom Autor)
Wer bei **Unglücksfällen** oder gemeiner Gefahr oder Not nicht Hilfe leistet, obwohl dies **erforderlich** und ihm den Umständen nach **zuzumuten** ist, insbesondere ohne erhebliche eigene Gefahr und ohne Verletzung anderer wichtiger Pflichten möglich ist, wird mit Freiheitsstrafe bis zu einem Jahr oder mit Geldstrafe bestraft.

Unglücksfälle im Sinne des § 323c StGB sind **plötzlich** eintretende Ereignisse, die erhebliche Gefahren für Menschen oder Sachen mit sich bringen oder mit sich zu bringen drohen. Hierunter fallen sowohl Unfall- als auch Krankheitsereignisse. Allerdings stellt nicht jede Erkrankung einen Unglücksfall dar, sondern nur eine plötzlich eingetretene oder sich akut verschlimmernde Erkrankung (z. B. plötzliche Schmerzen, plötzliche Atemnot, plötzliche Bewusstlosigkeit). Auch jede durch einen Suizidversuch verursachte gesundheitliche Gefahr stellt nach der Rechtsprechung grundsätzlich einen solchen Unglücksfall dar.

Erforderlich ist eine Hilfeleistung, wenn ohne sie möglicherweise weiterer (gesundheitlicher) Schaden entsteht. Für die Erforderlichkeit kommt es auf die Erfolgsaussichten der Hilfeleistung ebenso wenig an wie auf die Folgen des Unterlassens.

Zumutbar ist eine Hilfeleistung, wenn sich die hilfeleistende Person **nicht** in erhebliche eigene Gefahr (Eigenschutz!), insbesondere für ihre Gesundheit oder ihr Leben, begibt. Das Rettungsfachpersonal muss also keine viel befahrene Autobahn zu Fuß überqueren, nicht in brennende Gebäude stürmen oder einem psychisch Kranken auf Bahngleise folgen, solange der Bahnverkehr nicht ruht. Aufgrund der beruflichen Stellung des Rettungsfachpersonals und der Möglichkeit von planbaren Schutzmaßnahmen gegen Infektionsgefahren entfällt die Zumutbarkeit einer Hilfeleistung durch Rettungsfachpersonal jedoch nicht bei infizierten oder ansteckenden Patienten (z. B. Hepatitis, HIV, „offene" Tuberkulose, MRSA, ESBL, Ebola-Virus).

Besteht eine Hilfeleistungspflicht, richten sich **Art und Umfang** der zu leistenden Hilfe nach den **Fähigkeiten und Möglichkeiten** der hilfeleistenden Person. **Jede Person** muss – im Rahmen ihrer Möglichkeiten – sofort und auf die wirksamste Weise helfen. Jede Person, die über **keine** Erste-Hilfe-Kenntnisse verfügt, ist daher – im Rahmen des Zumutbaren (Eigenschutz!) – zumindest zur Absicherung einer Notfallstelle, zum Notruf und zur Betreuung eines Verletzten bzw. Erkrankten verpflichtet.

Dagegen macht sich **Rettungsfachpersonal** bereits strafbar, wenn es sich nicht unverzüglich nach Erhalt eines Einsatzauftrages zum Einsatzort begibt. Von Rettungsfachpersonal wird erwartet, dass es seine **besondere Fach- und Sachkunde** sowie zur Verfügung stehende **Hilfsmittel** (Werkzeug, Rettungs-, Transportgeräte und/oder Rettungsmaterial einschließlich medizinischer Geräte) einsetzt.

Leitstellendisponenten haben in der Notfallrettung stets das am schnellsten am jeweiligen Einsatzort verfügbare geeignete Rettungsmittel zu alarmieren, und zwar unabhängig von den Gebietsgrenzen der einzelnen Rettungsdienst- und/oder Leitstellenbereiche. In akut lebensbedrohlichen Situationen, z. B. bei (vermutlich) reanimationspflichtigen oder polytraumatisierten Patienten, sind, soweit standortnäher und verfügbar, zur Erstversorgung stets zusätzlich ein Krankentransportwagen und/oder organisierte Ersthelfer zu alarmieren. Es spricht vieles dafür, dass zwischenzeitlich auch in Deutschland, insbesondere bei reanimationspflichtigen Patienten, die telefonische Aufforderung und Anleitung von sich am Notfallort befindenden Laienhelfern zu suffizienten Ersthelfermaßnahmen zu den Hilfeleistungspflichten der Leitstellendisponenten gehören.

31.2.3 Schweigepflicht

Zweck der Schweigepflicht ist es, den **persönlichen Lebens- und Geheimbereich des Einzelnen zu schützen.** Durch die Schweigepflicht soll ein besonderes Vertrauensverhältnis zwischen Patienten einerseits sowie (Not-)Ärzten und/oder Rettungsfachpersonal andererseits geschaffen werden. Patienten sollen keine Bedenken haben, auch persönlichste Dinge, über die keiner gerne spricht (z. B. Suchterkrankungen, psychiatrische oder infektiöse Erkrankungen, berufliche oder private Probleme), deren Kenntnis zu einer effektiven Behandlung jedoch oftmals erforderlich ist, den sie behandelnden Personen anzuvertrauen.

Die Schweigepflicht ergibt sich als **Nebenpflicht** aus dem jeweiligen Dienstverhältnis, für Beamte aus dem Beamtenrecht. Daneben ist sie in den Rettungsdienstgesetzen mancher Bundesländer festgeschrieben, für (Not-)Ärzte zusätzlich im ärztlichen Berufsrecht. Die Verletzung der Schweigepflicht wird nach § 203 Abs. 1 bzw. 3 StGB mit Freiheitsstrafe bis zu einem Jahr bestraft, unter den besonderen Voraussetzungen des § 203 Abs. 5 StGB mit Freiheitsstrafe bis zu zwei Jahren (➤ Kasten 31.2).

MERKE

31.2 § 203 StGB Schweigepflicht

(Hervorhebungen vom Autor)

(1) Wer unbefugt ein fremdes Geheimnis, namentlich ein zum persönlichen Lebensbereich gehörendes Geheimnis oder ein Betriebs- oder Geschäftsgeheimnis, offenbart, das ihm als (…) Arzt, Zahnarzt, Tierarzt, Apotheker oder **Angehörigen eines anderen Heilberufs, der für die Berufsausübung oder die Führung der Berufsbezeichnung eine staatlich geregelte Ausbildung erfordert,** (…)

anvertraut worden oder sonst bekannt geworden ist, wird mit Freiheitsstrafe bis zu einem Jahr oder mit Geldstrafe bestraft.

(2) (…)

(3) (…) Den in Absatz 1 (…) Genannten stehen ihre **berufsmäßig tätigen Gehilfen und die Personen gleich, die bei ihnen zur Vorbereitung auf den Beruf tätig sind.** (…)

(4) Die Absätze 1 bis 3 sind auch anzuwenden, wenn der Täter das fremde Geheimnis nach dem Tod des Betroffenen unbefugt offenbart.

(5) Handelt der Täter gegen Entgelt oder in der Absicht, sich oder einen anderen zu bereichern oder einen anderen zu schädigen, so ist die Strafe Freiheitsstrafe bis zu zwei Jahren oder Geldstrafe.

Der Schweigepflicht im Rettungsdienst unterliegen nicht nur Ärzte, Notfallsanitäter und Rettungsassistenten, die zur Führung einer Berufsbezeichnung berechtigt sind (§ 203 Abs. 1 StGB), sondern, unabhängig von ihrer Qualifikation oder ihres rechtlichen Status, **alle im Rettungs- oder Sanitätsdienst tätigen Personen,** auch Auszubildende und Praktikanten. Für die persönliche Anwendbarkeit der Schweigepflicht kommt es nicht darauf an, ob gerade ein Arzt zugegen ist, sondern nur, ob die im Rettungsdienst tätigen Personen, die nicht als Notfallsanitäter oder Rettungsassistent qualifiziert sind, **berufsmäßig tätige Gehilfen** sind (§ 203 Abs. 3 StGB). Berufsmäßig tätig in diesem Sinne ist, wer bei der eigentlichen Berufsausübung hilft, ohne dass dies der Erwerbs- oder Hauptberuf sein muss. Das trifft grundsätzlich auf alle notfallmedizinisch oder sanitätsdienstlich ausgebildeten Personen zu, die in dieser Eigenschaft tätig werden, auch auf organisierte Ersthelfer.

Unter den Begriff des **fremden Geheimnisses** fallen alle dienstlichen Angelegenheiten der Dienststelle, die Inanspruchnahme des Rettungsdienstes durch den Patienten, alle Informationen über dessen Gesundheitszustand (z. B. Vorerkrankungen, Symptome, Diagnose, Therapie, Prognose), seine personenbezogenen Daten (z. B. Name, Anschrift, Geburtsdatum, Krankenversicherung) und das Transportziel, darüber hinaus sämtliche Informationen aus dem Lebensbereich des Patienten, etwa über dessen persönliche, familiäre, finanzielle und berufliche Angelegenheiten. Unbedeutend ist, ob das Rettungsfachpersonal von diesen Informationen durch ausdrückliche Mitteilung des Patienten oder anderweitig, etwa durch Umschauen in der Wohnung oder am Arbeitsplatz des Patienten, Kenntnis erlangt hat.

31

MERKE

Sämtliche personenbezogenen Daten des Patienten, Informationen über dessen Gesundheitszustand und alle sonstigen, im Einsatz erlangten Informationen fallen unter die Schweigepflicht, auch bereits die Inanspruchnahme des Rettungsdienstes!

Ausnahmsweise fallen Anlass, Ort und Zeit eines Einsatzes nicht unter die Schweigepflicht, wenn dieser im **öffentlichen Bereich** stattgefunden hat (z. B. bei Verkehrsunfällen) und daher ohnehin bekannt ist.

Die Schweigepflicht besteht über den Tod der Patienten hinaus. Sie gilt gegenüber jedermann, grundsätzlich auch gegenüber Angehörigen (Ausnahme: gesetzliche Vertreter/Erziehungsberechtigte, solange ein Kind noch nicht selbst einwilligungsfähig ist ➤ 31.2.1), oder Betreuer von einwilligungsunfähigen Patienten), Polizei, Staatsanwaltschaft und nicht am konkreten Einsatz beteiligten Kollegen und Ärzten.

BEISPIEL

Ein Rettungssanitäter wird von seiner Großmutter gefragt, ob die Gerüchte stimmen, dass Frau Maier ins Krankenhaus eingeliefert wurde. Der Rettungssanitäter, der an dem entsprechenden Einsatz beteiligt war, bejaht dies durch Kopfnicken. Allein dadurch hat er sich einer Verletzung der Schweigepflicht strafbar gemacht (§ 203 Abs. 1 u. 3 StGB).

Die Weitergabe eines fremden Geheimnisses ist nicht strafbar, wenn sie mit der ausdrücklichen, sich aus den Umständen ergebenden oder mutmaßlichen **Einwilligung** eines Patienten geschieht oder wenn eine gesetzliche Pflicht zur Weitergabe (z. B. nach dem Infektionsschutzgesetz [IfSG], ➤ 4.5.1, oder nach § 138 StGB, Anzeige bevorstehender Verbrechen) besteht. Eine Einwilligung des Patienten aus den Umständen ergibt sich z. B., wenn er der für ihn offensichtlichen Weitergabe seiner persönlichen Daten zu Weiterbehandlungs- oder Abrechnungszwecken nicht widerspricht. Sofern es keine gegenteiligen Anhaltspunkte gibt, kann bei **bewusstlosen Patienten** eine **mutmaßliche Einwilligung** zur Benachrichtigung von nahen Angehörigen angenommen werden. Dasselbe gilt für die Hinzuziehung der **Polizei,** wenn dies im Interesse des Patienten als Geschädigten eines Unfalls oder einer Straftat geschieht.

Eine Weitergabe von erlangten Informationen kann außerdem wegen **rechtfertigenden Notstandes** (§ 34 StGB) straffrei sein, wenn das Interesse an einer Weitergabe das Geheimhaltungsinteresse des Patienten wesentlich überwiegt. Dies ist z. B. der Fall, wenn die Informationsweitergabe zur Abwendung von ernstlichen Gefahren für Gesundheit oder Leben anderer Personen erfolgt, etwa bei (Verdacht auf) **Kindesmisshandlung** oder sonstige **häusliche Gewalt.**

31.2.4 Sonstige relevante Strafvorschriften

Wenn das Rettungsfachpersonal einen Patienten gegen seinen Willen festhält, transportiert und/oder fixiert, macht es sich einer **Nötigung** (§ 240 StGB), möglicherweise einer **Freiheitsberaubung** (§ 239 StGB) strafbar. Die gewaltsame Durchsetzung einer **Zwangseinweisung** (➤ 16.3) und die **Gewahrsamnahme** (➤ 31.5.3) zum Schutz eines Patienten oder der Allgemeinheit ist der **Polizei** vorbehalten.

Ausnahmsweise ist eine Gewaltanwendung zur Abwendung einer akuten Gesundheits- oder Lebensgefahr durch das Rettungsfachpersonal wegen **rechtfertigenden Notstandes** (§ 34 StGB) straffrei, z. B. wenn ein alkoholisierter Patient auf eine befahrene Straße oder ein Suizidgefährdeter im Winter mit leichter Bekleidung in den Wald laufen will. In diesen Fällen ist das Rettungsfachpersonal aufgrund seiner Garantenpflicht (➤ 31.2.1) und der allgemeinen Hilfeleistungspflicht (➤ 31.2.2) – soweit zumutbar (Eigenschutz!) – sogar zum Eingreifen verpflichtet. Ist ein Eingreifen nicht zumutbar, muss zumindest die Polizei informiert werden.

Wird Rettungsfachpersonal von Patienten oder Dritten tätlich angegriffen, darf es stets **Notwehr** üben (§ 32 StGB), soweit die konkrete Ausübung im Einzelfall verhältnismäßig ist.

Wer den höchstpersönlichen Lebensbereich einer anderen Person, z. B. eines Patienten, durch das unbefugte Herstellen, Übertragen, Gebrauchen oder Zugänglichmachen von **Bildaufnahmen** verletzt, haftet nicht nur auf Schadensersatz, sondern macht sich möglicherweise auch strafbar (§ 201a StGB). Dies gilt grundsätzlich auch für Bildaufnahmen, die zu (vorgeschobenen) Ausbildungszwecken gefertigt werden.

Das Unterschreiben von **Transportscheinen** (offizielle Bezeichnung: „Verordnung einer Krankenbeförderung“) ist – wie bei allen ärztlichen Verordnungen – ausschließlich Ärzten vorbehalten. Bei Manipulationen an Transportscheinen ohne oder gegen den Willen des zuständigen Arztes, etwa wenn Rettungsfachpersonal diese selbst mit Stempel oder Unterschrift versieht oder nachträglich ein anderes Beförderungsmittel ankreuzt, kann wegen **Urkundenfälschung** eine Freiheitsstrafe bis zu fünf Jahren verhängt werden (§ 267 StGB).

ACHTUNG
Manipulationen an Transportscheinen sind als Urkundenfälschung strafbar.

31.3 Schadensersatzhaftung

31.3.1 Haftungsrechtliche Grundlagen

Haftung des rettungsdienstlichen Leistungserbringers

Wenn Rettungsfachpersonal fahrlässig oder vorsätzlich seine dienstlichen Pflichten (z. B. durch unzureichende, fehlerhafte oder unterlassene Untersuchung oder Versorgung des Patienten, Missachtung von oder Verstöße gegen Dienstanweisungen oder Gesetze) verletzt und dem Patienten dadurch ein (gesundheitlicher) (Folge-)Schaden entsteht, muss hierfür grundsätzlich der **rettungsdienstliche Leistungserbringer** (z. B. eine Hilfsorganisation oder ein gewerbliches Rettungsdienstunternehmen) aufkommen, für den das Rettungsfachpersonal tätig ist. Grundlage dieser Haftung ist das Rechtsverhältnis, das mit der Übernahme der Versorgung und des Transportes eines Patienten durch das Rettungsfachpersonal zwischen dem Leistungserbringer und dem Patienten entsteht – unerheblich, ob der Patient geschäftsfähig ist oder nicht.

Der **Schadensersatz** besteht regelmäßig in einer Geldleistung als finanzielle Kompensation für die entstandenen Schäden, bei erlittenen Schmerzen oder Beeinträchtigungen des Wohlbefindens zusätzlich in einem Schmerzensgeld. Er kann heute – in Abhängigkeit vom Einzelfall – durchaus einen sechs- bis siebenstelligen Betrag erreichen.

Nach den **Grundsätzen der Arbeitnehmerhaftung** kann die Hilfsorganisation bzw. das Rettungsdienstunternehmen ihren Mitarbeiter, der den Schaden verursacht hat, bei Vorsatz und grober Fahrlässigkeit im Regelfall vollständig und bei normaler Fahrlässigkeit – je nach den Umständen des Einzelfalls – teilweise in Regress nehmen (zu Fahrlässigkeit und Vorsatz noch ausführlich im nachfolgenden ➤ 31.3.2). In einigen Tarifverträgen ist die Regress-

31

möglichkeit des Arbeitgebers auf grobe Fahrlässigkeit beschränkt.

Persönliche Haftung des Rettungsdienstmitarbeiters

Daneben kommt eine **unmittelbare persönliche Haftung des Rettungsdienstmitarbeiters** gegenüber dem Patienten wegen unerlaubter Handlung (§§ 823 ff. BGB) in Betracht, insbesondere wenn er den Patienten vorsätzlich oder fahrlässig an Leben, Gesundheit, Freiheit oder Eigentum geschädigt hat. Da das Rettungsfachpersonal gegenüber den Patienten eine **Garantenpflicht** (➤ 31.2.1, Abschnitt „Körperverletzung und Tötung durch Unterlassen") hat, kann die schädigende Handlung auch durch Unterlassen geschehen, z. B. durch unzureichende oder unterlassene Untersuchung, Versorgung oder Überwachung eines Patienten.

Hat der Mitarbeiter den Schaden mit leichtester Fahrlässigkeit verursacht, kann er nach den Grundsätzen der **Arbeitnehmerhaftung** von der Hilfsorganisation bzw. dem Rettungsdienstunternehmen eine vollständige Freistellung von seiner unmittelbaren Haftung gegenüber dem Patienten verlangen, bei normaler Fahrlässigkeit – je nach den Umständen des Einzelfalls – eine teilweise. Hat der Mitarbeiter grob fahrlässig oder vorsätzlich gehandelt, muss er im Regelfall den vollständigen Schadensersatz selbst leisten, ohne Freistellung verlangen zu können.

Eine **Berufshaftpflichtversicherung** schützt vor solchen Schadensersatzansprüchen. Daher ist ein solcher Versicherungsschutz dringend zu empfehlen.

Besonderheiten für Beamte und Ehrenamtliche

Für Beamte und ehrenamtliche Mitarbeiter bestehen haftungsrechtliche Besonderheiten:

Beamte, etwa einer im Rettungsdienst tätigen Berufsfeuerwehr, sind haftungsrechtlich privilegiert; denn für (gesundheitliche) Schäden, die sie bei Dritten verursachen, haftet den Dritten gegenüber nur ihr Dienstherr unmittelbar (Amtshaftung gemäß § 839 BGB i. V. m. Art. 34 GG). Bei Vorsatz und grober Fahrlässigkeit können Beamte jedoch von ihrem Dienstherrn in Regress genommen werden (Art. 34 S. 2 GG).

Ehrenamtliche erhalten für ihre Rettungsdiensttätigkeit keine Arbeitsvergütung, sondern allenfalls eine Aufwandsentschädigung. Daher erscheint es nach der hier vertretenen Auffassung sachgerecht, ihre Schadensersatzhaftung – im Unterschied zu der von angestellten Mitarbeitern – auf grobe Fahrlässigkeit zu beschränken: Im Fall einer unmittelbaren persönlichen Inanspruchnahme durch einen Geschädigten haben Ehrenamtliche bei mittlerer Fahrlässigkeit einen vollständigen Freistellungsanspruch gegenüber ihrer Hilfsorganisation. Die Hilfsorganisation kann im Fall einer unmittelbaren Inanspruchnahme durch einen Geschädigten ehrenamtliche Mitarbeiter nicht bereits bei mittlerer, sondern erst bei grober Fahrlässigkeit in Regress nehmen.

Im Unterschied zu Beamten und Ehrenamtlichen haben **Freiwillige im Rahmen eines sozialen Jahres oder des Bundesfreiwilligendienstes** kein solches Haftungsprivileg. Für Schäden, die Freiwillige im Rahmen ihres sozialen Jahres oder des Bundesfreiwilligendienstes durch Verletzung dienstlicher Pflichten bei ihrer Einsatzstelle oder bei Dritten, etwa Patienten, verursachen, haften sie wie haupt- oder nebenberufliche Mitarbeiter unmittelbar persönlich gegenüber den Geschädigten (§ 13 S. 2 JFDG bzw. § 9 Abs. 2 BFDG).

Amtshaftung

Inzwischen hat die haftungsrechtliche Rechtsprechung für Bayern, Niedersachsen, Nordrhein-Westfalen, Mecklenburg-Vorpommern, Rheinland-Pfalz und Schleswig-Holstein entschieden, dass wegen der öffentlich-rechtlichen Trägerschaft des Rettungsdienstes in diesen Bundesländern (in Bayern die Rettungszweckverbände, in den anderen Bundesländern grundsätzlich die Kreise und kreisfreien Städte) zumindest in der Notfallrettung **keine unmittelbare persönliche Schadensersatzhaftung des einzelnen Mitarbeiters** gegenüber Patienten oder Dritten besteht. Dies gilt unabhängig vom rechtlichen Status des einzelnen Mitarbeiters (z. B. haupt-, ehrenamtlich oder Freiwilliger im Rahmen eines sozialen Jahres oder des Bundesfreiwilligendienstes). Vielmehr haftet nur der Träger des Rettungsdienstes dem Patienten oder Dritten gegenüber nach **Amtshaftungsgrundsätzen** unmittelbar (§ 839 BGB i. V. m. Art. 34 GG). Dies gilt auch dann, wenn der Rettungsdienstträger mit der Durchführung der Notfallrettung eine Hilfsorganisation oder ein gewerbliches Rettungsdienstunternehmen beauftragt hat. Das Rettungsdienstpersonal kann jedoch in Regress genommen werden, wenn es grob fahrlässig oder vorsätzlich gehandelt hat.

Ob diese Amtshaftung auch in allen anderen Bundesländern besteht, ist noch nicht höchstrichterlich geklärt. So wurde dies für Baden-Württemberg vom Bundesgerichtshof hinsichtlich der Notfallrettung noch ausdrücklich offengelassen, dagegen für die Lenkungstätigkeit der Rettungsleitstelle mittlerweile bejaht.

31.3.2 Vorsatz und Fahrlässigkeit

Vorsätzlich handelt nicht nur, wer mit Absicht seine Pflichten bzw. das Leben, die Gesundheit oder sonstigen Rechtsgüter (z. B. Eigentum, Ehre, Geheimbereich) des Patienten verletzt, sondern auch, wer deren Verletzung im Rahmen einer Handlung oder eines Unterlassens für möglich hält und billigend in Kauf nimmt.

Normale bzw. mittlere Fahrlässigkeit liegt vor, wenn die für die konkrete Tätigkeit erforderliche Sorgfalt außer Acht gelassen wird, ohne dass ein besonders schwerer Vorwurf zu machen ist.

Leichteste Fahrlässigkeit ist gegeben, wenn kleinere Unachtsamkeiten oder Nachlässigkeiten geschehen, die wegen der menschlichen Unzulänglichkeit jedem noch so aufmerksamen und sorgfältigen Mitarbeiter passieren können.

Dagegen handelt **grob fahrlässig,** wer die für die konkrete Tätigkeit erforderliche Sorgfalt in besonders schwerem Maße verletzt, schon einfachste, ganz naheliegende Überlegungen nicht anstellt und das außer Acht lässt, was unter den gegebenen Umständen jedem hätte einleuchten müssen.

BEISPIEL

Beispiele für grobe Fahrlässigkeit

- Betreuung und Überwachung des Patienten während der Fahrt durch den weniger qualifizierten Mitarbeiter
- Benutzung von medizinischen Geräten ohne die erforderliche Ausbildung oder ohne die erforderliche zusätzliche Einweisung
- Fortbildungspflichten seit Jahren nicht oder nur unzureichend erfüllt
- Verstöße gegen Hygiene-/Desinfektionsvorschriften oder sonstige Dienstanweisungen
- Rückwärtsfahren ohne Einweiser mit Krankenkraftwagen, die nicht mit einer Rückfahrkamera ausgestattet sind

Hinweis: Zur Beurteilung des Fahrlässigkeitsgrades kommt es immer auf den konkreten Einzelfall an.

Für die Schadensersatzhaftung gilt grundsätzlich ein **objektiver Sorgfaltsmaßstab.** Die **erforderliche Sorgfalt** richtet sich **nicht** nach den individuellen Kenntnissen und Fähigkeiten des einzelnen Rettungsdienstmitarbeiters, sondern nach den Kenntnissen und Fähigkeiten, die ein Mitarbeiter der jeweiligen **Qualifikationsstufe** (z. B. Rettungssanitäter oder Rettungshelfer) mit aktueller Fortbildung aufweisen muss. Sie ergibt sich aus den aktuellen rettungsdienstlichen und (notfall-)medizinischen Standards und Erkenntnissen, aus Dienstanweisungen und gesetzlichen Vorschriften. Erforderlich ist das Maß an Umsicht und Sorgfalt, das nach der Beurteilung eines besonnenen und gewissenhaften Rettungsdienstmitarbeiters der jeweiligen Qualifikationsstufe in der konkreten Situation anzuwenden ist.

Zu den wichtigen Sorgfaltspflichten des Rettungsfachpersonals gehören die **fachgerechte** Untersuchung, Versorgung und Überwachung der Patienten entsprechend den aktuellen notfallmedizinischen Standards und Erkenntnissen, die **fachgerechte** Reinigung und Desinfektion der Rettungsdienstfahrzeuge und medizinischen Geräte (➤ 4.4, ➤ 4.5) sowie die Beachtung des Medizinprodukterechts (➤ 5.1).

Zudem zählt hierzu die **fachgerechte und ordnungsgemäße** Sicherung der anvertrauten Patienten mit Sicherheitsgurten während des Transportes. Dies gilt sowohl für den Transport der Patienten mit Tragestuhl, Tragetuch, Schaufeltrage oder Spineboard durch (enge) Treppenhäuser oder unwegsames Gelände zum Rettungsdienstfahrzeug als auch für den Transport mit dem Fahrzeug. Die Rechtsprechung verlangt hierbei stets **äußerste** Sorgfalt, und zwar auch bei schwierigen Bedingungen, wie z. B. nassem oder unebenem Untergrund oder schwergewichtigen Patienten. Zum fachgerechten Transport eines liegenden Patienten mit einem Tragetuch sind mindestens drei Personen erforderlich (➢ Abb. 27.12). Gegebenenfalls muss zur Trageunterstützung ein weiteres Rettungsdienstfahrzeug oder bei zu engem Treppenhaus und/oder schwergewichtigem Patienten die Feuerwehr (Drehleiter) nachgefordert werden.

Selbstverständlich hat das Rettungsdienstpersonal auch alle straßenverkehrsrechtlichen Vorgaben (➢ 31.4) zu beachten, um seinen Sorgfaltspflichten zu genügen.

Für die anzuwendende Sorgfalt macht es keinen Unterschied, ob jemand haupt-, nebenberuflich, ehrenamtlich, als Beamter, als Freiwilliger im Rahmen eines sozialen Jahres oder des Bundesfreiwilligendienstes im Rettungsdienst tätig ist.

Besondere Beachtung verdient das **Übernahmeverschulden.** Wegen Übernahmeverschuldens haftet ein Mitarbeiter für Schäden, wenn er sich für eine Tätigkeit in der Notfallrettung, im Krankentransport oder Sanitätsdienst einteilen lässt oder eine einzelne medizinische Maßnahme durchführt, ohne die dazu erforderlichen Kenntnisse, Fähigkeiten und Erfahrungen zu besitzen.

31.3.3 Beweisrechtliche Besonderheiten

In Schadensersatzprozessen hat im Normalfall jede Prozesspartei (z. B. ein geschädigter Patient) die Umstände (z. B. fehlerhafte Behandlung durch den Rettungsdienst) zu beweisen, aus denen sich zu ihren Gunsten günstige Rechtsfolgen (z. B. Schadensersatzansprüche) ergeben.

Allerdings wird – meist aus Unkenntnis – von vielen Rettungsdienstmitarbeitern nicht bedacht, dass es in Prozessen wegen fehlerhafter oder unterlassener Behandlung **Beweiserleichterungen** oder sogar eine **Beweislastumkehr zugunsten des geschädigten Patienten** geben kann. Dies ist bei unzureichender oder unterlassener Aufklärung der Patienten (➢ 31.2.1, ➢ 31.5.1), bei lückenhafter, mangelhafter oder unterbliebener Dokumentation (➢ 6.2.3), bei Verstößen gegen anerkannte Reinigungs- und Desinfektionsstandards für Rettungsdienstfahrzeuge und medizinische Geräte (➢ 4.4, ➢ 4.5), bei Befunderhebungs- und groben Behandlungsfehlern sowie bei Übernahmeverschulden der Fall. Ein **Befunderhebungsfehler** liegt vor, wenn ein Patient trotz Indikation nicht oder nur unzureichend untersucht wird und nicht alle diagnostischen Möglichkeiten ausgeschöpft werden.

BEISPIEL

Beispiele für Befunderhebungsfehler

- Bei einem bewusstlosen Patienten führt das Rettungsfachpersonal dessen Zustand (allein) auf übermäßigen Alkoholkonsum zurück. Eine – bei jedem bewusstlosen Patienten indizierte – Blutzuckermessung führt es jedoch nicht durch. Deshalb erkennt es eine Hypoglykämie (Unterzucker) und die daraus resultierende Lebensgefahr nicht.
- Eine Notfallpatientin klagt über Rücken- oder/und Bauchschmerzen und allgemeines Unwohlsein. Das Rettungsfachpersonal unterlässt es, differenzialdiagnostisch zum Ausschluss eines Herzinfarkts u. a. ein (12-Kanal-)EKG zu schreiben sowie weitere Infarktdiagnostik zu betreiben, sondern stellt die fehlerhafte Arbeitsdiagnose Rückenbeschwerden bzw. unklare Bauchbeschwerden/Magen-Darm-Infekt. Tatsächlich hat die Patientin jedoch einen Herzinfarkt erlitten.

Ein **grober Behandlungsfehler** wird von der Rechtsprechung angenommen, wenn bei der Patientenversorgung eindeutig gegen bewährte medizinische Behandlungsregeln oder gesicherte medizinische Erkenntnisse verstoßen wurde und wenn der Fehler aus objektiv medizinischer Sicht nicht mehr verständlich ist, weil er schlechterdings nicht unterlaufen darf.

BEISPIEL

Beispiele für grobe Behandlungsfehler

- Bei einem Verkehrsunfall wird ein Patient vom Rettungsdienst aus einem schwer beschädigten Fahrzeug ohne Anlegen eines Stifnecks® und ohne Anwendung von KED®-System/Spineboard/Schaufeltrage herausgezerrt sowie ohne Vakuummatratze transportiert, obwohl aufgrund der Fahrzeugbeschädigungen von einer Wirbelsäulenverletzung ausgegangen werden musste und keine Indikation für eine sogenannte Crashrettung bestand.

- Bei einem Notfallpatienten (im konkreten Urteil nach vorangegangenem Krampfanfall) werden weder unverzüglich noch vor dem Transport die Vitalfunktionen sowie die Reaktionslage sorgfältig überprüft und es wird keine körperliche Untersuchung durchführt.

Weiterhin kommt es im Falle eines Übernahmeverschuldens (> 32.2.1 und > 32.3.2) zu einer Beweislastumkehr.

Bei einer **Beweislastumkehr** muss nicht der Patient beweisen, dass er vom Rettungsdienst aufgrund einer fehlerhaften Versorgung einen (gesundheitlichen) (Folge-)Schaden (z. B. eine Infektion, eine Querschnittslähmung oder einen Hypoxieschaden) erlitten hat, sondern der Rettungsdienstmitarbeiter muss nachweisen, dass der Patient den Schaden **nicht** aufgrund fehlerhafter Behandlung (z. B. aufgrund Verstoßes gegen anerkannte Reinigungs- und Desinfektionsstandards für Fahrzeug und medizinische Geräte, siehe auch die Beispiele für Befunderhebungs- und grobe Behandlungsfehler) erlitten hat. Dies wird ihm selten gelingen.

MERKE

Bei unzureichender oder unterlassener Aufklärung, bei lückenhafter, mangelhafter oder unterbliebener Dokumentation, bei Verstößen gegen anerkannte Reinigungs- und Desinfektionsstandards sowie bei Befunderhebungs- und groben Behandlungsfehlern kann es zugunsten des geschädigten Patienten Beweiserleichterungen bis hin zur Beweislastumkehr geben!

An diesen von der Rechtsprechung entwickelten beweisrechtlichen Besonderheiten hat sich durch das sog. **Patientenrechtegesetz** (§§ 630a – 630h BGB) nichts geändert. Vielmehr wurden diese nun erstmals gesetzlich geregelt.

31.4 Straßenverkehrsrecht

31.4.1 Grundlagen

Im Normalfall gelten auch für den Rettungsdienst **sämtliche Verkehrsregeln und Verkehrszeichen,** z. B. Geschwindigkeitsbeschränkungen, sowie die Vorschriften zur technisch zulässigen Gesamtmasse, Anschnall- und Ladungssicherungspflichten.

Auch sitzende und liegende Patienten sowie Angehörige sind anzuschnallen (Ausnahme: eine Verletzung erlaubt dies nicht). Säuglinge und (Klein-)Kinder dürfen auf einer Trage nur mit speziellen Kinderrückhaltesystemen transportiert werden, da die Sicherheitsgurte der gewöhnlichen Tragen, Tragestühle und Fahrzeugsitze nicht für sie ausgelegt sind.

Medizinische Geräte, Gepäck oder Gehhilfen der Patienten (Ladung) sind so zu verstauen oder zu sichern, dass im Fall einer plötzlichen Bremsung niemand durch umherfliegende Ladung zu Schaden kommen kann. Ist keine ordnungsgemäße Sicherung des Patientengepäcks möglich, so muss das Rettungsfachpersonal dessen Mitnahme verweigern.

Rettungsdienstfahrzeuge dürfen nur von Personen gesteuert werden, die für das jeweilige Fahrzeug die erforderliche **Fahrerlaubnis** besitzen. Mit Rettungsdienstfahrzeugen dürfen nur so viele Personen befördert werden, wie Sitz- und Liegeplätze in der Zulassungsbescheinigung Teil I (bis 28.2.2007 „Fahrzeugschein") ausgewiesen sind.

Wer diese straßenverkehrsrechtlichen Vorschriften missachtet, handelt (grob) fahrlässig und haftet für entstandene Schäden. Ein bestehender Versicherungsschutz geht möglicherweise – zumindest z. T. – verloren.

Allerdings kann es für den Rettungsdienst im Einsatzfall erforderlich sein, den Einsatzort oder ein Krankenhaus schneller zu erreichen, als es der normale Verkehrsfluss sowie die Verkehrsregeln und -zeichen ermöglichen. Dem hat der Gesetzgeber durch die Vorschriften zu **Sonderrechten** und **Wegerecht** Rechnung getragen. Auch wenn beide Rechte in der Praxis oft gemeinsam gebraucht werden, ist in rechtlicher Hinsicht streng zwischen ihnen zu unterscheiden.

31.4.2 Sonderrechte

Grundlagen

Die **Sonderrechte des Rettungsdienstes** sind in § 35 Abs. 5a und 8, die der Feuerwehr und des Katastrophenschutzes in § 35 Abs. 1 und 8 der **Straßenverkehrsordnung** (StVO) geregelt (> Kasten 31.3).

31

MERKE

31.3 § 35 StVO Sonderrechte

(Hervorhebungen vom Autor)

(1) Von den Vorschriften dieser Verordnung sind die Bundeswehr, die Bundespolizei, **die Feuerwehr, der Katastrophenschutz,** die Polizei und der Zolldienst befreit, soweit das zur Erfüllung hoheitlicher Aufgaben dringend geboten ist.

(...)

(5a) **Fahrzeuge des Rettungsdienstes** sind von den Vorschriften dieser Verordnung befreit, wenn höchste Eile geboten ist, um Menschenleben zu retten oder schwere gesundheitliche Schäden abzuwenden.

(...)

(8) Die Sonderrechte dürfen nur unter gebührender Berücksichtigung der öffentlichen Sicherheit und Ordnung ausgeübt werden.

Wenn höchste Eile geboten ist, um Menschenleben zu retten oder schwere gesundheitliche Schäden abzuwenden, sind Fahrzeuge des Rettungsdienstes von den Vorschriften der StVO **befreit** (§ 35 Abs. 5a StVO). Diese dürfen dann z. B. die zulässige Höchstgeschwindigkeit überschreiten, trotz roter Ampelzeichen weiterfahren, rechts überholen, links bzw. auf der Gegenfahrbahn fahren, entgegen einem Fahrverbot oder einer Einbahnstraße fahren, Grünflächen, Feld- und Forstwege befahren, im Halte- bzw. Parkverbot halten und parken.

MERKE

Sonderrechte des Rettungsdienstes bestehen im Straßenverkehr nur, wenn höchste Eile geboten ist, um Menschenleben zu retten oder schwere gesundheitliche Schäden abzuwenden!

Allerdings gewährt § 35 Abs. 5a StVO Rettungsdienstfahrzeugen **keine Vorrechte, insbesondere keine Vorfahrt, gegenüber dem restlichen Verkehr.** Der restliche Verkehr ist nach § 35 StVO nicht verpflichtet, freie Bahn zu schaffen. Auch bei **Sonderrechtsfahrten** müssen Zeichen und Weisungen eines Polizeibeamten beachtet werden (§ 36 StVO).

Die Inanspruchnahme von Sonderrechten setzt nicht voraus, dass blaues Blinklicht und Einsatzhorn verwendet werden. Dennoch sollten diese in der Regel (anders z. B. zur Nachtzeit auf freier Straße) gebraucht werden, um anderen Verkehrsteilnehmern die Inanspruchnahme von Sonderrechten anzuzeigen und diese zu erhöhter Vorsicht anzuhalten.

Sonderrechte werden **nur** in den Grenzen des § 35 Abs. 8 StVO (> Kasten 31.3) gewährt. Diese sehr juristisch formulierte Vorschrift besagt, dass Sonderrechte jeweils **nur soweit im Einzelfall erforderlich** und **nur** unter **Beachtung größtmöglicher Sorgfalt** in Anspruch genommen werden dürfen. Daher muss sich ein Sonderrechtsfahrer auf einer Einsatzfahrt bei **jeder einzelnen** Abweichung von den Vorschriften der StVO überlegen, ob diese erforderlich ist. Je weiter sich ein Sonderrechtsfahrer über die sonst geltenden Verkehrsregeln hinwegsetzt, desto vorsichtiger muss er fahren.

Ein Sonderrechtsfahrer darf nicht darauf vertrauen, sondern **muss sich** davon **überzeugen,** dass ihn alle anderen Verkehrsteilnehmer wahrgenommen und sich auf seine Fahrabsicht eingestellt haben. Er darf **keinesfalls** in eine unübersichtliche Verkehrslage hineinfahren, ohne rechtzeitig anhalten zu können. Insbesondere aus nicht vorfahrtsberechtigten Straßen heraus und über rote Ampeln in Kreuzungen hinein darf ein Sonderrechtsfahrer bei unübersichtlicher Verkehrslage (z. B. bei Sichtbehinderung durch Bebauung, Lkw oder Bus, bei mehrspurigen Fahrbahnen oder bei vielbefahrenen Kreuzungen) nur mit Schrittgeschwindigkeit und jederzeitiger Möglichkeit zum vollständigen Anhalten fahren. Falls erforderlich, muss er das Fahrzeug fast zum Stillstand abbremsen, sich zuerst einen hinreichenden Überblick über die Verkehrslage verschaffen und ggf. vorsichtig in die unübersichtliche Verkehrslage „hineintasten".

Bei Fahrten mit Sonderrechten dürfen zu keiner Zeit **andere Verkehrsteilnehmer** wie Autofahrer, Fahrradfahrer oder Fußgänger gefährdet oder gar geschädigt werden. Wer diese Grenzen des § 35 Abs. 8 StVO überschreitet, verhält sich (grob) fahrlässig und begeht eine Ordnungswidrigkeit (§ 49 Abs. 4 Nr. 2 StVO). Im Falle eines Unfalls führt dies zumindest zu einer teilweisen Haftung.

Außerdem befreit § 35 Abs. 5a StVO nur von den Vorschriften der StVO, nicht aber von strafrechtlichen Vorschriften. Auch bei Sonderrechtsfahrten kann man sich wegen Sachbeschädigung, Körperverletzung, Tötung, Nötigung oder Straßenverkehrsgefährdung strafbar machen. Eine **Straßenverkehrsgefährdung** (§ 315c StGB) begeht z. B., wer an unübersichtlichen Stellen, an Straßenkreuzungen und Straßeneinmündungen zu schnell fährt und dadurch Gesundheit oder Leben eines anderen Menschen gefährdet. Das Fahren unter dem Einfluss von Stoffen, welche die Fahrtüchtigkeit beeinträchtigen (z. B. Alkohol, Drogen, bestimmte Medikamente), gestattet § 35 StVO nicht.

MERKE

Sonderrechte werden nur in den engen Grenzen des § 35 Abs. 8 StVO gewährt und befreien nicht von strafrechtlichen Vorschriften!

Wer Sonderrechte zu Unrecht ausübt, verstößt nicht gegen § 35 StVO, sondern gegen jede einzelne Verkehrsvorschrift, die missachtet wird. Er begeht entsprechende bußgeldbewehrte Ordnungswidrigkeiten und haftet möglicherweise im Falle eines Unfalls.

Einzelfragen

Sonderrechte werden nach dem Wortlaut des § 35 Abs. 5a StVO nur **Fahrzeugen des Rettungsdienstes** gewährt. Deshalb stehen haupt- oder ehrenamtlichen Mitarbeitern des Rettungsdienstes, die aufgrund einer Alarmierung in der Freizeit mit **Privatfahrzeugen** zur Rettungswache oder zum Fahrzeugstandort einer Schnelleinsatzgruppe (➤ 26.5.1) fahren, **keine** Sonderrechte zu. Auch in Ersthelfergruppen organisierten Ersthelfern (➤ 26.5.2), die im Rahmen eines Ersthelfersystems zu Erstversorgungen fahren, stehen aus diesem Grund **keine** Sonderrechte zu. Etwas anderes gilt aufgrund des unterschiedlichen Wortlauts in § 35 Abs. 1 StVO („die Feuerwehr" und nicht „Fahrzeuge der Feuerwehr") ausschließlich für Privatfahrzeuge der **Feuerwehrmitglieder.**

Auch Fahrzeuge des Katastrophenschutzes oder sonstige (Sanitäts-)Fahrzeuge der Hilfsorganisationen werden nicht zu „Fahrzeugen des Rettungsdienstes" im Sinne des § 35 Abs. 5a StVO, wenn sie von der Leitstelle ausnahmsweise zu Erstversorgungen bei Notfalleinsätzen eingesetzt werden. Bedienen sich organisierte Ersthelfer bei ihren Erstversorgungen solcher Fahrzeuge, stehen ihnen daher ebenfalls **nie** Sonderrechte gemäß § 35 Abs. 5a StVO zu, selbst wenn diese Fahrzeuge als Bestandteil einer Katastrophenschutzeinheit zulässigerweise mit blauem Blinklicht und Sondersignalanlage ausgestattet sind. Denn organisierte Ersthelfer ersetzen weder den Rettungsdienst, noch sind sie Bestandteil desselben (➤ 26.5.2).

Vereinzelt wird zwar vertreten, dass auch organisierten Ersthelfern, die keine Feuerwehrmitglieder sind, Sonderrechte zustehen würden. Aufgrund des eindeutigen Gesetzeswortlautes sind diese Äußerungen jedoch sehr bedenklich und kaum haltbar. Es fällt nämlich allein in die Zuständigkeit des Gesetzgebers, im Rahmen einer Gesetzesänderung auch organisierten Ersthelfern der Hilfsorganisationen Sonderrechte einzuräumen. Daher ist diesen aus verkehrs-, haftungs- und versicherungsrechtlichen Gründen derzeit dringend davon abzuraten, auf Anfahrten zu Erstversorgungen Sonderrechte in Anspruch zu nehmen.

Abweichend vom vorangehend Dargestellten stehen **in Bayern** Einsatzfahrzeugen von Ersthelfergruppen der Feuerwehr und der im Rettungsdienst tätigen Hilfsorganisationen bei Vorliegen weiterer, im Einzelnen festgelegter Voraussetzungen dieselben Sonderrechte zu wie Fahrzeugen des Rettungsdienstes. Rechtsgrundlage hierfür ist eine zeitlich befristete, jederzeit widerrufbare Allgemeinverfügung des Bayerischen Staatsministeriums des Innern, für Bau und Verkehr (erstmals vom 10.9.2012, nunmehr ersetzt durch Allgemeinverfügung vom 6.8.2015, Aktenzeichen IC4-3612.35-54), die auf Grundlage des § 46 Abs. 2 S. 1 StVO (Ausnahmegenehmigung) erlassen wurde.

Rechtfertigender Notstand

Im Einzelfall kann das Begehen von Verkehrsordnungswidrigkeiten (z. B. Durchfahren roter Ampeln, Geschwindigkeitsüberschreitungen) trotz nicht zustehender Sonderrechte wegen **rechtfertigenden Notstands** nach § 16 **Ordnungswidrigkeitengesetz** (OWiG) dennoch nicht rechtswidrig sein, z. B. für organisierte Ersthelfer oder Mitglieder von Schnelleinsatzgruppen.

Die Rechtswidrigkeit entfällt jedoch **nur** dann, wenn bereits eine **gegenwärtige, konkrete** Gefahr für Gesundheit oder Leben eines Patienten besteht, die **nicht anders abwendbar** ist. Dies ist z. B. der Fall, wenn ein Rettungsdienstmitarbeiter in der Freizeit alarmiert wird, um ein zusätzliches Rettungsdienstfahrzeug zur Abwicklung eines **bereits anliegenden** Notfalleinsatzes zu besetzen, oder wenn organisierte Ersthelfer zu Erstversorgungen bei **akut lebensbedrohlichen** Notfällen (also nur bei einer Notarzt-Indikation, nicht bei einer alleinigen RTW-Indikation) alarmiert werden.

Dagegen entfällt die Rechtswidrigkeit von Verkehrsordnungswidrigkeiten **nicht** bei (vorsorglichen) **Alarmierungen** zur Nachbesetzung von Rettungsmitteln oder zu (Betreuungs-)Einsätzen von Schnelleinsatzgruppen, wenn (noch) keine **gegenwärtigen, konkreten** Gesundheits- oder Lebensgefahren von Patienten bekannt sind.

Damit die Haupt- und/oder Ehrenamtlichen bei einer Alarmierung in der Freizeit unterscheiden können, ob ein Fall des rechtfertigenden Notstandes (§ 16 OWiG) vorliegt oder nicht, muss die Leitstelle sie bei der Alarmierung **zwingend** entsprechend informieren. Dies hat je nach Alarmierungssystem z. B. mit einer entsprechenden Durchsage oder mit einem entsprechenden Alarmierungstext zu geschehen. Erschreckenderweise beachten dies immer noch nicht alle Leitstellendisponenten und setzen sich sowie die alarmierten Haupt- und/oder Ehrenamtlichen dadurch unnötigen rechtlichen Risiken aus. Denn **die Rechtsprechung ist beim Prüfen, ob die Voraussetzungen des rechtfertigenden Notstandes (§ 16 OWiG) tatsächlich vorgelegen haben, insbesondere im Fall von Verkehrsordnungswidrigkeiten und Verkehrsunfällen, sehr streng.**

Weiterhin ist zu beachten, dass die Rechtsprechung für Abweichungen von den Vorschriften der StVO aufgrund eines rechtfertigenden Notstandes (§ 16 OWiG) noch **deutlich strengere Sorgfaltspflichten** aufgestellt hat als bei Sonderrechtsfahrten. Es kommen mit **Privat**fahrzeugen – wenn überhaupt – nur mäßige Geschwindigkeitsüberschreitungen in Betracht. Zudem ist die Zeitersparnis durch Geschwindigkeitsüberschreitungen bei einsatzortnah alarmierten organisierten Ersthelfern meist gering. Daher sind Geschwindigkeitsüberschreitungen dieser häufig nicht erforderlich und stehen dann außer Verhältnis zu den damit verbundenen Gefahren. Mangels Verhältnismäßigkeit sind sie **nicht** gemäß § 16 OWiG zulässig.

Auf keinen Fall dürfen bei der Inanspruchnahme eines rechtfertigenden Notstandes andere Verkehrsteilnehmer gefährdet oder geschädigt werden. Vor Strafverfolgung (z. B. wegen Nötigung, Straßenverkehrsgefährdung, Körperverletzung, Tötung) schützt § 16 OWiG nicht.

31.4.3 Wegerecht

Das **Wegerecht des Rettungsdienstes** ist in § 38 Abs. 1 StVO geregelt (➤ Kasten 31.4).

MERKE

31.4 § 38 StVO Blaues Blinklicht und gelbes Blinklicht

(Hervorhebungen vom Autor)

(1) **Blaues Blinklicht zusammen mit dem Einsatzhorn** darf nur verwendet werden, **wenn höchste Eile geboten ist, um Menschenleben zu retten oder schwere gesundheitliche Schäden abzuwenden,** eine Gefahr für die öffentliche Sicherheit oder Ordnung abzuwenden, flüchtige Personen zu verfolgen oder bedeutende Sachwerte zu erhalten.

Es ordnet an: „Alle übrigen Verkehrsteilnehmer haben sofort freie Bahn zu schaffen."

(2) **Blaues Blinklicht allein** darf nur von den damit ausgerüsteten Fahrzeugen und nur zur Warnung an Unfall- oder sonstigen Einsatzstellen, bei Einsatzfahrten oder bei der Begleitung von Fahrzeugen oder von geschlossenen Verbänden verwendet werden.

(3) **Gelbes Blinklicht** warnt vor Gefahren. Es kann ortsfest oder von Fahrzeugen aus verwendet werden. Die Verwendung von Fahrzeugen aus ist nur zulässig, um vor Arbeits- oder Unfallstellen, vor ungewöhnlich langsam fahrenden Fahrzeugen oder vor Fahrzeugen mit ungewöhnlicher Breite oder Länge oder mit ungewöhnlich breiter oder langer Ladung zu warnen.

MERKE

Blaues Blinklicht zusammen mit dem Einsatzhorn darf nur verwendet werden, wenn höchste Eile geboten ist, um Menschenleben zu retten oder schwere gesundheitliche Schäden abzuwenden!

Wird blaues Blinklicht zusammen mit dem Einsatzhorn verwendet, haben die übrigen Verkehrsteilnehmer einem Einsatzfahrzeug ohne Rücksicht auf die geltenden Verkehrsregeln Vorrang zu gewähren („... sofort freie Bahn zu schaffen"). Sie müssen auf ihren eigenen Vorrang verzichten. Allerdings wird dadurch **kein Vorrangrecht** des Einsatzfahrzeugs begründet. Ein Einsatzfahrzeug darf sich über fremden Vorrang daher nur hinwegsetzen, wenn der übrige Verkehr erkennbar auf seinen eigenen Vorrang verzichtet.

MERKE

Das Fahren mit blauem Blinklicht und Einsatzhorn begründet nach § 38 Abs. 1 StVO weder ein Vorrangrecht noch Sonderrechte!

Voraussetzung für das Bestehen eines Wegerechts in einer konkreten Verkehrssituation ist das **rechtzeitige** Einschalten von blauem Blinklicht **und** Einsatzhorn. Was rechtzeitig ist, hängt von der jeweiligen Verkehrssituation ab. Die übrigen Verkehrsteilnehmer müssen stets ausreichend Zeit haben, um wahrzunehmen, aus welcher Richtung das Einsatzfahrzeug kommt, und dann entsprechend reagieren zu können. Nach einem aktuelleren obergerichtlichen Urteil dürfte das Einschalten von blauem Blinklicht **und** Einsatzhorn 10 Sekunden vor der Einfahrt in einen Kreuzungsbereich (Überqueren der Haltelinie) trotz roter Ampel jedenfalls in der Regel rechtzeitig sein. Beim Durchfahren von Kreuzungen müssen blaues Blinklicht **und** Einsatzhorn bis zum **vollständigen** Verlassen des Kreuzungsbereichs eingeschaltet bleiben; ansonsten dürfen die übrigen Verkehrsteilnehmer annehmen, dass der Fahrer des Einsatzfahrzeuges kein Wegerecht mehr in Anspruch nehmen will.

Allein das Fahren mit blauem Blinklicht und Einsatzhorn befreit **nicht** von den Vorschriften der StVO, sondern nur die gleichzeitige rechtmäßige Inanspruchnahme von Sonderrechten nach § 35 StVO. Liegen allein die Voraussetzungen des § 38 Abs. 1 StVO, nicht aber die des § 35 Abs. 5a StVO vor (kein Fahrzeug des Rettungsdienstes, sondern z. B. ein Privatfahrzeug eines organisierten Ersthelfers mit behördlich genehmigter Sondersignalanlage oder ein Fahrzeug des Katastrophenschutzes oder einer Hilfsorganisation, das zu einer Erstversorgung eingesetzt wird), bestehen keine Sonderrechte. **Wegerechtsfahrzeuge** bleiben dann an alle Verkehrsregeln gebunden, außer es liegen im Einzelfall die engen Voraussetzungen des rechtfertigenden Notstandes (§ 16 OWiG, ➤ 31.4.2, Abschnitt „Rechtfertigender Notstand") vor. Die für Sonderrechtsfahrten dargestellten strengen Sorgfaltspflichten gelten ebenso für alleinige Wegerechtsfahrten.

Nach § 38 Abs. 2 StVO (➤ Kasten 31.4) darf **blaues Blinklicht allein,** d. h. ohne Einsatzhorn, zur **Absicherung** an Einsatzstellen oder auf Einsatzfahrten verwendet werden. Allerdings besteht auf Einsatzfahrten dann **kein** Wegerecht, auch wenn aufmerksame Verkehrsteilnehmer in der Praxis dennoch häufig freiwillig freie Bahn schaffen. Nach der Rechtsprechung muss der übrige Verkehr bei alleinigem Gebrauch von blauem Blinklicht nicht damit rechnen, dass eine rote Ampel überfahren oder sonst eine Verkehrsregel missachtet wird.

MERKE

Nur blaues Blinklicht **zusammen** mit dem Einsatzhorn gewährt ein Wegerecht!

Wer ohne das Vorliegen der Voraussetzungen des § 38 StVO blaues Blinklicht zusammen mit dem Einsatzhorn oder allein verwendet, begeht eine bußgeldbewehrte **Ordnungswidrigkeit** (§ 49 Abs. 3 Nr. 3 StVO). Dies gilt ebenso für andere Verkehrsteilnehmer, die trotz blauen Blinklichts und Einsatzhorns nicht sofort freie Bahn schaffen.

Blaues Blinklicht und Einsatzhorn **(Sondersignalanlagen)** dürfen an Privatfahrzeugen nur nach behördlicher Genehmigung installiert oder in diesen mitgeführt werden.

Gelbes Blinklicht darf an Privat- oder Vereinsfahrzeugen nur zur Absicherung einer Notfallstelle verwendet werden (§ 38 Abs. 3 StVO; s. Kasten ➤ 31.4). Gelbes Blinklicht und/oder Warnblinker dürfen daher auch von organisierten Ersthelfern nicht auf der Anfahrt zu einer Erstversorgung gebraucht werden.

31.4.4 Fahrerlaubnis zur Fahrgastbeförderung

Wer einen Krankenkraftwagen eines **privaten Krankentransport- oder Rettungsdienstunternehmens** führt, bedarf neben der allgemeinen Fahrerlaubnis der zusätzlichen **Fahrerlaubnis zur Fahrgastbeförderung** (§ 48 Abs. 1 FeV), Diese ist zu erteilen, wenn u. a. folgende Voraussetzungen erfüllt sind (§ 48 Abs. 4 FeV):

- Vorliegen der Fahrerlaubnis für die Klasse B seit mindestens einem Jahr

- Vorliegen eines tadellosen Führungszeugnisses
- Vollendung des 19. Lebensjahres
- Geistige und körperliche Eignung
- Ausreichendes Sehvermögen
- Nachweis über Teilnahme an einer Ausbildung in Erster Hilfe
- Nachweis der erforderlichen Ortskenntnisse bei Tätigkeit in Ortschaften ab 50.000 Einwohnern

Die Erlaubnis wird für die Dauer von nicht mehr als fünf Jahren erteilt und auf Antrag jeweils um bis zu fünf Jahre verlängert (§ 48 Abs. 5 FeV).

Dieser zusätzlichen Fahrerlaubnis zur Fahrgastbeförderung bedarf es nicht für Krankenkraftwagen der Bundeswehr, Bundespolizei, Polizei, des Katastrophenschutzes – wenn sie für dessen Zweck verwendet werden – sowie für Krankenkraftwagen der Feuerwehren und der nach Landesrecht anerkannten Rettungsdienste (§ 48 Abs. 2 FeV).

31.4.5 Sonderfahrberechtigung für Einsatzfahrzeuge

Seit der Änderung des Fahrerlaubnisrechts im Jahr 1999 dürfen Inhaber einer neuen Pkw-Fahrerlaubnis (Klasse B) nur noch Fahrzeuge mit einer zulässigen Gesamtmasse von bis zu 3,5 t – statt früher von bis zu 7,5 t – fahren. Allerdings weisen zahlreiche Einsatzfahrzeuge der Feuerwehren, der Rettungsdienste, des Technischen Hilfswerkes und des Katastrophenschutzes mindestens eine zulässige Gesamtmasse im Bereich zwischen 3,5 und 7,5 t auf, z. B. viele Rettungswagen, Notarztwagen und Intensivtransportwagen. Da der zusätzliche Erwerb einer Lkw-Fahrerlaubnis (Klasse C1 bzw. C) allein für ehrenamtliche Zwecke unverhältnismäßig hohe Kosten verursachte, gab es bei den vorgenannten Organisationen im ehrenamtlichen Bereich einen Fahrermangel.

Um diesem Missstand zu begegnen, wurde vom Bundesgesetzgeber im Jahr 2009 eine **Sonderfahrberechtigung für Einsatzfahrzeuge** bis zu 4,75 t geschaffen, die sogenannte **„kleine" Sonderfahrberechtigung.** Diese Regelung wurde im Jahr 2011 auf Einsatzfahrzeuge von bis zu 7,5 t ausgedehnt, sogenannte **„große" Sonderfahrberechtigung.** Umgangssprachlich ist für diese Sonderfahrberechtigungen auch die Bezeichnung **„Feuerwehrführerschein"** gebräuchlich.

Heute können Angehörigen der Freiwilligen Feuerwehren, der nach Landesrecht anerkannten Rettungsdienste, des Technischen Hilfswerks und sonstiger Einheiten des Katastrophenschutzes, die ihre Tätigkeit ehrenamtlich ausüben, **für ihre ehrenamtliche Aufgabenerfüllung** Fahrberechtigungen zum Führen von Einsatzfahrzeugen (einschließlich Fahrzeugkombinationen mit Anhänger) bis zu einer zulässigen Gesamtmasse von 4,75 oder 7,5 t erteilt werden (§ 2 Abs. 10a u. 16 Straßenverkehrsgesetz – StVG), wenn sie

- mindestens seit zwei Jahren eine Fahrerlaubnis der Klasse B besitzen,
- in das Führen von Einsatzfahrzeugen bis zu einer zulässigen Gesamtmasse von 4,75 oder 7,5 t eingewiesen worden sind und
- in einer praktischen Prüfung ihre Befähigung nachgewiesen haben.

Einweisung und praktische Prüfung können die Organisationen selbst durchführen.

Die Einzelheiten zur Erteilung der Sonderfahrberechtigungen sind von den Bundesländern zu regeln (§ 6 Abs. 5 StVG) und können sich daher im Detail unterscheiden. Zwingend zu berücksichtigen sind beim Erlass der Ausführungsvorschriften jedoch die unterschiedlichen Massenklassen von bis zu 4,75 und bis zu 7,5 t (§ 6 Abs. 5 S. 2 StVG), d. h., an die Erteilung einer Sonderfahrberechtigung für Einsatzfahrzeuge von bis zu 7,5 t sind hinsichtlich Einweisung und praktischer Prüfung höhere Anforderungen zu stellen als an die für Einsatzfahrzeuge von bis zu 4,75 t. Allerdings haben bis heute nicht alle Bundesländer von der Möglichkeit zur Einführung dieser Sonderfahrberechtigungen für Einsatzfahrzeuge Gebrauch gemacht und sich z. T. sogar bewusst dagegen entschieden.

Die Sonderfahrberechtigungen gelten nur innerhalb der Bundesrepublik Deutschland. Sie **sind ausschließlich auf eine ehrenamtliche,** d. h. auf eine nicht auf Verdiensterzielung gerichtete **Tätigkeit bei den vorgenannten Organisationen** zu Einsatz-, Übungs- und Ausbildungszwecken sowie für Fahrten zur Sicherung der Einsatzbereitschaft **beschränkt** (vgl. § 2 Abs. 10a S. 3 StVG). Privat- und Vereinsfahrten (z. B. Verpflegungseinkäufe während einer Rettungsdienstschicht oder der Transport eines Verkaufsstandes für eine Festveranstaltung) oder Fahrten im Rahmen von sanitätsdienstlichen Betreuungen von Veranstaltungen können damit nicht rechtmäßig durchgeführt werden.

31.5 Sonstige Rechtsfragen

31.5.1 Behandlungs- oder Transportverweigerung

Will sich ein Patient trotz medizinischer Notwendigkeit (Indikation) nicht behandeln oder transportieren lassen, ist die Situation einer **Behandlungs- oder Transportverweigerung** gegeben.

Das Selbstbestimmungsrecht der Patienten verbietet grundsätzlich eine zwangsweise Behandlung oder einen zwangsweisen Transport entgegen ihrem Willen (siehe auch ➤ 16.3, ➤ 31.2.4, ➤ 31.5.3). Rettungsfachpersonal und Ärzte müssen den Patientenwillen grundsätzlich akzeptieren, und zwar auch dann, wenn er noch so unvernünftig ist. Doch die bestehende Garanten- und allgemeine Hilfeleistungspflicht des Rettungsfachpersonals (➤ 31.2.1, ➤ 31.2.2) und/oder eines (Not-)Arztes entfällt nur, wenn der Patient davon rechtswirksam entbunden hat.

Für eine **rechtswirksame** Behandlungs- oder Transportverweigerung muss ein Patient **entscheidungs- bzw. verweigerungsfähig** sein. Das ist ein Patient nur, wenn er die Bedeutung und Tragweite seiner Entscheidung, sich nicht behandeln und/oder nicht in ein Krankenhaus transportieren zu lassen, vollständig überblicken kann und entsprechende Verstandesreife und Urteilsfähigkeit hat. Wann dies der Fall ist, hängt vom Einzelfall ab. Keinesfalls reicht allein die Äußerungsfähigkeit aus. Als Richtschnur lässt sich festhalten, dass ein Patient jedenfalls kaum verweigerungsfähig sein kann, wenn er bereits zur aktuellen Situation (u. a. zur Person, Zeit, Ort), insbesondere zu akuten Verletzungen oder Erkrankungen, nicht orientiert ist. Verweigerungs**un**fähigkeit liegt in der Regel bei Patienten mit starker Alkoholisierung oder sonstigem Drogeneinfluss vor, aber auch bei psychiatrischen Erkrankungen (z. B. Suizidversuch), Demenz, Schock, Kopfverletzungen (Amnesie!), Hypoglykämie (zentralnervöse Reaktion, Verwirrtheit!) oder unmittelbar vorangegangenem Krampfanfall (Desorientierung, Amnesie!).

Entgegen einer weitverbreiteten Praxis reicht für eine **rechtswirksame** Behandlungs- oder Transportverweigerung eines Patienten, auch wenn dieser verweigerungsfähig ist, keineswegs allein das Unterschreiben eines Transportverweigerungsformulars durch diesen und weitere Zeugen, z. B. Angehörige, aus. Denn die Rechtsprechung verlangt zusätzlich zuvor eine **eindringliche** und **schonungslose** Aufklärung des Patienten über die möglichen gesundheitlichen Risiken seiner Behandlungs- bzw. Transportverweigerung. Auf keinen Fall darf das Rettungsfachpersonal den Patienten bei der ersten Äußerung eines Behandlungs- oder Transportverweigerungswillens verlassen. Zusätzlich ist der Patient eindringlich darauf hinzuweisen, dass er umgehend seinen Hausarzt rufen oder aufsuchen sollte.

Sodann ist auf dem **Transportverweigerungsformular** neben der eigentlichen Behandlungs- oder Transportverweigerung die Feststellung der Verweigerungsfähigkeit sowie die Aufklärung über die gesundheitlichen Risiken, auf die der Patient hingewiesen wurde, **im Einzelnen zu dokumentieren** (Beispiel: „Patient wurde eindringlich über den Verdacht auf eine Gehirnerschütterung und deren mögliche Risiken wie Gehirnblutung, Bewusstlosigkeit und Tod hingewiesen."). Eine allgemein gehaltene, pauschale Standardformulierung (z. B. „... wurde über die gesundheitlichen Risiken der Transportverweigerung aufgeklärt") reicht dazu keinesfalls aus. Zusätzlich sind stets die erhobenen Untersuchungsbefunde, insbesondere die Vitalparameter, im üblichen Einsatzprotokoll zu dokumentieren (➤ 6.2.3).

Will ein verweigerungsfähiger Patient nach rechtswirksamer Aufklärung über die Risiken einer Verweigerung das Verweigerungsformular nicht unterschreiben, ist dies durch das Rettungsfachpersonal festzuhalten und, wenn möglich, durch Zeugen, etwa durch Angehörige oder anwesende Polizeibeamte, bestätigen zu lassen. Für eine rechtswirksame Verweigerung ist eine Unterschrift des Patienten nicht erforderlich. Aus Beweisgründen ist es dennoch sehr zu empfehlen, diese einzuholen.

Möchte sich ein verweigerungs**un**fähiger Patient nicht behandeln und/oder transportieren lassen, besteht die Garanten- und allgemeine Hilfeleistungspflicht des Rettungsfachpersonals weiter. Zur Vermeidung von straf- und haftungsrechtlichen Risiken darf das Rettungsfachpersonal daher diesen nicht sich selbst überlassen. Vielmehr hat es einen Arzt (je nach den Umständen des Einzelfalles Notarzt, Hausarzt, Ärztlicher Notdienst/Bereitschaftsdienst) und/oder in offensichtlichen Fällen (z. B. Suizidversuch, Fraktur mit Fehlstellung oder größere Wunde, die genäht werden muss) sofort die Polizei hinzuziehen. In Abhängigkeit vom Einzelfall und unter Einhaltung der Verhältnismäßigkeit kann bzw. muss die Polizei einen verweigerungs**un**fähigen Patienten bei gesundheitlicher Eigengefährdung dann zwangsweise einer medizinischen Behandlung zuführen (siehe auch nachfolgendes ➤ 31.5.3). Unterlässt die Polizei dies, fällt es in ihren Verantwortungs- und Risikobereich und nicht mehr in den des Rettungsdienstes.

31.5.2 Patientenverfügung

Unter einer **Patientenverfügung** versteht man *„die schriftliche Festlegung eines einwilligungsfähigen Volljährigen, dass er in bestimmte, zum Zeitpunkt der Festlegung noch nicht unmittelbar bevorstehende Untersuchungen seines Gesundheitszustands, Heilbehandlungen oder ärztliche Eingriffe einwilligt oder diese untersagt“* (§ 1901a Abs. 1 S. 1 BGB), z. B. Reanimationsmaßnahmen.

31

Seit September 2009 ist die Patientenverfügung gesetzlich geregelt (§§ 1901a ff. BGB). Es wurde gesetzlich festgelegt, was zuvor bereits die Rechtsprechung entschieden hatte, nämlich dass eine Patientenverfügung **grundsätzlich verbindlich** ist. Allerdings ist die gesetzliche Regelung wegen der mit einer Patientenverfügung verbundenen, sehr schwierigen tatsächlichen und ethischen Fragen so kompliziert ausgefallen, dass sie für die tägliche Einsatzpraxis des Rettungsdienstes keine Rechtssicherheit bringt.

Ohne an dieser Stelle auf die neue gesetzliche Regelung im Detail eingehen zu können, gilt daher für den Rettungsdienst im Umgang mit Patientenverfügungen weiterhin, was bereits zuvor gegolten hat: Eine Patientenverfügung ist **in der Notfallrettung grundsätzlich unbeachtlich,** sodass stets mit lebensrettenden Maßnahmen, z. B. Reanimationsmaßnahmen, zu beginnen ist. Über einen Behandlungsabbruch ist dann in aller Ruhe mit der erforderlichen Sorgfalt und nach einer rechtlichen Detailprüfung im Krankenhaus (meist auf der Intensivstation) zu entscheiden. Denn ob eine rechtswirksame, den gesetzlichen Anforderungen genügende und den konkreten Einsatzanlass erfassende Patientenverfügung vorliegt, lässt sich in Notsituationen vom Rettungsfachpersonal nicht innerhalb weniger Sekunden oder Minuten überprüfen. So kann das Rettungsfachpersonal in der gebotenen Eile bereits nicht mit der erforderlichen Sorgfalt nachprüfen, ob eine ihm vorgelegte Patientenverfügung tatsächlich vom Patienten selbst verfasst und dieser beim Verfassen die erforderliche Einwilligungsfähigkeit hatte. Außerdem können schriftliche Patientenverfügungen jederzeit formlos, d. h. auch mündlich, widerrufen werden.

Zudem ist die neue gesetzliche Regelung von vornherein nicht auf Eilentscheidungen bei präklinischen, lebensbedrohlichen Notfällen ausgelegt. Denn es ist vor dem Treffen einer (Behandlungsabbruch-)Entscheidung zusätzlich u. a. zwingend ein ausführliches ärztliches Gespräch mit dem Betreuer des Patienten zur Feststellung des Patientenwillens vorgeschrieben, bei dem auch nahen Angehörigen und sonstigen Vertrauenspersonen hinsichtlich des Patientenwillens Gelegenheit zur Äußerung zu geben ist (§ 1901b Abs. 1 u. 2 BGB). Dies ist bei Notfalleinsätzen in der Regel unmöglich.

Selbstverständlich hat das Rettungsfachpersonal eine ihm vorgelegte Patientenverfügung an die weiterbehandelnde Einrichtung zu übergeben bzw. diese über die Existenz einer solchen zu informieren und dies im Einsatzprotokoll entsprechend zu dokumentieren.

31.5.3 Gewahrsamnahme

Nicht der Rettungsdienst, sondern die **Polizei** ist befugt, über die vorläufige Gewahrsamnahme einer Person zum Schutz des Betroffenen oder der Allgemeinheit (Eigen- und/oder Fremdgefährdung) zu entscheiden und diese (zwangsweise) durchzuführen. Will die Polizei jemanden länger als bis zum Ende des Tages nach dem Ergreifen in Gewahrsam halten, muss hierüber ein Richter entscheiden (Art. 104 Abs. 2 S. 3 GG).

Es kommt immer wieder vor, dass der Rettungsdienst zu einem Notfall gerufen wird, aber eine medizinische Behandlungsindikation nicht gegeben, sondern aufgrund einer Eigengefährdung eine Gewahrsamnahme durch die Polizei geboten ist, z. B. zur Ausnüchterung einer hilflosen, jedoch nicht behandlungsbedürftigen Person. Dann muss das Rettungsfachpersonal aufgrund seiner Garanten- und allgemeinen Hilfeleistungspflicht die Polizei benachrichtigen und grundsätzlich – im Rahmen der Zumutbarkeit (Eigenschutz!) – bis zu deren Eintreffen bei der betroffenen Person verbleiben.

Die Beurteilung der gesundheitlichen Gewahrsams- oder Haftfähigkeit von Personen ist ausschließlich eine ärztliche Aufgabe.

31.5.4 Behinderung des Rettungsdienstes und tätliche Angriffe

Werden Hilfeleistende des Rettungsdienstes, der Feuerwehr oder des Katastrophenschutzes während eines Einsatzes durch Gewalt oder Drohung mit Gewalt behindert oder tätlich angegriffen, ist dies – über die bisherige Strafbarkeit wegen Körperverletzung, Nötigung und Beleidigung hinaus – seit November 2011 auch als **Widerstand gegen Personen, die Vollstreckungsbeamten gleichstehen,** nach § 114 Abs. 3 i. V. m. § 113 StGB mit Freiheitsstrafe bis zu drei Jahren, in besonders schweren Fällen bis zu fünf Jahren ebenso strafbar wie Widerstand gegen Polizeibeamte. Denn insbesondere in großstädtischen Einsatzbereichen haben Gewaltübergriffe auf Rettungsdienst- und Feuerwehrpersonal in den letzten Jahren enorm zugenommen.

Rettungsdienstpersonal sollte entsprechende Strafanzeigen stets in aller Konsequenz stellen, damit alle derartigen Straftaten statistisch erfasst und geahndet werden. Es dürfte sich anbieten, dafür – in Abstimmung mit der örtlich zuständigen Polizeidienststelle und Staatsanwaltschaft – ein entsprechendes Formular zu entwickeln.

31.5.5 Massenanfall an Verletzten

Zu den Aufgaben des Rettungsdienstes gehört auch die Bewältigung von Notfallereignissen unterhalb der Katastrophenschwelle mit einer größeren Anzahl von Verletzten oder Erkrankten (z. B. Bus- oder Zugunfälle). Man spricht auch von einem **Massenanfall an Verletzten bzw. Erkrankten (MANV)** bzw. einem **Großschadensereignis.** Ein MANV zeichnet sich ebenso wie ein Katastrophenfall dadurch aus, dass es zumindest am Anfang ein Missverhältnis von benötigten und tatsächlich vorhandenen Einsatzkräften und Einsatzmitteln gibt.

Bei einem MANV verlangt die Rechtsordnung – ebenso wie bei einem Katastrophenfall – nichts Unmögliches, d. h., der Rettungsdienst ist selbstverständlich nicht verpflichtet, alle Patienten gleichzeitig bestmöglich zu versorgen. Vielmehr sind die ersteintreffenden Rettungsdienstkräfte im Rahmen eines fachgerechten Vorgehens erst einmal überhaupt nicht zu einer individualmedizinischen Versorgung einzelner Patienten verpflichtet, sondern u. a. dazu, sich zunächst einen Überblick über die Lage zu verschaffen, Rückmeldung an die Leitstelle zu geben, alle Patienten zu sichten sowie vorübergehend die Einsatzleitung zu übernehmen, bis die nach dem jeweiligen Bundesland vorgesehene Einsatzleitung eingetroffen ist (➤ 28.2).

31.5.6 Sanitätsdienst

Sanitätsdienst bei Veranstaltungen ist die in der Regel im Auftrag des Veranstalters erfolgende medizinische Absicherung von Veranstaltungen und die medizinische Betreuung von Patienten am Veranstaltungsort. Für den Sanitätsdienst gilt das in diesem Kapitel Dargestellte weitgehend entsprechend, z. B. hinsichtlich der Sorgfaltspflichten, Schweigepflicht, Garanten- und allgemeinen Hilfeleistungspflicht sowie hinsichtlich des Medizinprodukterechts (➤ 5.1).

Es ist dringend zu empfehlen, mit dem Auftraggeber eine schriftliche Vereinbarung über die Einzelheiten eines Sanitätsdienstes (z. B. Anzahl und Qualifikation der eingesetzten Kräfte, Ausrüstung, Rettungsmittel, Kosten) zu schließen. Hierbei gehört es zu den Pflichten der Hilfsorganisation, den Auftraggeber auf Basis seiner Auskünfte über die Veranstaltung (z. B. Art der Veranstaltung, erwartete Besucherzahl, örtliche Gegebenheiten des Veranstaltungsortes) sorgfältig über die mindestens benötigten Kräfte (z. B. Anzahl, Qualifikation, Ausrüstung, Rettungsmittel) fachkundig zu beraten. Teilweise existieren landesrechtliche Vorgaben zur Planung und Ausführung von Sanitätsdiensten bei (Groß-)Veranstaltungen. Für bestimmte Sportveranstaltungen, z. B. Reitturniere und Motorradsportveranstaltungen, gibt es zusätzlich verbandsinterne Vorgaben der übergeordneten Sportverbände. Auch stellen die Genehmigungsbehörden von (Groß-)Veranstaltungen teilweise konkrete (Mindest-)Vorgaben für den vorzuhaltenden Sanitätsdienst auf.

Bei der Betreuung, Untersuchung, Versorgung oder Behandlung eines konkreten Patienten im Rahmen eines Sanitätsdienstes kommt zwischen der Hilfsorganisation und dem Patienten ein (unentgeltliches) **Rechtsverhältnis** zustande. Im Fall einer fehlerhaften oder sonst unzureichenden Versorgung oder Behandlung eines Patienten haftet sowohl die **Hilfsorganisation** als auch der **einzelne Mitarbeiter.** Bei sämtlichen ambulanten Versorgungen sind die Patienten in Abhängigkeit von ihren konkreten Beschwerden aufzuklären und eindringlich darauf hinzuweisen, dass sie nochmals die Sanitätsstation bzw. (Unfall-)Hilfsstelle oder einen Arzt aufsuchen müssen, wenn sich die entsprechenden Beschwerden nicht bessern oder wenn sich eine versorgte Wunde entzündet. Um straf- und haftungsrechtliche Konsequenzen zu vermeiden, muss im Fall einer rettungsdienstlichen Einsatzindikation und/oder einer fachlichen Überforderung des sanitätsdienstlichen Personals parallel zur Erstversorgung des Patienten sofort der reguläre Rettungsdienst verständigt werden.

Das bei einem Sanitätsdienst eingesetzte Personal ist grundsätzlich nicht für die endgültige Versorgung von Notfallpatienten zuständig. Weiterhin gehört der Transport der Patienten vom Veranstaltungsort in eine weiterbehandelnde Einrichtung **nicht** zu den Aufgaben der bei einem Sanitätsdienst eingesetzten Kräfte, unabhängig von deren Qualifikation. Hierfür ist kraft Gesetzes der öffentliche Rettungsdienst zuständig.

31

31.5.7 Ersthelfergruppen

Ersthelfergruppen, d. h. örtliche Einrichtungen organisierter Erster Hilfe/First Responder (➤ 26.5.2), sind weder organisatorisch noch rechtlich Bestandteil des Rettungsdienstes. Organisierten Ersthelfern stehen daher im Straßenverkehr keine Sonderrechte zu (➤ 31.4.2).

Zwischen dem Rettungsdienstträger, dem Betreiber der Leitstelle und den Organisationen, die ein Ersthelfersystem betreiben, sind **schriftliche Vereinbarungen** über die Einzelheiten der Organisation des konkreten Ersthelfersystems zu treffen (z. B. über Qualifikation und Ausrüstung der Helfer, Alarmierungskriterien, Dokumentationsstandards, Schweigepflicht, Datenschutz, Haftpflicht- und Unfallversicherung).

Organisierte Ersthelfer sollten sich vergewissern bzw. darauf hinwirken, dass sie über ihre Organisation für die Tätigkeit als Ersthelfer **haftpflicht- und unfallversichert** sind. Die von den Ersthelfern eingesetzten (Privat-)Fahrzeuge sollten für die Tätigkeit als Ersthelfer versichert sein.

Obwohl organisierte Ersthelfer durch die Leitstellen alarmiert werden, haften für deren Fehler nicht die Rettungsdienstträger oder die Betreiber der Rettungsleitstellen, sondern die einzelnen Helfer und deren Organisation. Allerdings kommt organisierten Ersthelfern, soweit sie nur medizinische Maßnahmen durchführen, die ihrem Ausbildungsstand entsprechen, das Haftungsprivileg von Laienhelfern zugute: Sie haften gegenüber Patienten nur für grobe Fahrlässigkeit. Soweit organisierte Ersthelfer mit gesundem Menschenverstand tätig werden, ist ihr Haftungsrisiko wegen fehlerhafter Maßnahmen daher minimal.

Wiederholungsfragen

1. Nennen Sie die dienstlichen Pflichten, die für das Rettungsfachpersonal bestehen. (➤ 31.1.2)
2. Nennen Sie die Voraussetzungen für das Ergreifen von Maßnahmen in „Notkompetenz“. (➤ 31.1.3)
3. Unter welchen Voraussetzungen ist eine invasive medizinische Maßnahme nicht als Körperverletzung strafbar? Welche Arten von Einwilligung unterscheidet man? Unter welchen Umständen kann man eine mutmaßliche Einwilligung annehmen? (➤ 31.2.1)
4. Welche Pflicht ergibt sich für das Rettungsfachpersonal aus der Garantenpflicht gegenüber Patienten? (➤ 31.2.1)
5. Wann liegt eine unterlassene Hilfeleistung vor? Darf Rettungsfachpersonal die Versorgung eines Patienten wegen einer möglichen Infektionsgefahr ablehnen? Welche Anforderungen ergeben sich aus § 323c StGB für Hilfeleistungen durch Rettungsfachpersonal? (➤ 31.2.2)
6. Nennen Sie Beispiele für ein Übernahmeverschulden. (➤ 31.2.1, ➤ 31.3.2)
7. Nennen Sie alle Informationen, die unter die Schweigepflicht fallen. Wann ist die Weitergabe von Informationen nicht strafbar? (➤ 31.2.3)
8. Der Arzt in der Notaufnahme weigert sich, einen Transportschein zu unterschreiben. Dürfen Sie als Rettungsfachpersonal diesen selbst unterschreiben? (➤ 31.2.4)
9. Kann ein Rettungsdienstmitarbeiter von seiner Hilfsorganisation bzw. seinem Arbeitgeber in Regress genommen werden, wenn diese bzw. dieser einem Patienten wegen seines Fehlers Schadensersatz leisten muss? (➤ 31.3.1, ➤ 31.3.2)
10. Ist es zulässig, dass der höher qualifizierte Kollege während eines Patiententransportes das Rettungsdienstfahrzeug steuert? (➤ 31.3.2)
11. Nennen Sie wichtige Sorgfaltspflichten des Rettungsfachpersonals. (➤ 31.3.2)
12. Welche beweisrechtlichen Besonderheiten kann es bei Prozessen wegen unterlassener oder fehlerhafter Behandlung geben? In welchen Fällen greifen diese? (➤ 31.3.3)
13. Welche Rechte gewährt die Straßenverkehrsordnung Fahrzeugen des Rettungsdienstes, um einen Einsatzort schneller zu erreichen? Erläutern Sie diese und ihre Unterschiede. Welche Sorgfaltspflichten bestehen bei Fahrten mit Sonderrechten und Wegerecht? (➤ 31.4.2, ➤ 31.4.3)
14. Um den Rettungswagen Ihrer Hilfsorganisation mit 5,0 t zulässiger Gesamtmasse fahren zu können, haben Sie als ehrenamtlicher Rettungsdienstmitarbeiter eine Sonderfahrberechtigung für Einsatzfahrzeuge erworben. Dürfen Sie diesen Rettungswagen auch rechtmäßig fahren, wenn Sie, z. B. in den Semesterferien, mit einem befristeten Arbeitsvertrag im Rettungsdienst arbeiten? (➤ 31.4.5)
15. Nennen Sie die Voraussetzungen einer rechtswirksamen Transportverweigerung. Wie gehen Sie vor, wenn ein Patient den Transport aufgrund starker Alkoholisierung nicht rechtswirksam verweigern kann? (➤ 31.5.1)
16. Wie verhalten Sie sich, wenn bei einer Person zwar keine medizinische Behandlungsindikation gegeben ist, jedoch Anhaltspunkte für eine Eigengefährdung vorliegen? (➤ 31.5.3)
17. Was müssen Sie bei der Planung und Durchführung eines Sanitätsdienstes beachten? (➤ 31.5.6)

KAPITEL

32 Psychologische, psychosoziale und kommunikative Aspekte

Jens Glatzel (Kap. 32.1, 32.2, 32.3), Holger Stascheit (Kap. 32.4, 32.5, 32.6)

Die Tätigkeit in Feuerwehr und Rettungsdienst stellt hohe Anforderungen an das Personal und beinhaltet Belastungen, die es in anderen Berufen so nicht gibt. Obwohl in vielen medizinischen Bereichen für das Leben der Patienten wichtige diagnostische Verfahren und operative Maßnahmen durchgeführt werden, entwickelt sich dort in einem stärkeren Maße Routine als im Rettungsdienst. Die durchzuführenden Maßnahmen sind weitgehend standardisiert und Arbeitsabläufe straff geregelt. Für die präklinische Notfallmedizin gelten hingegen andere Bedingungen.

Das Rettungsfachpersonal ist Belastungen ausgesetzt, die oftmals außerhalb bisheriger menschlicher Erfahrung liegen. Die Einsatzkräfte bewegen sich dabei täglich an den Grenzen menschlicher Existenz. Einsätze, bei denen die Rettungskräfte mit menschlichen Schicksalen, mit Leid, mit Schmerz und Tod konfrontiert werden, gehören zur traurigen „Normalität". Der ständige Umgang mit menschlichem Leid und Tod kann in der Regel nicht so abgebaut werden, wie dies wünschenswert wäre. Die Einsatzfolge ist zu rasch, die Hilfsmöglichkeiten sind zu gering, und so kommt es zu psychischem Druck. Die emotionale Belastung findet kein Ventil, keinen Ausgleich. Die Folgen sind für jeden Rettungsdienstmitarbeiter unterschiedlich und reichen von Stress über Burn-out bis hin zu einer akuten Belastungsreaktion oder gar einer posttraumatischen Belastungsstörung als Folge einer traumatischen Situation.

Neben den besonderen Belastungen und dem richtigen Umgang spielen im Rettungsdienst und Krankentransport insbesondere die richtige Kommunikation sowie zahlreiche psychosoziale Aspekte eine große Rolle. Entsprechend werden in diesem Kapitel nach wichtigen psychologischen auch grundlegende psychosoziale und kommunikative Aspekte für die Tätigkeit in Rettungsdienst und Krankentransport dargestellt.

32.1 Stress

Eigentlich ist Stress eine selbstverständliche körperliche Reaktion auf eine Herausforderung. Seinen Ursprung hat das Wort Stress im Lateinischen – „strictus", das übersetzt „angezogen, stramm oder gespannt" heißt. Der Mensch braucht für eine normale körperliche und seelische Entwicklung angemessene Belastungen, die zum Handeln, zur Anpassung zwingen. Stress kann aber krank machen, wenn die Beanspruchungen übermäßig sind, wenn sich der Körper fast ständig in erhöhter Alarmbereitschaft befindet. Es gilt zwischen **Eustress** (griech. eu = gut) und **Disstress** (griech. dys = schlecht) zu unterscheiden, da nicht jeder Stress krank macht. Wir brauchen positiven Stress. Er macht das Leben lebenswert. „Stress ist Leben." Spannungen erzeugen Kraft, eben Spannkraft. Ohne ein gewisses Maß an Stress kann der Mensch nicht gesund sein. Allerdings sollte sich der Stress in Grenzen halten – und diese Grenzen sind bei jedem Menschen unterschiedlich.

32.1.1 Die drei Phasen des Stresses

Alarmreaktion

Die Alarmreaktion ist eine Folge der Zerstörung des inneren Gleichgewichts, welcher der Körper durch Anpassung **(Adaptation),** d. h. durch Aktivierung des **Sympathikus** (➤ 3.3.5), entgegenwirken will. Es kommt zu einer Aktivierung der Nebennieren. Dabei werden vermehrt die Hormone Adrenalin, Noradrenalin sowie die Stresshormone Kortisol und Kortikosteron ausgeschüttet. Das steigert die Herzfrequenz, erhöht den Blutzuckerwert, die Atmung und den Blutdruck; außerdem ist ein Anstieg der freien Fettsäuren und der Magensäurekonzentration zu beobachten. Die **Folgen** sind verbesserte Muskeldurchblutung, bessere Belüftung der Lungen, Sauerstoffanstieg im Gehirn, aber auch eine Verengung der Blutgefäße, eine Verlangsamung der Magen-, Darm- und Blasentätigkeit sowie ein geringerer Speichelfluss. Ist dieser Zustand länger anhaltend, wird der Kohlenhydrat- und Fettstoffwechsel beeinflusst und es entstehen ein hoher Blutzuckerspiegel und eine Übersäuerung des Blutes. Insgesamt wird die Durchblutung von Herz, Hirn und Muskeln verbessert und der Sauerstofftransport erhöht.

Widerstandsphase

Ist der Stresszustand lang anhaltend, ist der Körper bemüht, eine **Gegenreaktion** zu starten, die sogenannte Widerstandsphase, um die Alarmreaktionen abzuschwächen. Dafür ist der **Parasympathikus** (➤ 3.3.5) zuständig. Er sorgt unter anderem für ein Zusammenziehen der Bronchien, vermehrten Speichelfluss sowie für Anregung der Magen-, Darm- und Blasentätigkeit. Allerdings bleibt die Adrenalin-, Noradrenalin- und Kortisolausschüttung hoch. Wurden die Stresshormone abgebaut, folgt die **Erholungsphase.** Die Erregung klingt ab. Kreislauf- und Stoffwechselfunktionen kehren in die Normallage zurück.

Erschöpfungsphase

Dauert der Stress hingegen weiter an, folgt der Zustand der Erschöpfung. Durch die hohe Ausschüttung energierelevanter Stoffe kommt es zu **Energiebereitstellungsproblemen.** Die Möglichkeit der Anpassung geht verloren, die Funktion des Immunsystems und der Geschlechtsdrüsen wird beeinträchtigt, der Appetit ist gestört. Langzeitfolgen sind z. T. schwere Erkrankungen wie Hypertonie, Herz-, Kreislauf- und Nierenerkrankungen sowie Stoffwechselstörungen und Allergien.

32.1.2 Stresssymptome

Grundsätzlich läuft, unabhängig von der Art der Reizung, bei jeder intensiven Reizeinwirkung dasselbe **Reaktionsmuster** ab. Begründet liegt dieses Muster in der Frühzeit unserer Entwicklungsgeschichte. Damals war es notwendig, auf drohende Gefahren oder Angriffe blitzschnell zu reagieren, sei es in Form von Flucht oder Angriff. Dafür hat unser Organismus ein hochleistungsfähiges System geschaffen, das in kürzester Zeit ein hohes Maß an Energie zur Verfügung stellt und das Reaktionsvermögen stark erhöht. Um ein Überleben der Arten zu sichern, ist dieses Reaktionssystem eine äußerst sinnvolle und bewährte Schöpfung.

Doch im Laufe der Jahrtausende hat sich die Umwelt des Menschen stark verändert; es sind kaum noch die klassischen Stressreize, wie Angriff, Hunger, Kälte oder starke körperliche Beanspruchung, die den Körper in Alarmbereitschaft versetzen und sich dann nach erfolgter Anpassungsreaktion (Adaptation) wieder beruhigen. Die Folgen sind prekär. Die nicht abgebaute Stressreaktion wirkt noch lange nach und es kann lange dauern, bis der Körper wieder zu seinem physiologischen Gleichgewicht zurückfindet.

Die Vielzahl der möglichen und individuell verschiedenen Stresssymptome lässt sich dabei in **psychosoziale und körperliche Reaktionen** zusammenfassen (➤ Tab. 32.1).

Stressoren

Es gibt verschiedene Stressoren (➤ Tab. 32.2), die nicht unbedingt auf jeden Einzelnen zutreffen müssen und auch nicht immer nur allein für sich genommen als Druck auslösendes Element stehen. Je gehäufter sie jedoch auftreten, desto wahrscheinlicher ist auch die körperliche Bedrängnis.

Burn-out

Burn-out bezeichnet eine besonders ausgeprägte berufliche und/oder familiäre Erschöpfung und ist somit Ausdruck einer schweren Stressreaktion. Die charakteristischen **Merkmale** sind eine körperliche und emotionale Erschöpfung, anhaltende physische und psychische Leistungs- und Antriebsschwäche sowie der Verlust der Fähigkeit, sich zu erholen. Ebenso kann eine zynische, abweisende Grundstimmung gegenüber Kollegen, Patienten und der eigenen Arbeit festzustellen sein. Der „Ausgebrannte" erlebt seine Umwelt im Allgemeinen als nicht mehr kontrollierbar und zieht sich eher in sich zurück, ohne eventuelle Hilfe (von Verwandten, Freunden oder Kollegen) anzunehmen. Burn-out ist nicht nur ein persönliches Problem des Betroffenen, sondern gefährdet aufgrund seiner „ansteckenden" Natur das berufliche Umfeld. Im Endstadium des Burn-outs erlebt der Betroffene existenzielle **Verzweiflung.** Die Einstellung zum Leben ist überwiegend negativ und das Gefühl der Hilflosigkeit und Niedergeschlagenheit verdichtet sich zur **Depression.**

Tab. 32.1 Reaktionen auf Disstress

Psychosoziale Reaktionen auf Stress	Körperliche Reaktionen auf Stress
• Schwierigkeiten, Emotionen zu kontrollieren • Diffuse Unruhe, Angst, Beklemmung, Besorgnis, das Schlimmste erwartend, Misstrauen und Argwohn, extreme Defensivität • Reizbarkeit, Ärger, Zorn, Wut: schnell beleidigt; sich ständig beschwerend; Gefühl, von Vorgesetzten, Kollegen, Angehörigen im Stich gelassen zu werden • Depressiv, bekümmert, vergrämt, schnell in Tränen aufgelöst • Apathie, Erschöpfung, Langeweile, langsames Denken • Isolation, Rückzug aus Beziehungen • Verlust an Vertrauen in sich selbst und andere • Unfähig zur Entspannung, Schlafstörungen, Albträume, Einschlafstörungen • Neigung zu Alkohol-, Nikotin-, Medikamenten- und Drogenabusus • Schneller Wechsel in typische Verhaltensmuster, starke Gefühlsschwankungen • Schuldgefühle über Dinge, die falsch oder nicht gemacht wurden • Schnell aufbrausend, feindselig, angriffslustig • Rastlosigkeit, Überaktivität • Unnütze Risiken suchend, Neigung zu Gewalt • Konzentrationsstörungen: Sprunghaftigkeit, Zerfahrenheit, Gedankenverwirrung, Vergesslichkeit (Namen von Personen oder Gegenständen werden leicht vergessen), Stottern • Entscheidungsschwierigkeiten • Schlechte Arbeitsleistung • Verlust der Objektivität, Starrheit in Ansichten und Meinungen, Vorurteile • Schwierigkeiten, vernünftig zu denken und alle Aspekte des Problems zu sehen	• Erschöpfung, Müdigkeitsgefühl, Ermattung • Zittern • Zähneknirschen • Muskelkrämpfe • Kopf-, Nacken- und Rückenschmerzen • Verstimmungen im Magen-Darm-Trakt, nervöser Magen, Erbrechen, Durchfall oder Verstopfung • Exzessiver oder mangelnder Appetit • Unruhe, Schreckhaftigkeit • Augen sind schwer zu fixieren • Distanzierter, in die Weite blickender, erstarrter Blick • Exzessives Schwitzen, kalter Schweiß, trockener Mund, blasse Haut • Atemlosigkeit, Hyperventilation • Häufiges Urinieren • Unwillkürlicher Stuhl- und Urinabgang in gefährlichen Situationen • Häufige Krankheit • Herzklopfen, Herzschmerzen • Menstruationsstörungen • Erektions- und Potenzstörungen

32.2 Die akute Belastungsreaktion und die posttraumatische Belastungsstörung

Niemand bleibt unberührt, wenn er mit menschlichen Schicksalen und Leid konfrontiert wird. Die Begegnung mit Schicksalen hinterlässt Spuren bei den Helfern. Professionelle Helfer sind eben auch „nur“ Menschen. Sie erleben ebenso Betroffenheit, Trauer, Entsetzen, Hilflosigkeit oder Wut. Die Tätigkeit im Rettungsdienst lässt wenig Raum für Gefühle. Die Vielzahl der Eindrücke und Wahrnehmungen lässt keine Zeit zum Überlegen. Werden Empfindungen im Einsatz bewusst erlebt, ist der Helfer unter Umständen nicht mehr in der Lage, adäquat zu helfen. **Professionalität** bedeutet, fachlich kompetent zu handeln, ohne dabei mitzuleiden. Die eigenen Empfindungen werden erst später wieder wahrgenommen, nach dem Einsatz, nach Dienstende, oft auch erst Tage später. Dann drängt sich das im Einsatz Erlebte in das Bewusstsein der Helfer. Die Erinnerungen können einhergehen mit Herzrasen, Schlaflosigkeit, Schweißausbrüchen oder Übelkeit. Hieraus resultieren unterschiedliche Beeinträchtigungen bis hin zum Krankheitswert, je nach Veranlagung und individueller Lebensgeschichte.

Die Folgen eines **psychischen Traumas** können für das Leben von Betroffenen tief greifend sein (➤ Abb. 32.1). Die Weltgesundheitsorganisation (WHO) unterscheidet dabei im Wesentlichen zwei Diagnosen, die durch ein psychisches Trauma ausgelöst werden können: die akute Belastungsreaktion und die posttraumatische Belastungsstörung. Die traumatische Erfahrung kann zunächst die akute Belastungsreaktion auslösen. Erst später (nach frühestens vier bis sechs Wochen) kann es zur Entwicklung und Ausprägung einer Krankheit kommen, die als posttraumatische Belastungsstörung (PTBS, engl. PTSD = posttraumatic stress disorder) bezeichnet wird.

Tab. 32.2 Stressoren

Einsatzbedingte Stressoren	Berufs- und standespolitische Stressoren	Innerbetriebliche Organisationsabläufe als Stressoren
• Geräusche: Meldeempfänger, Folgetonhorn, Schreie, Wimmern, Summen des Leitstellencomputers • Optische Eindrücke: Bilder von entstellten Körpern, verformten Fahrzeugen • Gerüche: Erbrochenes, Urin, Kot, Schweiß • Witterung: Hitze, Kälte, Gewitter, Regen • Verantwortung für das Leben der anvertrauten Patienten • Ständige Entscheidungsnotwendigkeit, Entscheidungsfindung und Problemlösung unter Zeitdruck • Rascher Wechsel zwischen Ruhe- und Aktivitätsphasen • Unbestimmte Länge von Pausen und Wartezeiten auf den nächsten Einsatz • Kommunikation gleichzeitig auf unterschiedlichen Ebenen mit unterschiedlichsten Personen und deren unterschiedlichen Anliegen • Lange Arbeitszeiten, Schichtarbeit, Nacht-, Wochenend- und Feiertagsarbeit • Ermüdung, Schlafmangel, Schlafentzug • Perfektionismus • Angst um die eigene Sicherheit, Gefahren für den eigenen Körper: Straßenverkehr, Infektions- und Ansteckungsgefahr, Gefahrstoffe • Belastungen durch Tragen und Heben • Fehlen von Herausforderungen, Routine, Langeweile • Umgang mit Patienten, Angehörigen, deren Bedürfnissen und Forderungen • Ständiger Kontakt mit Menschen in akuten oder chronischen Krisensituationen • Emotionelle Anforderungen durch verängstigte, sterbende und lebensbedrohlich erkrankte Patienten • Verletzte, misshandelte, missbrauchte Kinder • Arbeiten in der Öffentlichkeit	• Kosten- und Einspardruck • Rollenunklarheit, Rollenvielfalt • Ein Beruf nur für junge Leute? Es gibt wenige Kollegen, die das Rentenalter gesund erreichen. • Berufskrankheiten • Geringe Aufstiegs- und Umstiegsmöglichkeiten • Qualifikationsmängel in der Führungsebene • Mangel an gesellschaftlicher Anerkennung • Geringe Anerkennung durch Medien • Verantwortung für unerfahrene Ehrenamtliche, Auszubildende und Praktikanten • Missbrauch des Rettungssystems für andere Zwecke • Konflikte mit Ärzten und Krankenhauspersonal • Unter- oder Überbewertung der Ausbildung • Unklarer Kompetenzrahmen • Unklare gesetzliche Absicherung, hohes rechtliches Risiko	• Ständig wechselnde Teamkollegen mit wenig Möglichkeit, eine Vertrauensbasis aufzubauen • Schlechtes Arbeitsklima • Vorschriften und Dienstanweisungen • Bürokratie, Papierwirtschaft • Aus- und Fortbildungen, Prüfungen • Mangel an methodisch-didaktisch ansprechend gestalteten Weiterbildungen • Unterbezahlung • Keine Erfolgs- bzw. Rückmeldung über den Patienten nach Übergabe in der Klinik

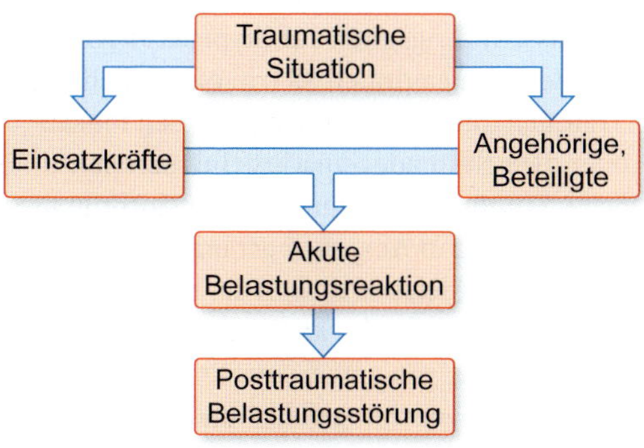

Abb. 32.1 Folgen traumatischer Situationen [M234] [L143]

32.2.1 Die akute Belastungsreaktion

Die akute Belastungsreaktion ist eine „normale“, d. h. angemessene Reaktion des Körpers auf ein „unnormales“, belastendes Ereignis. Sie dauert oft nur wenige Stunden bis Tage, in Ausnahmefällen bis zu mehrere Wochen an. Die akute Belastungsreaktion bildet sich in der Regel spontan zurück. Betroffene erleben die Wirklichkeit nur noch eingeengt, sie „stehen neben sich“, sind wie betäubt (➤ Abb. 32.2).

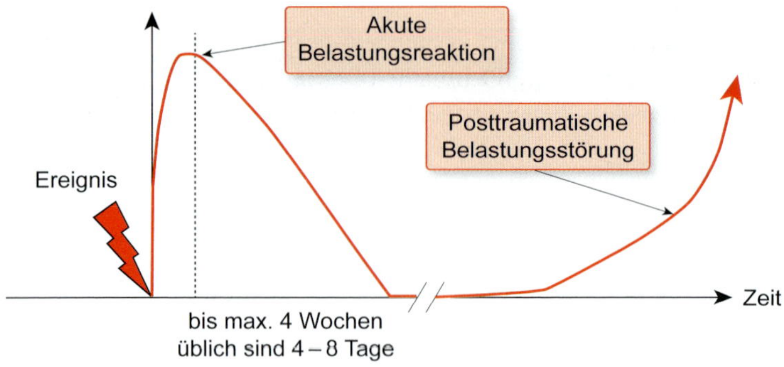

Abb. 32.2 Akute Belastungsreaktion versus posttraumatische Belastungsstörung [M234] [L143]

Bei den **Symptomen** einer akuten Belastungsreaktion wird zwischen primären (sofort eintretend) und sekundären (später auftretend) unterschieden.

- **Primäre** Symptome:
  - Gefühl der Empfindungslosigkeit
  - Fehlen der emotionalen Reaktionsfähigkeit
  - Wahrnehmungsstörungen, Gedächtnisverlust
  - Derealisation, Depersonalisation
  - Hilflosigkeit, starke Angst, Verzweiflung
  - Orientierungsverlust bis hin zum totalen Kontrollverlust
- **Sekundäre** Symptome:
  - Sich aufzwingende Wiedererinnerungen, begleitet von negativen Emotionen. Gegen den eigenen Willen kommen bestimmte Bilder immer wieder vor Augen. Häufig handelt es sich um Bilder, die Ekel erregen. Statt der Bilder – oder sie begleitend – können sich auch Gerüche oder Geräusche der Erinnerung aufdrängen.
  - Ein- und Durchschlafstörungen
  - Abweichendes Essverhalten (häufig leiden Betroffene unter Appetitlosigkeit)
  - Erhöhte Reizbarkeit, Nervosität, Konzentrationsschwierigkeiten
  - Sozialer Rückzug

Das Trauma führt aber nicht bei allen Betroffenen zur Entwicklung der gleichen Symptome. Je ausgeprägter die **Kompetenz** von Helfern ist, mit belastenden Situationen umzugehen, umso schneller bildet sich die akute Belastungsreaktion zurück. Da viele Menschen nicht wissen, dass ihre Gedanken und Gefühle normale Reaktionen auf ein für sie unnormales Ereignis sind, besteht die Neigung zur Einnahme beruhigender Wirkstoffe wie Alkohol oder Sedativa als Selbstmedikation.

32.2.2 Die posttraumatische Belastungsstörung

Im Gegensatz zur akuten Belastungsreaktion ist die posttraumatische Belastungsstörung (PTBS) eine **schwere Erkrankung,** die nach Monaten, manchmal auch erst nach Jahren eintritt (➤ Abb. 32.2). Sie entsteht als verzögerte Reaktion auf ein belastendes Ereignis oder eine Situation außergewöhnlicher Bedrohung. Sie ist eine sehr ernst zu nehmende seelische Veränderung, die mit sehr ernst zu nehmenden körperlichen Veränderungen einhergeht. Die **Symptome** ähneln dabei häufig denen einer akuten Belastungsreaktion, führen aber zu einer nachhaltigen Beeinträchtigung, da die Störung nicht ohne therapeutische Intervention abklingt. Eine PTBS zu missachten, kann bedeuten, schwere dauerhafte körperliche und seelische Schäden davonzutragen.

Auf das Vorliegen der Krankheit deuten unter anderem folgende **Anzeichen** hin:

- Der Betroffene weist Zeichen einer gesteigerten Erregung wie Ein- und Durchschlafstörungen, Reizbarkeit oder Wutausbrüche sowie Konzentrationsschwierigkeiten auf **(hyperarousel).**
- Der Betroffene erinnert sich häufig in Gedanken, Träumen und Rückblenden an diesen Einsatz oder die belastende Situation **(intrusions).**
- Seine Empfindungen und Gefühle sind von dieser Situation voll in Anspruch genommen, wie betäubt. Er meidet, soweit ihm das möglich ist, bestimmte Reize, die ihn an das Ereignis erinnern **(avoidance).**
- Körperliche, geistige, gefühls- und verhaltensbezogene Veränderungen, die vor dem Einsatz nicht bestanden, dauern länger als einen Monat an.

Treten die obigen Anzeichen länger als einen Monat auf, so bedarf es professioneller Behandlung, um die Intensität und Dauer der Beeinträchtigung auf das absolut unvermeidliche Maß zu beschränken. Bestehen die Symptome weniger als drei Monate, ist von einer **akuten** Störung, bei einer Dauer von mehr als drei Monaten von einer **chronischen** Störung auszugehen. Auch symptomfreie Phasen sind möglich.

32.3 Möglichkeiten der Intervention

Psychosoziale Notfallversorgung (PSNV) beschreibt die Gesamtheit aller Maßnahmen, die getroffen werden, um Einsatzkräfte und betroffene Personen (Patienten, Angehörige, Hinterbliebene, Augenzeugen und Ersthelfer) im Bereich der psychosozialen Be- und Verarbeitung von Notfällen zu unterstützen.

Die Begleitung von Einsatzkräften **(PSNV-E)** unterscheidet sich dabei deutlich von den Möglichkeiten der Unterstützung von traumatisierten, trauernden Menschen **(PSNV-B).** Denn Einsatzkräfte gehen anders mit traumatischen Eindrücken um als Menschen, die völlig unvorbereitet einem Notfall gegenüberstehen. Einsatzkräfte befinden sich im Dienst, d. h., sie rechnen jederzeit damit, zu einem Notfall gerufen zu werden. Am Notfallort ist das Rettungsfachpersonal aufgrund seiner Ausbildung, Einsatzerfahrung und medizinischen Ausstattung, im Gegensatz zu vielen Ersthelfern, nicht einer Hilf- und Tatenlosigkeit ausgesetzt. Es ist über die Abläufe orientiert und kennt die am Einsatz beteiligten Personen mit ihren Funktionen.

Die Einsatzkräfte erleben die psychischen Belastungen aus den genannten Gründen in der Regel also nicht während eines laufenden Einsatzes. Die Unterstützung der Einsatzkräfte geschieht daher vornehmlich vor und nach den Einsätzen. Bei besonders langen oder schweren Rettungseinsätzen (Katastropheneinsätze, Massenanfall von Verletzten, Bergung von Kinderleichen etc.) kann ein Zugehen auf die Einsatzkräfte während des Einsatzes aber dennoch sinnvoll sein.

Mittlerweile existiert im Bereich der psychosozialen Betreuung und Begleitung im Rettungsdienst eine Vielzahl von Begrifflichkeiten, hinter denen sich unterschiedlich gelagerte Hilfsangebote verbergen. Zur besseren Orientierung werden die einzelnen Systeme im Folgenden näher dargestellt.

32.3.1 Basis-Krisenintervention

Die Basis-Krisenintervention kann **von jedem Mitarbeiter** von Polizei, Feuerwehr und Rettungsdienst unabhängig vom Bestehen von Krisenintervention (KIT, ➤ 32.3.2) und Notfallseelsorge als verantwortliche Betreuung von psychisch traumatisierten Personen in der Akutsituation durchgeführt werden.

MERKE
Basis-Krisenintervention ist kein humanitärer Luxus, sondern Bestandteil des notfallmedizinischen Versorgungsauftrages.

Angehörige bei der Versorgung des Patienten nicht ausgrenzen

Angehörige sind in der Regel, aufgrund mangelnder Kenntnisse in Erster Hilfe, mit einer Notfallsituation überfordert und stehen ihr hilflos gegenüber. Diese Hilflosigkeit setzt sich nach Eintreffen des Rettungsdienstes noch weiter fort. Während sich die Rettungskräfte aktiv um das Leben des Patienten bemühen, betrachten die Angehörigen das Notfallgeschehen aus der Sicht eines passiven Beobachters. Eventuell kann es für die **Entdramatisierung** der Situation hilfreich sein, Angehörige in die Maßnahmen mit einzubinden, z. B. durch das Haltenlassen einer Infusion.

Eindeutige Ausdrucksweise, Floskeln vermeiden

Lange und unverständliche Erklärungen sollten vermieden werden; stattdessen sollten einfache Worte zur Erklärung der durchgeführten Maßnahmen gewählt und dem Informationsbedürfnis der Angehörigen und Betroffenen nachgekommen werden. Klare Formulierungen, gerade auch die eindeutige Benennung des Todes, sind wichtig. Auf keinen Fall sollten bei Angehörigen falsche oder vergebliche Hoffnungen erzeugt werden. Auch eigene Emotionen dürfen thematisiert werden, z. B. „Es tut mir leid, wir haben Ihrem Verwandten nicht mehr helfen können" oder „Das ist so schlimm, da bleibt auch mir die Sprache weg".

Kontinuierliche Betreuung

Es sollte versucht werden, einen kontinuierlichen Kontakt zu einer Bezugsperson, z. B. einem Rettungsdienstmitarbeiter, herzustellen. Dies kann dem Betroffenen Ruhe und Halt vermitteln und hilft ihm, die chaotischen und traumatischen Eindrücke der Situation besser zu bewältigen.

Abschied nehmen lassen

Das Abschiednehmen vom Verstorbenen sollte möglichst in vertrauter, häuslicher Umgebung geschehen. Dabei sollte auf einen würdigen Zustand des Verstorbenen geachtet werden. Die Verabschiedung vom Toten ist die wichtigste Maßnahme für den Verlauf der Trauer.

Soziale Ressourcen mobilisieren

Der Angehörige soll selbst entscheiden, wen er in dieser Situation bei sich haben möchte. Dies ist Teil der Wiedergewinnung der Handlungs- und Entscheidungsfähigkeit. Wenn keine nahen Verwandten greifbar sind, sollte auch an Nachbarn und Freunde gedacht werden.

Hinweis auf psychosoziale Beratungsangebote

Der Rettungsdienst sollte Hinweise auf Hilfs- und Betreuungsangebote, z. B. Selbsthilfegruppen wie „Verwaiste Eltern" oder kommunale oder kirchliche Beratungsstellen, geben.

32.3.2 KIT – Krisenintervention im Rettungsdienst

Krisenintervention (KIT) ist ein mobiler Dienst für Menschen, die nach einem Notfallgeschehen unter starken seelischen Belastungen leiden oder unter einem akuten psychischen Schock stehen und nicht medizinisch-körperlich versorgt werden müssen. Krisenintervention richtet sich primär an die direkt Betroffenen einer Krise, die aber nicht als Helfer, sondern als **Angehörige** oder **Beobachter** anwesend waren. Neben verschiedenen säkularen Formen bieten auch die christlichen Kirchen im Rahmen der Notfallseelsorge Hilfe für Menschen in Krisensituationen an. Die Betreuung von Einsatzkräften aus Feuerwehr und Rettungsdienst nach außergewöhnlich belastenden Einsätzen ist nicht Bestandteil des KIT-Konzepts.

Das Ziel einer präklinischen Krisenintervention ist die kurzfristige und ambulante Hilfe als präventive Maßnahme gegen die posttraumatische Belastungsstörung und die pathologische Trauerreaktion. Mit dieser Zielsetzung sieht sich KIT als einen integralen Bestandteil präklinischer Notfallmedizin, durch die schwerwiegende physische Folgen, ausgelöst durch eine psychische Traumatisierung, verhindert werden sollen. Inhalt der Krisenintervention ist es, Menschen am Schadensort in der Akutsituation zu betreuen, ihnen Solidaritätsangebote zu machen, erste Verarbeitungshilfen zu suchen und weiterführende Vermittlungsangebote bereitzuhalten.

32.3.3 SbE – Stressbewältigung nach belastenden Einsätzen

Stressbewältigung nach belastenden Einsätzen (SbE) bietet vor- und nachbereitend Unterstützung für **Einsatzkräfte** an, damit diese besser mit dem Einsatzstress umgehen können.

Sofortgespräch (Defusing)

Der Begriff **„Defusing"** bedeutet Entschärfung und dient der Schadensbegrenzung des Stresses. Dieses Vorgehen wird für Einheiten bis max. zwölf

Personen, die sich untereinander kennen, nach dem Einrücken in der Wache durchgeführt. Die SbE-Kurzbesprechung ist eine **Primärintervention.** Sie wird so schnell wie möglich auf das Geschehen angewandt. Zielsetzung ist die Reduzierung intensiver emotionaler Reaktionen und die Förderung der Bewältigung der Eindrücke auf kognitiver Ebene. Das Gespräch wird von einem geschulten Team in einem geschützten Raum durchgeführt. Es dauert ca. 20–45 Minuten und besteht aus drei Phasen:

- **Einführung:** Vorstellung, Erklärung, Betonung der Verschwiegenheit, der gegenseitigen Unterstützung und des Teamgeists
- **Austausch:** Gespräch der beteiligten Einsatzkräfte über diesen Einsatz
- **Information:** Symptome, Deflexion, Normalität der Gefühle

Danach kann in Einzelfällen eine persönliche Beratung und telefonischer Nachkontakt erfolgen.

Einsatzabschluss (Demobilising)

Nach großen, lange andauernden Schadensereignissen kann ein formaler Einsatzabschluss (**„Demobilising"**) als Entlassung in den normalen Dienst und als Übergang zurück in die Normalität sinnvoll sein. Er wird von der Einsatzleitung und einem Team von sieben bis zehn frischen Helfern durchgeführt. Der Einsatzabschluss besteht aus folgenden Schritten:

- **Lob und Dank** durch einen Vertreter der Einsatzleitung
- **Information** über den Einsatz (ca. zehn Minuten)
- **Symptome** des Stresses und ermutigender Ausblick auf das Leben danach (ca. 20 Minuten in Kleingruppen)

Das Angebot einer Ruhemöglichkeit und eines Imbisses können diese Form des Einsatzabschlusses abrunden.

Einsatznachbesprechung (Debriefing)

Die strukturierte Einsatznachbesprechung steht im Mittelpunkt von SbE. Sie hat unter dem Begriff **„Debriefing"** stellvertretend für das gesamte Stressmanagement für Einsatzkräfte die Methode bekannt gemacht. Debriefing meint dabei nicht einfach nur ein beliebiges oder regelloses Zusammenkommen nach einem Einsatz oder eine lockere Besprechung. Debriefing kann mit „strukturierte Einsatznachbesprechung" übersetzt werden. Damit kommt zum Ausdruck, dass den Teilnehmern eine klare Struktur angeboten wird, die es ihnen erleichtert, über persönliche Eindrücke im Kreis ihrer Kollegen zu berichten und andererseits die persönliche Perspektive ihrer Kollegen kennenzulernen.

Ein Debriefing erfolgt frühestens 24 Stunden nach dem Einsatz. Idealerweise wird eine SbE-Nachbesprechung in einem Zeitfenster von 24 bis 72 Stunden durchgeführt. Die 72-Stunden-Grenze ist grundsätzlich angemessen, weil schädliche Bewältigungsmechanismen wie Alkohol- und Medikamentenkonsum sich nach etwa drei Tagen verfestigen können. Als Zielgruppe kommen ausschließlich **Einsatzkräfte** in Betracht, die **an dem Einsatz beteiligt** waren.

Das Debriefing profitiert davon, wenn es interdisziplinär durchgeführt wird. Entscheidend ist die Zusammenarbeit an der Einsatzstelle und nicht die Zugehörigkeit zu einer Organisation oder taktischen Einheit. Das Team, das die Einsatznachbesprechung durchführt, setzt sich aus verschiedenen Berufsgruppen zusammen. Es besteht aus einem oder zwei **psychosozialen Fachleuten,** z. B. Psychologen, Medizinern, Sozialpädagogen und Notfallseelsorgern, sowie aus zwei oder drei Peers. Peers sind Kollegen aus dem gleichen Berufsfeld wie die Betroffenen: bei einem Einsatz für die Feuerwehr geschulte Feuerwehrleute, bei der Polizei geschulte Polizisten. Arbeitet das Team mit Rettungsdienstpersonal, gehören die Peers einer Hilfsorganisation an. Sie haben eine zusätzliche Ausbildung in Kommunikation, Psychotraumatologie und Stressbewältigung. Die Peers stellen das wichtigste Bindeglied zwischen den Betroffenen und dem Debriefingteam dar. Sie kennen das Arbeitsfeld und sprechen die Sprache der Einsatzkräfte. Sie tragen das Gespräch. Die psychosozialen Fachleute hingegen leiten das Gespräch und beurteilen die Belastungssituation der Betroffenen.

32.4 Team und Teamentwicklung

Rettungsdienstliche Tätigkeit ist Teamarbeit. Was so selbstverständlich klingt, bedarf eines grundlegenden Verständnisses der strukturellen Gegebenheiten.

Jedes **Team** besteht aus **Individuen,** teilweise aus **Individualisten,** die sich zusammenfinden oder zusammengefügt werden, um ein **gemeinsames Ziel** zu erreichen. Die Vorteile von Teamarbeit sind vielfältig. Generell sind gut abgestimmte Teams effektiver in ihrer Leistungsfähigkeit, was durchaus im Sinne der Institution Rettungsdienst und auch im Interesse der Patienten ist. Darüber hinaus hat das Zusammenwirken vielschichtige **Vorteile:**

- Im Team entsteht ein Gefühl von Sicherheit durch das Durchstehen von gemeinsam erlebten Einsätzen; es entsteht ein „Wir-Gefühl" von gegenseitiger Verantwortungsübernahme.
- Gerade unter Zeitdruck oder unter widrigen Umständen können Maßnahmen effektiv aufgeteilt werden.
- Der Informationsfluss wird verbessert. Dies betrifft sowohl das Einsatzgeschehen als auch die betrieblichen Aspekte.
- Schwächere Mitglieder können mit stärkeren zusammenarbeiten und sich an diesen orientieren und von ihnen lernen.
- Die Arbeitsmotivation wird gefördert, was sich positiv auf Innovationen und Kreativität auswirkt.
- Es entstehen weniger Fehler, wenn sich das Team selbst kontrolliert, was jedoch ein günstiges Fehlermanagement und ein vertrauensvolles Miteinander voraussetzt.
- Das Fähigkeitspotenzial ist durch individuelle Kompetenzen deutlich erhöht und kann erweitert werden, wovon alle Mitglieder des Teams profitieren.
- Die einzelnen Mitglieder können einander auf sogenannte „blinde Flecken" aufmerksam machen.
- In Einsatzberufen sind belastende Erfahrungen die Regel. Hier können sich Teammitglieder gegenseitig eine Stütze sein.
- Teamarbeit, besonders in gut funktionierenden Teams, macht Spaß.

Allerdings kann es in Teams auch **Schwierigkeiten** geben, die sich negativ auswirken können:

- Es kann schwerfallen, Ideen einzelner Mitglieder eine Chance zu geben, was diese dann mitunter frustrieren kann.
- Der zeitliche Aufwand für Informationsweitergabe oder für Besprechungen kann groß sein und Teamsitzungen können einen Selbstzweck annehmen.
- Es kann zum Gruppenzwang kommen, der individuelle Lösungen unmöglich macht und sich schädlich auf die Motivation auswirkt.
- Entscheidungsprozesse können sich weit hinauszögern, weil sich niemand durchsetzt. Diese Schwierigkeit betrifft gerade sehr homogene Teams oder solche, in denen Gleichberechtigung einen hohen Stellenwert hat.
- Es kann zu Konkurrenzdenken kommen oder zum Gefühl, die Schwächeren immer unterstützen bzw. für diese mitarbeiten zu müssen.
- Unmotivierte Mitglieder können sich auf Kosten der Leistungsträger zur Ruhe setzen und so für dauerhafte Verstimmung sorgen.

Die **betrieblichen Informations- und Kommunikationsstrukturen** spielen hinsichtlich der Mitarbeiterzufriedenheit und deren Motivation eine große Rolle. Diese institutionellen Rahmenbedingungen wirken sich auf die Leistungsbereitschaft des Einzelnen wie auch auf die eines Teams aus. Daher sind die Funktionsträger in den Organisationen gefordert, für ein positives Klima zu sorgen und damit auf die Effizienz Einfluss zu nehmen. In vielen Unternehmen finden sich noch immer Strukturen, die nicht auf Gemeinsamkeit zielen, sondern auf den Erhalt von rigiden Machtstrukturen, welche teilweise mit Methoden durchgesetzt werden, die sich zuverlässig negativ auswirken. Wie wir gesehen haben, handelt es sich bei der Kommunikation mit Patienten um eine vielfach asymmetrische Beziehungsstruktur. Diese findet sich häufig an anderer Stelle, nämlich im betrieblichen Bereich wieder. Dann betrifft sie das Verhältnis von Vorgesetzten und Mitarbeitern oder solchen Mitarbeitern, die privilegiert sind, und anderen, denen Vergünstigungen und Informationen vorenthalten werden. Es obliegt den **Pflichten von Vorgesetzten und erfahrenen Rettungsdienstmitarbeitern,** schwächere und unerfahrene Kollegen vertrauensvoll zu begleiten, ihnen den nötigen Schutz zu bieten und sie zu fördern, ohne sie zu überfordern oder sie zu frustrieren. Gerade die Konfrontation mit menschlichem Leid, mit Tod oder entsetzlichen Szenen erfordert viel Kraft und viel Unterstützung. Es wäre verantwortungslos, unerfahrene Mitarbeiter mit dem Erlebten allein zu lassen oder sich der Fürsorgepflicht für diese Kollegen zu entziehen.

Bei der **Zusammenstellung von Rettungsteams** sollte mit Bedacht und Verantwortungsbewusstsein vorgegangen werden. So bietet es sich an, unerfahrene Kollegen zusammen mit engagierten, erfahrenen und empathischen Mitarbeitern einzusetzen und innerhalb des Teams damit für eine dringend notwendige Vorbildfunktion zu sorgen. Innerhalb der Arbeitsgruppe sollte ein tolerantes und vertrauensvolles Arbeitsklima entstehen, in dem auch Schwierigkeiten, starke Emotionen und Konflikte offen ausgesprochen werden können. Auf diese Weise kann sich der institutionelle Einfluss protektiv und präventiv im Sinne der betrieblichen Fürsorge auswirken.

32.5 Grundlagen der Kommunikation

Die Tätigkeit im Rettungsdienst und Krankentransport ist untrennbar mit dem Kontakt zu anderen Menschen verbunden. Hinsichtlich des Kontaktes mit Kollegen und Vorgesetzten ist der Unterschied zu anderen Tätigkeitsbereichen sicherlich nicht gravierend. Auch bestehen in vielen Bereichen des täglichen Lebens dienstleistungsorientierte Beziehungen und eine ebensolche Kommunikation. Von besonderer Bedeutung ist für das Rettungsfachpersonal jedoch, dass bei jedem Einsatz ein Kontakt mit Menschen stattfindet, die sich in einer hilfsbedürftigen Situation befinden. Zusätzlich handelt es sich zumindest in den meisten Fällen der Notfallsituationen um das Aufeinandertreffen von Personen, die zuvor nicht miteinander in Kontakt standen und sich dementsprechend fremd sind. Neben dem Rettungsdienstpersonal und dem Patienten können viele verschiedene Akteure in dieser Situation eine gewichtige Rolle spielen. Zu nennen sind hier Angehörige von Patienten, Pflegepersonal, Ärzte, andere Berufsgruppen (z. B. Polizei, Feuerwehr), aber auch Augenzeugen oder Zuschauer. Daraus ergibt sich, dass jeder Einsatz gleichzeitig eine besondere kommunikative Situation darstellt.

Daher sollen an dieser Stelle einige Gesetzmäßigkeiten zwischenmenschlicher Kommunikation dargestellt werden. Der Leitsatz „Man kann nicht nicht kommunizieren" von Paul Watzlawik bedeutet, dass selbst dann, wenn wir stumm nebeneinandersitzen, eine Kommunikation stattfindet. Neben dem gesprochenen **(verbale Kommunikation)** oder geschriebenen Wort steht die **nonverbale Kommunikation.** Zu ihr gehören Mimik, Gestik, die Art des Blickkontaktes, räumliche Nähe, die Körperhaltung sowie die Kleidung. Auch die Art, wie gesprochen wird (Dialekt und Mundart, Sprechgeschwindigkeit, Stimmlage oder das Benutzen von Fachtermini und gesellschaftlichen Codes), hat einen großen Einfluss. Hier spricht man von paralinguistischen Anteilen.

32.5.1 Kommunikationsmittel Sprache

Betrachten wir zunächst die verbalen Anteile der Kommunikation. Jede Kommunikation verläuft in drei Schritten, die aufeinander aufbauen.

- Der erste Schritt besteht in der **Äußerung** einer Nachricht. Doch hört unser Gesprächspartner auch, was wir mitteilen wollen? Ist es ggf. zu laut, liegt eine Beeinträchtigung des Hörvermögens vor oder sprechen wir nicht die gleiche Sprache, so ist schon der erste Schritt störanfällig. Daraus folgt:
  Gesagt ist noch nicht gehört.
- Im zweiten Schritt soll unser Gesprächspartner auch **begriffen** haben, was wir mitteilen wollen. Möglicherweise liegt ein Missverständnis vor oder die Person war gar nicht bei der Sache. Im günstigeren Fall bekommen wir eine Rückmeldung, die uns anzeigt, dass wir uns klar und verständlich ausgedrückt haben. Im ungünstigeren Fall bedeutet es jedoch:
  Gehört ist noch nicht verstanden.
- Im dritten Schritt haben wir **sichergestellt,** dass wir gehört und verstanden wurden. Jedoch folgt

daraus nicht unbedingt, dass der Gesprächspartner dem auch zustimmt:
Verstanden ist noch nicht (ein-)verstanden.

Alle Informationen, die über eine zwischenmenschliche Kommunikation aufgenommen wurden, beeinflussen zukünftiges bewusstes und unbewusstes Verhalten. Vorstellungen voneinander und Meinungen übereinander führen dazu, dass zwei verschiedene Ebenen zum Tragen kommen.

- Auf der verstandesmäßigen Ebene findet ein reiner Austausch von rationalen Informationen statt. Hierbei handelt es sich um die **Inhaltsebene.**
- Die emotionale Ebene stellt eine Vielzahl von Gefühlen dar, die zu positiven oder negativen Reaktionen bei dem Gesprächspartner führen. Die emotionale Gesprächsatmosphäre bestimmt die Grundlage für Vertrauen versus Misstrauen und Sympathie versus Antipathie. Dieser Anteil kann jedoch nur z. T. bewusst wahrgenommen werden – die unbewussten Anteile, die einen erheblich größeren Teil jeder Interaktion ausmachen, entziehen sich der Wahrnehmung. Dieser größere Anteil der Kommunikation stellt die **Beziehungsebene** dar.

Es ist für das Verstehen von zwischenmenschlicher Kommunikation also nicht nur maßgeblich, **was** gesagt wird – sondern vielmehr auch, **wie, warum, zu wem, wann und wo** es mitgeteilt wird.

In keinem anderen Bereich gibt es so viele Missverständnisse wie bei der Sprache. Weil wir grundsätzlich davon ausgehen zu wissen, was jedes einzelne Wort für jeden anderen bedeutet, beachten wir häufig nicht, dass viele Wörter und Begriffe mehrdeutig sind. Darüber hinaus vernachlässigen wir meist, dass es spezifische und persönliche Bedeutungen gibt. Es ist häufig notwendig, zu **Verallgemeinerungen** zu greifen, um überhaupt vom Gesprächspartner verstanden zu werden. Gerade bei wissenschaftlichen, technischen Aspekten kann das sinnvoll sein. Es ist jedoch zu bedenken, dass durch das bewusste oder unbewusste Verallgemeinern auch Informationen vorenthalten oder verzerrt werden können, was wiederum zu einem Nicht-Verstehen führen kann.

Gerade in Ausnahme- oder Notfallsituationen ist daher zu beachten, dass inhaltliche Aussagen durch unpräzise Sprache sinngemäß verändert werden können und deshalb **Grundregeln** zu beachten sind:

- Die sprachliche Formulierung wird durch Satzbau und Wortwahl bestimmt. Diese sollten so weit wie möglich dem Gesprächspartner angeglichen werden, um hierdurch das Gefühl von Gleichwertigkeit zu vermitteln und Vertrauen entstehen zu lassen.
- Die bedachte Wortwahl ermöglicht es, dass Informationen leichter verstanden und schneller aufgenommen werden.

32

32.5.2 Wirkung von Sprache – vier Seiten einer Nachricht

Eine verbale Kommunikation kann zur Verständigung führen, sie ist jedoch auch anfällig für Missverständnisse. Das **Vier-Seiten-Modell** von Schulz von Thun ist ein Modell menschlicher Kommunikation und verdeutlicht, wie vielfältig die verbale Interaktion strukturiert ist.

Das Vier-Seiten-Modell zeigt, wie schwer es ist, den anderen wirklich zu verstehen, denn: Jedes „Verstehen“ von Botschaften ist immer nur ein Bild davon, was wir glauben, dass der andere gemeint hat. Obwohl der Gesprächspartner „Verstanden“ signalisiert, wird nicht garantiert, dass all seine Gefühle und Gedanken sich auch so im Kopf abgebildet haben, wie wir uns das vorstellen. Es muss immer damit gerechnet werden, dass bestimmte Begriffe für die beiden Gesprächspartner – jeweils aus ihrer Persönlichkeit heraus betrachtet – etwas anderes bedeuten können. Ursachen hierfür können sein: schichtenspezifische Sprachgewohnheiten, Eigenbild und Fremdbild, Bildung oder Erziehung. Es ergeben sich vier verschiedene Elemente, aus denen sich die Nachricht zusammensetzt:

Sachinhalt

Der Inhalt einer Äußerung macht deutlich, wovon die Rede ist, also worüber gesprochen wird = Sachinformation. Der **Inhalt** sollte immer dann im Vordergrund stehen, wenn es **„um die Sache“** geht.

Selbstoffenbarung

Hierbei handelt es sich um Äußerungen, die ich **von mir selbst preisgebe** = Selbstdarstellung/Selbstoffenbarung. Es sind also Informationen über die Sender-Person. Viele dieser Äußerungen sind nicht bewusst gesteuert.

Beziehung

Dies ist die Nachricht über das, was ich von meinem Gegenüber halte und wie wir zueinander stehen = Beziehung. Die Betonung, die Ausdrucksweise, aber auch die vielfältigen Aspekte der Körpersprache verdeutlichen dies. Normalerweise reagieren die Empfänger der Nachricht auf diese Seite der Nachricht besonders sensibel, denn bei diesem Anteil geht es um das Selbst- und Fremdbild der Person.

Appell

Viele Nachrichten verfolgen ein bestimmtes Ziel oder Anliegen. Der Sender möchte auf den Empfänger Einfluss nehmen und ihn zu etwas veranlassen = Aufforderung/Appell. Eine Nachricht kann dem Zweck dienen, den Empfänger zu veranlassen, bestimmte Dinge zu tun oder zu unterlassen, etwas Bestimmtes zu denken oder sogar zu fühlen. Es handelt sich also um bewusste oder unbewusste Einflussnahme, mithin um tatsächliche oder intendierte Manipulation.

Die vier Seiten der Wahrnehmung

Die Äußerung eines Senders besteht also aus vier Anteilen. Wie wir gesehen haben, hat der Empfänger vielfältige Möglichkeiten, diese **Äußerung** eines Senders **zu verstehen oder auch, sie misszuverstehen.** Der Empfänger hat nun seinerseits die Möglichkeit, diese **vier Seiten der Botschaft** ebenfalls **wahrzunehmen;** er besitzt sozusagen für jede Seite ein eigenes Ohr.

Sach-Ohr

Den Sachinhalt versuchen wir zu begreifen und inhaltlich zu erfassen.

Offenbarungs-Ohr

Jede Äußerung wird hinsichtlich der Selbstoffenbarung überprüft und eine eigene Sicht auf den Gesprächspartner entsteht: wie dieser sich selbst sieht und was dieser von sich selbst preisgibt.

Beziehungs-Ohr

Dieses Ohr hört besonders auf die Dinge, welche die Beziehungsstruktur von Sender und Empfänger betreffen. Es geht also darum, in welcher Beziehung Sender und Empfänger zueinander stehen, wie der Empfänger sich gesehen und behandelt fühlt.

Appell-Ohr

Das Appell-Ohr fragt danach, was der Empfänger bezweckt und zu welchem Verhalten er veranlassen will.

Eine Gesetzmäßigkeit ist, dass Menschen nicht im gleichen Maße alle vier Seiten einer Nachricht betonen. Es hängt von verschiedenen Aspekten ab, welche der vier Seiten besonders ausgesprochen oder gehört wird. Auch hier handelt es sich häufig um unbewusste Anteile, die den eigenen Gemütszustand, das Selbst- und Fremdbild oder die gemeinsame Vorgeschichte betreffen. Vielfach ist zu beobachten, dass ein einzelnes oder sogar mehrere Ohren nichts hören, ein anderes Ohr dagegen besonders angesprochen wird. Je nachdem, welche Seite oder welches Ohr betont wird, gelingt eine Kommunikation oder sie kann nachhaltig gestört sein.

32.5.3 Körpersprache, Erscheinung und Auftreten

Die Bedeutung der Körpersprache ist enorm. **Gestik, Mimik, Körperhaltung, Bewegung und Handlung** verraten eine Menge über Gedanken, das Innenleben und die Befindlichkeit. Sie lassen Rückschlüsse auf Ängste und Wünsche zu und sind weitaus ehrlicher als das gesprochene Wort. Die wenigsten Informationen, die ein Mensch von sich preisgibt, entfallen auf den Inhalt seiner Worte, deutlich mehr auf den Tonfall und der mit Abstand größte Teil der Informationen wird über die Körpersprache transportiert. Die Sprache wird früh im Menschsein erlernt. Sich mit Sprache auszudrücken und sie bewusst anzuwenden, kann in Rhetorik-Seminaren vervollkommnet werden. Die Körpersprache kann allerdings nur zu einem geringeren Anteil kontrolliert werden; völlig unterdrücken lässt sie sich nicht. Die unbewussten Anteile eines Menschen haben gewissermaßen immer wenigstens „eine Nasenlänge Vorsprung“ und lassen unsere Kommunikation aufrichtig und offen erscheinen oder entlarven sie als „falsch“ und „trügerisch“. Viele Elemente der Körpersprache werden erlernt und haben großen Anteil an der Sozialisation eines Menschen. Die

Körpersprache ist ein überlieferter Code, der dazu dient, menschliche Beziehungen zu regulieren, zwischenmenschliche Strukturen zu bilden und aufrechtzuerhalten sowie die soziale Ordnung zu festigen.

Trotz kultureller und gesellschaftlicher Unterschiede gibt es vor allem im Bereich der **Mimik** einheitliche Grundmuster: Freude und Trauer, Angst, Zorn und Ekel werden überall auf die gleiche Weise ausgedrückt. Grundsätzlich könnte man sagen, dass das gesprochene Wort dem Ausdruck von Gedanken dient, die Körpersprache dagegen dem Ausdruck von Emotionen.

Elemente der Körpersprache

- Die **Körperhaltung** ist ein Ausdruck des persönlichen Befindens. Sie hilft bei der Interpretation, ob sich jemand sicher und souverän oder eher unsicher und verletzlich fühlt. So spiegelt sich Fröhlichkeit z. B. in einer aufrechten, offenen Haltung wider, Resignation dagegen in einer leicht gebeugten und in sich gekehrten, also optisch eher geschlossenen Haltung.
- Auch die **Körperbewegung** spielt bei der Gesamtinterpretation eine Rolle: Ein vorgeneigter Oberkörper bei einem Gespräch signalisiert Aufmerksamkeit oder Teilnahmebereitschaft, mit einem demonstrativen Zurücklehnen – möglichst noch mit vor der Brust verschränkten Armen – wird Desinteresse, Ablehnung bzw. Missfallen am Thema oder dem Gegenüber kundgetan.
- Die **Mimik** ist ein sehr ausdrucksstarkes Element der Körpersprache und dient dazu, Gefühlszustände auszudrücken und zu verdeutlichen, welche Einstellung man zu seinem Gegenüber hat. Sie ist jedoch auch das am meisten kontrollierbare Element der Körpersprache; sprichwörtlich ist hier das sogenannte „Pokerface". Andererseits sind einzelne Ausdrucksformen als psychosomatische Reaktion des Nervensystems nicht zu unterdrücken. Dazu gehören das Erblassen sowie die Erweiterung der Pupillen bei starken emotionalen Erregungen.
- Darüber hinaus stellt die **Mimik** eine ständige Rückmeldung zum gesprochenen Wort dar: Sie zeigt an, ob der verbale Teil verstanden wurde und ob der Angesprochene zustimmt oder eher ablehnend oder gar überrascht reagiert. Waagrechte Stirnfalten deuten z. B. auf eine stark in Anspruch genommene Aufmerksamkeit hin.
- Die **Gestik** wird vor allem zur Untermalung des verbalen Inhalts benutzt. Sie wird umso akzentuierter, je stärker die Gefühle durch das gesprochene Wort angeregt werden. Da die Gestik nur in geringem Maße kontrolliert wird, bringt sie oft unbeabsichtigt Gefühlszustände zum Ausdruck: Fingerspiele oder das Spielen an Gegenständen als Ausdruck von Nervosität oder das Umklammern von Dingen als Ausdruck verhaltener Wut sind gute Beispiele dafür. Auch der Wahrheitsgehalt der verbalen Aussage lässt sich oft durch bewusstes Beobachten der Gestik mit größerer Wahrscheinlichkeit feststellen.
- Der **Tonfall** liegt im Grenzbereich zwischen verbaler und nonverbaler Sprache und ist eine unerlässliche Interpretationshilfe für Worte und Aussagen. So wird z. B. der Unterschied zwischen einer Frage und einem Befehl fast ausschließlich durch die Stimmmodulation verdeutlicht. Die Reaktion auf den Tonfall einer Aussage kann durchaus zu einer Auseinandersetzung über den Inhalt führen, besonders wenn eine unangebrachte Betonung (evtl. in Verbindung mit anderen körpersprachlichen Signalen) gewählt wurde.
  Dies gilt auch dann, wenn der Inhalt des Satzes eigentlich vollkommen harmlos war. Gerade in Situationen, in denen man professionell kritisieren muss, wird oft stärker auf den Ton geachtet als auf die einzelnen Worte – vor allem aber auf die Übereinstimmung von beiden. Dies kann bei einer falschen Betonung zu ernsten Konflikten führen.
- Eine wichtige Eigenschaft dieser **nonverbalen Signale** ist, dass sie durch ihren in unserer Gesellschaft allgemeingültigen Symbolcharakter direkt verstanden werden. Eine positive Bedeutung kann übertragen werden und prägt so wesentlich die emotionale Gesprächsatmosphäre. Deshalb ist es wichtig, die in der Gesellschaft mit einem negativen Image verbundenen Verhaltensweisen zu vermeiden. Die Verbindung zwischen nonverbalen Signalen und Stimmung macht es möglich, durch bewussten Einsatz dieser Reize eine Stimmungsänderung beim Gesprächspartner zu bewirken.

- Bewusste ruhige, harmonische **Bewegungen** helfen, Hektik abzubauen, und stärken die eigene Überzeugungskraft. Auch die Blickrichtung ist ein Beeinflussungsfaktor, ebenso die Länge des Augenkontaktes. Die positiven Eigenschaften der nonverbalen Signale können aber nur dann beeinflussen, wenn die Signale, die über das äußere Erscheinungsbild ausgesendet werden, diesen nicht widersprechen.
- Jeder Mensch verknüpft mit der **äußeren Erscheinung** bestimmte Erwartungsbilder. Dieses Phänomen der Assoziation kann man sich zunutze machen, indem man sein Erscheinungsbild entsprechend dem Vorstellungsbild des Gesprächspartners auswählt. Entspricht man von der optischen Erscheinung mit der „Ver"-Kleidung nicht den Erwartungen, so muss man mit höherem Aufwand überzeugen, d. h., das Können muss stärker unter Beweis gestellt werden.

32.5.4 Gesprächsführung und Gesprächstechniken

Nachdem wir uns nun mit einigen Gesetzmäßigkeiten der menschlichen Kommunikation vertraut gemacht haben, ist klarer geworden, welchen vermeintlichen Unwägbarkeiten diese ausgesetzt ist und in welchem Umfang unsere verbale und nonverbale Interaktion für Hindernisse und störende Einflüsse anfällig ist. Die Tätigkeit im Rettungsdienst und Krankentransport und damit die Begleitung und Betreuung der anvertrauten Menschen stellt eine besondere Verantwortung dar. Diese Verantwortung ist übergreifend und betrifft im weiteren Umkreis auch die Interaktion und Kommunikation mit anderen am Einsatz beteiligten Einzelpersonen oder institutionellen Personengruppen. Es liegt im Zuständigkeitsbereich des Rettungsfachpersonals, auf das Gelingen des Einsatzes und die Integration aller Beteiligter hinzuwirken. Es ist damit unabdingbar, sich zum kommunikativen Profi zu entwickeln, und es ist sehr förderlich, gerne zu kommunizieren. Mit Gesprächsführung ist keineswegs gemeint, die soziale Umgebung „an die Wand zu reden", sondern im Gegenteil, es ist auch und gerade gut, zuhören zu können. Hier kommt das Konstrukt des **aktiven Zuhörens** zum Tragen. Es geht auf den Psychotherapeuten Carl Rogers zurück und basiert auf drei Säulen:

- Empathie
- Akzeptierende Wertschätzung
- Kongruenz

Aktives Zuhören bedeutet vor allem, möglichst alle Aspekte einer verbalisierten Äußerung zu beachten, in besonderem Maße aber die Selbstoffenbarung herauszuhören. Es ist Erfolg versprechend, sich auf den Gesprächspartner zu konzentrieren und damit zu signalisieren, dass die Aufmerksamkeit diesem Gespräch gilt. Die eigene Körpersprache sollte dem angepasst sein. Eine **empathische und offene Grundeinstellung grundsätzlich allen Menschen gegenüber** ist ein hoher Anspruch – nicht weniger darf vom „Helfer in der Not" aber auch erwartet werden. Diese **Empathie** darf nicht mit Mitleid verwechselt werden. Mitzuleiden kann handlungsunfähig machen. Damit ist niemandem geholfen. Angebracht ist ein mitfühlendes Verständnis für die Situation und die Lage, in der sich das Gegenüber befindet. Empathie lässt uns das Erleben der anderen Person nachvollziehen. Erst wenn wir uns darauf einlassen, können wir besser verstehen, wie sich dieser andere Mensch fühlt, was ihn bewegt, welche Ängste oder Hoffnungen bestehen und auch, wie wir ihn unterstützen können.

Die **akzeptierende Wertschätzung** sollte frei von Bedingungen sein. Unbedingte Wertschätzung bedeutet, der Person vorurteilsfrei zu begegnen und sich nicht von eigenen Wertvorstellungen und deren Anwendung auf andere Personen leiten zu lassen. Vorurteile, seien sie positiv oder negativ, führen lediglich zu dem unbewussten Versuch, die eigenen Vorstellungen durch den Gesprächspartner bestätigt zu sehen, was zwangsläufig zu einer verzerrten, weil selektiven Wahrnehmung führt. Es wird also lediglich das gehört, was sich am besten dazu eignet, mit den eigenen Vorstellungen in Einklang zu stehen. Die akzeptierende Wertschätzung bezieht sich stets auf die Person als solche, nicht auf das Verhalten dieser Person. Zweifellos kommt der Rettungsdienst auch mit Personen in Kontakt, deren Verhalten zutiefst abstoßend und verabscheuungswürdig sein kann. Die Ablehnung einzelner Handlungen darf nicht zur Ablehnung der Person führen. Jeder im Rettungsdienst Beschäftigte sollte sich darüber klar sein, dass die gesamte Biografie des Gegenübers nicht zu erschließen ist und deshalb die Handlungen und Verhaltensweisen anderer Menschen einer eigenen Beurteilung entzogen sind.

Kongruenz als Bedingung des aktiven Zuhörens bedeutet, im Kontakt mit dem anderen Menschen echt und authentisch zu sein. Personen in Ausnahme- oder Notsituationen befinden sich in einer besonders verletzlichen Situation. Dabei werden Anzeichen einer weiteren Gefährdung oder Verunsicherung besonders sensibel wahrgenommen. Sendet nun das nonverbale Verhalten des Rettungsdienstpersonals Signale aus, die nicht zu dem Gesagten passen, so wirkt die Kommunikation inkongruent, aufgesetzt oder künstlich. Die Gesprächspartner würden dadurch verunsichert und die vertrauensvolle Basis wäre erheblich beschädigt. Dieser Vertrauensabbruch würde sich in einer notfallmedizinischen Situation gravierend negativ auswirken. Der negative Einfluss von Angst und Stress auf den Organismus würde verstärkt und eine Betreuung und Begleitung des Patienten wäre erschwert. Wichtige Informationen über die Anamnese des Patienten, über die Beschwerden und sogar Informationen über das gegenwärtige Befinden würden nicht im gewünschten Umfang durchdringen oder verschwiegen werden.

Aktives Zuhören stellt im Umkehrschluss eine **diagnostische Kompetenz** dar, mit deren Hilfe weitreichende Erkenntnisse gewonnen werden können. Durch das aktive Zuhören wird dem Gegenüber vermittelt, dass er sich mit all seinen Sorgen, Ängsten und Schmerzen auf den Rettungsdienst verlassen kann. Dem Patienten und auch seinen Angehörigen soll versichert sein, dass ihm wirklich zugehört wird und man ihm nicht gleichgültig begegnet. Aus Unsicherheit, Unklarheit oder Unwillen des rettungsdienstlichen Fachpersonals können jedoch kommunikative Störfaktoren entstehen, die sich verheerend auf die Beziehungsstruktur auswirken können.

Häufig entstehen diese **kommunikativen Fehltritte aus Unkenntnis oder Fahrlässigkeit.** Es wird bisweilen „so dahergeredet", ohne sich der Wirkung der eigenen Worte bewusst zu sein. Auf den Gebrauch von Floskeln und scheinbar harmlosen Redewendungen sollte möglichst vollständig verzichtet werden. Ein Patient fühlt sich nicht ernst genommen, wenn ihm gesagt wird, dass Indianer keine Schmerzen kennen (Verharmlosung). Es wäre eine unzulässige Nichtachtung von Gefühlen oder Empfindungen. Dass „andere das auch schon überstanden haben", der Patient „jetzt mal die Zähne zusammenbeißen soll" oder „wie es hier denn aussieht", sind Moralisierungen, deren Rechtmäßigkeit nicht gegeben ist. Ebenso sind Allgemeinplätze wie „Es ist, wie es ist", das Lesen der Gedanken („Ja, ich weiß schon, was Sie sich jetzt fragen …") oder das Umdeuten des Gesagten („Nein, nein, Sie meinten sicherlich etwas ganz anderes …") schädlich. Zu einer **stabilen und sicheren Art des Kommunizierens** gehört es außerdem, seinem Gegenüber nicht über den Mund zu fahren, sondern im Gegenteil die Menschen sprechen zu lassen, sie sogar zu ermuntern und gezielt nachzufragen. Häufig können auch erfahrene Rettungsdienstmitarbeiter belastende Situationen nicht gut aushalten; gut gemeintes Trösten und Beruhigen führt dann durchaus zu nicht gelungenen und verfahrenen Situationen. **Schweigen** muss ebenfalls gelernt und vor allem ausgehalten werden, wobei ein authentischer Begleiter, der das Unaussprechliche auszuhalten imstande und willens ist, eine starke Unterstützung darstellt.

Grundsätzlich kann festgehalten werden, dass sich das Rettungsdienstpersonal und die Notfallpatienten in einer Kommunikationsstruktur befinden, die maximal asymmetrisch ist. Deutlich wird diese **Asymmetrie** durch die Hilflosigkeit und Unsicherheit der Patienten:

- Wir helfen und sind sicher, die Patienten sind hilflos und verunsichert.
- Wir haben den Überblick über die Situation und sogar über den Zustand der Patienten, die Patienten selbst aber nicht.
- Wir sind mobil, tatkräftig – die Patienten nicht.
- Wir sind in der gewohnten Umgebung – die Patienten nicht.
- Die Patienten brauchen uns und sind abhängig – wir sind es nicht.

Es besteht auf der Beziehungsebene ein strukturelles Ungleichgewicht, das sich erheblich auf die Kommunikation auswirken kann. Daher liegt es in der Verantwortung des Rettungsdienstpersonals, sich als stärkerer Partner in die Pflicht zu nehmen und für eine möglichst **symmetrische Kommunikation** zu sorgen. Dazu gehört, sich räumlich, verbal und zwischenmenschlich auf „Augenhöhe" zu begeben und die eigene Sprache dieser Augenhöhe anzupassen. Zur Frage, ob Körperkontakt grundsätzlich angebracht ist, kann keine allgemeingültige Strategie angeboten werden. Dies ist vom Einzelfall abhängig und an den individuellen Bedürfnissen des Patienten zu orientieren. Eine Körperhaltung, die **Offenheit, Freundlichkeit und Respekt** vereint, ist der Grundstein jeder vertrauensbildenden Kommunikation.

32.6 Kommunikation im Umgang mit besonderen Patienten

Die Wahrscheinlichkeit, im Rahmen der Tätigkeit im Krankentransport oder Rettungsdienst auf Menschen zu treffen, die ein körperliches oder geistiges Handicap oder eine andere Besonderheit haben, ist sehr groß. Gerade im Umgang mit älteren Patienten ist eine **Einschränkung der körperlichen und/oder geistigen Leistungsfähigkeit** nahezu der Regelfall. Aber auch Patienten ohne Einschränkung der körperlichen und/oder geistigen Leistungsfähigkeit, z. B. Personen aus anderen Kulturkreisen, stellen eine besondere Herausforderung hinsichtlich der Kommunikation und des Umgangs mit diesen Patienten dar. Daher ist es erforderlich, sich mit diesen Besonderheiten auseinanderzusetzen und tragfähige Strategien für die Betreuung und Begleitung zu entwickeln. Grundsätzlich haben alle Menschen in einer Ausnahme- oder Notfallsituation die gleichen Bedürfnisse nach Schutz und Hilfe. Menschen mit Behinderung können jedoch vielfach nicht auf die gleichen Ressourcen zurückgreifen, die so oft für selbstverständlich gehalten werden. Allein die eingeschränkte Fluchtmöglichkeit oder die reduzierte oder gar aufgehobene Kompetenz, Gefahren wahrzunehmen und sich selbst zu schützen, machen deutlich, in welchem Umfang das Rettungsdienstpersonal hier in der Verantwortung steht.

32.6.1 Kommunikation mit Menschen mit Sehbehinderung oder Hörschädigung

Menschen mit **Sehbehinderung** benötigen die verfügbare Orientierung über den Zugangsweg des Sprechens und ggf. über führenden Körperkontakt. Es ist darauf zu achten, sich von vorn zu nähern und zunächst verbal vorzustellen. Die Frage, wie sich dieser Patient die Begleitung wünscht, eröffnet dem Helfer eine Vielzahl an Handlungsmöglichkeiten. Menschen mit Sehbehinderung wissen meist selbst am besten, wie die Hilfestellung gelingt. Das Rettungsdienstpersonal sollte sich hier weitgehend zurücknehmen und auch unkonventionelle Möglichkeiten zulassen, soweit diese nicht mit signifikanten Sicherheitsüberlegungen kollidieren. Handlungsaufforderungen oder Hinweise müssen gut hörbar vermittelt werden.

Menschen mit **Hörschädigung** haben häufig technische Hilfen (Hörgerät), die genutzt werden können. Ist dies nicht der Fall, ist die Kommunikation auf visuelle Aspekte reduziert. Auch diesen Patienten nähert sich der Helfer grundsätzlich von vorn und verbleibt nach Möglichkeit im direkten Sichtfeld des Patienten. Manche Patienten können das gesprochene Wort von den Lippen ablesen; hier ist darauf zu achten, langsam und deutlich zu sprechen. Bedachte Mimik und Gestik kann hilfreich sein, um das Gesagte zu unterstützen. Es ist darauf zu achten, nicht übertrieben in verwirrendes Gestikulieren zu verfallen. Hilfreich ist es, schriftlich kommunizieren zu können; dafür braucht der Helfer Papier und Stift. Keineswegs sollte geschrien werden, denn das erschwert die Verständlichkeit für den hörgeschädigten Patienten erheblich. Kurze, deutliche Sätze und viel Geduld führen zu besseren Ergebnissen.

32.6.2 Kommunikation mit Kindern

Kinder in Notfallsituationen haben große Angst. Ihre Bewältigungsmöglichkeiten hängen stark von ihrem kognitiv-emotionalen Entwicklungsstand ab. Neben der körperlichen Schädigung, die mit Schmerzen einhergehen kann, ist das Kind vor allem psychisch destabilisiert und benötigt sehr viel Sicherheit. Von großer Bedeutung ist die **soziale Umgebung des Kindes,** die sich positiv oder zusätzlich verschärfend auswirken kann. Hat das Kind den Eindruck, dass Mutter oder Vater dem Helfer vertrauen, so wirkt sich diese Einsicht wie ein Türöffner zum Kind hin aus. Eine **vertraute Bindungsperson** (in den meisten Fällen ein Elternteil) sollte nach Möglichkeit bei dem Kind sein und bleiben. Diese

Bindungsperson übt im günstigsten Fall eine beruhigende Funktion aus, kann jedoch auch eine zusätzlich destabilisierende Wirkung entfalten, z. B. dann, wenn die Eltern ihrerseits sehr aufgeregt oder ängstlich/panisch sind. Ist eine solche Person nicht verfügbar, ist darauf hinzuwirken, dass eine andere Vertrauensperson herangezogen wird. Ist auch dies nicht möglich, so sollte der Helfer, der „den besten Draht" zu dem Kind hat, beim Kind bleiben. Kinder können aufgrund der psychischen Überforderung zusammenbrechen. Es ist unbedingt darauf zu achten, eine Vertrauensbasis zu ihnen herzustellen. Nachstehend sind einige **Grundregeln** aufgeführt, die sich in der Praxis als hilfreich erwiesen haben:

- Ruhig und besonnen, aber nicht betont verlangsamt auftreten.
- Sich mit vollem Namen vorstellen und dem Kind das „Du" anbieten, gleichzeitig nach dem Namen fragen und sich nach einer Bindungsperson erkundigen und versprechen, dass alles getan wird, um diese Person zu erreichen und zuzuführen.
- Versichern, dass man jetzt da ist und da bleiben wird, um dem Kind zu helfen.
- Dem Kind die Möglichkeit geben, Körperkontakt aufzubauen – sich vorsichtig nähern, aber gewünschte Distanz möglichst wahren.
- Erklären, welche Maßnahmen erforderlich sind, und diese altersentsprechend erklären. Sollte es sich um schmerzhafte Handlungen handeln (z. B. Venenpunktion), darf dies nicht verschwiegen werden.
- Die Zustimmung des Kindes einholen und respektieren. Dabei dem Kind auch Entscheidungsfreiheiten lassen, wenn dies medizinisch zu vertreten ist.
- Fragen beantworten – aber keine Vermutungen anstellen.
- Auf keinen Fall das Kind belügen oder täuschen. Dieses Verhalten würde das instabile Vertrauensverhältnis nachhaltig beschädigen.

32.6.3 Kommunikation mit älteren Menschen

Mit zunehmendem Alter verändert sich die Funktionsfähigkeit des menschlichen Körpers. Viele Funktionen gehen allmählich verloren. Im Alltag zeigen die altersphysiologischen Veränderungen bisweilen wenig Auffälligkeiten und können relativ gut und vielfach mit Hilfe kompensiert werden. Der langsam fortschreitende Funktionsverlust führt jedoch zu Besonderheiten im Umgang mit älteren Patienten. Für den Krankentransport und den Rettungseinsatz bedeutet das einen erheblichen Mehraufwand an Aufmerksamkeit und proaktiver Fürsorge. Die Leistungsfähigkeit des Gehirns nimmt auf natürliche Weise ab. Der alte Mensch braucht mehr Zeit, um eine neue Situation zu erfassen. Das betrifft v. a. Ausnahmesituationen. Ein „gewöhnlicher" Krankentransport gehört schon dazu. Häufig treten im höheren Alter verschiedene **neuropsychologische Veränderungen** auf. Zu ihnen zählen:

- Orientierungsstörungen
  - Zeitliche Orientierungsstörungen: Uhrzeit, Datum, Jahreszeit sind nicht klar
  - Örtliche Orientierungsstörungen: nicht wissen, wo man sich befindet
  - Situative Orientierungsstörung: nicht einordnen können, in welcher Situation man sich befindet, auch wahnhafte Situations- oder Personenwahrnehmungen
  - Orientierungsstörung zur eigenen oder zu bekannten Personen: betrifft Namen, Identität, Biografie
- Denkstörungen
  - Verlangsamung der Gedankengänge
  - Umständlichkeit der Denkvorgänge/Nebensächlichkeiten bekommen mehr Gewicht
  - Einengung der Denkinhalte auf ein einzelnes oder wenige Themen
  - Zerfahrenes Denken, ohne nachvollziehbare Zusammenhänge, Wortsalat, mit zufällig entstandenen Satzkonstruktionen

Es kommt häufig zu

- Gedächtnisverlust (das Langzeitgedächtnis bleibt länger stabil als das Kurzzeitgedächtnis)
- Beeinträchtigung des sozialen Umfeldes und Vereinsamung
- Beeinträchtigung des Urteilsvermögens (auch hinsichtlich der eigenen Situation)
- Gegebenenfalls Desorientiertheit
- Gegebenenfalls Persönlichkeitsveränderung

MERKE

Im Umgang mit älteren Menschen sind viel Geduld und Gleichmut notwendig. Gleichmut ist nicht mit Gleichgültigkeit zu verwechseln.

32.6.4 Kommunikation mit Menschen aus anderen Kulturkreisen

Die Versorgung und Betreuung von Menschen, die aus einem anderen Kulturkreis stammen, unterliegt grundsätzlich keinem anderen Ziel; jedoch kann der Weg, dieses Ziel zu erreichen, bisweilen ein anderer sein. Überragende Wichtigkeit im Vorgehen haben ein respektvoller und toleranter Umgang und eine besondere Vorsicht in der sozialen Interaktion.

Von großer Bedeutung ist eine mögliche **Sprachbarriere.** Dieser Patient kann sich dem rettungsdienstlichen Helfer nicht oder nur unzureichend verständlich machen. Trotzdem sollte mit diesem Patienten gesprochen und dabei die nonverbalen Anteile der Kommunikation betont werden, denn diese werden besonders wahrgenommen. Die Sprache sollte einfach, aber grammatikalisch richtig sein und sich auf leicht Verständliches reduzieren. Aufforderungen sollten nicht wieder und wieder gleich formuliert sein, sondern kreativ ausgedrückt werden. **Körperkontakt** stellt bisweilen ein erhebliches Problem dar und muss zwingend im Vorfeld als Erlaubnis eingeholt werden. Nicht notwendige körperliche Kontakte sollten vermieden werden. Das soziale Umfeld sollte nach Bedarf des Patienten integriert werden, wenn dies den notfallmedizinischen Aspekten nicht widerspricht.

32.6.5 Kommunikation und Umgang mit Sterbenden und Toten

Das Bestreben im Rettungsdienst und Krankentransport ist grundsätzlich darauf ausgerichtet, Menschen in Notlage zu helfen und den bedrohlichen Zustand abzuwenden. Trotz aller Bemühungen, dieses Ziel zu erreichen, ist es ein immanenter Bestandteil der Beschäftigung im Rettungsdienst, dass das Leben nicht immer gerettet werden kann. Die Begegnungen mit Verstorbenen oder sterbenden Menschen sind belastend und gehören zur Profession des Rettungsfachpersonals dazu; sie sind nicht vermeidbar.

Das Sterben ist ein Augenblick höchster emotionaler Instabilität; gerade hier sind ein **besonnenes Verhalten und höchster Respekt** geboten. Viele Menschen haben große Angst vor dem Sterben und wünschen sich in den letzten Augenblicken ihres Lebens Beistand und Begleitung. In dieser Situation ist es angebracht, den sterbenden Menschen abzuschirmen und ihm Ruhe zu geben. Der Helfer sollte sich diesem Menschen vollständig widmen können und sich nicht ablenken lassen. Dazu ist es hilfreich, eine **sichere und stille Atmosphäre** zu schaffen, wenn die Umgebung und das Einsatzgeschehen dies zulassen. Bei Notfallorten im häuslichen Bereich bietet es sich an, den Patienten in seinem Schlafzimmer zu lagern und ggf. Türen zu schließen. Bei Einsatzorten im öffentlichen Raum ist es sinnvoll, für einen Sichtschutz zu sorgen; die Feuerwehren sind in dieser Hinsicht der ideale Ansprechpartner. Ein Kommen und Gehen unterschiedlicher Helfer sollte vermieden werden und die betreuende Person sollte nicht wechseln.

Manchmal kommt es vor, dass sterbende Menschen auf ihr Leben zurückblicken und versichert werden wollen, dass sie sich im Leben richtig verhalten haben. Das kann für Helfer besonders belastend sein, weil sie eine Verantwortung fühlen, der sie sich nicht gewachsen sehen. Die Grundregeln des **aktiven Zuhörens** sind in solchen Situationen tragfähig und vermitteln ein Gefühl von dringend benötigtem Vertrauen. Manche Menschen mögen im Augenblick ihres Todes nicht sprechen, manche möchten sich „mit sich allein“ von der Welt und ihrem Leben verabschieden. Das Rettungsteam sollte dieses Bedürfnis unbedingt respektieren und sich nicht aufdrängen, aber gleichwohl zur Stelle sein, falls das Verlangen nach Kontakt doch noch entsteht. Eine einfache nonverbale Kommunikation durch leichten Körperkontakt (z. B. das Halten der Hand) sind vielfach gewünscht.

Im Beisein eines **bewusstlosen, sterbenden Patienten** ist es obsolet, sich im Team über dessen Zustand oder dessen Umgebung verbal auszutauschen. Viele bewusstlose Patienten nehmen das gesprochene Wort oder eine Berührung noch lange wahr, auch wenn die Helfer dies nicht mehr für möglich gehalten haben. Es ist unter den Anwesenden in diesen Situationen mit größter Zurückhaltung und Ruhe zu kommunizieren.

Die meisten Menschen haben eine zumindest vage Vorstellung, was mit ihnen nach Eintritt des Todes geschehen wird. Der Begleiter in der Sterbesituation hat das zu respektieren, auch wenn es den eigenen Einstellungen nicht entspricht. Religiöse Rituale sollten nur dann angeboten und praktiziert werden, wenn sich der Helfer dies bedingungslos zutraut und sicherstellen kann, dass er nicht zur Verwirrung des Patienten beiträgt, z. B. indem er das gewünschte gemeinsame Gebet nicht beherrscht.

Sind Angehörige zugegen, sollte der sterbende Mensch danach gefragt werden, ob er diese bei sich haben möchte. Dem Willen des Patienten ist nach Möglichkeit zu entsprechen. Der Rettungsdienstmitarbeiter sollte jedoch in der Nähe verbleiben und ggf. unterstützende und erleichternde Maßnahmen durchführen können.

Frühestmöglich ist **fachliche Hilfe** anzufordern. Dabei kann es sich um geistlichen Beistand handeln (z. B. einen Pastor oder Pfarrer, aber auch einen Imam); diese übernehmen religiöse Rituale und sind in der Konfrontation mit Sterben und Trauer erfahren. Für die Angehörigen kommen sowohl Seelsorger im klassischen Sinne oder professionelle psychosoziale Helfer wie Notfallpsychologen in Betracht, die auch dann hilfreich zur Stelle sind, wenn ein religiöser Beistand nicht gewünscht wird.

„Die Würde des Menschen ist unantastbar" – dieses unveräußerliche Recht gilt auch nach Eintritt des Todes. Gleichwohl gibt es körperliche Zustände oder Umgebungen, die sich mit dem **Recht auf Würde** nur schwer in Einklang bringen lassen. Mitarbeiter im Rettungsdienst sollten dennoch alles in ihrer Macht Stehende unternehmen, um dem verstorbenen Menschen einen respektvollen Rahmen zu geben.

Die meisten Reanimationen im häuslichen Bereich verlaufen frustran und es ist schließlich der Tod des Patienten festzustellen. Der Leichnam sollte dann vom Boden aufgehoben und z. B. auf sein Bett gelegt werden. Soweit es möglich ist, sollten venöse Zugänge gezogen und Verschmutzungen des Körpers gereinigt werden. Ein Endotrachealtubus wird selbstverständlich entfernt und es empfiehlt sich, die Augen des Verstorbenen zu schließen. Anschließend sollte der Körper wenigstens bis zur Körperhälfte zugedeckt werden.

Die Frage, ob der Körper eines Verstorbenen zum Üben von invasiven Maßnahmen benutzt werden darf, wird kontrovers diskutiert. Es ist keineswegs davon auszugehen, dass dieser Mensch dem Vorhaben zugestimmt hätte. Auch widerspricht es meistens dem ethischen Empfinden der Angehörigen. Das Argument, dass das Üben zukünftigen Notfallpatienten zugutekomme, ist aus Gründen der Selbstbestimmung des Patienten und aufgrund einer Störung der Totenruhe unzulässig.

Angehörigen sollte die Möglichkeit gegeben werden, sich vom Verstorbenen in Ruhe und Würde zu verabschieden. Dabei könnten sie durch Hinterlassenschaften des Rettungsdienstes erheblich irritiert und verwirrt werden. Auch den Angehörigen ist mit größter **Zurückhaltung und Respekt** zu begegnen. Oftmals wollen Rettungsteam und Notarzt den Angehörigen noch etwas sagen und ihr Bedauern zum Ausdruck bringen. Die Beziehung, in der sich der Verstorbene und die Angehörigen befunden haben, ist den externen Helfern jedoch nicht bekannt und so kann es durchaus floskelhaft oder unangebracht wirken, sein Beileid auszudrücken. Hilfreicher ist es in dieser Situation, den Angehörigen zu wünschen, dass sie viel Kraft haben mögen.

Wiederholungsfragen

1. Erläutern Sie die drei Phasen des Stresses. (➤ 32.1.1)
2. Was sind Ihre persönlichen privaten und beruflichen Stressoren? (➤ 32.1)
3. Was ist eine akute Belastungsreaktion? (➤ 32.2.1)
4. Nennen Sie Anzeichen, die auf das Vorliegen einer posttraumatischen Belastungsstörung hindeuten. (➤ 32.2.2)
5. Definieren Sie die Begriffe Basis-Krisenintervention, Krisenintervention und SbE. (➤ 32.3)
6. Erläutern Sie die Notwendigkeit und das Vorgehen der Basis-Krisenintervention. (➤ 32.3.1)
7. Welche Möglichkeiten bietet ein Debriefing im Rahmen der „Stressbewältigung nach belastenden Einsätzen"? (➤ 32.3.3)
8. Warum ist Teamarbeit im Rettungsdienst und Krankentransport besonders wichtig? (➤ 32.4)
9. Erläutern Sie die Bedeutung des Kommunikationsmittels Sprache für die Arbeit in Rettungsdienst und Krankentransport. (➤ 32.5)
10. Welche Wirkung kann Sprache haben und wie können Sie Sprache für Ihre tägliche Arbeit nutzen? (➤ 32.5.1, ➤ 32.5.2)
11. Was ist hinsichtlich der Körpersprache, dem Auftreten und der persönlichen Erscheinung von Mitarbeitern im Rettungsdienst und Krankentransport zu beachten? (➤ 32.5.3)
12. Welche Grundlagen der Gesprächsführung und welche Gesprächstechniken sollten von Ihnen beachtet und beherrscht werden? (➤ 32.5.4)
13. Was ist beim Umgang mit besonderen Patienten im Rettungsdienst und Krankentransport zu beachten und welche Besonderheiten kennen Sie? (➤ 32.6)

KAPITEL

33 Qualitätsmanagement

Thomas Ringel

Nachdem bereits seit geraumer Zeit der Begriff des Qualitätsmanagements zunehmend „in Mode" gekommen ist, wird dieses Segment auch durch die aktuellen Entwicklungen im Bereich der Notfallsanitäterausbildung weiter gestärkt. In sämtlichen Bereichen der Industrie und im Dienstleistungssegment wurden in den vergangenen Jahren Qualitätsmanagementsysteme installiert; zwischenzeitlich existieren diese seit einigen Jahren auch im Pflegebereich, in Krankenhäusern und im Rettungsdienst. In diesem Kapitel werden die wesentlichen Grundbegriffe des Qualitätsmanagements erklärt, bevor Qualitätsmanagementsysteme zunächst allgemein und nachfolgend bezogen auf den Rettungsdienst mit praktischen Bezügen zur täglichen Arbeit vorgestellt werden.

33.1 Grundbegriffe des Qualitätsmanagements

Qualität und Qualitätsmanagement

Der Begriff **Qualität** wird in einer Vielzahl von schwer verständlichen Definitionen mehr oder weniger klar definiert. Während sich der Begriff bei einem Kleidungsstück am ehesten mit „Beschaffenheit" übersetzen lässt, wird in Bezug auf unseren Arbeitsbereich eine Erklärung nötig, die sich eher am **Ziel** von Qualität orientiert. Unternehmen, also auch Anbieter von Rettungsdienst- und Krankentransportleistungen, haben in der heutigen Zeit einen riesigen Konkurrenzdruck, da viele Mitbewerber auf dem Markt verfügbar sind. Ein unzufriedener Kunde kann sich somit leicht für einen anderen Anbieter entscheiden. Unternehmen können einen Kunden daher nur dann dauerhaft an das Unternehmen binden, wenn es gelingt, eine hohe Kundenorientierung und -zufriedenheit zu erzielen. Daraus ergibt sich eine stark vereinfachte, aber ausreichende Definition von Qualität, die eine wichtige Gemeinsamkeit aller bekannten Definitionen darstellt. Natürlich ist bei all diesen Erwägungen u. U. die aktuelle Ausschreibungspolitik relevant und beeinflusst natürlich zumindest in unserem Arbeitsgebiet häufig die Möglichkeiten des Kunden zur wirklich freien Anbieterwahl.

33

MERKE

Qualität zielt auf Kundenorientierung und Kundenzufriedenheit ab.

Das **Qualitätsmanagement** bezeichnet dagegen grundsätzlich alle organisierten Maßnahmen, die der Verbesserung von Produkten, Prozessen oder Leistungen jeglicher Art dienen (➤ 33.2).

Tätigkeit, Prozess und System

Eine **Tätigkeit** ist eine Handlung, die entweder von Menschen oder Maschinen erbracht wird. Ein System von Tätigkeiten wird allgemein als **Prozess** bezeichnet. Wenn mehrere Prozesse zueinander gehören und miteinander wirken, so wird dies als **System** bezeichnet.

Bezogen auf den Rettungsdienst, lässt sich feststellen, dass z. B. die morgendliche Kontrolle der technischen Geräte, des Verbrauchsmaterials und des Medikamentenbestandes jeweils einzelne Tätigkeiten darstellen. Alle genannten Tätigkeiten können zum Prozess „Check des Behandlungsraums" zusammengefasst werden. Wenn nun noch der Prozess „Kontrolle des Ölstands und der Blaulichtanlage" hinzugezählt wird, ergibt sich insgesamt das System des „Fahrzeugchecks".

Kunden

Alle Personen, die mit dem Unternehmen direkt zu tun haben, werden als **Kunden** bezeichnet. Anders als in der klassischen Definition des Marketings beinhaltet der Begriff Kunde z. B. im Innenverhältnis zudem den Mitarbeiter. Somit sollen die mit dem Qualitätsmanagement verbundenen Anstrengungen z. B. auch die Mitarbeiterzufriedenheit erhöhen. Dies zeigt, dass nach innen gerichtete Strategien wie z. B. Arbeitsschutz oder Mitarbeiterqualifizierung ebenfalls eine wichtige Rolle im Qualitätsmanagement spielen.

Produkt und Dienstleistung

Ein **Produkt** ist definitionsgemäß das Ergebnis von Tätigkeiten und Prozessen/Abläufen. Im Krankentransport und Rettungsdienst erscheint der Produktbegriff nicht sinnvoll. Hier spricht man von einer **Dienstleistung,** die durch eine Interaktion zwischen dem Kunden und dem Unternehmen erbracht wird. Die Besonderheit ist die fehlende Möglichkeit, Fehler im Herstellungsprozess (wie es bei Waren möglich wäre, die u. a. gelagert und ausgeliefert werden) zu korrigieren, da die Dienstleistung unmittelbar am einzelnen Kunden erbracht wird.

33.2 Qualitätsmanagementsysteme

In Anzeigen von Unternehmen findet man Aussagen wie „Wir sind zertifiziert!" oder „Wir bieten Qualität!". Da alleine der Kunde entscheiden kann, was Qualität im Sinne von Kundenzufriedenheit ist, hat die bloße Angabe einer **Zertifizierung** (als eine Art „Gütesiegel") keine ausreichende Aussagekraft. Qualitätsnormen zielen eher auf eine Verbesserung der Betriebsabläufe ab als auf die bloße und messbare Erhöhung von Qualität. Mit der erfolgten Zertifizierung bringt das Unternehmen nur seine Bemühung zum Ausdruck, die interne Organisation und die Prozesse zu verbessern, ohne jedoch eine Aussage über die letztendliche Qualität des Ergebnisses zu treffen (➤ Abb. 33.1).

Qualitätsnormen der DIN-EN-ISO-9000-Reihe

Aufbau

Die Qualitätsnormen der Reihe DIN EN ISO 9000 ff. enthalten allgemeine, nicht branchenspezifische Erfordernisse des Qualitätsmanagementsystems. Um die Qualitätsbemühungen zu strukturieren, wird die **Normenreihe ISO (Internationale Standardisierungsorganisation) 9000** genutzt. Am weitesten verbreitet ist die Norm ISO 9001, die seit September 2015 in einer überarbeiteten Form als ISO 9001:2015 in Kraft ist. Ziel dieser Norm ist die Entwicklung eines auf die Bedürfnisse aller Beteiligten (Kunden, Patienten, Kostenträger, Mitarbeiter und Management) zugeschnittenen Qualitätsmanagementsystems.

Normenabschnitte der ISO 9001:2015

Die genannte Norm beinhaltet in der völlig überarbeiteten Neufassung nunmehr zehn Abschnitte, die integriert zusammenwirken müssen:
- Anwendungsbereich
- Normative Verweisungen
- Begriffe
- Kontext der Organisation
- Führung (u. a. Kundenorientierung, Qualitätspolitik …)

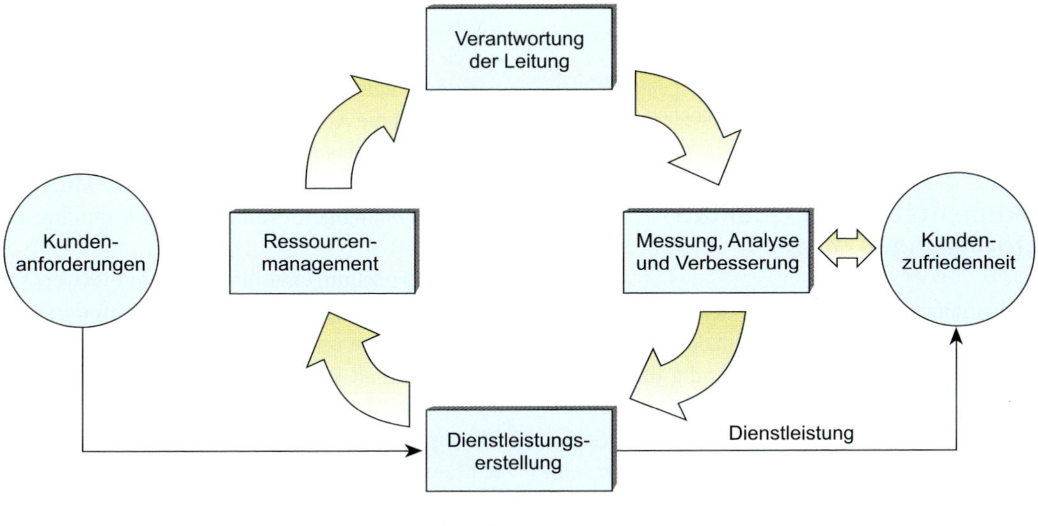

Abb. 33.1 Qualitätsmanagementsystem (vereinfacht) [L143]

- Planung (u. a. Qualitätsziele und Planung von Änderungen ...)
- Unterstützung (u. a. Personen, Infrastruktur, Kompetenz ...)
- Betrieb (u. a. Anforderungen an Produkte und Dienstleistungen ...)
- Bewertung der Leistung (u. a. Kundenzufriedenheit, Auditplanung ...)
- Verbesserung (u. a. Korrekturmaßnahmen bei Nichtkonformität ...)

Die verschiedenen Abschnitte klingen sehr theoretisch und schwer in die Praxis umsetzbar. Bei näherer Betrachtung sind die Abschnitte praxisnäher, als es zunächst scheint. Wichtig ist jedoch, dass von Anfang an Mitarbeiter aller Ebenen mit einbezogen werden.

Aufbau von Qualitätsmanagementsystemen

Nachdem im ersten Abschnitt (➤ 33.1) wichtige Grundbegriffe geklärt wurden, können wir das Grundmodell des Qualitätsmanagements erkennen:

- Die Wünsche und Anforderungen der Kunden bilden die Basis aller Qualitätsanstrengungen.
- Messung, Analyse und Verbesserung sind grundlegende Mittel im Qualitätsmanagement.
- Kundenzufriedenheit markiert den Erfolg des Qualitätsmanagements.
- Der Qualitätsmanagementprozess ist ein kontinuierlicher Verbesserungsprozess.

MERKE

Aktive Kommunikation mit dem Kunden ist eine wichtige Voraussetzung, um Qualität liefern zu können.

33

Dokumentation der Qualitätsanforderungen

Die Qualitätsanforderungen werden in drei Ebenen dokumentiert, die für eine Zertifizierung zunächst ausgearbeitet und nachfolgend ständig überarbeitet werden müssen (➤ Abb. 33.2). Das **Qualitätsmanagement-Handbuch** bildet die wichtigste Schrift und beinhaltet die gesamte Qualitätspolitik, eine Verantwortungserklärung der Unternehmensleitung und die allgemeinen Leitlinien des Qualitätsmanagementsystems. Weitere Dokumente sind **Verfahrensanweisungen,** die eher auf abstrakter Ebene formuliert sind und allgemein gelten. Demgegenüber formulieren **Arbeitsanweisungen** konkrete Handlungsanweisungen für einen Einzelvorgang.

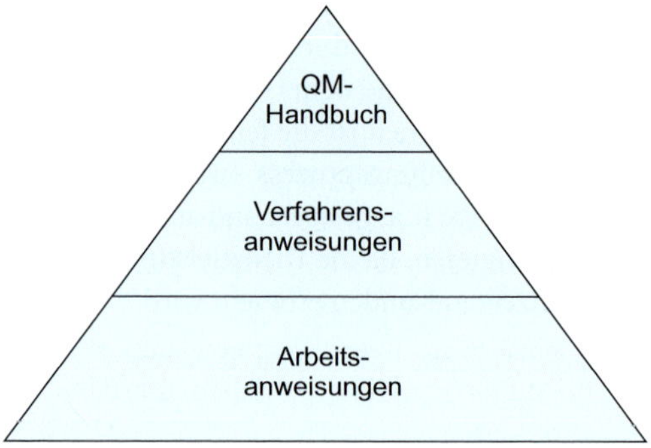

Abb. 33.2 Ebenenmodell der Qualitätsaufzeichnungen [L143]

Audit

Unter einem Audit (lat. audire = anhören) versteht man eine systematische und unabhängige Untersuchung, in der festgestellt wird, ob alle qualitätsbezogenen Tätigkeiten und die damit verbundenen Ergebnisse den geplanten Vorgaben entsprechen. Das Audit wird durch einen speziell geschulten Mitarbeiter, den **Auditor,** durchgeführt. Häufig werden aus Gründen der Objektivität mindestens zwei Auditoren für ein Audit eingesetzt. Man unterscheidet dabei, abhängig vom Status des Auditors, ein internes von einem externen Audit. Bei einem **internen Audit** sind die Auditoren Mitarbeiter des Unternehmens, in dem das Audit stattfindet, während das **externe Audit** durch einen oder mehrere Mitarbeiter einer unabhängigen Prüforganisation durchgeführt wird.

Alle Feststellungen während des Audits werden in einem Abschlussgespräch besprochen und in einem Bericht präzise und objektiv zusammengefasst. Der Bericht enthält keine konkreten Verbesserungsvorschläge, sondern ausschließlich Feststellungen. Das Management des Unternehmens muss nun geeignete Maßnahmen zur Beseitigung eventuell vorhandener Qualitätshemmnisse („Nonkonformitäten") erarbeiten.

Zertifizierung

Um den Beleg der Qualitätsbemühungen (das Zertifikat) zu erhalten, ist ein Zertifizierungsaudit erforderlich, bei dem das Qualitätsmanagementsystem des Unternehmens von einer unabhängigen Zertifizierungsstelle überprüft und bestätigt wird. Wenn die Soll-Ist-Vergleiche vor Ort eine vollständige Übereinstimmung mit der Norm ergeben, wird dem Unternehmen ein zeitlich befristetes **Zertifikat** auf drei Jahre verliehen, sofern zusätzlich jährlich ein sogenanntes Überwachungsaudit mit positivem Ergebnis abgeschlossen wird.

33.3 Qualitätsmanagement im Rettungsdienst

Qualitätsziele im Rettungsdienst

Während die Qualität eines Produkts relativ einfach definiert und überprüft werden kann, ist dies bei einer Dienstleistung wie dem Krankentransport und Rettungsdienst viel schwieriger zu realisieren. Dabei ist die Zufriedenheit mit der Dienstleistung (Qualität) im Rettungsdienst abhängig von der Perspektive des Beteiligten:

Während für den Rettungssanitäter oder Notfallsanitäter Qualität bedeutet, dass der Einsatz problemlos abläuft, das innerbetriebliche Klima gut und die Fahrzeugausstattung modern ist, definiert der Geschäftsführer Qualität z. B. über steigende Unternehmensgewinne. Der zuständige Kostenträger hingegen ist z. B. eher an einer kurzen Aufenthaltsdauer des Patienten im Krankenhaus interessiert und möchte die entstehenden Kosten so gering wie möglich halten.

Vorteile des Qualitätsmanagements im Rettungsdienst

Die Einführung eines Qualitätsmanagementsystems im Rettungsdienst bringt für alle Beteiligten Vorteile, die in ➤ Abb. 33.3 zusammengestellt sind.

Ein Qualitätsmanagementsystem im Rettungsdienst sorgt neben den bereits dargestellten Vorteilen (z. B. einer Steigerung der Wettbewerbsfähigkeit) für eine **Verbesserung der Kundenzufriedenheit.** Unsere externen Kunden im Rettungsdienst sind neben unseren Patienten auch Ärzte, Krankenhäuser und sonstige Auftraggeber. Bedenkt man, dass im Rettungsdienst etwa 200 gesetzliche und sonstige rechtsverbindliche Vorschriften (z. B. Landesrettungsdienstgesetze, Medizinproduktegesetz, Betäubungsmittelgesetz, Arzneimittelgesetz u. v. m.) berücksichtigt werden müssen, so kann man mit einem gut funktionierenden Qualitätsmanagementsystem durch Festlegung von Zuständigkeiten, Prozessabläufen und Materialien den Rettungsdienst weitgehend standardisieren. Dies ist insbesondere von Bedeutung, wenn ein Unternehmen an allen Standorten dieselbe Qualität anbieten möchte.

Durch klare **Qualitätsrichtlinien** hat der Mitarbeiter eine Qualitätsvorgabe, in deren Rahmen er tätig werden darf. So reduzieren sich z. B. nicht nur für ihn, sondern auch für die Geschäftsführung dauerhaft die Haftungsrisiken. Ein weiterer Vorteil ist die Standardisierung von Versorgungsstrategien in einem Ablaufschema – einem **Algorithmus.** Unabhängig davon, welcher Rettungsdienstmitarbeiter an welchem Tag Dienst hat – der Notfallpatient wird immer nach einem standardisierten Ablaufschema versorgt. Dieses System vereint eine hohe Versorgungsqualität bezogen auf den Patienten und gibt dem Rettungsdienstpersonal Rechtssicherheit. Insbesondere in Zusammenhang mit der Umsetzung der „neuen" Berufsqualifikation des Notfallsanitäters wird dies auch von Trägerseite so genutzt, wenn bestimmte heilkundliche Maßnahmen vom Ärztlichen Leiter für Notfallsanitäter entsprechend standardmäßig vorgegeben, überprüft und verantwortet werden (vgl. § 4 Absatz 2 Satz 2c NotSanG).

Eine wichtige Eigenschaft des Qualitätsmanagementsystems stellt die **Einbeziehung** aller im Unternehmen beschäftigten Personen dar. Nicht nur der Vorgesetzte denkt über Verbesserungen im Unternehmen nach, sondern auch der Auszubildende. Nur wenn es gelingt, sämtliche Mitarbeiterinnen und Mitarbeiter für das System zu motivieren, kann Qualitätsmanagement dauerhaft funktionieren. Durch die bessere **Transparenz** der Prozesse wird die Kommunikation zwischen allen Beteiligten innerhalb des Unternehmens nachhaltig verbessert (➤ Abb. 33.4). Dazu gehört z. B. auch, dass ein Mit-

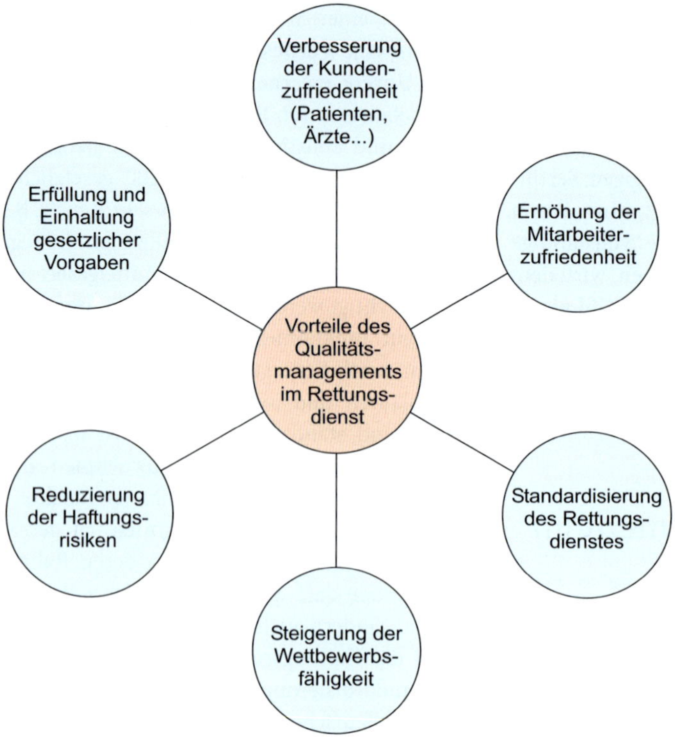

Abb. 33.3 Vorteile des Qualitätsmanagements im Rettungsdienst [L143]

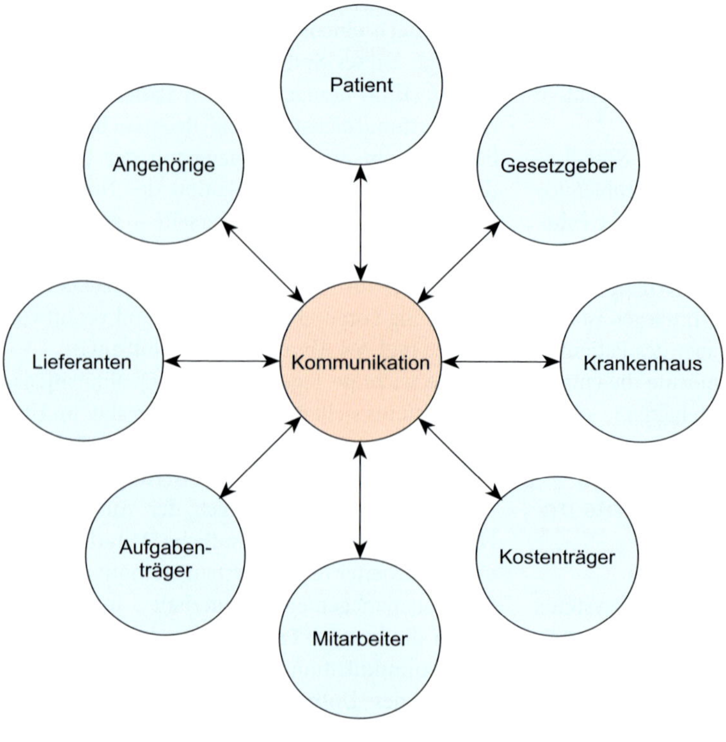

Abb. 33.4 Verbesserte Kommunikation durch Transparenz des Qualitätsmanagementsystems [L143]

arbeiter aufgrund der Kenntnis der Unternehmensziele jederzeit im Sinne des Unternehmens entscheiden kann.

Qualitätsmanagement im Rettungsdienst ist also nichts anderes als ein gültiger Mindeststandard, der in allen Rettungswachen und von Mitarbeitern auf allen Ebenen zu erfüllen ist. Der Arbeitsaufwand, der notwendig ist, um dieses Ziel dauerhaft zu erreichen, ist sehr unterschiedlich und hängt davon ab, ob Qualitätsmanagement ständig oder eben nur vor konkreten Kontrollsituationen (Audits) eine wichtige Rolle spielt.

MERKE

Qualität muss „gelebt" werden – und zwar von allen Mitarbeitern eines Unternehmens, vom langjährigen Rettungsdienstmitarbeiter bis hin zum Auszubildenden.

Das Qualitätsmanagement-Handbuch für den Rettungsdienst

Im Qualitätsmanagement-Handbuch werden **sämtliche den Rettungsdienst betreffende Themenbereiche** abgehandelt. Dies kann nur sinnvoll realisiert werden, indem sich aus der Mitarbeiterschaft Vertreter unterschiedlicher „Hierarchiestufen" an einen Tisch setzen. Neben grundlegenden Festlegungen zur Abarbeitung von Einsätzen in der Notfallrettung, im Krankentransport und in der Patientenbeförderung gehören entsprechende Dokumente und Handlungsanweisungen zur Bearbeitung eines Defekts an einem Medizinprodukt zum Qualitätsmanagement-Handbuch. Beschaffung, Arbeitssicherheit und Verantwortungen werden ebenso dokumentiert und erläutert.

Die Personalentwicklung spielt ebenfalls eine wichtige Rolle: Von der standardisierten und dokumentierten Einarbeitung des Mitarbeiters über Funktionsbeschreibungen bis hin zur Dokumentation und Kontrolle der Fortbildungspflicht des einzelnen Mitarbeiters findet sich eine Vielzahl weiterer Abschnitte, z. B. Mitarbeiterqualifizierung oder Zuständigkeiten.

Wie bereits in vorherigen Abschnitten dieses Kapitels erwähnt, spielen die Messung und Auswertung z. B. der Kunden- und Mitarbeiterzufriedenheit eine herausragende Rolle im Qualitätsmanagement. Ein Kapitel „Fehler- und Beschwerdemanagement" ist ebenfalls enthalten und die Beschwerdestatistik gibt indirekt Auskunft über die aktuelle Kundenzufriedenheit.

Qualitätsmanagement ist ein endloser Prozess

Qualitätsmanagement endet nicht mit der Verleihung eines Zertifikates. Der Begriff kontinuierlicher oder ständiger **Verbesserungsprozess** deutet darauf hin, dass Qualitätsmanagement nicht endlich ist (➤ Abb. 33.5).

Wichtige Eckpunkte des kontinuierlichen Verbesserungsprozesses sind z. B.

- Aktive Fehlersuche (z. B. durch Kundenbefragungen, Beschwerdestatistik)
- Fehler erforschen und vermeiden
- Vorschlagswesen (Wissen und Ideen der Mitarbeiter verbessern die Betriebsabläufe)
- Effizientes Management (Verbesserungen müssen zeitnah umgesetzt werden)

Wenn dem Mitarbeiter ein Fehler unterläuft, soll er nicht als „Schuldiger" vorgeführt werden, sondern es sollen gemeinsam mit der Geschäftsführung Fehlerursachen erforscht und künftig vermieden werden.

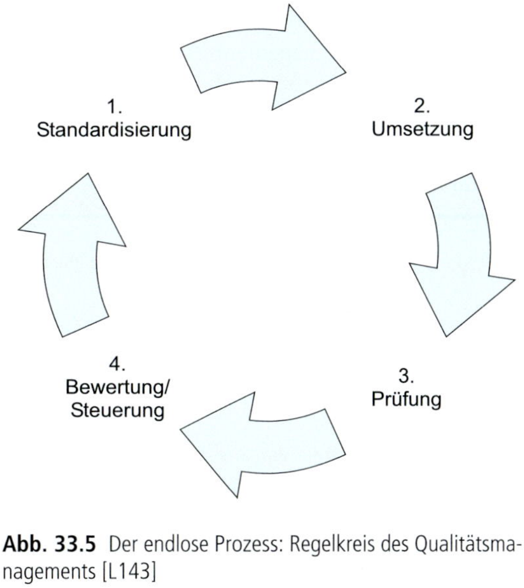

Abb. 33.5 Der endlose Prozess: Regelkreis des Qualitätsmanagements [L143]

Zunächst gilt es, in einem ersten Schritt, der **Standardisierung,** einen Standard durch Projektgruppen mit Mitarbeitern aller Ebenen zu entwickeln. Dieser Mindeststandard muss in Form eines verbindlichen Qualitätsmanagement-Handbuchs beschrieben werden.

Im zweiten Schritt steht die **Umsetzung** der Regelungen im Vordergrund. Die Regelungen müssen transparent und nachvollziehbar formuliert werden. So kann z. B. eine gesetzliche Grundlage oder der praktische Nutzen diesen Schritt unterstützen. Zu diesem Zeitpunkt sind die Erstellung von Dokumentationen und wiederkehrende Schulungen sehr wichtig, damit sämtliche Mitarbeiter über die Regelungen informiert sind.

Im dritten Schritt, der **Prüfung,** wird z. B. im Rahmen eines Audits (objektiver, transparenter Soll-Ist-Vergleich) kontrolliert, ob die im Qualitätsmanagement-Handbuch formulierten Sachverhalte auch eingehalten werden.

Im vierten und letzten Schritt wird die **Bewertung** und Auswertung der Prüfergebnisse vorgenommen, es werden Schwachstellen erkannt, Verbesserungspotenziale erarbeitet und Maßnahmen eingeleitet **(Steuerung),** um eine Neudefinition des Standards vorzunehmen oder neue Standards zu definieren.

Um kontinuierlich Verbesserungen implementieren zu können, ist eine Systematik unter dem Stichwort **PDCA-Zyklus** bekannt, wobei die Schritte mit „Plan, Do, Check, Act" übersetzt werden:

- Plan – Verbesserungspotenziale erkennen → Zustandsanalyse → Konzeptentwicklung
- Do – Testen des Konzepts mit einfachen Mitteln
- Check – Überprüfung; sofern erfolgreich → Einführung für die Allgemeinheit
- Act – Einführung in der Fläche, Festschreibung, Auditüberprüfung

MERKE

Qualitätsmanagement ist ein von allen Mitarbeiterinnen und Mitarbeitern getragener, ständiger Verbesserungsprozess.

Wiederholungsfragen

1. Was bedeutet Qualität? (➤ 33.1)
2. Welche Abschnitte eines Qualitätsmanagementsystems müssen nach DIN EN ISO 9000 ff. zusammenwirken? (➤ 33.2)
3. Was versteht man unter einem internen und externen Audit? (➤ 33.2)
4. Wer führt die Zertifizierung zur Erlangung eines Qualitätsmanagement-Zertifikats durch? (➤ 33.2)
5. Nennen Sie mindestens drei Vorteile der Einführung eines Qualitätsmanagementsystems im Rettungsdienst. (➤ 33.3)
6. Welche Gruppen von Personen beschreibt der Kundenbegriff des Qualitätsmanagements bezogen auf den Rettungsdienst? (➤ 33.3)
7. Wer ist für die Aufrechterhaltung von Qualität in einem Unternehmen verantwortlich? (➤ 33.3)
8. Nennen Sie mindestens vier Schwerpunkte oder Bereiche, die in einem Qualitätsmanagement-Handbuch für den Rettungsdienst Berücksichtigung finden. (➤ 33.3)

KAPITEL

34

Frank Flake

Standardisierte Kurskonzepte und Kurssysteme

International zertifizierte Ausbildungskonzepte bzw. Kurssysteme bieten den Vorteil eines einheitlichen, in der Regel wissenschaftlichen Leitlinien folgenden Vorgehens. Zertifiziert bedeutet in diesem Fall, dass man bei erfolgreicher Teilnahme eine **Bescheinigung** erhält, die in allen teilnehmenden Ländern, meist weltweit, Gültigkeit besitzt. In einigen (derzeit noch wenigen) Ländern ist es nur dann möglich, im Gesundheitswesen zu arbeiten, wenn ein solches Zertifikat nachgewiesen und die Gültigkeit aufrechterhalten wird (z.B. ALS-Kurs „UK Council" in England). Auch in Deutschland ist zukünftig zu erwarten, dass die Absolvierung solcher Kurssysteme an Bedeutung gewinnt und von vielen Arbeitgebern erwartet werden wird. Diese Kurskonzepte sind in vielen Ländern anerkannt (international) und einheitlich strukturiert, sodass eine Ausbildung in Deutschland bis auf wenige Ausnahmen den gleichen Inhalten folgt wie z.B. in den USA oder in England. Grundsätzliches Ziel der Ausbildungskonzepte ist die Vermittlung neuester Erkenntnisse, von Handlungssicherheit und vor allem einer einheitlichen Vorgehensweise. Einen Überblick über die bekanntesten Ausbildungskonzepte, die derzeit auch in Deutschland angeboten werden, zeigt ➤ Tab. 34.1.

Tab. 34.1 International zertifizierte Ausbildungskonzepte (Auswahl)

Kurssystem	Zielgruppe	Inhalt/Thema	Dauer	Internet
ATLS (Advanced Trauma Life Support)	ausschließlich für Ärzte (Unfallchirurgen, Anästhesisten etc.)	standardisiertes und prioritätenorientiertes Schockraummanagement	2 Tage	www.atls.de
ATCN (Advanced Trauma Care for Nurses)	Pflegepersonal und Rettungsdienstpersonal in Notaufnahmen	das ATLS-Konzept für Pflegepersonal in Notaufnahmen	2 Tage	www.atcn.de
ERC ALS (ERC Advanced Life Support)	Ärzte, Pflege- und Rettungsdienstpersonal	erweiterte lebensrettende Maßnahmen bei Erwachsenen	2 Tage	www.erc.edu
ETC (European Trauma Course)	ausschließlich für Ärzte (Unfallchirurgen, Anästhesisten etc.)	standardisiertes und prioritätenorientiertes Schockraummanagement	3 Tage	www.erc.edu
PHTLS (Pre-Hospital Trauma Life Support)	(Not-)Ärzte und Rettungsdienstpersonal	systematische Beurteilung und Behandlung von Traumapatienten in der Präklinik	2 Tage	www.phtls.de
ITLS (International Trauma Life Support)	(Not-)Ärzte und Rettungsdienstpersonal	systematische Beurteilung und Behandlung von Traumapatienten in der Präklinik	2 Tage	www.itrauma.de
EPC (Emergency Pediatric Care)	(Not-)Ärzte und Rettungsdienstpersonal	Häufige Erkrankungen und Verletzungen bei Kindern	2 Tage	www.epc-germany.de
EPLS (Emergency Pediatric Life Support)	Ärzte, Pflege- und Rettungsdienstpersonal	lebensrettende Maßnahmen bei Kindern, vor allem Reanimation und Neugeborenenmanagement	2 Tage	www.erc.edu
AMLS (Advanced Medical Life Support)	(Not-)Ärzte, Pflege- und Rettungsdienstpersonal	systematische Beurteilung und Behandlung von internistischen und neurologischen Patienten	2 Tage	www.amls.de
AHA ALS Provider (AHA Advanced Life Support)	Ärzte, Pflege- und Rettungsdienstpersonal	erweiterte lebensrettende Maßnahmen bei Erwachsenen	2 Tage	www.american-heart.de
PALS (Pediatric Advanced Life Support)	Ärzte, Pflege- und Rettungsdienstpersonal	lebensrettende Maßnahmen bei Kindern	2 Tage	www.american-heart.de

34.1 Einheitliches Vorgehen

Die meisten Kurssysteme folgen einem **einheitlichen Vorgehen** mit folgenden Grundsätzen:

- Frühzeitige Differenzierung der Patienten: kritische – nicht kritische Patienten
- Prioritätenorientierung: Behandle zuerst, was zuerst tötet. („Treat first what kills first")
- Prinzipienorientiert (nicht dogmatisch): Prinzipien der Versorgung und keine Prozeduren („Principles, not Procedures")
- Arbeit aufgrund wissenschaftlicher Datenlagen, wenn möglich („Evidence Based")
- Gemeinsame Sprache: ABCDE-Konzept

34.1.1 Situation an der Einsatzstelle

Zunächst wird die Situation an der Einsatzstelle analysiert. Sie kann dem Rettungsfachpersonal schon vor dem Eintreffen beim Patienten einen **Ersteindruck** vermitteln. Im Englischen wird oft von den drei S (Scene, Safety, Situation) gesprochen.

- Allgemeiner Ersteindruck von der Einsatzstelle
- Persönliche Schutzausrüstung vollständig angelegt?
- Ist die Einsatzstelle sicher?
- Wie viele Patienten gibt es?
- Müssen weitere Kräfte nachgefordert werden?
- Wie weit ist es bis zur nächsten Klinik?

34.1.2 Ersteindruck (General Impression)

Nach der Beurteilung der Situation verschafft man sich einen schnellen **Überblick** über den Zustand des Patienten. Folgende Fragen sollen dabei beantwortet werden:

- Reagiert der Patient auf Zuruf?
- Atmet der Patient?
- Hat der Patient einen Puls?

Der Ersteindruck dauert in der Regel nicht länger als 15 Sekunden und dient der Einschätzung, ob der Patient kritisch, potenziell kritisch oder nicht kritisch ist. In dieser Phase werden keine Maßnahmen durchgeführt.

34.1.3 Erste Untersuchung (Primary Survey oder Assessment) – ABCDE-Konzept

Das „Herzstück" der Vorgehensweise ist das **ABCDE-Konzept.** Die grundsätzlichen Bedeutungen der Buchstaben sind immer gleich, werden aber durch die Art des vorliegenden Notfalls (Trauma oder Erkrankung) angepasst und ggf. ergänzt. Die Buchstaben stehen dabei für folgende Untersuchungs- und Interventionsschritte:

- **A (Airway):** Atemwegskontrolle und Freimachen der Atemwege
- **B (Breathing):** Atmungskontrolle und Sichern der Atmung
- **C (Circulation):** Kreislaufkontrolle und Sichern des Kreislaufs
- **D (Disability):** Beurteilung des neurologischen Status
- **E (Environment, Exposure, Entscheidung):** Kopf-bis-Fuß-Untersuchung und ggf. Entkleiden des Patienten. Umgebungsbeurteilung und Treffen der richtigen Entscheidungen zu Therapie und dem weiteren Vorgehen

Während der Teamleiter den Patienten untersucht und das ABCDE-Schema abarbeitet, sind die Teamhelfer für einzuleitende Maßnahmen in den einzelnen Schritten verantwortlich. Das bedeutet auch, dass Maßnahmen in der Regel unmittelbar nach einem Befund einzuleiten sind. Wird in A (Airway) z. B. ein schnarchendes Atemgeräusch ermittelt, wird der Teamhelfer angewiesen, den Atemweg freizumachen. Stellt sich zusätzlich bei der Beurteilung der Atmung (B = Breathing) eine Atemfrequenz von nur sechs Atemzügen heraus, muss durch den Teamhelfer eine assistierte Beatmung durchgeführt werden. Wie im normalen Einsatzgeschehen auch stellt sich nach Abarbeitung einiger Fallbeispiele eine Routine ein und der Teamleiter muss kaum noch Anweisungen geben.

Vielfach wird das ABCDE-Schema mit weiteren „Anamnesetools" ergänzt. Hierzu zählen z. B. das **SAMPLER-** oder das **OPQRST-Schema.** Da die meisten Ausbildungskonzepte aus den USA stammen, ist es mitunter schwierig, die Merksätze zu übersetzen. Ziel ist, alle Verletzungen oder Krankheitssymptome zu erfassen und zu behandeln. Im Idealfall ergibt sich daraus eine **Arbeitsdiagnose** mit einer entsprechenden leitliniengerechten Therapie.

34.1.4 Neubeurteilung (Reassessment)

Nach Abarbeitung des ABCDE-Schemas und Einleitung von Maßnahmen sollte in regelmäßigen Abständen eine **erneute Beurteilung** (Reassessment) durchgeführt werden. Ziel ist die Klärung folgender Frage:

- Waren die ergriffenen Maßnahmen effizient?
- Hat sich der Zustand des Patienten verändert?

Gegebenenfalls müssen hier die eingeleiteten Maßnahmen optimiert oder ergänzt werden.

34.1.5 Zweite Untersuchung (Secondary Survey)

Ist der Patient nicht in einem kritischen Zustand, kann ein weiterer Untersuchungsgang durchgeführt werden. Der erste Untersuchungsgang und auch die Neubeurteilung müssen dafür abgeschlossen sein. Der **zweite Untersuchungsdurchgang** besteht aus einer sehr gründlichen Untersuchung von Kopf bis Fuß und ggf. Anamnese, um auch kleinste Verletzungen oder Hinweise auf die Erkrankung zu erhalten. In dieser Phase findet beim schwer verletzten Patienten auch die mögliche Schienung frakturierter Extremitäten statt. Da es sich bei isolierten Frakturen der Extremitäten seltener um lebensbedrohliche Verletzungen handelt, hat die Versorgung keinen Vorrang und wird entsprechend später durchgeführt. Bei kritischen Patienten wird der Secondary Survey präklinisch häufig auch im weiteren Verlauf überhaupt nicht durchgeführt, da die Zeit dafür fehlt.

34.2 Kursstruktur Provider-(Anwender-)Kurs

Vier bis sechs Wochen vor dem eigentlichen Kurs erhält der Teilnehmer **Kursunterlagen.** Dazu zählen Informationen zum Kursablauf (Lehrplan etc.), ein Kursmanual oder ein begleitendes Fachbuch sowie ein Eingangstest (Pre-Test). Die Kursunterlagen müssen bearbeitet und der Eingangstest ausgefüllt werden. Der Eingangstest soll sicherstellen, dass alle Kursteilnehmer zu Kursbeginn über den gleichen Wissensstand verfügen. Zu Kursbeginn wird der Eingangstest abgegeben. Er fließt nicht in die Gesamtbewertung ein. Im Kurs selbst wechseln sich Vorträge und praktische Übungen ab. Bei den Übungen sind die Gruppen gemischt, sodass verschiedene Disziplinen miteinander trainieren. Eine Besonderheit ist das Instruktoren-Teilnehmer-Verhältnis. Das Verhältnis Instruktor zu Teilnehmer beträgt 1 : 3 bzw. 1 : 4. Dies sichert ein intensives Lernen und Üben. Ebenso wird jeder Kurs von einem **Kurskoordinator** organisiert und fachlich von einem **medizinischen Kursdirektor** (Arzt) begleitet.

Am Ende der Ausbildung findet eine **Wissensüberprüfung** in Form eines Abschlusstests (Post-Test) und/oder einer praktischen Überprüfung in Form eines Fallbeispiels statt. Bei der schriftlichen Prüfung müssen meist 75 % richtige Antworten erreicht werden, um den Kurs erfolgreich zu bestehen. Besteht man die schriftliche Prüfung nicht, hat man die Möglichkeit, diese in einem der nächsten Kurse einmal zu wiederholen. Besteht man erneut nicht, so muss der komplette Kurs wiederholt werden. Das praktische Fallbeispiel kann während des gleichen Kurses einmal (mit einem anderen Fallbeispiel und anderen Instruktoren) wiederholt werden. Auch dies kann bei erneutem Nichtbestehen während eines kommenden Kurses wiederholt werden.

Absolviert man den Kurs besonders gut (schriftliche Prüfung > 85 % und Fallbeispiel exzellent) und fällt auch im gesamten Kursverlauf positiv auf, hat man bei Zustimmung der beteiligten Instruktoren die Möglichkeit, ein **Instruktorenpotenzial** ausgesprochen zu bekommen. Hierbei ist nicht nur die Fachlichkeit, sondern auch die soziale Kompetenz entscheidend. Diese Vorgehensweisen bzgl. der Organisation können bei der Vielzahl an vorhandenen Kurssystemen aber durchaus variieren und folgen nicht immer dem beschriebenen Beispiel.

34.3 Kursstruktur Instruktorenkurs

Nur wer das bereits genannte Instruktorenpotenzial ausgesprochen bekommen hat, kann an diesem Kurs teilnehmen. In diesem Kurs zählt neben der fachlichen Kompetenz die **Eignung zum Lehren**

(Methodik und Didaktik). Auch hier bekommen die Teilnehmer vor Kursbeginn Unterlagen zugesandt. Es müssen Unterrichtseinheiten vorbereitet werden, welche dann vor besonders erfahrenen Instruktoren während des Kurses gehalten werden müssen. Bei diesen Kursen findet meist keine Überprüfung in Form eines schriftlichen Tests oder eines praktischen Fallbeispiels statt. Die Teilnehmer werden kontinuierlich durch die Instruktoren beobachtet und bewertet. In Deutschland dauern diese Kurse meist zwei Tage. Wird ein Instruktorenkurs erfolgreich absolviert, so sind im Anschluss mindestens zwei Kurse als **Instruktorenkandidat** zu begleiten. Unter Aufsicht eines fertig ausgebildeten Instruktors wird dann das erworbene Wissen weitergegeben. Auch hier findet nach jedem Kurs eine Beurteilung statt, sodass man bei Eignung im weiteren Verlauf den **Status eines Instruktors** bekommt.

Vor- und Nachteile

International zertifizierte und damit anerkannte Ausbildungskonzepte bieten einige Vorteile und setzen sich auch aus diesem Grund immer mehr durch. **Vorteile** sind:

- **Gemeinsame Sprache:** Durch die einheitliche Vorgehensweise innerhalb der Konzepte weiß jede beteiligte Berufsgruppe, von welcher Problematik geredet wird. Beispiel: Anmeldung in einer Klinik: „Wir bringen einen Patienten mit einem B-Problem." Allen Beteiligten ist klar, dass es sich dabei um einen Patienten mit einem Problem der Ventilation handelt.
- **Internationale Anerkennung:** In allen beteiligten Ländern ist die erworbene Lizenz gültig und berechtigt mitunter überhaupt erst, dort tätig zu werden.
- **Identische Inhalte:** Ganz gleich, wo ein solcher Kurs absolviert wird – die Inhalte sind immer gleich.
- **Gemeinsamer Kurs für alle am Rettungsdienst oder im Gesundheitswesen beteiligten Berufsgruppen:** Innerhalb der Kurse wird weder beim Vorgehen noch beim Durchspielen der Fälle zwischen den Berufsgruppen unterschieden. Der Notarzt arbeitet somit auch einmal als Helfer des Notfallsanitäters/Rettungsassistenten oder der Notfallsanitäter/Rettungsassistent als Helfer des Krankenpflegers. Hierarchien, wie sie z. T. noch an Einsatzstellen üblich sind, werden hier überwunden und der Teamgedanke wird gefördert. Insgesamt rücken die verschiedenen Berufsgruppen deutlich mehr zusammen.
- **Arbeiten nach wissenschaftlichen Leitlinien:** Alle Kurssysteme arbeiten nach den neuesten wissenschaftlichen Leitlinien, sofern es welche dafür gibt. Bei den internationalen Kursen findet in regelmäßigen Abständen eine Überarbeitung der Leitlinien statt, welche dann umgehend in die Kurssysteme einfließt, z. B. die Überarbeitung der Reanimationsleitlinien durch das ILCOR und die umgehende Integration in die Reanimationskurse (ERC ALS etc.) oder die S3-Leitlinie zur Polytraumaversorgung und die Integration in die Kurse zur Schwerverletztenversorgung (PHTLS, ATLS etc.).
- **Intensives Lernen durch straffen Zeitplan und hohe Anzahl an Instruktoren:** Jeder Kurs ist zeitlich sehr eng geplant, um auch alle Inhalte zu vermitteln. Leerlaufphasen, wie man sie häufig aus notfallmedizinischen Fortbildungen kennt, gibt es hier kaum. Das Verhältnis von Instruktor zu Teilnehmer von meist 1 : 3 oder 1 : 4 sichert intensives Lernen in Kleingruppen. Es sind somit immer Instruktoren für die Teilnehmer ansprechbar und man profitiert von deren Erfahrungen.
- **Moderne Lehrmethoden:** Die Instruktoren werden nach neuesten Lernmethoden aus- und fortgebildet. Auch die Lehrmethoden sind in den Kursen häufig identisch. Die Instruktoren werden durch speziell geschulte Ausbilder (Educators) geschult.

Nachteil dieser Kurssysteme ist vor allem der hohe Preis (im Vergleich mit einer Fortbildung an einer Rettungsdienstschule), der sich durch den hohen Materialaufwand und die Anzahl der Instruktoren erklärt. Ein Zwei-Tages-Kurs für Rettungsdienstpersonal kostet meist zwischen 400 und 600 Euro, für ärztliches Personal sind die Kurse nicht selten deutlich teurer (z. B. ATLS Zwei-Tages-Kurs ca. 1.200 Euro).

Wiederholungsfragen

1. Nennen Sie die drei Vorteile international zertifizierter Kurse. (➤ Kap. 34)
2. Nennen Sie zwei Beispiele für international zertifizierte Traumakurse sowie zwei für Reanimationsschulungen. (➤ Tab. 34.1)
3. Für welche Schritte stehen die Buchstaben ABCDE im Primary Survey? (➤ 34.1.3)
4. Welchen Zweck erfüllt der Secondary Survey? (➤ 34.1.5)
5. Wie ist das Instruktoren-Teilnehmer-Verhältnis in der Regel in einem zertifizierten Kurssystem? (➤ 34.3)

Anhang

Abkürzungsverzeichnis

A., Aa.	Arteria, Arteriae
ACS	Acute Coronary Syndrome
ADAC	Allgemeiner Deutscher Automobilclub
AED	automatische externe Defibrillation
AF	Atemfrequenz
AHA	American Heart Association
ÄLRD	Ärztlicher Leiter Rettungsdienst
ALS	Advanced Life Support
ALTE	Apparent Life-Threatening Event
AMG	Arzneimittelgesetz
AMI	akuter Myokardinfarkt
AMLS	Advanced Medical Life Support
AMV	Atemminutenvolumen
ANV	akutes Nierenversagen
AP	Angina pectoris
APORettSan	Hessische Ausbildungs- und Prüfungsordnung für Rettungssanitäterinnen und Rettungssanitäter
APORettSan LSA	Ausbildungs- und Prüfungsordnung für Rettungssanitäterinnen und Rettungssanitäter im Land Sachsen-Anhalt
APVO-RettSan	Ausbildungs- und Prüfungsverordnung für Rettungssanitäter
APVO-RettSan	Verordnung über die Ausbildung und Prüfung für Rettungssanitäterinnen und Rettungssanitäter
ArbSchG	Arbeitsschutzgesetz
ArbZG	Arbeitszeitgesetz
ART	(Kommission) Antiinfektiva, Resistenz und Therapie
Art.	Artikel
ASB	Arbeiter-Samariter-Bund
ASS	Azetylsalizylsäure
ATCN	Advanced Trauma Care for Nurses
ATL	Aktivitäten des täglichen Lebens
ATLS	Advanced Trauma Life Support
ATP	Adenosintriphosphat
AV-Block	atrioventrikulärer Block
AV-Knoten	Atrioventrikularknoten
AZV	Atemzugvolumen
BAA	Bauchaortenaneurysma
BAFzA	Bundesamt für Familie und zivilgesellschaftliche Aufgaben
BAK	Blutalkoholkonzentration
BAK-Schema	elementarer Basischeck (Bewusstsein, Atmung, Kreislauf)
BayRDG	Bayerisches Rettungsdienstgesetz
BayRettSanV	Bayerische Rettungssanitäterverordnung
BAZ	Bundesamt für den Zivildienst
BfArM	Bundesinstitut für Arzneimittel und Medizinprodukte
BFD	Bundesfreiwilligendienst
BFDG	Bundesfreiwilligendienstgesetz
BG	Berufsgenossenschaft
BGB	Bürgerliches Gesetzbuch
BGI	Berufsgenossenschaftliche Informationen
BGR	Berufsgenossenschaftliche Regel
BGV	Berufsgenossenschaftliche Vorschrift
BGW	Berufsgenossenschaft Gesundheitsdienst und Wohlfahrtspflege
B. I. G.	Bone Injection Gun™
BioStoffV	Biostoffverordnung
BKA	Bundeskriminalamt
BLS	Basic Life Support
BMB	Beutel-Masken-Beatmung
BOS	Behörden und Organisationen mit Sicherheitsaufgaben
BPol	Bundespolizei
BRH	Bundesverband Rettungshunde
BtMG	Betäubungsmittelgesetz
BURP	Backward Upward Rightward Pressure
BW	Bundeswehr
BWS	Brustwirbelsäule
BZ	Blutzucker
bzw.	beziehungsweise
C	Celsius
ca.	circa
CBRN	chemisch, biologisch, radiologisch, nuklear
CCT	craniale Computertomografie
CH	Charrière
cmH_2O	Zentimeter Wassersäule
CNI	chronische Niereninsuffizienz
CO	Kohlenmonoxid
CO_2	Kohlendioxid
COPD	Chronic Obstructive Pulmonary Disease
COX	Zyklooxygenase
CPR	kardiopulmonale Reanimation
d. h.	das heißt
DAG	digitaler Alarmgeber
DAU	digitale Alarmumsetzung
DGHM	Deutsche Gesellschaft für Hygiene und Mikrobiologie
DGUV	Deutsche Gesetzliche Unfallversicherung
DGzRS	Deutsche Gesellschaft zur Rettung Schiffsbrüchiger
DHD	Dringlicher Hausbesuchsdienst
DIN	Deutsche Industrie-Norm
DIVI	Deutsche interdisziplinäre Vereinigung für Intensiv- und Notfallmedizin
DK	Dringlichkeitskategorie
DkHD	Dringlicher kinderärztlicher Hausbesuchsdienst
dl	Deziliter
DLRG	Deutsche Lebensrettungsgesellschaft
DMH	Dringliche Medizinische Hilfe
DMO	Direct Mode Operation

DMS-Kontrolle	Kontrolle der Durchblutung, Motorik, Sensibilität
DNA	Desoxyribonukleinsäure
DRF	DRF Luftrettung
DRK	Deutsches Rotes Kreuz
DV	Dienstvorschrift
EA	Emergency Ambulance
EDH	epidurales Hämatom
eGK	elektronische Gesundheitskarte
EHA	Erste-Hilfe-Aufbaulehrgang
EKG	Elektrokardiogramm
EMD	elektromechanische Dissoziation
EPC	Emergency Pediatric Care
EPLS	Emergency Pediatric Life Support
ERC	European Resuscitation Council
ERV	exspiratorisches Reservevolumen
ESBL	Extended-Spectrum Betalactamase
ESH	European Society of Hypertension
ETC	European Trauma Course
etCO$_2$	exspiratorischer CO_2-Wert
ETSI	Europäisches Institut für Telekommunikationsnormen
EU	Europäische Union
EUG	Extrauteringravidität
evtl.	eventuell
FAST	Focused Abdominal Sonography in Trauma
FeV	Fahrerlaubnisverordnung
FiO$_2$	inspiratorische Sauerstoffkonzentration
FME	Funkmeldeempfänger
FMS	Funkmeldesystem
FR	First Responder
FSH	follikelstimulierendes Hormon
FSJ	freiwilliges soziales Jahr
FSME	Frühsommer-Meningo-Enzephalitis
g	Gramm
G-BA	Gemeinsamer Bundesausschuss
GCS	Glasgow Coma Scale
GG	Grundgesetz
ggf.	gegebenenfalls
GI-Blutung	gastrointestinale Blutung
GKV	gesetzliche Krankenversicherung
GSM	Global System for Mobile Communications
GUV-G	Gesetzliche Unfallversicherung-Grundsatz
h	Stunde
H$_2$O	Wasserstoffoxid, Wasser
HAES	Hydroxyethylstärke
HAV	Hepatitis-A-Virus
Hb	Hämoglobin
HbCO$_2$	Carboxyhämoglobin
HBO	hyperbare Oxygenierung
HbO$_2$	Oxyhämoglobin
HBV	Hepatitis-B-Virus
HCG	humanes Choriongonadotropin
HDM	Herzdruckmassage
HF	Herzfrequenz
HIB	*Haemophilus influenzae* Typ B
HIT	Heparin-induzierte Thrombozytopenie
HIV	humanes Immundefizienzvirus
HMV	Herzminutenvolumen
HN	Hirnnerven
HNO	Hals-Nasen-Ohren
HRST	Herzrhythmusstörungen
HRT	Handfunkgerät
HUS	enteropathisches hämolytisch-urämisches Syndrom
HvO	Helfer vor Ort
HWS	Halswirbelsäule
HWZ	Halbwertszeit
Hz	Hertz
HZV	Herzzeitvolumen
i. a.	intraarteriell
ICD	Internal Cardioverter/Defibrillator
ICP	intrazerebraler Druck
ICR	Interkostalraum
ID	Innendurchmesser
IDDM	Insulin Dependent Diabetes mellitus
i. d. R.	in der Regel
I. E.	Internationale Einheit
IFA	Internationale Flugwacht
IfSG	Infektionsschutzgesetz
ILCOR	International Liaison Committee on Resuscitation
i. m.	intramuskulär
i. n.	intranasal
insbes.	insbesondere
i. o.	intraoral
i. P.	im Praktikum
IRV	inspiratorisches Reservevolumen
ISO	Internationale Standardisierungsorganisation
IT	Informationstechnologie
ITH	Intensivtransporthubschrauber
ITLS	International Trauma Life Support
ITW	Intensivtransportwagen
i. v.	intravenös
i. V. m.	in Verbindung mit
J	Joule
JFDG	Gesetz zur Förderung von Jugendfreiwilligendiensten – Jugendfreiwilligendienstegesetz
JUH	Johanniter-Unfall-Hilfe
KatS	Katastrophenschutz (einheiten)
KBF	Krankenbeförderung
kcal	Kilokalorie
KED	Kendrick Extrication Device
kg	Kilogramm
KG	Körpergewicht
KHK	koronare Herzkrankheit
KI	Kontraindikation
KIT	Krisenintervention
kJ	Kilojoule
km/h	Stundenkilometer, Kilometer pro Stunde

KOF Körperoberfläche
KRINKO Kommission für Krankenhaushygiene und Infektionsprävention
KTW Krankentransportwagen
l Liter
LCA Left Coronary Artery
LH luteinisierendes Hormon
LMA Larynxmaske
LNA Leitender Notarzt
LT Larynxtubus
LUK Landesunfallkassen
LVAD Left Ventricle Assist Device
LWS Lendenwirbelsäule
m Meter
M., Mm. Musculus, Musculi
MAD Mucosal Atomization Device
MANV Massenanfall an Verletzten oder Erkrankten
max. maximal
mbar Millibar
mg Milligramm
MHD Malteser Hilfsdienst
MICU Mobile Intensive Care Unit
Min. Minute
ml Milliliter
µm Mikrometer
mmHg Millimeter Quecksilbersäule
MPBetreibV Medizinprodukte-Betreiberverordnung
MPG Medizinproduktegesetz
MPSV Medizinprodukte-Sicherheitsplanverordnung
MRGN multiresistente gramnegative Erreger
MRSA Methicillin- oder multiresistenter *Staphylococcus aureus*
ms Millisekunde
MTK messtechnische Kontrolle
N Newton
N., Nn. Nervus, Nervi
NAW Notarztwagen
NEF Notarzteinsatzfahrzeug
NIDDM Non Insulin Dependent Diabetes mellitus
NNM Nebennierenmark
NNR Nebennierenrinde
NO Stickoxid, Stickstoffmonoxid
nÖML nichtöffentlicher mobiler Landfunk
NotSan Notfallsanitäter
NotSan-APrV Ausbildungs- und Prüfungsverordnung für Notfallsanitäterinnen und Notfallsanitäter
NotSanG Notfallsanitätergesetz
NS Nervensystem
NSAR nichtsteroidales Antirheumatikum
NSTEMI Nicht-ST-Strecken-Hebungsinfarkt
O_2 Sauerstoff
o. ä. oder ähnlich
ÖEL Örtliche Einsatzleitung
o. g. oben genannt(e)
OP Operationssaal
OPTA operativ taktische Adresse
OrgL Organisatorischer Leiter
OwiG Ordnungswidrigkeitengesetz
P Druck
$p_{(a)}CO_2$ (arterieller) Kohlendioxidpartialdruck
$p_{(a)}O_2$ (arterieller) Sauerstoffpartialdruck
PAD Public-Access-Defibrillator
PALS Pediatric Advanced Life Support
pAVK periphere arterielle Verschlusskrankheit
PBefG Personenbeförderungsgesetz
PCI Percutaneous Coronary Intervention
PDCA „Plan, Do, Check, Act"
PDE Phosphodiesterase
PEA pulslose elektrische Aktivität
PEEP positiver endexspiratorischer Druck
PEPP Pediatric Emergency for Prehospital Professionals
PHTLS Pre-Hospital Trauma Life Support
p. i. per inhalationem
PNS peripheres Nervensystem
p. o. per os
P. p. Placenta praevia
PRIND prolongiertes reversibles ischämisches neurologisches Defizit
PRIOR primäres Ranking zur initialen Orientierung im Rettungsdienst
PSNV psychosoziale Notfallversorgung
PsychKG Landesgesetze für psychisch kranke Personen
PTA Patient Transport Ambulance
PTBS posttraumatische Belastungsstörung
PTSD Posttraumatic Stress Disorder
PVT pulslose ventrikuläre Tachykardie
RA Rettungsassistent
RCA Right Coronary Artery
RCX Ramus circumflexus
RD Rettungsdienst
RettAPO Ausbildungs- und Prüfungsverordnung für Rettungssanitäterinnen und Rettungssanitäter und Rettungshelferinnen und Rettungshelfer
RettAss Rettungsassistent
RettAss i. P. Rettungsassistent im Praktikum
RettAssAPrV Rettungsassistenten-Ausbildungs- und Prüfungsverordnung
RettAssG Rettungsassistentengesetz
RettHelf Rettungshelfer
RettSan Rettungssanitäter
RettSanAPrV Rettungssanitäterausbildungsverordnung
RettSan-APVO Landesverordnung über die Ausbildung und Prüfung von Rettungssanitäterinnen und Rettungssanitäter
RH Rettungshelfer
RHS Rettungshundestaffel
RIND reversibles ischämisches neurologisches Defizit

RIVA	Ramus interventricularis anterior
RKI	Robert Koch-Institut
RNA	Ribonukleinsäure
ROSC	Return of Spontaneous Circulation
RR	Riva-Rocci (Blutdruckmessung nach)
RS	Rettungssanitäter
RSI	Rapid Sequence Induction
RTH	Rettungshubschrauber
RTW	Rettungswagen
RV	Residualvolumen
s.	siehe
SAB	Subarachnoidalblutung
SAD	Supraglottic Airway Devices
SanEL	Sanitätseinsatzleitung
SanH	Sanitätshelfer
SAR	Search and Rescue
SavO	Sanitäter vor Ort
SbE	Stressbewältigung nach belastenden Einsätzen
s. c.	subkutan
SDH	subdurales Hämatom
SDL	Sanitätsdienstlehrgang
SDS	Short Data Service
SEG	Schnelleinsatzgruppe
Sek. (s)	Sekunde
SHL	Sanitätshelferlehrgang
SHT	Schädel-Hirn-Trauma
SIDS	Sudden Infant Death Syndrome
SIH	schwangerschaftsinduzierte Hypertonie
SIRS	Systemic Inflammatory Response Syndrome
SK	Seenotrettungskreuzer
s. l.	sublingual
SMH	Schnelle Medizinische Hilfe
SMS	Short Message Service
SpO_2	Sauerstoffsättigung
SRB	Seenotrettungsboot
SRD	Sanitäter Rettungsdienst
SRK	Seenotrettungskreuzer
SSW	Schwangerschaftswoche
STEMI	ST-Strecken-Hebungsinfarkt
StGB	Strafgesetzbuch
STK	sicherheitstechnische Kontrolle
StVO	Straßenverkehrsordnung
SV	Schlagvolumen
sVES	supraventrikuläre Extrasystole
TDMA	Time Division Multiple Access
TEL	Technische Einsatzleitung
TETRA	Terrestrial Trunked Radio
THW	Technisches Hilfswerk
TIA	transitorisch-ischämische Attacke
TIVA	totale intravenöse Anästhesie
TLC	Totalkapazität
TMO	Trunked Mode Operation
TRBA	Technische Regeln für Biologische Arbeitsstoffe
TRBS	Technische Regeln für Betriebssicherheit
TRV	Totraumvolumen
TUIS	Transportunfall-, Informations- und Hilfeleistungssystem
u. a.	unter anderem
UE	Unterrichtseinheit
UHF	Ultrahochfrequenz
ÜMANV	überregionaler Massenanfall von Verletzten
usw.	und so weiter
u. U.	unter Umständen
UV	Unfallversicherung
UVV	Unfallverhütungsvorschrift (→ BGV)
V	Volt
V., Vv.	Vena, Venae
VC	Vitalkapazität
VDE	Verband der Elektrotechnik, Elektronik und Informationstechnik
VES	ventrikuläre Extrasystolen
VKOF	verbrannte Körperoberfläche
VNS	vegetatives Nervensystem
Vol.-%	Volumenprozent
VT	ventrikuläre Tachykardie
VU	Verkehrsunfall
W	Watt
WENS	World Federation of Neurosurgical Societies
WHO	World Health Organization
WPW	Wolff-Parkinson-White-Syndrom
WS	Wirbelsäule
z. B.	zum Beispiel
ZDG	Gesetz über den Zivildienst der Kriegsdienstverweigerer – Zivildienstgesetz
ZDL	Zivildienstleistender
ZNS	Zentralnervensystem
ZVK	zentraler Venenkatheter

Fremdwörterverzeichnis

(Quelle: Rettungsdienst-Schulen des Malteser-Hilfsdienstes)

Fachbegriffe und ihre Bedeutung/Übersetzung

A. brachialis	Oberarmschlagader
A. carotis	Halsschlagader
A. dorsalis pedis	Fußrückenschlagader
A. femoralis	Oberschenkelschlagader
A. radialis	Handgelenksschlagader (daumenseitig)
Abdomen	Bauchraum
Abort	Fehlgeburt
Alkalose	Untersäuerung (pH-Wert über 7)
Alveolen	Lungenbläschen
Analgetikum	Schmerzmittel
Aneurysma	Aussackung eines Gefäßes
Anisokorie	Pupillendifferenz
Antidot	Gegenmittel/„Gegengift"
Aorta	Hauptschlagader
Aortenklappe	Taschenklappe der Hauptschlagader
Apnoe	Atemstillstand
Apoplex	Schlaganfall
Appendix	Wurmfortsatz des Blinddarmes
Appendizitis	Entzündung des Wurmfortsatzes
Arachnoidea	Spinngewebshaut
Arrhythmie	Herzrhythmusstörung
Arteria (A.)	Arterie (Schlagader)
Aspiration	Einatmung von Flüssig- oder Feststoffen
Atherosklerose/ Arteriosklerose	„Gefäßverkalkung" in den Arterien
Atlas	erster Halswirbel
Atrium	Vorhof
Auskultation	Abhören (mit Stethoskop)
AV-Knoten	Teil des Erregungsbildungs- und Leitungssystems des Herzens
Axis	zweiter Halswirbel
Azidose	Übersäuerung (pH-Wert unter 7)
Bifurkatio tracheae	Aufzweigung der Luftröhre in beide Hauptbronchien
Blutplasma	flüssiger Anteil des Blutes
Bradykardie	Puls < 60/min
Bradypnoe	verlangsamte Atmung
Bronchospasmus	anfallsartige Verengung der Bronchien
Cerebrum	Gehirn
Commotio cerebri	Gehirnerschütterung
Diastole	Erschlaffungs- und Füllungsphase des Herzens
Diffusion	Ausbreitung eines Stoffes zum Konzentrationsausgleich
Diurese	Wasserausscheidung
Duodenum	Zwölffingerdarm
Dura mater	harte Hirnhaut
Dyspnoe	Atemnot
Embolie	Verlegung eines Gefäßes durch einen Embolus
Embolus	losgelöster Thrombus
endobronchial (e. b.)	ins Bronchialsystem (Inhalation eines Medikaments)
Endokard	Herzinnenhaut
endokrine Drüse	Drüse, die Hormone ins Blut abgibt
Endotrachealtubus	Intubationsschlauch
epidural	oberhalb der Dura (zwischen Kalotte und Dura mater)
Epiglottis	Kehldeckel
Epiglottitis	Entzündung der Epiglottis
Epithel	Oberflächengewebe (z. B. Haut, Schleimhäute etc.)
Erythrozyten	rote Blutkörperchen
exokrine Drüse	Drüse, die Sekrete an innere oder äußere Körperoberflächen abgibt
Exsikkose	Austrocknung
Exspiration	Ausatmung
Extension	Unterzugnahme (z. B. einer frakturierten Extremität)
extrauterin	außerhalb des Uterus
extrazellulär	außerhalb der Zelle
Fraktur	Bruch (eines Knochens)
Gaster	Magen
gastrointestinale Blutung	Magen-Darm-Blutung
Glottis	Stimmritze
Gravidität	Schwangerschaft
Hämatom	Bluterguss
Hemiparese	Halbseitenlähmung
His-Bündel	Teil des Erregungsbildungs- und Leitungssystems des Herzens
Hyperglykämie	Überzuckerung des Blutes
Hypertonie	Bluthochdruck
Hyperventilation	erhöhtes Atemminutenvolumen
Hypoglykämie	Unterzuckerung des Blutes
Hypotonie	erniedrigter Blutdruck
Hypoventilation	erniedrigtes Atemminutenvolumen
Hypoxie	Sauerstoffmangel
Ikterus	Gelbsucht
Ileus	Darmverschluss
Inspiration	Einatmung
Insuffizienz	Ein Organ wird seiner Aufgabe nicht mehr gerecht.

Interstitium	Zwischenzellraum
Intoxikation	Vergiftung
intrakraniell	innerhalb des Schädels
intramuskulär (i. m.)	in den Muskel
intraossär (i. o.)	ins Knochenmark
intravenös (i. v.)	ins venöse System
intrazellulär	innerhalb der Zelle
Kapillare	„Haargefäß“
kardial/kardiogen	herzbedingt
Kolik	wellenförmiger, krampfartiger Bauchschmerz
Kolon	Dickdarm
Koma	völliger Bewusstseinsverlust
Koronargefäße	Herzkranzgefäße
Laryngospasmus	Stimmritzenkrampf
Larynx	Kehlkopf
Leukozyten	weiße Blutkörperchen
Liquor	Gehirnwasser
Lungenemphysem	Überblähung der Lunge
Mediastinum	Mittelfellraum, in dem das Herz liegt
Medikamenten-applikation	Verabreichen von Medikamenten
Medulla oblongata	verlängertes Rückenmark, Teil des Hirnstamms (Sitz z. B. des Atemzentrums, Kreislaufzentrums, Brechzentrums)
Meningitis	Hirnhautentzündung
Miosis	Engstellung der Pupille
Mitralklappe (Bikuspidalklappe)	zweizipflige Segelklappe
Muskelrelaxans	Medikament zur Erschlaffung der Skelettmuskulatur
Mydriasis	Weitstellung der Pupille
Myokard	Herzmuskelgewebe
Ödem	Flüssigkeitsansammlung zwischen den Zellen
Osmose	Ausbreitung eines Lösungsmittels zum Konzentrationsausgleich durch eine semipermeable (selektiv durchlässige) Membran
Ösophagus	Speiseröhre
Ovar	Eierstock
Palpation	Abtasten
Pankreas	Bauchspeicheldrüse
Pankreatitis	Pankreasentzündung
Perikard	Herzbeutel
Periost	Knochenhaut
Peritoneum	Bauchfell
Peritonitis	Bauchfellentzündung
Pharynx	Rachen
Pia mater	innere, weiche Hirnhaut
Plazenta	Mutterkuchen
Pleura	Rippenfell und Lungenfell
Pneumonie	Lungenentzündung
Protein	Eiweißstoff
Pulmonalklappe	Taschenklappe der Lungenarterie
Purkinje-Fasern	Teil des Erregungsbildungs- und Leitungssystems des Herzens
rektal	in den Mastdarm, z. B. Zäpfchen („Suppositorium“, Abkürzung supp.)
Rektum	Mastdarm
Ren	Niere
retroperitoneal	hinter dem Bauchfell
retrosternal	hinter dem Brustbein (Sternum)
Sedierung	medikamentöse Ruhigstellung
Sepsis	lebensbedrohliche „Blutvergiftung“ mit schweren Allgemeinsymptomen
Septum	Scheidewand
Sinusknoten	Erregungsbildungs- und Leitungssystem des Herzens
Somnolenz	Benommenheit
Sopor	Bewusstseinstrübung mit Reaktion auf Schmerzreiz
Stridor	pfeifendes Atemgeräusch
subarachnoidal	unterhalb der Arachnoidea (zwischen Arachnoidea und Pia mater)
subdural	unterhalb der Dura (zwischen Dura mater und Arachnoidea mater)
subkutan (s. c.)	ins Unterhautfettgewebe
sublingual (s. l.)	unter die Zunge
Surfactant	spezieller Oberflächenfilm der Alveolen (Phospholipidfaktor)
Systole	Anspannungs- und Auswurfphase des Herzens
Tachykardie	Puls > 100/min
Tachypnoe	beschleunigte Atmung
Tawara-Schenkel	Teil des Erregungsbildungs- und Leitungssystems des Herzens
Thorax	Brustkorb
Thrombozyten	Blutplättchen
Thrombus	Blutgerinnsel
Trachea	Luftröhre
Transmitter	Überträgerstoff (z. B. Adrenalin)
Trikuspidalklappe	dreizipflige Segelklappe
Tuba uterina	Eileiter
Ulkus	Geschwür
Uterus	Gebärmutter
V. basilica	Ellenbogenvene (Innenseite)
V. femoralis	Oberschenkelvene
V. jugularis interna/externa	innere und äußere Halsvene
V. portae	Pfortader
V. subclavia	Unterschlüsselbeinvene
Vasodilatation	Gefäßweitstellung
Vasokonstriktion	Gefäßengstellung
vegetatives/autonomes Nervensystem	Die beiden Anteile Sympathikus und Parasympathikus steuern – bewusst nicht beeinflussbar – die Organfunktionen.
Vena (V.)	Vene
Ventrikel	Kammer
Zyanose	Blaufärbung der Haut bei Sauerstoffmangel

Präfixe und ihre Bedeutung/Übersetzung

A-	kein (Apnoe = keine Atmung, Atemstillstand)
An-	Fehlen von
Anti-	gegen
Con-	zusammen
Contra-	Gegen-
De-	Un-
Dys-	schlecht, Miss-
Ex-	heraus
Em-	hinein
Epi-	auf
Eu-	gut
Extra-	außerhalb, zusätzlich
Hyper-	(zu) viel, hoch
Hypo-	(zu) wenig, niedrig
In-	in (hinein, oder Verneinung)
Intra-	innerhalb
Para-	neben (außerhalb)
Per-	durch
Prae-	vor
Pro-	vor
Re-	zurück, wieder
Retro-	hinter, später
Sub-	unter
Syn-	zusammen, mit
Trans-	durch, hindurch

Suffixe und ihre Bedeutung/Übersetzung

-gramm	Schriftstück
-iater	Arzt
-iatrie	Wissenschaft
-itis	Entzündung
-logie	Lehre
-om	Geschwulst
-ose	(chronische) Krankheit
-pathie	Leiden
-skop	Beobachter/-ungsgerät
-stomie	künstliche Hohlorganmündung
-tomie	Schnitt

Begriffe zur Lokalisation und ihre Bedeutung/Übersetzung

proximal	nah (am Rumpf)
distal	fern
ventral	bauchwärts
dorsal	rückenwärts
inferior	(weiter) unten
superior	(weiter) oben
anterior	vorn/vordere
posterior	hinten/hintere

Wortstämme und ihre Bedeutung/Übersetzung

Andr-	Mann
Angi-	Gefäß
Arthr-	Gelenk
Cutis-	Haut
Derm-	Haut
Encephal-	Hirn
Enter-	Darm
Gaster-	Magen
Gynäk-	Frau
Häm-	Blut-
Hepar	Leber
Hydrat-	Wasser (Flüssigkeit)
Hypn-	Schlaf
Kard-	Herz
Larynx-	Kehlkopf
Lys-	Auflösung, Entfernung
Meninx-	Hirnhaut
Nark-	Betäubung
Nephr-	Niere
Neur-	Nerv
Onk-	Geschwulst
Ost-	Knochen
Päd-	Kinder
Pancreas	Bauchspeicheldrüse

Griechische Adjektive und ihre Bedeutung/Übersetzung

anisos	ungleich
bradys	tief
isos	gleich
nekrosis	tot
poly	viel
pseudes	falsch
skleros	hart
stenos	eng
tachys	schnell
thermos	warm

Literaturverzeichnis

Aniset L, Meinhardt J, Genzwürker H. Der intraossäre Zugang. Der Notarzt 2007; 23: 201–207.

Bastigkeit M. Medikamente in der Notfallmedizin: Das Handbuch und Nachschlagewerk für die tägliche Praxis. 8. A. Edewecht/Wien: Stumpf & Kossendey, 2011.

Beck A, Bayeff-Fillof M, Sauerland S, Huber-Lang M. Wirbelsäulenverletzung in der Präklinik. Notfall- & Rettungsmedizin 2005; 8: 162–169.

Böbel M, Hündorf H-P, Lipp R, Veith J. LPN-San: Lehrbuch für Rettungssanitäter, Betriebssanitäter und Rettungshelfer. 3. A. Edewecht/Wien: Stumpf & Kossendey, 2012.

Böker KHW. Die hepatische Enzephalopathie – Angriff aufs Gehirn. Notfallmedizin 2001; 27: 250–255.

Book M. Sofortmaßnahmen bei einem verunfallten Taucher mit Pneumothorax. Rettungsdienst 2003; 26: 1081–1083.

Braig F, Halank M, Kipke R, Höffken G. Notfallbehandlung der akuten Exazerbation der COPD und des Asthmaanfalls. Der Notarzt 2005; 21: 83–88.

Brambrink AM, Noppens R. Der Notfallpatient im Schock. Notfall- & Rettungsmedizin 2001; 4: 4–15.

Busch M. Therapeutische Hypothermie nach Herz-Kreislauf-Stillstand – quo vadis? Notfall- & Rettungsmedizin 2005; 8: 9–17.

Criée C-P. COPD-Management und COPD-Leitlinien. Notfallmedizin 2003; 29: 404–408.

Deakin C et al. Erweiterte Reanimationsmaßnahmen für Erwachsene, Sektion 4 der Leitlinien zur Reanimation 2010 des ERC. Notfall Rettungsmed 2010; 13: 559–620.

Depta A, Kern T, Brambrink M. Sedierung und Analgesie beim kindlichen Notfall. Notfall- & Rettungsmedizin 2001; 4: 416–420.

Deutsche Gesellschaft für Allgemeinmedizin und Familienmedizin (DEGAM). DEGAM-Leitlinie Nr. 8: Schlaganfall. Düsseldorf: omikron publishing, 2016.

Deutsche Gesellschaft für Neurologie (DGN). DGN-Leitlinie Erster epileptischer Anfall und Epilepsien im Erwachsenenalter. Aus: www.dgn.org/leitlinien/2302-ll-1-2012-erster-epileptischer-anfall-und-epilepsien-im-erwachsenenalter (letzter Zugriff: 29. September 2016).

DIN 13050, 2015.

DIN EN 1789, 2014.

Dodegge G. Unterbringung nach den Landesunterbringungsgesetzen. Notfall- & Rettungsmedizin 2005; 8: 139–148.

Dt. Ges. f. Kinder- und Jugendpsychiatrie u. a. Leitlinien zur Diagnostik und Therapie von psychischen Störungen im Säuglings-, Kindes- und Jugendalter. 3. A. Köln: Deutscher Ärzte Verlag, 2007.

Dt. Ges. f. Kinderchirurgie: Leitlinie der Deutschen Gesellschaft für Kinderchirurgie zum Battered-child-Syndrom, Kindesmisshandlung. AWMF-Leitlinien-Register Nr. 006/090. 2002.

Dt. Ges. f. Urologie: Leitlinie der Deutschen Gesellschaft für Urologie: Blasenentleerungsstörungen. AWMF-Leitlinien-Register Nr. 043/041. 2003.

Eicke M. Schlaganfall. Notfall- & Rettungsmedizin 2005; 8: 247–253.

Emminger HA, Kia T. Exaplan: Das Kompendium der klinischen Medizin. 7. A. München: Elsevier/Urban & Fischer, 2010.

Enke K et al. Lehrbuch für präklinische Notfallmedizin, Band 1–6. 4. A. Edewecht/Wien: Stumpf & Kossendey, 2011.

European Resuscitation Council: Guidelines for Resuscitation 2015. Aus: https://cprguidelines.eu/ (letzter Zugriff: 29. September 2016).

Faller A, Schünke M. Der Körper des Menschen. Einführung in Bau und Funktion. 17. A. Stuttgart/New York: Thieme, 2016.

Flake F, Hoffmann B. Leitfaden Rettungsdienst. 5. A. München: Elsevier/Urban & Fischer, 2016.

Frick H, Leonhardt H, Starck D. Taschenlehrbuch der gesamten Anatomie, Band 1 und 2. 4. A. Stuttgart/New York: Thieme, 1992.

Fritz H. Die transnasale Kühlung. Intensivpflege 2009; 3: 1–5.

Gorgaß B et al. Das Rettungsdienst-Lehrbuch. 8. A. Berlin/Heidelberg/New York: Springer, 2007.

Graß H, Grellner W. Plötzlicher Kindstod der anderen Art. Der Notarzt 1998; 14: 23–25.

Gries A. Notfallmanagement bei Beinahe-Ertrinken und akzidenteller Hypothermie. Notfall- & Rettungsmedizin 2001; 4: 529–541.

Groeben H. Der akute schwere Asthmaanfall. Notfall- & Rettungsmedizin 2005; 8: 67–77.

Hahn J-M. Checkliste Innere Medizin. 7. A. Stuttgart/New York:Thieme, 2013.

Hasche H. Bedeutung der Schulung von Diabetikern. Notfallmedizin 2002; 28: 86–90.

Heintzen M. P. Akut-Management beim Myokardinfarkt. Notfallmedizin 2003; 29: 448–452.

Hering R. Risikofaktor „PFO": Tauchen und offenes Foramen ovale. Rettungsdienst 2003; 26: 1078–1080.

Hermann H-P. Diagnostik und Therapie beim akuten Koronarsyndrom. Notfallmedizin 2003; 29: 462–467.

Herold G et al. Innere Medizin 2016. Verlag Gerd Herold, 2015.

Herrmann B et al. Kindesmisshandlung: Medizinische Diagnostik, Intervention und rechtliche Grundlagen. 3. A. Berlin/Heidelberg: Springer, 2016.

Herrmann B et al. Medizinische Diagnostik bei sexuellem Kindesmissbrauch. Dtsch Arztebl Int 2014; 111: 692–703.

Hirner A, Weise K. Chirurgie Schnitt für Schnitt. 2. A. Stuttgart/New York: Thieme 2008.

Ittner KP, Koppenberg J. Pharmakologische Therapie in der Notfallmedizin – Notfallmedizinische Gesichtspunkte. Der Notarzt 2003; 19: 177–181.

Jost U. Ertrinkungsunfälle heute: „Beinahe-Ertrinken". Notfallmedizin 2001; 27: 372–375.

Kardos P. Anaphylaktischer Schock. Notfallmedizin 2002; 28: 134–139.
Karow T, Lang-Roth R. Allgemeine und spezielle Pharmakologie und Toxikologie: Vorlesungsorientierte Darstellung. 25. A. Eigenverlag, 2016.
Köhler U, Steinhorst U. Druck im Auge. Symptomatik und Therapie des akuten Glaukoms. Notfallmedizin 2001; 27: 38–41.
Koppenberg J, Taeger K. Stromunfälle. Notfall- & Rettungsmedizin 2001; 4: 283–298.
Köster A. Anwendung des Larynxtubus durch Rettungsassistenten im Rahmen der präklinischen Reanimation. Dissertation Univ Düsseldorf 2010.
Kühn D, Luxem J, Runggaldier K. Rettungsdienst heute. 5. A. München: Elsevier/Urban & Fischer, 2010.
Lederer W, Wiedermann FJ. Thrombolyse beim prähospitalen Herz-Kreislauf-Stillstand. Der Notarzt 2007; 23: 189–194.
Lentz D. Kompetenzen des Rettungsfachpersonals Fall 6.10. In: FlakeF, Runggaldier K (Hrsg.). 50 neue Fälle Rettungsdienst. München: Elsevier/Urban Fischer, 2009.
Lentz D. Sorgfaltspflichten beim Patiententransport Fall 6.8. In: FlakeF, Runggaldier K (Hrsg.). 50 neue Fälle Rettungsdienst. München: Elsevier/Urban Fischer, 2009.
Lentz D. Unwirksame Transportverweigerung Fall 6.9. In: FlakeF, Runggaldier K (Hrsg.). 50 neue Fälle Rettungsdienst. München: Elsevier/Urban Fischer, 2009.
Lentz D. Weisungsbefugnis der Rettungsleitstelle und Doppeltransport Fall 6.7. In: FlakeF, Runggaldier K (Hrsg.). 50 neue Fälle Rettungsdienst. München: Elsevier/Urban Fischer, 2009.
Leonhardt U. Moderne Diabetestherapie. Notfallmedizin 2002; 28: 55.
Lier H. „Euphorie und Tiefenrausch": Atemgasintoxikationen beim Tauchen. Rettungsdienst 2003; 26: 1084–1087.
Luxem J, Runggaldier K, Karutz H, Flake F. Notfallsanitäter Heute. 6. A. München: Elsevier/Urban & Fischer, 2016.
Madler C et al. Das NAW-Buch: Akutmedizin der ersten 24 Stunden. 4. A. München: Elsevier/Urban & Fischer, 2009.
Mandl M. Fieberkrampf – bedrohlich, aber meist ohne Folgen. Notfallmedizin 2001; 27: 536–541.
Manger A et al. Erstbehandlung Brandverletzter. Notfall- & Rettungsmedizin 2001; 4: 421–425.
Menzel-Severing J, Hering R, Schroeder S. Präklinisches Management der Unterkühlung: schnelle Wiedererwärmung verbessert Prognose. Notfallmedizin 2003; 29: 514–520.
Merbs R et al.: Einheitlicher Mindeststandard für die Versorgung Brandverletzter durch den Rettungsdienst. Rettungsdienst 2004; 27: 36–41.
Moormann O. Pathophysiologie, Diagnostik und Schmerztherapie der akuten Harnleiterkolik. Notfallmedizin 2001; 27: 198–201.
Müller M. Chirurgie für Studium und Praxis – 2016/17. 13. A. Breisach: Medizinische Verlags- und Informationsdienste, 2015.
Natzer RFD. Tauchunfallbehandlung. Notfall- & Rettungsmedizin 2004; 7: 121–137.
Peters O, Runggaldier K. Algorithmen im Rettungsdienst. 4. A. München: Elsevier/Urban & Fischer, 2011.
Pschyrembel Klinisches Wörterbuch. 266. A. Berlin/New York: de Gruyter, 2014.
Purucker EA, Gartung C, Matern S. Symptomatik – Diagnostik – Therapie Gastrointestinale Blutung. Notfallmedizin 2001; 27: 416–424.
Reinbold J. Akuttherapie der diabetischen Notfälle. Notfallmedizin 2002; 28: 82–84.
Reinsch B, Ehren M, Pfohl M. Hypoglykämische Notfälle bei Typ-1- und Typ-II-Diabetespatienten. Notfallmedizin 2003; 29: 134–138.
Reith MW. Prioritätenorientiertes Schocktraumamanagement. Notfall- & Rettungsmedizin 2004; 7: 279–292.
Rendenbach U, Glatz U. Misshandlung und Vergewaltigung von Kindern. Notfallmedizin 2002; 28: 32–35.
Renz-Polster H, Krautzig S, Braun J. Basislehrbuch Innere Medizin. 5. A. München/Jena: Elsevier/Urban & Fischer, 2012.
Reutter S, Frost A. Sicherung der Atemwege – Indikationen, Methoden und Hilfsmittel. Lege artis. 2013; 3: 40–44.
Ring J et al. Leitlinie zu Akuttherapie und Management der Anaphylaxie. S2-Leitlinie der Deutschen Gesellschaft für Allergologie und klinische Immunologie. Allergo J Int 2014; 23: 96–112.
Rogers CR. Die nicht-direktive Beratung. Counseling and Psychotherapy. Frankfurt am Main: Fischer, 1985.
Schäfer R, Söding P. Klinikleitfaden Anästhesie. 7. A. München: Elsevier/Urban & Fischer, 2016.
Schatz H. Hypoglykämie – eine wichtige Differentialdiagnose bei jedem bewusstlosen Patienten. Notfallmedizin 2003; 29: 115.
Schiebler T. Anatomie – Histologie. 10. A. Berlin/Heidelberg/New York: Springer, 2007.
Schmidt R, Lang F, Heckmann M. Physiologie des Menschen. 31. A. Berlin/Heidelberg/New York: Springer, 2010.
Schröder S et al. Notfallmedizinische Versorgung des schweren Tauchunfalls. Rettungsdienst 2003; 26: 1070–1077.
Schulz von Thun F. Miteinander reden: Störungen und Klärungen. Psychologie der zwischenmenschlichen Kommunikation. Reinbek: Rowohlt, 1981.
Silbernagl S, Despopoulus A. Taschenatlas der Physiologie. 8. A. Stuttgart/New York: Thieme, 2012.
Silbernagl S, Lang F. Taschenatlas der Pathophysiologie. 4. A. Stuttgart/New York: Thieme, 2013.
Speckmann E, Wittkowski W. Bau und Funktion des menschlichen Körpers. 20. A. München: Elsevier/Urban & Fischer, 2004.
Stahl W. Endokrinologische Notfälle. Notfall- & Rettungsmedizin 2007; 10: 301–314.
Staschull S. Altenpflege konkret. Gesundheits- und Krankheitslehre. 5. A. München: Elsevier/Urban & Fischer, 2016.
Voglic S, Gauss A, Meierhenrich R. Therapie bradykarder und tachykarder Herzrhythmusstörungen in der Notfallmedizin. Notfall- & Rettungsmedizin 2008; 11: 283–293.

Wachter C, Beischer W. Diabetes mellitus – Notfallsituationen und Folgeerkrankungen. Rettungsdienst 1995; 18: 438–443.

Wagner F, Baumgart K. Schock. Notfall- & Rettungsmedizin 2007; 10: 593–603.

Watzlawick P et al. Menschliche Kommunikation. Bern/Stuttgart/Wien: Hans Huber, 1969.

Wiese S. Medikamentöse Therapie beim schweren Tauchunfall. Rettungsdienst 2003; 26: 1088–1091.

Wirtz S. Der Drogennotfall. Notfall- & Rettungsmedizin 2004; 7: 435–451.

Wolf A, Tanzer W. Hygieneleitfaden für den Rettungsdienst: Das Handbuch für die tägliche Praxis. 4. A. Edewecht/Wien: Stumpf & Kossendey, 2012.

Wölfli C et al. Notfallmanagement von Schwerbrandverletzten. Notfall- & Rettungsmedizin 2007; 10: 375–387.

Worth H. Nationale Versorgungs-Leitlinie COPD. Bayerisches Ärzteblatt 2015; 4: 152–158.

Zaak D et al. Urologische Notfälle. Notfall- & Rettungsmedizin 2006; 9: 403–418.

Ziegenfuß T. Checkliste Notfallmedizin. 4. A. Stuttgart/New York: Thieme, 2009.

Zilker T, Kreimeier U. Toxikologische Notfälle. Notfall- & Rettungsmedizin 2007; 10: 443–459.

Abbildungsnachweis

Der Verweis auf die jeweilige Abbildungsquelle befindet sich bei allen Abbildungen im Werk am Ende des Legendentextes in eckigen Klammern. Alle nicht besonders gekennzeichneten Grafiken und Abbildungen © Elsevier GmbH, München.

A400	Reihe Pflege konkret, Elsevier GmbH, Urban & Fischer Verlag, München
E221	Kohlhammer GmbH, Formularverlag, Stuttgart
E243	Bundesanzeiger Verlagsgesellschaft, Köln
E350	Odze, R., Goldblum,J., Crawford, J.: Surgical Pathology of the GI tract liver, biliary tract and pancreas, 2nd ed., 2008, Elsevier/Mosby
E353	Waugh, A., Grant, A.: Ross and Wilson Anatomy and Physiology in Health and Illness. 11th ed. Churchill Livingstone, 2010
E384	Ignatavicius, W., Workman, M. L.: Medical – Surgical – Nursing: Critical Thinking for Collabarative Care. Elsevier Saunders. 5th ed., 2006
E402	Drake, R. L. et al. Gray's Anatomy for Students. 1. A. Philadelphia: Elsevier Churchill Livingstone, 2005
E415	Ignatavicius, D., Workman, L.: medical-surgical nursing: Patient-centerd collaberative care, 6th ed., 2010, Elsevier/Saunders
E471	Gilbert-Barness,E., Kapur,R., Oligny,L., Siebert,J.: Potter's Pathology of the Fetus, Infant and Child, 2nd ed., 2007, Elsevier/Mosby
E530	Frank,E., Longs,B., Smith,B.: Merrill's Atlas of Radiographic Positioning & Procedures, 11th ed., 2007, Elsevier/Mosby
E539	Leonard,P.: Building a medical vocabulary with Spanish translations, 6th ed., 2005, Elsevier
E565	Asperheim, M. K., Favaro, J.: Introduction to Pharmacology, 10th ed., 2005, Elsevier/Saunders
E566	Behrman, R., Kliegman, R., Jenson, H.: Nelson Textbook of Pediatrics, 17th ed., 2004, elsevier/Mosby
E623	Thibodeau, G., Patton, K: Anatomy and Physiology, 6th ed., 2007,Elsevier/Mosby
E837	Levine, G.: Cardiology Secrets, Elsevier. 2010; 6 (1):89–94
F206	U. Storm: Der Brandverletzte – Intensivmedizinische Therapie und Möglichkeiten der offenen und geschlossenen Wundbehandlung, in: Klinik Magazin, Nr. 5, Jg. 10/11, Verlag für Medizinische Publikationen, Stade, 1994/95
F289	Beigelman-Aubry, C. et al. MDCT of the Airways: Technique and Normal Results. Radiologic Clinics of North America, Elsevier. 2009; 47 (2): 185–201
F290	Isenmann, R. et al. Shock and acute pancreatitis. Best Practice & Research Clinical Gastroenterology, Elsevier. 2003; 17 (3): 345–355
J747	Thomas Engbert, Design & Kommunikation, Kroonsgard
J781–005	Maconochie, I. K.: Lebensrettende Maßnahmen bei Kindern („paediatric life Support"); In: Notfall & Rettungsmedizin, Springer, Dec 2015, Vol. 18, Issue 8, p. 932–963
J784–009	R. Naumann, adpic Bildagentur, Bonn
J787	colourbox.com
K107	Prof. Dr. med. H. Kastendieck, Hamburg
K157	W. Krüper, Bielefeld
K183	E. Weimer, Würselen
K206	R. Frommann, Hamburg
K313	S. Vavra, München
L106	Henriette Rintelen, Velbert
L107	Michael Budowick, München
L108	Rüdiger Himmelhan, Heidelberg
L138	Martha Kosthorst, Borken
L141	Stefan Elsberger
L143	Heike Hübner, Berlin
W925	Heike Hübner, Berlin/Falck Rettungsdienst GmbH Hamburg
L157	Susanne Adler, Lübeck
L190	Gerda Raichle, Ulm
L215	Sabine Weinert-Spieß, Neu-Ulm
L231	Stefan Dangl, München
L234	Holtermann
M117	Prof. Dr. med. G. Grevers, Starnberg
M233	Dr. U. Meyer-Bothling, Ashford
M234	K. Runggaldier, Bramsche
M235	Dr. J. Luxem, Aschaffenburg
M302	A. Lobmüller, Würzburg
M469	Prof. Dr. med. M. Sitzer, Herford
M500	Prof. Dr. med. G.W. Kauffmann, Heidelberg
M519	Prof. Dr. med. O. Trentz, Zürich
M839	Frank Flake, Oldenburg
O414	U. Benkert, Aschaffenburg
O427	M. Steiner, Aschaffenburg
O429	R. Hettler, Aschaffenburg
O998	Hilde Kampen-Wilczek
P100	Stefan Dreesen, Essen
P108	Timur Sellmann, Duisburg

P284	Tobias Sambale, Hamburg
S007-1-23	Paulsen, F., Waschke, J.: Sobotta, Atlas der Anatomie des Menschen – Allgemeine Anatomie und Bewegungsapparat, 23. Auflage, 2010, Elsevier, Urban & Fischer
S007-2-23	Paulsen, F., Waschke, J.: Sobotta, Atlas der Anatomie des Menschen – Innere Organe, 23. Auflage, 2010, Elsevier, Urban & Fischer
S007-3-23	Paulsen, F., Waschke, J.: Sobotta, Atlas der Anatomie des Menschen – Kopf, Hals und Neuroanatomie, 23. Auflage, 2010, Elsevier, Urban & Fischer
T127	Prof. Dr. med. P. Scriba, München
T170	Dr. med. Eduard M. Walthers, Marburg
T212	Prof. Dr. med. G. Gruber, Taucha
T337	M. Weingärtner, Frankfurt
T411	PD Dr. G. Engel, Ingolstadt
T412	Dr. med. R. Plönissen, Mainaschaff
T416	ONJOPH.com/Prof. Dr. G. Michelson
T864	St. Jude Medical, Saint Paul (USA)
U120	Bode Chemie GmbH & Co., Hamburg
U133	J. Kümmel, Rechtenbach
U223	B. Braun Melsungen AG, Melsungen
U244	Covidien Deutschland GmbH, Neustadt
V083	Weinmann Geräte für Medizin GmbH + Co. KG, Hamburg
V156	Servona GmbH, Troisdorf
V331	Petermann GmbH, Dombühl
V348	VBM Medizintechnik GmbH, Sulz a. N.
V379	Teleflex medical S. A., Le Faget
V519	Schülke & Mayr GmbH, Norderstedt
V663	DokuForm Verlag GmbH, Lübeck
V703	GS Elektromedizinische Geräte G. Stemple GmbH, Kaufering
V740	Sepura plc, Cambridge (UK)
W170	Landeskriminalamt Baden-Württemberg, Stuttgart
W181	Kassenärztliche Bundesvereinigung, Köln
W254	freiwillige Feuerwehr Großostheim
W288	Malteser Rettungsdienstschulen
W947	Christophorus Flugrettungsverein, Wien

Internet-Adressen

Fachinformationen

Gefahrgut	www.gefahrgut.de
Gifte	www.gifte.de
Giftnotrufzentralen	www.giftinfo.de
Medikamente	www.gelbe-liste.de
Notfallseelsorge	www.notfallseelsorge.de
Rettungshubschrauber	www.rettungshubschrauber.de
Verbrennungsbetten	www.feuerwehr.hamburg.de

Gesellschaften und Organisationen

ADAC Luftrettung GmbH	www.adac.de/Luftrettung
American Heart Association (AHA)	www.americanheart.org
Arbeiter-Samariter-Bund e. V. (ASB)	www.asb.de
Arbeitsgemeinschaft der in Bayern tätigen Notärzte e. V.	www.agbn.de
Arbeitsgemeinschaft südwestdeutscher Notärzte e. V.	www.agswn.de
Arbeitsgemeinschaft der in Hessen tätigen Notärzte e. V.	www.aghn.de
Arbeitsgemeinschaft der in Thüringen tätigen Notärzte e. V.	www.agtn.de
Arbeitsgemeinschaft sächsischer Notärzte e. V.	www.agsn.org
Arbeitsgemeinschaft Notärzte in Nordrhein-Westfalen e. V.	www.agnnw.de
Arbeitsgemeinschaft der in Norddeutschland tätigen Notärzte e. V.	www.agnn.com
Arbeitsgemeinschaft in Sachsen-Anhalt tätiger Notärzte e. V.	www.agsan.de
Arbeitsgemeinschaft in Brandenburg tätiger Notärzte e. V.	www.agbrn.jimdo.com
Arbeitsgemeinschaft in Mecklenburg-Vorpommern tätiger Notärzte e. V.	www.agmn.de
Arbeitsgemeinschaft Notarzt Berlin e. V.	www.agnotarzt-berlin.de
Bergwacht	www.bergwacht.de
Bundesärztekammer	www.baek.de
Bundesarbeitsgemeinschaft Erste Hilfe	www.bageh.de
Critical Incident Reporting System (CIRS)	www.cirs-notfallmedizin.de
Deutscher Berufsverband Rettungsdienst e. V. (DBRD)	www.dbrd.de
Bundesverband Rettungshunde e. V.	www.bundesverband-rettungshunde.de
Bundesvereinigung der Arbeitsgemeinschaften Notärzte Deutschlands e. V.	www.band-online.de
Deutsche Gesellschaft für Anästhesiologie und Intensivmedizin e. V. (DGAI)	www.dgai.de
Deutsche Gesellschaft Interdisziplinäre Notfallaufnahme e. V. (DGINA)	www.dgina.de
Deutsche Gesellschaft für Internistische Intensivmedizin und Notfallmedizin e. V. (dgiin)	www.dgiin.de
Deutsche Gesellschaft für Kardiologie – Herz- und Kreislaufforschung e. V. (DKG)	www.dgk.org
Deutsche Schlaganfall-Gesellschaft (DSG), u. a. aktuelle Leitlinien zur Schlaganfall-Behandlung	www.dsg-info.de
Deutsche Gesellschaft für Unfallchirurgie e. V. (DGU)	www.dgu-online.de
Deutsche Gesellschaft zur Rettung Schiffbrüchiger (DGzRS)	www.dgzrs.de
Deutsche Herzstiftung	www.herzstiftung.de
Deutsches Institut für Katastrophenmedizin	www.disaster-medicine.de
Deutsche Interdisziplinäre Vereinigung für Intensiv- und Notfallmedizin (DIVI)	www.divi-org.de
Deutscher Rat für Wiederbelebung (GRC) e. V. (German Resuscitation Council)	www.grc-org.de
Deutsche Rettungsflugwacht (DRF)	www.drf-luftrettung.de
Deutsches Rotes Kreuz (DRK)	www.drk.de
European Resuscitation Council (ERC)	www.erc.edu
Falck	www.Falck.com und www.Falck.de

Johanniter-Unfall-Hilfe (JUH)	www.johanniter.de/die-johanniter/johanniter-unfall-hilfe
Malteser Hilfsdienst (MHD)	www.malteser.de
Society for Academic Emergency Medicine (SAEM), USA	www.saem.org
Stiftung Deutsche Schlaganfall-Hilfe	www.schlaganfall-hilfe.de
Stiftung Björn Steiger	www.steiger-stiftung.de
Bundesanstalt Technisches Hilfswerk (THW)	www.thw.de

Behörden und Ministerien

Akademie für Krisenmanagement, Notfallplanung und Zivilschutz (AKNZ)	www.zivilschutz-online.de
Bundesamt für Bevölkerungsschutz und Katastrophenvorsorge	www.bbk.bund.de
Bundeszentrale für gesundheitliche Aufklärung	www.bzga.de
Bundesministerium für Gesundheit	www.bmg.bund.de
Bundesinstitut für Arzneimittel und Medizinprodukte	www.bfarm.de
Deutsches Institut für Medizinische Dokumentation und Information (DIMDI)	www.dimdi.de
Bernhard-Nocht-Institut für Tropenmedizin (BNI)	www.bni-hamburg.de
Paul-Ehrlich-Institut für Sera und Impfstoffe	www.pei.de
Rettungsdienst Baden-Württemberg	www.im.baden-württemberg.de
Rettungsdienst Bayern	www.rd-bayern.de
Rettungsdienst Berlin	www.berliner-feuerwehr.de
Rettungsdienst Brandenburg	www.magsf.brandenburg.de
Rettungsdienst Bremen	www.feuerwehr-bremen.org
Rettungsdienst Hamburg	www.feuerwehr.hamburg.de
Rettungsdienst Hessen	www.sozialministerium.hessen.de
Rettungsdienst Mecklenburg-Vorpommern	www.regierung-mv.de
Rettungsdienst Niedersachsen	www.mi.niedersachsen.de
Rettungsdienst NRW	www.mais.nrw
Rettungsdienst Rheinland-Pfalz	www.ism.rlp.de
Rettungsdienst Saarland	www.innen.saarland.de
Rettungsdienst Sachsen	www.sicherheit.sachsen.de
Rettungsdienst Sachsen-Anhalt	www.sachsen-anhalt.de
Rettungsdienst Schleswig-Holstein	www.landesregierung.schleswig-holstein.de
Rettungsdienst Thüringen	www.thueringen.de
Robert Koch-Institut	www.rki.de

Register

Die 7 Grundeinheiten des weltweit gültigen Système International d'Unités (SI-Einheiten)

Größe	Name	Symbol
Länge	Meter	m
Masse	Kilogramm	kg
Zeit	Sekunde	s (veraltet: Sek.)
Elektrische Stromstärke	Ampere	A
Temperatur	Kelvin (älter, aber noch üblich: Grad Celsius)	K (°C, 0 °C ≙ 273,15 K)
Lichtstärke	Candela	cd
Stoffmenge	Mol	mol

Aus den Grundeinheiten abgeleitete Einheiten und Auswahl weiterer zugelassener Einheiten

Größe	Name	Symbol
Fläche	Quadratmeter	m^2
Volumen	Kubikmeter	m^3
Flüssigkeitsvolumen	Liter	l
Massenkonzentration	Kilogramm/Kubikmeter oder Kilogramm/Liter	kg/m^3 bzw. kg/l
Stoffmengenkonzentration	Mol/Liter	mol/l
elektrische Spannung	Volt	V
elektrische Leistung	Watt	W
Kraft	Newton	N
Druck	Newton/Quadratmeter = Pascal (der Blutdruck darf auch in Millimeter Quecksilbersäule angegeben werden)	Pa (mmHg)
	veraltet: Bar	bar
	Der positive endexspiratorische Druck (PEEP) wird in Zentimeter Wassersäule gemessen.	cmH_2O
Energie	Joule (ältere Einheit: Kalorie)	J (cal)
Frequenz	Hertz	Hz = 1/s

Standardvorsilben für dezimale Vielfache und Teile von SI-Einheiten

Vorsilbe	Kurzzeichen	Bedeutung
Giga	G	Milliardenfach = 10^9 = 1.000.000.000
Mega	M	Millionenfach = 10^6 = 1.000.000
Kilo	k	Tausendfach = 10^3 = 1000
Hekto	h	Hundertfach = 10^2 = 100
Deka	da	Zehnfach = 10^1 = 10
–	–	Einfach = 10^0 = 1
Dezi	d	Zehntel = 10^{-1} = 0,1
Zenti	c	Hundertstel = 10^{-2} = 0,01
Milli	m	Tausendstel = 10^{-3} = 0,001
Mikro	µ („mü")	Millionstel = 10^{-6} = 0,000.001
Nano	n	Milliardstel = 10^{-9} = 0,000.000.001
Piko	p	Billionstel = 10^{-12} = 0,000.000.000.001
Femto	f	Billiardstel = 10^{-15} = 0,000.000.000.000.001

Umrechnung von Einheiten

Größe	Umrechnung
Volumen	1 l = 10^{-3} m^3 = 1000 cm^3
	1 ml = 10^{-6} m^3 = 1 cm^3
	1 µl = 10^{-9} m^3 = 1 mm^3
Druck	1 cmH_2O ≙ 100 Pa ≙ 1 mbar ≙ 0,75 mmHg
	1 mmHg ≙ 133 Pa ≙ 1,33 mbar ≙ 1,33 cmH_2O
	1 bar ≙ 10 N/cm^2 ≙ 1000 cmH_2O ≙ 750 mmHg ≙ 100.000 Pa
Energie	1 cal = 4,185 J → 1 J = 0,2389 cal
Temperatur	Temperatur [°C] ≙ Temperatur [K] – 273,15 bzw. Temperatur [K] +273,15 ≙ Temperatur [°C]